CB046493

Radiologia
Odontológica

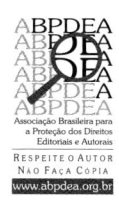

P282r Pasler, Friedrich A.
　　　　Radiologia odontológica: procedimentos ilustrados / Friedrich A. Pasler e Heiko Visser; trad. João Pedro Stein. – 2.ed. rev. e ampl. – Porto Alegre: Artmed Editora, 2001.

　　　　1. Odontologia – Radiologia. I. Visser, Heiko. I. Título.

　　　　　　　　CDU 616.34:615.849

Catalogação na publicação: Mônica Ballejo Canto – CRB 10/1023
ISBN 85-7307-745-X

Coleção **ARTMED** de
Atlas Coloridos de Odontologia

Coordenadores: Klaus H. Rateitschak e Herbert F. Wolf

2ª edição
revisada e
ampliada

Radiologia Odontológica

Procedimentos ilustrados

Friedrich A. Pasler • Heiko Visser

802 figuras policromáticas em
1.117 apresentações individuais

Tradução:
João Pedro Stein

Consultoria, supervisão e revisão técnica desta edição:
Marlene Fenyo-Pereira
Professora Associada da Disciplina de Radiologia
da Faculdade de Odontologia da Universidade de São Paulo.

reimpressão

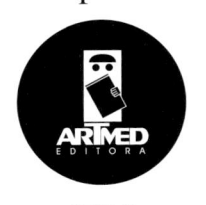

2005

Obra originalmente publicada sob o título
Zahnmedizinische radiologie: bildgebende verfahren
© Georg Thieme Verlag, 2000
ISBN 3-13-725602-X

Capa: *Mário Röhnelt*

Preparação do original: *Gerusa Andrea Solne*

Leitura final: *Heloísa Stefan*

Supervisão editorial: *Letícia Bispo de Lima*

Editoração eletrônica: *Laser House*

Autores

Prof. Dr. Friedrich A. Pasler
Fachartz für Zahnheilkunde
Professeur Honoraire et Ancien Professeur Ordinaire
à la Faculté de Médicine, Université de Genève
Sollrütistr. 38, CH-3098 Schliern

Priv. -Doz. Dr. Heiko Visser
Zahnarzt und Diplom-Physiker
Zentrum für ZMK-Heilkunde, Abt. Parodontologie
Robert-Koch-Str. 40, 37075 Göttingen

Coordenadores

Prof. Dr. Klaus H. Rateitschak
Zahnärztliches Institut der Universität Basel,
Hebelstr. 3, CH - 4056 Basel

Dr. Med. Odont. Herbert F. Wolf
Privatpraktiker
Spezialartz für Parodontologie SSO / SSP
Löwenstr. 55 / 57, CH - 8001 Zürich

Reservados todos os direitos de publicação, em língua portuguesa, à
ARTMED® EDITORA S.A.
Av. Jerônimo de Ornelas, 670 – Santana
90040-340 – Porto Alegre RS
Fone: (51) 3027-7000   Fax: (51) 3027-7070

É proibida a duplicação ou reprodução deste volume, no todo ou em parte, sob quaisquer formas ou por quaisquer meios (eletrônico, mecânico, gravação, fotocópia, distribuição na Web e outros), sem permissão expressa da Editora.

SÃO PAULO
Av. Angélica, 1.091 – Higienópolis
01227-100 – São Paulo – SP
Fone: (11) 3667-1100   Fax: (11) 3667-1333

SAC 0800 703-3444

IMPRESSO NO BRASIL
PRINTED IN BRAZIL

Prefácio

Após pouco mais de cem anos de constantes melhoramentos técnicos, a radiologia odontológica encontra-se em uma fase de desenvolvimento dinâmico. Pelo emprego de computadores pessoais, as características modernas da radiologia médica, em especial os procedimentos de imagens digitais, tornaram-se úteis para métodos especiais de exames odontológicos. As grandes vantagens dos processos sem filme são bem evidentes: a substituição do filme economiza tempo e material e resolve um problema ambiental causado pelos consultórios odontológicos. Na correta utilização das técnicas de exames, pode-se ao mesmo tempo diminuir a carga de radiações a que o paciente será exposto. Essa mudança, no entanto, tem um preço no sentido literal, e leva, não raro, à desistência do uso do aparelho panorâmico, tão extraordinariamente útil no diagnóstico, o que representa um retorno à "idade da pedra" na representação individual de dentes com exclusão dos maxilares. Pelo sistema de receptores de imagens digitais, nada se altera nos princípios da indicação de radiografias, na impactante estratégia de exames que economizam dose de radiações e nos procedimentos técnicos de radiografia no consultório odontológico. O preparo de excelentes radiografias intrabucais é, pelo contrário, claramente dificultado em muitas indicações clínicas. Isso só pode ser parcialmente aliviado pelo emprego rotineiro dos receptores de imagens apropriados.

Também as bases da anatomia radiográfica, tanto nas radiografias tradicionais quanto nas zonografias e panorâmicas, caracterizadas pelos efeitos de adição da terceira dimensão, não se modificaram. A importância da manutenção desses conhecimentos básicos é mostrada pelas avaliações, cada vez mais freqüentes, de profissionais que não dominam o assunto que desejam considerar esses efeitos radiológicos como alterações patológicas do osso dos maxilares e daí desenvolver projetos de terapias.

Radiologia odontológica foi idealizado com o objetivo de ser abrangente, dentro de um fluxo de evolução de extraordinária velocidade, em relação às possibilidades de exames aplicáveis com métodos convencionais e digitais. Os exames dosimétricos dos diferentes métodos de exames odontológicos foram feitos com a ajuda de um novo modelo de manequim, para possibilitar uma avaliação das doses de exposição liberadas no consultório e nas clínicas. Na parte diagnóstica, foram selecionadas formas de apresentação radiológica típicas das alterações patológicas mais freqüentes, para mostrar os critérios de avaliação mais importantes. Este Atlas tem o seu material ilustrativo organizado de acordo com as exigências da percepção visual dos problemas de técnica e diagnóstico radiográfico do consultório. Ele não foi concebido para ser um livro-texto nem para substituí-lo, motivo pelo qual não são abordadas a legislação e as normas de proteção às radiações.

Agradecemos a todos os colegas e a todas as empresas que apoiaram, de alguma forma, a elaboração deste Atlas. Desejamos também agradecer aos editores e à editora, por sua compreensão e estímulo. Destacamos, em especial, a colaboração com o Dr. Chr. Urbanowicz, Sr. K.-H.Fleischmann e Sra. S. Goppelsröder.

F.A.Pasler
H. Visser

Sumário

1	**Efeitos das radiações, dosimetria e proteção às radiações**
2	**Radiações ionizantes e seus efeitos biológicos**
3	Tipos de radiação
3	– Partículas alfa e beta
3	– Radiações eletromagnéticas
3	– O eletro-volt como medida da energia das radiações ionizantes
3	– Exemplos típicos de energia quântica de radiações ionizantes
3	– Classificação dos raios X
4	Efeitos físicos das radiações
4	– Potencial de transmissão energética linear (TEL)
4	– Interações das radiações eletromagnéticas com a matéria
6	Cadeia de efeitos biológicos das radiações
8	Unidades de doses de radiações
9	– Dose de exposição X (ou dose de efeito ionizante)
9	– Dose de energia D (ou unidade de dose absorvida)
9	– Dose equivalente H (dose de efeito ou dose de efeito biológico)
10	Efeitos biológicos das radiações
10	– Efeitos determinantes das radiações
10	– Efeitos estocásticos das radiações
11	– Efeitos genéticos das radiações
12	Sensibilidade às radiações e órgãos críticos
12	– Sensibilidade intra-uterina às radiações
12	– Dependência da idade na sensibilidade às radiações
12	– Órgãos críticos
13	– Órgãos críticos na cabeça e no pescoço
13	Dose efetiva como medida comparativa relativa
15	Valores de referência: doses de exposição natural e artificial
17	**Exposição do paciente às radiações nos exames radiológicos odontológicos**
18	Procedimentos de medição para determinação da dose
19	Exposição do paciente às radiações nos exames radiológicos odontológicos
	– Caracterização de instalações radiológicas e condições para radiografias
20	Determinação da Exposição às Radiações do Paciente
20	– Estudos dosimétricos clínicos
20	– Dosimetria em manequins
20	– Simulações de exposição às radiações em computador
22	Valores de medição típicos e doses efetivas
25	Medidas para minimizar a exposição às radiações
25	– Cabine de treinamento
25	– Instalações dos equipamentos
25	– Fatores organizacionais
25	– Colaboração do paciente
25	– Guia de referência de técnica radiográfica
27	Os riscos no diagnóstico radiológico odontológico
27	– Radiologia geral
27	– Exposição natural às radiações
28	– Cálculo de riscos de mortalidade hipotéticos
28	– Resumo
29	**Ortopantomografia, técnica radiográfica, anatomia radiográfica e fontes de erros**
30	Sistemas modernos de recepção de imagens
31	Fundamentos da ortopantomografia
32	Técnica da ortopantomografia
34	Posicionamento em radiografias-padrão
40	Posicionamento na idade da dentição decídua
41	Posicionamento em periodontites
42	Posicionamento em pacientes desdentados
43	Posicionamento em radiografias da articulação temporomandibular
44	Programas suplementares à ortopantomografia-padrão
47	**Anatomia radiográfica em ortopantomografia**
48	Visão geral sobre as estruturas anatômicas vistas na ortopantomografia
49	Efeitos de adição em ortopantomografias
50	Vista frontal das estruturas da face média
51	Seio maxilar em incidência normal
52	Seio maxilar em posição normal
53	Região do mento em posição normal
54	Região do mento e corpo da mandíbula
55	Variações dos seios maxilares
56	Espaço retromaxilar
57	Região da tuberosidade e processo coronóide
58	Ouvido externo e região da articulação temporomandibular
59	Efeitos de adição na base do crânio
60	Canal da mandíbula
61	Linha milióidea e canal da mandíbula
62	Base da língua e espaço cervical
63	Efeitos de subtração do osso hióideo e da coluna cervical
64	Ângulo da mandíbula e processo estilóide

67	**Erros técnicos que diminuem a qualidade das ortopantomografias**	136	– Sistemas de digitalização com sensores semicondutores
68	Erros que diminuem a qualidade das ortopantomografias	136	– Sensores intrabucais
		137	– Aparelhos de radiografia digital panorâmica
		137	– Telerradiografias digitais
71	**Radiografias regionais intrabucais de dentes com incidência apical e periodontal**	138	Sistemas de radiografia digital com placas de fósforo
72	Projeções apical e periodontal em radiografias dentais	139	– Radiografias intrabucais com placas de fósforo
		139	– Radiografia panorâmica e telerradiografias
		140	Propriedades de sistemas de recepção de imagens digitais - placas de fósforo *versus* sensores
83	**A radiografia interproximal**	140	– Resolução local
		140	– Faixa de exposição e sensibilidade
87	**Emprego de radiografias oclusais intra e extrabucais**	141	– Graduação automática de cinzas
		141	– Redução da dose
92	Uso extrabucal de receptores de imagens intrabucais	142	Avaliação de séries de quadros de TC no computador do consultório
93	**Anatomia radiográfica em radiografias dentais e oclusais**	143	Processamento digital de imagens
		144	Ampliação e redução
95	Anatomia radiográfica em radiografias de adultos	145	Medições na imagem digital
95	– Região anterior da maxila	145	Tabela de valores de cinza e histogramas
96	– Região do canino superior	146	Alterações de brilho e contraste
97	– Região dos pré-molares superiores	147	Imagem invertida (negativa)
99	– Região dos molares superiores	148	Cores falsas
100	– Seio da maxila e região da tuberosidade	148	Processamento da imagem com filtros
101	– Região anterior da mandíbula	150	Radiografia digital de subtração
102	– Região dos caninos inferiores	151	Avaliação de processamentos de imagem: parâmetros objetivos de qualidade da imagem
103	– Região dos pré-molares inferiores	151	– Grandezas de filmes radiográficos convencionais
105	– Região dos molares inferiores	151	– Grandezas de sistemas digitais de recepção de imagem
107	– Radiografias oclusais da maxila		
108	– Radiografias oclusais da mandíbula	151	– Capacidade de resolução de um sistema formador de imagem
109	**Erros de técnica radiográfica que diminuem a qualidade no uso de filmes dentais intrabucais e oclusais**	152	Sensibilidade, especificidade e curvas ROC
		152	– Sensibilidade e especificidade
		152	– Método ROC
113	**Técnicas de localização com métodos radiográficos gerais disponíveis no consultório**	153	– Resultados de radiografias digitais
		154	Capacidade de manipulação e autenticidade de imagens digitais
114	Localização por comparação de nitidez em ortopantomografias	156	Uso prático da radiografia digital
		156	– Campo de ação dos sistemas de recepção de imagens digitais
118	Limites da técnica de localização com meios disponíveis no consultório		
121	Localizações com modernos métodos de exame	156	– Redução da dose de radiação
		156	– Obtenção de imagens sem o uso de câmara escura
123	**Filmes, técnicas convencionais de processamento e erros de processamento**	156	– A radiografia digital como meio de informação
124	Tecnologia de filmes e chassis		
125	Processamento moderno de filmes	157	**Radiografias convencionais, tomografias, tomografias computadorizadas com reconstrução multiplanares e anatomia radiográfica, imagem de ressonância magnética**
126	Erros freqüentes no processamento de filmes		
129	**Radiografias digitais**		
130	Imagem digital	158	Incidências-padrão em radiografias de crânio
132	Técnicas de radiografia digital	159	Técnica e anatomia radiográficas em incidência PA
132	– Digitalização de radiografias convencionais	160	Sistemática de outras incidências convencionais
133	– Sistemas de digitalização de radiografias para a odontologia	161	Anatomia radiográfica da radiografia em incidência lateral
133	– Processamento de séries de quadros de tomografia computadorizada no computador da clínica	162	Vantagens e desvantagens de radiografias convencionais
134	*Hardware* e *software*	163	Anatomia radiográfica da radiografia em incidência axial
134	– Exigências do computador	164	A técnica radiográfica hemiaxial de Waters
134	– Mídias de saída	165	Anatomia radiográfica da radiografia hemiaxial de Waters
134	– Mídias de memória		
135	– Sistema de recepção de imagem	166	A técnica radiográfica da PA de mandíbula
135	– *Software* para sistemas de radiografias digitais	167	Anatomia radiográfica PA de mandíbula
135	– Segurança dos dados	168	A técnica de telerradiografia

170	Radiografia parcial de crânio: articulação temporomandibular modificada por Schüller, de boca aberta ou fechada
171	Anatomia radiográfica nas radiografias da articulação temporomandibular modificada por Schüller
172	Técnica e anatomia radiográfica de radiografias lateral de mandíbula ou lateral oblíqua
173	Radiografia lateral de mandíbula tomada com aparelho odontológico
175	Tomografia da articulação temporomandibular
176	Artrotomografia: um método invasivo de exame radiológico
177	Representação de sialolitos
178	Representação de sialolitos com meios disponíveis no consultório
179	Tomografia computadorizada: desenvolvimento técnico do aparelho
180	Princípio de funcionamento da tomografia computadorizada (TC)
181	Técnica e possibilidades diagnósticas da tomografia computadorizada
189	Exames radiológicos com TC dental
192	Planejamento radiológico na cirurgia de implantes
193	Tomografia por ressonância magnética: princípio e aplicação
194	Estruturas anatômicas na articulação temporomandibular com tomografia por ressonância magnética
195	**Anomalias, dismorfias e alterações regressivas**
196	Desvios no número de dentes
198	Malformação congênita da mandíbula
199	Perturbações do desenvolvimento sistêmico dos dentes
200	Dismorfias e displasias dos dentes
203	Geminação
204	Dentes retidos e anquilosados
207	Alterações regressivas dos dentes e da mandíbula
209	**Calcificações, concrementos e ossificações**
210	Calcificações e concrementos nos dentes, nos vasos sangüíneos e nas cavidades anexas
212	Sialolitos em radiografias odontológicas
216	Ossificações nas partes moles
217	**Cáries dentárias**
218	Locais de predileção das cáries dentárias
219	**Periodontopatias marginais com comprometimento dos seios maxilares e pericoronarite**
220	Imagens de periodontites marginais
223	Formas inflamatórias e involutivas em comparação com manifestações de doenças sistêmicas
225	Formas traumatogênicas e involutivas, comprometimento dos seios e pericoronarite
227	**Periodontite apical, osteíte e osteomielite como conseqüências de radionecroses**
228	Periodontite apical aguda e crônica
231	Osteomielite aguda e crônica
233	Osteomielitides crônicas e radiosteonecrose
235	**Doenças odontogênicas dos seios maxilares**
236	Sombras cistóides e polipóides
239	Inflamações e pseudocistos dos seios maxilares
243	Reações a corpos estranhos e traumatismos
245	**Doenças da articulação temporomandibular**
246	Displasias, hipo e hiperplasias
248	Inflamações da articulação temporomandibular
250	Condromatose sinovial, osteocondroma após traumatismos
253	Artropatias secundárias por traumas de oclusão
255	Reprodução de lesões de disco com tomografia por ressonância magnética (TRM)
257	**Cistos epiteliais dos maxilares**
258	Classificação dos cistos
259	Cistos odontogênicos, queratocistos
260	Cistos foliculares de erupção e cistos periodontais laterais
263	Cistos não-odontogênicos dos maxilares
265	Cistos maxilares condicionados à inflamação
269	**Tumores odontogênicos, hamartomas e displasias**
270	Ameloblastoma
272	Tumor odontogênico epitelial calcificante
273	Fibroma ameloblástico e fibro-odontoma
274	Tumor odontogênico adenomatóide e cistos odontogênicos calcificantes
275	Odontoma
277	Mixoma odontogênico
278	Cementoblastoma benigno
279	**Tumores não-odontogênicos e lesões semelhantes a tumores**
280	Fibroma ossificante
281	Displasia fibrosa (Jaffé-Lichtenstein-Uehlinger)
282	Displasias cemento-ósseas
283	Granuloma central e periférico de células gigantes
284	Cistos ósseos solitários e aneurismáticos
285	Cavidades ósseas latentes (cistos de Stafne)
286	Histiocitose de Langerhans
287	Condroma, osteocondroma
288	Osteoblastoma, osteoma osteóide
289	Osteoma
290	Exostoses, Síndrome de Gardner
291	Osteíte deformante de Paget
292	Osteogênese imperfeita, osteoporose, atrofia
293	Ilhas de medula óssea, osteopetrose e hiperparatireoidismo
294	Hemangiomas
295	Carcinomas da mucosa bucal
296	Sarcomas
298	Metástases nos maxilares
299	Tumores infiltrantes malignos das glândulas salivares
301	**Traumatologia**
303	Sinais radiográficos de subluxações
305	Sinais radiográficos de fraturas de dentes
306	Sinais radiográficos de fraturas da mandíbula
307	Diagnóstico de fratura maxilofacial I
308	Diagnóstico de fratura maxilofacial II
309	**Corpos estranhos e importância jurídica dos procedimentos ilustrados**
313	**Referências bibliográficas**
324	**Créditos das figuras**
325	**Índice**

Efeitos das Radiações, Dosimetria e Proteção às Radiações

Levantamentos estatísticos de diferentes países revelaram que uma parcela considerável de exames radiográficos é realizada em consultórios odontológicos. Muitos pacientes são confrontados com raios X pela primeira vez no dentista, quando, por exemplo, são feitas radiografias interproximais para diagnóstico de cáries, ou quando um tratamento ortodôntico é planejado.

Os riscos potenciais das radiações ionizantes encontram ressonância ampla e constante nos meios de comunicação. Os raios X, geralmente, são vistos como perigosos. Torna-se então compreensível que muitos pacientes sintam um desconforto em radiografias intra- ou extrabucais, temendo efeitos negativos das radiações. Cada dentista deveria, dessa forma, ter profundos conhecimentos sobre os efeitos das radiações ionizantes.

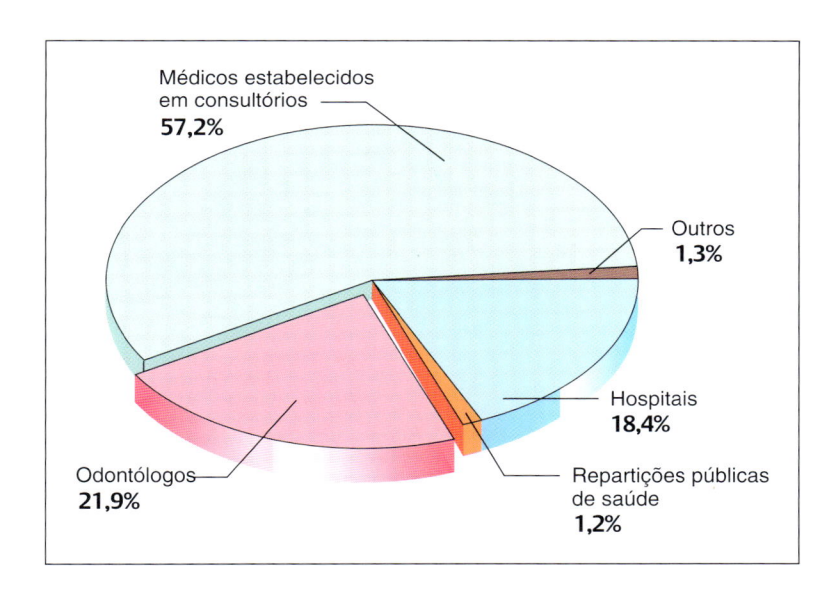

Figura 1 Distribuição dos exames radiográficos segundo grupos de aplicação
Cerca de 22% de todos os exames radiográficos são executados pelos odontólogos (dados de 1994). Conhecimentos seguros na proteção às radiações e sobre os riscos potenciais das radiações ionizantes são, por isso, imprescindíveis.

- Médicos estabelecidos em consultórios 57,2%
- Outros 1,3%
- Hospitais 18,4%
- Repartições públicas de saúde 1,2%
- Odontólogos 21,9%

A autorização para realização de exames radiográficos inclui a responsabilidade da real execução das medidas de proteção às radiações. Em cada exame radiográfico, os benefícios devem ser avaliados frente aos riscos potenciais da exposição do paciente aos raios (norma da justificativa de uso). No sentido de um esclarecimento competente, o dentista deveria possuir dados concretos sobre a exposição aos raios provocada pelos seus exames. Dados atuais, comparações com exposições de outras fontes e avaliações do potencial de perigo são apresentados a seguir. Mesmo com uma visão crítica, não existem motivos para evitar um exame radiográfico devidamente indicado por receio dos efeitos colaterais das radiações. Os benefícios individuais diagnósticos sobrepujam em muito os riscos hipotéticos das radiações.

2
Radiações Ionizantes e seus Efeitos Biológicos

Os efeitos biológicos das radiações repousam sobre uma complicada cascata de processos físicos, químicos e biológicos. Muitos aspectos do efeito das radiações são imediatamente claros, quando se conhecem alguns conceitos físicos para a descrição da qualidade das radiações. Os parâmetros físicos são muito mais passíveis de medição e, principalmente, medição imediata, enquanto os efeitos biológicos somente aparecem após longos períodos de latência. Por isso todos os conceitos importantes de proteção às radiações são definidos em termos de grandezas de medidas físicas básicas.

Figura 2 Dos processos primários físicos até os efeitos biológicos
Uma visão geral dos efeitos físicos, químicos e biológicos sobre os tecidos na ação de radiações eletromagnéticas ricas em energia. A duração típica das interações físicas é de 10^{-6} s. As reações químicas e biológicas ocorrem em poucos segundos. Os efeitos biológicos podem ocorrer imediatamente (somente com altas doses de radiação), em período retardado ou com tempos de latência de várias décadas.

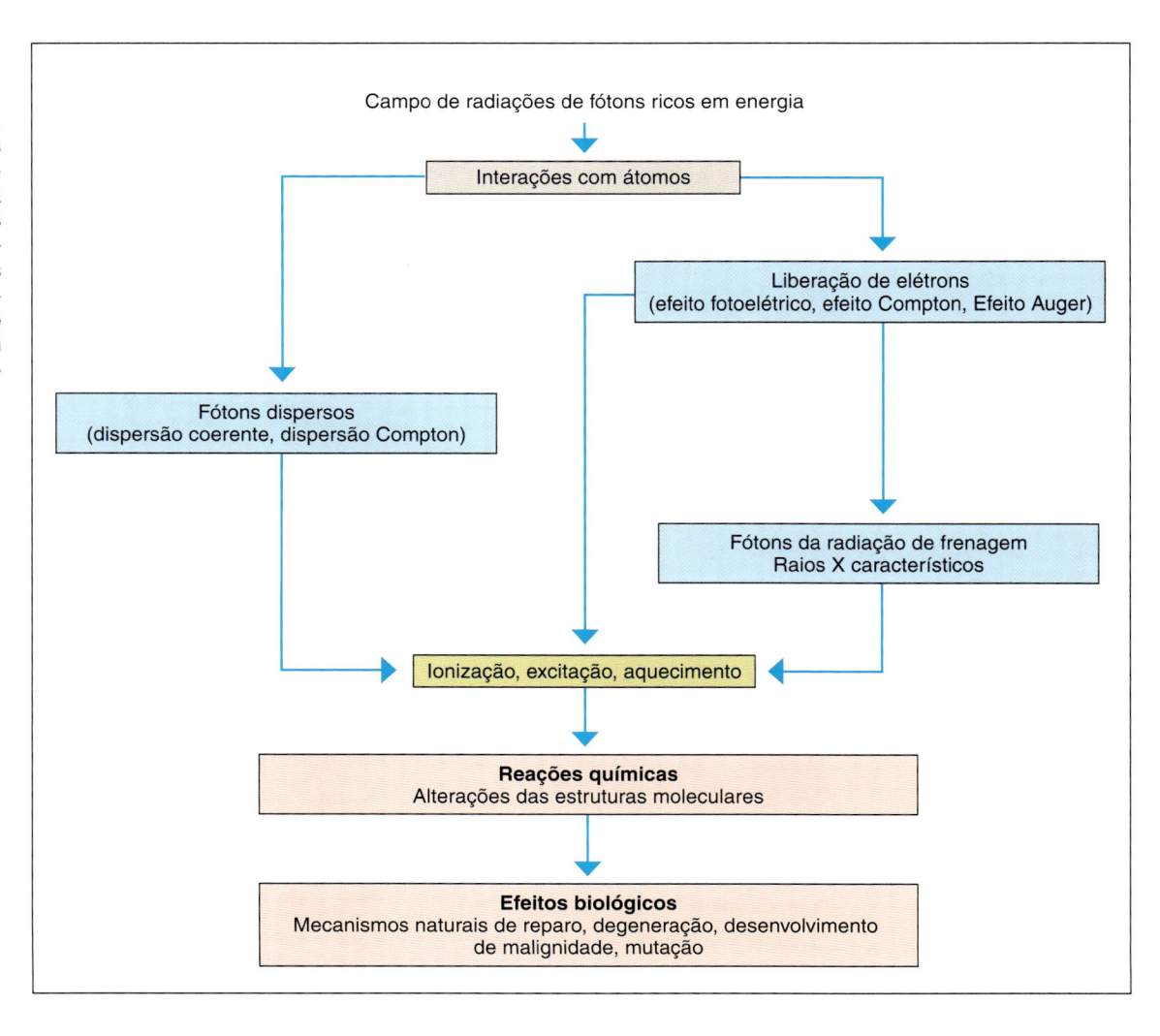

Campo de radiações de fótons ricos em energia
↓
Interações com átomos
↓
Liberação de elétrons
(efeito fotoelétrico, efeito Compton, Efeito Auger)

Fótons dispersos
(dispersão coerente, dispersão Compton)

Fótons da radiação de frenagem
Raios X característicos

Ionização, excitação, aquecimento
↓
Reações químicas
Alterações das estruturas moleculares
↓
Efeitos biológicos
Mecanismos naturais de reparo, degeneração, desenvolvimento de malignidade, mutação

Tipos de Radiação

A emissão e dispersão de energia em forma de partículas ou ondas designa-se como radiação. Sob o conceito de "radiações ionizantes" entende-se aquele tipo de radiações que podem ionizar a matéria, ou seja, estão em condições de retirar elétrons de átomos ou moléculas normalmente neutros eletricamente. As radiações ionizantes podem ser de partículas com ou sem carga elétrica.

Partículas Alfa e Beta

As partículas alfa e beta do decaimento de radionuclídeos são os exemplos mais conhecidos de radiações de partículas carregadas eletricamente. As radiações alfa consistem de partículas com dupla carga positiva, compostas de dois prótons e 2 nêutrons. Na radiação beta, tratam-se de elétrons livres de alta energia. A penetração das radiações alfa e beta é relativamente pequena. Por causa de sua massa e carga elétrica das partículas, a radiação é rapidamente enfraquecida por sua passagem pela matéria. Para a radiação alfa, a penetração típica no ar alcança apenas alguns centímetros, e no tecido, menos de um décimo de milímetro. Nesse curto trajeto, no entanto, são ionizados inúmeros átomos. Conforme a energia, a penetração da radiação beta no ar alcança alguns metros, enquanto no tecido está na faixa de milímetros.

Radiações Eletromagnéticas

As radiações eletromagnéticas de alta energia podem ionizar a matéria. As radiações gama, da desintegração nuclear, bem como os raios X, são os exemplos mais conhecidos. A designação de "radiação gama", bem como "radiação X", indica geralmente as diferentes fontes da radiação.

As radiações eletromagnéticas podem ser descritas como ondas ondulatório ou como radiação corpuscular (fótons). Conforme as condições de observação ou de pesquisa, salienta-se mais a onda ou a característica corpuscular. Esse dualismo de onda e corpúsculo é descrito exatamente na mecânica quântica. Em radiações eletromagnéticas de alta energia, predomina o caráter de partículas; designam-se, por isso, freqüentemente como radiação eletromagnética.

Os fótons não têm carga elétrica e não têm massa de repouso. Sua penetração na matéria é significativamente maior que aquela das radiações corpusculares. A capacidade de penetração aumenta com a dureza dos raios X, isto é, com sua energia do fóton. Para os raios X usados no diagnóstico, a penetração típica no ar alcança alguns metros.

O Eletro-Volt como Medida da Energia das Radiações Ionizantes

É usual medir a energia das radiações ionizantes em eletro-volt. Quando um elétron é acelerado por uma tensão de 1 volt, sua energia cinética aumenta em 1 eletro-volt (eV):
$1 \text{ eV} = 1{,}6022 \times 10^{-19}$ J

Conforme essa definição, a energia máxima das radiações X na unidade quiloeletro-volt (keV) corresponde ao valor da tensão do tubo em quilo-volt (kV). A energia média dos fótons da radiação X perfaz, ao contrário, – independentemente da filtração – apenas cerca da metade da energia máxima.

Exemplos Típicos de Energia Quântica de Radiações Ionizantes

- Radiação alfa na desintegração do ^{222}Rn — 5,5 MeV
- Radiação beta na desintegração do ^{122}I — 2,9 MeV
- Radiação gama na desintegração do ^{60}Co — 1,3 MeV

- Energia máxima de radiação X, produzida com uma tensão de 70 kV — 70 keV

Para comparação:
- Energia de ionização do átomo de hidrogênio — 13,6 eV
- Energia do fóton da luz vermelha visível — 1,9 eV
- Pontes de hidrogênio — 0,1 eV

Os exemplos mostram que as radiações X usadas para fins diagnósticos, em comparação às radiações de radionuclídeos, têm uma quantidade relativamente pequena de energia do fóton. Em relação à luz visível, todavia, é extraordinariamente rica em energia. A energia de um fóton de raio X basta, em princípio, para ionizar muitos átomos e moléculas, ou para romper inúmeras ligações químicas.

Classificação dos Raios X

Os raios X podem ser classificados de acordo com seu enfraquecimento na passagem pela matéria. Usualmente, caracterizam-se pela tensão do tubo que lhe dá origem. Distinguem-se hoje:
- Raios X moles
    Tensão de formação — até 100 kV
- Raios X duros
    Tensão de formação — > 100 kV-1 MV
- Raios X ultraduros
    Tensão de formação — > 1 MV

Efeitos Físicos das Radiações

Quando as radiações ionizantes atingem a matéria, acontecem processos de interação. A radiação é enfraquecida ou atenuada por processos de dispersão e absorção. Assim, a transmissão de energia para a matéria provoca a liberação de elétrons e íons. Essas partículas carregadas provocam, por sua parte, outros processos de ionização (elétrons secundários ou *partículas delta*). A intensidade e a distribuição espacial das ionizações provocadas pela irradiação dependem muito do tipo e da qualidade das radiações.

Potencial de Transmissão Energética Linear (TEL)

Para a caracterização física da qualidade das radiações, utiliza-se o conceito de "potencial de transmissão energética linear". A radiação de partículas carregadas (alfa ou beta) provoca, em um primeiro momento, ionização direta por processos de colisão. Produz uma alta densidade de ionização, isto é, um grande número de ionizações de acordo com o átomo atingido. Fala-se, por isso, também em radiações altamente ionizantes ou radiação com alto TEL. Nas radiações eletromagnéticas, a ionização acontece indiretamente. No entanto, existem vários processos físicos no início da cadeia de efeitos. Os raios X são uma radiação fracamente ionizante, têm uma baixa densidade de ionização, ou seja, um baixo TEL.

Interações das Radiações Eletromagnéticas com a Matéria

- Dispersão clássica (coerente)
  Na dispersão clássica, os fótons interagem com os elétrons da camada eletrônica dos átomos sem perda de energia. A direção da dispersão dos fótons se altera nesse processo. Tal processo, que corresponde à dispersão da luz visível, só tem importância em radiações X muito moles.

- Efeito fotoelétrico
  Quando a energia dos fótons ultrapassa a energia de um elétron da camada, o elétron pode absorver essa energia e saltar da camada. O átomo, antes neutro eletricamente, reage agora como elemento positivo, pois está ionizado. A energia cinética E_{cin} do elétron livre é igual à diferença da energia do fóton $E = h\nu$ e o trabalho de arrancar esse elétron da camada E_{fot}. A lacuna no envoltório do átomo atingido é rapidamente preenchida por um elétron de uma camada mais externa. A energia liberada pode ser na forma de raios X (radiação característica). Ainda junto existe o efeito Auger (segundo o físico francês P. Auger) como processo concorrente: a energia liberada é transferida direta e imediatamente para um outro elétron da camada por um processo de mecânica quântica, que, então chamado de elétron Auger, vai abandonar o átomo. Para elementos de número atômico pequeno (< 30), o efeito Auger sobrepuja a liberação da radiação X característica.

- Efeito Compton (dispersão não-coerente)
  O efeito Compton é uma dispersão não-elástica de um fóton com um elétron do envoltório atômico, que será arrancado do átomo. A energia do fóton entrante é dividida proporcionalmente entre a energia necessária para anular a força de ligação do elétron na camada, a energia cinética do elétron liberado e a energia do fóton retirante. Pela dispersão Compton, a energia dos fótons diminui e sua direção altera-se de forma característica. Para a radiação X com tensões de origem em torno de 100 kV, uma parte considerável das interações com a matéria deve-se ao efeito Compton.

- Formação de pares
  Fótons muito ricos em energia podem, na absorção pela matéria, ser modificados. No campo elétrico do núcleo atômico, forma-se um elétron e a partícula antimatéria correspondente, o pósitron. Esse processo demanda uma energia do fóton que é maior que a massa de repouso do par elétron-pósitron. A formação de pares só acontece com energia do fóton acima de 1,02 MeV. Em energias muito altas, torna-se a interação predominante.

Nos raios X usados em diagnóstico, coexistem a dispersão coerente, o efeito fotoelétrico e o efeito Compton. Na irradiação de tecidos (valor médio efetivo ~8), o efeito Compton domina a partir de energia fotônica de 40 keV. A partir de energias fotônicas de 100 keV, o efeito fotoelétrico não tem mais importância. A formação de pares começa com níveis de energia do fóton bem mais altos.

Os elétrons liberados pelo efeito fotoelétrico, efeito Auger ou efeito Compton podem, por sua vez, provocar ionizações por impacto, ou levar à emissão de radiações de frenagem. Com isso, formam-se mais fótons, cuja energia é menor que aquela da radiação incidente. Os fótons moles desse processo e da dispersão de Compton podem, por sua vez, iniciar excitações de átomos ou moléculas. Em conjunto, os processos primários e a cascata de reações em cadeia das interações com a matéria levam a uma dissipação da energia da radiação fotônica. Como conseqüência dos processos físicos, surgem processos químicos na matéria irradiada que vão provocar, finalmente, no tecido vivo, as reações biológicas.

Efeitos Físicos das Radiações 5

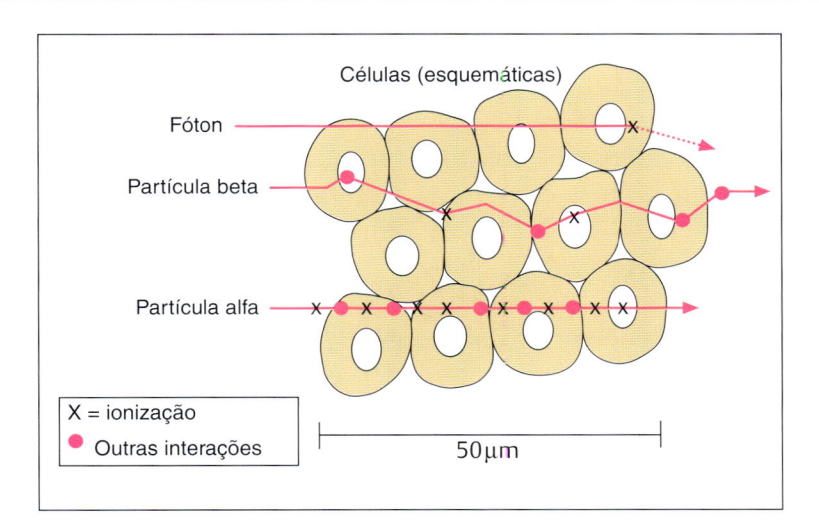

Figura 3 O potencial de transmissão de energia linear (TEL) como grandeza física da qualidade das radiações
A radiação ionizante transfere, ao passar pela matéria, uma parte de sua energia para o material. Como potencial de transmissão de energia linear de uma radiação designa-se – de maneira simplificada – a transmissão de energia por ionização e excitação de um curto trajeto na matéria, dividido pelo comprimento do trajeto. Radiações alfa e beta têm um TEL bem maior que as radiações eletromagnéticas.

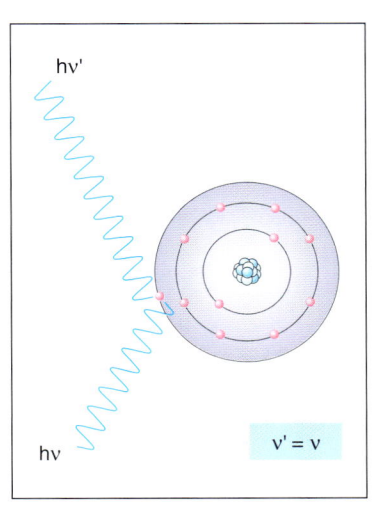

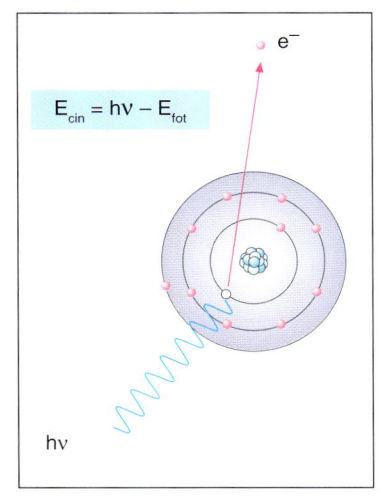

Figura 4 Dispersão coerente
O fóton altera, após colisão elástica com o elétron do envoltório atômico, sua direção de difusão, sem perder energia.

Figura 5 Efeito fotoelétrico
No efeito fotoelétrico o fóton é absorvido e um elétron da camada eletrônica é liberado. O átomo, antes neutro, reage agora com carga elétrica positiva.

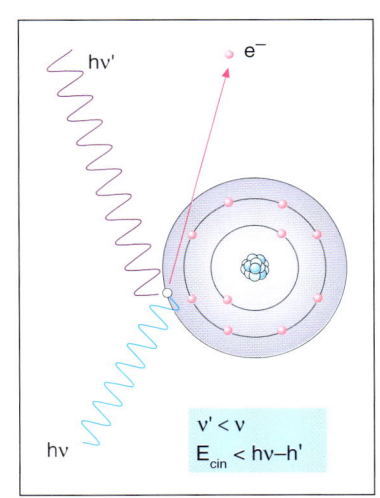

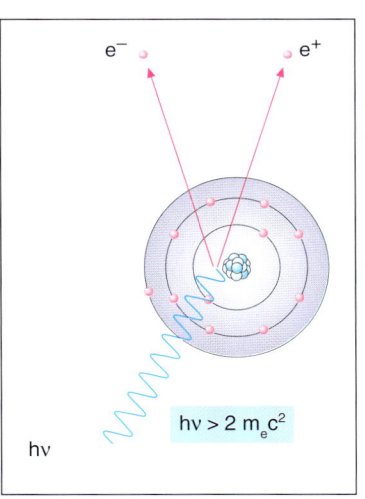

Figura 6 Efeito Compton
Um fóton rico em energia atinge um elétron na camada, arranca-o do átomo e um fóton, agora mais pobre em energia, afasta-se em uma direção de difusão modificada.

Figura 7 Formação de pares
Fótons muito ricos em energia (limiar de energia > 1,02 MeV) podem ser absorvidos no campo elétrico do núcleo atômico por meio da formação de pares. Formam-se um elétron e um pósitron, que se afastam em direções diferentes.

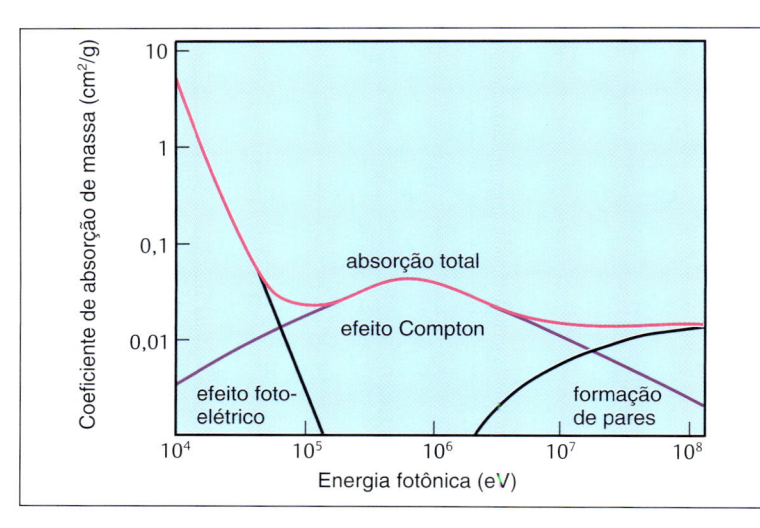

Figura 8 Áreas de energia dos processos físicos primários
Representação esquemática da contribuição do efeito fotoelétrico, efeito Compton e formação de pares na absorção, dependente da energia dos fótons (segundo Hug, 1974). A dispersão clássica é de menor importância, frente aos outros mecanismos. A formação de pares só começa em níveis de energia que não são aplicados no uso diagnóstico.

6   Radiações Ionizantes e seus Efeitos Biológicos

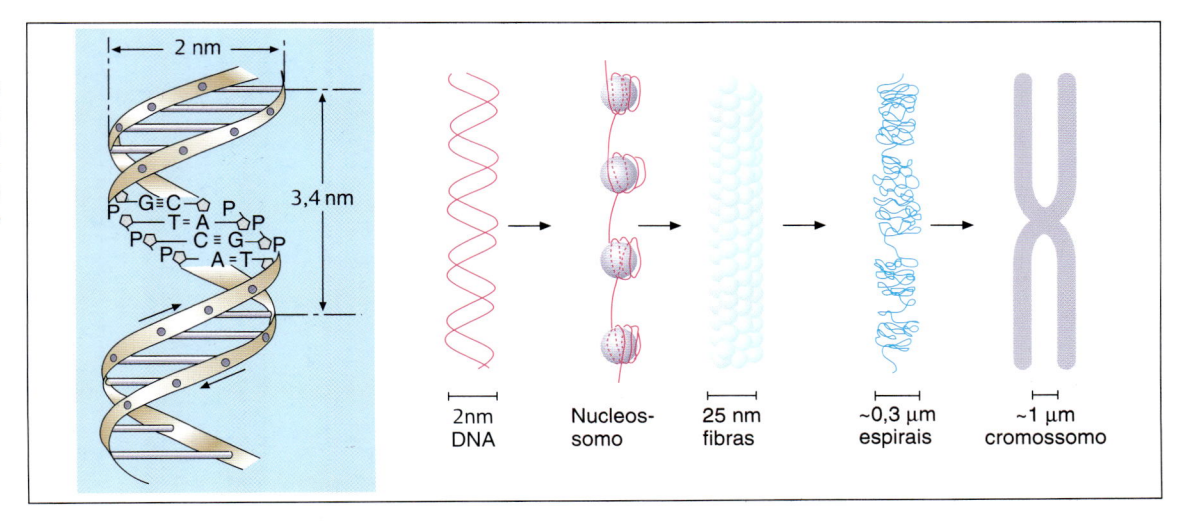

Cadeia de Efeitos Biológicos das Radiações

Só a parte das radiações ionizantes que interage com os tecidos pode produzir efeitos. Os efeitos biológicos dependem sempre da transferência de energia aos tecidos.

Ou são alteradas estruturas celulares ou macromoléculas por colisões diretas das radiações ionizantes, ou surgem efeitos indiretos pela formação de "radicais livres". Radicais livres são fragmentos de moléculas fortemente reativas. Desencadeiam um grande número de reações bioquímicas como hidroxilações, descarboxilações, reduções e oxidações. Por meio delas, as estruturas normais e ligações das biomoléculas ao longo do trajeto das radiações podem ser inativadas biologicamente.

A água é o mais importante elemento que compõe as células vitais (90 %). Na radiólise da água, formam-se radicais oxidantes OH, radicais redutores H, elétrons livres, íons OH e íons H$^+$. Com a colaboração de oxigênio, podem ainda formar-se radicais peróxido $(H_2 O_2)^-$. A vida média desses radicais é de 10^{-6} s. Nesse tempo, os radicais equilibraram sua carga elétrica à custa de moléculas com fracas forças de ligação. Estas perderam, com isso, sua capacidade funcional no sistema biológico, ou tornaram-se até mesmo fatores inibidores do metabolismo. Em radiações de fraco poder ionizante (TEL baixo), cerca de 70 % dos efeitos biológicos são representados por esses efeitos indiretos dos radicais.

Com os efeitos das radiações surgem também mecanismos de proteção e reparo. Por intermédio desses uma grande parte dos radicais é seqüestrada. Ao lado de grupos sulfidrila e hidroquinona, as vitaminas E e K funcionam como "lixeiros de radicais". Outros grupos de moléculas podem recuperar estruturas químicas prejudicadas pela radiação e assegurar novamente sua funcionalidade. Os mecanismos de proteção são especialmente efetivos em radiações de fraco poder ionizante, e na faixa de baixas doses. Em plantas e em alguns animais, estudos experimentais têm demonstrado até mesmo uma bioestimulação por repetidas irradiações em doses baixas. No entanto, discute-se muito ainda se esse efeito realmente existe em mamíferos.

A estrutura crítica que se destaca nas alterações celulares radiogênicas é o ácido desoxirribonucléico (DNA), o portador das informações genéticas. Sua tarefa é reproduzir as características da estrutura do corpo e suas funções, a idêntica reduplicação na divisão celular e a transmissão das informações hereditárias através das gerações. O DNA é helicoidal, em forma de uma escada em caracol, formada por desoxirribonucleotídeos. As duas "barras" da dupla hélice são constituídas por uma sucessão de desoxirribose e ácido fosfórico. Os "degraus" da escada são constituídos de duas bases orgânicas, sempre pareadas entre si, ou seja, guanina e citosina, bem como adenina e timina. A guanina e a citosina, as quais formam pares de bases complementares, estão ligadas por três pontes de hidrogênio cada uma; e a adenina e a timina são ligadas por duas pontes de hidrogênio.

Por ação direta ou indireta, as radiações ionizantes podem ocasionar uma série de danos ao DNA: a destruição unilateral de uma das barras laterais ou nas bases, o rompimento das ligações de pontes de hidrogênio, o rompimento duplo das barras e combinações diversas desses danos.

A célula dispõe de mecanismos de reparos, que podem recuperar uma grande maioria dos danos causados pelas radiações no DNA em algumas horas. No rompimento unilateral das barras, a barra complementar restante serve como matriz para duplicação através das enzimas correspondentes. Até mesmo o rompimento duplo e danos combinados podem ser reparados, por exemplo, por recombinação não-homóloga conforme o modelo do cromossomo-irmão ou por ligação direta terminal a terminal, por separação da parte danificada.

Figura 9   Estrutura do DNA e cromossomo
A dupla hélice do DNA está rodeando uma histona. Os nucleossomos assim formados agrupam-se em fibras, as quais constituem os cromossomos, visíveis microscopicamente (segundo Herrmann e Baumann, 1997, e Tubiana, 1990).

Cadeia de Efeitos Biológicos das Radiações

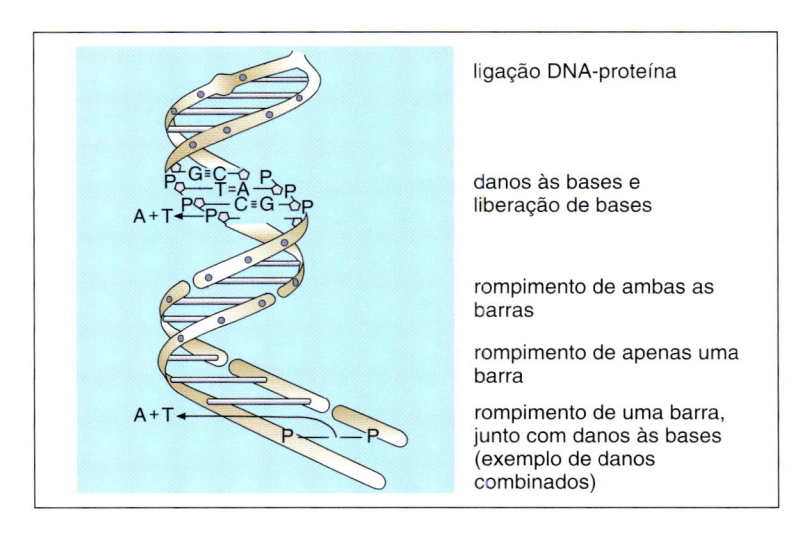

Figura 10 Danos das radiações ao DNA
Representação esquemática dos efeitos primários mais importantes das radiações no DNA (segundo Herrmann e Baumann, 1997):
- danos às bases
- rompimento de uma barra
- rompimento de duas barras
- ligações DNA – proteína
- danos combinados

Figura 11 Danos aos cromossomos induzidos por radiações
Amostra das aberrações mais comuns dos cromossomos, que são provocadas por ação das radiações ionizantes (segundo Herrmann e Baumann, 1997). As causas destas alterações maciças e de grandes conseqüências para a célula são, geralmente, os reparos errados dos rompimentos das barras duplas do DNA.

Apesar disso, podem ainda acontecer outras alterações do DNA a partir do estágio inicial. Especialmente críticos são os pares de rompimentos das barras duplas, as quais espacialmente estão muito próximas. Assim também se esclarece por que as radiações ionizantes de alto poder (alto TEL) têm um potencial de danificação muito maior que as radiações de baixo poder. A ausência de reparo ou o reparo incorreto dos rompimentos dessas barras duplas representam a principal causa dos efeitos biológicos das radiações. No plano microscópico, elas se manifestam muitas vezes na forma de aberrações cromossômicas (Figura 11).

Os danos induzidos por radiações no DNA podem, conforme sua gravidade e localização, produzir diferentes efeitos:
- diminuição da atividade celular
- destruição da célula atingida
- morte celular clonada, isto é, morte da célula-filha por falência total funcional nas gerações futuras da célula atingida
- ou mutações, isto é, alterações de caracteres hereditários nas gerações seguintes da célula atingida.

Em células somáticas, essas modificações podem ser a causa ou o co-fator para uma transformação maligna (cancerogênese). Quando as células germinativas são atingidas, as mutações podem manifestar-se nos descendentes do organismo atingido. A morte das células clonadas e as mutações são os efeitos mais importantes das radiações no plano celular.

No final da cadeia de efeitos biológicos das radiações podem ser encontrados finalmente efeitos biológicos reconhecidos macroscopicamente. Isto, no entanto, nem sempre é obrigatório, já que mecanismos efetivos de reparo e de seleção bem como a diluição das informações hereditárias pela reprodução das influências negativas do ambiente estão disponíveis.

Unidades de Doses de Radiações

Para uma descrição quantitativa das radiações ionizantes, deve-se definir grandezas físicas que possam ser usadas em relação aos efeitos biológicos das radiações. Para isso, usou-se por décadas um sistema aperfeiçoado de grandezas de dosimetria que foi sendo constantemente desenvolvido (Reich, 1990). As unidades básicas do sistema internacional de medidas (SI) fornecem a base para a definição dessas grandezas.

As quantidades de doses originadas pelas radiações ionizantes podem ser bem medidas por detectores. Como unidade básica, usa-se a *exposição (ou dose de efeito ionizante)*, que é definida em medições contra o ar. A unidade do SI correspondente à dose de exposição é o Coulomb por quilograma (C/kg); antigamente usava-se a unidade Röntgen (R).

Em relação aos efeitos biológicos das radiações, a transferência de energia aos tecidos é de grande importância. Esse processo depende, de forma complicada, do tipo de radiação ionizante, do espectro de sua distribuição de energia e da composição do tecido irradiado. Como *dose de energia (ou unidade de dose absorvida)*, define-se a energia transmitida a um determinado elemento de massa pela radiação, dividida pela massa do elemento. A dose absorvida depende sempre da matéria irradiada, por isso deve-se sempre mencionar qual o material. A unidade do SI é o Gray (1 Gy = 1 J/kg); a dose antiga era o Rad (*radiation absorbed dose*) - rd.

O efeito térmico das radiações ionizantes, medido em relação aos efeitos biológicos, é extraordinariamente pequeno. Por exemplo, uma dose de 40 Gy absolutamente mortal para todo o corpo aqueceria o corpo humano em apenas $1/100\,^\circ C$. A dose absorvida no tecido não pode ser medida diretamente, em condições práticas. Ela é, portanto, calculada em função de uma grandeza que pode ser determinada por um dosímetro (por exemplo, uma câmara de ionização). Dosímetros correspondentes para a proteção contra as radiações, ou seja, para o diagnóstico radiológico, são calibrados geralmente para medição da dose de exposição contra o ar. Dos valores medidos, a dose absorvida nos tecidos é calculada com o uso de fatores de conversão.

Os efeitos biológicos das radiações ionizantes relacionam-se com a dose absorvida e também com o tipo da radiação. Diferentes tipos de radiação podem causar efeitos biológicos nitidamente diferentes com as mesmas doses absorvidas. Por isso, foram introduzidos fatores de avaliação que correspondem aos efeitos biológicos relativos aos diferentes tipos de radiações.

A *dose equivalente (ou de equivalência)* é o produto da dose absorvida no tecido e um fator de conversão Q, para compensar a eficiência biológica relativa de cada radiação. Para radiação X o valor de Q = 1, sendo, portanto, nesse caso, a dose de equivalência e a dose absorvida numericamente idênticas. Ao contrário da dose absorvida, a dose de equivalência não é uma grandeza definida fisicamente, mas uma grandeza biológica de radiação. Para a diferenciação da dose absorvida, a dose de equivalência é representada na unidade do SI Sievert (1 Sv = 1 J/kg). Antigamente, usava-se para a dose de equivalência o REM (Röntgen equivalent man). O fator Q é muitas vezes designado como fator de eficiência biológica relativa.

O procedimento em medições é apresentado esquematicamente na Figura 12. Uma pequena câmara de ionização, preenchida de ar, é colocada no tecido ou em um material adequado como manequim. Com isso, pode-se medir a dose de exposição no ar dentro do tecido. Para o ar, a transformação da dose de exposição em dose absorvida é fácil: em condições normais no ar, a dose de exposição de 1 C/kg corresponde a 33,97 Gy. Da dose absorvida no ar do interior dos tecidos, pode-se agora calcular a dose do tecido subjacente. Para tal, precisamos dos valores de conversão das tabelas (Hubbell, 1982, ICRU 46, Reich, 1990). Os valores de conversão dependem da composição atômica do tecido e da qualidade da radiação (energia do fóton média). Para tecidos moles típicos e raios X no campo diagnóstico, estão localizados na faixa entre 0,9 e 1,1. Entre os diferentes valores de tabela, existem apenas pequenas diferenças. Da energia de exposição obtém-se, por multiplicação com o fator de conversão Q, finalmente a dose equivalente.

Dose de exposição (ou dose de efeito ionizante), dose absorvida e dose equivalente são os conceitos fundamentais para dosimetria e proteção às radiações do campo médico. Muitas outras grandezas de medição foram derivadas. Até os anos 80, todas as medidas usadas ainda eram antigas, como Röntgen, rad e rem. Na Figura 13 estão representados os fatores de conversão dessas medidas antigas nas normas do SI atuais. Após concordância internacional, as medidas antigas não deveriam mais ser usadas; na República Alemã já não são mais permitidas desde 01/01/86.

Unidades de Doses de Radiações

Dose de Exposição (Ou Dose de Efeito Ionizante)

A dose de exposição produzida por uma radiação é o quociente da carga elétrica dQ dos íons com seu sinal, que são formados pelas radiações no ar (a) em um determinado volume, e a massa dm_a do ar nesse volume:

$I = dQ / dm_a$

A unidade SI para a dose de exposição é o Coulomb por quilograma (C / kg).

Dose de Energia D (ou Unidade de Dose Absorvida)

A dose de energia é o quociente da energia dW_D, que é transferida para o material por uma radiação ionizante em uma unidade de volume, e a massa desse material na unidade de volume:

$D = dW_D / dm$

A unidade SI é o Gray (Gy): $1\ Gy = 1\ J / kg$.

O material irradiado deve ser especificado (dm). Na faixa de energia dos raios X usados no diagnóstico, a dose de exposição de 1 C / kg corresponde a uma dose de energia do ar de 33,97 Gy.

Dose Equivalente H (Dose de Efeito ou Dose de Efeito Biológico)

A dose de equivalência é o produto da dose de energia D para o tecido e um fator de conversão isento de unidade, que caracteriza a eficiência biológica relativa das diferentes radiações:

$H = Q \cdot D$

A unidade SI da dose de equivalência é o Sievert (Sv):
$1\ Sv = 1\ J / kg$

Para as diferentes espécies de radiações, energias e condições de irradiação, foram convencionados valores de Q para que a dose de equivalência fosse igual ao risco das radiações. O valor Q mostra como a eficiência biológica de outras radiações é avaliada de forma mais elevada que a dos raios X:

Raios X	Q = 1
Radiação beta	Q = 1
Nêutrons rápidos	Q = 10
Radiação alfa	Q = 20

O conceito de *dose efetiva* será explicado na página 13.

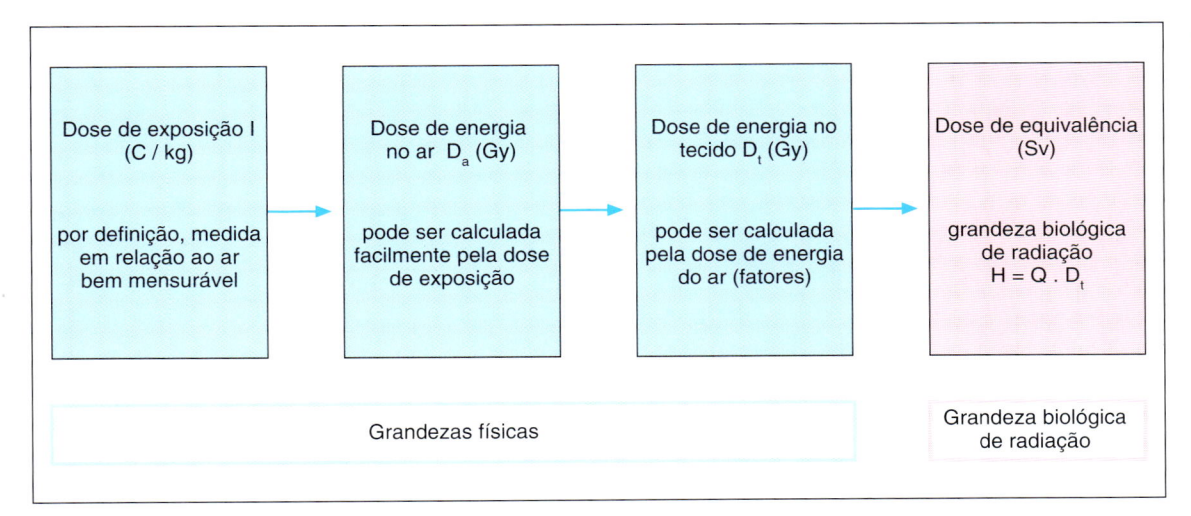

Figura 12 Relações entre as grandezas mais importantes de medição das doses

Dose de exposição I (C / kg)	Dose de energia no ar D_a (Gy)	Dose de energia no tecido D_t (Gy)	Dose de equivalência (Sv)
por definição, medida em relação ao ar bem mensurável	pode ser calculada facilmente pela dose de exposição	pode ser calculada pela dose de energia do ar (fatores)	grandeza biológica de radiação $H = Q \cdot D_t$
Grandezas físicas			Grandeza biológica de radiação

Figura 13 Conversão das unidades antigas para radiações ionizantes em unidade atuais do SI

Grandeza	Unidade SI	Unidade antiga	Cálculo
Dose de exposição	1 C / kg	1 R (Röngten)	$1\ R = 2{,}58 \cdot 10^{-4}\ C/kg$ *
Dose de energia	1 Gy (Gray)	1 rd (Rad)	$1\ rd = 0{,}01\ Gy = 1\ cGy$
Dose de equivalência	1 Sv (Sievert)	1 rem (Rem)	$1\ rem = 0{,}01\ Sv$

* 1 R forma em 1 ml de ar em condições normais (0°C; 101,93 kPa) $2{,}08 \cdot 10^9$ pares de íons

Efeitos Biológicos das Radiações

Poucos anos após o descobrimento dos raios X, ou melhor, da radioatividade, mostrou-se que as radiações ionizantes podem ter efeitos deletérios sobre a saúde. Em base de casuísticas e estudos experimentais em animais, pode-se observar os efeitos agudos das radiações, a formação de tumores, bem como defeitos genéticos. A partir de estudos epidemiológicos das vítimas sobreviventes das bombas atômicas de Hiroshima e Nagasaki, de estudos das conseqüên-cias do uso terapêutico das radiações, da avaliação das conseqüências de acidentes, assim como de estudos de casos-controle, pode-se recolher farto material e dados dessa problemática. Vários especialistas em comissões internacionais publicaram relatórios regulares, nos quais o estado atual da ciência é resumido. Especialmente destacam-se as publicações das seguintes organizações:

- Committee on the Biological Effects of Ionizing Radiations (BEIR)

- International Commission on Radiologic Protection (ICRP) e

- United Nations Scientific Committee on the Effects of Atomic Radiation (UNSCEAR)

Os efeitos biológicos das radiações podem dividir-se em somáticos e genéticos, bem como em determinísticos e estocásticos. Os efeitos somáticos afetam os organismos atingidos em sua estrutura ou funções imediatamente. Distinguem-se os efeitos precoces, que surgem 90 dias após a irradiação, e os efeitos retardados. As alterações da bagagem genética induzidas por radiações que surgem após passadas algumas gerações são chamadas de efeitos genéticos. Esses efeitos só podem surgir quando são irradiadas as células germinativas.

Efeitos Determinantes das Radiações

Um efeito biológico das radiações é chamado de determinístico quando é reproduzível após uma irradiação com uma determinada dose. Exemplos são os efeitos agudos das radiações, como o eritema cutâneo induzido por radiação, o desenvolvimento de processos fibróticos (por exemplo, após uma radioterapia) e a catarata induzida por radiação (opacificação do cristalino).

O grau de severidade dos danos em cada tecido aumenta de acordo com o aumento da dose. Entre a irradiação e o início dos sintomas existem tempos críticos de latência, que dependem do tecido irradiado (sensibilidade intrínseca às radiações) e da dose administrada. Nos efeitos agudos, os tempos de latência perfazem de horas até dias; as manifestações tardias crônicas das radiações ocorrem geralmente após alguns anos. Os efeitos determinísticos das radiações têm um limiar que deve ser ultrapassado para que surjam os efeitos.

Os efeitos determinísticos estão sempre baseados em mecanismos multicelulares. Na ultrapassagem da capacidade de regeneração celular, surgem as falências das células ou processos degenerativos. Muitas células devem ser danificadas para que o efeito possa ser reconhecido clinicamente. As doses de radiações necessárias para desencadear efeitos determinísticos não são alcançadas no diagnóstico, ao contrário da radioterapia.

Efeitos Estocásticos das Radiações

Fala-se de efeitos estocásticos quando a probabilidade de surgimento dos efeitos biológicos - não o grau de severidade - é em função da dose administrada. Exemplos típicos são os tumores malignos induzidos por radiações e as alterações hereditárias.

O surgimento dos efeitos estocásticos das radiações obedece à lei das probabilidades. Para um grupo de pessoas tratadas coletivamente com radiações, somente estudos estatísticos podem prever a probabilidade de surgimento de efeitos biológicos nesse grupo. Os efeitos estocásticos podem ter tempos de latência de vários anos. Se uma determinada pessoa será afetada, isso não pode ser previsto com antecedência. A probabilidade para isto, no entanto, aumenta com o aumento da dose. Nos sobreviventes das bombas atômicas e de outros grupos expostos a grandes doses de radiação, a incidência de leucemias e tumores sólidos está claramente aumentada, em confronto com um grupo-controle. Com respeito à exata relação entre dose-efeito, existem ainda incertezas na faixa das doses baixas. Em aparente unanimidade, parece que nos efeitos estocásticos das radiações não existe uma dose limiar.

Os efeitos estocásticos estão baseados em processos, unicelulares. A transformação maligna de uma célula somática, com relação ao efeito mutagênico sobre uma célula germinativa, depende do impacto direto e eficaz no DNA em cada célula. Em princípio, um único fóton rico em energia pode liberar elétrons secundários, cujo trajeto ao núcleo celular desencadeie os danos causais ao DNA. Isso esclarece por que, mesmo com o estado atual de conhecimentos, isso não existe uma dose-limiar para efeitos estocásticos. Uma elevação da dose aumenta a probabilidade para um impacto direto eficaz. O quadro patológico resultante é, ao contrário, independente da dose.

Uma análise dos efeitos estocásticos das radiações só é possível com métodos estatístico-epidemiológicos. Em adultos, observa-se hoje um aumento significativo do risco de tumores com exposições na faixa de doses de 200 mSv e acima disso, como certo (ICRP 60). Em crianças, relativamente após a irradiação no útero, a incidência de tumores deve aumentar significativamente em exposição a doses de 10-20 mSv (NRPB, 1995).

Os riscos potenciais com uma exposição na faixa de doses pequenas podem, no tempo atual, não serem comprovados nem descartados. Para o efeito carcinogênico de radiações ionizantes, um exemplo: na faixa de doses pequenas, pode-se esperar uma taxa de tumores induzidos por radiação um pouco menor que a taxa espontânea. Em função de todos os casos fatais, a mortalidade acumulada por câncer de pulmão de homens está na faixa de $(50 \pm 8) \cdot 10^{-3}$. Uma exposição de corpo total a 100 mSv provoca, segundo avaliações atuais de riscos, uma mortalidade adicional por câncer de pulmão de $2 \cdot 10^{-3}$, não se destacando, assim, da oscilação da faixa da taxa espontânea (Streffer e Müller, 1995).

Efeitos Genéticos das Radiações

Os efeitos genéticos das radiações são de natureza estocástica, isto é, a probabilidade de surgimento é proporcional à dose e não existe um valor limiar. Os conhecimentos presentes repousam em exames de acompanhamento das vítimas das bombas atômicas e dispendiosos estudos experimentais em animais. Após a avaliação de todos os dados disponíveis, as comissões internacionais de especialistas (BEIR, ICRP, UNSCEAR) chegaram à conclusão de que a dose de duplicação de mutações para o homem é de 1 Gy. Na aplicação dessa dose, seria de esperar que, adicionalmente à taxa natural de mutações, um outro tanto de mutações induzidas por radiações surgiria. Uma dose de 1 Gy é muito alta e não é alcançada na área diagnóstica da radiologia.

A influência de baixas doses de radiações sobre a taxa de mutações pode ser ilustrada com um exemplo: a taxa espontânea de mutações genéticas perfaz 6%. Quando toda a população receber uma dose adicional de 10 mSv por geração, seria de esperar um aumento da taxa espontânea na primeira geração para 6,002% e após 5 gerações para 6,01%. Portanto, se em 1 milhão de nascidos vivos surgirem espontaneamente 60.000 doenças genéticas em média, acresceria mais 100 casos de mutações induzidas pela radiação, dos quais 10 a 20 casos se manifestariam já na primeira geração (Herrmann e Baumann, 1997).

Os exemplos mostram que o efeito estocástico tem uma importância especial na proteção às radiações. Os potenciais efeitos (indução de tumores, alterações genéticas) são graves e não existe uma dose limiar. Do ponto de vista estatístico de base populacional, surgem pequenos índices de riscos. Em bases populacionais, toda atividade radiológica leva a uma mortalidade hipotética de 0,3%. Em comparação, a taxa hipotética de riscos por exposição natural às radiações é de 0,9% e, no fumo, é de 7,2% (dados de 1994). No entanto, não seria ético deixar a discussão deste aspecto inacabada. No diagnóstico radiológico existe, ao lado dos pequenos índices estatísticos de risco, um benefício próximo, concreto e individual. Com conhecimento técnico e conscienciosa aplicação das normas de proteção à radiação, pode-se alcançar uma excelente taxa de risco-benefício no diagnóstico radiológico.

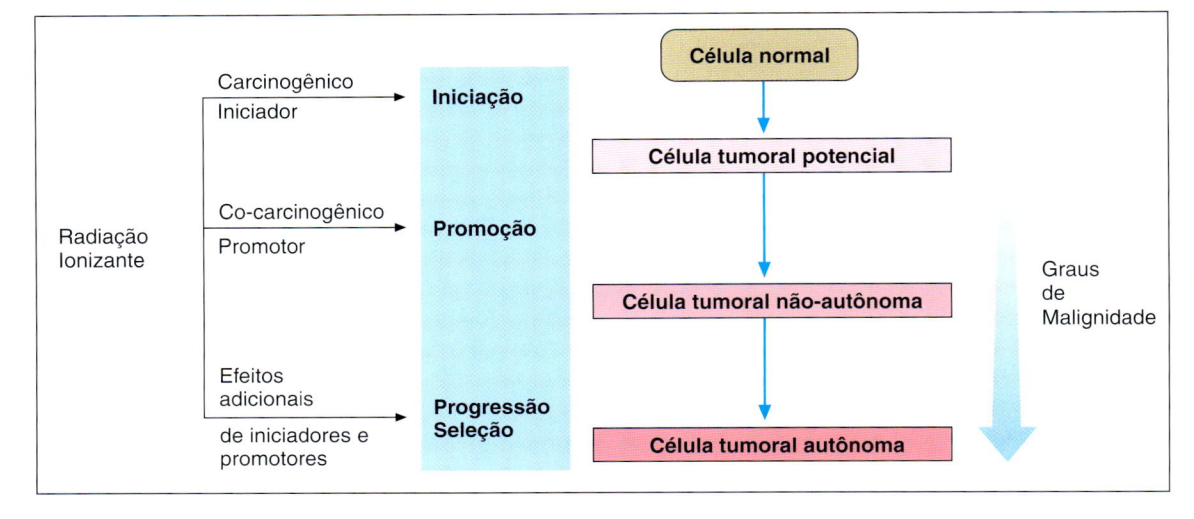

Figura 14 A carcinogênese induzida por radiações
Nos efeitos estocásticos das radiações, o dano inicial de uma célula acontece por um impacto direto e eficaz no DNA ao acaso. Para que se alcance uma transformação em malignidade com multiplicação autônoma de células, os mecanismos de regeneração e controle devem falhar ou outros agentes nocivos adicionais devem agir (segundo Herrmann e Baumann, 1997).

Sensibilidade às Radiações e Órgãos Críticos

A extensão das alterações que uma célula experimenta, pela ação de uma radiação ionizante, depende fortemente de seu grau de diferenciação e de sua capacidade proliferativa. Tecidos temporários mostram, em comparação com tecidos permanentes, uma clara sensibilidade maior às radiações.

Sensibilidade Intra-Uterina às Radiações

Uma sensibilidade maior às radiações existe para a vida em gestação. Durante a blastogênese, isto é, até o 9º dia após a fecundação, temos uma época de "tudo ou nada". Quando as células são afetadas pela radiação, isso leva à morte do embrião. Na fase da organogênese (entre o 10º e o 42º dia) podem ocorrer defeitos nos órgãos ou perturbações do crescimento induzidos pela radiação. As irradiações na fase da fetogênese (43º dia até o nascimento) produzem malformações. Durante a 8ª e a 16ª semanas de gestação, o cérebro e a visão são especialmente sensíveis. Exposições de mais de 0,5 mSv nessa época trazem, em cerca de 40% dos casos, graves malformações. Ao lado de problemas de desenvolvimento do corpo e retardo mental, uma irradiação intra-uterina traz um marcante aumento do risco de câncer para a criança em gestação.

As mulheres em idade fértil e as gestantes representam, por isso, um grupo de risco especial para a proteção às radiações. No estágio atual dos conhecimentos, a dose total de radiação durante o desenvolvimento intra-uterino não deve ultrapassar 200 mSv. Se devem ser aplicadas doses maiores durante a gestação, isso representa uma indicação médica para a interrupção da gravidez. Mas, para isso, o caso deve ser bem-analisado, sendo feita uma cuidadosa avaliação retrospectiva das doses aplicadas (Leetz, 1990). Através dos exames de raios X odontológicos, essas doses críticas de risco intra-uterino não são alcançadas; no entanto, de maneira geral, durante a gravidez deveria evitar-se quaisquer tipos de exame radiológico. Caso sejam justificados por indicação vital, devem ser feitos explorando todas as possibilidades de proteção às radiações e com a maior redução possível de doses.

Dependência da Idade na Sensibilidade às Radiações

Crianças e jovens têm maior sensibilidade às radiações que adultos. Por um lado, encontram-se suas células em uma fase de crescimento e multiplicação generalizada e são, por isso, mais sensíveis a lesões induzidas por radiações; por outro lado, em função da expectativa de vida, o tempo disponível para que se manifestem os efeitos latentes das radiações é demasiado longo.

Com o aumento da idade, a sensibilidade às radiações diminui. Para a visualização melhor deste fato, podemos estabelecer em 1 o risco médio das radiações de todos os grupos etários e depois avaliar os outros riscos de acordo com as diferentes faixas etárias. Obtêm-se então as seguintes relações (dados de 1999):

Grupo etário	Risco relativo das radiações
< 16 anos	2,4
16-40 anos	1,25
41-65 anos	0,44
> 65 anos	0,19
Média de todas as faixas etárias	1

Órgãos Críticos

Ao lado da dependência de idade, existe também uma pronunciada sensibilidade específica dos órgãos. Em doenças de radiações agudas (efeito determinístico de uma irradiação total do corpo com alguns Gy), são primariamente atingidos o sistema hematopoiético e o epitélio do trato digestivo (estômago e intestino). Quanto à indução de tumores como possíveis efeitos tardios das radiações (efeitos estocásticos e somáticos), o trato digestivo, os pulmões, a medula óssea, a tireóide e as mamas femininas são especialmente críticas.

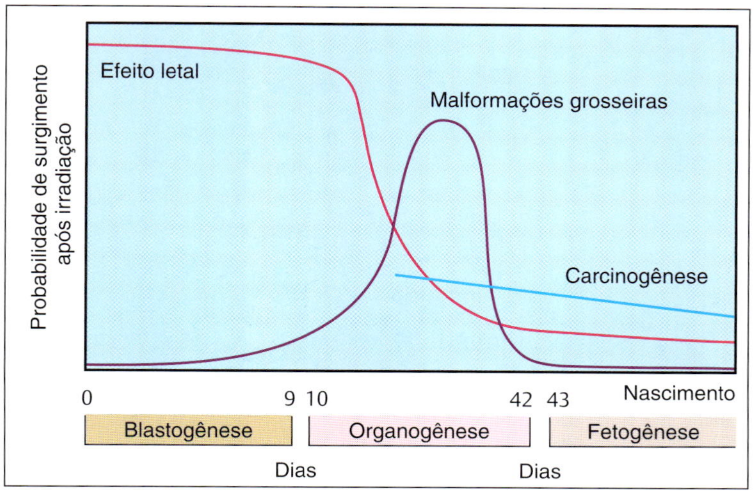

Figura 15 Riscos relativos de danos em irradiação intra-uterina
Em estudos experimentais em animais, obteve-se amplos dados de perturbações do desenvolvimento induzidas por radiações (segundo Herrmann e Baumann, 1997).

Órgãos Críticos na Cabeça e no Pescoço

A região da cabeça-pescoço comparada com o tronco pode ser considerada como relativamente insensível às radiações. Aqui os órgãos de risco são a glândula tireóide, as glândulas salivares, o cérebro e os cristalinos dos olhos.

Na indução de tumores na região da cabeça-pescoço existem estudos epidemiológicos de Hiroshima e Nagasaki. Mais dados importantes foram obtidos com o acompanhamento de dois grupos de pacientes, que nos anos 50 receberam intensa radiação X para fins terapêuticos. Em Israel, foram tratadas cerca de 10.000 crianças com idades entre 0 e 15 anos para tratamento de uma doença do couro cabeludo (*Tinea capitis*). Mais de 2.600 crianças nos Estados Unidos (Rochester, Nova York) receberam uma dose de radiação para reduzir o tamanho do timo. Nas vítimas da bomba atômica e no grupo de pacientes irradiados em comparação com um grupo-controle, observou-se um nítido aumento na incidência de tumores de tireóide (NRPB, 1995).

Existem vários outros estudos de controle de casos relacionados com o diagnóstico radiológico na odontologia. Nesse tipo de estudos, seleciona-se um grupo de pessoas sadias de acordo com o grupo de pacientes (assim chamados de pares cruzados). Então ambos os grupos são comparados para a busca de possíveis fatores etiológicos de uma doença. Nos estudos correspondentes de carcinomas de tireóide, parótidas e de cérebro, descobriu-se na história passada dos doentes que, entre outros fatores, eles tinham um maior número de exames radiológicos odontológicos (Hallquist *et al.*, 1994 a e b, Neuberger, 1991, Preston-Martin e White, 1990, Wingren *et al.*, 1993). Em estudos de grupos controle, não pode ser derivada nenhuma casualidade; no entanto, esses estudos apresentam provas que os riscos matemáticos do efeito estocástico das radiações não são completamente hipotéticos (Visser, 1999).

Doses de radiação de 1 Gy ou mais provocam, ainda que tardiamente, uma opacificação do cristalino (catarata). Trata-se de um efeito determinístico. Os dados de Hiroshima e Nagasaki permitem a conclusão de que existem doses limiares. Estas devem situar-se em doses acumuladas de cerca de 0,7 Gy para uma opacificação oftalmologicamente comprovada. Em estudos epidemiológicos nos Estados Unidos, foram encontradas evidências de que existe, possivelmente, uma relação entre os exames radiológicos da cabeça e o início de cataratas (Klein *et al.*, 1993). Os resultados desses estudos desmentem a existência de doses limiares para a indução de cataratas por radiações ionizantes. Quando se supõe que não existem doses limiares para a indução de cataratas, toda e qualquer exposição do cristalino deveria ser encarada como um envelhecimento artificial.

Dose Efetiva como Medida Comparativa Relativa

O efeito biológico de uma exposição com radiações ionizantes e sua avaliação dependem de inúmeros fatores:
- tamanho da dose e sua distribuição no tempo
- ação biológica relativa ao tipo de radiação (TEL, fator de eficiência biológica relativa)
- tamanho do campo (exposição parcial ou de corpo inteiro)
- diferentes sensibilidades às radiações dos tecidos ou órgãos
- idade da pessoa irradiada
- valor do índice das potenciais conseqüências provocadas pela radiação

Com isso, torna-se difícil uma clara comparação de diferentes exposições de radiações, por exemplo, quando se deseja estabelecer uma relação considerando a exposição inevitável de todo o corpo às fontes naturais de radiação, o exame radiológico da cabeça e a exposição às radiações das mãos, condicionada pela profissão.

Para finalidades de comparação, foi estabelecido o conceito de dose efetiva pela Comissão Internacional de Proteção às Radiações (ICRP 60). A dose efetiva é uma grandeza que mede os riscos, com uma dimensão de dose de equivalência, pois é também expressa em Sievert. Seu valor numérico indica quão grande uma dose aplicada homogeneamente em todo o corpo deveria ser para desencadear a mesma expectativa de danos inespecíficos que estaria relacionada com uma dose concreta de irradiação. Estabelece-se primeiramente a dose de equivalência que uma irradiação dos órgãos críticos provoca. Depois as doses dos órgãos serão multiplicadas pelos valores de peso relativo e somadas. Os pesos atribuídos foram determinados após avaliação de todos os dados disponíveis pelo ICRP. Referem-se a pessoas sadias, adultas, e avaliam quatro tipos de danos:

- uma probabilidade importante de danos genéticos graves
- uma probabilidade importante de mortalidade por câncer
- uma probabilidade importante de neoplasias benignas não-letais
- a possível diminuição de tempo de vida por conseqüências das radiações

A dose efetiva é um desenvolvimento do conceito de *dose equivalente efetiva*. Foi inicialmente introduzida para finalidades práticas na proteção dos profissionais (ICRP 60). Os valores-limite para a exposição dos trabalhadores em radiações são definidos por meio do uso da dose efetiva. Também a exposição da população em geral é freqüentemente definida em termos de dose efetiva.

No diagnóstico radiográfico, o uso da dose efetiva está ligado a problemas de metodologia. Nos exames radiológicos odontológicos existe uma exposição às radiações muito heterogênea. O volume-alvo está limitado a uma parte da cabeça e o restante do corpo pode ser convenientemente protegido. Com isso, os órgãos de risco do tórax recebem uma quantidade inexpressiva. Por outro lado, os órgãos de risco da região da cabeça-pescoço estão subvalorizados, porque os pesos relativos são calculados para exposições de corpo inteiro. Além disso, os pesos relativos são valores médios para pessoas sadias, de ambos os sexos, em qualquer idade, e só podem ser transferidos para grupos de pacientes submetidos a radiografias.

A dose efetiva é muito usada na literatura médica, apesar desses problemas metodológicos. Existem bons motivos para isso: com a dose efetiva podem ser reduzidos os relacionamentos complexos a uma única cifra. A comparação entre diferentes técnicas radiográficas fica tremendamente simplificada. Ainda podem comparar-se a exposição aos raios X diretamente com as exposições de radiações naturais, ou comparar valores-limite de proteção profissional. Contra esta clareza, existe o perigo de comparações inconvenientes, pois os números parecem indicar que as doses efetivas são exatas, o que pode levar a enganos. As doses efetivas calculadas para diagnóstico radiológico odontológico servem primariamente para fins de comparação (Visser, 1999). Não podem ser usados para calcular riscos individuais de câncer ou outras possíveis conseqüências das radiações.

Figura 16 A dose efetiva
A dose efetiva é uma grandeza de valorização de riscos para a transformação de uma exposição concreta a radiações em uma carga de corpo inteiro fictícia, com o equivalente risco de danos. A dose efetiva H_E é medida em unidades Sievert (Sv). Para sua obtenção, as doses de equivalência H_T de cada órgão ou tecido são determinadas, multiplicadas pelos pesos relativos de cada órgão W_T e os produtos individuais são somados:

$$H_E = \sum_T (W_T \cdot H_T)$$

Segundo o ICRP, os seguintes pesos relativos W_T devem ser usados:

Órgão/Tecido	W_T	Órgão/Tecido	W_T
Glândulas sexuais	0,20	Fígado	0,05
Medula óssea (vermelha)	0,12	Vias digestivas	0,05
Intestino grosso	0,12	Tireóide	0,05
Pulmões	0,12	Pele	0,01
Estômago	0,12	Superfícies ósseas	0,01
Bexiga	0,05	Outros órgãos e tecidos	0,05
Mamas	0,05		

A soma dos pesos relativos está normatizada em 1. Em casos especiais, nos quais um único dos "demais órgãos ou tecidos" tenha uma dose de equivalência que esteja acima dos limites mais altos dos 12 órgãos para os quais tenha sido calculado um peso relativo, deve-se usar para este órgão ou tecido um valor de 0,025 e um peso relativo de 0,025 para a dose média dos "demais órgãos ou tecidos".

Valores de Referência: Doses de Exposição Natural e Artificial

A exposição às radiações naturais é inevitável em nossas condições de vida. São as radiações cósmicas e as desintegrações de radionuclídeos que estão no ambiente do homem e que ocorrem de forma natural em seu corpo.

As radiações cósmicas consistem primariamente de partículas altamente energéticas, que se originam nas profundezas do universo e no sol. A intensidade dos componentes galácticos é relativamente constante; a radiação solar, no entanto, varia bastante em função de erupções solares e do ciclo do sol. A radiação primária desencadeia, por interação com os átomos da atmosfera, a formação de radiação secundária. Por meio desse mecanismo, a exposição à radiação natural depende da altura do local da medição; na região da Europa Central, a dose efetiva ao nível do mar é de aproximadamente 0,24 mSv/a; a 2.500 metros de altitude, é de aproximadamente 1 mSv/a.

Na crosta terrestre ocorrem os radionuclídeos de meia-vida longa ^{238}U (emissor de radiação alfa $T_{1/2} = 4,5 \cdot 10^9$), ^{232}Th (emissor alfa, $T_{1/2}=1,4 \cdot 10^{10}$) e ^{40}K (emissor beta, $T_{1/2} = 1,3 \cdot 10^9$). Da cadeia de desintegração do urânio e do tório surgem outros radionuclídeos, dos quais o gás nobre radônio (isótopo 18 instável, emissor alfa de curta meia-vida) tem a maior importância. Os radionuclídeos que ocorrem na natureza produzem uma exposição do homem por três vias de entrada:

- O gás nobre radioativo radônio difunde-se do solo ou libera-se de materiais de construção (em especial, materiais que contenham granito). Como o radônio é sete vezes mais pesado que o ar, acumula-se em porões e outros compartimentos pouco ventilados. O radônio chega das vias respiratórias ao pulmão. Lá pode liberar diretamente suas radiações alfa (alto TEL, alto fator de eficiência biológica relativa) no epitélio pulmonar. Daí resulta a parcela predominante do radônio na dose efetiva de fontes naturais: aproximadamente 1,4 mSv/a.
- Do solo incide outra radiação terrestre sobre o homem. Na Alemanha, a dose efetiva média é de cerca de 0,4 mSv/a, sendo calculada a dose ao ar livre de 0,7 mSv/a e nos prédios, 0,34 mSv/a. Na Suíça, o valor médio em 1990 para a população total foi de 2,2 mSv/a, e, em determinados locais dos Alpes, a exposição individual às radiações pode ser significativamente maior.
- Com a alimentação recebemos os radionuclídeos naturais e ubíquos. Nas condições normais de vida na Alemanha, essa exposição interna chega a uma dose efetiva média de 0,3 mSv/a.

A exposição às radiações artificiais provém de fontes de radiação criadas e mantidas pelo homem. Deve-se acrescentar ainda as fontes de radiação que, pelo desenvolvimento da civilização, levaram à sua distribuição. Além das fontes médicas são:

- O *fall-out* dos testes com bombas atômicas nos anos 50 e 60 tem uma parcela de contribuição menor que 0,01 mSv/a na dose efetiva;
- No funcionamento de instalações nucleares, com uma contribuição de menos de 0,01 mSv/a;
- A contaminação do meio ambiente na Europa Oriental pela catástrofe nuclear de Chernobyl, com uma contribuição menor que 0,02 mSv/a na dose efetiva;
- Instalações industriais e pequenas fontes artesanais de técnica, pesquisa e domésticas, com uma contribuição de menos de 0,01 mSv/a, para a dose efetiva, como, por exemplo, mostradores de relógio luminosos.

A contribuição muito maior das fontes artificiais de radiação são as aplicações medicinais das radiações ionizantes e os materiais radioativos. Perfazem 1,5 mSv/a na dose efetiva média. A parcela da radioterapia e dos exames de medicina nuclear representam apenas 10% deste total.

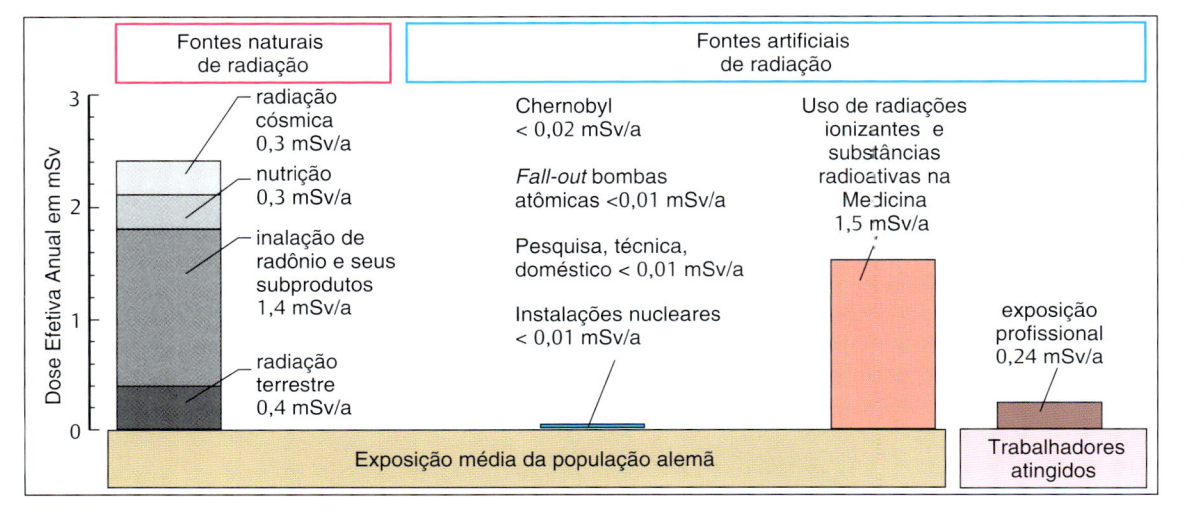

Figura 17 Radiações naturais e artificiais às quais a população está exposta

A dose efetiva média da população da República da Alemanha atingiu no ano de 1997 o valor aproximado de 4 mSv. Destes, 2,4 mSv eram de fontes naturais e cerca de 1,6 mSv, de fontes artificiais (dados do Ministério de Proteção às Radiações, 1999)

Fontes naturais de radiação:
- radiação cósmica 0,3 mSv/a
- nutrição 0,3 mSv/a
- inalação de radônio e seus subprodutos 1,4 mSv/a
- radiação terrestre 0,4 mSv/a

Fontes artificiais de radiação:
- Chernobyl < 0,02 mSv/a
- Fall-out bombas atômicas <0,01 mSv/a
- Pesquisa, técnica, doméstico < 0,01 mSv/a
- Instalações nucleares < 0,01 mSv/a
- Uso de radiações ionizantes e substâncias radioativas na Medicina 1,5 mSv/a
- exposição profissional 0,24 mSv/a

Exposição média da população alemã — Trabalhadores atingidos

Os valores típicos para exposição a radiações, como representado na Figura 17, podem, em casos individuais, ser claramente não-atingidos ou até mesmo ultrapassados. Em exposição a radiações naturais dentro da Alemanha, existem oscilações até o fator 3, já que a radiação cósmica ao nível do mar é menor que nas altitudes. A medida de exposição ao radônio depende do subsolo, do tempo de permanência nos edifícios e do material de construção empregado. Semelhante é a situação no uso diagnóstico das radiações ionizantes. Em pessoas na sua primeira metade de vida, são feitos muito menos exames diagnósticos com doses intensivas do que nas pessoas acima dos 60 anos.

Para os trabalhadores expostos a radiações vale um limite de dose de 50 mSv por ano; todavia, a dose efetiva não deve ultrapassar 100 mSv em um período de 5 anos. Adicionalmente aos valores-limite para a dose efetiva, existem outros valores de doses de equivalência limitantes de órgãos críticos para a exposição profissional que não devem ser ultrapassados em um ano:

150 mSv para o cristalino
500 mSv para a pele
500 mSv para as mãos e os pés

Na República da Alemanha havia em 1997 cerca de 340.000 trabalhadores expostos a radiações, dos quais 240.000 aproximadamente ativos no setor da medicina. Em 85% dos expostos profissionalmente, o limite mais baixo de 0,2 mSv não foi ultrapassado. No restante das pessoas, a dose média de exposição profissional esteve em 1,69 mSV por ano (dados de 1999).

Finalmente será apresentada ainda uma outra grandeza de comparação de interesse geral: 25 horas de vôo em grande altitude (10-14 km) levam a uma exposição adicional de 0,2 mSV.

Exposição do Paciente às Radiações nos Exames Radiológicos Odontológicos

Na literatura científica, encontram-se vários trabalhos sobre exposição às radiações dos pacientes em exames radiológicos odontológicos. Reina uma concordância geral de que a dose das gônadas é extraordinariamente pequena, quando a técnica de radiografia é corretamente executada e que, por isso, os exames radiológicos não representam risco genético. Em respeito à exposição da região da cabeça-pescoço, as doses citadas variam na literatura consideravelmente - algumas até 100 vezes maiores. Isso dificulta a obtenção de dados precisos e a comparação de diferentes técnicas de radiografias, sob o ponto de vista de higiene de radiações.

As diferenças nas doses citadas na literatura repousam sobre condições de medição extremamente diferentes. Isso inclui:

- Diferenças em relação aos aparelhos de raios X usados, aos filmes e às condições da radiografia
- Diferenças na condução das pesquisas (medições na superfície da pele ou medições em manequins)
- Diferenças no procedimento de medição
- Diferenças na avaliação e na apresentação dos dados da medição

A seguir será dada primeiramente uma curta orientação sobre os mais importantes procedimentos de medição e as características físicas das condições da radiografia. Todos os valores de medição de dose originam-se de um projeto atual, que está sendo executado pela Universidade de Göttingen em conjunto com a Clínica Odontológica e o Instituto de Física Médica e Biofísica. Todas as medições foram feitas em condições padronizadas com um novo manequim de dosimetria. Todos os valores da dosimetria são comparáveis diretamente. Ao lado das doses de energia nos órgãos de risco da cabeça e do pescoço, são feitas estimativas da dose efetiva. O conjunto de dados abrange todas as técnicas-padrão de radiografia com sistemas de receptores de imagens convencionais e digitais, inúmeras radiografias especiais e tomografias computadorizadas do maxilar ou da maxila.

Geralmente a exposição a radiações no diagnóstico odontológico é muito pequena. Não podem ser comprovados efeitos determinísticos ou genéticos das radiações. Também o risco estocástico é, sobre todos os aspectos, mínimo.

Procedimentos de Medição para Determinação da Dose

As radiações ionizantes não podem ser percebidas pelos órgãos sensoriais dos homens. Para sua percepção são necessários aparelhos de medição especiais. Conforme a faixa de uso, podemos empregar câmaras de ionização, dosímetros termo-luminescentes, detectadores de semicondutores ou de filme.

Nas câmaras de ionização são medidas diretamente as quantidades de cargas que são produzidas em um determinado volume de ar por uma radiação ionizante. Estas medições podem ser feitas com grande precisão. O resultado da medição pode ser lido imediatamente. Com uma câmara de ionização, no entanto, só podem ser feitas medições pontuais em cada local. As câmaras de ionização são, por isso, usadas primariamente como medidas de referência (por exemplo, em comprovação de desintegração) ou para calibração de outros dosímetros.

Para medições de exposições de pacientes à radiação, os detectores termo-luminescentes são especialmente indicados. Os detectores termo-luminescentes permitem uma medição precisa, são robustos e muito pequenos. Conforme a necessidade, pode-se usar simultaneamente um grande número de detectores. Sua aplicação nas condições de rotina da clínica são isentas de problemas.

Os detectores termo-luminescentes consistem de cristais de LiF ou CaF_2, contaminados intencionalemnte com titânio ou magnésio para incrementar suas características técnicas. Quando uma radiação ionizante atinge os cristais, os elétrons são destacados e colocados em um estado metaestável de longa duração, os quais, sofrendo aquecimento, emitem uma luz visível e retornam ao seu estado inicial. Essa emissão de luz é proporcional à dose de radiação a qual foi submetido o detector. Com uma curva de calibração correspondente, obtida desse sistema de detector termo-luminescente, pode-se determinar a dose de energia. Os detectores termo-luminescentes são então regenerados pelo aquecimento e estão novamente prontos para novas medições. A dosimetria por termo-luminescência exige uma instalação relativamente cara de aparelhos, pressupõe conhecimentos técnicos e demanda bastante trabalho. Os resultados da medição só estão disponíveis após algumas horas depois da exposição dos detectores. Uma vantagem especial, no entanto, na dosimetria por luminescência é que um grande número de detectores pode ser exposto e processado ao mesmo tempo.

Os detectores de semicondutores possibilitam uma medição de doses muito simples, rápida e confortável. Seu campo de aplicação é, todavia, fortemente limitado. O detector deve ser regulado precisamente para cada tipo de radiação (número de kV da tensão de formação, filtração) para que suas medidas sejam válidas. Além disso, os aparelhos são ainda muito dispendiosos.

Dosímetros de filme servem para a vigilância da dose de exposição de trabalhadores com radiações. Funcionam pelo *princípio de filtração analítica*. Dois filmes especiais de diferente sensibilidade são dispostos entre filtros metálicos de chumbo ou cobre de diferentes espessuras. Conforme o escurecimento dos filmes, pode-se determinar a dose de radiação que incidiu na plaqueta durante o tempo de uso, a qualidade das radiações e a direção de incidência das radiações. As plaquetas de filme são usadas na parte superior do vestuário, se indicado, debaixo das roupas de proteção para radiações, na altura do peito. A avaliação das plaquetas ocorre em nível central; os resultados da medição devem ser guardados por 30 anos. Na Alemanha, esses dosímetros de filme são adotados para controle de proteção profissional; na Áustria e Suíça usam-se para isso sistemas de dosimetria por termo-luminescência.

Figura 18 Detectores de termo-luminescência
Detectores de termo-luminescência do tipo TLD – 100 na forma de plaquetas. Os detectores mostrados compõem-se de cristais de LiF, com adição de Mg e Ti. Têm o tamanho de 3,1 x 3,1 x 0,9 mm. Para uso em pacientes, são plastificados com uma folha de polietileno para proteção contra sujidades. Existem detectores de termo-luminescência de diferentes sensibilidades, podendo ser na forma de plaquetas, bastões e pó.

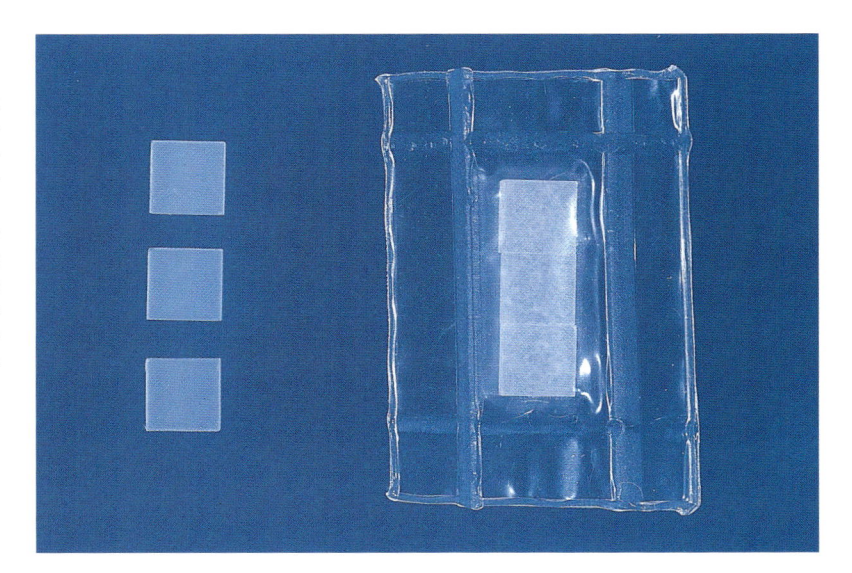

Exposição do Paciente às Radiações nos Exames Radiológicos Odontológicos

Caracterização de Instalações Radiológicas e Condições para Radiografias

Para que as medições de doses nos diferentes exames radiológicos comparáveis entre si tenham valor como prova judicial, é necessária uma precisa indicação das condições de exposição, com descrição das instalações usadas.

Para que as condições de exposição sejam reproduzíveis, necessita-se de uma descrição dos aparelhos de raio X, da filtração total (em mm de alumínio), da tensão do tubo gerador (em kV), da corrente do tubo (em mA), do tempo de exposição (em segundos), da técnica da radiografia (inclusive a distância filme-objeto) e do sistema de recepção de imagem usado (filmes, sensores, combinação de ambos). Nos exames científicos, todos os parâmetros devem ser registrados. Além disso, é aconselhável comprovar periodicamente a regulagem do aparelho de raio X (por exemplo, o número de kV e o tempo de exposição). Estes esforços geralmente são muito grandes para as finalidades práticas na rotina. Por isso, pode-se caracterizar as condições de exposição por uma grandeza de simples identificação. Para isso, é útil o produto de dose-superfície.

O produto dose-superfície é definido como o produto da superfície transversal do feixe de raios útil e a dose de energia nessa superfície. É independente do tamanho do campo e da distância filme-foco, pois, por um lado, a dose diminui com o quadrado da distância-foco (lei da distância ao quadrado), e, por outro lado, a superfície transversal do feixe útil aumenta com o quadrado da distância. Em diferentes exames pode ser mostrado que, com base no produto dose-superfície, podem ser feitas boas avaliações da exposição do paciente aos raios (Löester *et al.*, 1995; Visser, 1999).

O produto dose-superfície é medido por uma câmara de ionização rasa, que é fixada diretamente na carcaça do tubo gerador, e que tem uma superfície maior que o maior campo do feixe útil no local da medida. A medição do produto dose-superfície não influencia as radiografias, já que a câmara de ionização é preenchida por ar. O resultado da medida pode ser lido imediatamente. Com essas características, o produto dose-superfície preenche todas as necessidades de uma grandeza prática de identificação para a proteção às radiações. Para a tomografia computadorizada, o produto dose-superfície não é apropriado por motivos técnicos, sendo então usado o produto dose-comprimento, que é medido no eixo do sistema do aparelho (Hidajar *et al.*, 1997).

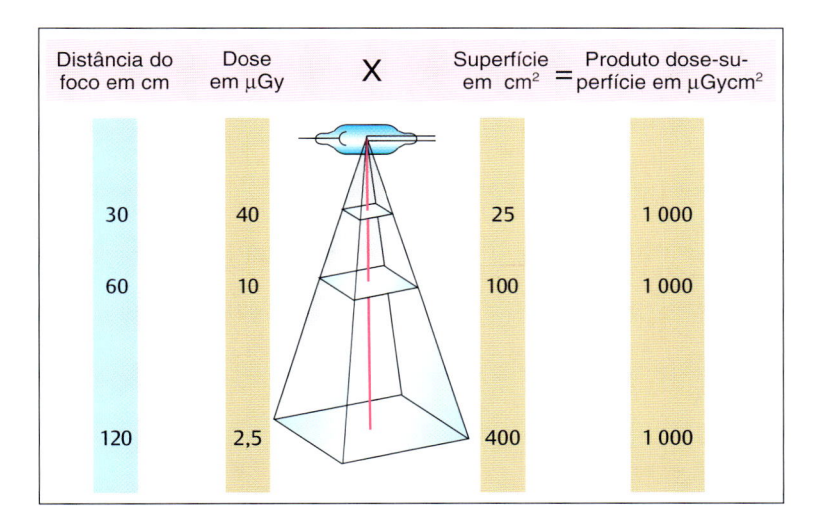

Distância do foco em cm	Dose em µGy	X	Superfície em cm²	=	Produto dose-superfície em µGycm²
30	40		25		1 000
60	10		100		1 000
120	2,5		400		1 000

Figura 19 O produto dose-superfície é independente da distância do foco
A dose medida pontualmente diminui com o quadrado da distância do foco. Ao mesmo tempo, a superfície transversal do feixe útil de raios aumenta com o quadrado da distância. O produto é, por isso, constante.

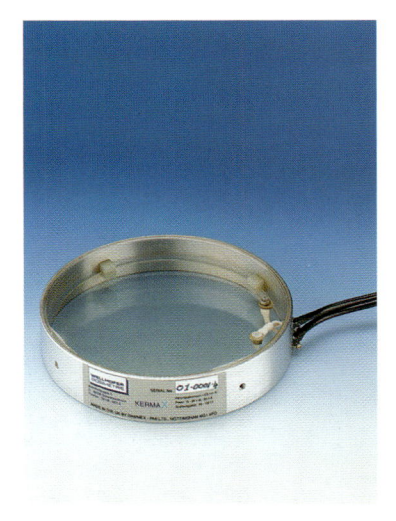

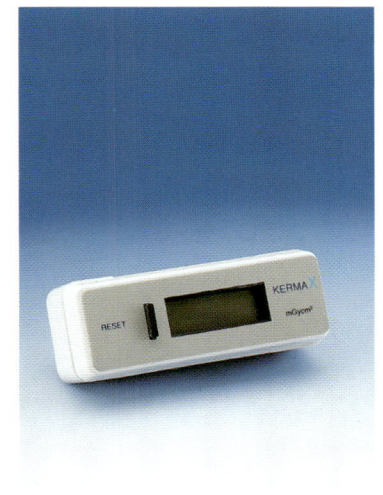

Figura 20 Aparelhos de medida para determinação do produto dose-superfície
O aparelho (Kerma X-C; Dosimetria Wellhöfer, Schwarzenbruck) consiste fundamentalmente de uma câmara de ionização preenchida de ar, transparente, e de um potenciômetro para medição de cargas. A câmara de medida é colocada de tal modo no trajeto dos raios que abranja a superfície total do feixe útil. A unidade de leitura pode ser instalada fora da cabine de radiografia.

Determinação da Exposição às Radiações do Paciente

Para a medição de dose no diagnóstico radiológico existem diferentes metodologias: os estudos dosimétricos clínicos, as medições em manequins para dosimetria e o emprego de simulações em computador.

Estudos Dosimétricos Clínicos

As medições de doses só podem ser feitas quando houver segurança de que não irão causar nenhum prejuízo ao paciente nem tenham influência negativa sobre a qualidade diagnóstica da radiografia. O protocolo de estudo deve ser apresentado a uma comissão de ética e as medições só podem acontecer no paciente que manifeste sua concordância expressa, por escrito. Ao lado dos esforços organizacionais, existem problemas metodológicos nos estudos clínicos de dosimetria. Os detectores não podem ser colocados nos órgãos de risco, somente na superfície da pele, ou intra-oralmente. Na superfície da pele só é medida a incidência direta da radiação, e a absorção e dispersão de órgãos e tecidos só pode ser parcialmente avaliada. A dosimetria de superfície de pele só pode, portanto, fornecer uma orientação sobre a exposição dos órgãos de risco. Além dessas restrições, os resultados de medição podem apresentar freqüentemente uma ampla faixa de variação, devido às características individuais de cada paciente. No entanto, podem obter-se dados que refletem a situação clínica imediata (Visser *et al*., 1997 a).

Dosimetria em Manequins

Um manequim de dosimetria é uma reprodução do corpo ou, mais precisamente, das partes do corpo para a finalidade de medição de doses. Distingue-se de manequins simples, geométricos e manequins antropomorfos, que reproduzem estruturas anatômicas (ICRU 48). Com manequins antropomorfos, a distribuição das doses no organismo e a exposição às radiações dos órgãos de risco podem ser determinadas em detalhes. Os manequins de dosimetria, freqüentemente, podem ter suas partes expostas em condições padronizadas.

Simulações de Exposição às Radiações em Computador

Por meio de cálculos simulatórios das características físicas das radiações, os chamados programas Montecarlo, pode-se determinar a distribuição das doses de radiação no corpo. Este método usa um modelo matemático representando a anatomia humana, mas, apesar disso, os resultados devem se comparados com estudos dosimétricos clínicos e medições em manequins.

Figura 21 Dosimetria clínica com detectores de termo-luminescência
Os detectores de termo-luminescência plastificados são colocados próximo aos órgãos de risco. Na dosimetria clínica, são feitas somente medições na superfície da pele, ou eventualmente em posições intrabucais (Visser, 1999).

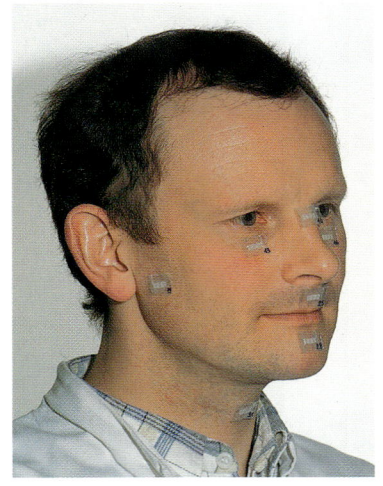

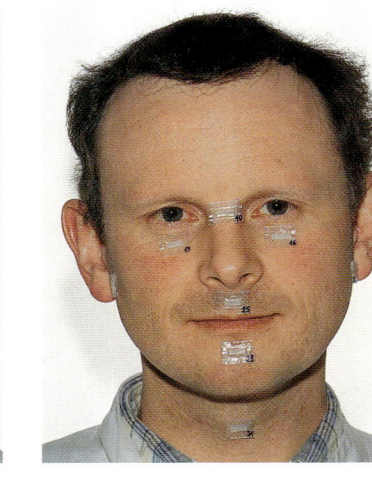

Figura 22 Manequim Alderson-Rando
O manequim Alderson (Alderson Research Laboratories, Stemford, Conn., EUA) consiste de um esqueleto humano preenchido por um material que simula os tecidos moles. É composto por placas de mais ou menos 2,5 cm de espessura. Encontram-se regulamente distribuídos pontos nos quais podem ser colocados dosímetros. A boca é fechada e os espaços ocos do crânio são pneumatizados e preenchidos parcialmente com o material do manequim.

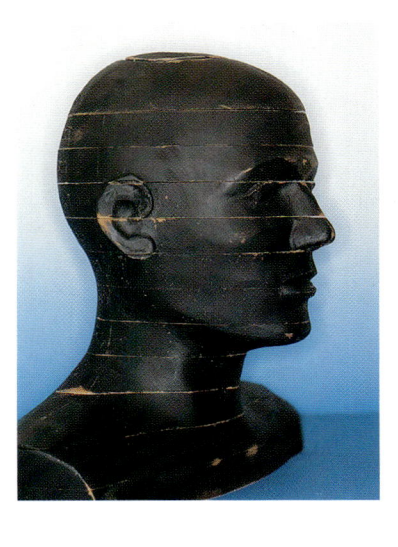

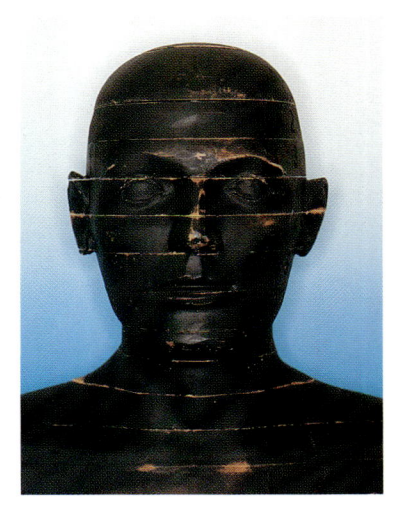

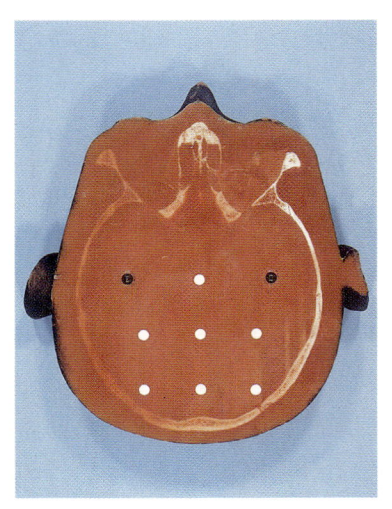

Uma comparação dos diferentes métodos de medição da exposição do paciente às radiações mostra que o emprego de manequins antropomorfos oferece grandes vantagens.

A maioria das medições de dosimetria da radiologia diagnóstica odontológica repousa sobre medições no manequim Alderson-Rando (rando = radiation analog dosimetry). Esse modelo foi desenvolvido no início dos anos 60 para a radioterapia (Alderson *et al.*, 1962). Consiste de um esqueleto humano que é revestido por uma massa de borracha de isocianato, para reprodução das partes moles do organismo humano. Na Figura 22 os detalhes de um crânio seco são bem visíveis. Para exames odontológicos, esse manequim tem, no entanto, algumas deficiências: a boca está fechada e parcialmente preenchida com o material do manequim. Por isso, exames realísticos de técnicas intrabucais são dificultados. Todos os tecidos moles da cabeça e do pescoço são reproduzidos pelo mesmo material do manequim, além de preencher uma parte das cavidades nasais. A localização dos pontos de medida em uma tela geométrica corresponde às necessidades da radioterapia, não tendo relação com os órgãos de risco especiais da região da cabeça-pescoço.

Especialmente para a radiologia odontológica, foi desenvolvido na Universidade de Göttingen um novo manequim antropomorfo para dosimetria (Visser, 1999). Como base para a construção do manequim, foi usada uma série de tomografias de ressonância magnética de um paciente. Essa série de tomografias foram transformadas em um modelo de computador. O preparo do manequim foi feito com o auxílio de uma fresadora computadorizada. Para isso, foram aplicados materiais sintéticos equivalentes a tecidos, compostos de polietileno e borracha de silicone (Hermann *et al.*, 1985; Hermann, 1994). Todas as estruturas importantes e órgãos foram reproduzidos: ossos, dentes, tecidos moles, cavidades nasais, cavidades pneumatizadas, esôfago, traquéia, olhos, SNC, glândulas salivares, tireóide e cartilagem tireóidea. A Figura 23 mostra detalhes internos do manequim. Nos órgãos de risco e outros locais anatômicos definidos para medições existem canaletas para colocação de dosímetros. A boca do manequim está levemente aberta, de modo que as técnicas radiológicas intrabucais possam ser feitas em condições realísticas.

Uma comparação de medições efetuadas neste manequim com os resultados de estudos de dosimetria clínica apresentou uma boa correspondência. Em praticamente todas as medições, este novo modelo de manequim apresentou melhores resultados do que aqueles com o manequim Alderson-Rando (Visser, 1999).

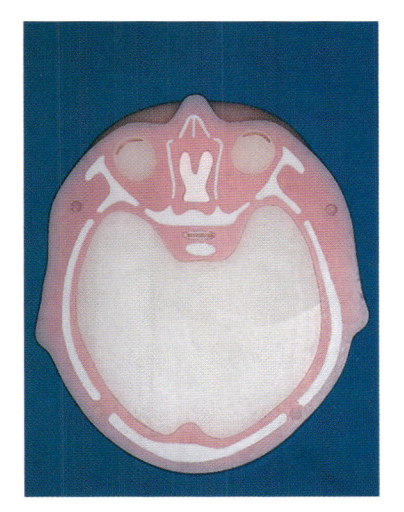

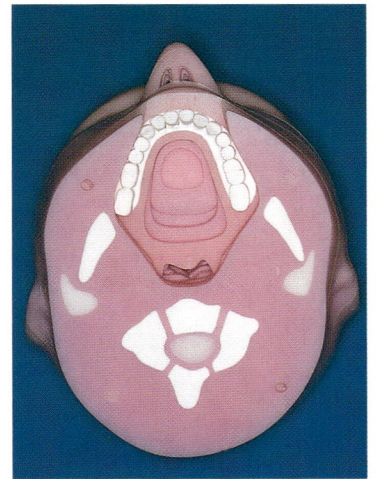

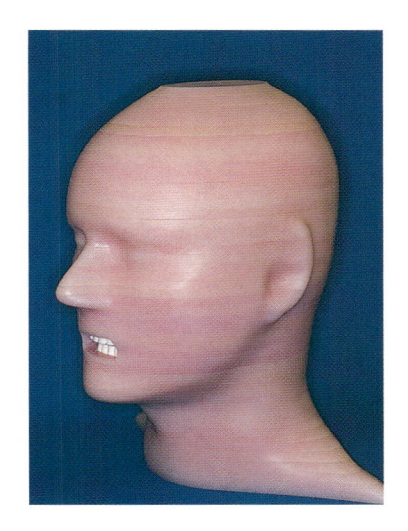

Figura 23 Manequim de dosimetria
O manequim antropomórfico desenvolvido na Universidade de Göttingen consiste de um material sintético, de consistência equivalente aos tecidos. É composto de 48 placas de 6 mm cada uma. O manequim reproduz estruturas anatômicas e órgãos de risco da região da cabeça-pescoço e possibilita medições detalhadas de doses usadas na radiologia odontológica em condições realísticas (Visser, 1999).

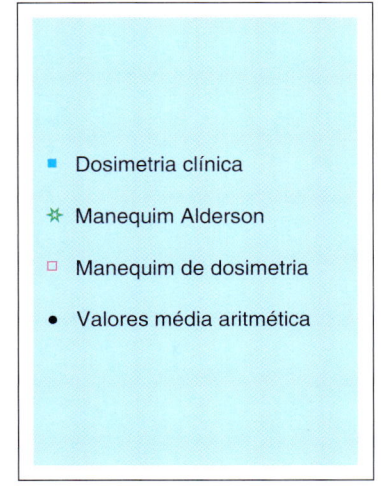

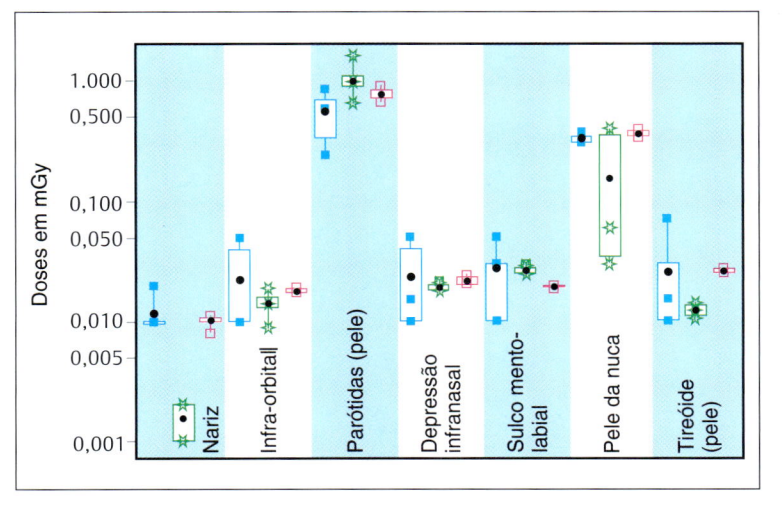

Figura 24 Dosimetria clínica *versus* medições em manequins
Os resultados de estudos dosimétricos clínicos e as medidas correspondentes em um manequim Alderson-Rando e o manequim da Universidade de Göttingen comprovam a utilidade dos manequins para os estudos dosimétricos (Visser, 1999).

Radiografia panorâmica em camadas, tirada com um ortopantomógrafo 10 E, condições da radiografia 75 kV / 8 mA /15 s / 81 mGycm^2.

Valores de Medição Típicos e Doses Efetivas

Com o manequim de Göttingen foram feitas medições sistemáticas de doses de todas as técnicas importantes da radiologia odontológica. Foram comparados sistemas de recepção de imagens digitais e convencionais.

As medições foram feitas na Clínica Odontológica de Göttingen em estreita colaboração com o Instituto de Física Médica e Biofísica. Todos os dados foram obtidos com a mesma técnica de medição e as mesmas unidades e são diretamente comparáveis, sem cálculos de conversão. Com a ajuda de grandezas de identificação das condições de exposição dos dados, podem ser avaliadas as exposições às radiações com a variação dos parâmetros das radiografias. Os dados aqui apresentados devem ser usados como valores orientadores, que só podem ser vistos como valores absolutos na observação de todas as condições de medição referidas nos trabalhos originais (Visser, 1999; Visser *et al.*, 1997 a; Rödig, 1998; Bredemeier, 1999).

A Figura 27 mostra os valores típicos de doses de energia nos órgãos de risco da cabeça-pescoço, bem como uma avaliação da dose efetiva em rotinas de exames convencionais e digitais. Geralmente, obtém-se uma redução na dose com sistemas de recepção de imagem digital, comparado com sistemas convencionais na técnica de radiografia odontológica. Isso, no entanto, só vale quando as condições de exposição estão completamente concordantes entre si. Um sensor em formato pequeno (2 x 3 cm) não deve ser usado com um feixe útil de grande superfície (6 cm de tubo redondo).

Nas radiografias panorâmicas digitais, a medida de redução da dose foi menor que nas comparações correspondentes entre os sistemas convencionais e os digitais para radiografias intrabucais. Isso pode ser devido aos aparelhos convencionais que trabalham com combinações de filmes e placas de fósforo.

Na página 24, a Figura 29 apresenta um quadro com os dados para técnicas radiográficas especiais. Nos dados de tomografia computadorizada, deve-se observar que estas foram obtidas com protocolos odontológicos especiais de TC, com doses otimizadas. Os exames de tomografia computadorizada da maxila e da mandíbula com protocolos-padrões para a cabeça, normalmente, levam a valores mais elevados de exposição à radiação do paciente (Schorn *et al.*; 1999, Visser, 1999).

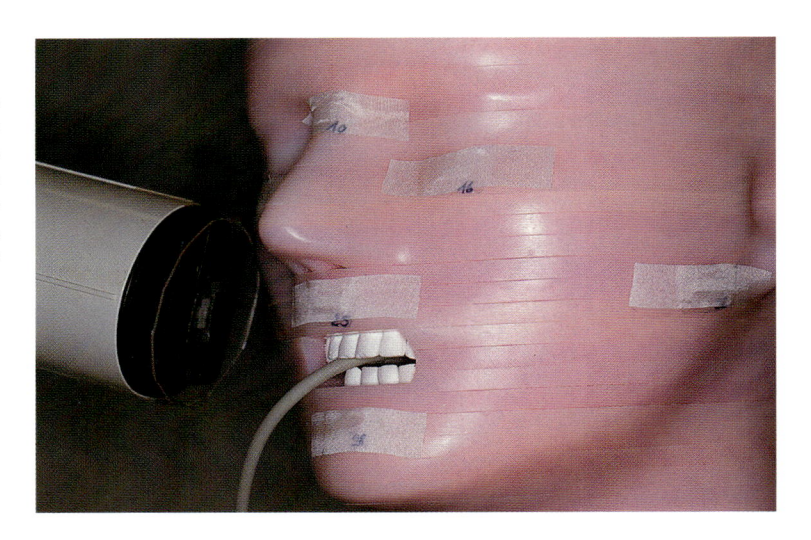

Figura 25   Medição de doses em radiografias intrabucais digitais
Na boca do manequim encontra-se um sensor digital. Foram aplicados inúmeros detectores de termo-luminescência na superfície da pele e no interior do manequim. Adicionalmente, na extremidade do tubo é feita uma medição da dose no feixe central (Visser, 1999).

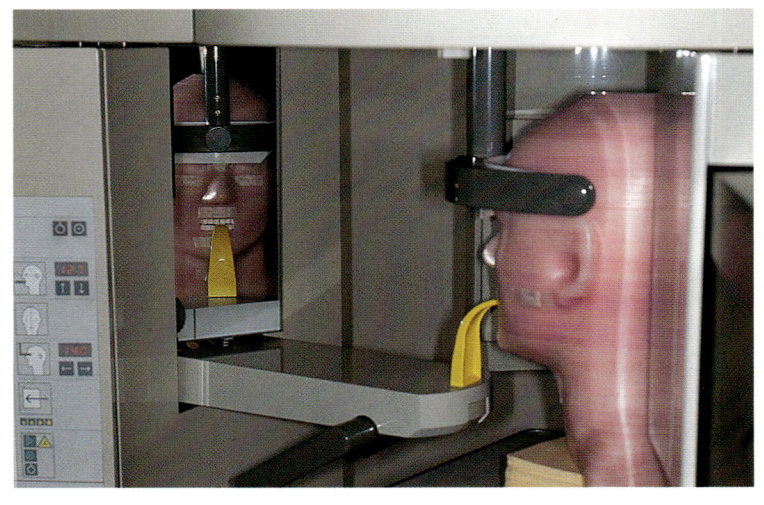

Figura 26   Medição de doses em radiografias panorâmicas convencionais
O manequim equipado com detectores de termo-luminescência foi colocado no feixe luminoso, com apoio para a cabeça e em mordida oclusal anterior. Os parâmetros colocados no aparelho correspondem a um homem médio (Visser, 1999).

Valores de Medição Típicos e Doses Efetivas

Técnica e condições de radiografia	Doses de energia nos órgãos de risco em mGy				Dose efetiva em µSv
	Cristalino	Parótida Glândula submandibular		Tireóide	
Interproximal (70 kV/ 7 mA/ 1,5 mm Al)					
Filme dental (3x4 cm, Sens. D/E), tubo redondo 6 cm (4 radiografias/ 0,64 s/ 167 mGycm^2)	0,014	0,669	0,275	0,016	21,8
Filme dental (3x4 cm, Sens. D/E), diafragma retangular 3x4 cm (4 radiografias/ 0,64 s/ 110 mGycm^2)	0,013	0,361	0,034	0,009	8,7
Sensorchip (2x3 cm), tubo redondo 6 cm (8 radiografias/ 0,40 s/ 105 mGycm^2)	0,008	0,104	0,317	0,010	8,7
Sensorchip (2x3 cm), diafragma retangular 3x4 cm (8 radiografias/ 0,40 s/ 69 mGycm^2)	0,009	0,121	0,039	0,005	4,7
Sensorchip (2x3 cm), diafragma retangular 2x3 cm (8 radiografias/ 0,40 s/ 24 mGycm^2)	0,004	0,042	0,010	0,003	1,2
Placa de fósforo (3x4 cm), diafragma retangular 3x4 cm (8 radiografias/ 0,12 s/ 20 mGycm^2)	0,003	0,069	0,005	0,002	1,5
Exame completo - Boca toda (70 kV/ 7 mA/ 1,5 mm Al)					
Filme dental (3x4 cm, Sens. D/E), tubo redondo 6 cm (11 radiografias/ 1,96 s/ 521 mGycm^2)	0,130	0,680	1,070	0,070	41,0
Filme dental (3x4 cm, Sens. D/E), diafragma retangular 3x4 cm (11 radiografias/ 1,96 s/ 349 mGycm^2)	0,104	0,712	0,502	0,041	27,7
Filme dental (3x4 cm, Sens. D/E), tubo redondo 6 cm (11 radiografias/ 1,80 s/ 480 mGycm^2)	0,105	0,508	0,853	0,052	34,5
Filme dental (3x4 cm, Sens. D/E), diafragma retangular 3x4 cm (11 radiografias/ 1,80 s/ 320 mGycm^2)	0,088	0,246	0,238	0,049	18,5
Sensorchip (2x3 cm), tubo redondo 6 cm (20 radiografias/ 1,08 s/ 283 mGycm^2)	0,106	0,682	0,336	0,018	21,7
Sensorchip (2x3 cm), diafragma retangular 3x4 cm (20 radiografias/ 1,08 s/ 188 mGycm^2)	0,033	0,137	0,176	0,012	10,3
Sensorchip (2x3 cm), diafragma retangular 2x3 cm (20 radiografias/ 1,08 s/ 74 mGycm^2)	0,012	0,056	0,058	0,00	4,1
Placa de fósforo (3x4 cm), diafragma retangular 3x4 cm (11 radiografias/ 0,37 s/ 100 mGycm^2)	0,051	0,316	0,135	0,008	9,2
Placa de fósforo (3x4 cm), tubo redondo 6 cm (11 radiografias/ 0,37 s/ 67 mGycm^2)	0,032	0,150	0,095	0,006	5,4
Radiografias panorâmicas / radiografias-padrão					
Ortopantomógrafo 10E, sistema filme-placa de fósforo 250 (75 kV/ 8 mA/ 15 s/ 81 mGycm^2)	0,014	0,406	0,652	0,017	19,1
Orth Oralix FD, sistema filme-placa de fósforo 400 (69 kV/ 6 mA/ 19 s/ 77 mGycm^2)	0,005	0,358	0,411	0,010	15,9
Siemens Orthophos (Programa 1) Sistema 250 (71 kV/ 15 mA/ 14 s/ 110 mGycm^2)	0,008	0,523	0,226	0,025	1,4
Siemens Orthophos (Programa 2) Sistema 250 (71 kV/ 15 mA/ 11,3 s/ 88 mGycm^2)	0,007	0,480	0,210	0,017	17,3
Ortopantomógrafo 100 Digipan (Programa 1) (66-70 kV/ 5 mA/ 17,6 s/ 28 mGycm^2)	0,003	0,223	0,035	0,006	4,9
Siemens Multiplus CCD (64 kV/ 16 mA/ 14,1 s/ 95 mGycm^2)	0,009	0,355	0,239	0,008	3,5

Figura 27 Exposição às radiações em exames radiológicos típicos da odontologia
(Visser, 1999)
As radiografias com sistemas digitais de recepção de imagem estão marcadas com uma moldura vermelha.

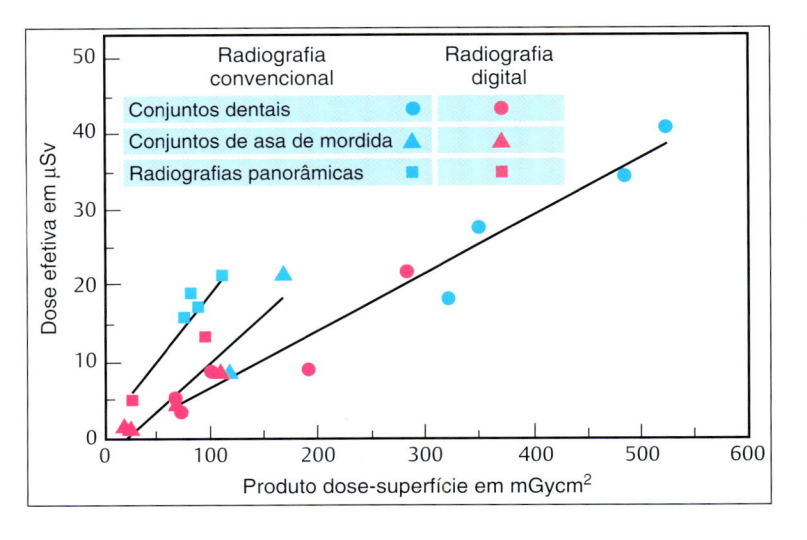

Figura 28 Dose efetiva e produto dose-superfície em radiografias típicas
Baseando-se nos dados fornecidos na Figura 27, a exposição aos raios X pode ser estimada nas variações dos parâmetros da radiografia. Como grandeza característica para as condições de exposição, o produto dose-superfície é especialmente apropriado. Para conjuntos dentais, conjuntos de asa de mordida e radiografias panorâmicas a dose efetiva é sempre proporcional ao produto dose-superfície (Visser, 1999).

Figura 29 Exposição às radiações em exames radiológicos odontológicos especiais
(Visser, 1999; Rödig, 1998; Bredemeier, 1999)

As radiografias com sistemas digitais de recepção de imagem estão marcadas com uma moldura vermelha.

Técnica e condições de radiografia	Doses de energia nos órgãos de risco em mGy				Dose efetiva em μSv
	Cristalino	Glândula Parótida	Glândula submandibular	Tireóide	
Radiografia panorâmica					
Radiografia especial, com o aparelho Orthophos e um sistema de filme-placa de fósforo 250					
P3 Seios maxilares superiores (73 kV/ 15 mA/ 16,1 s/ 126 mGycm^2)	0,012	0,948	0,025	0,006	15,7
P 6,1/6,2 – Articulação temporomandibular, lateral (77 kV/ 14 mA/ 12,5 s/ 95 mGycm^2)	0,005	0,234	0,015	0,008	4,9
P7,1 / 7,2 – Articulação temporomandibular p.a. ((73 kV/ 15 mA/ 18,5 s/ 144 mGycm^2)	0,013	0,569	0,050	0,012	7,0
P 8 – Multicamadas, articulação temporomandibular, lateral (77 kV/ 14 mA/ 25,1 s/ 205 mGycm^2)	0,011	1,854	0,050	0,024	29,5
P 9 – Multicamadas, articulação temporomandibular, p.a. (73 kV/ 15 mA/ 22,7 s/ 178 mGycm^2)	0,017	1,640	0,054	0,013	26,9
P 13 – Seios paranasais (80 kV/ 14 mA/ 14,3 s/ 129 mGycm^2)	0,036	0,015	0,007	0,005	12,6
Telerradiografia					
Convencional, sistema 400 (77 kV/ 14 mA/ 0,5 s/ 20 mGycm^2)	0,081	0,103	0,053	0,003	2,3
Digital (técnica slot) (compare p. 137) (73 kV/ 15 mA/ 15,8 s/ 47 mGycm^2)	0,031	0,045	0,031	0,002	1,1
Radiografias oclusais (70 kV/ 7 mA/ 1,5 mm Al)					
Oclusal de maxila, sensibilidade do filme E) (1 radiografia/ 0,16 s/ 39 mGycm^2)	0,029	0,002	0,007	0,004	0,8
Oclusal de mandíbula, sensibilidade do filme E (1 radiografia/ 0,20 s/ 49 mGycm^2)	0,003	0,005	0,238	0,006	4,6
Radiografia de crânio com sistema 400					
Crânio p.a. (automático/ 966 mGycm^2)	0,017	0,254	0,043	0,026	8,5
Clementschitsch (automático/ 896 mGycm^2)	0,014	0,365	0,049	0,030	10,7
Seios paranasais (83 kV/ automático/ 563 mGycm^2)	0,015	0,016	0,006	0,003	1,6
Crânio, lateral (63 kV/ automático/ 1072 mGycm^2)	0,421	0,773	0,419	0,035	15,0
Tomografia axial, maxila e mandíbula					
Radiografia Scout (80 kV/ 40 mA) Maxila 37 camadas, mandíbula 27 camadas (120 kV/ 130mA/ 1 s por camada)	0,578	3,379	8,328	0,404	331,7
Tomografia espiralada, maxila e mandíbula					
Radiografia Scout (80 kV/ 40 mA) Maxila 37- mm-espiral, mandíbula 27- mm- espiral (120 kV/ 80 mA/ Pitch 2/ 19,3 s e 14,3 s)	0,205	1,560	2,753	0,164	126,8

Medidas para Minimizar a Exposição às Radiações

Para a aplicação de radiações ionizantes, serve uma norma da justificativa de uso e uma norma de otimização. A execução de um exame radiológico deve ser justificada medicinalmente e deve ser feita com o mínimo de exposição do paciente às radiações.

Para o preparo de um exame radiológico deve existir sempre uma requisição médica ou odontológica. Exames radiológicos de rotina sem uma prévia anamnese e exame clínico são, por isso, contra-indicados. As radiografias somente para garantia jurídica do profissional não são permitidas.

A norma de otimização diz que a exposição às radiações deve ser tão limitada quanto permita o estágio atual dos conhecimentos e da técnica e quanto as necessidades diagnósticas o exijam. Uma redução de dose a qualquer preço não é o que se deseja, mas sim o que é chamado de princípio ALARA (*as low as reasonably achievable*): a exposição do paciente aos raios deve ser tão pequena quanto seja possível alcançar com empenho razoável. Para ser efetivamente colocado em prática, devem ser observados vários aspectos; em conseqüência, uma boa proteção de radiação ao paciente poderá ser conseguida com meios simples.

Cabine de Treinamento

O profissional deve ter presente sempre as possibilidades e os limites da técnica atual de radiografia, bem como a interpretação das mesmas. As regras técnicas de radiografia para a solução de uma tarefa específica devem ser perfeitamente dominadas. Além disso, é necessário um contínuo treinamento dos auxiliares. A eliminação de exames desnecessários ou de radiografias inúteis são uma medida eficaz de proteção às radiações.

Instalações dos Equipamentos

Só devem ser usados aparelhos que correspondam a leis e normas estabelecidas. As instruções de uso necessárias devem estar disponíveis e medidas de garantia de qualidade devem ser executadas conscienciosamente. Aparelhos com defeitos não devem continuar sendo usados. Indicações de mau funcionamento devem ser imediatamente esclarecidas. Uma instalação moderna de aparelhos facilita a tomada de radiografias de alta qualidade com mínima exposição do paciente. Todavia, a qualidade da radiografia depende mais fortemente do conhecimento e do preparo do operador do que do ano de fabricação do aparelho.

Fatores Organizacionais

As radiografias devem ser planejadas, executadas e encadeadas logicamente conforme o desenvolvimento do tratamento. Caso a radiografia seja terceirizada, um bom fluxo de informações entre o requisitante e o executor deve existir. Somente quando a tarefa é perfeitamente definida podem-se evitar mal-entendidos como fontes de erros. Para o preparo de radiografias deve ser planejado tempo suficiente: as radiografias de alto valor interpretativo não podem ser realizadas com premência de tempo e com precipitação. Desvios da qualidade inevitavelmente levam a perdas no diagnóstico e no resultado da terapia. Finalmente, cabem dentro das responsabilidades de uma organização uma segurança das fontes de radiação a pessoas não-autorizadas, evitando o uso não-autorizado e a usurpação de tarefas que cabem a um auxiliar especificamente treinado.

Colaboração do Paciente

O paciente deve ser informado sobre a necessidade da realização da radiografia e sobre os procedimentos técnicos necessários para tal. Só assim pode ser obtida a colaboração necessária para se chegar a um bom resultado. Para pacientes que têm uma posição exageradamente crítica em relação aos riscos das radiações, uma informação técnica e resumida da relação custo-benefício individual pode proporcionar a disponibilidade da ajuda.

Guia de Referência de Técnica Radiográfica

Em todas as radiografias, o emissor de raios X deve ser dirigido exatamente sobre o alvo. Incidências críticas de raios devem ser evitadas. Por meio da adoção de medidas técnicas, pode-se obter uma considerável redução da exposição às radiações; especialmente, pode-se citar:

- Tensões de tubo no mínimo de 60 kV e correspondente filtração para endurecimento dos raios X. Isso reduz a parcela de raios moles que são inúteis para a obtenção de boas imagens.
- Formatação do diafragma de acordo com as necessidades. A redução da dose em radiografias intrabucais por meio desta medida pode ser seguida facilmente na Figura 27.
- Uma maior distância do foco e do receptor de imagem (filme, sensor ou lâmina de acumulação) diminui bastante a parcela da radiação dispersa.
- Suporte para filme ou sensores como equipamento para otimização de radiografias intrabucais.
- Filmes modernos (velocidade E), sistemas de filmes-lâminas ou écrans de acumulação de alta sensibilidade ou receptores digitais de imagens possibilitam menores períodos de exposição e, com isso, menor exposição às radiações.
- Uso de dados otimizados de exposição para obtenção de uma densidade óptica ideal em radiografias convencionais, bem como uma boa relação sinal-ruído em radiografias digitais.

- Processamento ótimo de radiografias convencionais e digitais.
- Proteção conseqüente dos órgãos críticos quanto à dispersão de radiações pelo uso de aventais ou escudos de proteção.

A colocação em prática ou não dessas medidas pode influenciar muito a extensão da exposição às radiações (Figura 30).

Os valores de medidas de doses das Figuras 27 e 28 foram obtidos com exames científicos atuais. Foram consideradas as condições de radiografia da rotina clínica; no entanto, foram adotadas medidas mais severas em todos os aspectos da execução técnica. Em condições práticas do consultório - mesmo com uma devida observação do guia de referência de proteção às radiações - pode-se chegar a exposições maiores. Freqüentemente, os aparelhos ou os passos da técnica de trabalho, não correspondendo aos avanços da técnica, podem ser os responsáveis por este aumento. A exposição às radiações sob essas condições pode ser avaliada com os fatores de doses mostrados na Figura 30. Por intermédio desta tabela, toma-se conhecimento dos valores de doses que podem ser alcançados em condições desfavoráveis.

Está na mão do cirurgião-dentista minimizar a exposição de seus pacientes aos raios X. Não é uma questão de se uma higiene de radiações aperfeiçoada compensa o aumento do volume de trabalho que se produz. Pesando-se a rentabilidade e a segurança, a segurança deverá sempre ter prioridade ilimitada e irrestrita.

Figura 30 Fatores de doses para avaliação do aumento de exposição às radiações sob condições desfavoráveis

Grandeza avaliada	Fator de dose
• Técnica de radiografia	
tensão, filtração,	1,5-3
distância foco-filme,	1,5-2
diafragma, cobertura técnica de uso dos filmes	2-3
• Combinação filme-placas de fósforo,	
placas de fósforo envelhecidas	2-3
Densidade óptica muito elevada	1,3-2
• Técnica de câmara escura	1,5-3
• Repetição de radiografias	1,1-1,5

Os Riscos no Diagnóstico Radiológico Odontológico

Para o diagnóstico radiológico em odontologia, são usados raios X com típica tensão de origem de 60-90 kV. Trata-se de uma radiação de fraco poder ionizante, com um baixo potencial de transmissão energética linear (TEL). Esta qualidade de radiações provoca relativamente poucos danos irreparáveis nos tecidos por impactos diretos no DNA; os efeitos consistem basicamente na liberação de elétrons secundários e radicais livres. Em comparação com outras radiações ionizantes, os raios X estão na região de energia que, quando usada para fins diagnósticos, tem um menor fator de eficiência biológica relativa.

Nas radiografias odontológicas, aplicam-se doses muito pequenas, limitadas geralmente a uma área pequena e bem-definida. Na região da cabeça-pescoço, encontram-se poucos órgãos e tecidos sensíveis às radiações. O tronco com seus órgãos mais sensíveis e as gônadas encontram-se fora do alcance dos raios, podendo ser eficazmente protegidos com o uso de aventais de proteção radiológica.

As radiações usadas no diagnóstico odontológico não apresentam nenhuma ligação com distúrbios genéticos, segundo as revisões unânimes da literatura médica (Visser, 1999; White, 1992).

Os efeitos determinísticos das radiações não surgem nos procedimentos radiológicos odontológicos. Existe somente uma hipótese de que as exposições do cristalino, mesmo em níveis baixos, possam ter ligação com etapas precursoras de catarata.

Os efeitos somático-estocásticos das radiações, isto é, a indução de tumores, são possíveis, em princípio, em qualquer exposição a radiações ionizantes, segundo os conhecimentos atuais. Isso vale também para o uso diagnóstico em odontologia. A possibilidade de surgimento é proporcional à dose aplicada (modelo linear de dose-efeito, sem dose limiar). Em doses baixas, torna-se tão pequena que incontáveis efeitos não foram comprovados nem desmentidos pelos estudos epidemiológicos. O pequeno mas, em princípio, não excludente risco obriga a observação estrita dos conceitos de proteção às radiações por segurança.

Para uma avaliação realística da exposição através dos procedimentos radiológicos odontológicos, estão disponíveis comparações com outras fontes de exposição.

Radiologia Geral

Em comparação com exames da radiologia geral, os procedimentos odontológicos estão relacionados com uma exposição muito pequena de radiações, como pode ser visto comparativamente nos dados das Figuras 27 e 28 e na Figura 31. O diagnóstico radiológico odontológico traz, apesar do grande número de radiografias, somente uma pequena parcela na contribuição da dose coletiva (Figura 32).

Exposição Natural às Radiações

A exposição média às radiações de fontes naturais e artificiais perfaz cerca de 4 mSv por ano, ou 11 µSv por dia. Quando se extrai os dados de doses da Figura 27 e 28 e os compara, verifica-se que, por exemplo, a exposição às radiações provocada por uma radiografia panorâmica convencional representa a carga de radiação natural de dois dias. Interessante é também a análise dos valores extremos: a menor dose efetiva foi usada para um conjunto interproximal, digital, com 4 radiografias, que permite a colimação do feixe útil. A dose efetiva de 1,5 µSv representa apenas um pouco mais de um décimo da dose diária de radiação natural. O outro caso extremo, uma tomografia axial do maxilar superior e inferior, leva a uma dose efetiva de 330 µSv e corresponde à exposição à radiação natural de um mês.

Exame	Dose efetiva em µSv
Vias digestivas a.–p.	35
Articulação do ombro a.–p.	21
Costelas p.–a.	224
Pulmão p.–a.	73
Pulmão lateral	73
Coluna cervical a.–p.	144
Coluna cervical lateral	57
Coluna torácica a.–p.	366
Coluna torácica lateral	127
Coluna lombar a.–p.	554
Coluna lombar lateral	325
Estômago a.–p.	349
Abdômen a.–p.	474
Cólon a.–p.	425

Exame	Dose efetiva em µSv
Colecistografia p.–a.	242
Pielograma a.–p.	274
Urografia iv a.–p.	488
Uretrografia a.–p.	575
Histerografia	108
Bacia a.–p.	575
Articulação quadril a.–p.	96
Cotovelo ventro-dorsal	<1
Joelho a.–p.	<1
Tomografia tórax	7457
Tomografia abdômen	7261
Tomografia bacia	8780
Angiografia renal i.v.	28441

Figura 31 Dose efetiva em exames rotineiros convencionais na radiologia geral
As doses efetivas são apresentadas somente como valores de orientação sobre a exposição do paciente às radiações nas radiografias citadas. O trabalho original de Mini (1995), do qual foram retirados os dados, contém dados das condições das radiografias e tabelas detalhadas dos valores das doses nos órgãos.

Cálculo de Riscos de Mortalidade Hipotéticos

Alguns autores têm usado valores de doses extraídos de estudos epidemiológicos de Hiroshima e Nagasaki para calcular risco de mortalidade nas radiografias odontológicas. Segundo eles, por exemplo, cada 1 milhão de exames radiológicos odontológicos faz surgir 4-11 casos (hipotéticos) de tumores de tireóide (Danforth e Gibbs, 1980). Segundo outra fonte, cada 1 milhão de conjuntos dentais estatisticamente deveriam levar a 2,5 casos de tumores malignos fatais (White, 1992). Em outro trabalho, foi calculado o risco hipotético de exames de tomografias com indicação odontológica. Segundo esse trabalho, em homens de 20 anos haveria 82,6 casos fatais de câncer em cada milhão de tomografias de maxila e mandíbula realizadas; para mulheres de 65 anos, este número seria reduzido para 14,7 casos por 1 milhão de tomografias usando todas as medidas possíveis de redução de dose (Dula *et al.*, 1996).

Contra a veracidade destas afirmações existem algumas objeções: os modelos de dose-efeito existentes repousam sobre condições que não podem ser comparadas com as da prática odontológica. Além disso, faltam avaliações de riscos sobre as possíveis conseqüências da não-realização de radiografias de indicação odontológica. No entanto, a avaliação destes efeitos estocásticos confirma a necessidade de uma higiene de radiações cuidadosamente seguida.

Resumo

Não existe nenhum motivo para eliminar uma radiografia com indicação odontológica em virtude do receio de efeitos colaterias das radiações. Com o uso correto de técnicas de radiografar e a conseqüente proteção às radiações, os benefícios concretos para o paciente sobrepujam em muito os riscos hipotéticos das radiações.

Figura 32 Freqüência de radiografias e sua contribuição para a dose coletiva
Ainda que as radiografias dentárias sejam algumas das mais executadas, só contribuem com pouco mais de 0,1 % no total de exposições às radiações de origem médica (dados de 1999). A causa desta excepcional relação são os pequenos volumes de alvo das radiografias odontológicas, que possibilitam uma efetiva proteção, e o fato de que na região da cabeça-pescoço só se encontram poucos órgãos sensíveis às radiações.

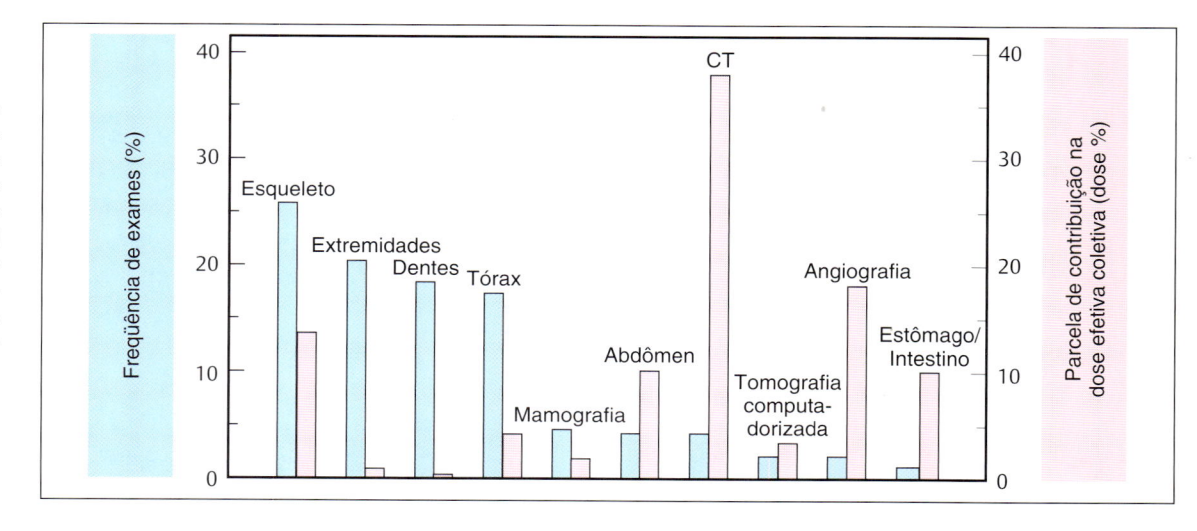

Ortopantomografia, Técnica Radiográfica, Anatomia Radiográfica e Fontes de Erros

A ortopantomografia ou a radiografia panorâmica possibilita, ao mesmo tempo como único procedimento de imagem, a completa reprodução dos dentes e do maxilar, com inclusão da articulação temporomandibular e da cripta alveolar dos seios maxilares.

Este método de exame comprovado pela prática, de radiação reduzida e confortável para o paciente é nitidamente superior ao tradicional método trabalhoso e incompleto de representação dos dentes, aliado ao antiquado método de levantamento do estado intrabucal, no fornecimento das informações básicas e suporte para uma estratégia mais ampla de exames, e dá aos dentistas uma maior segurança no planejamento da terapia e nas radiografias de controles subseqüentes. Com projeções de corte ou camada e com processamento digital das imagens, é possível dispor hoje de processos de acompanhamento com exposição reduzida à radiação ou de ampliações de dentes isolados com correções de abertura. Somente onde for necessário fazer radiografias adicionais, por questões específicas, de alguns dentes isolados ou seções de maxilares, devem ser feitas radiografias intra e extrabucais primárias individuais. Baseando-se nas informações previamente existentes, podem ser feitas bem-direcionadas e com qualidade otimizada.

Modernos aparelhos panorâmicos são produzidos com geradores de pulso múltiplo de alto desempenho e podem ser fornecidos em diversas versões, conforme as necessidades dos proprietários das clínicas, seja para uso convencional ou digital. Diferentes programas adicionais possibilitam radiografias de crânio, articulação temporomandibular, projeções senoidais ou radiografias transversais dos maxilares. As inúmeras possibilidades de preparo de projeções especiais com ajuda de seletores de programas não deveriam deixar esquecer que cada radiografia e, especialmente, radiografias panorâmicas obedecem a normas próprias e, por isso, devem ser planejadas com reflexão e cuidadosamente executadas. O desenvolvimento do ortopantomógrafo no tomógrafo de alto desempenho com "borramento" espiral possibilita agora fazer radiografias de camada transversal e tangenciais das maxilas, ou, por exemplo, radiografias de camada da articulação temporomandibular em diversas direções, ou radiografias de crânio convencionais com a técnica Slot nos consultórios.

Os dentistas que podem determinar hoje a amplidão das possibilidades de diagnóstico radiográfico em suas clínicas têm em suas mãos uma ampla variedade de possibilidades de diagnóstico radiográfico de extraordinária qualidade, que há poucos anos era completamente inimaginável.

Sistemas Modernos de Recepção de Imagens

Ainda que a técnica radiográfica se tenha expandido, mas permanecido basicamente inalterada, foram desenvolvidos sistemas de recepção de imagens de alta sensibilidade, possibilitando a diminuição considerável das doses de radiação.

Com corantes sensíveis e écrans de reforço emitindo fluorescência verde ou violeta, a sensibilidade do sistema filme-écran hoje em dia tem um grau elevado. Se substituirmos o sistema filme-écran dos cassetes panorâmicos por placas de fósforo, estas podem ser digitalizadas por um *scanner* (por exemplo, o Den-Optix combo) e processadas posteriormente.

Com o sistema de placas de fósforo Digora e o *scanner* Digorapan *Laser*, todas as funções de um ortopantomógrafo até uma tomografia espiral podem ser controlados pelo computador.

Se usarmos no lugar do filme ou da placa de fósforo um sensor de resolução bidimensional (como o de Sirona), teremos a incidência desejada após alguns segundos de processamento e adaptada ao paciente na superfície de trabalho do monitor, podendo ser ainda trabalhada. As radiografias obtidas podem ser digitalizadas com a ajuda de um *scanner*.

Figura 33 História dos filmes radiográficos odontológicos
Uma série de antigos filmes radiológicos para a odontologia, embalados de fábrica, disponíveis no mercado da Alemanha e dos EUA no início dos anos 20 do século XX.

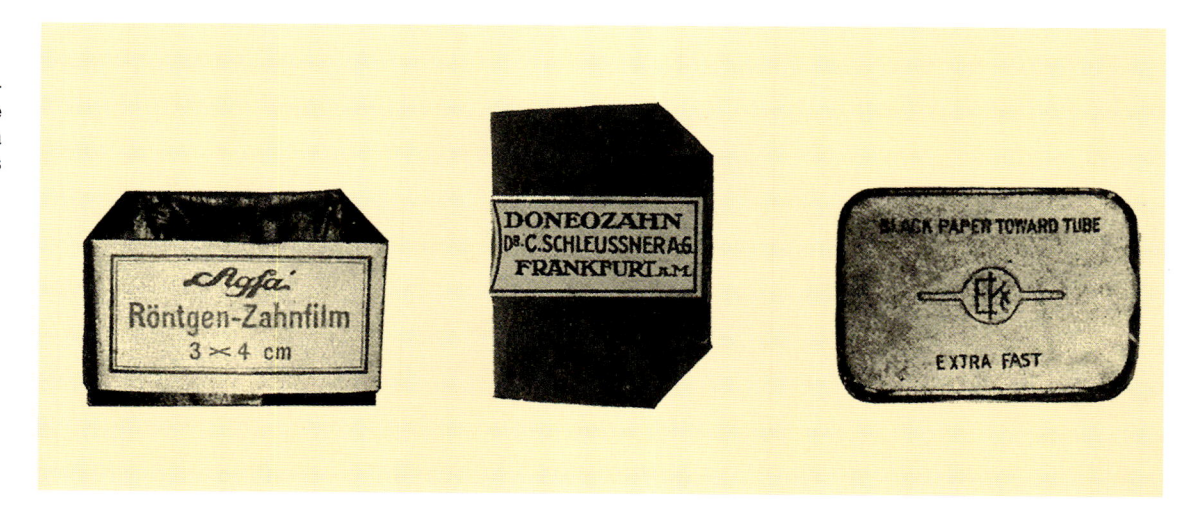

Figura 34 Princípio de funcionamento da placa de fósforo
Após a liberação da energia acumulada da radiação como luz visível e transformação em digital, a luminescência é descarregada na lâmina de acumulação e retorna a seu estado de repouso.

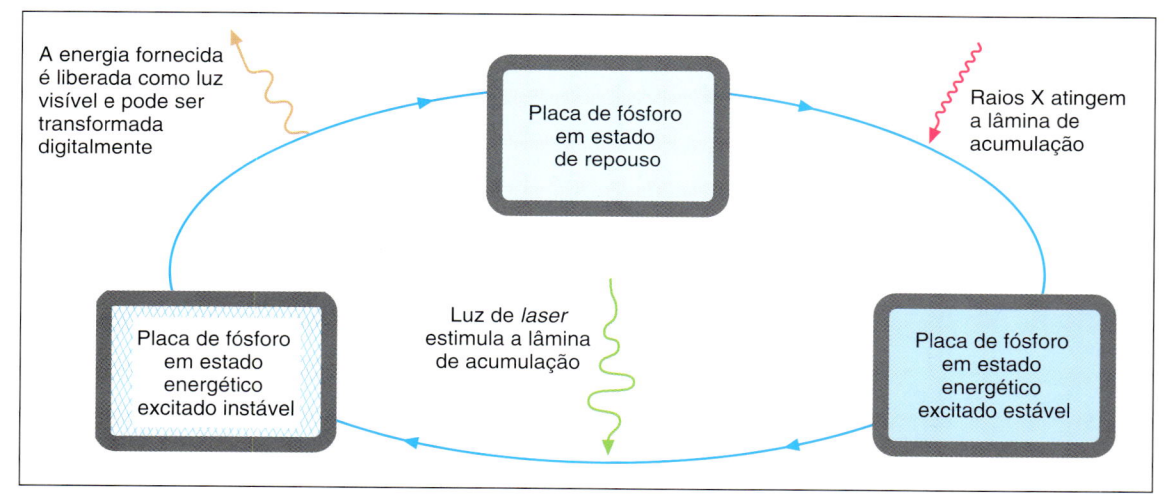

Ortopantomografia convencional
- Após a passagem do objeto e da abertura secundária, os raios X mostram uma figura latente em um chassi de filme como receptor de imagem (imagem análoga).
- O processamento ocorre com perda de tempo, através de uma cadeia de processos químicos, em uma máquina automática ou manualmente.
- O quadro final pode ser visto através de um negatoscópio e arquivado como original, inalterado.

Ortopantomografia digital
- Após a passagem do objeto e da abertura secundária, os raios X formam uma imagem latente sobre uma placa de fósforo ou um sensor.
- Diretamente ou através da transmissão por um leitor de imagens, o resultado pode ser visto no monitor, e trabalhado digitalmente (imagem digital).
- A imagem vista no monitor pode ser impressa ou arquivada digitalmente. Se for modificada por processamento, deixa de ser original.

Fundamentos da Ortopantomografia

A ortopantomografia desenvolvida por Paatero é uma combinação genial dos princípios da tomografia e da técnica de Slot (radiografia de fenda). Com essa técnica é possível, graças à simultânea regulagem do diafragma de fenda, primário e secundário, em milímetros, expor a região desejada durante toda a duração da exposição, através do movimento coordenado do aparelho com um feixe de radiação estreito, o que elimina a difusão dos raios, aumenta o contraste da imagem e diminui a dose de radiação. Com a tomografia é possível, graças ao movimento coordenado do tubo e do receptor de imagens, reproduzir nitidamente os detalhes de uma determinada camada do objeto, enquanto as estruturas existentes fora dessa camada são borradas. O grau de borramento é dependente do comprimento do caminho que o tubo e o receptor de imagens percorrem durante a exposição. Quanto mais comprido o caminho, ou seja, quanto maior o ângulo da camada, tanto mais fina será a camada nítida e, por isso, tanto melhor as estruturas indesejáveis serão apagadas pelo borramento e vice-versa. O emprego da técnica Slot permite uma diminuição da dose na telerradiografia.

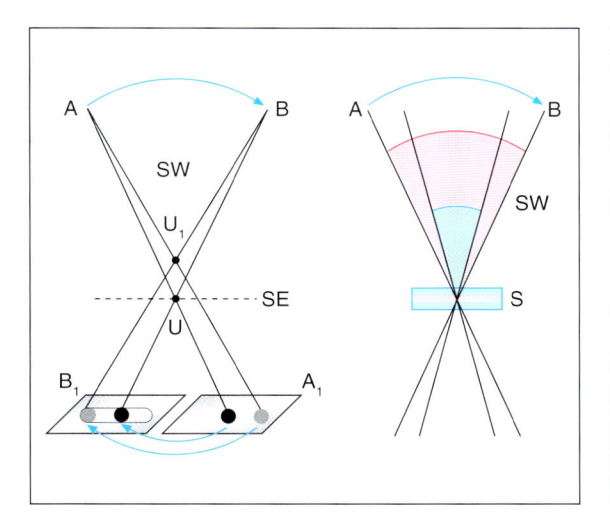

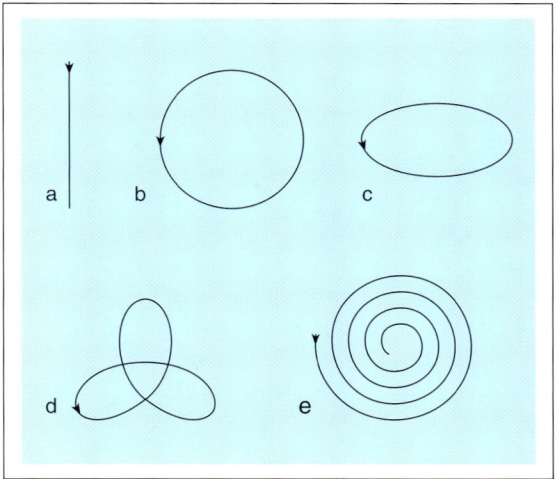

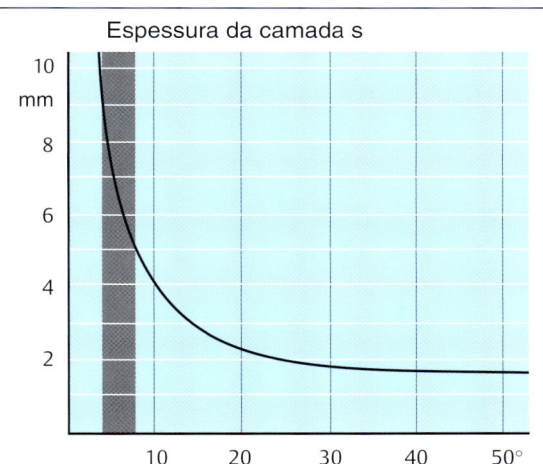

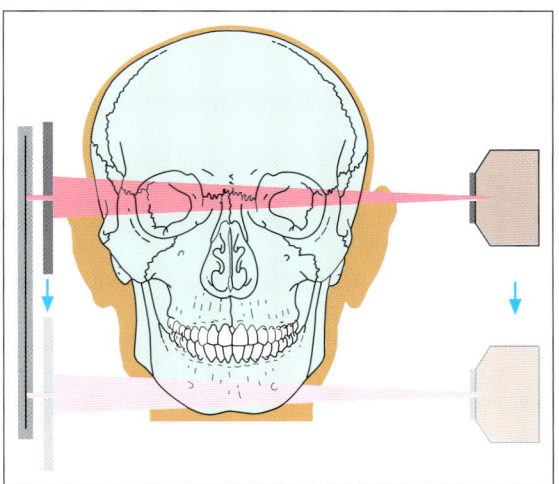

Figura 35 Princípio da tomografia
Esquematicamente, borramento linear. **AB**: caminho do tubo **A1B1**: caminho do receptor de imagens **SE**: nível da camada **SW**: ângulo da camada **U**: detalhe desejado dentro do nível da camada **U1**: estruturas fora da camada **S**: espessura da camada
Vermelho: ângulo grande produz camada finas.
Azul: ângulo menor produz camadas mais grossas.

Figura 36 Métodos de borramento em tomografia
a) borramento linear
b) borramento circular
c) borramento elíptico
d) borramento hipocicloidal
e) borramento espiralado

Figura 37 Relação entre ângulo da camada e espessura da camada
O campo hachurado mostra o âmbito da zonografia (segundo Buchmann).

Figura 38 Princípio da técnica Slot
Esquemático, com radiografia lateral do crânio da face, que pode ser explorado vertical ou horizontalmente. Os receptores de imagens são conforme o aparelho, filme-écran, placas de fósforo ou sensores.

Técnica Slot e tomografia
- A técnica Slot (radiografia de fenda) substitui a grade difusora de radiação. Com o aumento do contraste da imagem é alcançada, ao mesmo tempo, uma diminuição da dose de radiação para o paciente.
- Na tomografia, a zona de nitidez (espessura da camada) fica menor e o borramento dos detalhes situados externamente fica mais completo, quanto maior o caminho que o tubo emissor e o receptor das imagens percorrem. Para a reprodução de detalhes pequenos no crânio, o borramento espiralado oferece os melhores resultados.

Técnica da Ortopantomografia

Paatero desenvolveu a excepcionalidade desta técnica panorâmica a partir dos princípios da tomografia e da técnica Slot, nos anos quarenta do século XX. Realmente ela é uma zonografia, com espessuras variáveis de camadas.

A Figura 39 demonstra os princípios:
– o tubo emissor e receptor de imagem movimenta-se em sentido horário ao redor da cabeça do paciente
– a situação e a espessura da camada (a tomografia permite uma espessura de 1 a 5 mm) é determinada pela relação da velocidade de rotação do receptor de imagem com a velocidade de rotação do tubo emissor. Em velocidade crescente do tubo emissor, a camada é deslocada do centro de rotação para o receptor de imagem; em velocidade decrescente, ocorre o contrário. O filme ou o sensor corre atrás do diafragma em fenda no sentido contrário.

– O feixe vertical, com largura milimétrica que sai do gabinete pelo diafragma primário, forma, no caso da téc-

Figura 39 Posição mediana do centro da camada e espessura de camada
Localização da posição mediana do centro da camada, projetada sobre a mandíbula.
A camada pode ser tornada mais fina para crianças (-) e mais espessa para adultos (+) conforme a necessidade.

Direita: O campo projetado sobre a mandíbula esquerda mostra a espessura para casos normais. Os tubos e receptores de imagens giram nos pontos de apoio A, B e C.

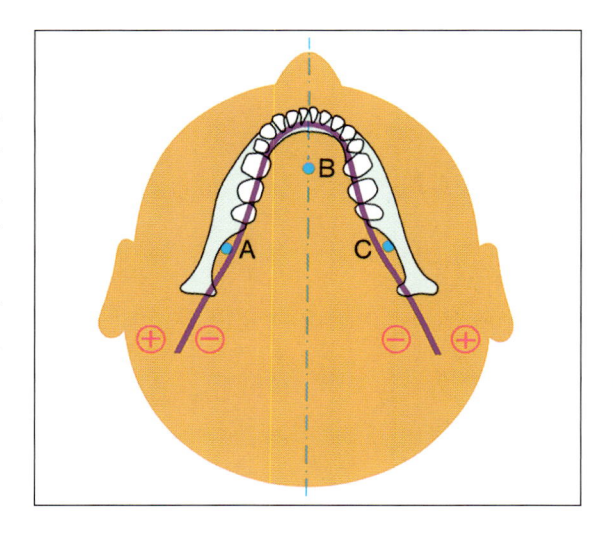

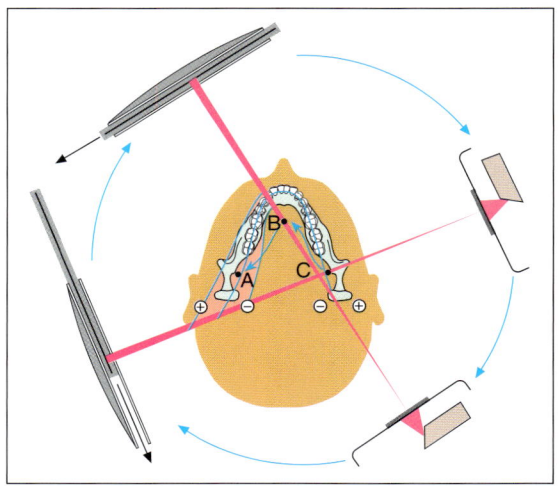

Figura 40 Trajeto dos raios e coluna de apoio
Esquerda: em vista de perfil
A linha pontilhada = coluna de apoio
Campo colorido = localização da camada na região dos dentes anteriores.

Direita: em vista dorsal
Linha pontilhada = coluna de apoio
Campo colorido = localização da camada na região dos molares inferiores direitos. Observe-se que a distância objeto / filme é maior que na mandíbula, por causa da localização do feixe central em relação ao nível do filme.

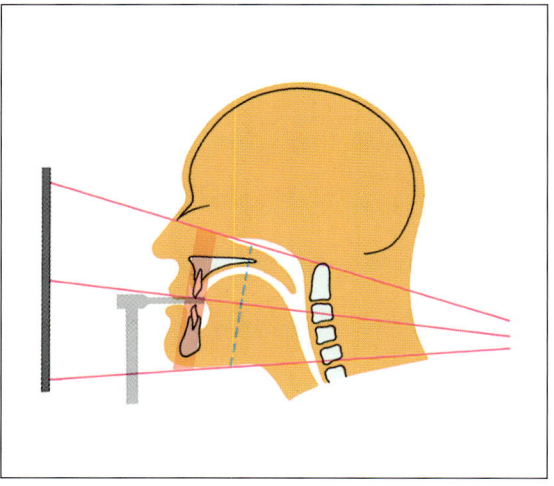

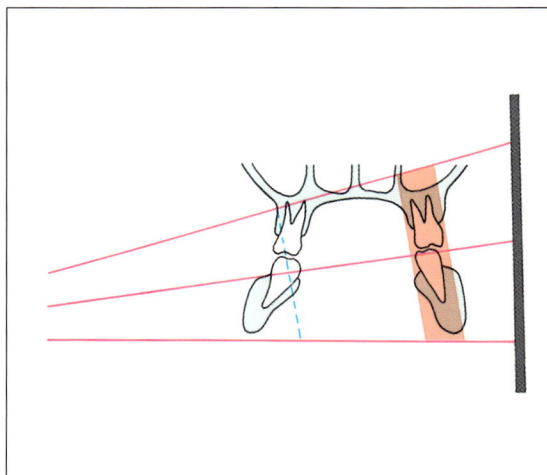

Vantagens da ortopantomografia
– Amplo e completo exame odontológico pela representação panorâmica do sistema mastigatório, com inclusão da articulação e dos seios maxilares.
– Reconhecimento das relações funcionais e patológicas e suas conseqüências no sistema mastigatório
– Documentação sinóptica para planejamento e controle do tratamento
– Diminuição da carga de radiação pelo uso de uma estratégia racional de exames.

Técnica da Ortopantomografia 33

nica original de três pontos de Paatero, três colunas de apoio imaginárias, que na camada horizontal (p. 33, Figura 40) são descritas como "pontos de apoio" ou "foco funcional". Estas colunas de apoio permanecem verticais ao feixe central (Figura 40, direita) durante o deslocamento da exposição e determinam, na dependência do ângulo de inclinação preestabelecido do tubo, o ângulo de inclinação da camada, em relação à vertical, o que leva a diferenças na nitidez da imagem da região visada, nas variações individuais da norma mais grosseira. Isso torna-se especialmente perturbador na região dos dentes anteriores.

– os corpos estranhos localizados próximo à camada ou sombras estranhas ao maxilar parecem localizar-se dentro do maxilar, em função dos princípios funcionais da zonografia. Quanto mais próximas do centro de rotação, isto é, atrás da camada, tanto mais aumentadas e mais irradiadas, sendo assim reconhecíveis apenas pelas sombras. Se estiverem localizadas mais próximas do receptor de imagem, portanto antes da camada, aparecerão menores e mais opacas. Em virtude da distorção devida à incidência e das distâncias diferentes, não podem ser obtidas medições exatas. Somente em alguns aparelhos específicos é possível a programação de uma ampliação uniforme dos objetos.

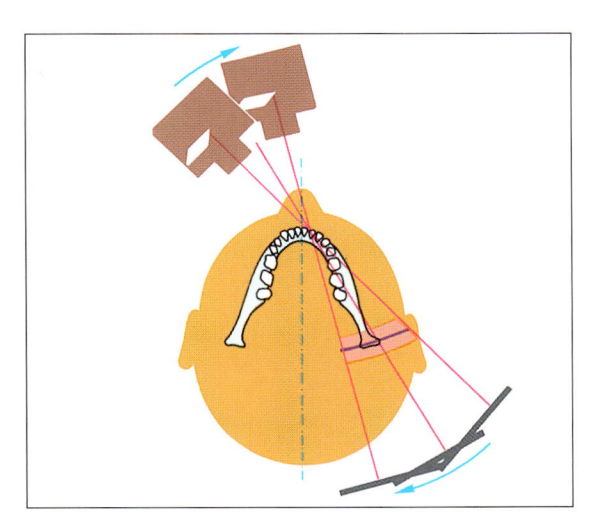

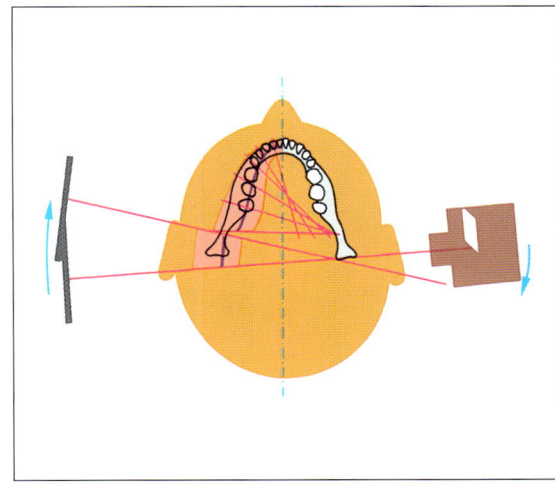

Figura 41   Articulação temporomandibular, frontal e lateral
Esquerda: O esquema mostra a angulagem do tubo e do chassi para uma zonografia frontal da articulação temporomandibular direita.

Direita: Angulagem e movimentação do tubo e chassi para uma zonografia lateral da articulação temporomandibular esquerda.

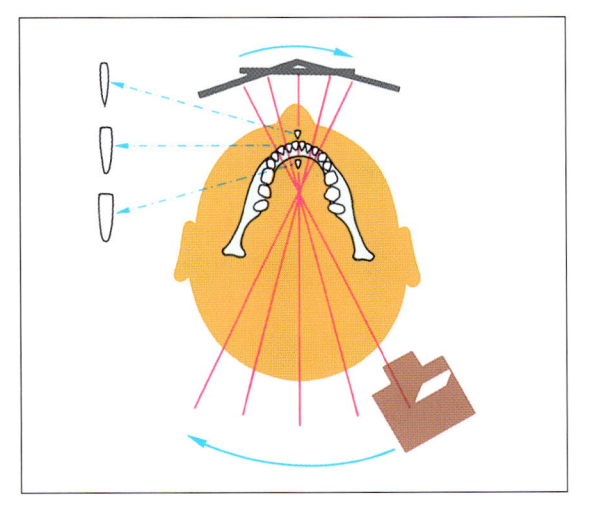

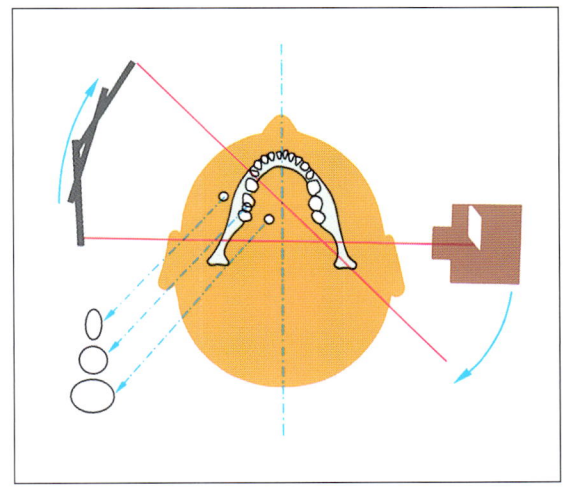

Figura 42   Distorções
Esquerda: Dentes anteriores, que se localizam antes da camada, são reproduzidos menores; aqueles localizados atrás da camada são reproduzidos mais aumentados.

Direita: Um corpo redondo, localizado dentro da camada, é reproduzido redondo. Um objeto redondo localizado mais atrás da camada é reproduzido ampliado e aumentado, transversalmente oval, enquanto outro, localizado antes da camada, parece longitudinalmente ovalado e diminuído.

Desvantagens da ortopantomografia
- Em posições extremas dos dentes anteriores, o maxilar superior e inferior não podem ser reproduzidos ao mesmo tempo de forma otimizada.
- A distância foco-objeto ao receptor de imagens não é uniforme em todos os pontos, de onde surgem fatores de ampliação diferentes.
- Medidas exatas não são possíveis.
- As estruturas localizadas fora da camada sobrepõem-se ao maxilar radiografado, simulando alterações patológicas.

34   Ortopantomografia, Técnica Radiográfica, Anatomia Radiográfica e Fontes de Erros

Posicionamento em Radiografias-Padrão

A conformação individual e única do maxilar na arquitetura do crânio da face exige uma técnica de regulagem individual manual das regras de posicionamento, geralmente formuladas no sentido de garantir uma qualidade na capacidade de interpretação ótima das radiografias-padrão. Com um bloco de mordida, os dentes anteriores são fixos em mordida topo a topo. Para determinadas questões específicas, a radiografia-padrão é feita em chave de oclusão. Em indicações especiais, a incidência-padrão pode ser variada, conforme a necessidade.

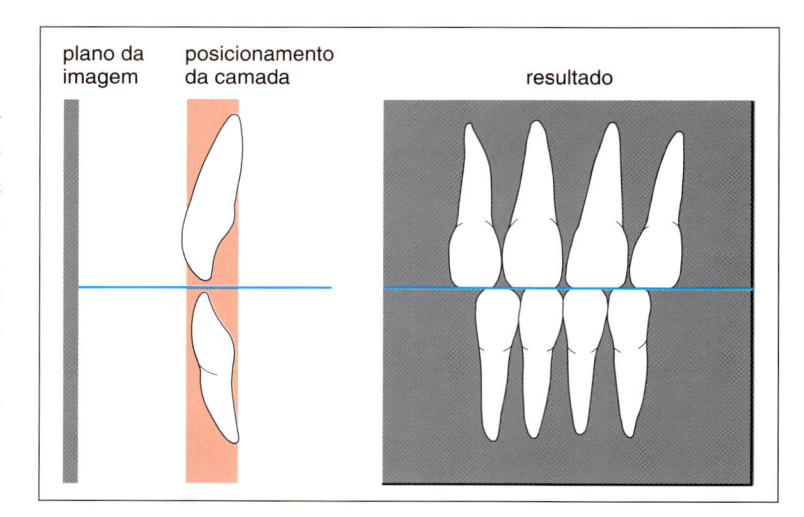

Posicionamento do visor de luz

Figura 43   Radiografia com guia de mordida
A localização dos dentes anteriores no nível da camada torna-se mais fácil com a ajuda da guia de mordida, que aumenta a possibilidade dos dentes anteriores serem corretamente radiografados em tamanho e nitidez. Compare-se o esquema (acima) e a radiografia. Se a língua for pressionada contra o palato, as raízes dos dentes anteriores aparecerão mais nitidamente sobre o fundo de partes moles.

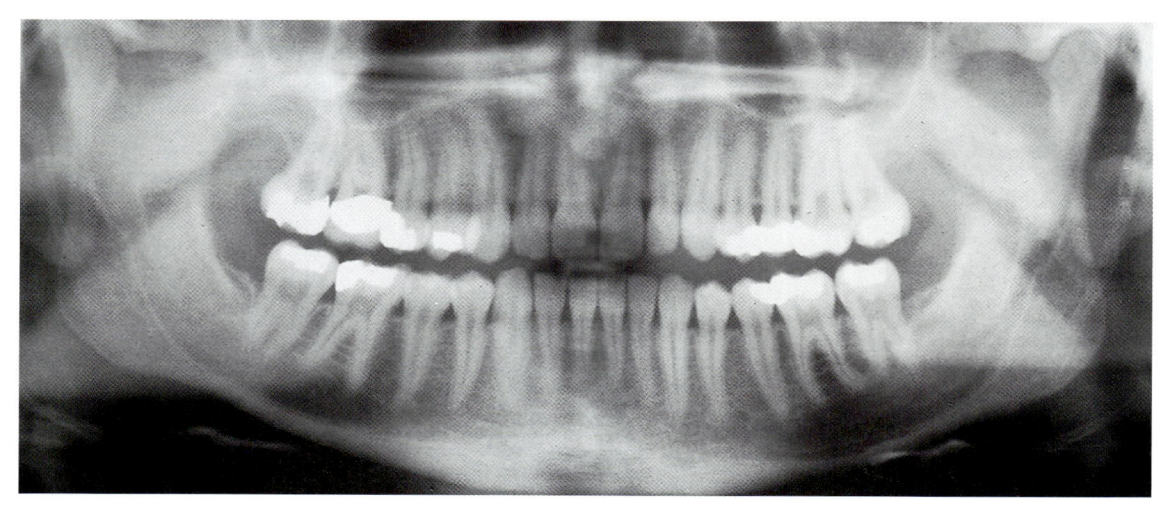

Figura 44   Radiografia em posição de chave de oclusão
Se a radiografia for necessária em chave de oclusão, como, por exemplo, nos problemas da articulação temporo-mandibular ou em fraturas, os dentes anteriores são freqüentemente representados sem muita nitidez – por se encontrarem parcialmente fora da camada. Compare-se o esquema (abaixo) com a radiografia. Esta técnica é usada para exame das relações de mordida com a posição dos côndilos.

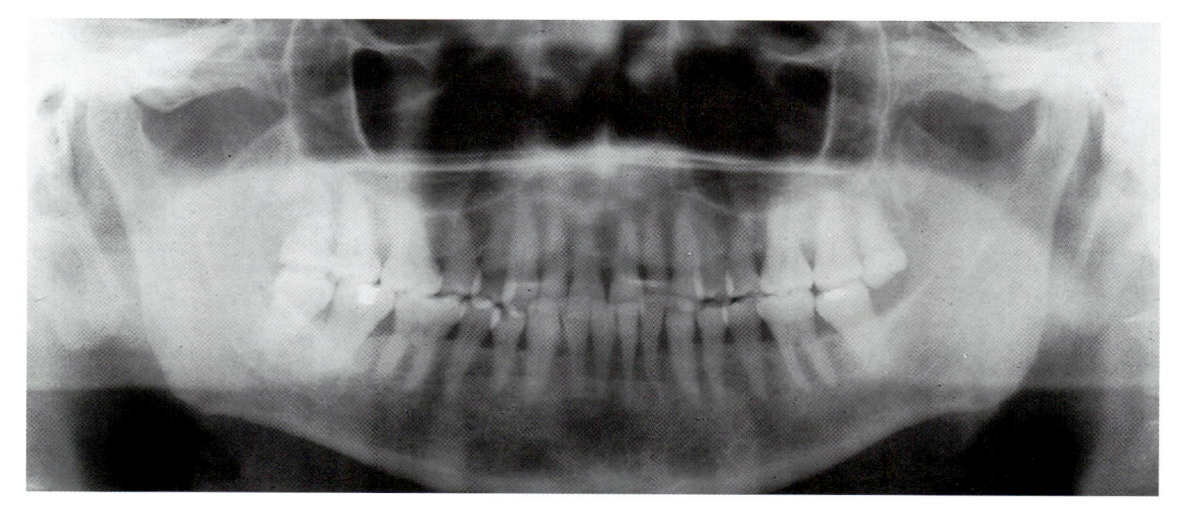

Procedimento prático I
- Os pacientes devem ser informados sobre o procedimento radiográfico, a fim de motivá-los para a cooperação. Ajuda no posicionamento deve ser solicitada, em especial a posição da língua (ver p. 39) deve ser previamente ensaiada.
- Colares, brincos, *piercing* e próteses metálicas devem ser removidos, fechos tipo zíper devem ser abertos.
- Os dados de exposição devem ser selecionados antecipadamente.
- Deve-se usar avental de proteção entre o tubo e o corpo.
- O paciente não deve prender a respiração durante a exposição. Deve respirar normalmente.

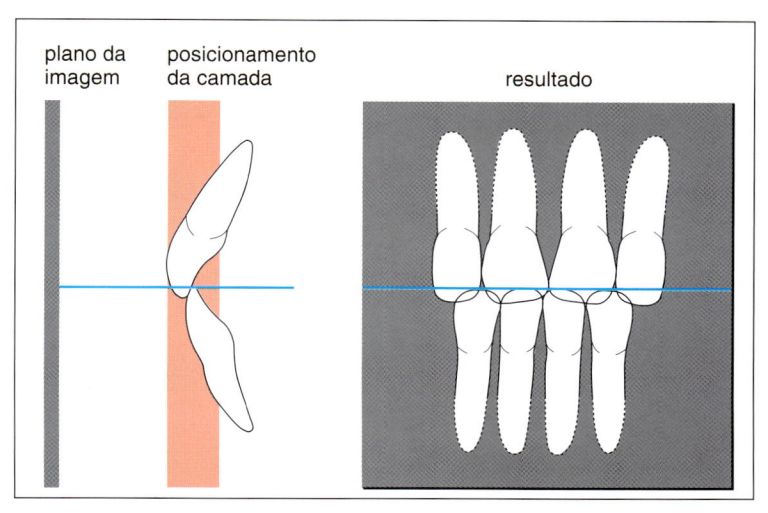

Posicionamento em Radiografias-Padrão 35

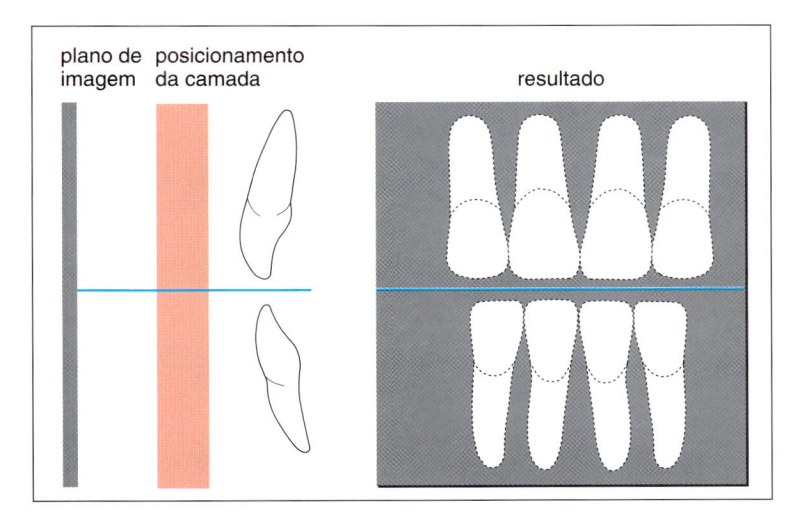

A postura do corpo do paciente no aparelho é importante. Ele deve ficar com o pescoço esticado, em pé, ou, se houver impedimentos, deve ficar sentado em um banco de escritório, de altura regulável, que possa ser travado. Ele deve segurar-se nos apoios dos braços. Enquanto o paciente morde o bloco de mordida, deve-se cuidar para que o visor de luz esteja entre os primeiros dentes e a mandíbula não esteja deslocada lateralmente, porque neste caso resultará uma assimetria da mandíbula. Em radiografias de chave de oclusão, orienta-se apenas pela maxila.

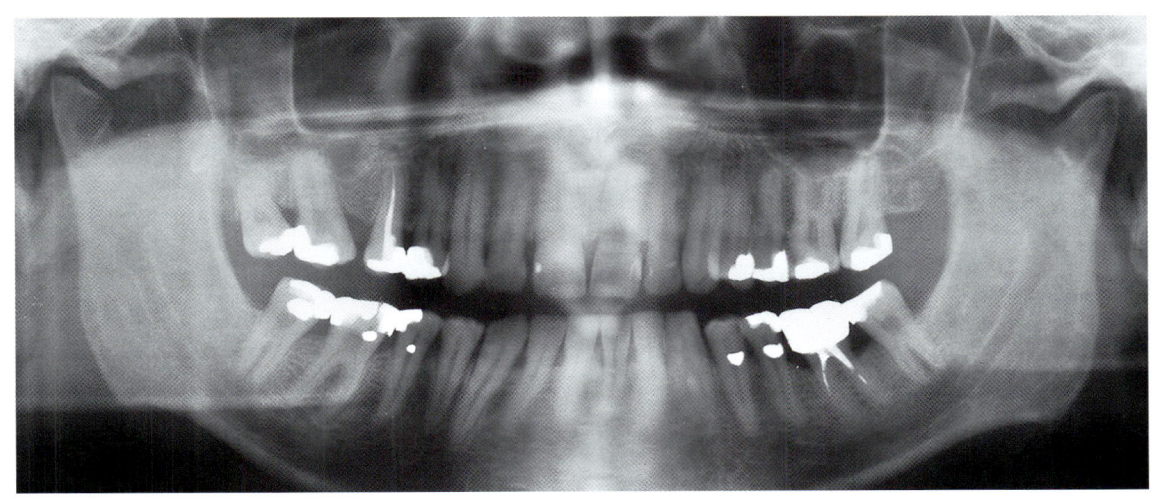

Posicionamento no feixe luminoso

Figura 45 Posicionamento atrás da camada
Os incisivos do maxilar superior e inferior estão posicionados atrás da camada. Compare-se o esquema (acima) e a radiografia. Os dentes anteriores estão borrados, aumentados e principalmente reproduzidos de modo alargado.

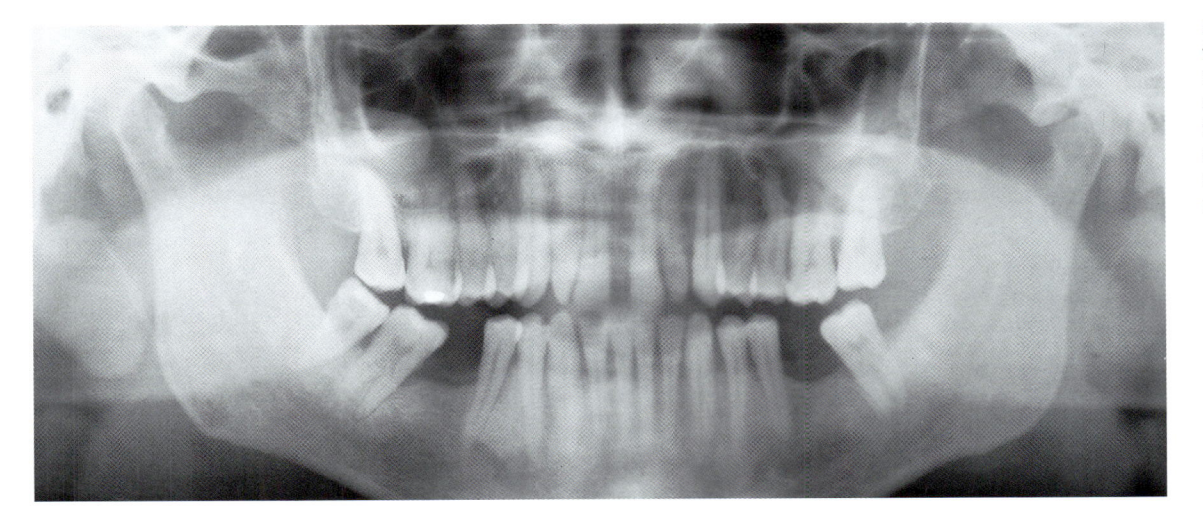

Figura 46 Posicionamento na frente da camada
Os dentes anteriores da maxila superior e inferior estão posicionados na frente da camada. Compare-se o esquema (abaixo) e a radiografia. Os dentes estão borrados e reproduzidos estreitados.

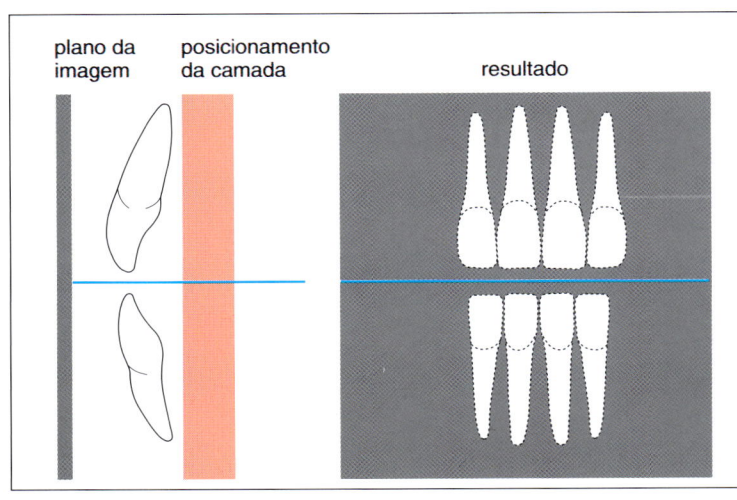

Procedimento prático II
- Deve-se colocar o paciente ereto, com costas retas e pescoço esticado em frente ao aparelho.
- O paciente morde o bloco de mordida.
- O plano sagital mediano do rosto deve ser focado pelo visor de luz. Controles pelo espelho.
- Os dentes anteriores, conforme a indicação em mordida topo a topo ou em chave de oclusão, são focados no feixe luminoso lateral vertical, que indica a espessura da camada (a espessura de camada pode ser assumida como sendo praticamente 1 cm).
- Em desdentados, o apoio do queixo e rolos de algodão devem ser usados para simular a altura normal da mordida.

Recomenda-se colocar a cabeça do paciente em visão lateral de modo que o plano de Frankfurt localize-se horizontalmente. Com isso, no entanto, nem sempre se alcança uma representação perfeita dos dentes, porque o plano de Frankfurt forma ângulos bastante distintos com o plano de mastigação. Por isso deveria ser confirmado o plano de mastigação na mandíbula ao estabelecer-se o plano de Frankfurt. Ele deve sempre ser levemente ascendente, nunca descendente, porque nesse caso, a abóbada palatina geralmente obscurece a maxila.

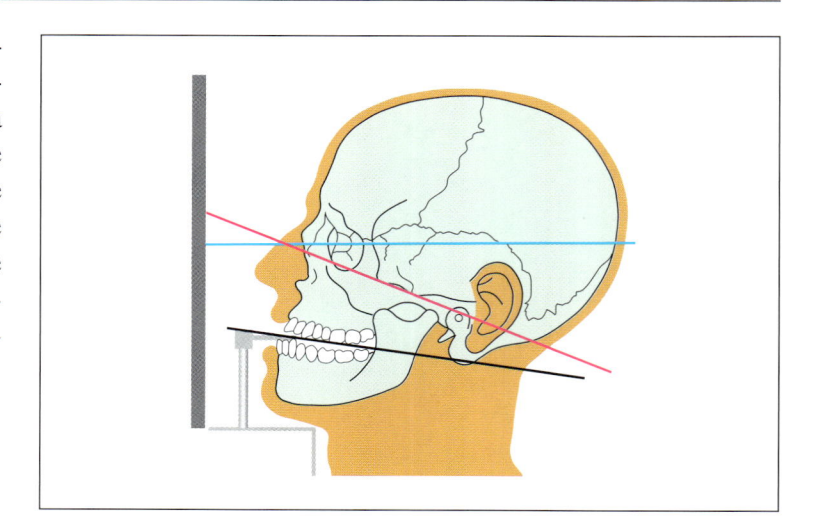

Angulação do plano de mastigação

Figura 47 Resultado de uma posição flectida dorsalmente na ortopantomografia
Observe-se a sobreposição da maxila superior pela abóbada palatina e os efeitos sobre a representação da articulação temporomandibular.

Acima: representação esquemática
Preto: plano da mastigação
Vermelho: plano de Frankfurt
Azul: horizontal do aparelho

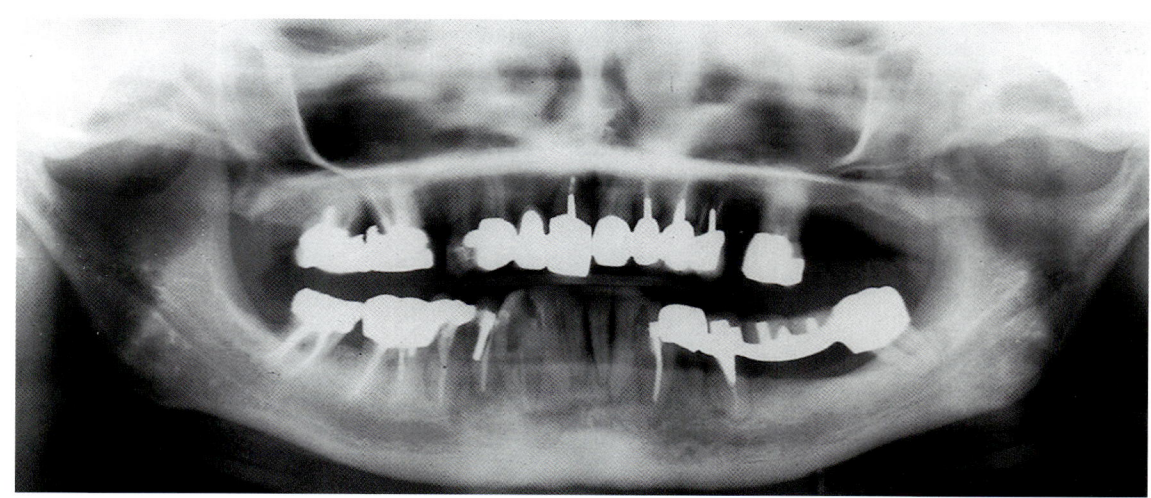

Figura 48 Angulação flectida dorsalmente na idade da dentição decídua
Observe-se o alargamento dos dentes 11 e 21 localizados atrás da camada e a ampliação da fossa nasal.

Abaixo: Sobreposição da maxila em uma graduação retroflectida, representação esquemática.

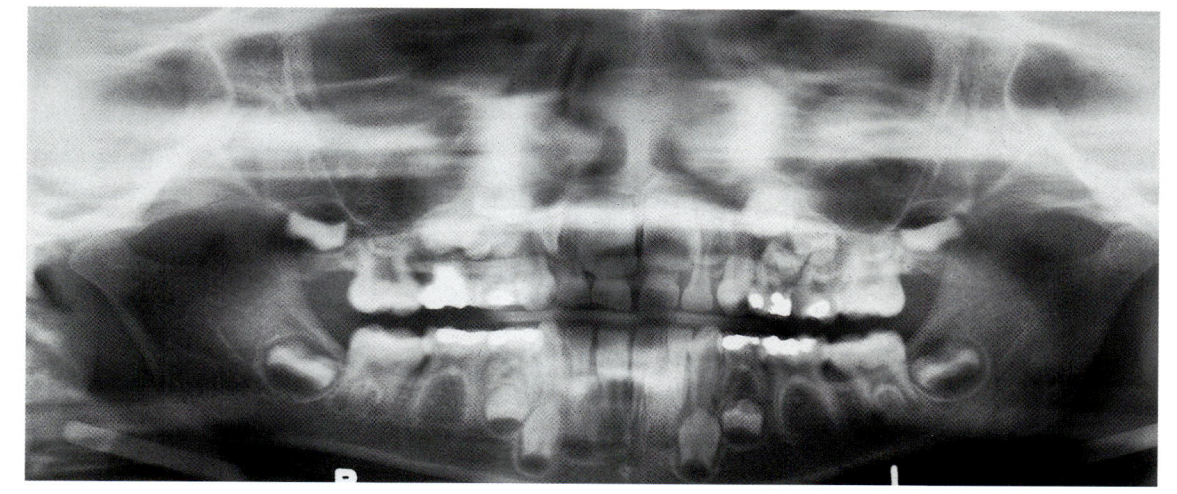

Procedimento prático III
- Levantando ou baixando o aparelho, coloca-se o plano de Frankfurt (bordo ocular ósseo inferior – poro acústico) na horizontal.
- Caso a comprovação do curso do plano de mastigação na mandíbula tenha uma direção fortemente ascendente ou até mesmo descendente, deve-se corrigir a posição horizontal do crânio até que seja apenas levemente ascendente.
- Antes do próximo passo, deve-se confirmar que a graduação do visor de luz previamente selecionada continua inalterada.

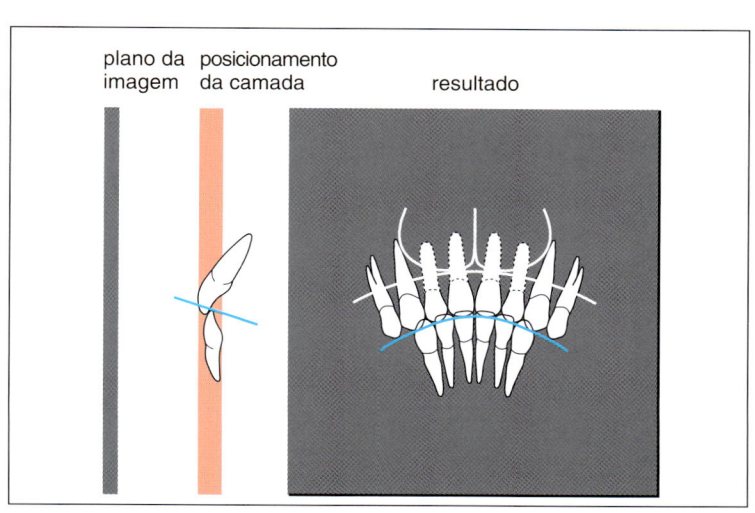

Posicionamento em Radiografias-Padrão 37

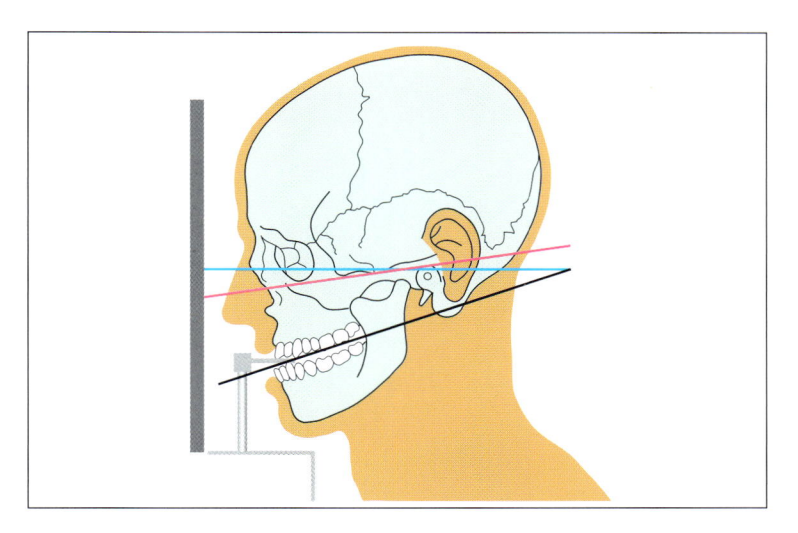

Em posicionamento ventral flectido ou com grande ângulo entre o plano de Frankfurt e o plano de mastigação, a recomendada graduação horizontal do plano de Frankfurt pode fazer com que os dentes posteriores superiores apareçam como telhas, imbricados, e a articulação temporomandibular projetada para cima, porque a inclinação do plano oclusal deve ser respeitada. Em casos específicos e especialmente em crianças (ver p. 40), pode-se com tal posicionamento íngreme ainda conseguir uma excelente visão geral sobre a região do osso incisivo (Goethe).

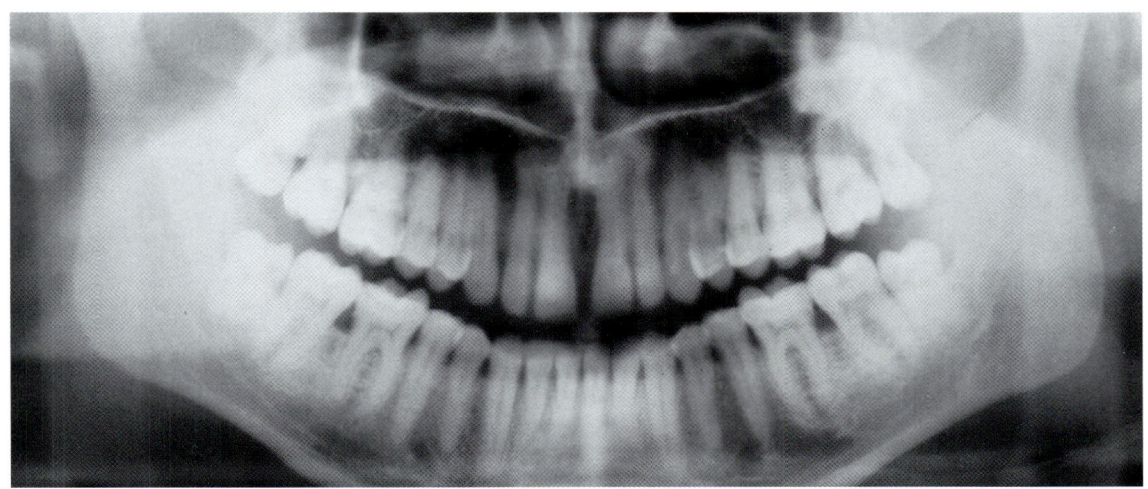

Angulação do plano oclusal

Figura 49 Resultado de um posicionamento flectido ventralmente
Observe-se os dentes anteriores da maxila sobrepostos e os efeitos na representação da articulação temporomandibular. Observe-se também a representação livre de sobreposições da região mediana da mandíbula.

Acima: representação esquemática
Preto: plano oclusal
Vermelho: plano de Frankfurt
Azul: horizontal do aparelho

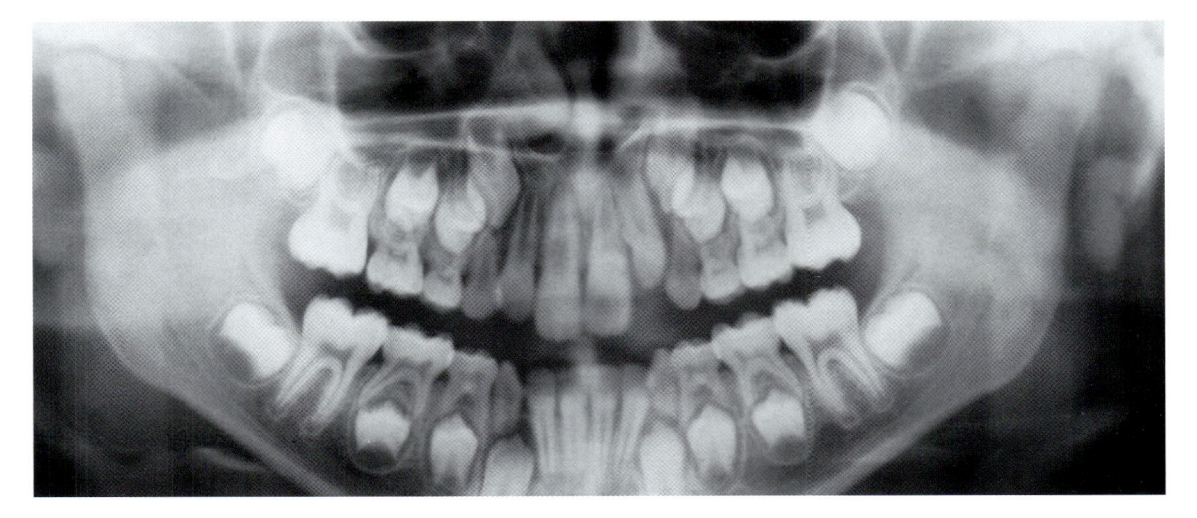

Figura 50 Posicionamento flectido ventralmente na idade de dentição decídua
Observe-se a reprodução melhorada dos germes na maxila.

Abaixo: Reprodução da região dos dentes anteriores superiores em flexão ântero-posterior, esquematicamente.

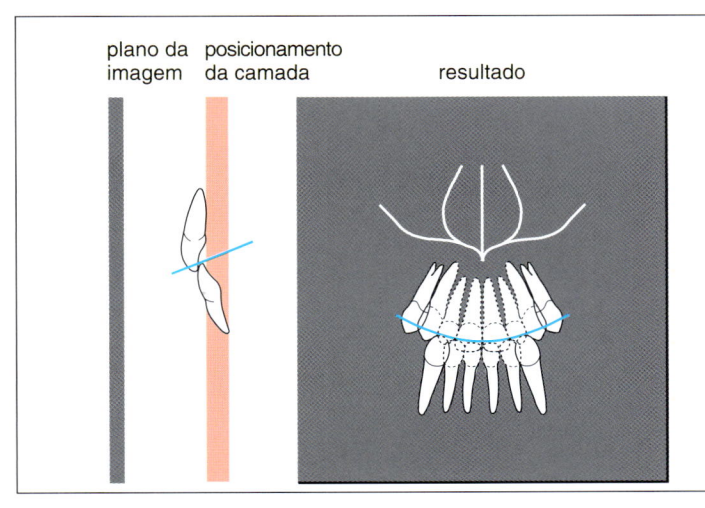

Procedimento técnico IV
– O posicionamento flectido ventralmente do crânio conduz, nos casos de classe III, a resultados sem valor, se nos orientamos apenas pelo plano de Frankfurt. Também aqui é importante controlar a inclinação do plano oclusal e corrigir o posicionamento em radiografias-padrão de tal maneira que ele seja só levemente ascendente.
– Todavia, pode-se usar propositalmente esse posicionamento íngreme para obter a visão das partes ventrais da maxila livre de sobreposições.

Ortopantomografia, Técnica Radiográfica, Anatomia Radiográfica e Fontes de Erros

O plano sagital mediano que atravessa o crânio verticalmente deve estar em perpendicular ao espelho embutido no aparelho, de modo que a distância da pele ao tubo emissor seja igual no lado direito e esquerdo. Ao lado da regulagem do visor de luz frontal, deve-se conferir se a parte posterior do crânio desvia-se para o lado, porque nesse caso a distância pele/foco será desigual e a reprodução do maxilar será assimétrica. Essas "assimetrias condicionadas pela técnica" levam, muitas vezes, a diagnósticos falsos, por exemplo, na região dos seios maxilares.

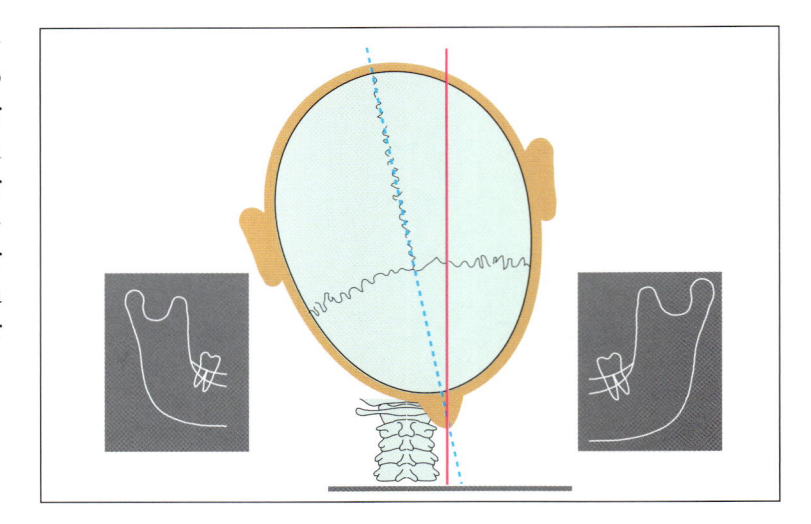

Posicionamento assimétrico

Figura 51 Desvio do plano sagital mediano para a esquerda
Observa-se à direita a ampliação do ramo, o sombreamento do seio e as "pérolas de esmalte" nos dentes 46 e 47.

Acima: Representação esquemática de um posicionamento assimétrico do plano sagital mediano no crânio posterior.

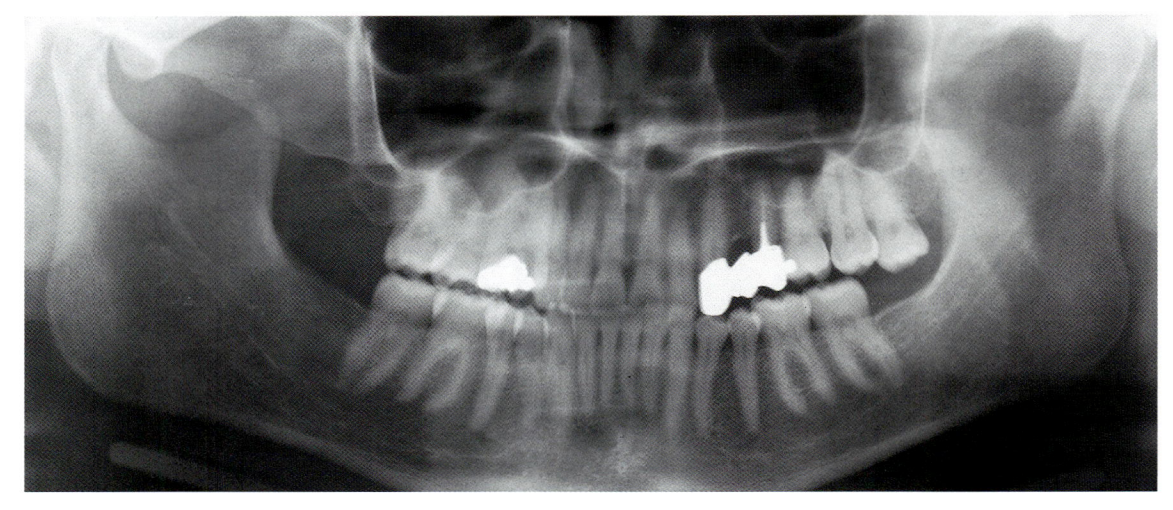

Figura 52 Assimetria condicionada pela técnica
Apesar de ser pequeno o desvio para a esquerda, o ramo da direita e os dentes estão aumentados e o seio sombreado.

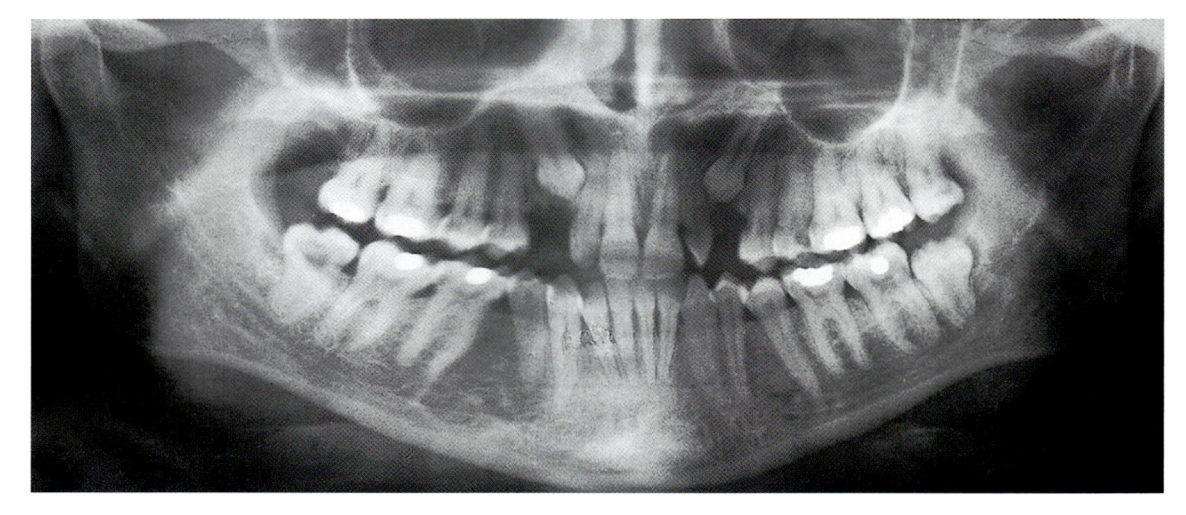

Procedimento prático V
– O próximo passo deve ser feito com todo o cuidado e não deve ser esquecido.
– O técnico deve colocar-se atrás do paciente e, com a ponta dos dedos de ambas as mãos, controlar se a distância entre o suporte da cabeça e a pele é simétrica. Não sendo o caso, corrige-se cuidadosamente a posição da cabeça do paciente e sem modificar seu posicionamento no feixe luminoso frontal. Uma mordida lateralmente deslocada da mandíbula na guia de mordida leva a uma assimetria isolada da mesma.

Posicionamento em Radiografias-Padrão

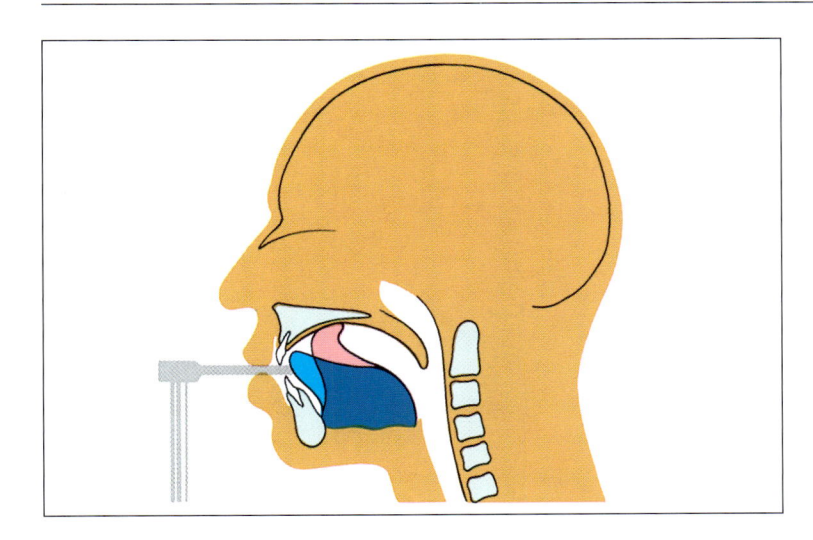

A qualidade da imagem, e com isso a capacidade de interpretação da ortopantomografia, é fortemente influenciada pelo efeito de adição justamente no maxilar superior anterior, que é conseqüência do efeito de filtração da língua. Em posição baixa e errônea da língua, as raízes dos dentes anteriores superiores muitas vezes são invisíveis pela ausência do efeito da filtração da língua, e só se tornam visíveis na posição correta da língua, em conseqüência do efeito de adição. A ausência do efeito de filtração da língua provoca, ao contrário, no excesso de radiação, um efeito de subtração.

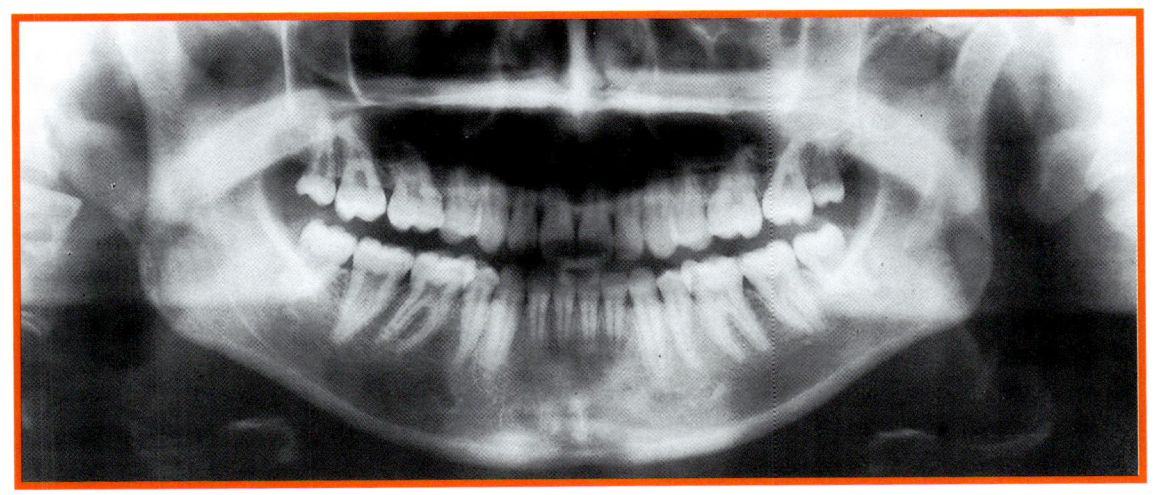

Figura 53   Posição da língua
O desenho esquemático mostra a correta posição da língua (vermelho) e a posição errada (azul), durante a exposição.

Figura 54   Posição errônea da língua
O paciente pressionou a ponta da língua contra as coroas dos incisivos e aumentou, com isso, o espaço livre abaixo da abóbada palatina. O espaço de ar fica radiolúcido e as raízes dos dentes anteriores receberão uma dose não-atenuada de radiação, fazendo com que sejam superexpostos e, assim, tornam-se invisíveis.

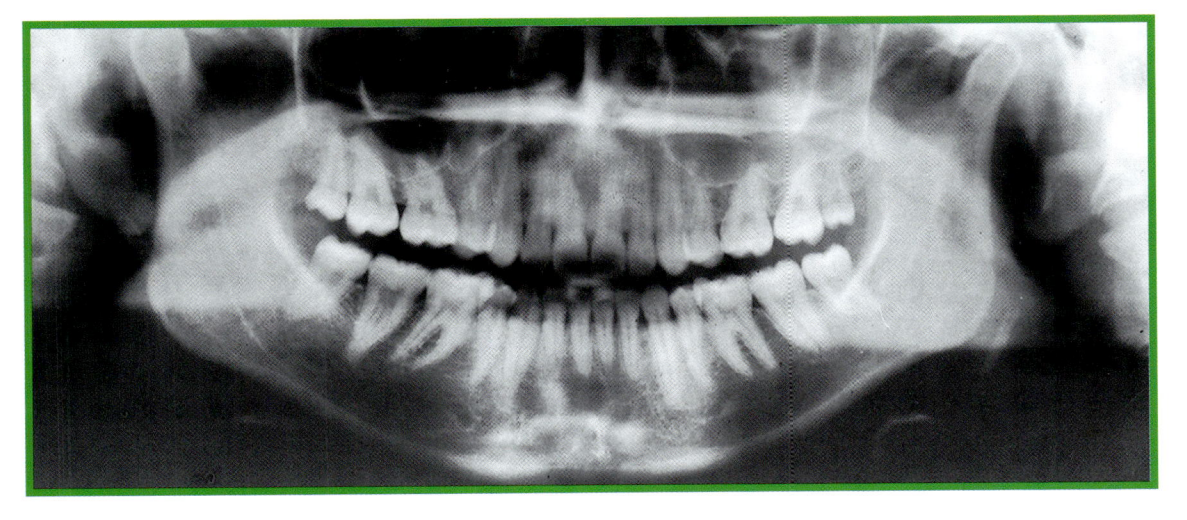

Figura 55   Posição correta da língua
O mesmo paciente colocou agora a língua pressionando corretamente o palato. A língua funciona como filtro, ao absorver parte da radiação. Esta atinge agora as raízes dos dentes anteriores atenuada, o que permite uma clara visibilidade das mesmas.

Procedimento prático VI
- O paciente não pode ajudar no sucesso da radiografia se não for suficientemente instruído para isso. Para evitar radiografias falhas e sobrecarga desnecessária de radiações, a posição correta da língua deve ser ensaiada antes de colocar o paciente no aparelho. Isso custa tempo, mas indubitavelmente traz uma nítida melhora na qualidade da radiografia.
- Em alguns pacientes, a incidência da mandíbula até a guia de mordida pode fazer com que tenham dificuldade em atingir a posição correta da língua.

Posicionamento na Idade da Dentição Decídua

Nessa idade, os dentes já irrompidos e/ou a situação dos germes de dentes devem ser conhecidos. Conforme indicação, a região em exame deve ser colocada na zona central do visor de luz lateral. Assim, recomenda-se, para uma melhor reprodução da região anterior da maxila, um posicionamento mais íngreme que o comum (ver também p. 37). Em aparelhos modernos, para a reprodução do arco dentário infantil dessa idade, pode ser escolhida a região de nitidez apropriada. Antes de executar a radiografia, é imprescindível a indicação clínica.

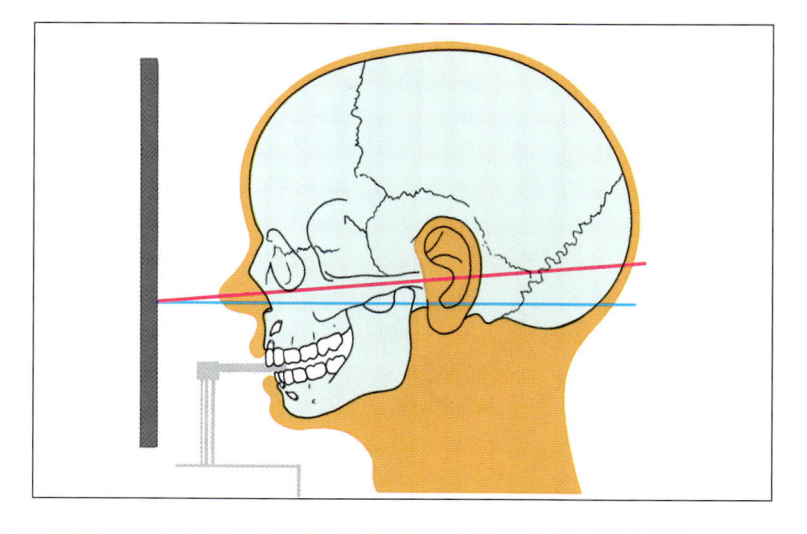

Figura 56 Posicionamento correto na idade da dentição decídua
A ortopantomografia mostra como a região da maxila pode ser projetada livre de sobreposições, usando a posição recomendada.

Acima: O desenho esquemático mostra a posição recomendada.

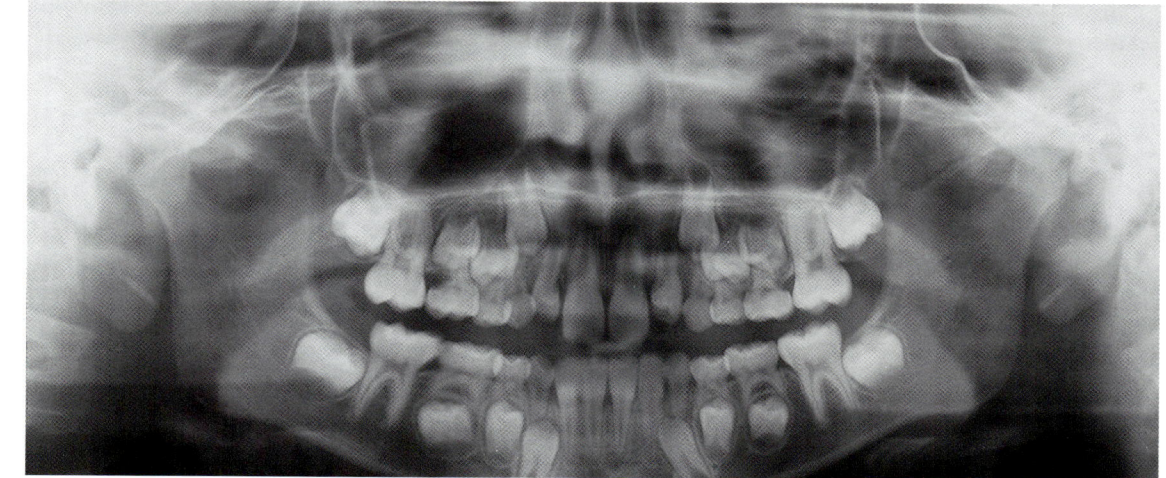

Figura 57 Posição incorreta na idade da dentição decídua
A posição retroflectida da cabeça conduz a sobreposições no maxilar superior, em cujas sombras os germes dos dentes não podem mais ser identificados.

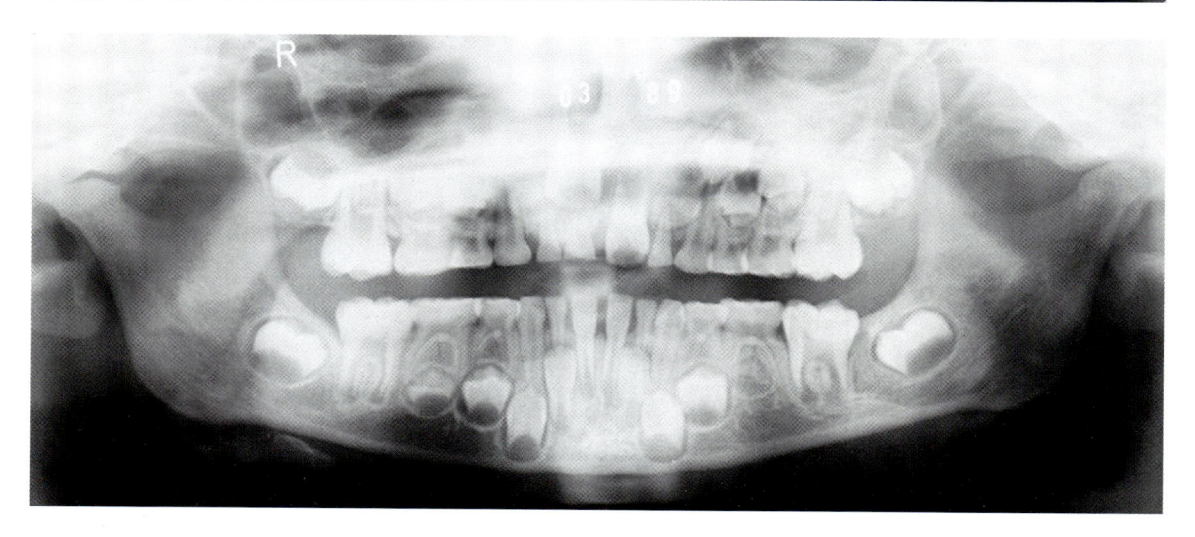

Procedimento prático VII
- Com paciência e procedimento psicológico correto, podem ser examinadas crianças desde os 4 anos. Um pedestal pode ser útil no posicionamento.
  Os erros mais comuns são:
- as crianças são posicionadas com a cabeça muito retroflectida
- o plano de mastigação deve ficar mais íngreme dorsalmente do que o normal, não devendo ser descendente
- as crianças mexem-se durante a exposição e respiram muito sofregamente. Devem respirar suavemente.

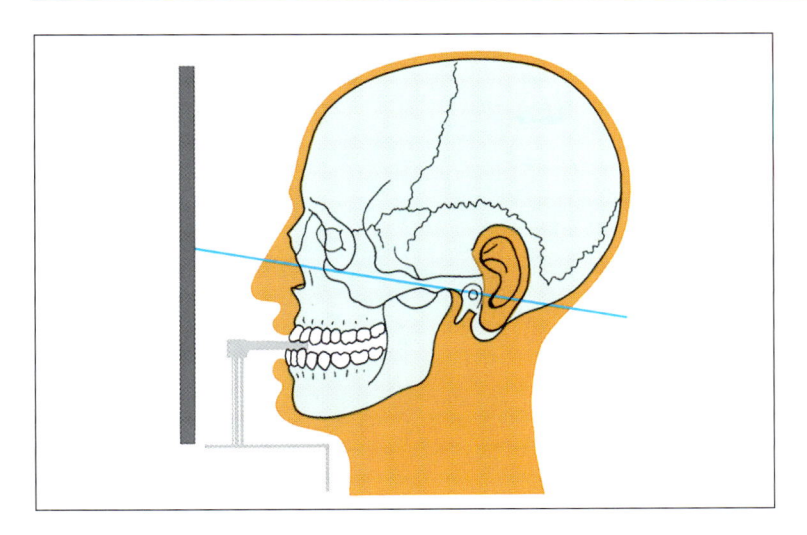

Posicionamento em Periodontites

No correto posicionamento, a ortopantomografia se presta muito bem para a obtenção de uma visão geral de periodontites avançadas. O feixe de raios que atravessa orofacialmente a crista alveolar no mesmo ângulo dá, no correto posicionamento do paciente, uma melhor escala dos defeitos do conjunto de radiografia PERIO, geralmente com ângulos diferenciais de direção apical. Os dentes que estão qualitativamente representados de maneira insuficiente podem ser completados com algumas poucas radiografias intrabucais, que economizam tempo e dose de radiação.

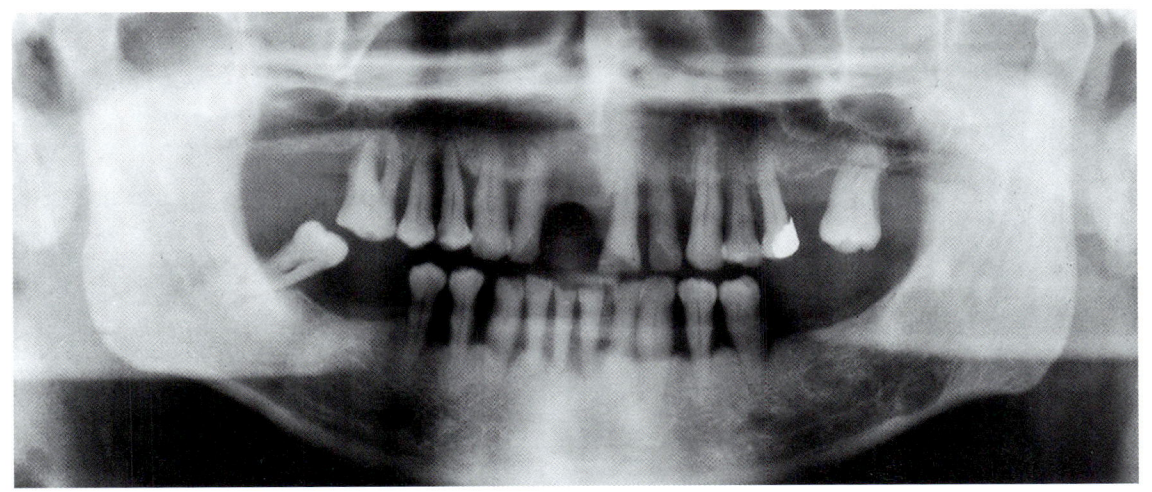

Radiografias periodontais com o ortopantomógrafo

Figura 58 Posicionamento correto do plano oclusal
O posicionamento quase horizontal do plano oclusal produz resultados melhores, especialmente em periodontites avançadas, do que o conjunto PERIO.

Acima: O desenho esquemático mostra o posicionamento pouco inclinado do plano oclusal no aparelho.

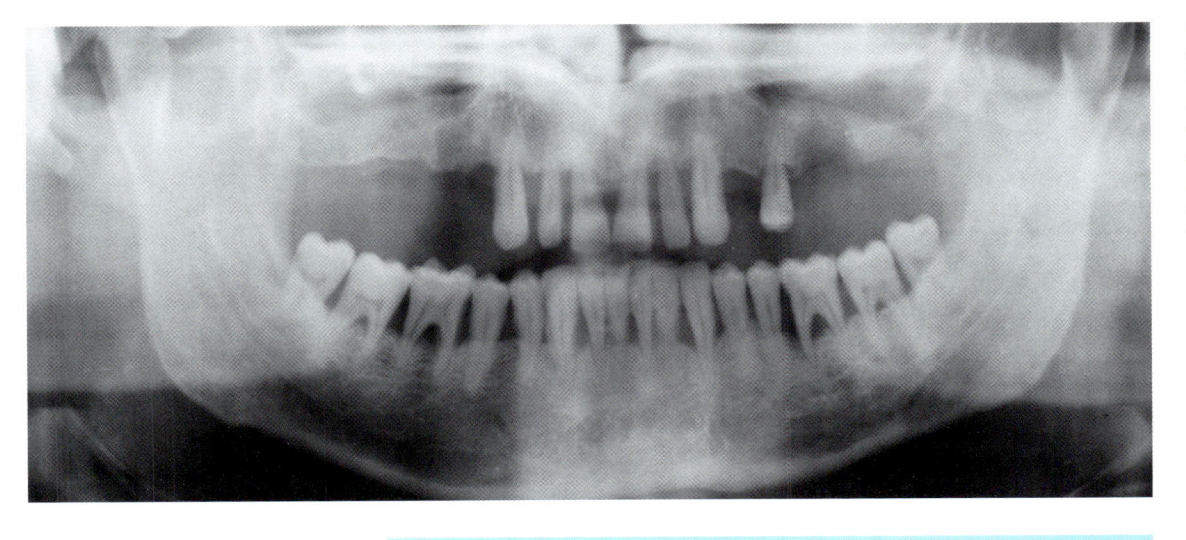

Figura 59 Regulagem dos dados de exposição conforme as indicações
Se os dados de exposição são corretamente escolhidos e a língua pressionada no palato, obtém-se uma representação contínua, seqüencial da crista alveolar, com reprodução realística dos defeitos ósseos.

Procedimento técnico VIII
- Periodontites podem ser examinadas com a incidência-padrão ou com um programa reduzido.
- Importante é a correta postura do corpo, com as costas retas e o pescoço esticado, para evitar os sombreamentos da parte anterior da mandíbula através do efeito de adição da coluna vertebral.
- O plano oclusal deve ser quase horizontal, mas não descendente em direção dorsal.
- Deve-se pressionar a língua sempre durante a exposição contra o palato e não contra a coroa dos dentes superiores anteriores.
- Os dados de exposição não devem ser colocados muito baixos.

Posicionamento em Pacientes Desdentados

A representação da crista óssea pode, em pacientes desdentados, apresentar dificuldades inerentes, porque, ao contrário da mandíbula, a fina crista óssea da maxila ficará superexposta, especialmente se a língua não for pressionada contra o palato. As próteses de materiais sintéticos podem, então, servir de filtro, permanecendo no lugar com vantagens, o que, complementado com uma telerradiografia, possibilita uma revisão da altura da mordida e a posição dos côndilos em chave de oclusão e em relação com o tubérculo articular.

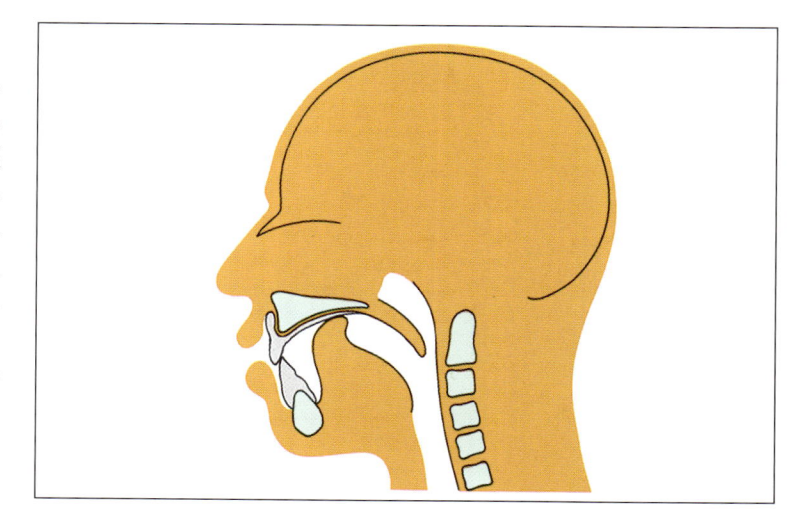

Posicionamento em desdentados

Figura 60 Reprodução da crista óssea
Já a correta escolha dos dados de exposição e da posição da língua permite radiografias que representam também a crista óssea da maxila.

Acima: O desenho mostra a prótese no lugar e a língua em "posição de filtro".

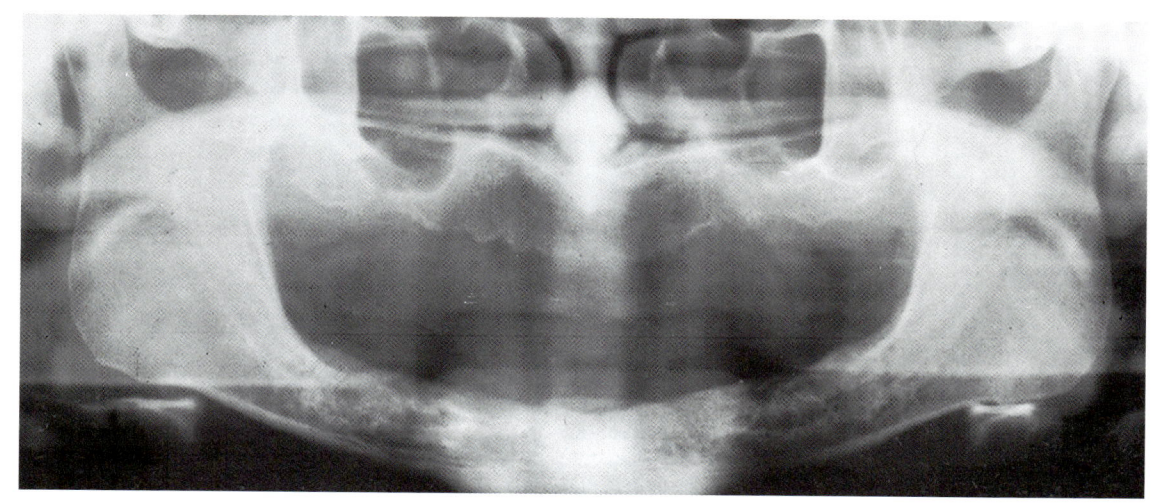

Figura 61 Resultado em chave de oclusão com prótese
Se as próteses (como, por exemplo, nos problemas de articulação temporomandibular) ficarem em chave de oclusão, não só se obtém uma boa reprodução de ambas as cristas ósseas, mas também uma visão geral sobre as condições oclusais em relação à posição dos côndilos.

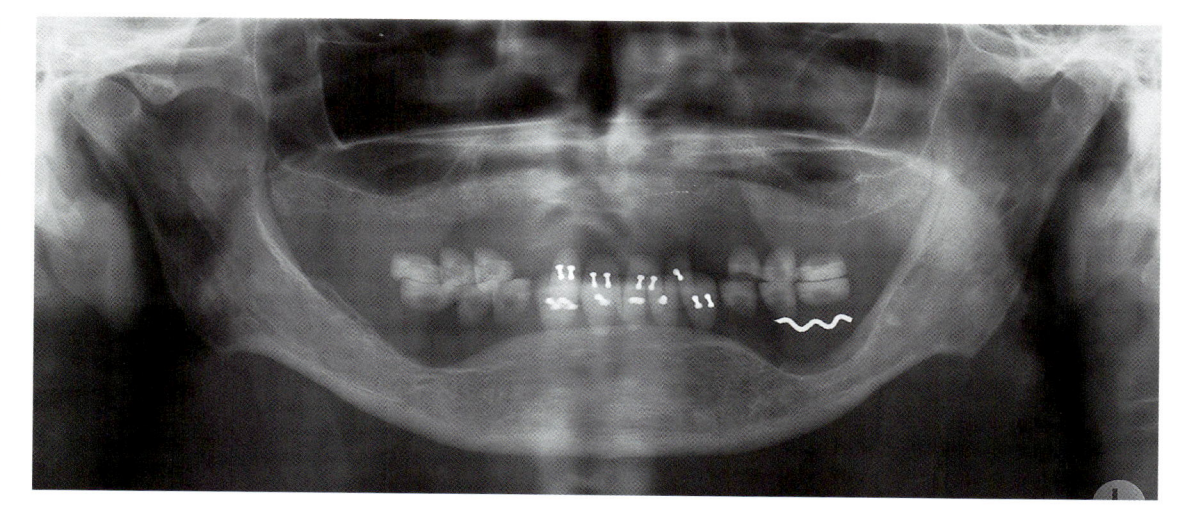

Procedimento técnico IX
- Se o exame do maxilar deve ser feito sem as próteses, deve-se cuidar para que os dados de exposição sejam escolhidos de acordo com a crista alveolar do maxilar superior, e para que a língua esteja pressionada contra o palato durante a exposição. A altura da mordida pode ser simulada com a colocação de espessos rolos de algodão entre as cristas ósseas.
- A radiografia deve ser feita com boca fechada, caso as próteses devam permanecer nos seus locais.
- Deve-se também atentar para que as cristas ósseas fiquem, se possível, em posição horizontal.

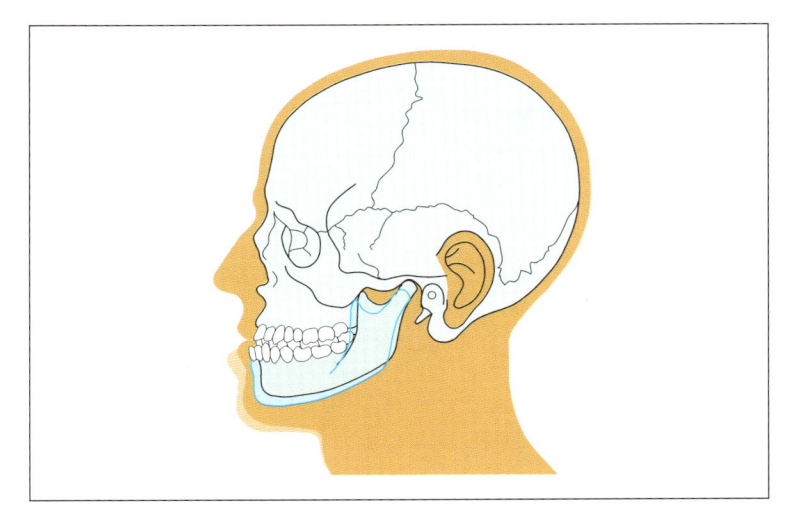

Posicionamento em Radiografias da Articulação Temporomandibular

Posicionamento em Radiografias da Articulação Temporomandibular

Uma grande maioria das artropatias que se verificam na clínica surge de perturbações do equilíbrio estoma-tognático e, ultrapassando os limites de tolerância fisio-lógicos, manifestam-se como lesões de disco e reações de alterações da estrutura óssea. Já a radiografia-padrão de chave de oclusão mostra as condições oclusais em relação à forma e posição dos côndilos e fornece, assim, os primeiros indícios para a terapia subseqüente na clínica ou o encaminhamento para outras clínicas. Uma radiografia adicio-nal com a boca aberta fornece pontos de referência para a função articular, com visão lateral.

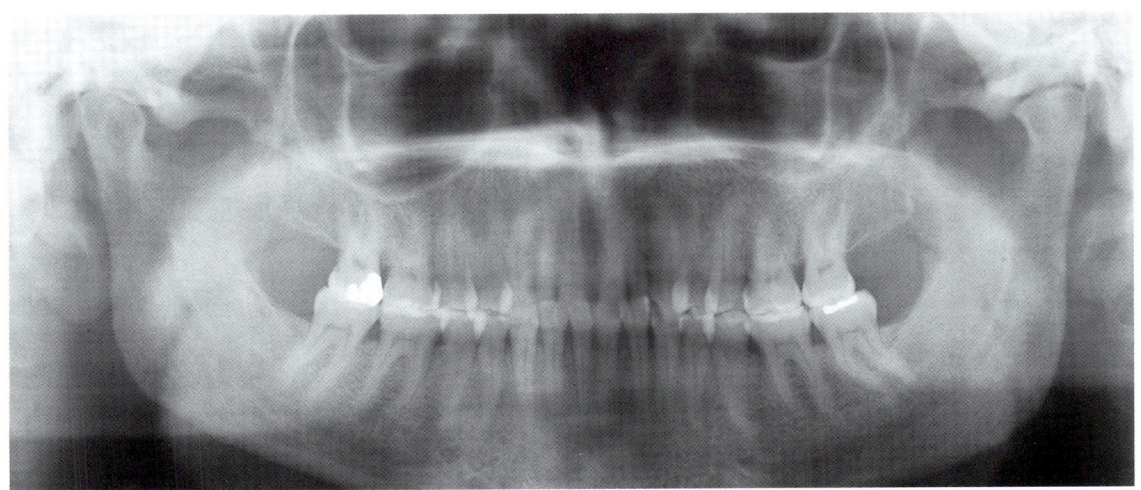

Posicionamento em radiografias da articulação temporomandibular

Figura 62   Posição da mandíbula em chave de oclusão, com a boca aberta, esquemática.

Figura 63   A primeira radiografia em chave de oclusão
Condições de oclusão em relação à posição dos côndilos. O côndilo esquerdo mostra uma osteofitose (bico de corvo) como sinal de artrose. A fenda da articulação está diminuída à esquerda e aumentada à direita como sinal de uma inflamação existente.

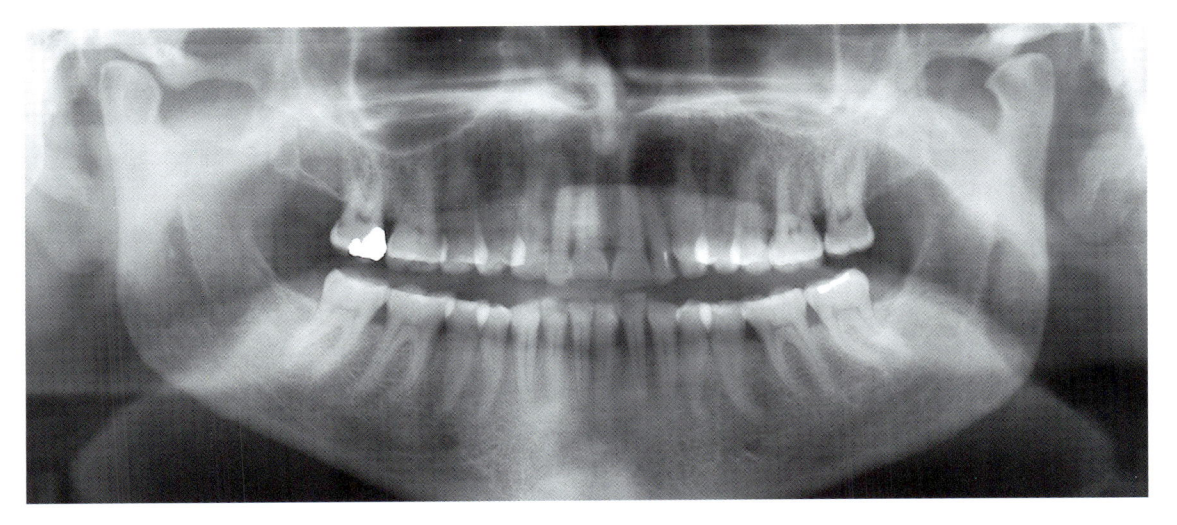

Figura 64   Radiografia com boca aberta
Uma movimentação limitada à direita, com deslocamento do centro da mandíbula, no sentido de uma posição de preservação.

Procedimento prático X
- Pacientes com problemas de articulação temporomandibular devem ser examinados na clínica em chave de oclusão. O plano oclusal deve ser apenas levemente ascendente, em direção dorsal. Os dados de exposição devem ser colocados no limite superior, para melhor penetração da articulação temporomandibular.
- A segunda tomada deve ser feita preferencialmente na mesma posição, mas de boca aberta.
- Os programas de articulação temporomandibular ou aparelhos de tomografia espiralada permitem radiografias tridimensionais. Os deslocamentos ou as lesões de disco devem, ao contrário, ser documentados com tomografia por ressonância magnética.

Programas Suplementares à Ortopantomografia-Padrão

Pelo posicionamento do paciente relacionado à indicação, a incidência-padrão pode ser usada com diversas variantes. Para tal, programas suplementares possibilitam não só radiografias de visão geral de crianças, mas também projeções de camadas de seções dos maxilares, com as quais podem ser feitas radiografias de controle com redução da dose de radiações. Outros programas adicionais possibilitam também a representação da articulação temporo-mandibular em multicamadas, de visão lateral e frontal, que então não podem mais ser analisadas como as tradicionais situações de interproximal e cuja finalidade principal será a de representar a morfologia dos tecidos duros condilares e o diagnóstico funcional. Os tecidos radiotransparentes como o disco articular só podem ser examinados corretamente pela tomografia de ressonância magnética. Representações panorâmicas dos seios maxilares raramente são solicitadas na clínica odontológica. Para o cirurgião-dentista é, todavia, importante que na clínica odontológica se façam radiografias de camadas transversais com o auxílio dos programas suplementares, para que se tenha, antes ou mesmo

Ortopantomografia-padrão e programas suplementares

Figura 65   Radiografia panorâmica com dose reduzida de radiação
Visão geral para documentação da dentição de uma criança de 8 anos (Orthophos Plus, Sirona).

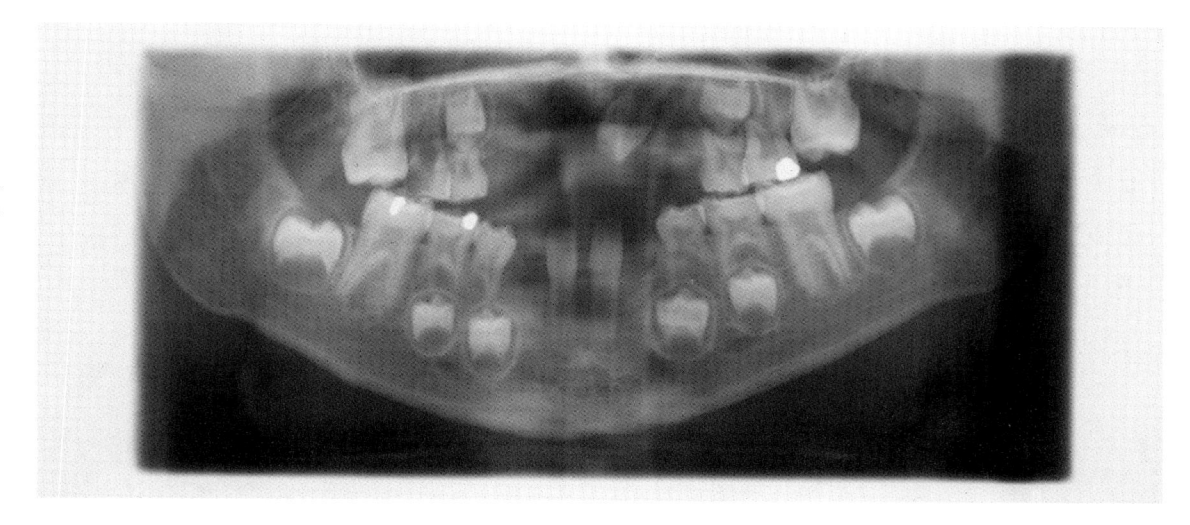

Figura 66   Multicamadas da articulação temporomandibular, lateral
Programa para a representação lateral da articulação temporomandibular em posição habitual de boca fechada e em posição de abertura máxima da boca. Existe uma dificuldade de abertura na esquerda, com um disco articular com redução anterior e deslocado (Orthophos Plus, Sirona).

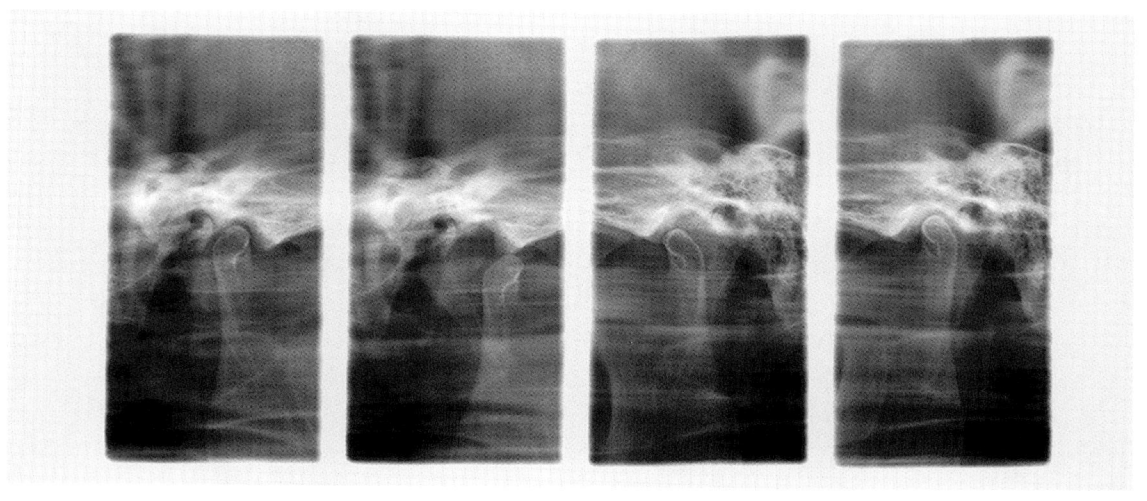

Figura 67   Multicamadas, frontal
Multicamadas da articulação temporomandibular em plano anterior (Orthophos Plus, Sirona).

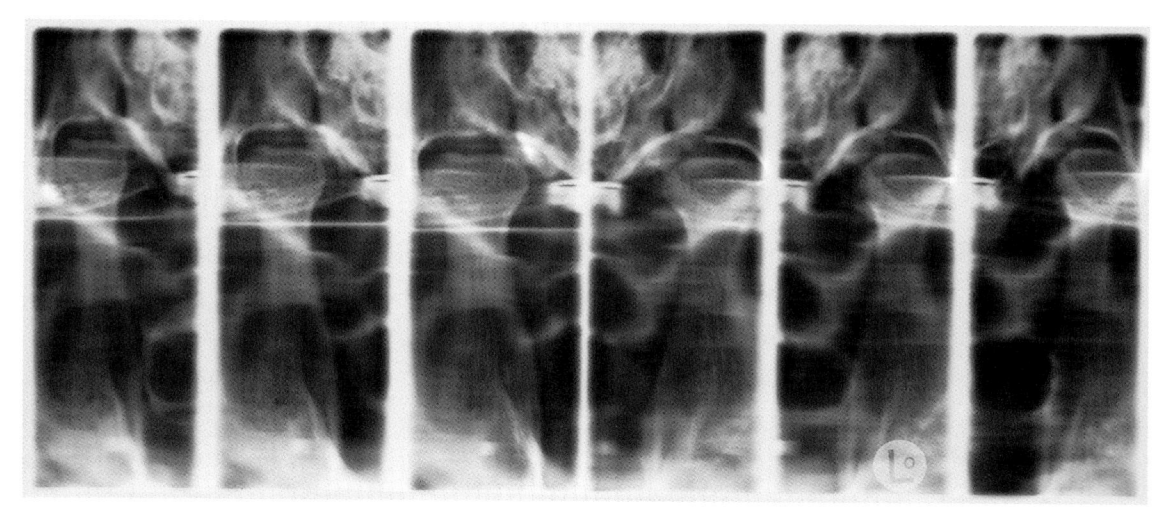

Programas Suplementares à Ortopantomografia-Padrão

após a intervenção cirúrgica nos maxilares, uma visão tridimensional da situação. Assim, pode-se esclarecer, por exemplo, as relações de posicionamento de dentes retidos em relação ao canal da mandíbula ou aos seios maxilares, a oferta de osso para implantes e a expansão bucofacial de lesões dilatadoras. O procedimento também é útil na determinação de localização de corpos estranhos no seio e para controle da elevação dos seios.

Para o preparo de camadas transversais ótimas são necessários processos técnicos apropriados e uma técnica cuidadosamente executada para radiografar. Quanto maior o ângulo da camada (isto é, quanto mais longo o caminho do tubo e do receptor de imagens durante a exposição) tanto mais livres de sobreposições e nítidos serão os tecidos da camada selecionada. O trajeto dos movimentos semelhantes à tomografia espiral são superiores a outros sistemas, no que tange à inibição de efeitos de adição, mas a seleção dos dados de exposição conforme as indicações também tem um papel importante. Para o preparo de radiografias de qualidade é também necessário um pessoal atendente especializado, que disponha de bons conhecimentos de anatomia e uma grande experiência na manipulação dos equipamentos, adquirida pelo constante manuseio da aparelhagem. Do contrário, doses de radiação excessiva para os pacientes serão inevitáveis.

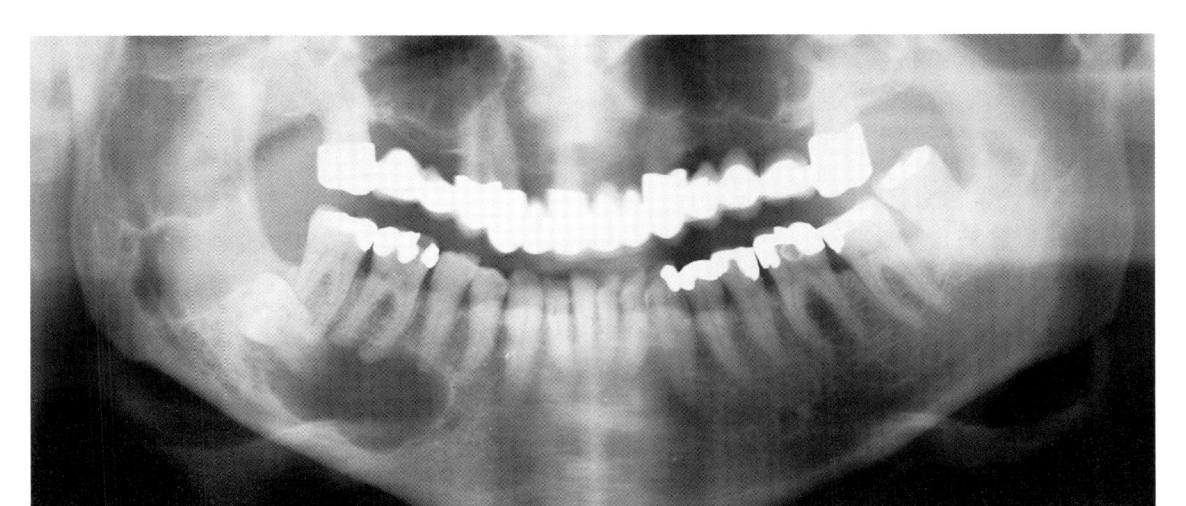

Ortopantomografia-padrão e programas suplementares

Figura 68 Radiografia básica de orientação
Após preparo de uma ortopantomografia de orientação, podem ser feitas, conforme a necessidade, radiografias de camadas transversais do maxilar, como, por exemplo, no caso ao lado, um pré-operatório de localização de um cisto dilatador que deslocou o canal da mandíbula (Orthophos Plus, Sirona).

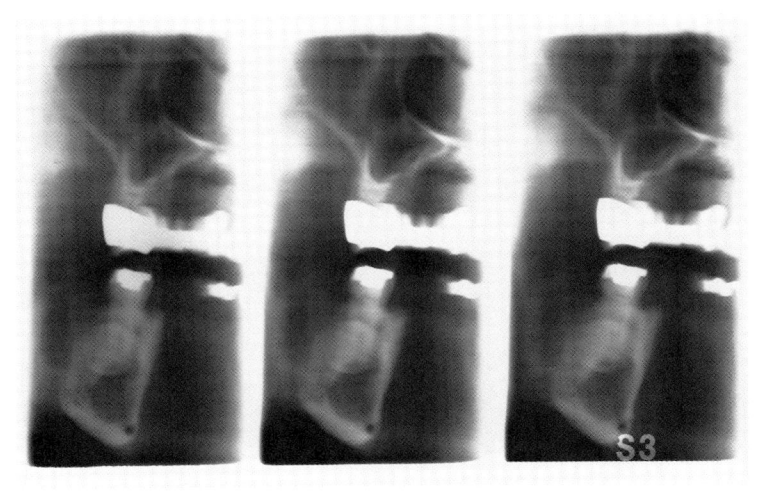

Figura 69 Verificação da situação do canal da mandíbula
A camada transversal mostra a situação do canal da mandíbula deslocado, à direita (seta), na altura do dente 47 (Orthophos Plus Sirona).

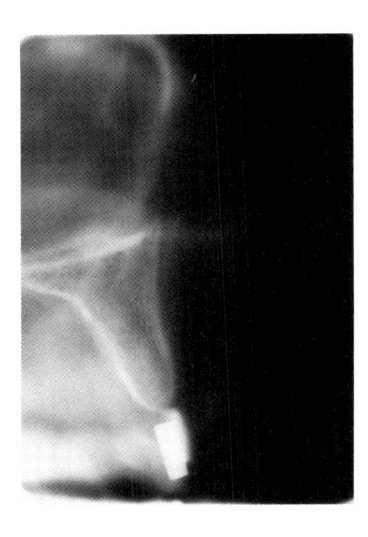

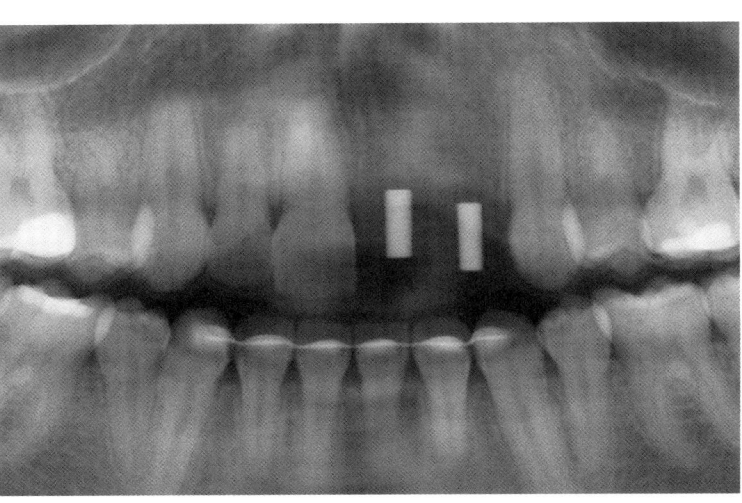

Figura 70 Verificação da oferta de osso na maxila
Direita: A secção do centro da ortopantomografia mostra a simulação de um implante para substituição dos dentes 21 e 22.

Esquerda: A radiografia isolada da camada transversal mostra a simulação na altura do dente 21, com a situação do eixo do implante e a oferta de osso para o leito do implante. Coleção T. Zumstein (Scanora).

Ortopantomografia-padrão e programas suplementares

Figura 71 Radiografia básica
A ortopantomografia mostra um dente 23 (seta), retido por palatino, com um cisto folicular e uma situação de terminal livre, na mandíbula direita, onde está sendo planejada uma base para implante.

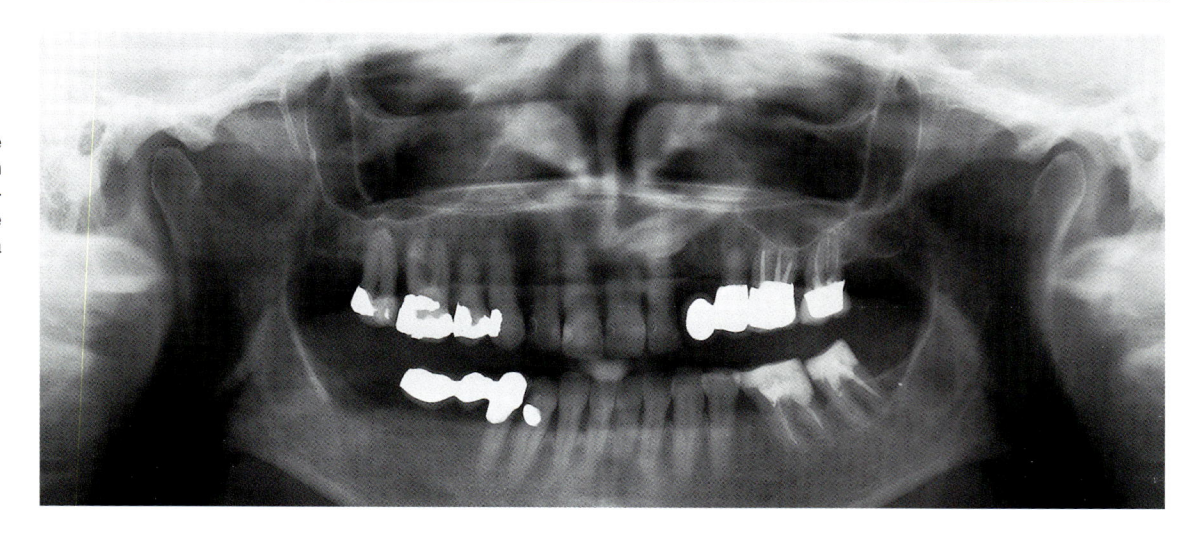

Figura 72 Corte sagital para localização do dente 23
A camada transversal na maxila mostra o dente 23 localizado por palatino e coberto por compacta óssea. A seta mostra o limite do cisto folicular, orientado para o vestíbulo.

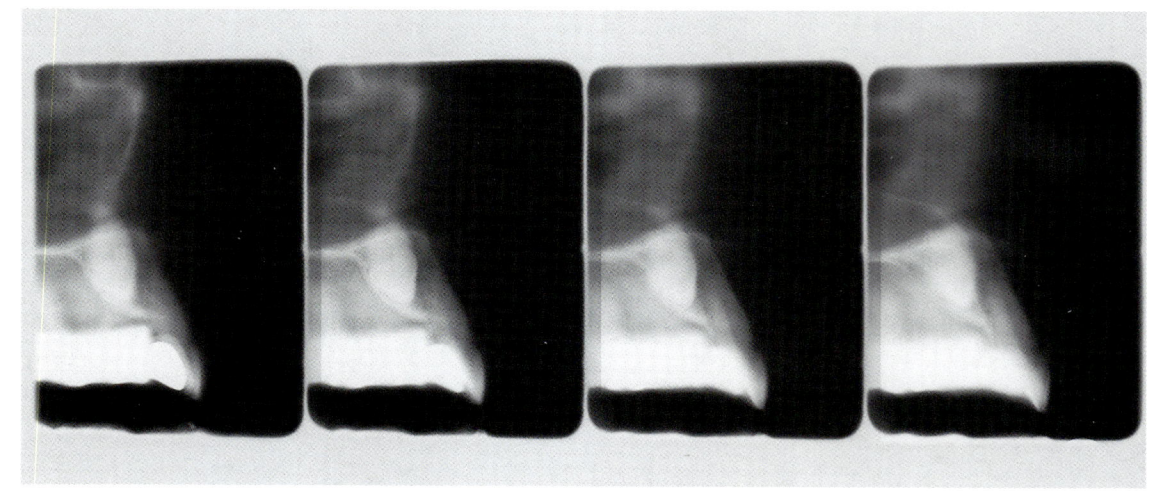

Figura 73 Corte sagital para localização do canal mandibular
A camada transversal na mandíbula mostra a oferta de osso e a situação do canal da mandíbula na região do 46 (seta) e, à direita, o forame mental (seta) na região do 45.

Coleção T. Zumstein (Scanora)

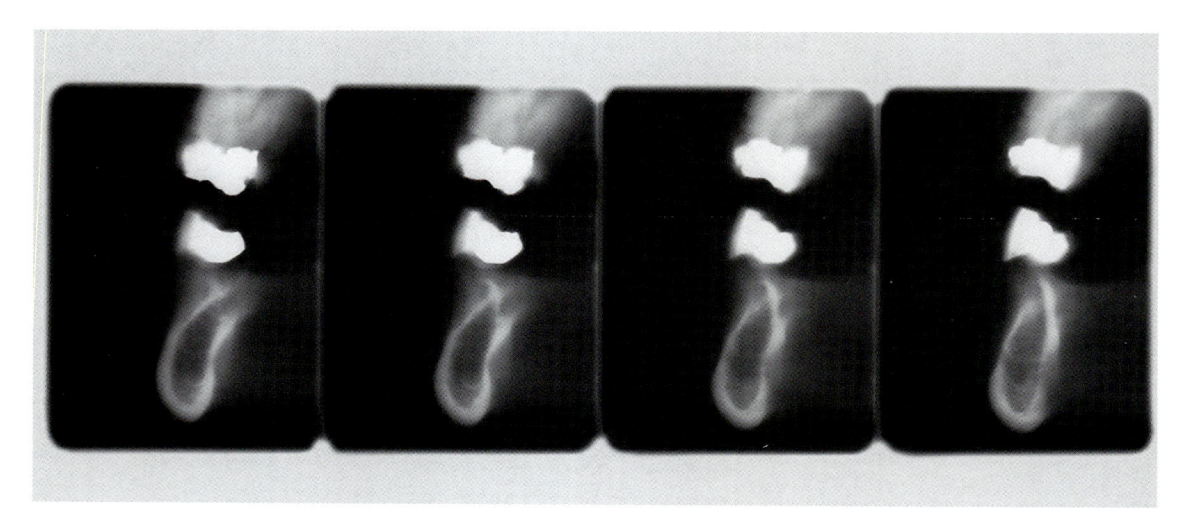

Figura 74 Versões CEPH do ortopantomógrafo
Em casos especiais, ao lado das telerradiografias, podem ser feitas radiografias de crânio-padrão.

Esquerda: Visão lateral do posicionamento correto de uma radiografia semi-axial do crânio, em direção PA dos raios (ver também p. 164).

Direita: Visão lateral para o posicionamento correto de uma radiografia panorâmica PA da mandíbula (ver também p. 166).

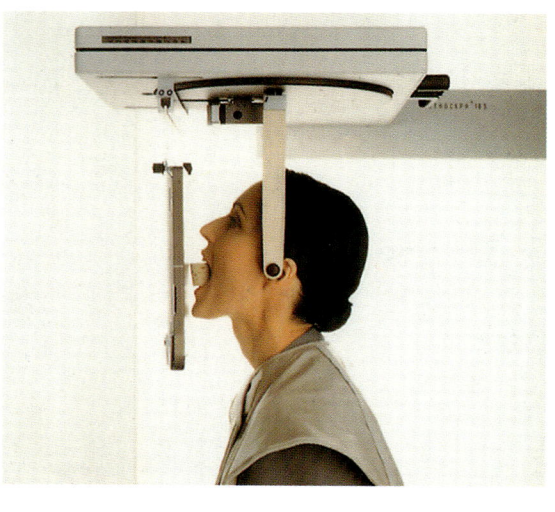

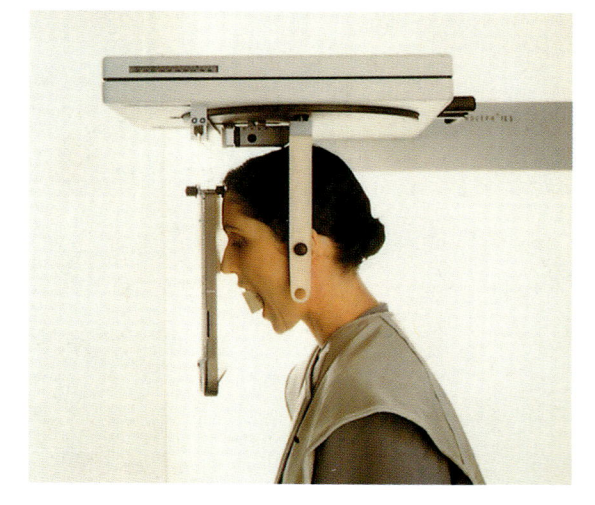

Anatomia Radiográfica em Ortopantomografia

A anatomia radiográfica é a base de qualquer interpretação de radiografias. Ela segue normas e exige para sua compreensão o conhecimento do efeito das radiações e a anatomia normal dos espaços irradiados, na dependência do emprego da correta técnica radiológica. Analogamente a essas noções fundamentais, as seguintes regras básicas devem ser observadas em qualquer tipo de radiografia:

- O efeito tangencial dos raios X só torna visível nitidamente os tecidos duros que tenham grandes espessuras ou densidades - ou aquelas "lamelas" relativamente finas - que estão no momento da radiografia paralelas ou quase paralelas ao feixe central de raios. As últimas simulam em sua localização uma estrutura de tecido duro de grande espessura e aparecem, portanto, nitidamente opacas na radiografia. Estruturas de tecidos duros, no entanto, que no momento da radiografia estão em perpendicular ou quase ao feixe de raios, mesmo quando relativamente espessos, aparecem transparentes na radiografia, por efeito dos dados de exposição necessários para a penetração dos tecidos.

- O efeito de adição dos raios X deixa as estruturas moles ou duras dos espaços irradiados aparecerem mais nitidamente ou desaparecerem completamente, sob as condições dos dados de exposição. Desta maneira, por exemplo, as partes moles projetadas sobre um segmento do osso fazem este parecer, naquele lugar, mais denso que ao lado, porque o feixe de raios chega atenuado sobre o osso. Um espaço de ar projetado sobre um segmento do osso, por sua vez, causa o efeito de não-atenuação dos raios X que atingem o osso, fazendo com que ultrapasse o osso, apagando suas características. O primeiro exemplo é o efeito de adição e o segundo exemplo é o efeito de subtração, e nenhum deles tem, neste caso, algum relacionamento com o sinal radiográfico de uma *esclerose* ou *a dissolução de uma estrutura*.

A ortopantomografia, tomada no sentido literal, em função da variada espessura das camadas dos segmentos dos maxilares (mas sempre a partir de 5 mm), pertence realmente às zonografias e não foge dos mesmos efeitos. Também aqui os efeitos tangenciais e o efeito de adição determinam a imagem dos tecidos radiografados; todavia, correspondendo aos princípios da tomografia, todas as estruturas que se encontram dentro de uma camada são representadas relativamente nítidas e levemente aumentadas, enquanto as estruturas fora das camadas são representadas como objetos pouco nítidos e diminuídos, ou como sobreposições borradas, amplas e aumentadas, conforme estejam localizadas entre a camada e o receptor de imagens ou entre a camada e o foco.

Visão Geral sobre as Estruturas Anatômicas Vistas na Ortopantomografia

A fotomontagem de um crânio seco mostra as estruturas ósseas superficiais, com exceção da coluna vertebral e o hióideo. Observe-se que realmente temos diante de nós (extremamente simplificada) uma visão frontal entre duas vistas laterais da face do crânio. Em uma radiografia real, os espaços e estruturas localizados debaixo destas superfícies estão sobrepostos a elas. Correspondendo ao princípio da zonografia, estruturas como a coluna vertebral ou o ângulo da mandíbula também estão sobrepostas ao lado oposto das estruturas que se deseja examinar e que influenciam na sua reprodução. A variedade de estruturas passíveis de visualização é enorme. Como todas as estruturas nunca podem ser vistas em uma única radiografia, elas serão apresentadas em detalhes e de modo abrangente neste capítulo, em visões gerais e segmentos de diversas radiografias.

Figura 75 Fotomontagem
Representação das estruturas ósseas superficiais da face do crânio abrangidas pela ortopantomografia. As estruturas duras mais profundas e as partes moles estão ausentes.

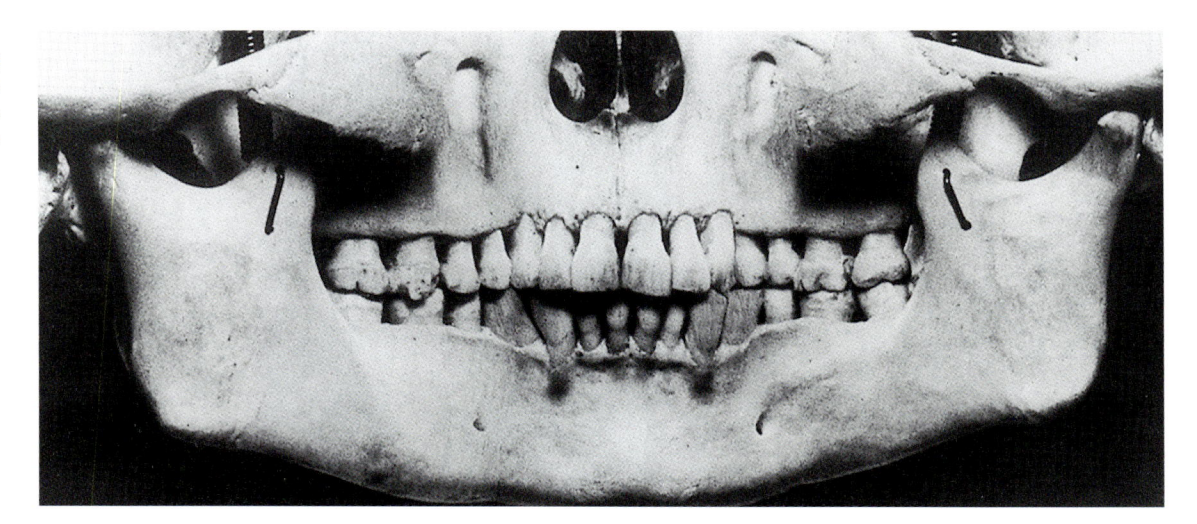

Figura 76 Esquema das estruturas do espaço radiografado
Sob os números 6 a 11, encontram-se várias estruturas anatômicas localizadas muito próximas e, por isso, representadas por um número, por falta de espaço no desenho.

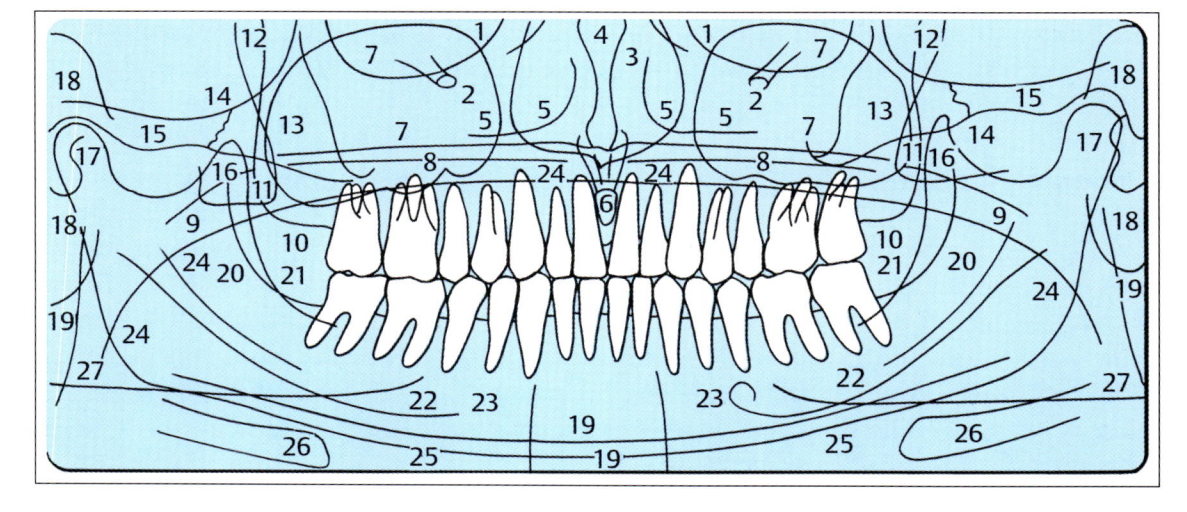

1 Cavidades orbitárias
2 Canal infra-orbitário
3 Cavidade nasal
4 Septo nasal
5 Concha nasal inferior
6 Forame incisivo, por cima a espinha nasal anterior e canal nasopalatino
7 Seios maxilares
8 Abóbada palatina e assoalho do nariz
9 Véu palatino
10 Tuberosidade da maxila
11 Processo pterigóide (lâmina lateral e lâmina medial), bem como processo piramidal do osso palatino
12 Fossa pterigopalatina
13 Osso zigomático
14 Sutura zigomático-temporal
15 Arco zigomático, tubérculo articular
16 Processo coronóide
17 Côndilo
18 Ouvido externo com canal auditivo externo
19 Coluna cervical
20 Crista temporal da mandíbula
21 Linha oblíqua
22 Canal da mandíbula
23 Forame mental
24 Dorso da língua
25 Osso compacto da mandíbula
26 Base da língua
27 Maxilar oposto borrado (desfocado)

Efeitos de Adição em Ortopantomografias

Os raios X são enfraquecidos seletivamente pelos tecidos que atravessam, correspondendo à densidade e espessura dos mesmos, o que possibilita uma representação diferenciada em uma escala de tons de cinza, o que se chama também de contraste da radiografia. Por sobreposição de tecidos ou órgãos no percurso dos raios, formam-se os efeitos de sobreposição ou de adição, que projetam a tridimensionalidade do espaço atravessado na superfície do receptor de imagens, bidimensionalmente. Os espaços preenchidos pelo ar ou tecidos radiotransparentes deixam passar os raios X praticamente sem atenuação e projetam uma zona mais clara que, no caso de sobreposição de estruturas mais densas, produz um "efeito de subtração", enquanto uma sobreposição de estruturas radiopacas forma um "efeito de adição", ou seja, o escurecimento maior da radiografia.

O conhecimento desses efeitos da radiação sobre a formação da imagem, juntamente com o necessário conhecimento de anatomia técnica, é de fundamental importância para uma correta interpretação tridimensional de dados normais e patológicos no diagnóstico radiográfico.

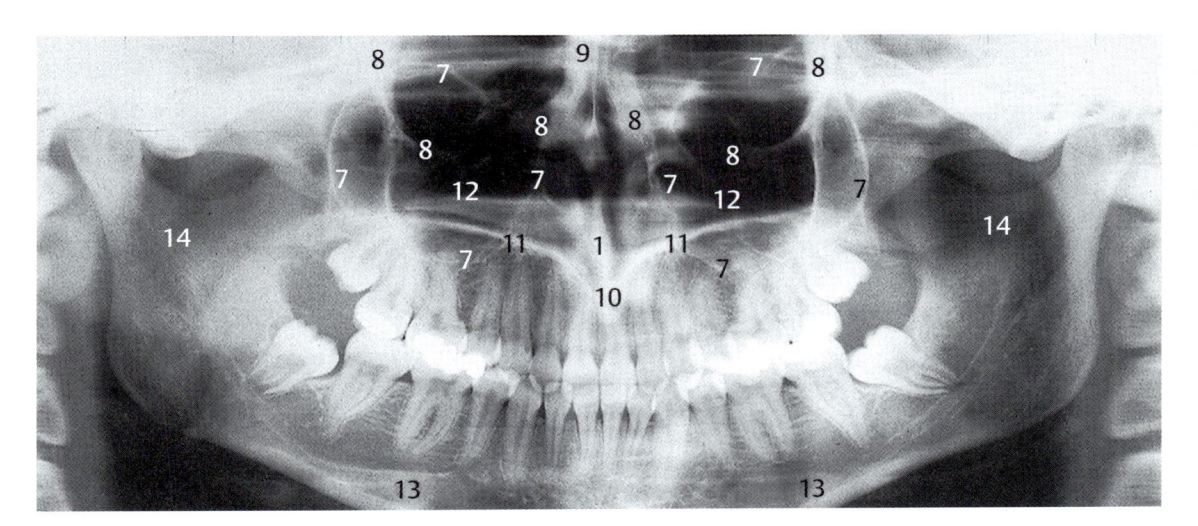

Figura 77 Efeitos de subtração
Seios maxilares, cavidade nasal, epifaringe, poro acústico e órbita são os responsáveis mais importantes por efeitos de subtração em ortopantomografia e sempre levam o analista a dificuldades quando os dados de exposição foram selecionados demasiado altos.

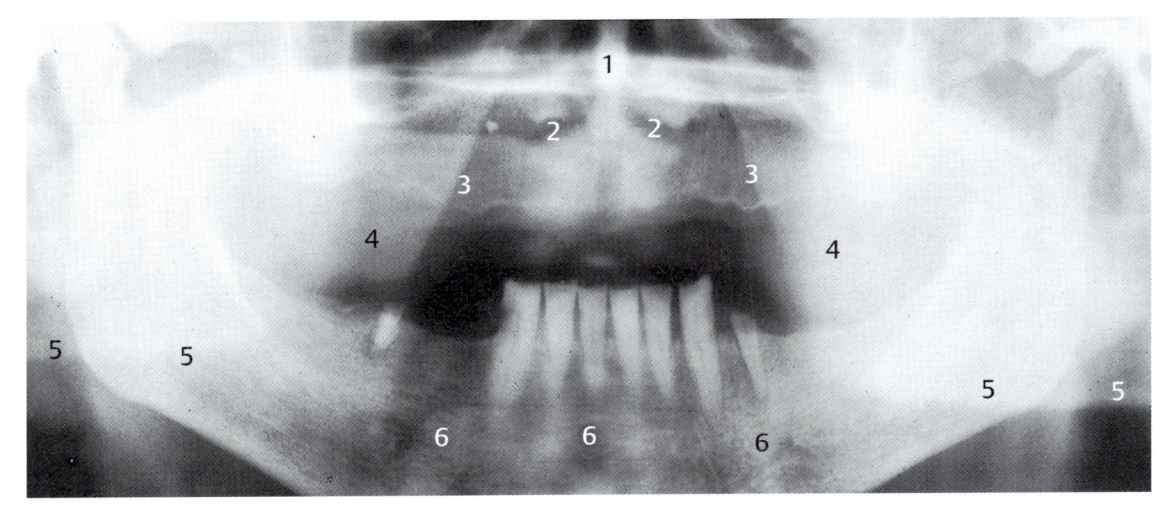

Figura 78 Efeitos de adição
A pele do rosto, o nariz, a orelha, a coluna cervical, o maxilar oposto, o osso zigomático ou a base da língua são os mais importantes responsáveis pelos efeitos de adição e levam sempre o analista a dificuldades quando os dados de exposição foram selecionados demasiado baixos.

1. Septo nasal e crista nasal maxilar
2. Articulação atlanto-occipital
3. Dobra nasolabial da bochecha
4. Bochecha
5. Corpo da mandíbula do maxilar oposto
6. Guia de posicionamento de material sintético
7. Seio maxilar, limites
8. Cavidade orbital, limites
9. Osso nasal
10. Espinha nasal anterior
11. Limites látero-basais da cavidade nasal
12. Par horizontal do osso palatino e dorso da língua
13. Borramento da base da língua (osso hióideo)
14. Epifaringe aérea

50 Anatomia Radiográfica em Ortopantomografia

Vista Frontal das Estruturas da Face Média

Conforme a construção individual do crânio da face e o posicionamento do aparelho, as estruturas da cavidade orbital e da cavidade nasal aparecem na radiografia. Sempre, todavia, sejam visíveis ou invisíveis, participam na formação da imagem.

Por exemplo, pode-se perfeitamente imaginar que a concha nasal inferior aparecerá na ortopantomografia - conforme antes mencionado - como duas visões laterais amplas do crânio da face, intercaladas por uma estreita visão frontal, onde as estruturas situadas medial e acima, como, por exemplo, a concha nasal, tornam-se totalmente invisíveis.

Na parte inferior da cavidade orbital eventualmente podem ser vistos corpos estranhos geralmente nos seios maxilares - como também os limites dos seios dorsais - que, pela incidência transversal das partes superiores pelo estreito feixe de raios, são projetados para cima.

Figura 79 Estruturas da cavidade nasal, do assoalho da fossa nasal, isto é, da abóbada palatina e parte central da maxila
A representação dos limites do assoalho da fossa nasal, isto é, da abóbada palatina, depende da regulagem do ângulo vertical de posicionamento do crânio no cefalostato.

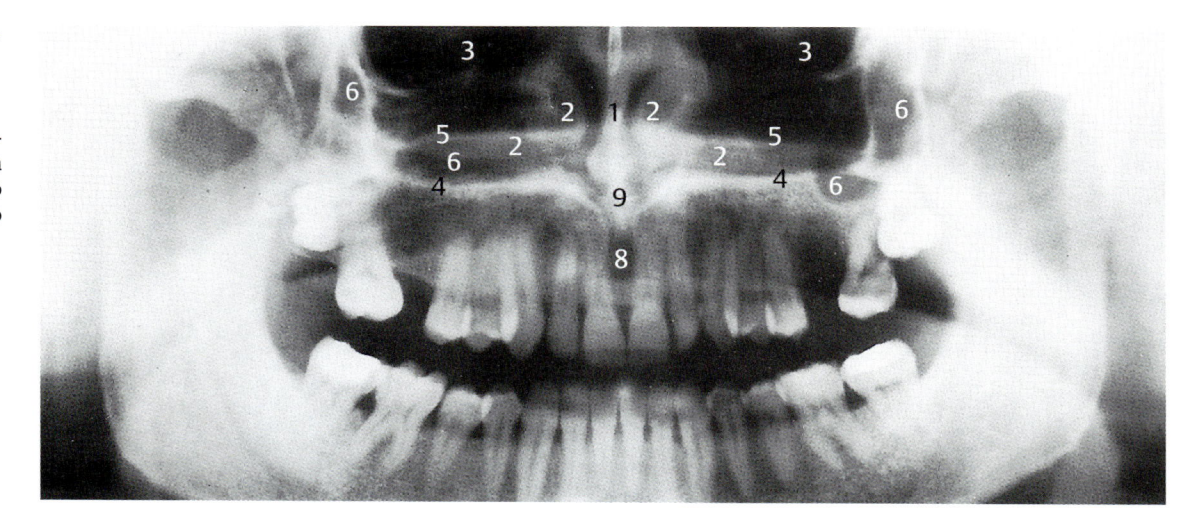

Figura 80 Mesma região anterior
Observe-se a representação da concha nasal inferior, que aparece simultaneamente na vista frontal e na incidência lateral. Observe-se ainda o curso do canal infra-orbital direito, que somente pela sobreposição da concha se torna visível.

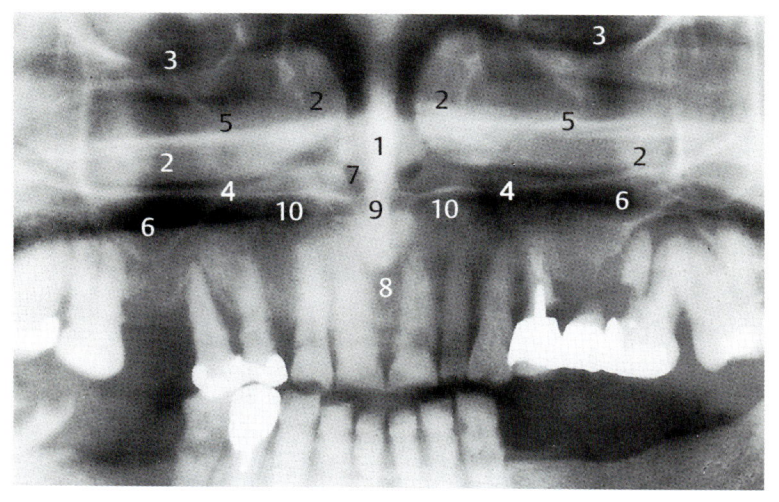

1. Septo nasal
2. Concha nasal inferior
3. Cavidade orbital com canal infra-orbital direito
4. Limites látero-basais da cavidade nasal
5. Par horizontal do osso piramidal, com os limites posteriores da cavidade nasal. A abóbada palatina, quando visível, localiza-se entre o 4 e o 5.
6. Seio maxilar
7. Entrada nasal para o canal incisivo
8. Forame incisivo
9. Espinha nasal anterior com crista nasal maxilar
10. Asa do nariz

Seio Maxilar em Incidência Normal

O seio maxilar já pode ser visualizado em radiografias panorâmicas em crianças de 4 anos de idade e alcança sua maior amplitude no final do quarto decênio. Sua cavidade é de formato e configuração extremamente variados. Cavidades alveolares rasas e largas alternam-se com formas separadas por vários septos. Ao lado de grandes cavidades, que, após a perda dos dentes posteriores, podem alargar-se ainda consideravelmente em direção à crista alveolar, são encontradas formas rudimentares, que basicamente parecem ser apenas uma cavidade dorsal com um recesso zigomático. Na vista frontal, vê-se as partes posteriores do seio sobrepostas ao fundo da cavidade orbital, podendo-se ainda em radiografias pouco duras reconhecer a fossa lacrimal e o canal infra-orbital, enquanto as conchas nasais inferiores podem obscurecer não só a cavidade nasal, mas também a parte medial do seio. Em vista lateral, sobrepõe-se o zigomático à cavidade dorsal do seio, e deixa o recesso zigomático nitidamente emoldurado pela imagem da fossa canina e a fáscia infratemporal.

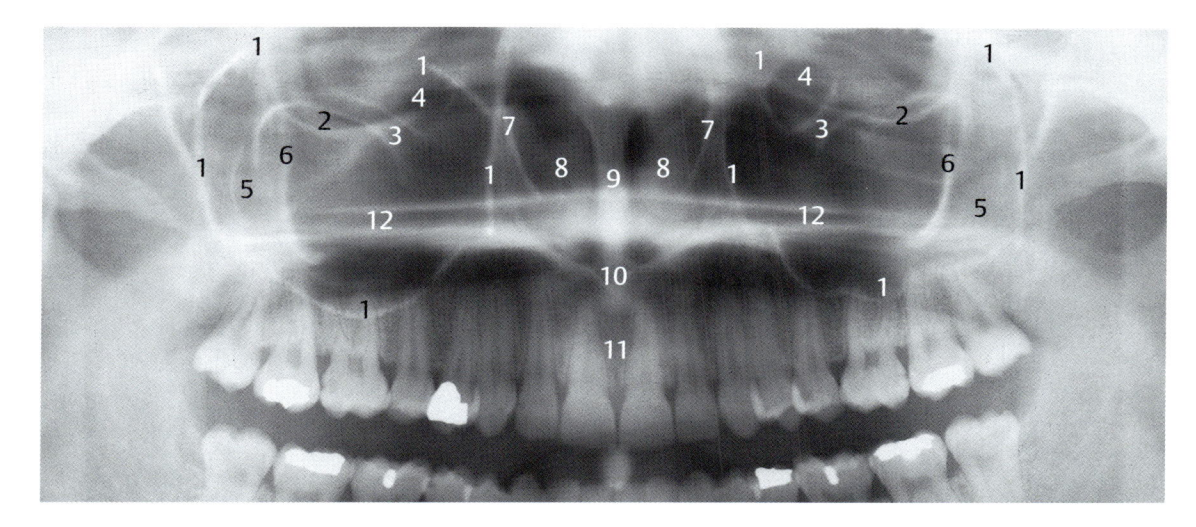

Figura 81   Seio maxilar normal
Seio maxilar de configuração normal, com sobreposição do fundo da cavidade orbital. Boa visualização geral do recesso alveolar.

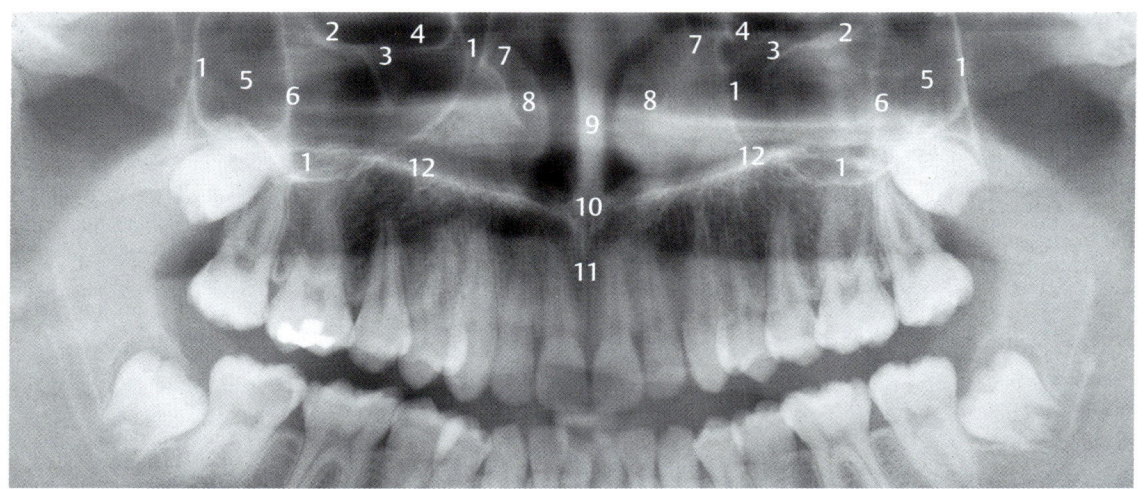

Figura 82   Seio maxilar pequeno
Pequeno seio maxilar, com pequena visualização da cavidade alveolar.

1   Limites do seio maxilar
2   Margem inferior da cavidade orbital
3   Canal infra-orbital
4   Fossa lacrimal
5   Osso zigomático
6   Linha inominada do osso zigomático
7   Parede lateral da cavidade nasal
8   Concha nasal inferior
9   Septo nasal
10 Espinha nasal anterior
11 Sutura palatina mediana
12 Abóbada palatina e assoalho da cavidade nasal

Seio Maxilar em Posição Normal

Duas outras incidências da região da mandíbula de projeções normais mostram, através dos septos, cavidades alveolares encadeadas, que deixam reconhecer um recesso anterior e outro posterior. O septo do seio, que separa o recesso anterior da cavidade principal, encontra-se ou entre os dois pré-molares, ou diretamente abaixo da raiz do 2º pré-molar, e o septo posterior, quando existente, pode ser visto sobre o segundo molar. A raiz palatina do molar é, em virtude da grande distância relativa do receptor de imagens, geralmente pouco nítida; o assoalho do seio, no entanto, é melhor reproduzido na direção bucofacial e levemente ascendente dos raios do que nas radiografias intrabucais, nas quais a parte látero-basal da parede do seio geralmente é interpretada falsamente como o "assoalho" do seio. A Figura 84 mostra, como prova da sobreposição da órbita e do seio, um corpo estranho aparentemente localizado na cavidade orbital, mas que se depositou, como excesso da obturação do canal radicular, na cavidade dorsal, próximo à abóbada do seio mandibular, e que lá originou a formação de uma aspergilose.

Figura 83   Incidência normal do seio maxilar
A secção mostra a fossa lacrimal e o forame nasal do canal nasolacrimal, abaixo da concha nasal inferior.

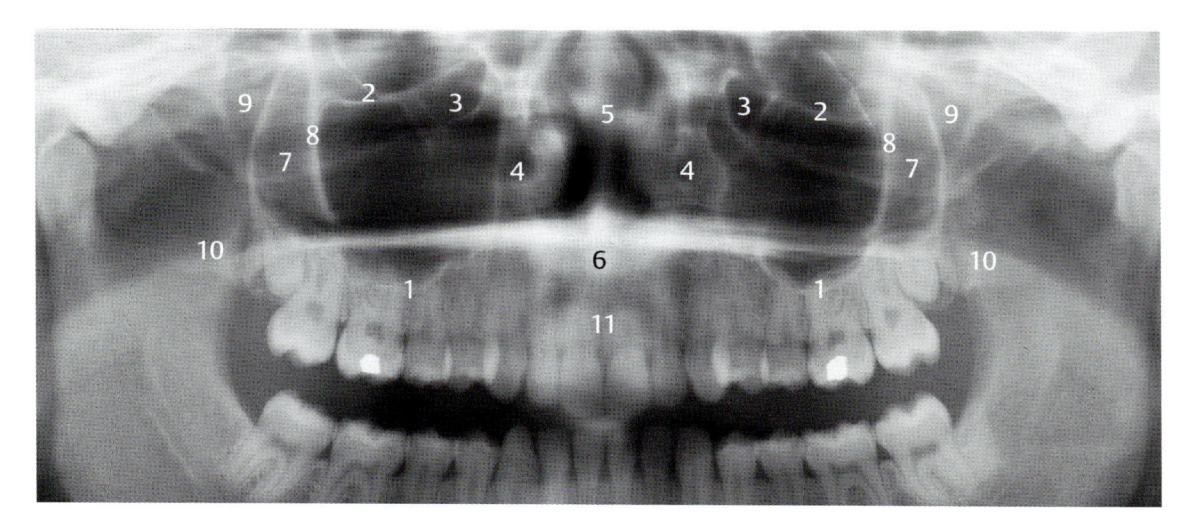

Figura 84   Corpo estranho aparentemente dentro da órbita
Na cavidade orbital esquerda, vê-se o resto de um excesso de obturação de canal, que na realidade depositou-se debaixo da abóbada do seio maxilar.

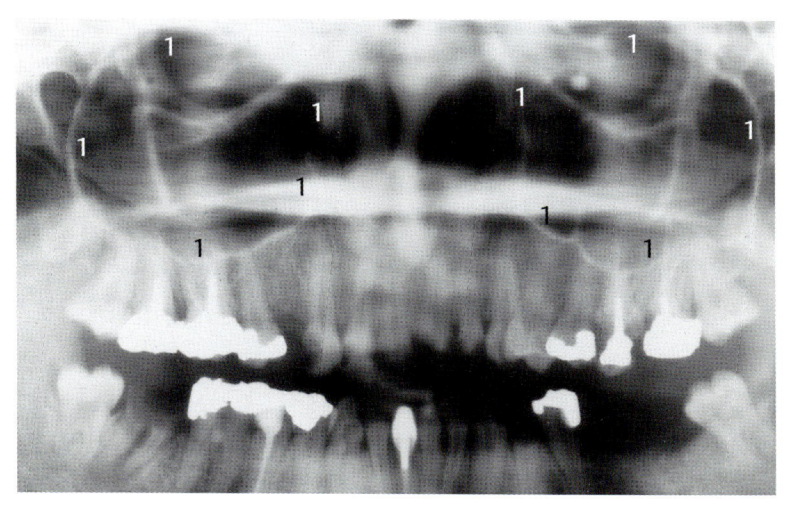

1. Limites do seio maxilar
2. Margem inferior da cavidade orbital
3. Fossa lacrimal
4. Forame nasal do canal nasolacrimal
5. Septo nasal
6. Espinha nasal
7. Corpo ósseo zigomático
8. Linha inominada do osso zigomático
9. Fossa pterigopalatina
10. Lâmina lateral do processo pterigóide em superposição com o processo coronóide mandibular
11. Sutura mediana

Região do Mento em Posição Normal

Devido aos efeitos de adição - causados pela coluna cervical ou pela base da língua - ou aos efeitos de subtração (quando a fossa mental entra no campo visual, ou pela projeção dos espaços intervertebrais), fre-qüentemente esta região é reproduzida de modo pouco nítido. Radiografias claras e nítidas dessa região tiradas de indivíduos jovens, em virtude do ainda baixo conteúdo de hidroxiapatita da coluna vetebral, mostram, apesar disso, radiograficamente clara a construção complexa das estruturas sinfisiárias, após integração dos ossos mentonianos e do sucesso da irrupção dos dentes anteriores permanentes. Não surpreende que nessa região, ao lado dos freqüentes pseudocistos póstraumáticos e das granulomatoses reparadoras, sejam encontrados fibromas ossificantes e osteocondromas.

Também aqui não se deve esquecer que a ortopanto-mografia só pode fornecer uma imagem frontal de toda a região. Em caso de necessidade (como na suspeita de alterações patológicas linguais ou vestibulares), deve-se complementar com radiografias tridimensionais interproximais, radiografias de corte sagitais ou tomografias computadorizadas.

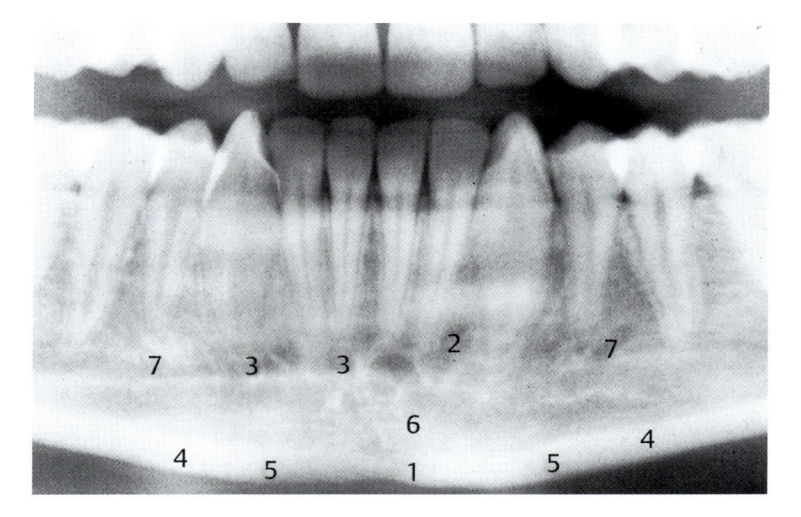

Figura 85   Região do mento
A secção de uma ortopantomografia apresenta muito bem as possibilidades de formação de lesões patológicas. A sínfise, existente anteriormente, com os ossos mentonianos e o crescimento endocondral da cartilagem de Meckel deixaram seus vestígios.

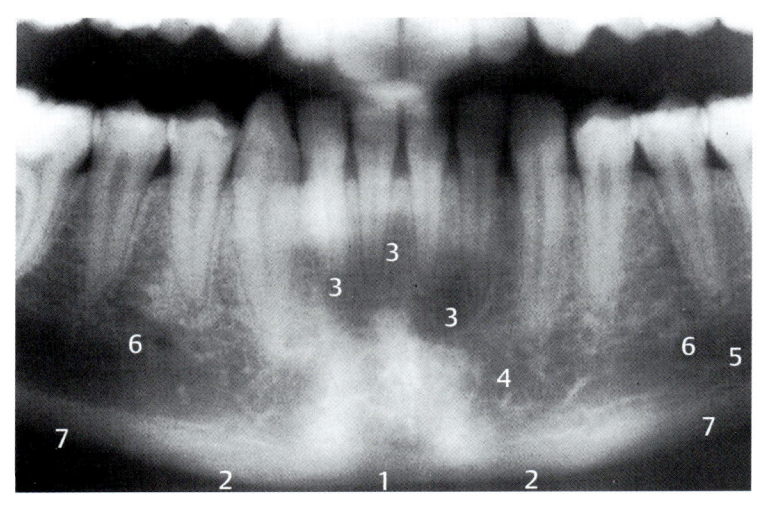

Figura 86   Clara representação do efeito de radiolucidez da parte superior da fossa mental
Secção de uma ortopantomografia. A dilatação vestíbulo-lingual do osso é especialmente fina neste local e mostra, por isso, uma nítida zona bem-delimitada radiolúcida, que, muitas vezes, é dificilmente distinguida de lesões patológicas, como pseudocistos traumáticos.

Periapical – radiograficamente – no dente 44 vital existe uma esclerose reativa após perturbações de irrupção.

Figura 85

1 Protuberância mental
2 Fossa mental
3 Sombra do hióideo
4 Base da mandíbula
5 Tuberosidade mental
6 Fossa digástrica (lingual)
7 Forame mental

Figura 86

1 Protuberância mental
2 Tuberosidade mental
3 Fossa mental (parte superior)
4 A protuberância que envolve a fossa mental, em sua parte inferior
5 Canal da mandíbula
6 Forame mental
7 Base da mandíbula

Região do Mento e Corpo da Mandíbula

A Figura 87 mostra, de modo especialmente nítido, como, casualmente, a fossa mental ou a fossa digástrica, localizadas bilateralmente à sínfise e exatamente na camada, podem ser representadas por zonas "osteolíticas" de limites difusos. Pacientes com depressões declaradas mostram bastante este fenômeno. É de se notar que alterações cistóides nessa região sempre apresentam uma clara e típica borda, quando não existe inflamação. As alterações malignas intra-ósseas são extremamente raras, com exceção do pouco freqüente osteoclastoma.

A fossa submaxilar com depressão da mandíbula produz, junto com a escassa trabeculização do corpo da mandíbula, uma zona especialmente radiolúcida, na qual está depositada a medula óssea. Neste segmento, que vai do primeiro pré-molar até o segundo molar, o canal da mandíbula é pouco visível, podendo ser identificado apenas pelo seu leito. Logo abaixo desse leito e paralelo ao canal, as lamelas ósseas podem dificultar a sua identificação. Em radiografias com pouca penetração, a identificação destas estruturas é melhorada.

Figura 87 Fossa digástrica
A secção da ortopantomografia mostra a depressão lingual destinada à fixação do músculo digástrico, a fossa digástrica bilateral. À esquerda do centro, na borda da mandíbula, um osteoma.

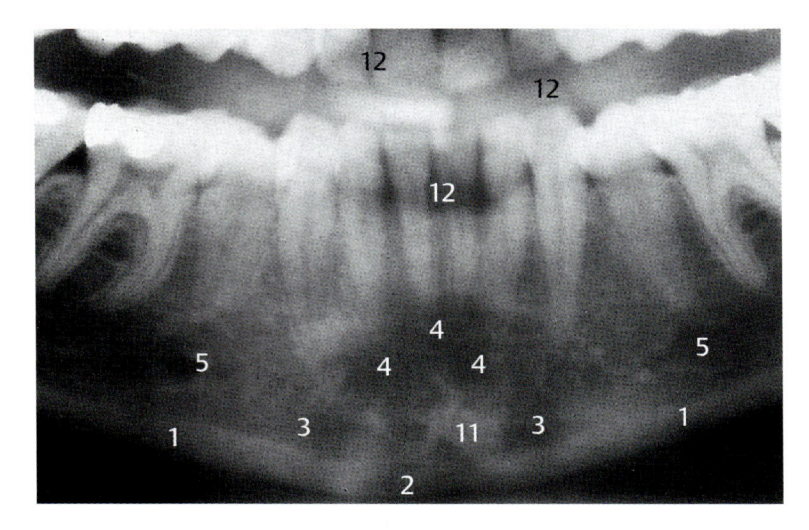

Figura 88 Fossa submaxilar
O corpo da mandíbula escassamente provido de matéria esponjosa é também levemente deprimido para a fossa submaxilar e aparece por isso na radiografia como área radiolúcida, na qual o percurso do canal da mandíbula é difícil de reconhecer.

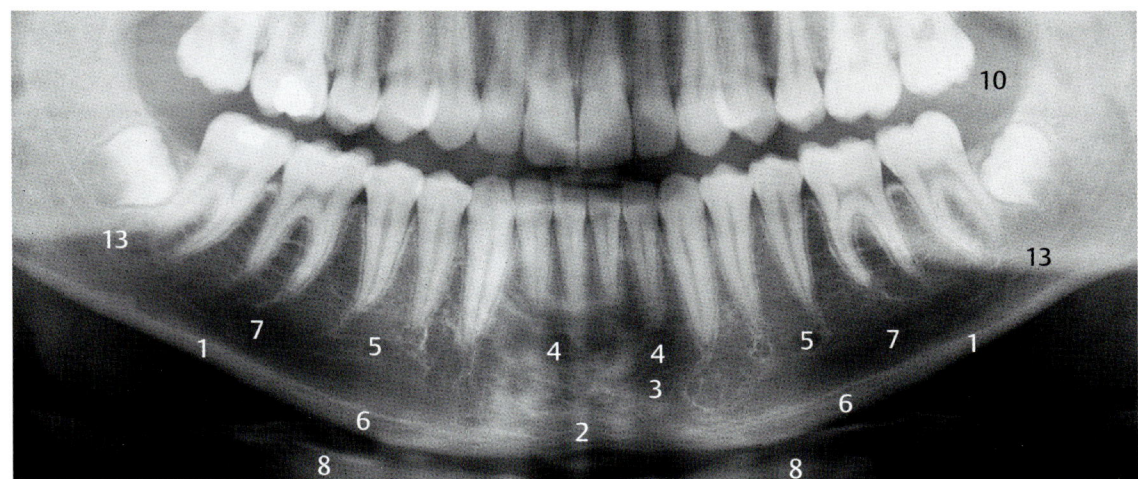

1 Base da mandíbula
2 Protuberância mental
3 Fossa digástrica
4 Fossa mental
5 Forame mental
6 Lamelas compactas enostais
7 Fossa submaxilar
8 Osso hióideo
9 Base da língua
10 Dorso da língua
11 Pequeno osteoma
12 Abertura da boca com a zona vermelha dos lábios
13 Canal da mandíbula

Variações dos Seios Maxilares

Mesmo quando se desconsideram assimetrias dependentes da técnica, os indivíduos apresentam tantas diferenças na configuração das cavidades laterais que representam muitas exigências na interpretação. O exemplo mostrado na Figura 90 simula uma área radiolúcida, cistóide, que na TC revelou-se como um recesso zigomático do seio especialmente conformado.

Geralmente é encontrado um espaço subdividido por um septo do seio, na região do segundo pré-molar, de configuração única, com depressões mais ou menos pronunciadas, que são chamadas de recesso anterior, recesso posterior, recesso zigomático ou recesso alveolar. Raramente encontra-se um espaço dividido por um septo avantajado, cujas depressões só são diferenciadas, com dificuldade, radiograficamente de cistos odontogênicos, quando existem dentes não-vitais em radiografias intrabucais. Do ponto de vista odontológico, a depressão alveolar, em geral, pode ser bem-identificada na ortopantomografia. Para o diagnóstico das patologias dos seios, uma radiografia de crânio semi-axial convencional ou uma TC é mais apropriada.

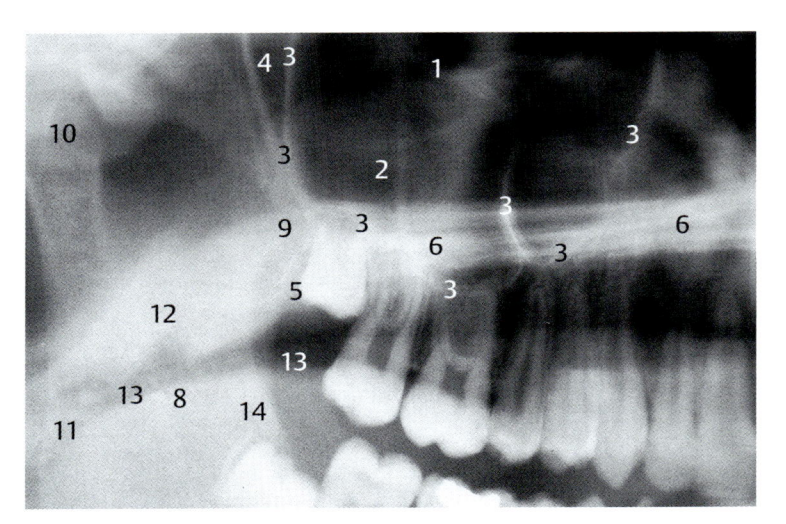

Variações dos seios maxilares

Figura 89   Septo do seio
A secção de uma ortopantomografia mostra um septo dos seios claramente visível, que limita a depressão anterior dorsalmente. Este fenômeno é muitas vezes interpretado falsamente em desdentados como "raiz residual".

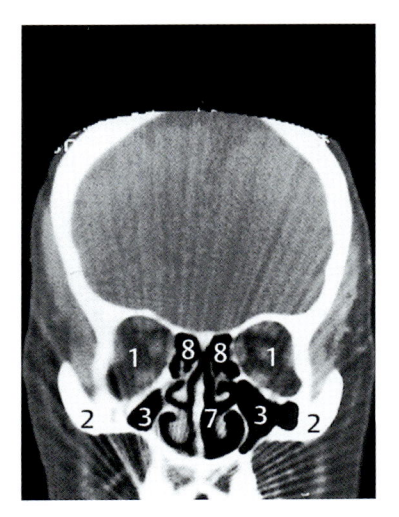

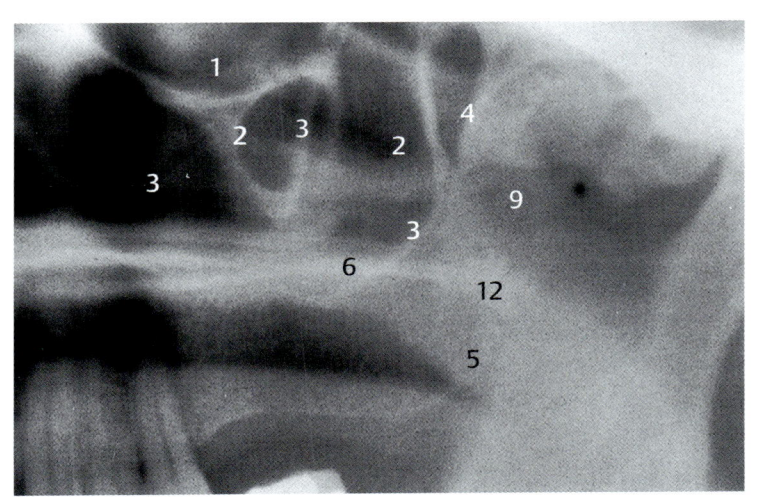

Figura 90   Falsa lesão cistóide no zigomático
Produzida por um recesso zigomático do seio maxilar de forma e tamanho excepcionais.

Esquerda: A TC mostra, como tomada coronal direta, a forma especial do recesso zigomático esquerdo, em corte frontal.

1. Cavidade orbital
2. Osso zigomático
3. Seio maxilar com septo do seio na Figura 89
4. Fossa pterigopalatina
5. Tuberosidade maxilar
6. Abóbada palatina e assoalho da cavidade nasal
7. Cavidade nasal, com concha e septo nasal
8. Seio etmoidal
9. Processo coronóide
10. Cabeça da mandíbula
11. Calcificação da glândula parótida, após parotidite juvenil
12. Véu palatino com úvula
13. Dorso da língua
14. Crista temporal com trígono retromolar

Espaço Retromaxilar

O espaço retromaxilar impressiona como formação radiológica complicada, sobreposto pelo zigomático, o processo pterigóide com as duas lâminas e o osso palatino. Especialmente, a lâmina lateral é muitas vezes rica em variações de forma e mostra defeitos dos ossos e foramina, que produzem efeitos de subtração na região do processo coronóide, e também na incisura da mandíbula dos ossos chatos, simulando lesões "cistóides". As fáscias temporais dos ossos zigomáticos formam, como a *linha inominada*, o lado dirigido para trás da sombra em forma de V, bem-conhecida nas radiografias de dentes desta região, que circunda "o recesso zigomático" dos seios maxilares. Este não deve ser confundido com a limitação dorsal dos seios, que por sua vez desemboca no lado anterior da fossa pterigopalatina. A tuberosidade da maxila e as lâminas dos processos pterigóides são sobrepostas pelos processos coronóides e pelos tecidos moles do véu palatino, na continuação da abóbada palatina, o que dificulta o diagnóstico dessa região.

Figura 91 Representação do osso zigomático e arco zigomático
A sutura zigomático-temporal, que percorre o caminho ventral acima até dorsal abaixo no crânio, nem sempre é bem visível. A superfície do corpo zigomático atravessada pelos raios X é vista no recesso zigomático do seio maxilar.

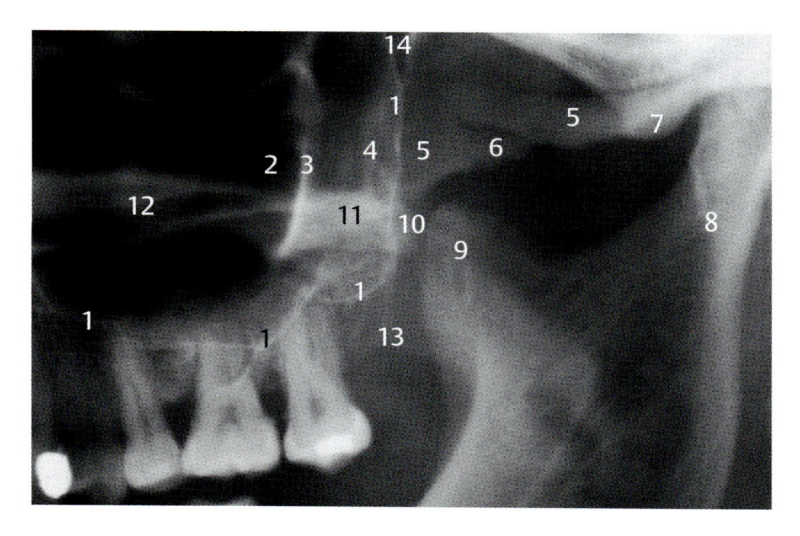

Figura 92 Representação do processo pterigóide
Secção de uma ortopantomografia. Radiolucidez atenuada por parotidite marginal existente, espalhando-se do dente 28 e, com isso, uma figura mais nítida das estruturas retromaxilares.

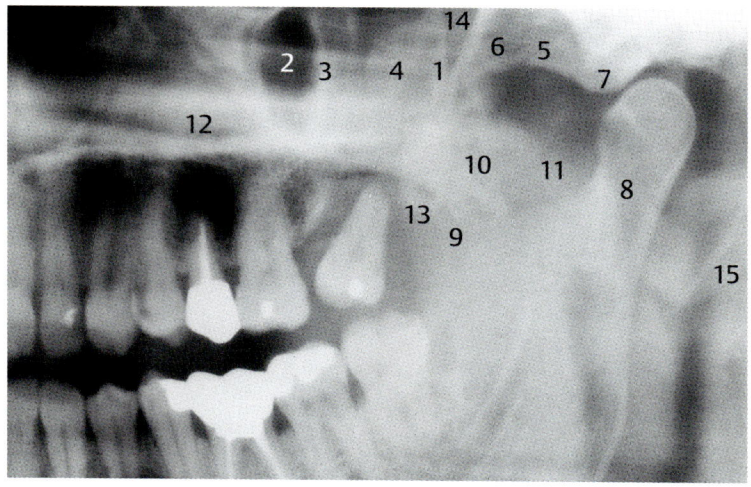

1. Seios maxilares com limites
2. Recesso zigomático
3. Fáscias infratemporais dos ossos zigomáticos (linha inominada)
4. Osso zigomático
5. Arco zigomático
6. Sutura zigomático-temporal
7. Tubérculo articular do osso temporal
8. Processo articular da mandíbula
9. Processo coronóide do osso esfenóide
11. Véu palatino
12. Abóbada palatina e assoalho da cavidade nasal
13. Tuberosidade da maxila
14. Fossa pterigopalatina
15. Processo estilóide

Região da Tuberosidade e Processo Coronóide

Ao lado da lâmina lateral do osso esfenóide, eventualmente o hâmulo da lâmina medial do processo pterigóide e o processo piramidal do osso palatino tornam-se visíveis. O processo coronóide e as partes do palato mole sombreiam a região e formam um efeito de adição.

Nunca se esqueça de que a ortopantomografia nessa região só pode proporcionar uma visão lateral, pelo que inúmeros e, às vezes, surpreendentes efeitos de sobreposição perturbam a correta interpretação. A solução deve sempre ser procurada nas radiografias que apresentam uma visão bidimensional, com ajuda de uma alteração de direção de uma incidência de 90°, que possibilite uma representação tridimensional. Também na determinação da localização de sisos superiores impactados, a visão lateral não é suficiente, na maioria dos casos, e deve ser complementada por uma radiografia frontal com meios convencionais ou por uma TC axial, com reconstrução coronal, para que se tenha uma informação pré-operatória de uma situação, a qual pode tornar-se muito desagradável se for confrontada intra-operatoriamente.

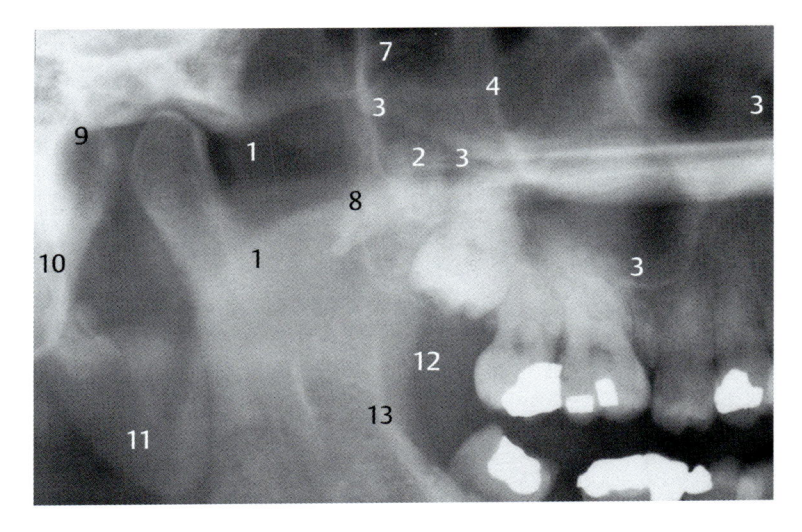

Figura 93 Região da tuberosidade maxilar
A região da tuberosidade da maxila sofre sobreposição do véu palatino e do processo coronóide, onde o processo piramidal do osso palatino e as lâminas do processo pterigóide geralmente aparecem apenas como vultos na radiografia. Observa-se, nesta radiografia, em especial, a sombra sem estruturas desta lâmina lateral muito larga do processo pterigóide.

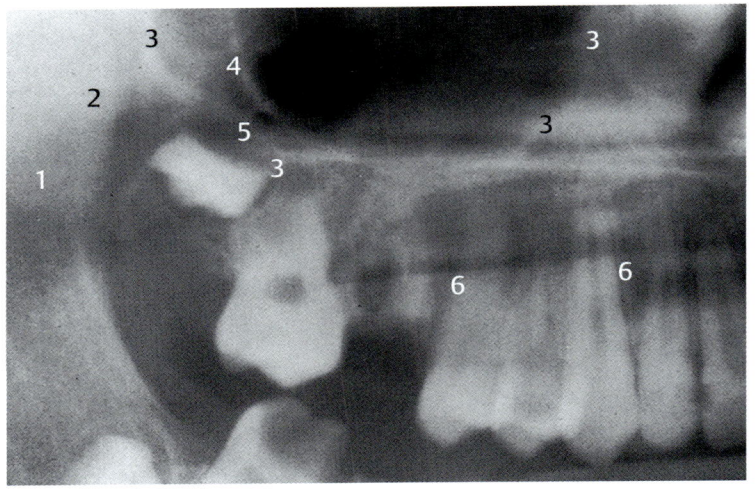

Figura 94 Região tuberosa da maxila com as partes dorsais do seio maxilar e do raramente representado forame palatino maior
O forame palatino maior mostra-se logo acima do germe do dente 18.

1 Lâmina lateral do processo pterigóide
2 Processo coronóide
3 Limites dos seios maxilares
4 Linha inominada do osso zigomático
5 Forame palatino maior
6 Dorso da língua
7 Sutura zigomático-temporal no arco zigomático
8 Processo piramidal do osso palatino
9 Poro acústico externo
10 Processo mastóideo
11 Partes moles da orelha
12 Linha oblíqua
13 Crista temporal com trígono retromolar

Ouvido Externo e Região da Articulação Temporomandibular

Freqüentemente, a concha auricular e o poro acústico externo são tão projetados sobre o processo articular que as sombras das partes moles produzem o efeito de sobreposição e o poro produz um efeito de subtração no côndilo, que muitas vezes é confundido com "*alterações artríticas*". Como radiografia única, a ortopantomografia feita em posição de chave de oclusão permite uma avaliação clara e esclarecedora da oclusão em relação à posição dos côndilos. Todavia, deve-se observar que a forma individual e a inclinação do eixo das articulações podem dificultar o julgamento. Em posição fixa de face incisal a face incisal dos dentes anteriores, a posição dos côndilos na cavidade articular naturalmente não pode ser avaliada. Radiografias tomadas simetricamente na posição de boca fechada podem fornecer pontos de referência para avaliação da posição dos côndilos, quando a distância da encosta dorsal da eminência articular para o limite ventral do côndilo pode ser avaliada. Informações concretas sobre a posição dos côndilos e o estado do disco articular, todavia, não são possíveis e ficam na dependência da TRM (tomografia por ressonância magnética).

Figura 95 Representação especialmente nítida de um tubérculo articular do osso temporal pneumatizado
Esta e a próxima radiografia mostram a anatomia radiográfica desta região. Observa-se que em ambas as radiografias não é reproduzida nenhuma posição de boca fechada.

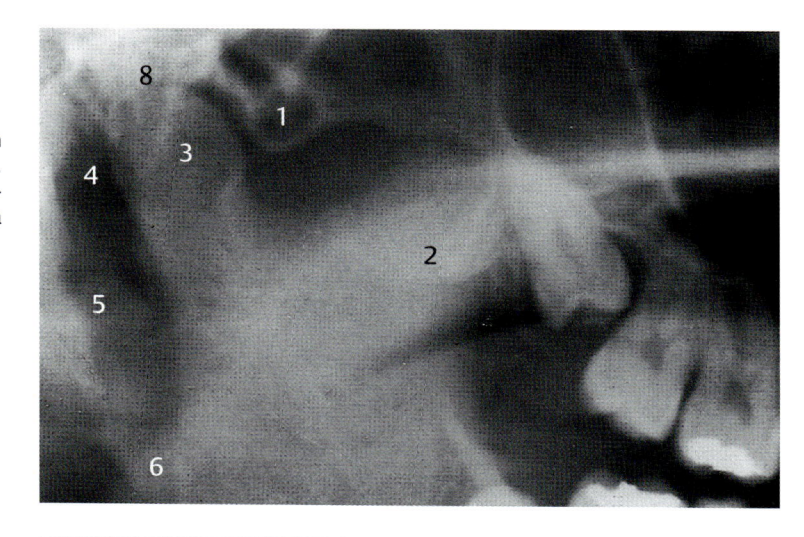

Figura 96 Efeito de subtração
Secção de uma ortopantomografia, com efeito de subtração, que se sobrepõe ao côndilo e simula ali uma osteólise. O conhecimento da anatomia radiográfica e as conseqüências do efeito de subtração evitam interpretações falsas.

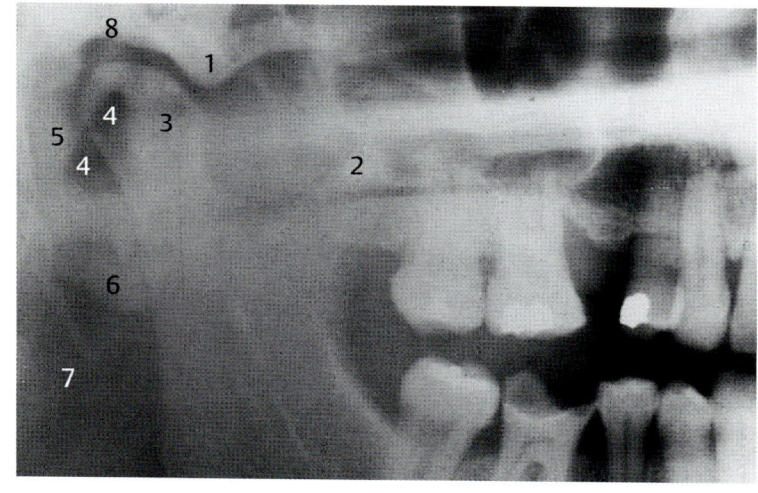

1 Tubérculo articular pneumatizado (Figura 95)
2 Processo coronóide em superposição com o processo pterigóide e partes do palato mole
3 Cabeça da mandíbula
4 Entrada do ouvido externo com o poro acústico externo
5 Partes moles da concha auricular
6 Lóbulo da orelha
7 Processo estilóide do osso temporal
8 As partes mediais da fossa glenoidal geralmente reproduzidas no ortopantomograma são com freqüência superpostas da crista timpânica (Figura 95).

Efeitos de Adição na Base do Crânio

As estruturas raramente visíveis em radiografias normais e os efeitos de adição da base do crânio podem contribuir em outros programas de camadas para a reprodução de imagens e devem ser tratados resumidamente, apesar de aqui serem visíveis surpreendentemente estruturas como o seio esfenoidal ou o forame lácero esque-maticamente, o que prova que a ortopantomografia, principalmente da região da articulação temporo-mandibular, não é uma tomografia, mas, em função da espessura da camada, é tecnicamente uma zonografia. Um efeito de subtração da base do crânio extraordinariamente raro mostra-se normalmente como uma imagem mais clara, arredondada, acima ou dentro da placa compacta, sem estruturas, da incisura da mandíbula. Trata-se aqui de variantes anatômicas como o forame pterigoespinhoso Civinini ou o poro crotafi-cobucinatório da região do processo pterigóide, um fenômeno que, na ausência de patologias conhecidas clinicamente do ramo da mandíbula, podem levar a pensar em uma sobreposição de partes moles (parótida!). Uma comprovação ou exclusão só é possível com o uso da TC axial.

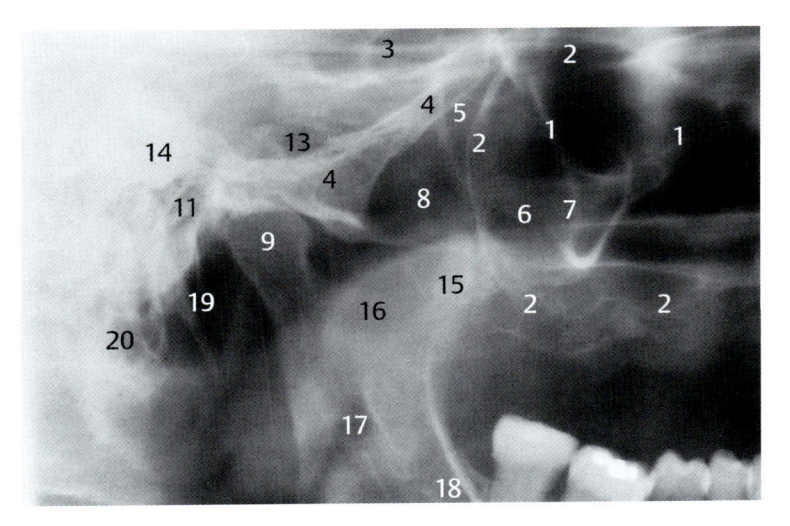

Figura 97 Estruturas da base do crânio
Elas são raramente visíveis em radiografias normais. A figura mostra as estruturas participantes que podem formar as imagens.

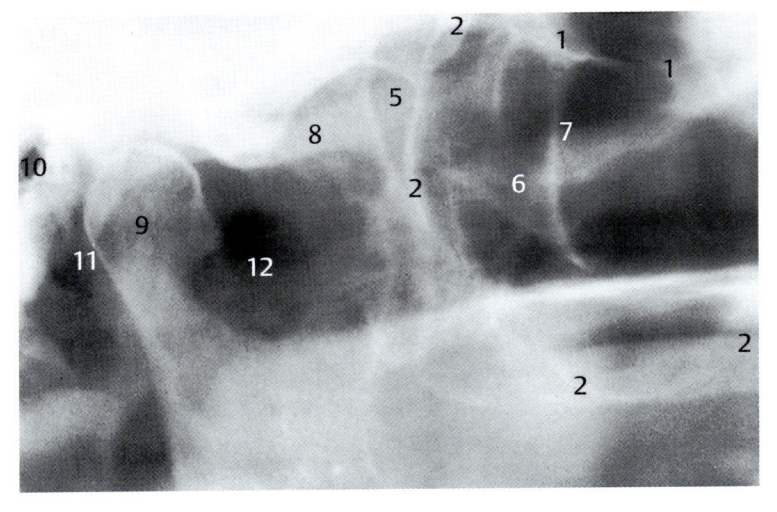

Figura 98 Grande mancha clara sobre a incisura da mandíbula
Secção de um ortopantomograma. A zona clara é formada por um típico efeito de subtração da base do crânio. Também o raro forame pterigoespinhoso Civinini ou o poro crotaficobucinatório da base do crânio podem produzir clareamentos na região da incisura semilunar.

1 Cavidade orbital
2 Limites dos seios maxilares
3 Seio esfenoidal
4 Asa maior do osso esfenóide e parte anterior do tubérculo articular
5 Fossa pterigopalatina
6 Osso zigomático
7 Linha inominada da fáscia infratemporal
8 Arco zigomático
9 Côndilo
10 Poro acústico interno
11 Poro acústico externo
12 Efeito de subtração por variações anatômicas na região do processo pterigóide
13 Forame lácero
14 Porção petrosa do osso temporal
15 Processo coronóide
16 Incisura da mandíbula
17 Forame da mandíbula
18 Crista temporal da mandíbula
19 Processo estilóide com bainha do processo estilóide
20 Processo mastóideo

Anatomia Radiográfica em Ortopantomografia

Canal da Mandíbula

O canal da mandíbula percorre todo o forame da mandíbula desde seu início, bem-visível no ramo até o 2º molar. De lá até o forame mental, as paredes do canal são grosseiramente esponjosas, e, por isso, sobrepostas a um espaço pouco trabeculizado e com pouco conteúdo de medula, difícil de visualizar, além da depressão lingual da fossa submaxilar contribuir com mais radiotransparência na região. Só com trabeculização mais densa do processo alveolar, ou após osteomielites esclerosantes, o canal pode ser reconhecido mais facilmente. Com freqüência, vêem-se, paralelamente ao canal, linhas de adensamento, que podem simular o curso do assoalho do canal e levar a julgamentos errôneos. Em radiografias intrabucais, pode-se, com o emprego de ângulos errados, superestimar a distância do canal à crista alveolar, em comparação com ortopan-tomografias. Com ajuda de um programa odontológico, pode-se esperar, de cortes transversais de maxilares, dados de medição técnica mais exatos de radiografias panorâmicas reformatadas.

Figura 99 Curso do canal da mandíbula
Desde sua entrada no forame da mandíbula o canal pode ser bem reconhecido até a altura do 2º molar. O restante do percurso muitas vezes não é reconhecível, por causa da estrutura esponjosa das paredes do canal e do efeito de subtração da fossa submaxilar.

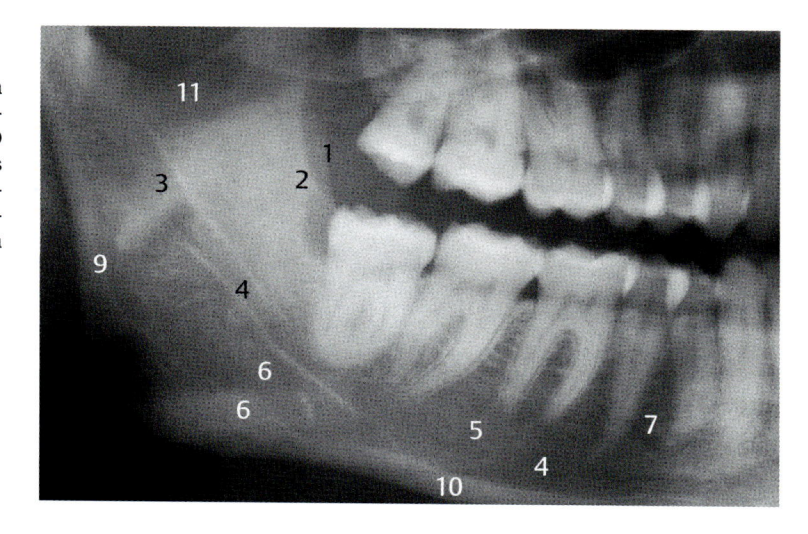

Figura 100 Influências no reconhecimento do canal da mandíbula
Uma construção menos porosa das paredes do canal e uma trabeculização mais densa do processo articular permitem uma visualização mais perfeita. As lamelas ósseas que correm paralelas ao canal podem dificultar bastante a avaliação.

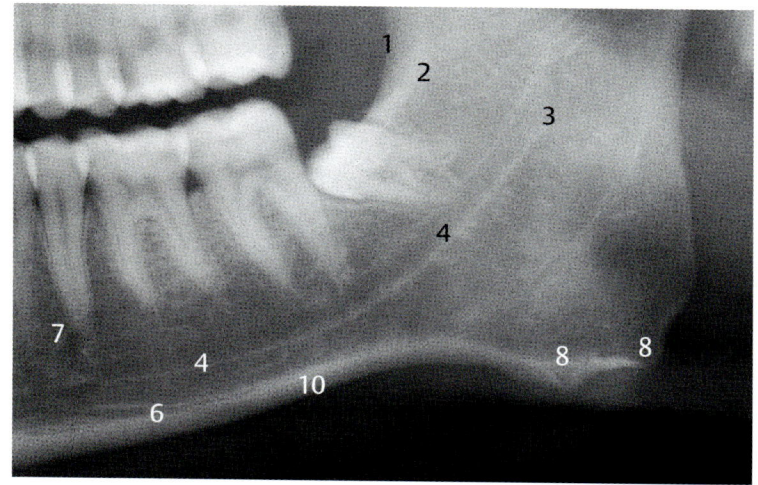

1. Linha oblíqua (continuação da margem anterior em direção caudal e lateral)
2. Crista temporal e trígono retromolar
3. Forame da mandíbula
4. Canal da mandíbula
5. Região da fossa submaxilar lingual
6. Lamelas percorrendo paralelamente o canal
7. Forame mental
8. Ângulo da mandíbula e tuberosidade massetérica
9. Úvula
10. Base da mandíbula
11. Incisura da mandíbula com efeito de subtração

Linha Milióidea e Canal da Mandíbula

A linha milióidea, que anatomicamente corresponde à fixação do músculo do mesmo nome, é em geral tão delicada que permanece invisível no ortopantomograma. Só naqueles casos em que a fossa submaxilar apresenta uma profunda e bem marcada depressão, o traçado da linha milióidea torna-se bem-nítido, por reforçar uma sombra no limite superior da depressão. Em casos desfavoráveis, a linha milióidea sobrepõe-se de tal forma ao canal da mandíbula que ele não pode ser identificado nesta região. Após a perda total dos dentes, os processos alveolares reduzem-se com o aumento da idade, pelo progresso da atrofia senil, de forma que o assoalho dos seios maxilares alcança o nível da crista óssea reduzida e o canal da mandíbula distal do forame mental alcança a superfície da mandíbula atrofiada. Com isso, o forame mental mostra-se freqüentemente no ortopantomograma sobre a crista da mandíbula atrofiada. Nesta idade, as freqüentes ossificações do músculo genioglosso e genoióideo ficam invisíveis no ortopantomograma e devem ser examinadas nas radiografias oclusais.

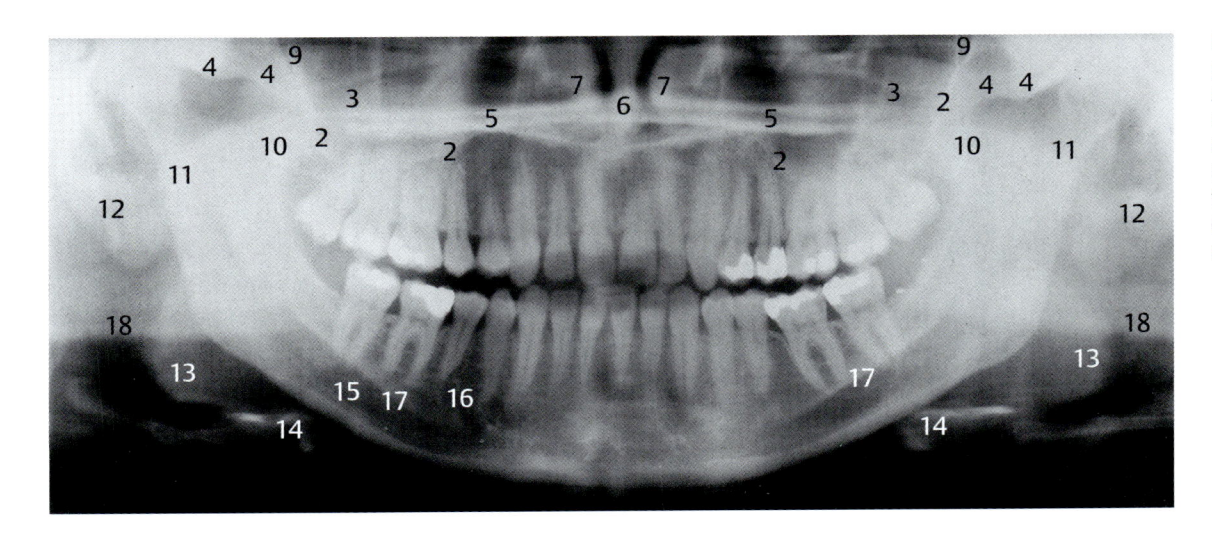

Figura 101   Linha milióidea nos pacientes com dentição
A linha milióidea, que é a base do músculo milióideo, só raramente apresenta-se tão destacada que possa formar uma imagem na ortopantomografia. Ela pode, no entanto, encobrir o desenho do canal da mandíbula por sobreposição.

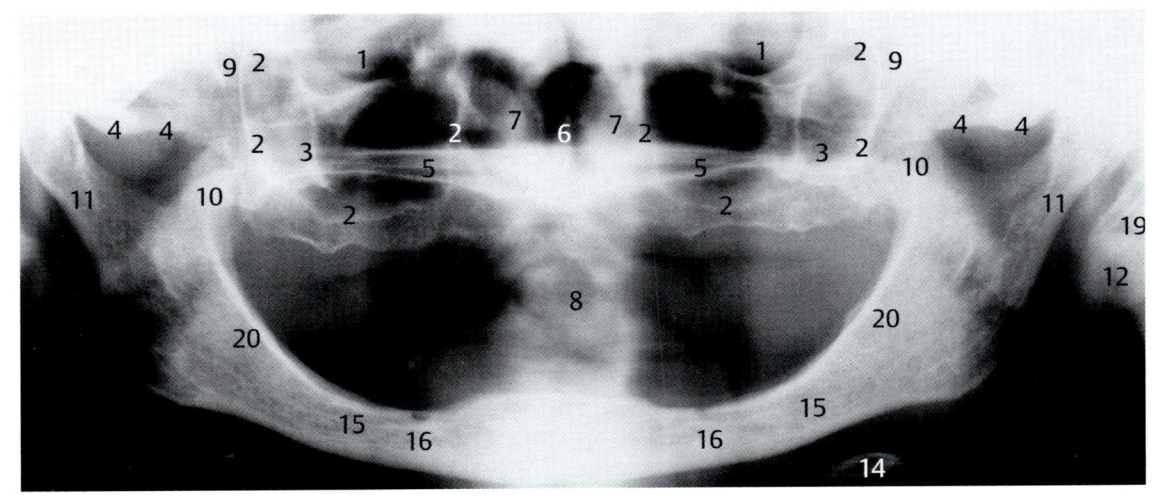

Figura 102   Canal da mandíbula em edentados
Após perda do processo alveolar, o canal da mandíbula corre, na idade avançada, muito superficialmente, e o forame mental localiza-se sobre a crista óssea. A continuação da crista temporal sobrepõe-se ao resto da crista e deixa esquecer, na vista bidimensional, que a mandíbula reduzida em altura continua larga.

1	Cavidade orbital	11	Processo articular da mandíbula
2	Seio maxilar	12	Partes moles da orelha
3	Osso zigomático	13	Base da língua
4	Tubérculo articular e arco zigomático	14	Osso hióide
5	Abóbada palatina e assoalho da cavidade nasal	15	Canal da mandíbula
6	Septo nasal	16	Forame mental
7	Concha nasal inferior	17	Linha milióidea
8	Coluna cervical	18	Sombra do maxilar oposto
9	Fossa pterigopalatina	19	Processo estilóide
10	Processo coronóide com processo pterigóide	20	Crista temporal da mandíbula

Anatomia Radiográfica em Ortopantomografia

Base da Língua e Espaço Cervical

Se o paciente movimentar a língua durante a exposição por deglutição, isso aparece, em geral, fortemente borrado e como efeito de adição projetado no corpo. Esse efeito de adição, bastante freqüente em progênies com baixo ângulo de mandíbula ou em posicionamento muito íngreme da mandíbula, o qual pode ser visto próximo à coluna cervical, pode mostrar grande semelhança com um grande sialolito no canal deferente da glândula submandibular, pelo que o reconhecimento de evidentes erros de posicionamento em relação a isso parece ter alguma importância. Eventualmente, até mesmo a epiglote pode mostrar um efeito de adição sobre o corno maior da base da língua. Com a técnica convencional de radiografia da *mandíbula com separação lateral*, pode-se recomendar uma outra possibilidade de apresentação da base da língua, por incidência central mais profunda dos raios e exposição macia (ver p. 172). As alterações degenerativas pós-traumáticas (por exemplo, trauma por estilingue) na base da língua são muito difíceis de avaliar. Podem eventualmente ser reproduzidas em projeções axiais ou laterais de tomografia ou tomografia computadorizada.

Figura 103 Efeito de adição no corpo da mandíbula
Secção de uma ortopantomografia, com um efeito de adição no corpo da mandíbula, causada por sobreposição da base da língua. A mandíbula está muito íngreme e posicionada perto da coluna cervical. Em pronunciadas progênies com baixo ângulo da mandíbula, esse efeito de adição aqui mostrado quase não pode ser evitado.

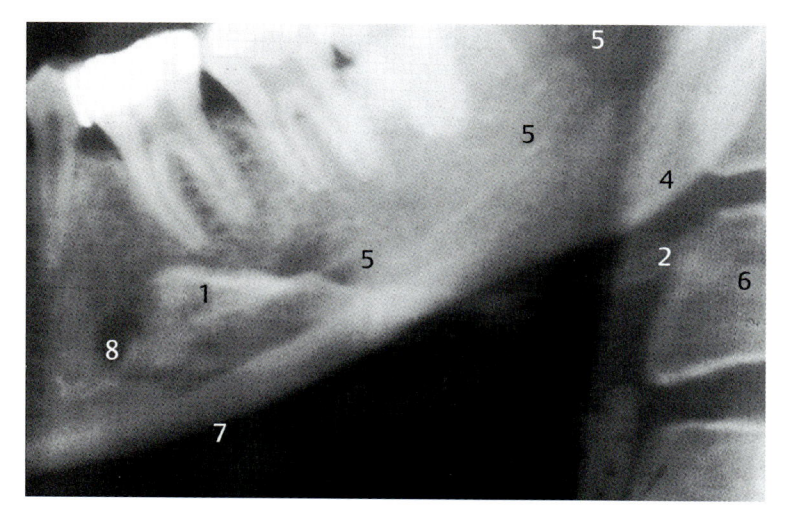

Figura 104 Região da base da língua com sobreposição da epiglote
A base da língua está em posição de descanso e sem distorções, porque a mandíbula está projetada levemente para frente e posicionada longe da coluna cervical. Observa-se também a típica compacta fina no ângulo da mandíbula.

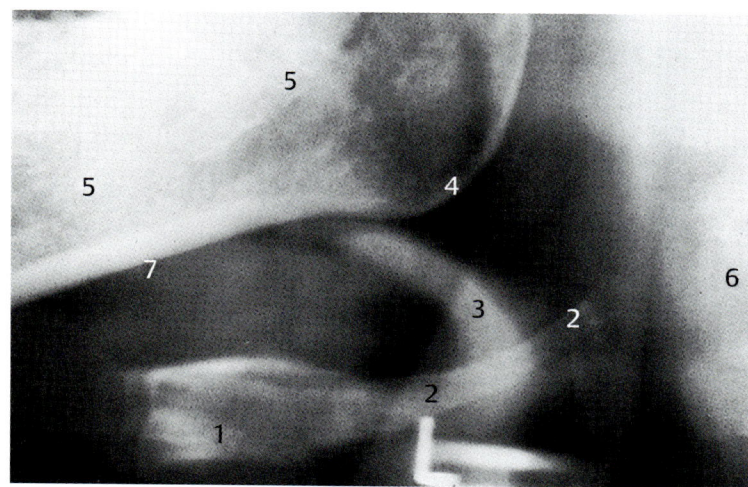

1. Corpo do osso hióideo
2. Corno maior do osso hióideo (o corno menor geralmente fica invisível)
3. Epiglote
4. Ângulo da mandíbula
5. Canal da mandíbula
6. Coluna cervical
7. Compacta do corpo da mandíbula
8. Forame mental

Efeitos de Subtração do Osso Hióideo e da Coluna Cervical

O corno menor da base da língua, normalmente superexposto e invisível, simula em uma ocasional projeção sobre o ângulo da mandíbula, por um efeito de adição, isto é, a soma de estruturas radiopacas, uma sombra no osso que pode dar origem a interpretações falsas. Também o ligamento estiloióideo que inicia no corno menor pode, em sobreposições em estruturas ósseas causar o mesmo efeito. Em tecidos radiopacos, espaços radiolúcidos (como por exemplo, aqueles ocupados pelo ar) agem como anuladores de estruturas por um efeito de subtração, porque os raios incidentes são pouco absorvidos pelas estruturas contendo ar, fazendo com que as outras estruturas fiquem superexpostas. Recomenda-se, portanto, não deixar que os pacientes inspirem antes de executar uma radiografia. Partes ventrais da coluna cervical podem, dependendo da situação de projeção do ramo da mandíbula, sobrepor-se, sendo especialmente perturbador a projeção do tubérculo anterior do atlas. Ao lado do forame transversário do áxis, pode-se eventualmente reconhecer o *dens axis* (epistrofeu).

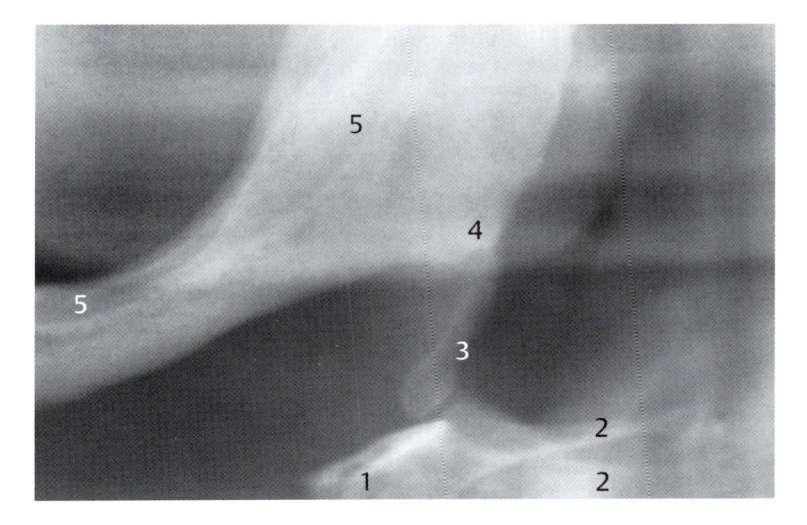

Figura 105   Osso hióideo
A base da língua encontra-se raramente no campo da nitidez da camada zonografada. A figura mostra o corno menor, que aparece como sombra indefinida no ângulo da mandíbula.

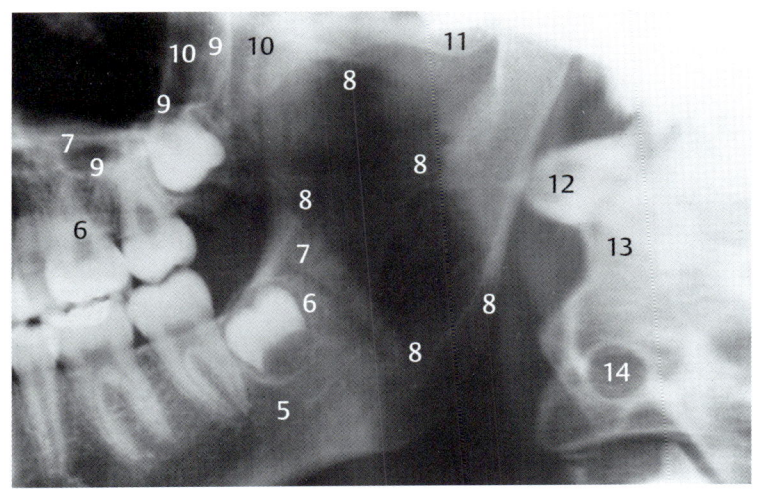

Figura 106   Efeito de subtração da coluna cervical
Ação do efeito de subtração sobre a representação do ramo e do ângulo da mandíbula. Os pacientes não devem ser orientados a tomar uma inspiração profunda antes da exposição radiográfica.

1 Corpo do osso hióideo
2 Corno maior do osso hióideo
3 Corno menor do osso hióideo
4 Ângulo da mandíbula com tuberosidade massetérica
5 Canal da mandíbula
6 Dorso da língua
7 Abóbada palatina e assoalho do nariz, com véu palatino
8 Efeito de subtração da epifaringe
9 Seios maxilares – limites
10 Osso zigomático
11 Tubérculo articular
12 Tubérculo anterior do atlas
13 Epistrofeu (*dens* axis)
14 Forame transversário do áxis

Ângulo da Mandíbula e Processo Estilóide

O ângulo da mandíbula surge na ortopantomografia como área radiolúcida pobre em esponjosa e contornada por uma delicada compacta. Sobrepondo o espaço bucal do ar da faringe sobre o ângulo da mandíbula, esta poderá ficar superexposta e ficar invisível. Sob esse efeito, a fixação larga do músculo masseter origina zonas de adensamento visíveis, correndo paralelas ao canal mandibular no ramo e que podem conduzir a interpretações falsas. O ângulo da mandíbula também pode ser sobreposto por outras estruturas que, pelo efeito de adição, originam sombras nos ossos.

Sobreposições da base da língua, epiglote, processo estilóide ou cálculos salivares da glândula submandibular devem ser citadas. O ligamento estiloióideo, que se fixa no processo estilóide e liga-se com o corno menor geralmente cartilaginoso, pode calcificar e formar eventualmente articulações rudimentares. O ferimento desta "cadeia estilóide" pode levar a queixas dificilmente localizáveis na região da articulação temporomandibular. As partes calcificadas do ligamento estiloióideo podem sobrepor-se ao ângulo da mandíbula e imitar "seqüestros".

Figura 107 Processo estilóide com um forte e rudimentar sistema de articulação
O ângulo da mandíbula é radiotransparente e limitado por um fino osso compacto.

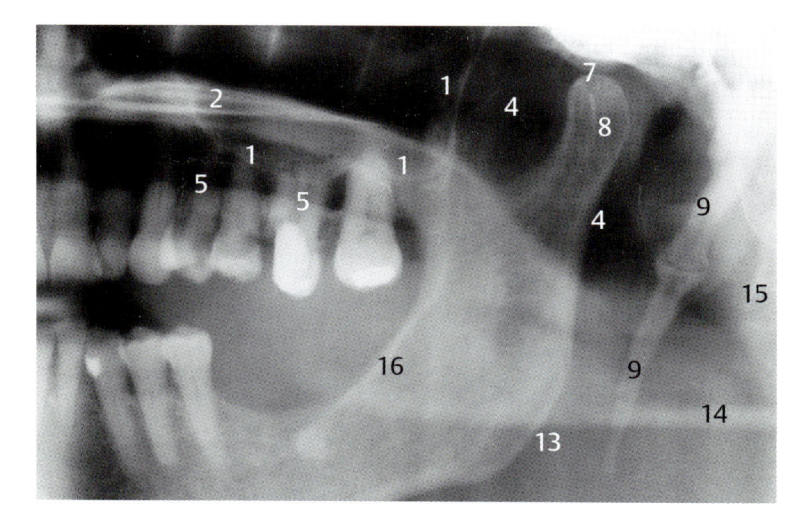

Figura 108 Processo estilóide fraturado
O processo estilóide que alcança o corno menor cartilaginoso está fraturado e sobrepõe-se ao angulo da mandíbula.

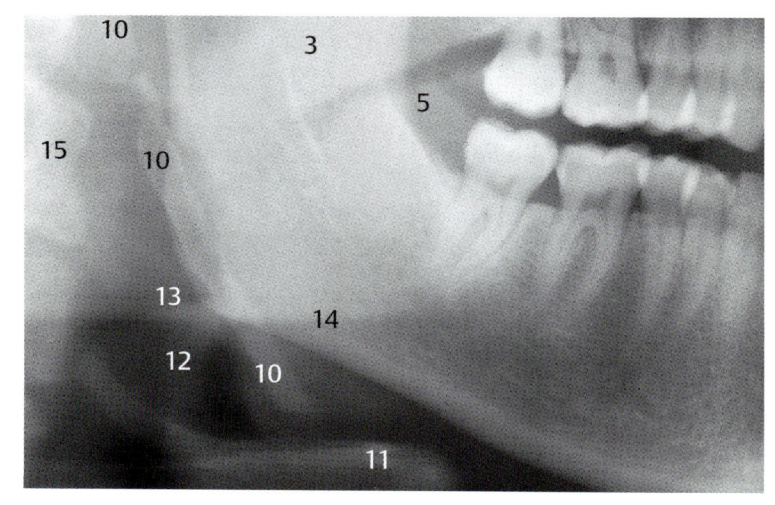

1 Seios maxilares	10 Processo estilóide fraturado, em sobreposição ao ângulo da mandíbula
2 Abóbada palatina e assoalho do nariz	
3 Véu palatino	11 Osso hióideo
4 Epifaringe como efeito de subtração	12 Epiglote
5 Dorso da língua	13 Ângulo da mandíbula
6 Processo coronóide	14 Sombra do maxilar oposto
7 Côndilo, pólo medial	15 Coluna cervical
8 Côndilo, pólo lateral	16 Linha oblíqua
9 Processo estilóide com ligação articulada	

Ângulo da Mandíbula e Processo Estilóide 65

A irrupção da dentição decídua superior geralmente acontece nos seguintes meses:
(os tempos de irrupção na mandíbula são mais ou menos análogos):

Incisivo central	no 6º ao 8º mês de vida	Caninos	no 15º ao 20º mês de vida
Incisivo lateral	no 8º ao 12º mês de vida	1º molar de leite	no 12º ao 16º mês de vida
		2º molar de leite	no 20º ao 40º mês de vida

6 meses

1 ano

2 anos e meio

4 anos

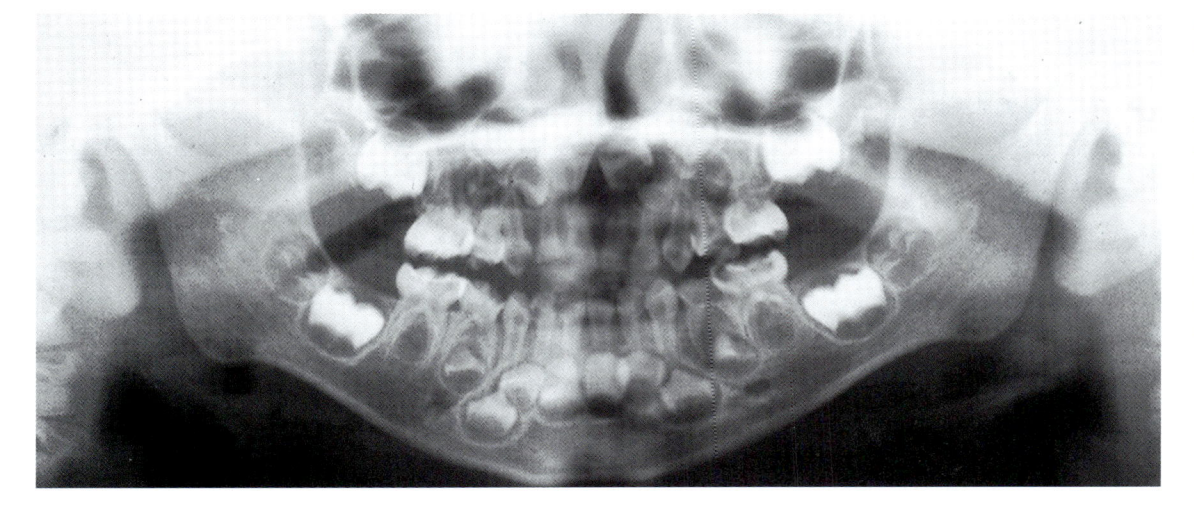

Figura 109 Esquema de formação e irrupção da dentição decídua

Figura 110 Ortopantomograma de uma menina de 3 anos e meio com dentição decídua
A formação da coroa dental nos molares dos seis anos está completa. Nos segundos molares, a formação das cúspides está começando. Nessa idade, o seio maxilar em formação torna-se visível radiograficamente.

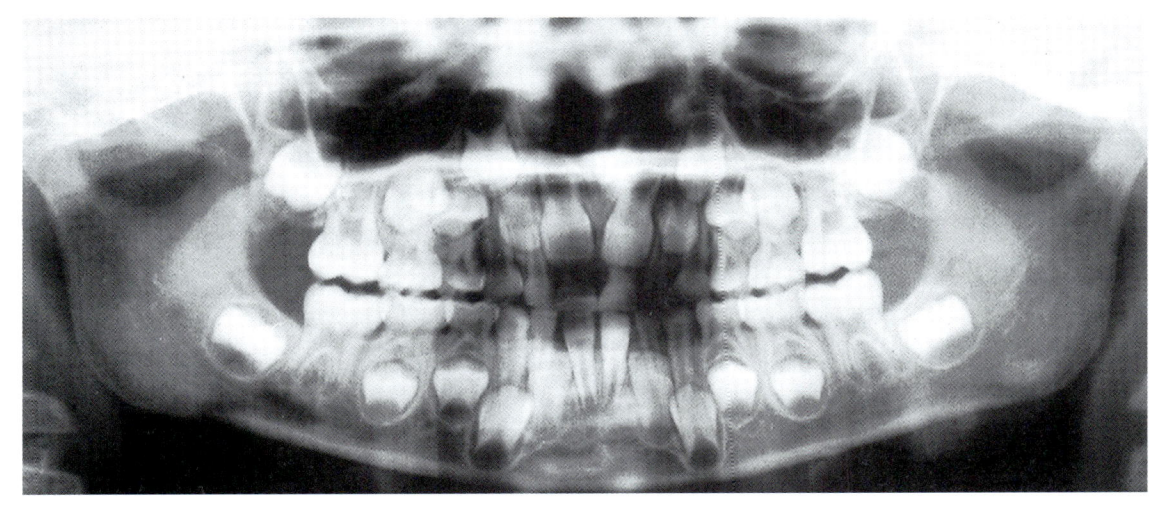

Figura 111 Ortopantomograma de uma menina de 6 anos
Os incisivos centrais inferiores e os molares dos seis anos já irromperam, e a formação das raízes aproxima-se do final. Os seios maxilares são agora claramente visíveis.

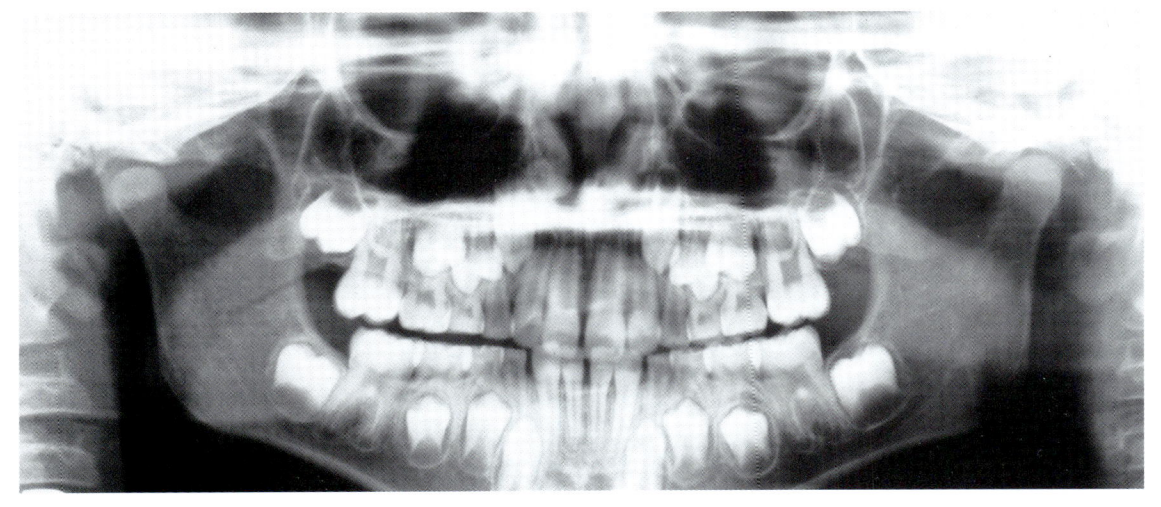

Figura 112 Ortopantomograma de uma menina de 9 anos
Todos os incisivos irromperam, mas seu forame apical ainda não está formado em todos os lugares. Nos segundos molares iniciou-se a formação das raízes. Os sétimos superiores migram, conforme a maturação do maxilar da vertical para seu plano de oclusão definitivo. Os côndilos perdem sua configuração da pré-infância.

66 Anatomia Radiográfica em Ortopantomografia

A irrupção da dentição permanente superior geralmente acontece nos seguintes meses: (os tempos de irrupção na mandíbula são mais ou menos análogos):

Incisivo central	no 6º ao 8º ano de vida
Incisivo lateral	no 8º ao 12º ano de vida
Caninos	do 10º ao 14º ano de vida
Primeiro pré-molar	do 9º ao 12º ano de vida
Segundo pré-molar	no 10º ao 13º ano de vida
1º molar	no 8º ao 7º ano de vida
2º molar	no 10º ao 13º ano de vida
Dente do siso	do 16º ao 30º ano de vida

Figura 113   Esquema de formação e irrupção da dentição permanente

Figura 114   Ortopantomograma de uma menina de 13 anos
Nos incisivos e nos molares dos seis anos está concluída a formação do forame apical, e os canais pulpares estão estreitos. O posicionamento dos primeiros molares está concluído, a formação dos segundos pré-molares e molares ainda está incompleta.

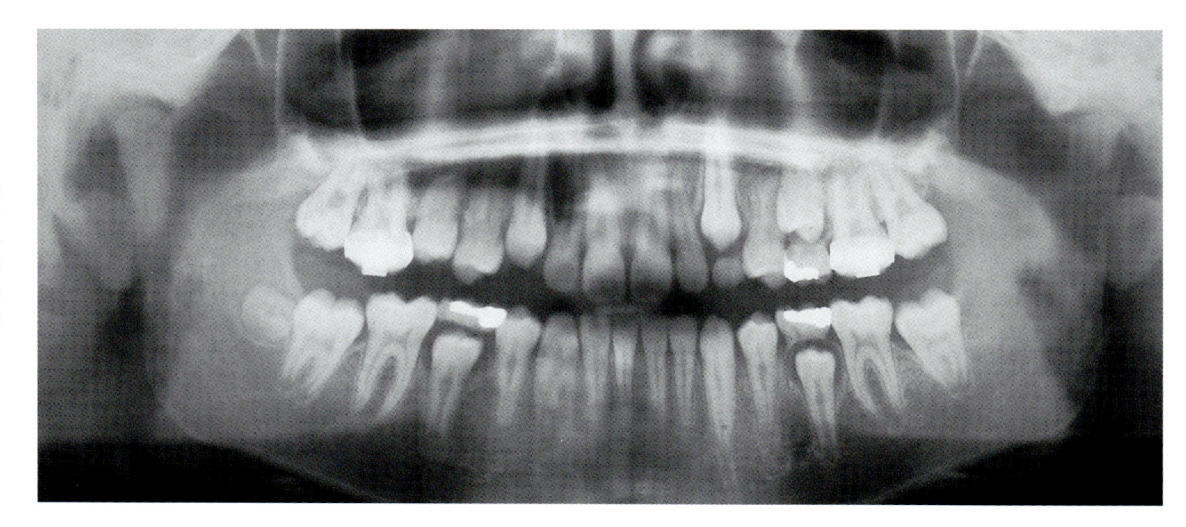

Figura 115   Ortopantomograma de uma menina de 15 anos
A formação das raízes dos dentes irrompidos está completa, o segundo molar desenvolveu-se em "taurodonto" com longa polpa coronal . Nos dentes de siso começou a formação das raízes.

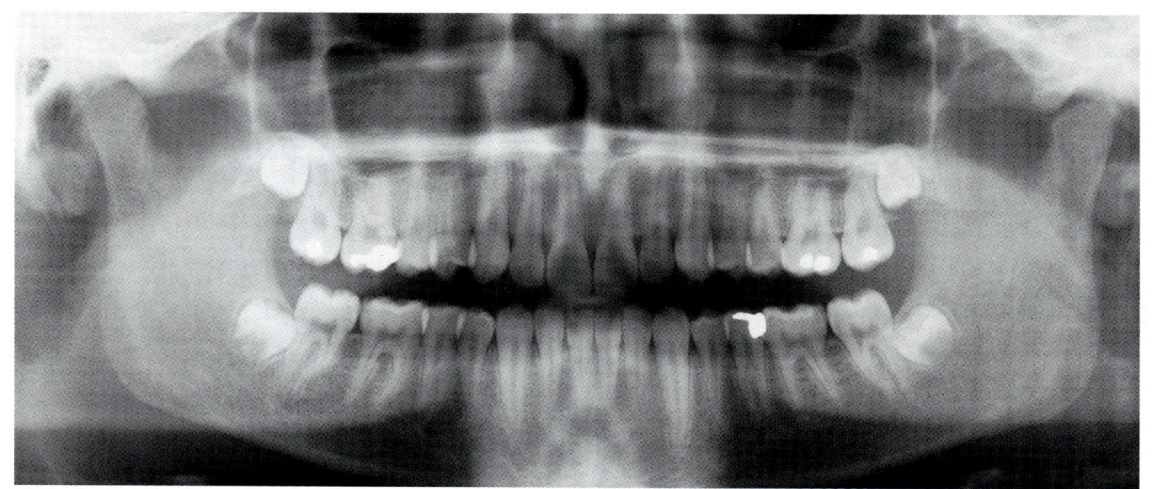

Figura 116   Ortopantomograma de uma menina de 20 anos, com desenvolvimento completo da dentição

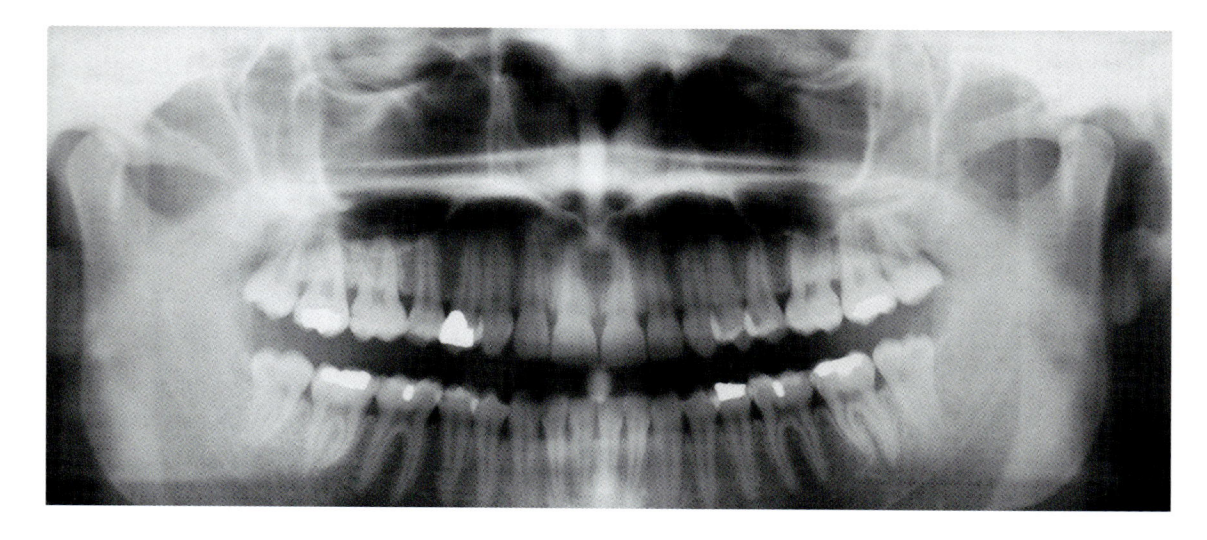

Erros Técnicos que Diminuem a Qualidade das Ortopantomografias

O preparo de ortopantomografias de qualidade perfeita e de ótima interpretação exige não apenas sérios conhecimentos técnicos, mas também uma disciplina consciente da responsabilidade e uma técnica de trabalho meticulosa e plena de autocrítica. Cada paciente tem o direito de um exame radiográfico perfeito e com reduzida carga de radiação e ninguém tem a liberdade de utilizar radiações ionizantes como bem entender, como campo experimental para compensar eventuais falhas de conhecimentos. A técnica radiográfica não permite uma padronização, por causa dos diferentes procedimentos radiológicos nas diferentes idades dos pacientes, e pelas extraordinariamente grandes possibilidades de necessidades clínicas, não podendo ser comparada com a técnica de fotografias instantâneas. Radiografias feitas sem planejamento e sob pressão de tempo só podem ter qualidade aceitável por acaso. Se o preparo das radiografias necessitar ser delegado, por motivos operacionais, o solicitante é obrigado a fornecer instruções precisas e supervisionar tecnicamente sua execução.

Para evitar a tomada de radiografias erradas e sua repetição, com nova e desnecessária sobrecarga de radiação, resumidamente, deve-se observar alguns fatores:
- A solicitação clínica decide qual a técnica de radiografia deve ser usada.
- Antes do posicionamento do paciente frente ao aparelho, devem ser removidos do trajeto das radiações todos os objetos estranhos que possam causar sombras.
- Antes do posicionamento, o paciente deve vestir o avental de proteção, devendo sua frente e costas ficar protegidas.
- Antes do posicionamento, o paciente deve ser instruído a como se comportar durante a exposição.
- Antes do posicionamento, o programa e os dados de exposição correspondentes à solicitação clínica e à constituição do paciente devem ter sido registrados no aparelho.
- A posição correspondente à solicitação clínica deve ser cumprida passo a passo, esmerada e cuidadosamente.

Cada um dos passos do trabalho aqui descrito podem ser responsáveis sozinhos pela utilidade diagnóstica das ortopantomografias. Se colocarmos a posição correta, conforme indicada, e a colocação do avental de proteção como requisitos inerentes, os problemas se concentram na correta seleção dos fatores de exposição, bem como a cuidadosa orientação e posicionamento do paciente. Enquanto exposições erradas não podem ser corrigidas na técnica convencional, com métodos digitais de processamento das radiografias podemos corrigir levemente o que não estiver de acordo com o esperado. Ambas as técnicas, todavia, têm em comum o fato de que o preparo cuidadoso do paciente e seu posicionamento são decisivos para a qualidade das radiografias.

Erros que Diminuem a Qualidade das Ortopantomografias

Como os pacientes não podem saber como devem se portar durante uma radiografia, uma extensiva instrução é de grande importância, o que condiciona inclusive o paciente a colaborar. As instruções de remover todos os corpos estranhos formadores de imagens antes do posicionamento no aparelho e de vestir o avental de proteção devem ser explicadas ao paciente. Para a retirada das várias próteses, deve-se ter à disposição bandejas descartáveis. As partes do cefalostato que entram em contato com a cabeça do paciente devem ser higienizadas na frente do paciente, e as cápsulas de proteção devem ser colocadas diante do paciente. Antes do posicionamento do paciente, deve-se mostrar como os dentes anteriores devem ficar presos ao suporte de mordida, ou como deve ficar a língua durante a exposição (pressionada contra o palato). Não se deve esquecer de avisar ao paciente que ele não deve movimentar-se durante a exposição e deve respirar normal e suavemente. Lembre-se: esclarecimentos cordiais e precisos dão uma impressão melhor para o paciente do que a repetição de radiografias que não ficaram boas.

Corpos estranhos no trajeto dos raios

Figura 117 Piercing
Brincos, presilhas de cabelo e *piercing* podem provocar sombras em regiões diagnósticas importantes e devem ser removidos. A figura mostra um *piercing* na língua e no lábio inferior de um jovem de 21 anos.

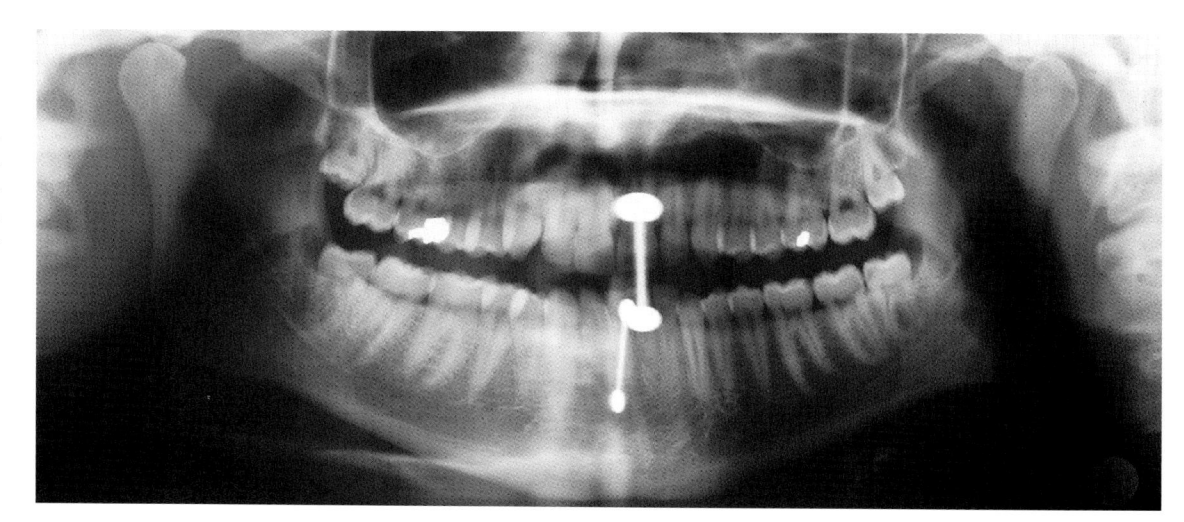

Figura 118 Brincos na orelha
Corpos estranhos, sombreados, como aqui no exemplo brincos, são aumentados, ficam borrados e marcados em posição mais acima que no original, podendo ser confundidos com dentes retidos, ou mesmo um odontoma composto, cujo ponto focal seja fora da camada.

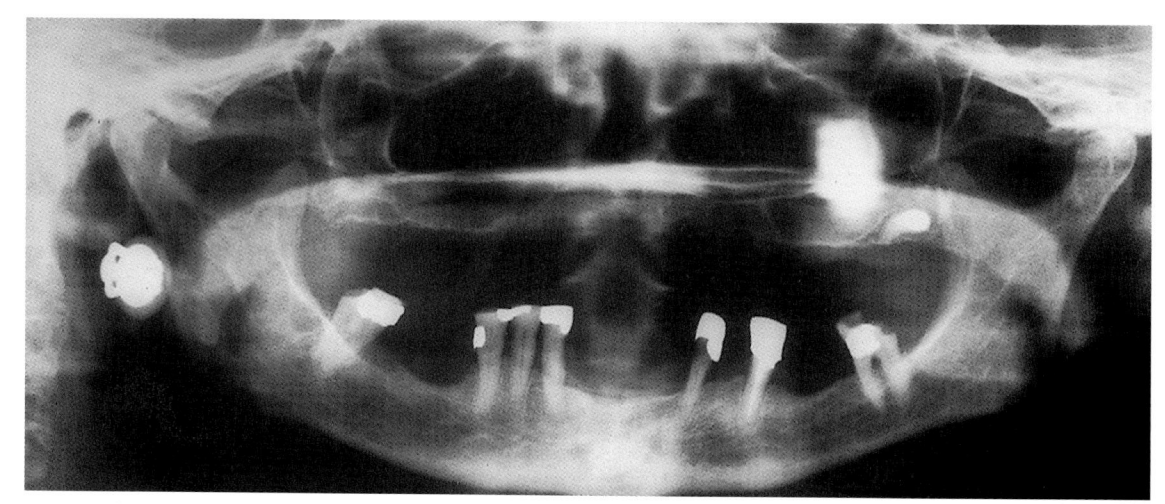

Figura 119 Colares e outros materiais estranhos
Fechos metálicos em vestidos de senhoras, colares ou mesmo golas rígidas nos aventais de proteção podem provocar sombras perturbadoras indesejáveis.

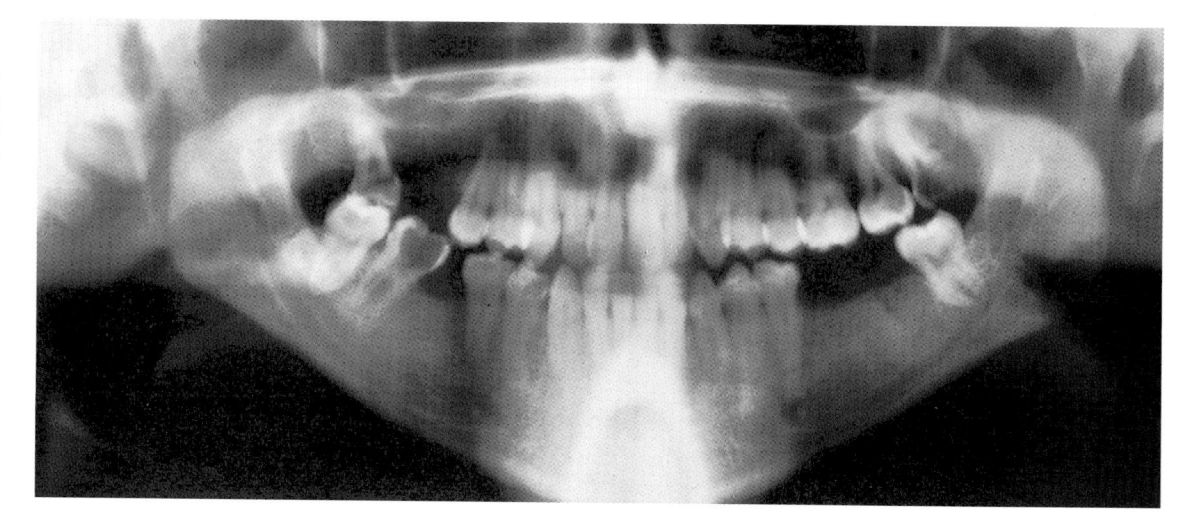

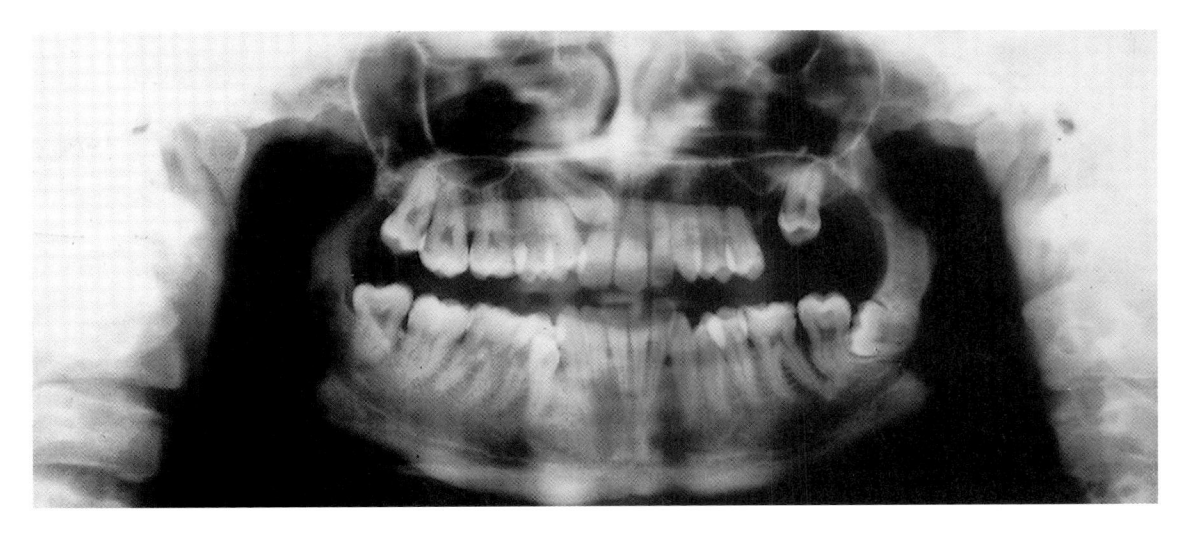

Erros que Diminuem a Qualidade das Ortopantomografias 69

Superexposição de raios X pelo meio de contraste negativo – o ar

Figura 120   Inspiração antes ou durante a exposição
Se o paciente inspirar profundamente antes ou durante a exposição os espaços preenchidos de ar, como a epifaringe, provocarão uma superexposição nos tecidos que sobrepõem, desaparecendo na radiografia.

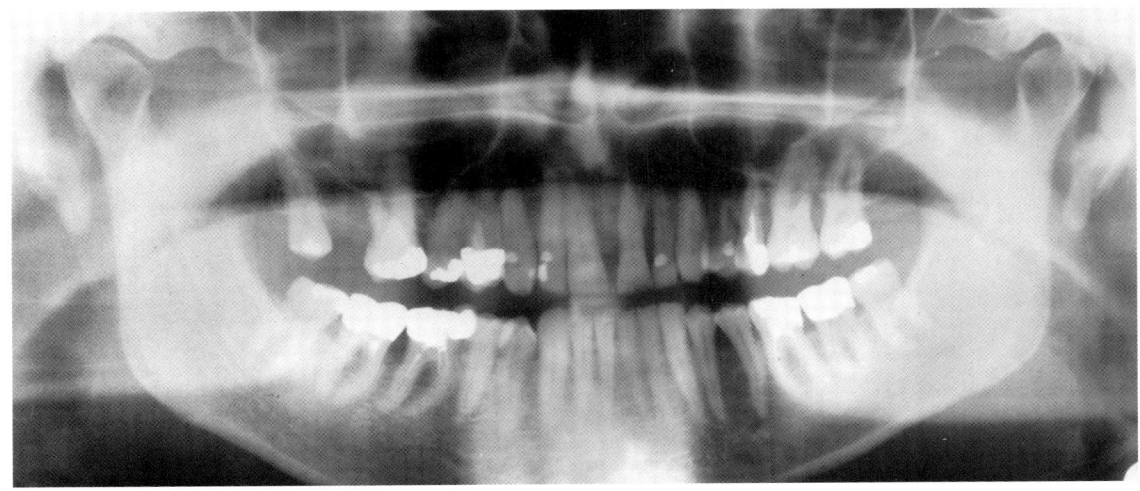

Figura 121   Ausência da língua pressionada no palato
Se a língua não for pressionada contra o palato durante a exposição (ver p. 39), a região apical dos dentes anteriores superiores ficará superexposta, desaparecendo, assim, na radiografia.
Cuidado: Não é suficiente pressionar a língua contra os dentes anteriores!

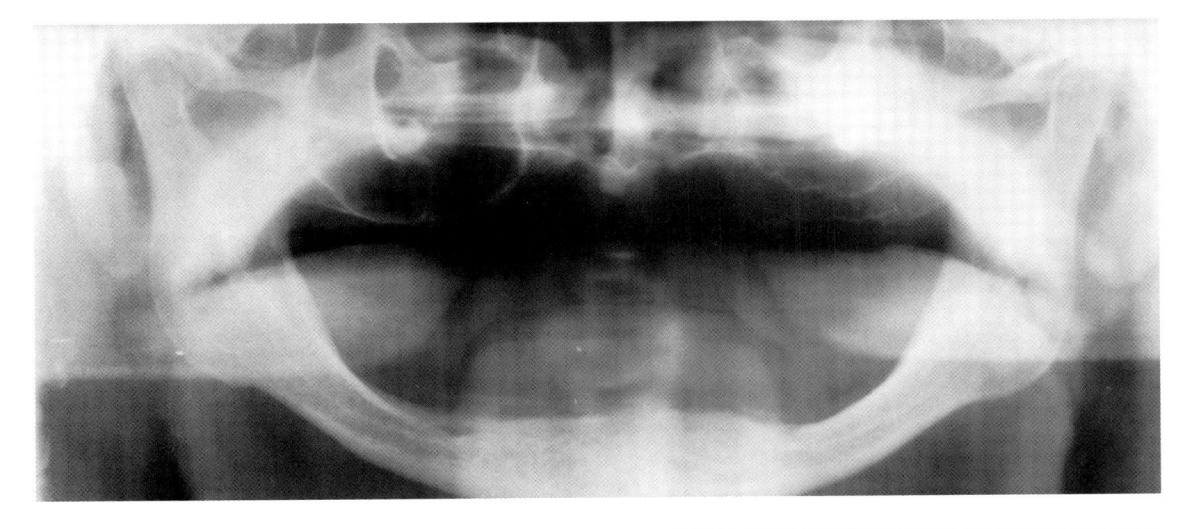

Figura 122   Superexposição em edentados
Em edentados, o processo alveolar da maxila é muito mais fino que o inferior. O posicionamento incorreto da língua é outro fator adicional que origina uma superexposição e deixa o maxilar superior desaparecendo na radiografia (ver p. 42).

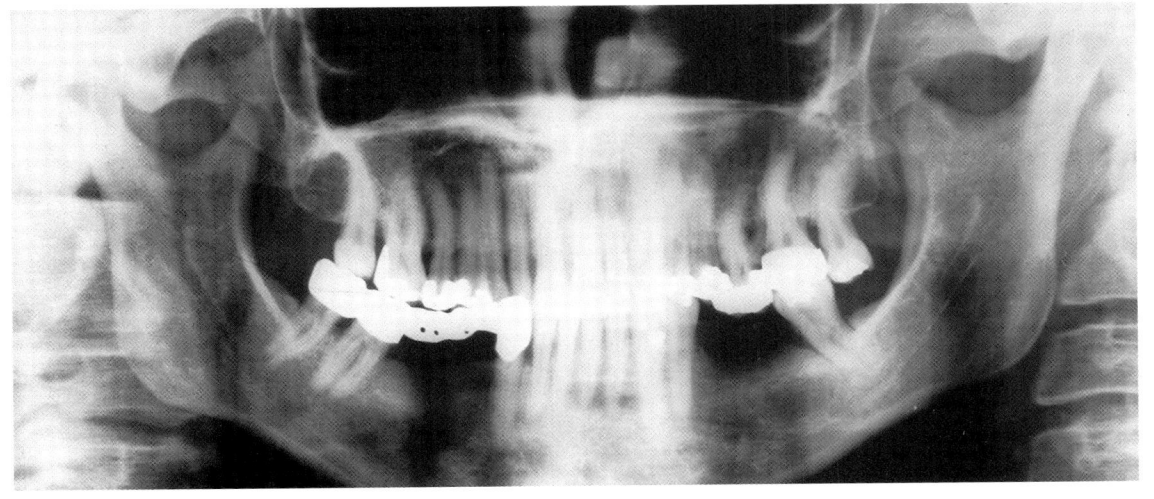

Figura 123   Posição incorreta da cabeça no cefalostato
Se os dentes anteriores se localizarem antes da camada, como aqui no exemplo, serão diminuídos e ficarão pouco nítidos (ver p.35). A coluna cervical provoca fortes sombras.

70 Erros Técnicos que Diminuem a Qualidade das Ortopantomografias

Posição incorreta da cabeça no suporte da cabeça

Figura 124   Os dentes anteriores estão posicionados atrás da camada
Se os dentes anteriores estiverem posicionados muito atrás da camada, como aqui, parecerão alargados e pouco nítidos na radiografia (ver p. 35). A maxila oposta com o ângulo da mandíbula fica mais visível e prejudica a nitidez da imagem do ramo. A posição da cabeça flectida dorsalmente prejudica ainda mais (ver p. 36).

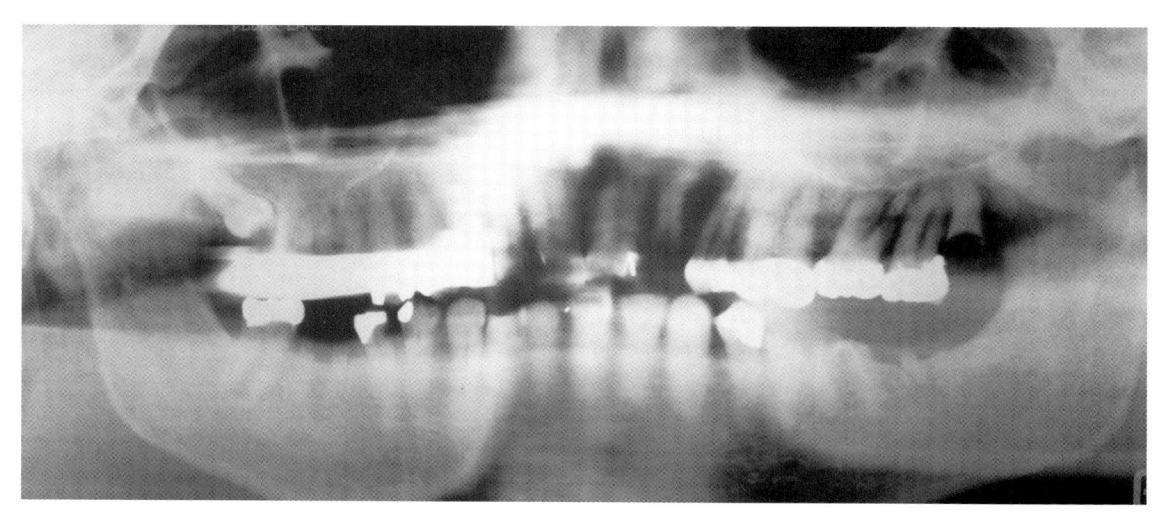

Figura 125   Posicionamento assimétrico
Quando a linha sagital mediana não for posicionada simetricamente, ou se a cabeça for mexida horizontalmente durante a exposição, acontecerá uma reprodução assimétrica de todas as estruturas (ver p. 38).

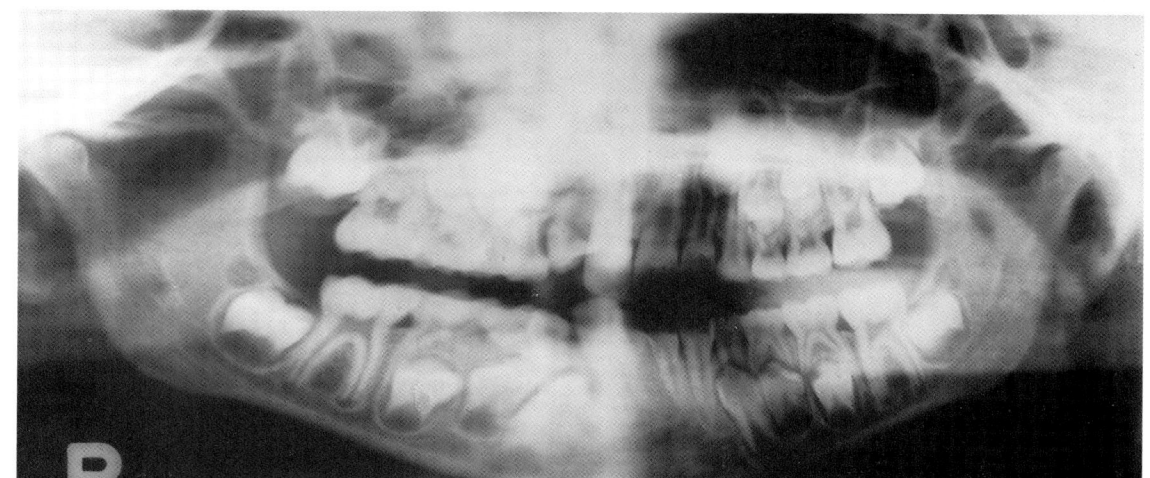

Movimentos do paciente durante a exposição

Figura 126   Movimentação da cabeça
Se a cabeça, como aqui no exemplo, for movimentada verticalmente durante a exposição, serão observadas deformações ondulares ou em ziguezague em todas as estruturas.

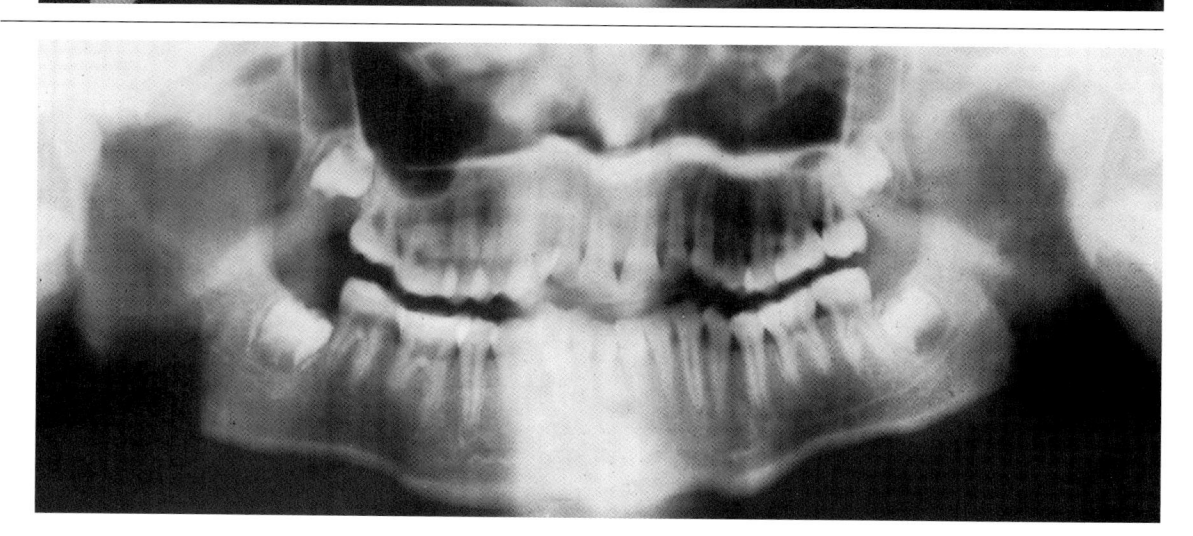

Figura 127   Movimentação da mandíbula
Se o paciente movimentar apenas a mandíbula durante a exposição, pode ser simulada uma fratura, especialmente após acidentes.

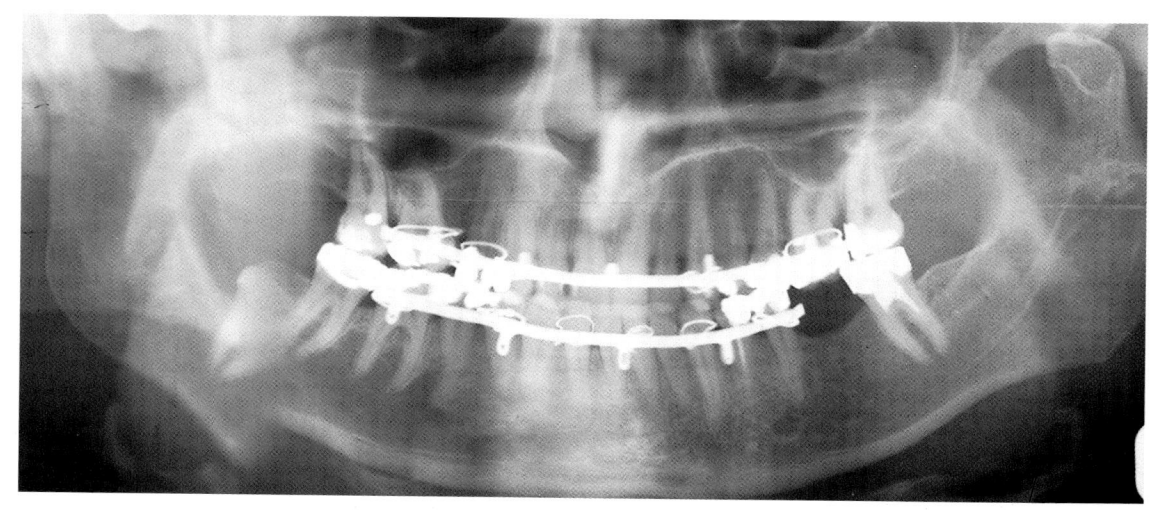

Radiografias Regionais Intrabucais de Dentes com Incidência Apical e Periodontal

Para os práticos que usam a ortopantomografia como informação básica nos primeiros exames rotineiramente, a radiografia intrabucal dos dentes é hoje uma radiografia regional especial, para uma eventual complementação. Uma análise completa pelos conjuntos radiográficos periodontais hoje não é mais necessária.
Para os práticos, que não disponham de um ortopantomógrafo, resta a análise dos conjuntos radiográficos periodontais como base para seu planejamento de tratamento, devendo, porém, ficar claro que existe um risco de um levantamento incompleto da situação.

Por isso, neste trabalho, o preparo das radiografias individuais é mostrado como parte de um conjunto e como radiografia regional, que devem ser preparadas cuidadosamente para esclarecer uma dúvida específica. Como receptores de imagens são empregados hoje, ao lado dos tradicionais filmes odontológicos, cada vez mais placas de fósforo e sensores são usados, que possibilitam a digitalização no setor de diagnóstico radiológico da clínica odontológica. Mas deve ser destacado que a facilitação do processamento das radiografias e os tempos de intervenção não correspondem à simplificação na parte técnica da produção das imagens. Ao contrário: enquanto tínhamos antigamente inúmeros formatos de filmes para radiografias intrabucais em todas as idades, estamos hoje limitados a um máximo de dois formatos por sistema. Além disso, as lâminas ou écrans de acumulação de formatos comparáveis são maiores e os sensores significativamente menos maleáveis, o que incomoda não só o usuário mas também o paciente. Para aproveitar as vantagens da técnica digital e, em especial, a possível redução das doses de exposição com a manutenção da alta qualidade das imagens, a técnica de radiografias intrabucais deve ser aperfeiçoada, o que se torna possível com o emprego de projeções-padrão com o uso de aparelhos de mira. O uso rotineiro desses aparelhos de mira, todavia, exige do usuário experiência e, em casos especiais (por exemplo em crianças, ou no estudo de dentes 3os molares retidos), nem sempre é possível, de modo que as radiografias extrabucais panorâmicas são inevitáveis. As radiografias regionais necessárias para esclarecer dúvidas específicas da ortopantomografia podem então ser feitas em incidência apical ou periodontal, para obter uma visão mais realística e sem distorções dos detalhes a serem pesquisados, onde não importa a exata reprodução das estruturas que não interessam.

Neste capítulo e nos seguintes, será exposta intencionalmente uma ampla paleta de técnicas para radiografias interproximais, oclusais e de localização. A presente fase de transição da técnica convencional para a digital provocará, no diagnóstico odontológico radiológico, uma mudança também na otimização da técnica de radiografia, na qual poderão ser estabelecidos novos padrões.

Projeções Apical e Periodontal em Radiografias Dentais

Nestes casos, nos quais um conjunto dentário deve ser obtido, pode-se, conforme a idade e as dúvidas, utilizar diferentes composições e receptores de imagens. O objetivo é usar o menor número possível de radiografias com a menor dose de radiação possível.

O esquema apresentado nesta página mostra as formas mais úteis de conjuntos dentários radiológicos, com o que em um conjunto destes não só os dentes mas também as partes edentadas dos maxilares possam ser controlados. Usando-se placas de fósforo ou sensores em lugar de filmes dentários, as aplicações dos formatos de filmes aqui apresentados devem ser adaptadas aos sistemas que serão usados. Para melhoria da qualidade das imagens podem ser utilizados, se possível, suportes para os receptores de imagens. Onde estes não possam ser usados, o conhecimento da técnica da bissetriz é absolutamente necessário para obter radiografias que possam ser interpretadas.

Naquele ponto onde o raio central passa pelo objeto, a imagem é nítida e a reprodução real é ótima, sendo por isso que se distingue no âmbito dos dentes a incidência apical e a periodontal.

Figura 128 Conjunto para crianças pequenas
A radiografia dos dentes anteriores é melhor feita com receptores de imagem no formato de 3 x 4 cm, como radiografias interproximais (técnica de radiografia da região anterior, ver p. 91).

Figura 129 Conjunto para crianças na idade do início da troca de dentição
Utiliza-se para estes casos geralmente receptores de imagens de 2 x 3 cm.

Figura 130 Conjunto na idade da dentição mista
Este conjunto de 10 radiografias é complementado com radiografias da zona de apoio no formato de 3 x 4 cm.

Figura 131 Conjunto para jovens no final da troca de dentição
Aumentado em 4 radiografias apicais da região dos molares, este conjunto serve também para adultos com um arco dentário anterior estreito.

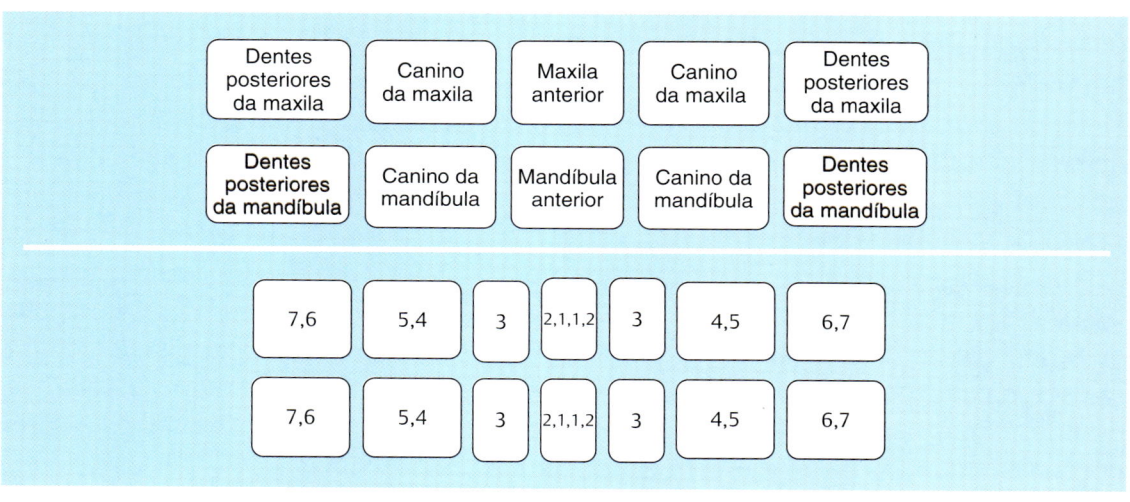

Figura 132 Conjunto de adultos
A disposição do receptor de imagem pode ser variada, conforme as necessidades. Com freqüência, os dentes de 3ºˢ molares devem ser especialmente representados.

Figura 133 Conjunto periodontal
A disposição apresentada pode ser reduzida em 4 radiografias, se forem usados para os dentes posteriores 2 filmes interproximal (3 x 4 cm) em formato alto.

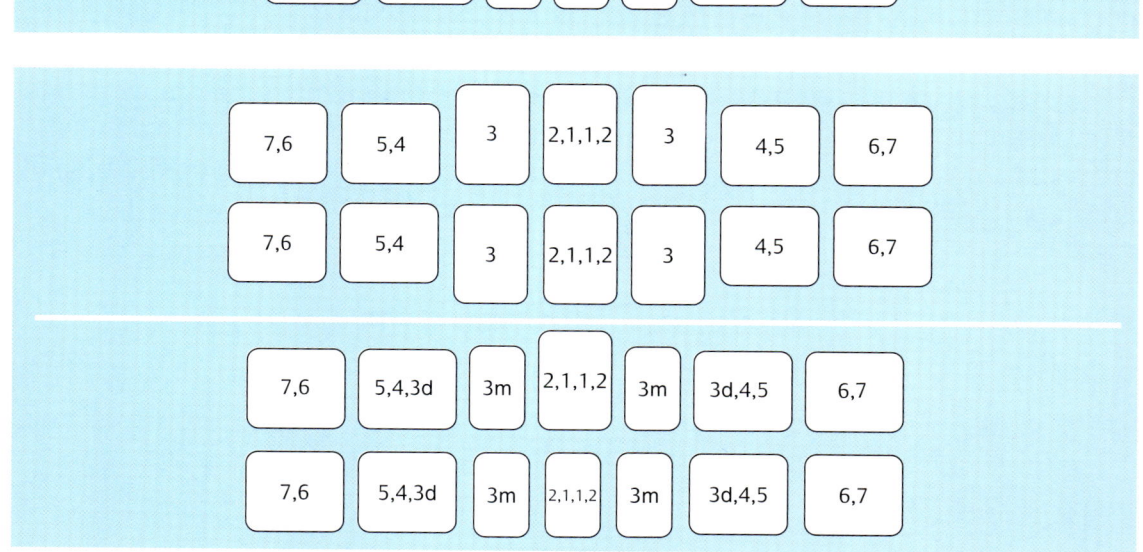

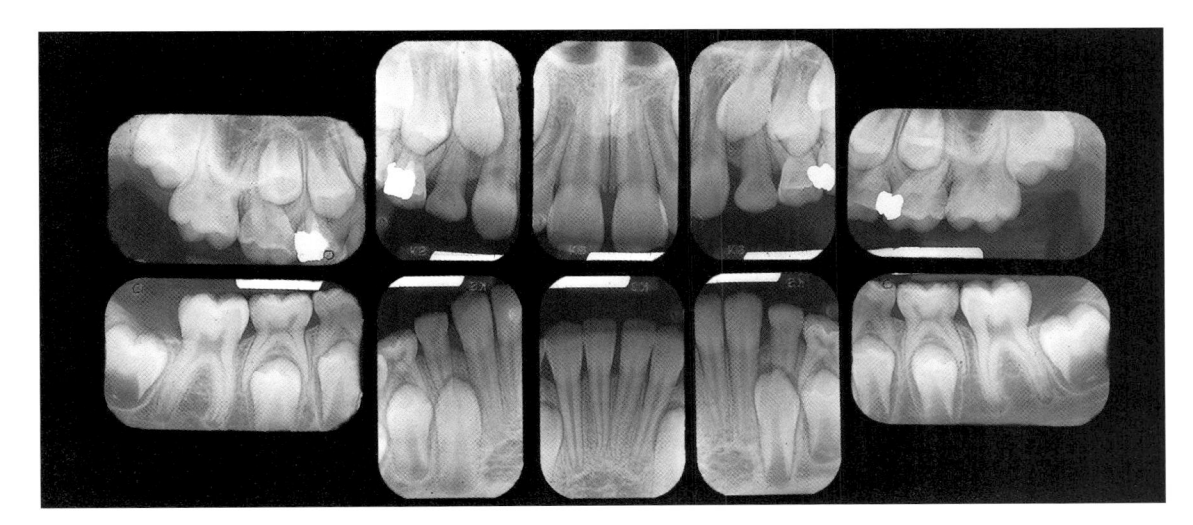

Projeções Apical e Periodontal em Radiografias Dentais

Figura 134 Conjunto na dentição decídua de uma criança com 9 anos de idade
Conjunto de 10 radiografias, conforme o esquema da Figura 130.

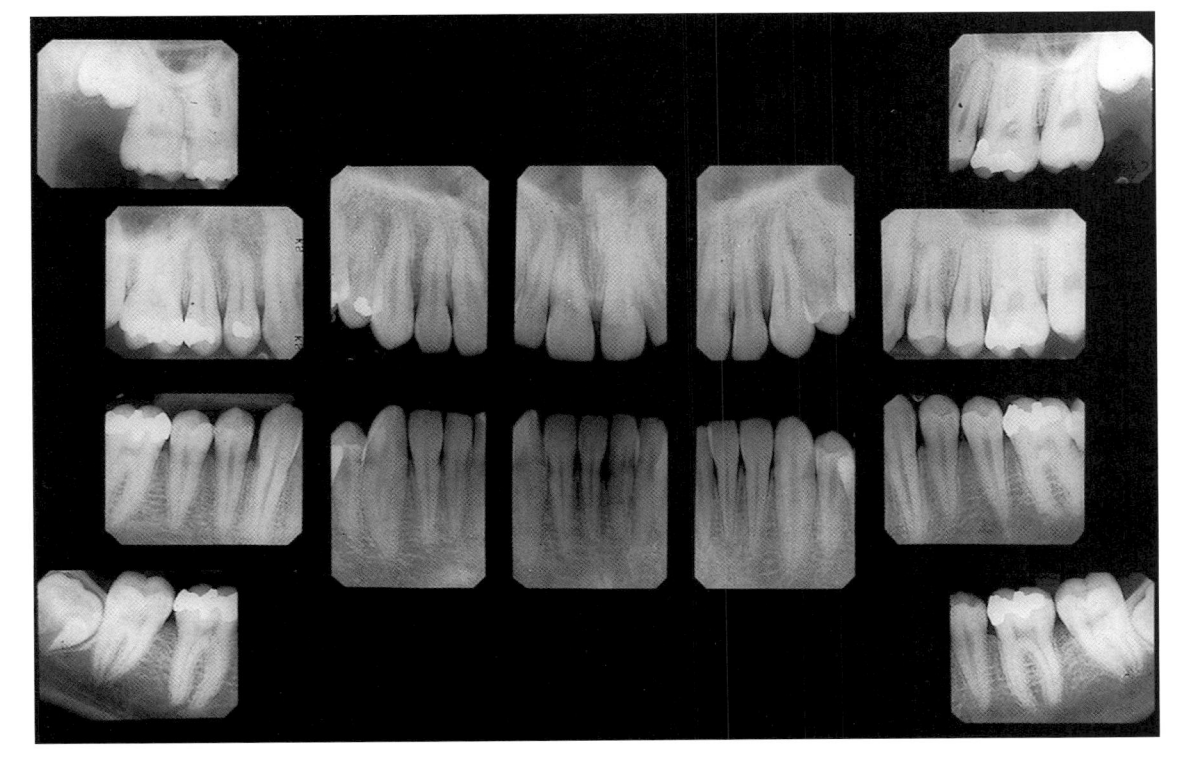

Figura 135 Conjunto apical
Conjunto de 14 radiografias de adulto de dentição completa, conforme o esquema da Figura 132, centrada nos ápices.

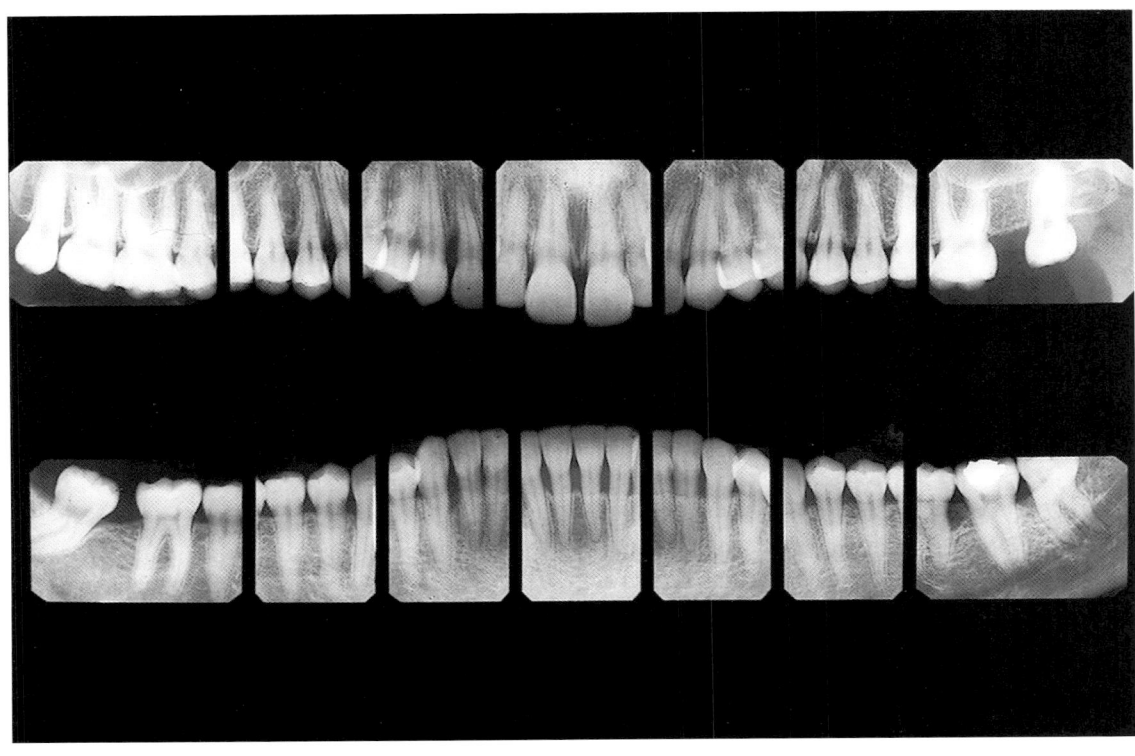

Figura 136 Conjunto periodontal
Conjunto de 14 radiografias para representação da crista alveolar no adulto de dentição completa, conforme o esquema da Figura 133, centrada no limbo alveolar.

74 Radiografias Regionais Intrabucais de Dentes com Incidência Apical e Periodontal

Radiografia intrabucal da maxila

Figura 137   A situação anatômica e uma radiografia típica da região anterior

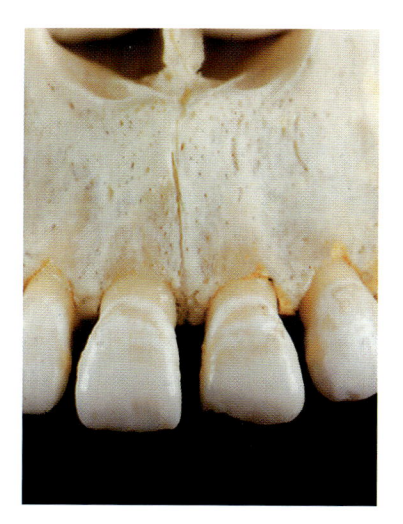

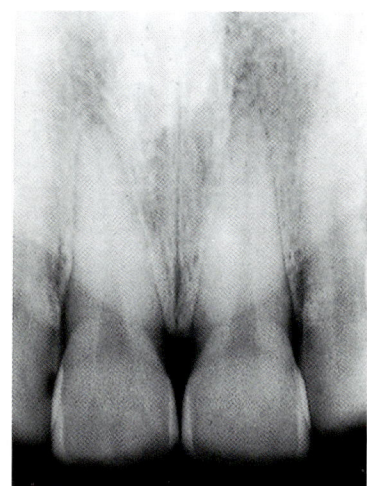

Figura 138   Angulação da visão frontal
Esquerda: Na técnica do paralelismo, o receptor de imagem é firmemente preso ao tubo emissor, estabelecendo, assim, uma relação definida com o raio central.
Direita: Angulação para a região anterior superior em visão frontal. Observa-se a posição da cabeça e a direção do raio central.

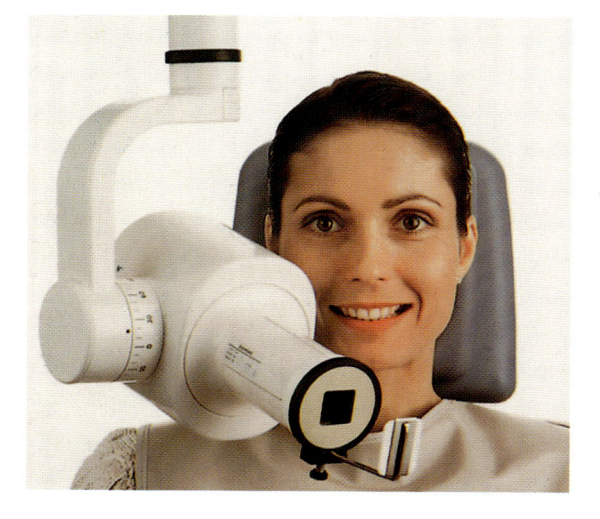

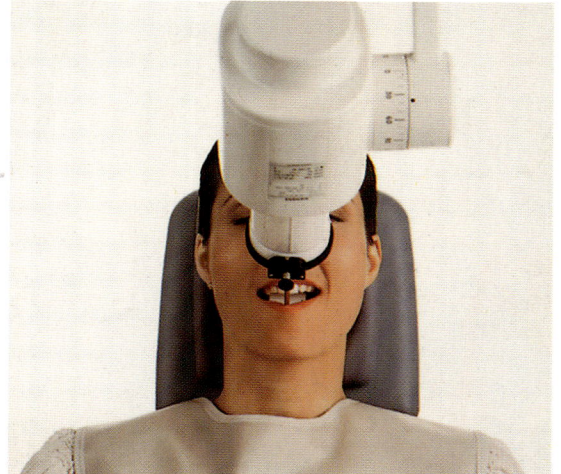

Figura 139   Angulação para visão lateral
Esquerda: A vista lateral mostra o uso do suporte "Emmenix" (Hager-Werke), que é apropriado para regulagens especiais com as mãos livres.
Direita: A vista lateral mostra o uso do suporte de paralelismo idealizado pelo autor, que, com modificações, pode ser usado também para fixar lâminas ou écrans de acumulação e sensores.

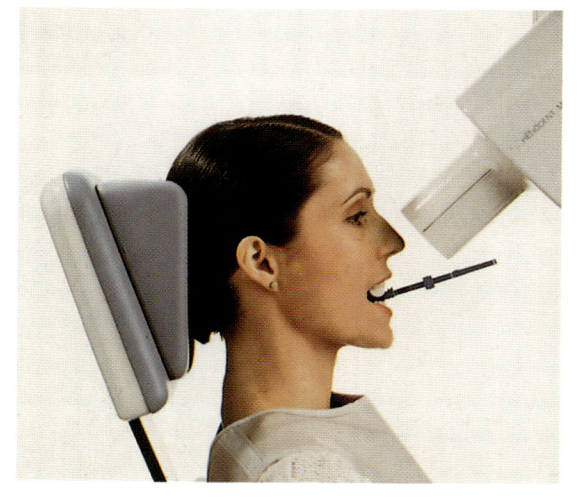

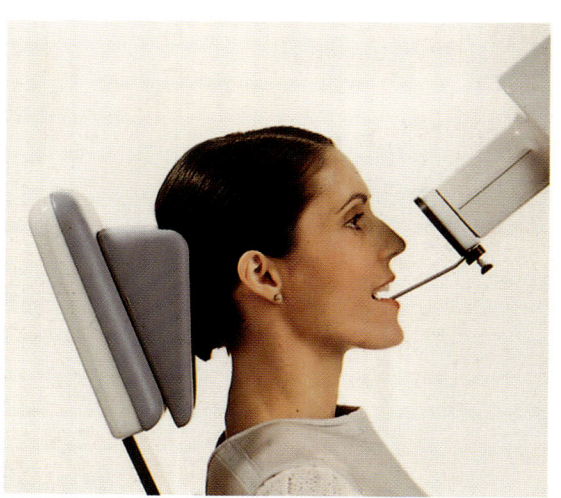

Preparo do paciente

É de fundamental importância o preparo do paciente antes da radiografia. Com vantagens, prova-se a posição do receptor de imagem, para que o paciente possa colaborar de forma descontraída. Observe-se o correto posicionamento da cabeça, para facilitar a angulação do feixe central. Deve-se visar o alvo no ângulo horizontal e vertical correto, sem ater-se a dados de graduação esquemáticos. Podem ser úteis anestésicos tópicos para casos difíceis.

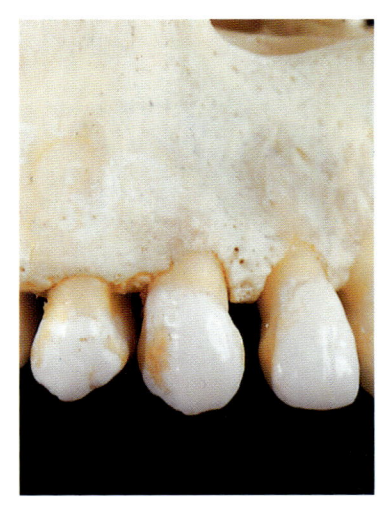

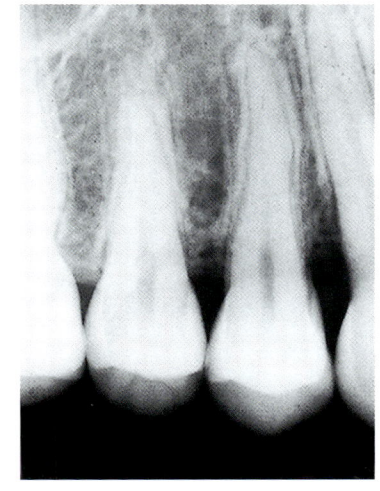

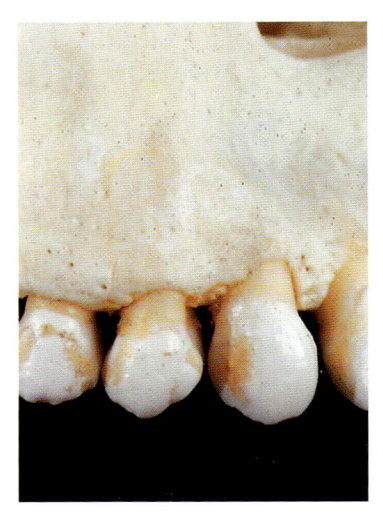

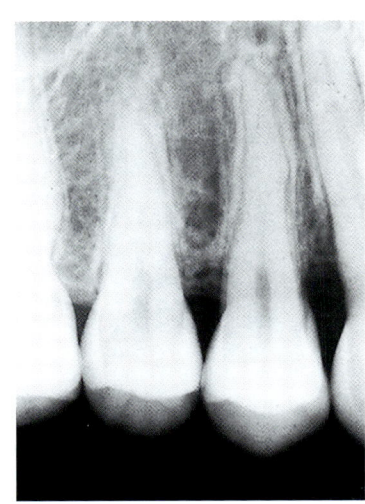

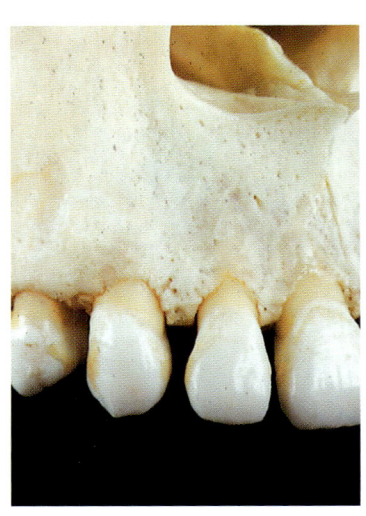

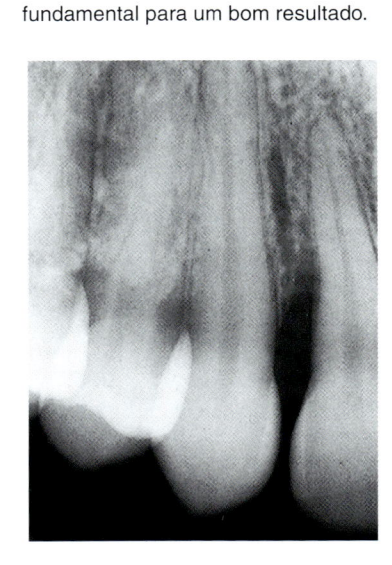

Projeções Apical e Periodontal em Radiografias Dentais

Radiografia intrabucal da maxila

Figura 140 Situação anatômica e radiografia do canino em um conjunto apical

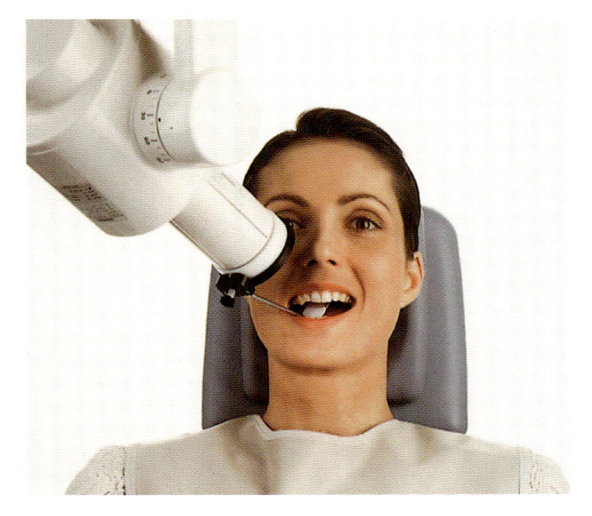

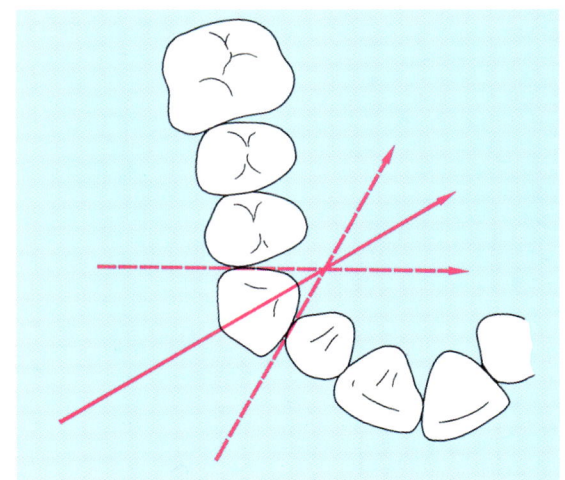

Figura 141 Direcionamento do feixe central

Esquerda: Angulação para uma incidência apical do canino.

Direita: O esquema mostra a direção da incidência para uma radiografia apical (linha contínua) e duas periodontais para representação do "septos" interalveolares (linha interrompida).

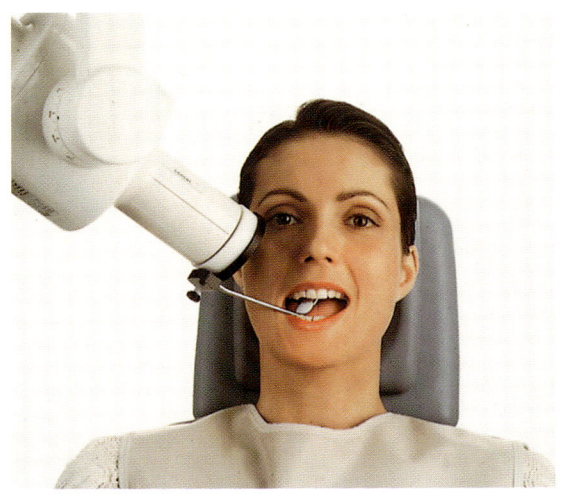

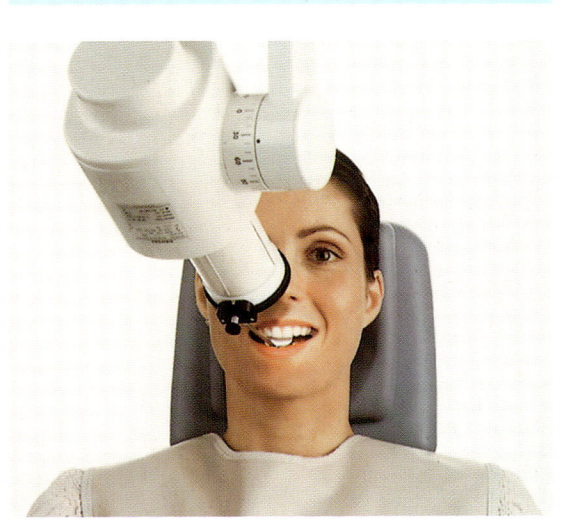

Figura 142 Angulação para a representação do "septo" mesial e distal do paciente

Figura 143 Situação anatômica e radiografias para projeções periodontais do canino

O correto foco da estrutura visada é fundamental para um bom resultado.

76 Radiografias Regionais Intrabucais de Dentes com Incidência Apical e Periodontal

Radiografia intrabucal da maxila
Figura 144 Situação anatômica e radiografia da região dos pré-molares
Sensores ou placas de fósforo no formato aproximado de 2 x 3 cm devem ser usados em formato alto.

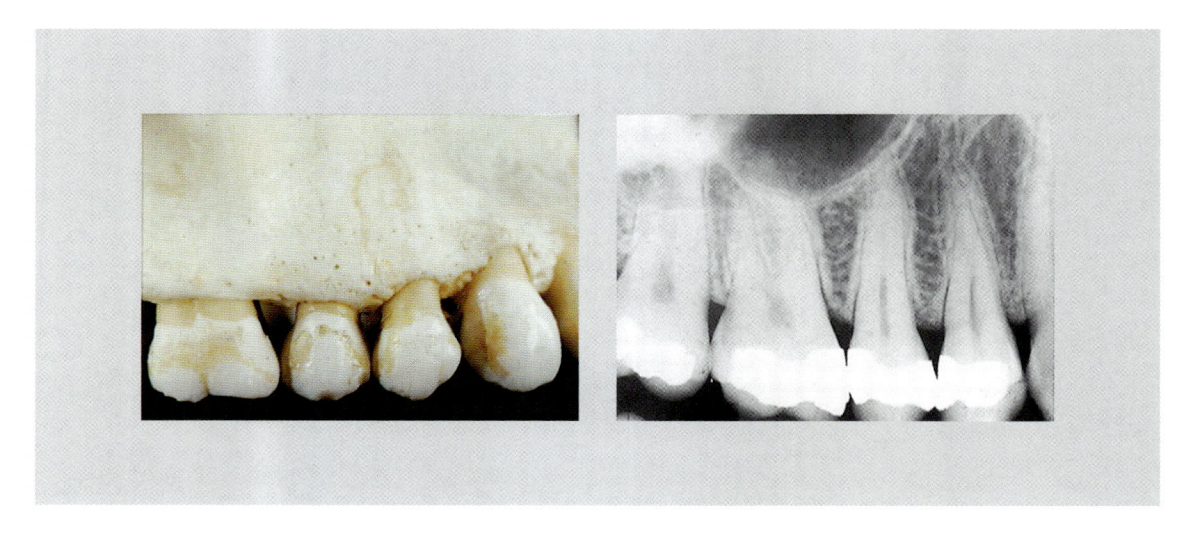

Figura 145 Ângulo do feixe central
Esquerda: O desenho mostra o efeito de uma incidência *ortorradial* e de uma mesial *excêntrica* de um pino quadrado, que simula um pré-molar.

Direita: A foto mostra o correto posicionamento ortorradial do feixe central no paciente.

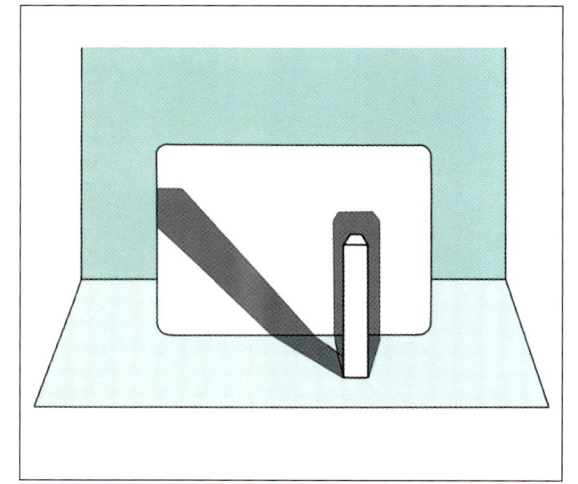

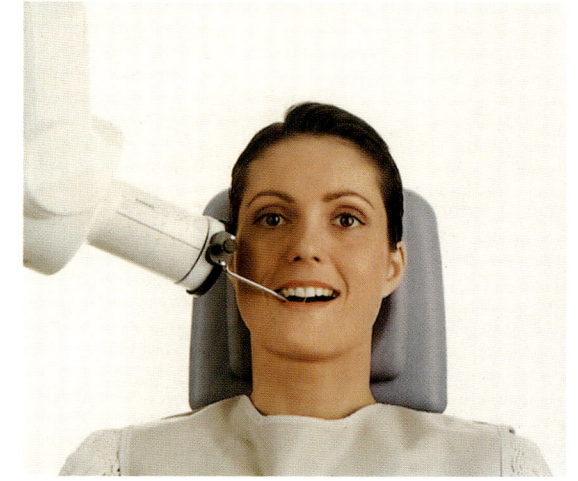

Figura 146 Aplicação de ângulo
A radiografia e a foto mostram claramente o erro freqüente de uma incidência mesial excêntrica do pré-molar da maxila.

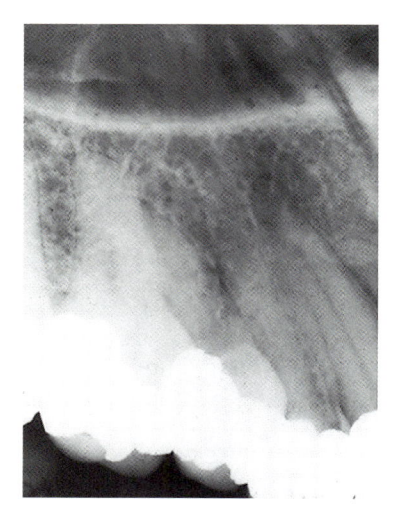

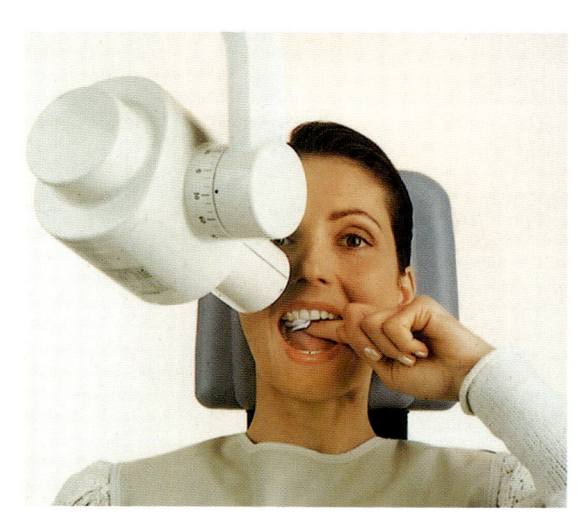

Seleção correta do ângulo de incidência

Na região dos dentes posteriores do maxilar, vale mais observar o ângulo *horizontal* de incidência, para obter uma incidência ortorradial, para evitar o freqüente erro da incidência mesial excêntrica. Ao mesmo tempo, deve ser também selecionado o correto ângulo *vertical*, para evitar distorções dos dentes. Ainda hoje não existe nenhum método de radiografia intrabucal no qual estes fundamentos não precisem ser observados.

Uma mira ou suporte facilita a concentração nas manobras decisivas.

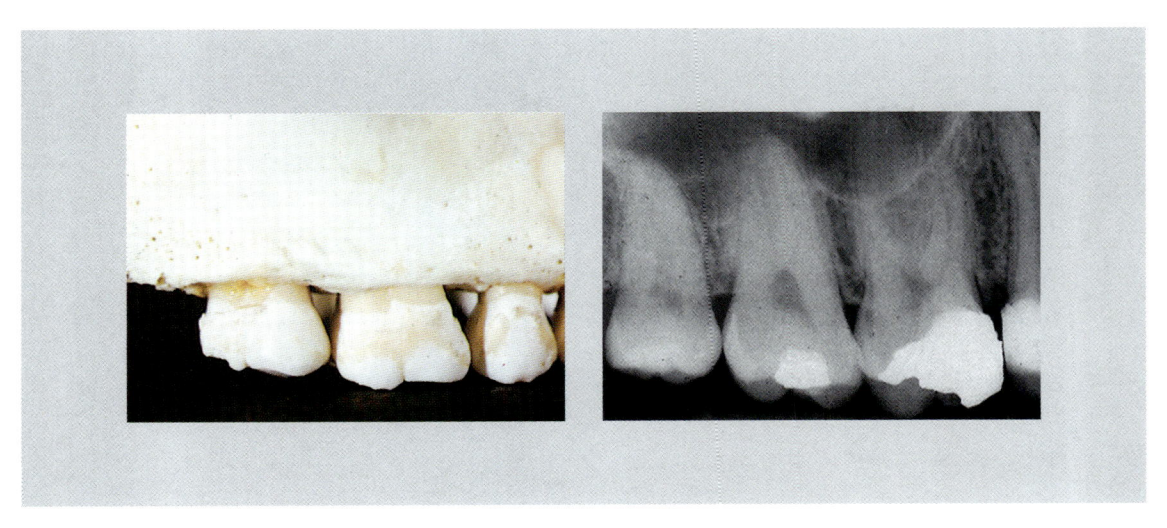

Projeções Apical e Periodontal em Radiografias Dentais 77

Radiografia intrabucal da maxila

Figura 147 Situação anatômica e radiografia da região dos molares
Sensores ou lâminas ou placas de fósforo no formato aproximado de 2 x 3 cm devem ser usados no formato alto.

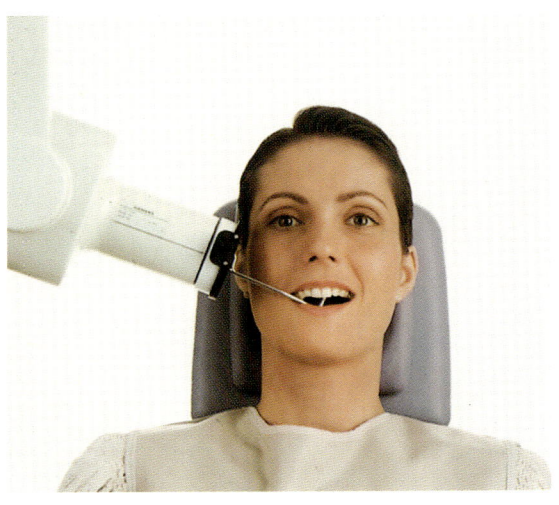

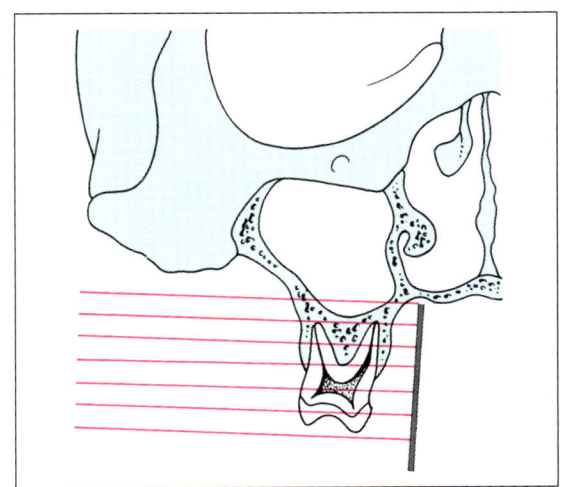

Figura 148 Angulação correta
Esquerda: A foto mostra o correto posicionamento com um ângulo de incidência pequeno.

Direita: A correta incidência pequena dos raios, que só pode ser obtida com um suporte de receptor de imagens.

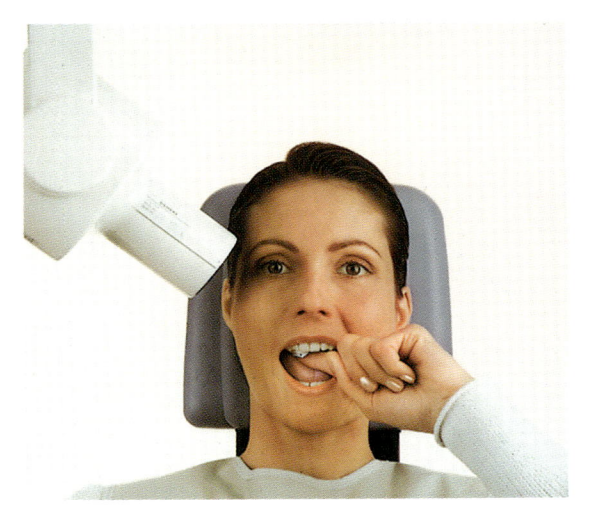

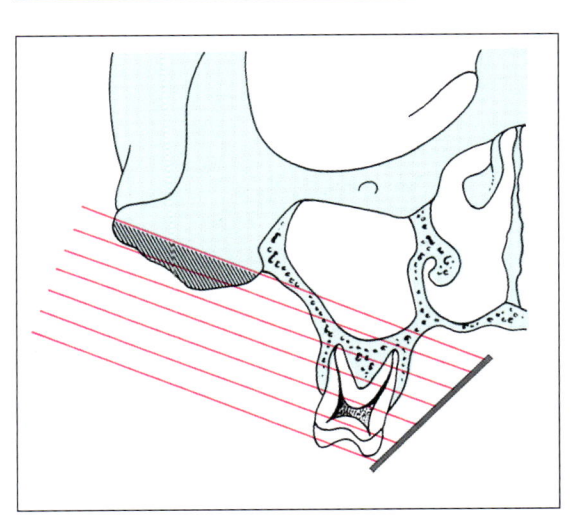

Figura 149 Angulação errada
Esquerda: A foto mostra um posicionamento errado, por um ângulo de incidência com ângulo acentuado.

Direita: O desenho esquemático mostra que o zigomático sobrepõe-se às raízes dos molares em uma incidência com ângulo acentuado do feixe central.

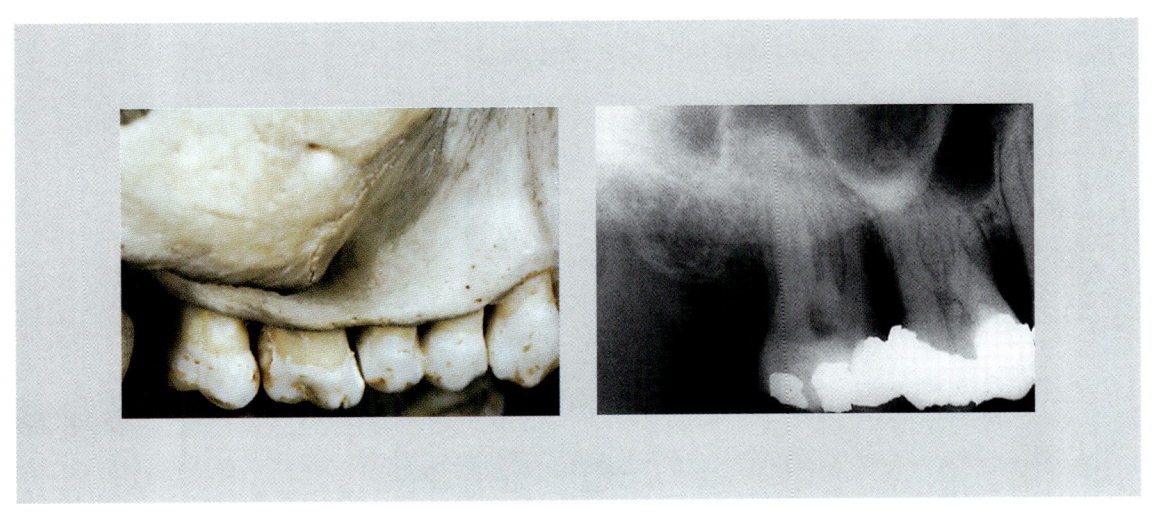

Figura 150 Situação anatômica e radiografia com ângulo acentuado dos raios

78 Radiografias Regionais Intrabucais de Dentes com Incidência Apical e Periodontal

Radiografia intrabucal da mandíbula

Figura 151 Situação anatômica e radiografia da região anterior

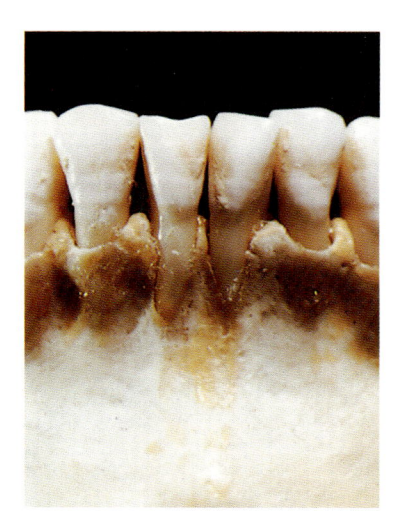

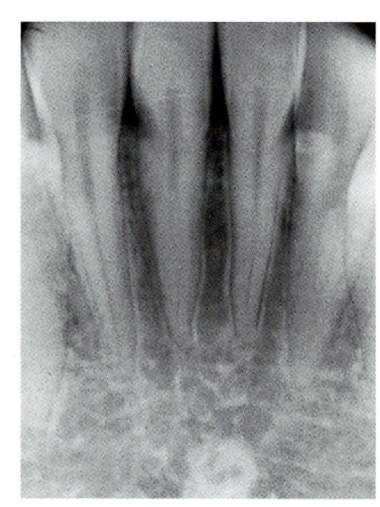

Figura 152 Ângulo anterior com e sem suporte
Esquerda: A foto mostra o posicionamento do receptor de imagem sem utilização de suporte.

Direita: A mesma situação com utilização de um suporte, graças ao qual o receptor de imagem pode ser colocado no assoalho da boca parcialmente fechada, sem exercer pressão sobre o mesmo.

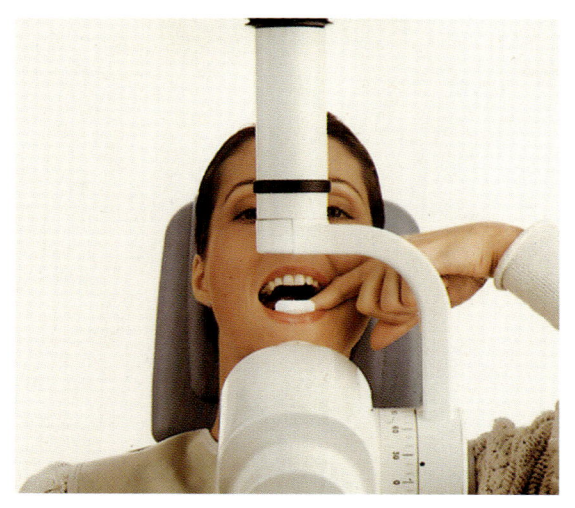

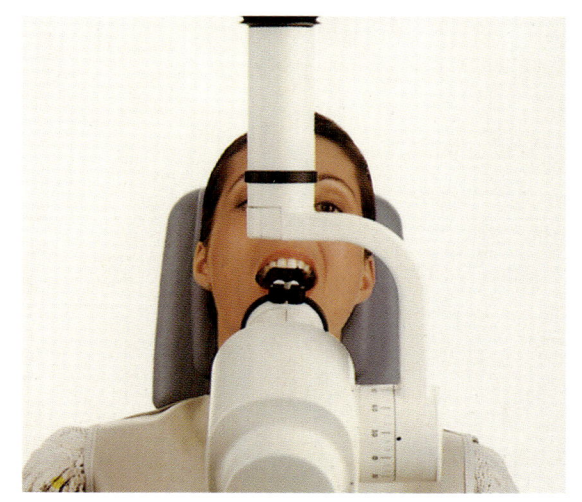

Figura 153 Angulação posterior com e sem suporte
Esquerda: Vista lateral do posicionamento de um receptor de imagem sem suporte.

Direita: O posicionamento para a representação da parte anterior da mandíbula em vista lateral. O uso de um suporte facilita e assegura o correto posicionamento do receptor de imagem. O plano oclusal da mandíbula está na horizontal.

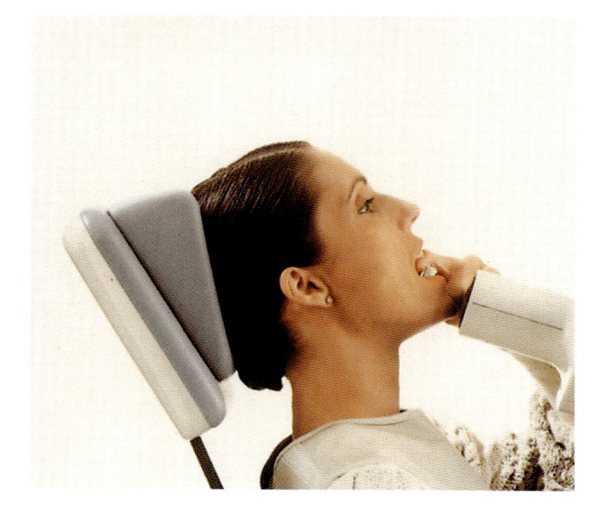

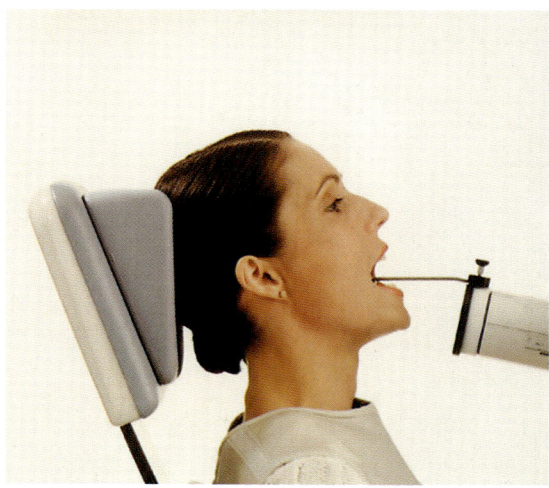

Suportes para receptores de imagem asseguram a qualidade da imagem

Os suportes possibilitam um correto posicionamento dos receptores de imagem onde, por motivos anatômicos, existe espaço suficiente. É errado pressionar o receptor de imagem contra os dentes ou o processo alveolar. Na maxila, devem ser colocados no centro do palato e na mandíbula em direção lingual tão profundo quanto possível. Lá, o assoalho da boca é mais mole do que na inserção da musculatura. Se solicitarmos ao paciente que feche um pouco a boca durante a colocação do suporte, ele descontrairá o assoalho da boca e o receptor de imagem poderá ser colocado profundamente sem dor.

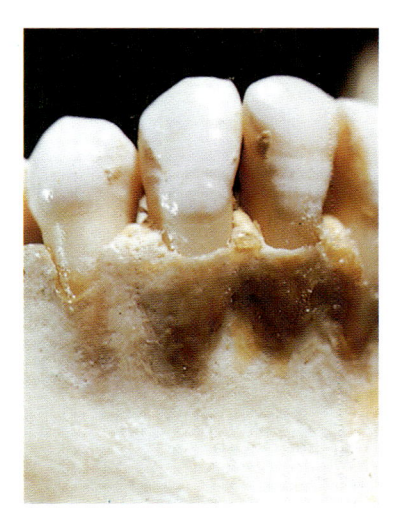

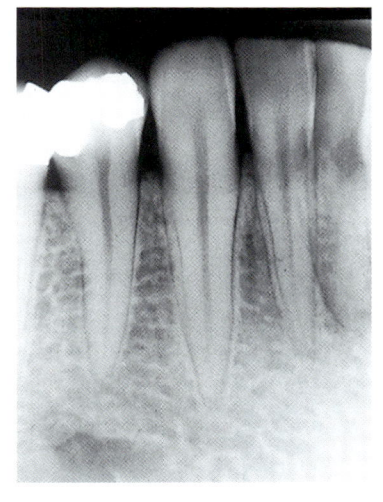

Projeções Apical e Periodontal em Radiografias Dentais 79

Radiografia intrabucal da mandíbula

Figura 154 Situação anatômica e radiografia do canino em um conjunto apical

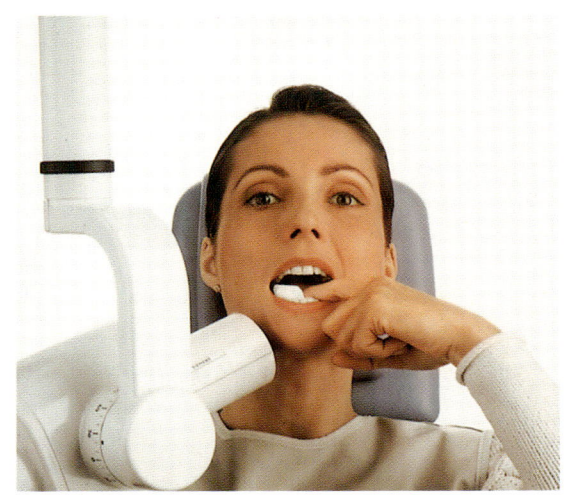

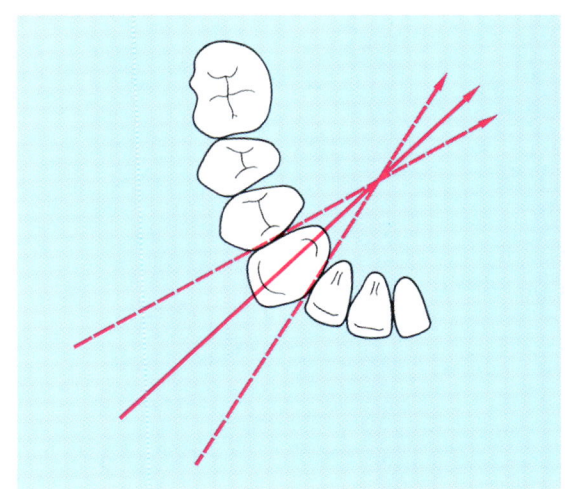

Figura 155 Direcionamento do feixe central
Esquerda: Angulação para uma incidência *apical* do canino sem utilização de suporte.

Direita: O esquema mostra o direcionamento do feixe central para uma radiografia apical (linha contínua) e duas periodontais (linha interrompida) para a representação do septo mesial e distal.

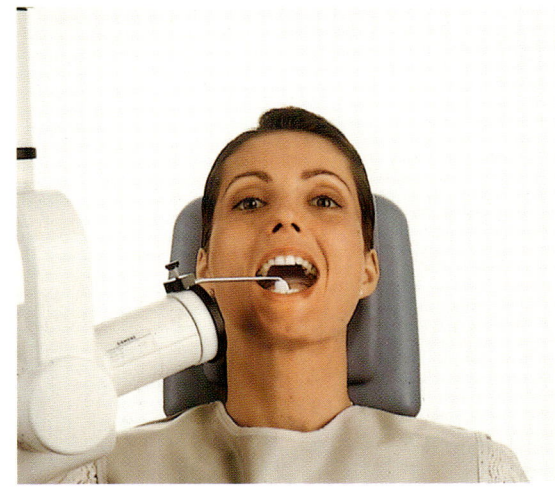

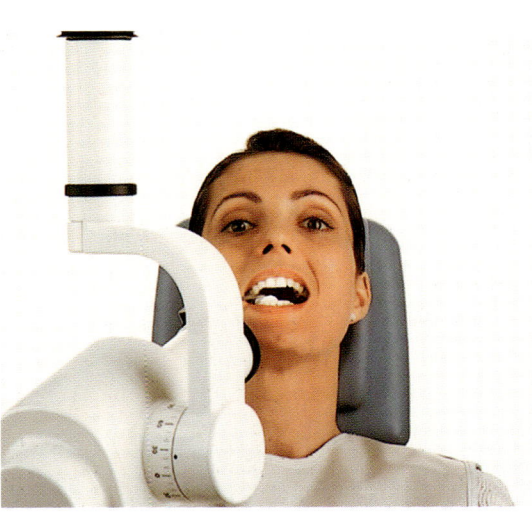

Figura 156 A. angulação para a representação do *septo* interalveolar e distal do paciente

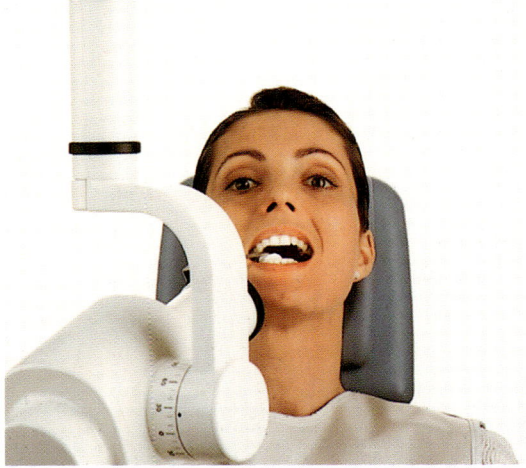

Figura 157 Situação anatômica e radiografias para projeções periodontais do canino
O foco correto é fundamental para o resultado.

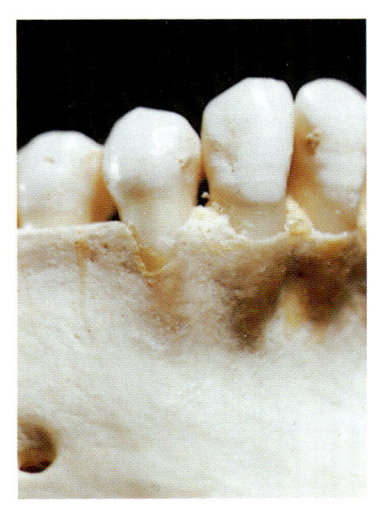

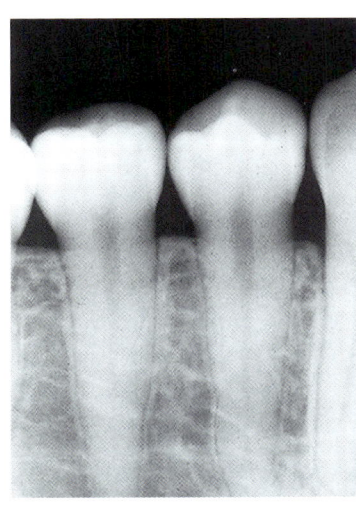

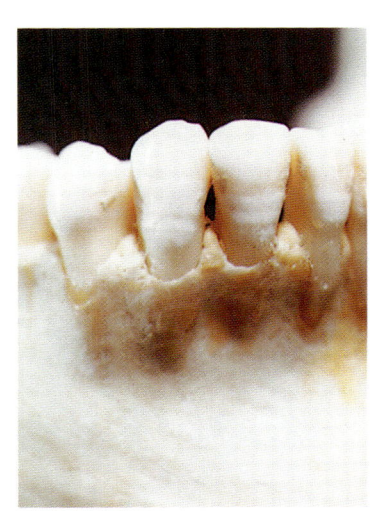

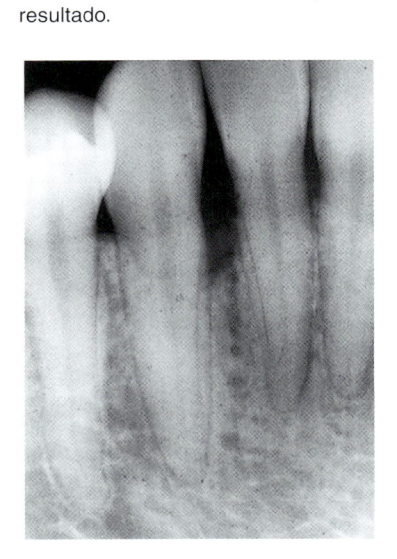

80 Radiografias Regionais Intrabucais de Dentes com Incidência Apical e Periodontal

Radiografia intrabucal da mandíbula

Figura 158 Situação anatômica e radiografia da região dos pré-molares
Sensores ou lâminas ou placas de fósforo no formato aproximado de 2 x 3 cm devem ser usados no formato alto.

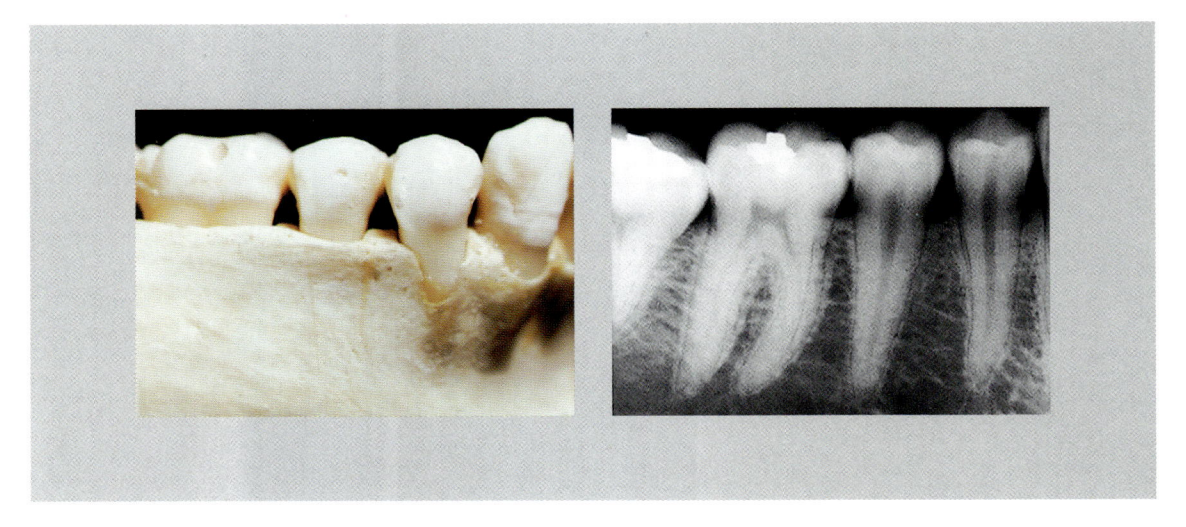

Figura 159 Ângulo correto para os pré-molares
Esquerda: O correto posicionamento para os pré-molares inferiores em um paciente com arco dental normal.

Direita: O desenho mostra que, em casos especiais, o primeiro pré-molar inferior deve ser radiografado em incidência mesial, sendo que o receptor de imagem deve ser posicionado lingualmente e perpendicular em relação ao feixe central.

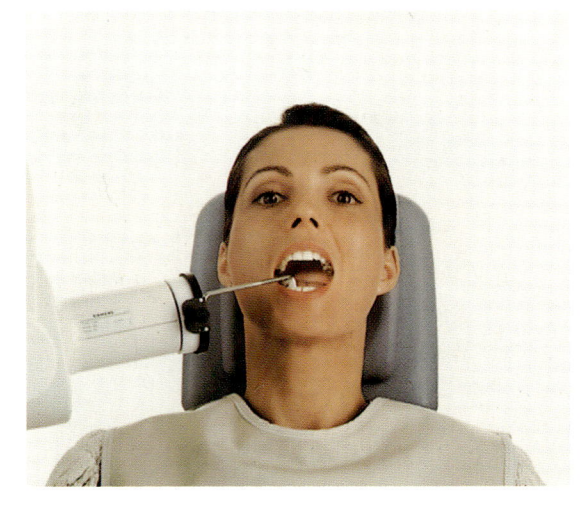

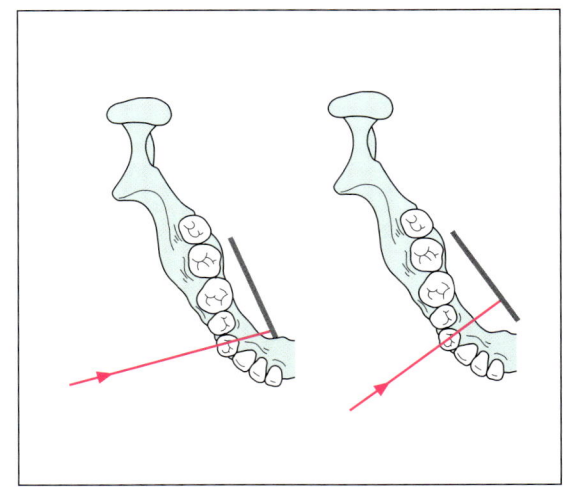

Figura 160 Uso de um suporte
Ambas as fotos mostram a utilização do suporte *Emmenix*. Com as arcadas fechadas, o "cabo" do suporte serve como indicador do correto posicionamento no ângulo horizontal, já que o feixe central pode ser orientado perpendicular ao seu eixo longitudinal.

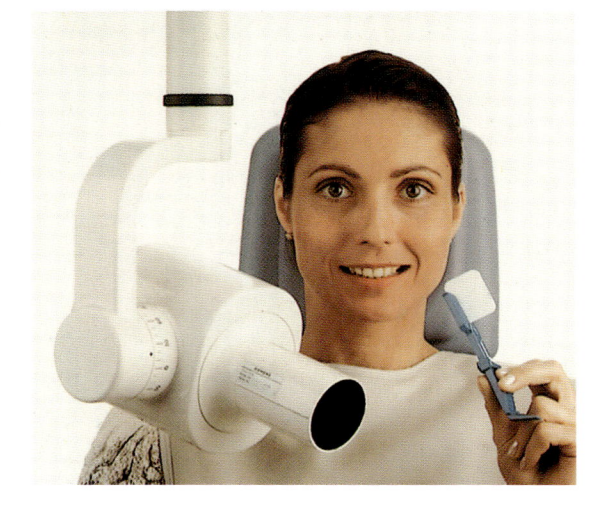

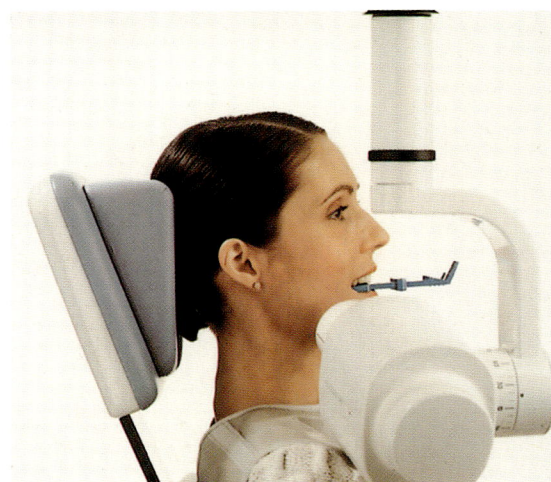

Para a técnica de radiografia da mandíbula
O posicionamento ideal do receptor de imagem é muitas vezes difícil em pacientes sensíveis.
- Deve-se acostumar a trabalhar com suportes, que facilitam o foco do objeto desejado.
- Deve-se utilizar o formato correto do receptor de imagem.
- Durante o posicionamento intrabucal do receptor de imagem, o paciente deve fechar um pouco a boca, para descontrair o assoalho da boca.
- Deve-se usar anestésicos tópicos.

Projeções Apical e Periodontal em Radiografias Dentais

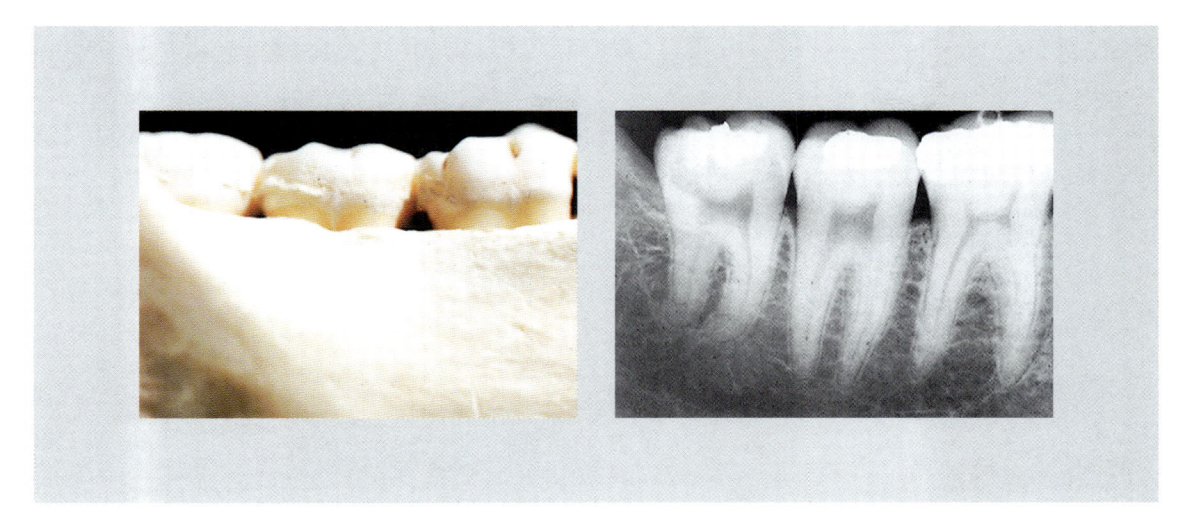

Radiografia intrabucal da mandíbula

Figura 161 Situação anatômica e radiografia da região dos molares
Sensores ou lâminas ou placas de fósforo no formato aproximado de 2 x 3 cm devem ser usados no formato alto.

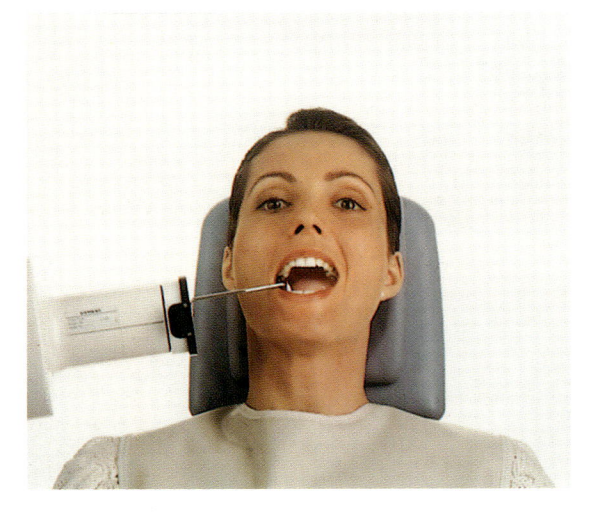

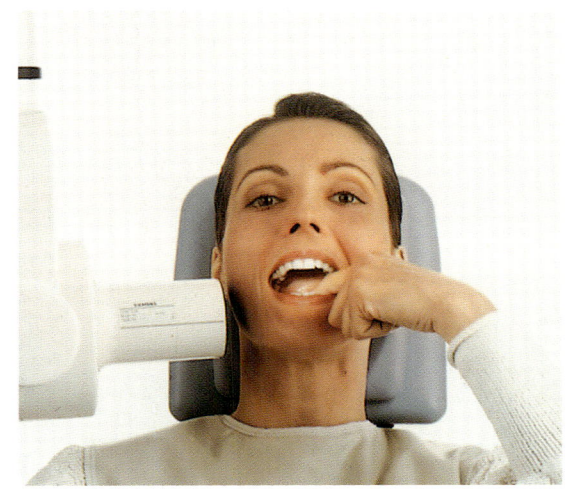

Figura 162 Posição correta da cabeça
Esquerda: Observa-se a correta postura da cabeça para radiografias da mandíbula e o correto posicionamento do receptor de imagem no ângulo horizontal e vertical. Aqui é mostrada a posição para o dente 46. Para o segundo molar, seleciona-se uma incidência horizontal dos raios.

Direita: Postura correta da cabeça e da mão em uma angulação manual, sem suporte. Em movimentos espontâneos de deglutição, o paciente não consegue segurar o receptor de imagem.

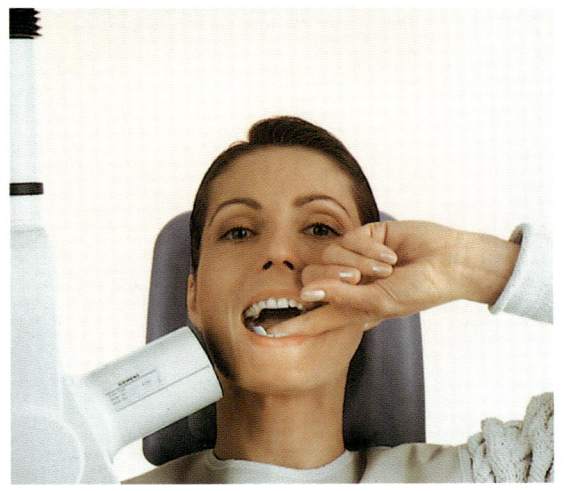

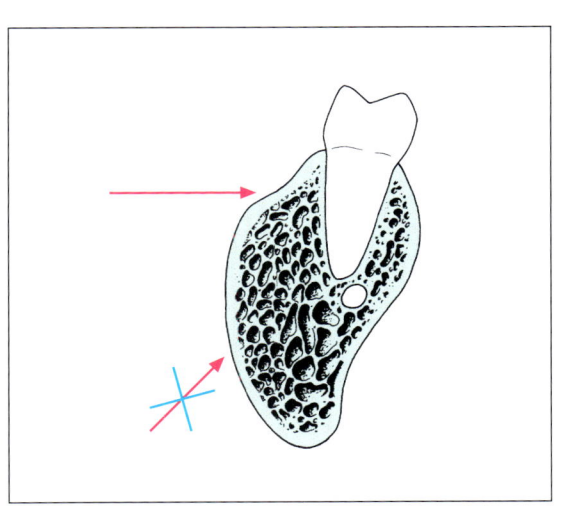

Figura 163 Erros mais freqüentes nas radiografias de molares inferiores
Esquerda: No esforço de captar a raiz, o dente é visado em incidência de baixo para cima muito acentuada.

Direita: O desenho mostra a incidência correta e a incidência errada para um segundo molar, cujo eixo tem inclinação lingual.

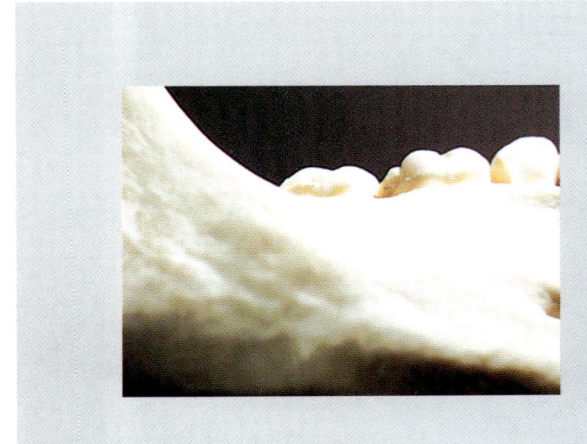

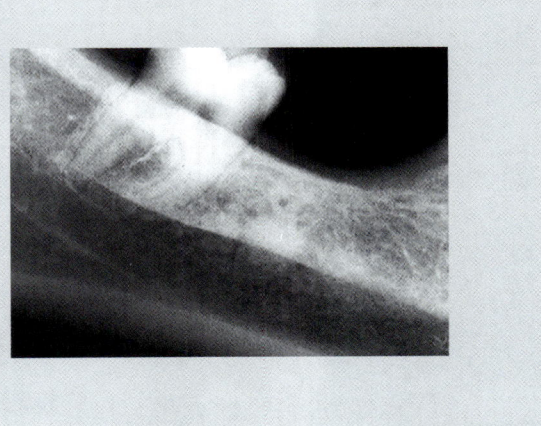

Figura 164 Situação anatômica e o resultado da seleção de uma incidência muito acentuada
A madíbula inferior parece diminuída, a fossa submandibular está muito clara e a crista alveolar acima da linha milióidea está sombreada pelo conseqüente efeito de adição.

82 Radiografias Regionais Intrabucais de Dentes com Incidência Apical e Periodontal

Radiografia intrabucal de dentes 3⁰ˢ molares transversais

Figura 165   Dentes 3⁰ˢ molares inferior e superior deslocados
As radiografias foram feitas com receptores intrabucais no formato 3 x 4 cm. Se o ortopantomógrafo não está à disposição para que o túber ou o ramo completamente representados possam ser radiografados, deve-se usar assim técnicas especiais de radiografia aplicando os princípios do paralelismo.

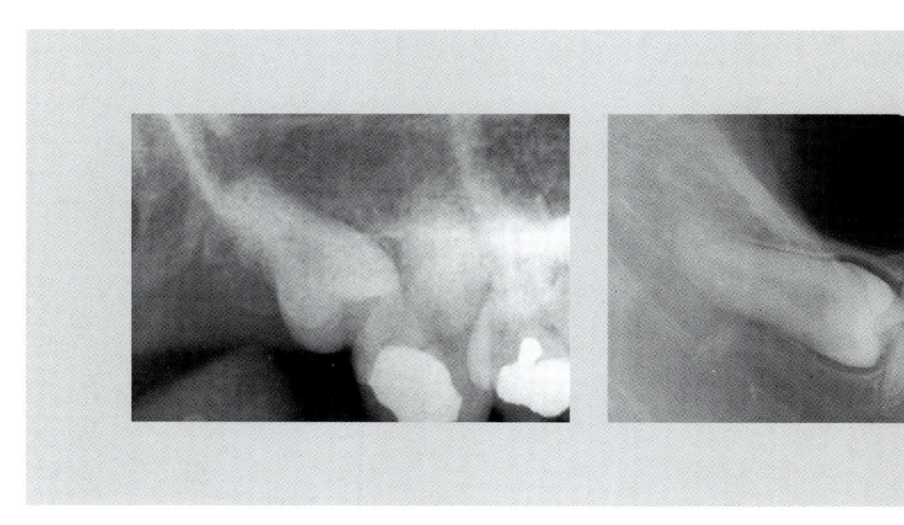

Figura 166   Uso da técnica do paralelismo na mandíbula
Se o dente não é totalmente representado, não é por que o receptor de imagem não foi introduzido em direção à garganta profundo o suficiente; este fato depende apenas da incidência do feixe central, que deve projetar o objeto em questão na direção dorsal-cranial para ventral-caudal no receptor de imagem. Nestes casos, os suportes também falham. Somente o domínio completo da técnica de incidência conduz ao objetivo.

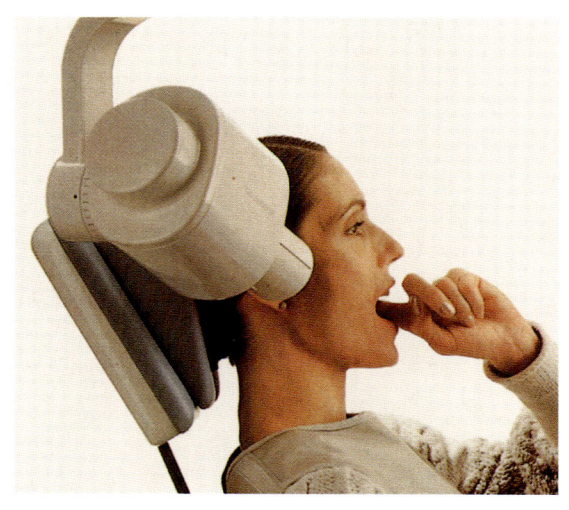

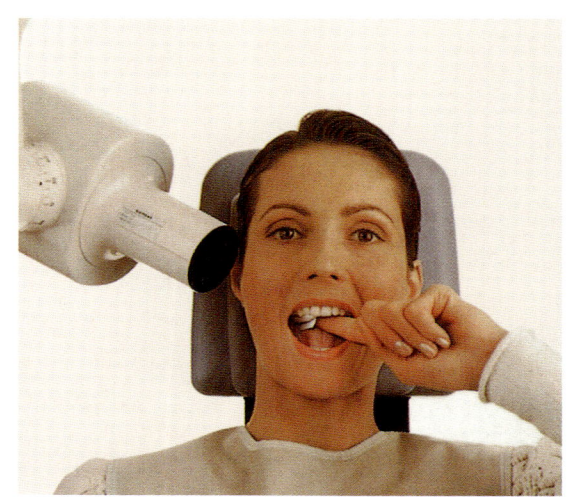

Figura 167   Uso da técnica do paralelismo na mandíbula
Se o dente não é totalmente representado, também não depende do posicionamento do receptor de imagem, mas sim da incidência do feixe central. O feixe central também aqui deve projetar o objeto em questão na direção dorsal-cranial para ventral-caudal no receptor de imagem. Um foco correto é (quase) tudo.

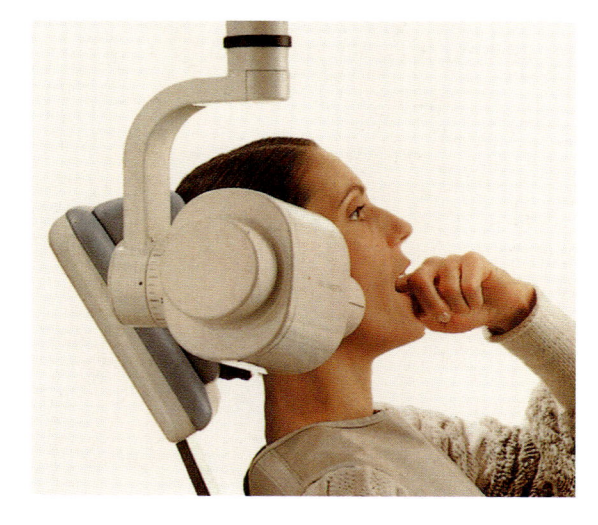

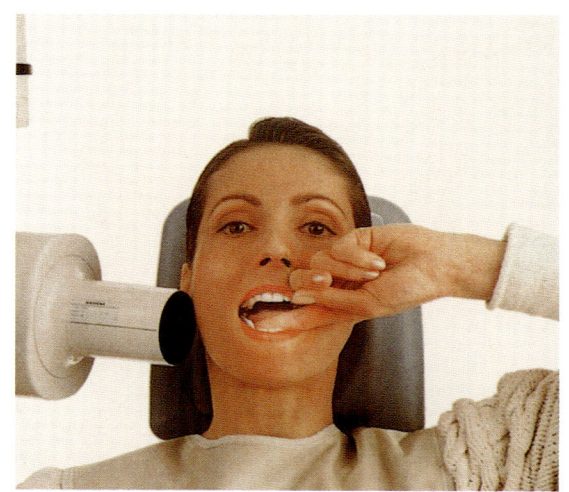

> **Dentes 3⁰ˢ molares**
> – Dentes 3⁰ˢ molares são, em sua forma e localização, os dentes mais variáveis da dentição humana.
> – Sua localização e completa representação ocorrem melhor com radiografias panorâmicas, ou seja, com uma ortopantomografia.
> – Em radiografias dentais, os 3⁰ˢ molares em posições especiais são representados, em geral, somente parcialmente, ou nem são representados. Caso a anamnese não registre nenhuma extração, o paciente deve ser conduzido para uma radiografia panorâmica (ver também o Capítulo "Técnicas de Localização" na p. 119).

A Radiografia Interproximal

A radiografia interproximal ou *bite wing* (Raper, 1925), como também é chamada, é talvez a mais importante radiografia complementar para a informação básica que se obtém da ortopantomografia. Ainda que, graças à moderna profilaxia, a formação de cáries tem sido decisivamente estancada, o diagnóstico precoce de cáries com a ajuda da radiografia interproximal continua tendo grande importância na detecção da fase inicial de cáries proximais. A vivência prática tem demonstrado que cáries de fissura, lesões bucais e linguais, ou melhor, palatinas, só podem ser reconhecidas radiograficamente na fase tardia, motivo pelo qual a inspeção clínica deve ser preferida nestes casos. A razão por que isso é assim é explicada pelo efeito e pelas características dos raios X: só as superfícies dentais atingidas tangencialmente pelos raios que não tenham sobreposição de uma significativa parcela muito espessa de substância do dente podem sinalizar pequenas perdas de substância como zonas mais claras. Superfícies localizadas transversalmente ao raio (como por exemplo, classe V) ou fendas como, por exemplo, nas cáries de fissura que estejam maciçamente sobrepostas por toda espessura da coroa intacta nem sequer mostram lesões iniciais. Nos tempos de exposição muito baixos atualmente usados, as cáries proximais iniciais são freqüentemente subestimadas em sua extensão, pela sobreposição da camada de esmalte intacta e a bochecha. Uma diferenciação radiográfica séria entre descalcificação e cárie em sua fase inicial é praticamente impossível. Apesar disso, a radiografia interproximal continua sendo o método de escolha para o diagnóstico precoce de lesões cariosas proximais, ainda mais que as doses de exposição são extremamente pequenas e os custos modestos. A detecção prematura de defeitos cariosos é, apesar dos progressos da profilaxia, ainda hoje a mais importante medida radiológica para a saúde dental da população. Sua omissão pode levar a grandes perdas, abrangentes e imperceptíveis, de substância dental nos dentes posteriores que, mesmo com tratamentos dispendiosos, não podem mais ser recuperados.

As radiografias interproximais, que hoje não são feitas só em filmes dentais, mas também com placas de fósforo ou sensores de formatos correspondentes, podem ser utilizadas também com outras questões relacionadas com os dentes posteriores. Podem apresentar indícios de cáries secundárias e vedação de obturações e coroas na face proximal. Mostram o espaço periimplantar nos implantes de forma mais exata que as usuais radiografias intrabucais, em função de seu diminuto ângulo de incidência. Com poucas radiografias e, assim, pequenas doses de radiação, pode-se obter também uma reprodução não-distorcida da crista alveolar em periodontites iniciais e informações sobre defeitos de oclusão, provocados por lacunas de dentes ou ausência de antagonistas. Assim usadas, as radiografias interproximais complementam não apenas como radiografias regionais as ortopantomografias panorâmicas, mas também podem ser usadas como "conjuntos de controle", com diversas variantes, nas reconsultas.

84 A Radiografia Interproximal

Radiografia interproximal

Figura 168 Situação do filme e feixe central em dentição decídua
O desenho mostra esquematicamente a posição do suporte de filme e o ângulo de incidência do raio central (vermelho) em corte transversal (*esquerda*) e na inspeção da maxila (*direita*) na dentição decídua.

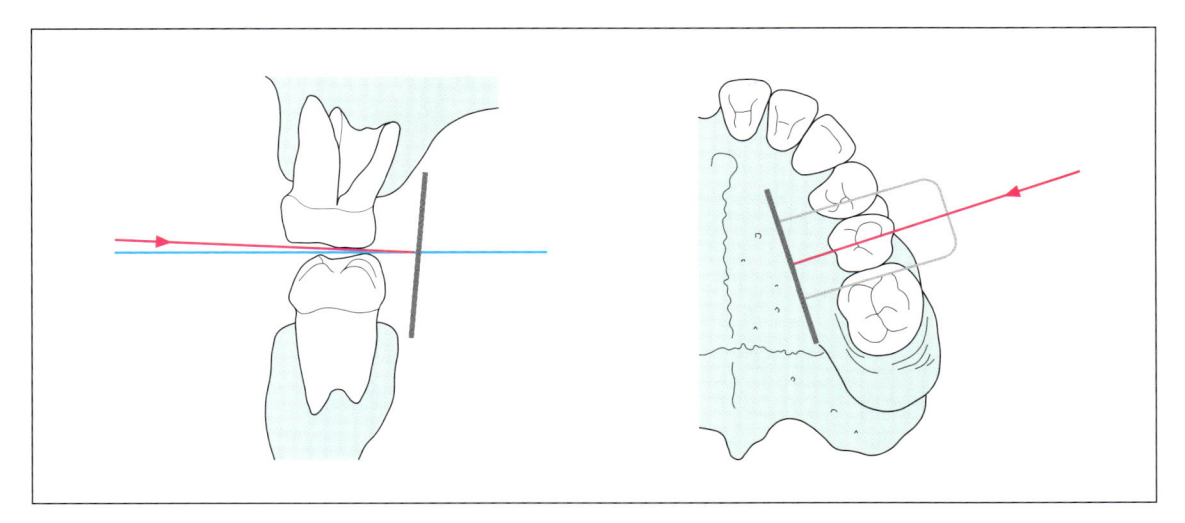

Figura 169 Suporte de filme
O prático suporte de filme segundo Klauser (Hawe-Neos-Dental) para posicionamento de um filme periapical no formato de 3 x 4 cm.

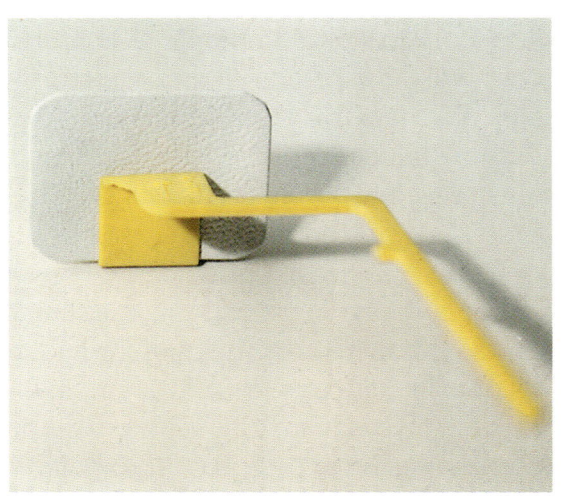

Figura 170 Direcionamento correto do feixe central na dentição decídua
O ângulo vertical é menor que nos adultos. Com o uso de receptores digitais, utiliza-se o formato de 2 x 3 cm em crianças pequenas.

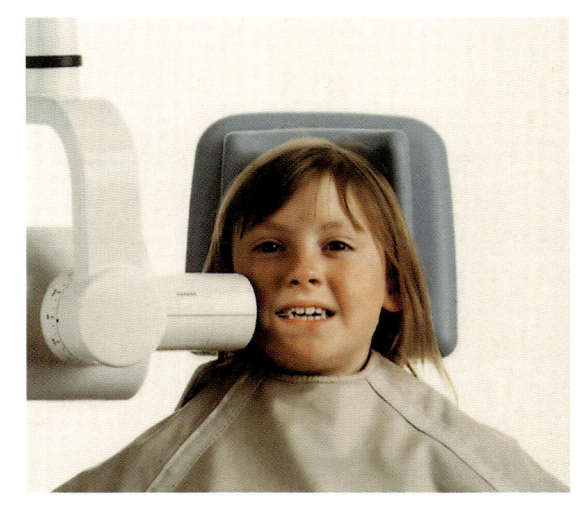

Figura 171 Típica radiografia interproximal em crianças na idade da dentição decídua
(Radiografia ampliada).

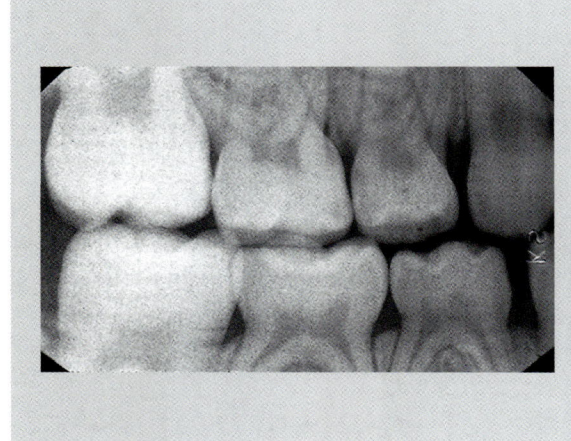

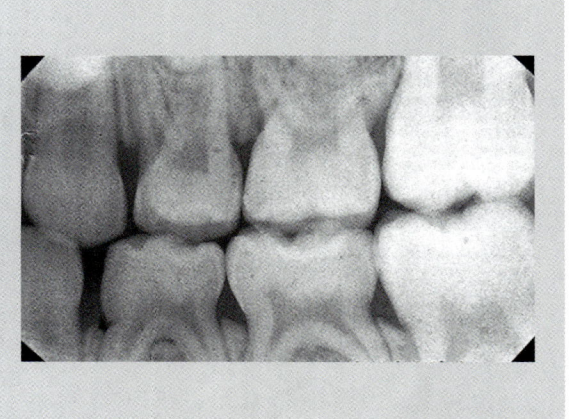

A radiografia interproximal mostra a região dos dentes posteriores sob condições favoráveis e fornece, quando a técnica radiográfica é usada criteriosamente, inúmeras informações:
– cáries proximais em estágio inicial
– cáries secundárias debaixo de obturações ou coroas
– vedação proximal de obturações e coroas (observação: diminuir o tempo de exposição, porque o dente ficará superexposto e não representado em sua total "largura").
– existência de depósitos de tártaro no espaço proximal

Continua na próxima página

A Radiografia Interproximal 85

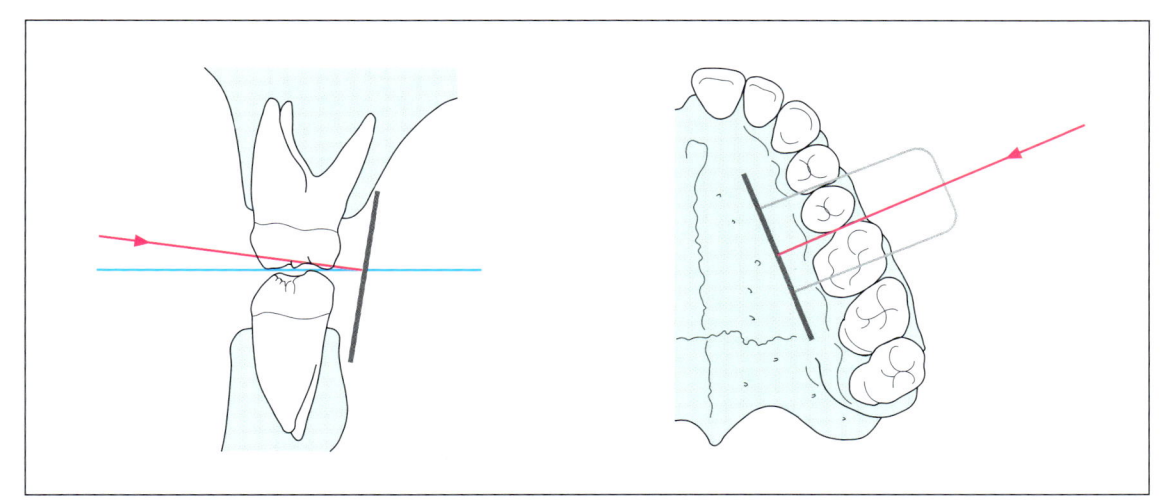

Radiografia interproximal

Figura 172 Situação de filme e do feixe central em adultos
Os desenhos mostram esquematicamente a posição do filme e o ângulo de incidência do feixe central (vermelho) e corte transversal (*esquerda*) e na inspeção da maxila (*direita*) em adultos.

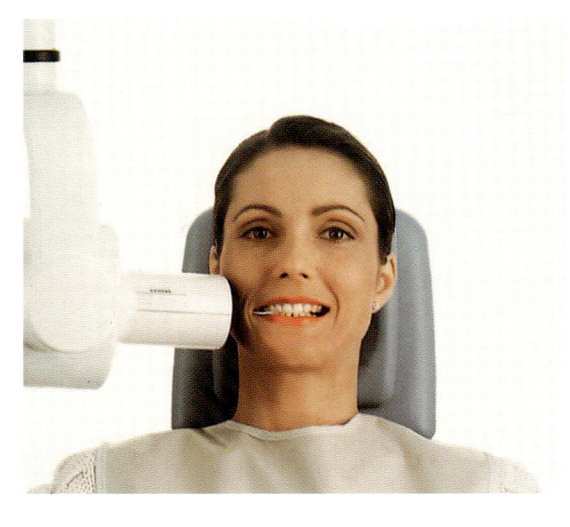

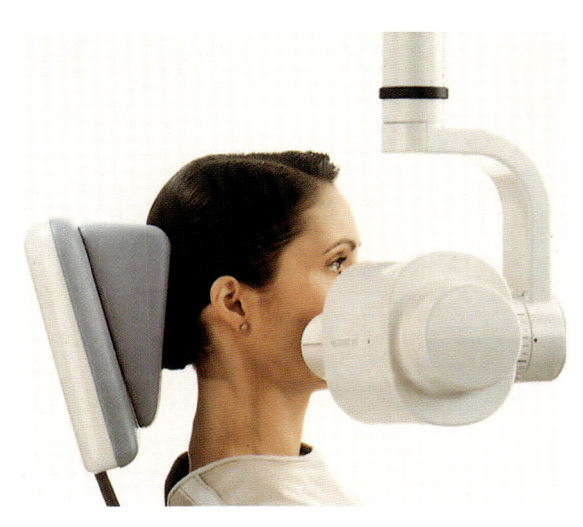

Figura 173 Correta incidência do feixe central com vista frontal e lateral
Observe-se o ângulo vertical de aproximadamente 5 a 7º (*esquerda*) e o ângulo horizontal (*direita*) do feixe central, o que permite a reprodução sem sobreposições das superfícies proximais, também em um filme interproximal longo. Com o uso de receptores digitais, recomenda-se o formato de 3 x 4 cm.

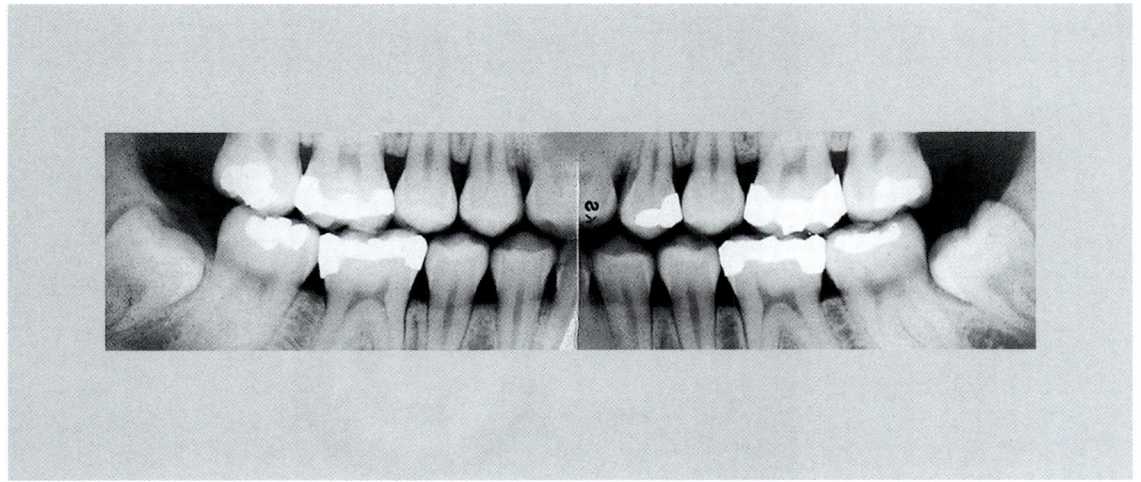

Figura 174 Típica radiografia interproximal de alta qualidade
Radiografias com filmes interproximais da Kodak.

- estado da crista alveolar em estágio inicial de lesões periodontais
- representação bidimensional de estruturas periimplantares
- maloclusões por anomalias de posição, lacunas de dentes ou falta de antagonistas e seus efeitos
- indicações de tratamentos de canal executados.

Para evitar perda de informações, as arcadas dentárias em chave de oclusão deveriam ser apresentadas quando da radiografia interproximal.

86 A Radiografia Interproximal

Radiografia interproximal

Figura 175 Possibilidades de aplicação de diferentes sistemas de receptores de imagens para o diagnóstico de cáries e periodonto em adultos
Esquerda: Diagnóstico de cáries, em formato transversal de 2,5 x 5,5 cm (laranja) e no formato de sensor de placa de fósforo ou filme 3 x 4 cm (verde).

Direita: Diagnóstico periodontal em formato alto com o sensor de filme ou lâmina de acumulação de 2 x 3 cm (violeta) e no formato de 3 x 4 cm (vermelho).

Figura 176 Variações
Com filmes periapicais, placas de fósforo ou sensores no formato de 3 x 4 cm (Figura 175, esquerda) são feitas radiografias interproximais em jovens. Ao contrário do longo filme interproximal (Figura 175, esquerda), a informação é comprimida em sua largura, mas melhorada na altura.

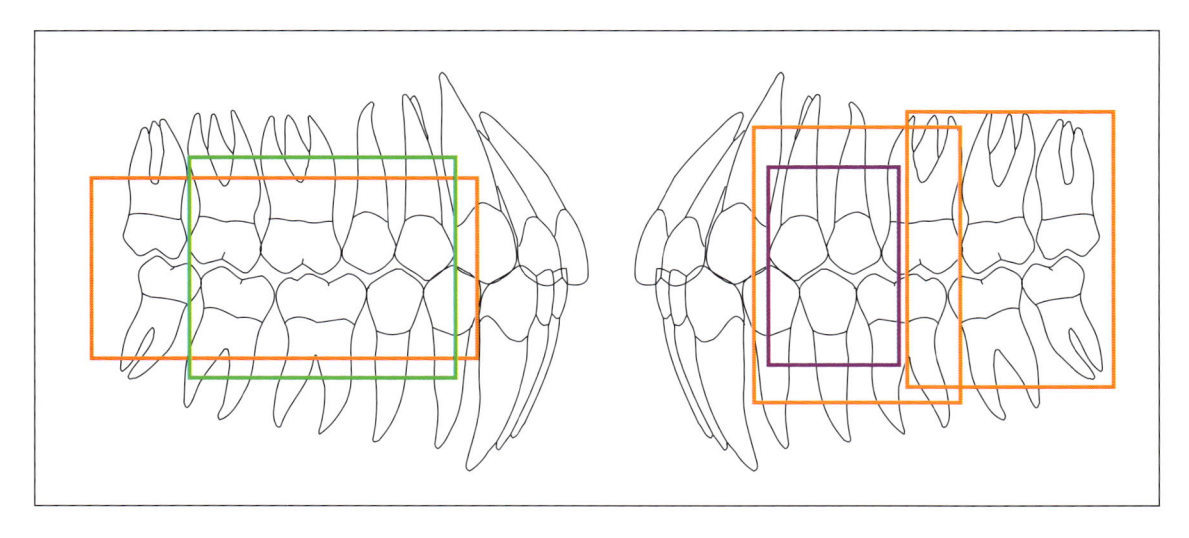

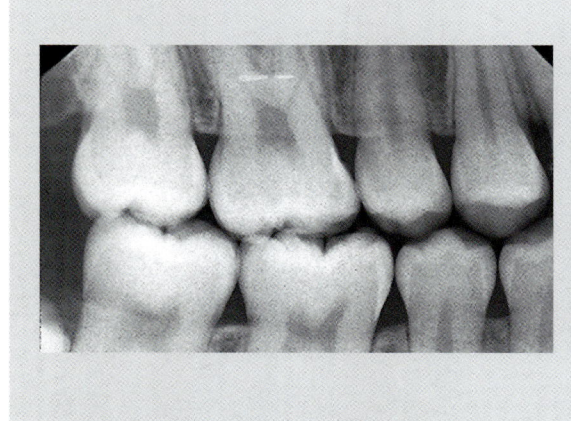

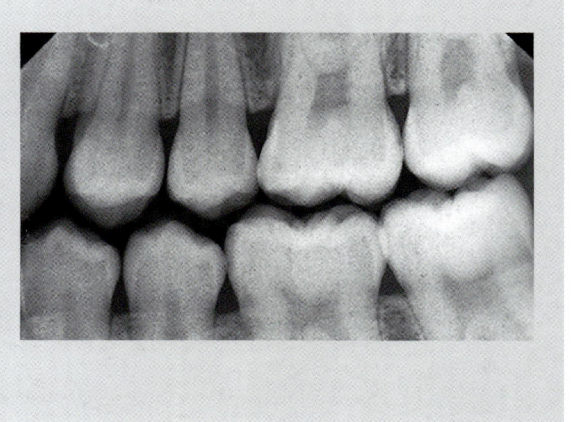

Figura 177 Outras possibilidades
Esquerda: Para a representação de periodontites avançadas, o receptor de imagem deve ficar em formato alto (Figura 175, direita, vermelho). Sensores ou placas de fósforo mais estreitos (Figura 175, direita, violeta) são menos apropriados para isso.

Direita: A comprovação prática de um novo formato de 3,5 x 5 cm tem mostrado que esse formato com 4 exposições responde a todas as questões na região dos dentes posteriores e, adicionalmente, possibilita a confecção de radiografias oclusais principalmente em crianças (M. Sergent, 1986).

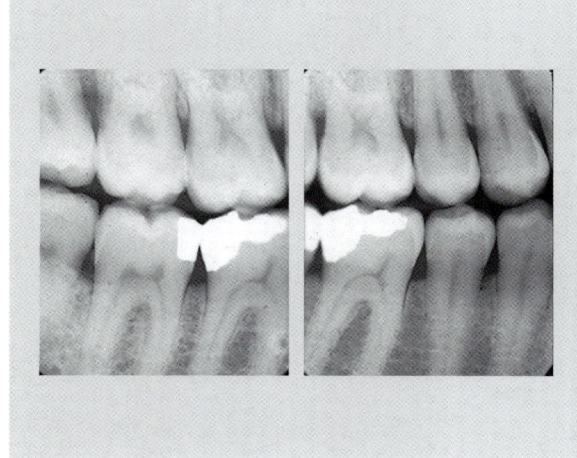

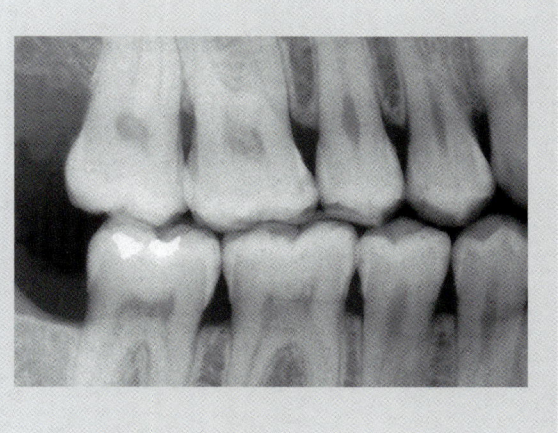

Aplicação da técnica interproximal com diferentes sistemas de receptores de imagens

Conforme se trate de questões referentes à coroa dental ou à região do colo dental, ou ao processo alveolar do maxilar, podem ser usados diversos tipos de receptores de imagem em formato transversal ou alto. Suportes com superfícies de mordidas mais espessas, para evitar uma radiografia de boca fechada, conduzem, por mais práticas que sejam, a perdas de informação. A necessidade, na idade digital, de desenvolver novos formatos de receptores de imagens para a clínica força um repensar da situação.

Emprego de Radiografias Oclusais Intra e Extrabucais

Não somente os conhecidos formatos de 7,5 x 5,5 cm, mas também lâminas ou écrans de acumulação e sensores de formatos maiores podem, especialmente em crianças, ser utilizados para esclarecer muitas dúvidas. Infelizmente, as possibilidades diagnósticas da radiografia oclusal são pouco exploradas, ainda que seu emprego com os meios disponíveis no consultório seja fácil. Em indicações bem precisas e na execução perfeita, ela abrange, intrabucalmente, a terceira dimensão de grande importância diagnóstica, que não pode ser obtida nem com a incidência ortorradial nem com a ortopantomografia-padrão.

Assim, a radiografia oclusal *intrabucal*, em especial nas crianças pequenas, pode ser usada para radiografias gerais da região anterior (por exemplo, em acidentes), quando o posicionamento dos receptores de imagens apresenta vantagens para as crianças pequenas amedrontadas. No emprego técnico correto, pode ser utilizada no consultório para solução de problemas de localização. Mas, para isso, os dentes vizinhos usados como referência devem ser visados no seu eixo principal, e não obliquamente. Na entrada oblíqua dos raios, os objetos em questão (como, por exemplo, um canino superior retido) são deformados e reproduzidos em uma posição diferente da real, o que pode levar a diagnósticos falsos e erros nos procedimentos terapêuticos que serão tomados. Com as radiografias oclusais também pode ser acompanhado o curso das linhas das fraturas (especialmente na mandíbula), com a visão tridimensional, ou a localização de um dente supranumerário ou retido (principalmente na mandíbula), usando os recursos do consultório. Em processos expansionistas, como por exemplo, nos cistos odontogênicos e não-odontogênicos, nos tumores ou lesões semelhantes a tumores, a radiografia oclusal apresenta as estruturas patológicas, em especial as exigências de expansão dos limites na mandíbula com a visão tridimensional clara e nítida, praticamente sem sobreposições, desde que o operador tenha reduzido os dados de exposição de acordo com a densidade das estruturas esperadas. Neste contexto, nunca é demais lembrar que os dados de exposição devem sempre ser regulados de acordo com a densidade e espessura das estruturas a serem observadas.

Extrabucalmente, o receptor de imagens corretamente selecionado pode ser usado para indicações específicas. Em complementação à ortopantomografia, a radiografia pode, em casos de acidente, por exemplo, apresentar uma reprodução da região do queixo sem sobreposições, sendo para essa indicação necessário o domínio da técnica do paralelismo. Na representação lateral do nariz após acidentes, ou em dentes superiores anteriores ectópicos, a radiografia extrabucal tem bons resultados quando não está disponível no consultório um aparelho para telerradiografia. Com valores de exposição drasticamente reduzidos, também podem ser reproduzidas as partes moles para a pesquisa de corpos estranhos.

88 Emprego de Radiografias Oclusais Intra e Extrabucais

Visão geral da maxila

Figura 178 Situação anatômica e radiografia
A radiografia só pode ser realizada em adultos com placas de fósforo ou sensores, que correspondam aproximadamente ao formato 7,5 x 5,5 cm.

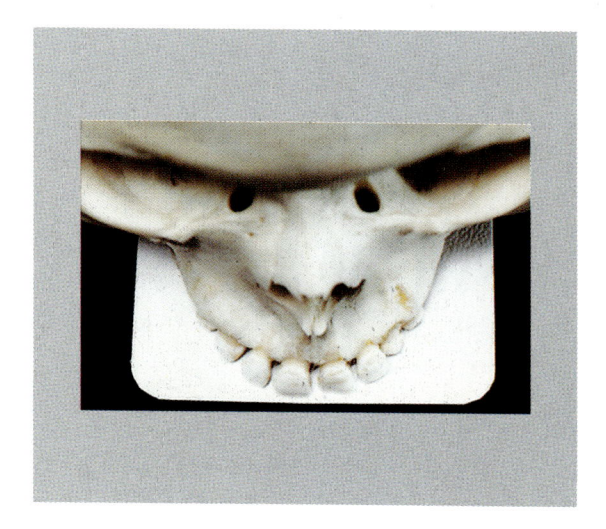

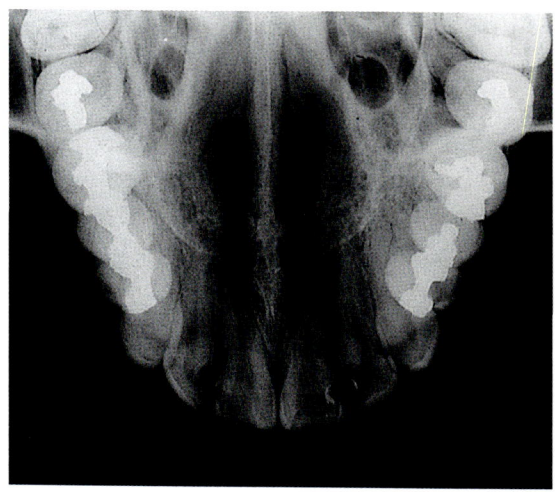

Figura 179 Direcionamento correto e incorreto do feixe central
Esquerda: A foto mostra a correta postura da cabeça, em vista lateral. Observe-se em especial a posição horizontal do receptor de imagem.

Direita: A posição errada da cabeça e da incidência dos raios não possibilita uma visão geral.

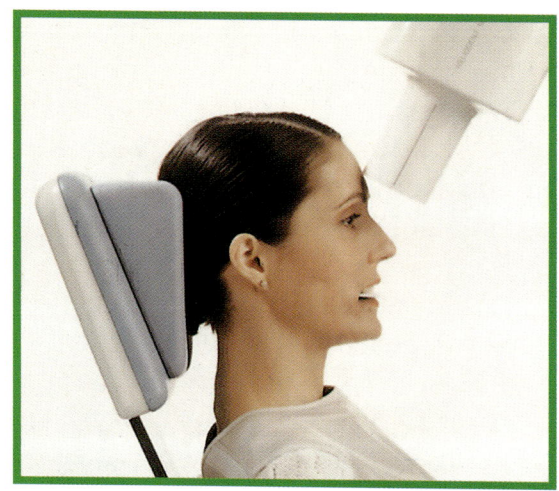

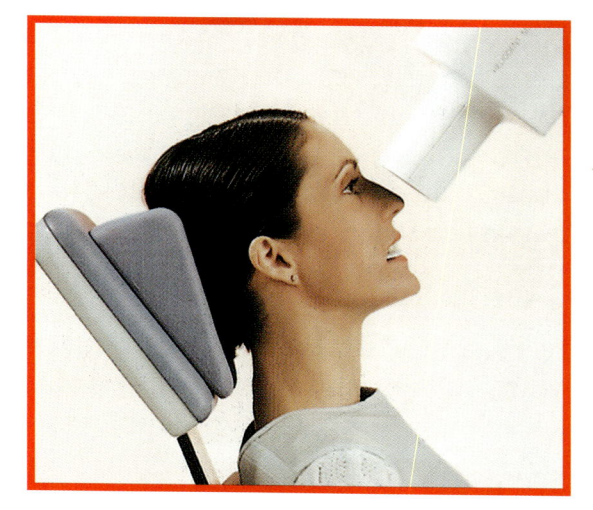

Figura 180 Angulação correta e simétrica e direcionamento do feixe central
Esquerda: Somente um posicionamento absolutamente simétrico do receptor de imagem e o raio central produzem radiografias que possibilitam a importante comparação lateral.

Direita: O desenho mostra esquematicamente a incidência correta do feixe central, em vista lateral, para obter uma radiografia de visão geral.

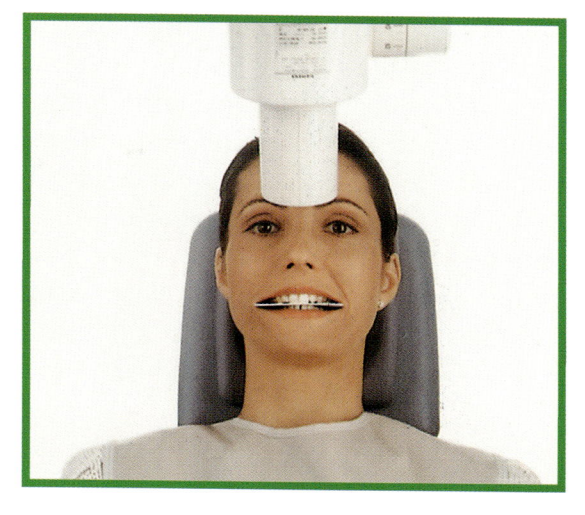

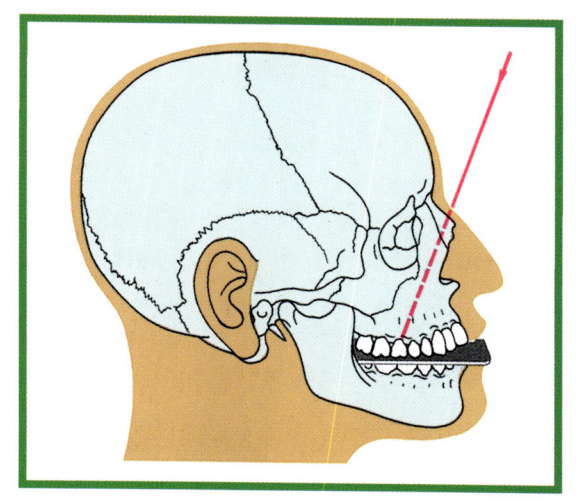

Visão geral da maxila

Observe-se que a visão geral da maxila praticamente só pode ser obtida com uma incidência em diagonal. Um posicionamento centrado no eixo dos dentes, com o ponto de entrada dos raios sobre a testa, leva a altas doses de radiação sobre o cristalino dos olhos. Uma postura errada da cabeça ou um posicionamento pequeno dos raios incidentes não produzem uma visão geral. A radiografia serve principalmente para a representação de cistos nasopalatinos e alterações patológicas de estruturas do palato duro. Para a localização de mesiodentes de localização alta ou dentes retidos, essa incidência diagonal não é apropriada.

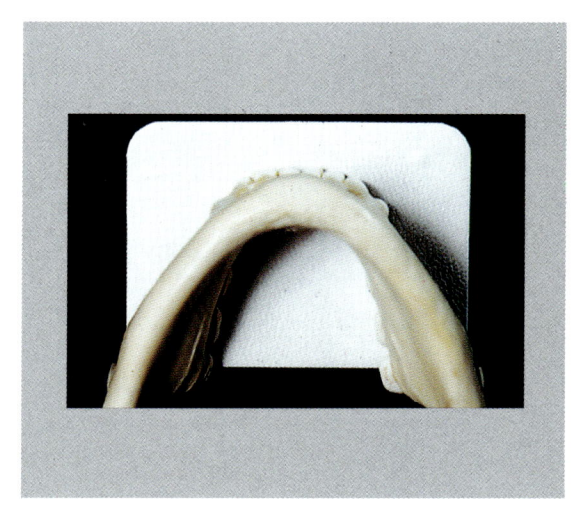

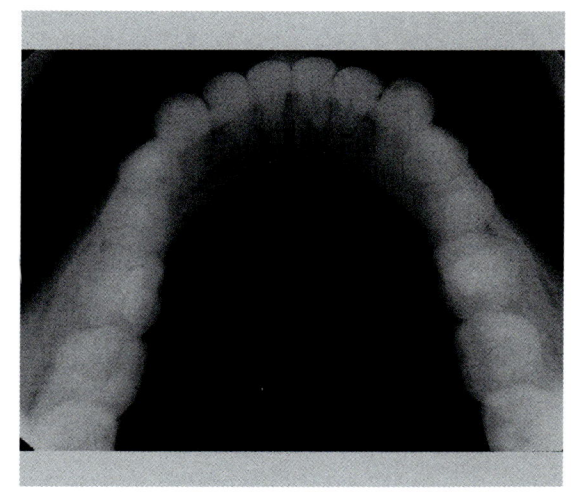

Emprego de Radiografias Oclusais Intra e Extrabucais

Visão geral da mandíbula

Figura 181   Situação anatômica e radiografia
A radiografia pode ser realizada em adultos com placas de fósforo ou sensores, que correspondam aproximadamente ao formato 7,5 x 5,5 cm.

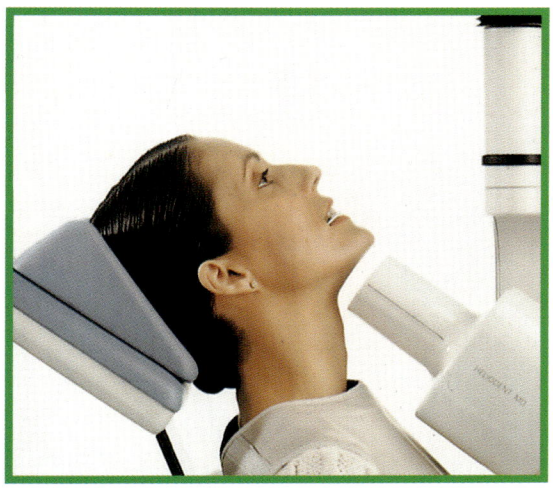

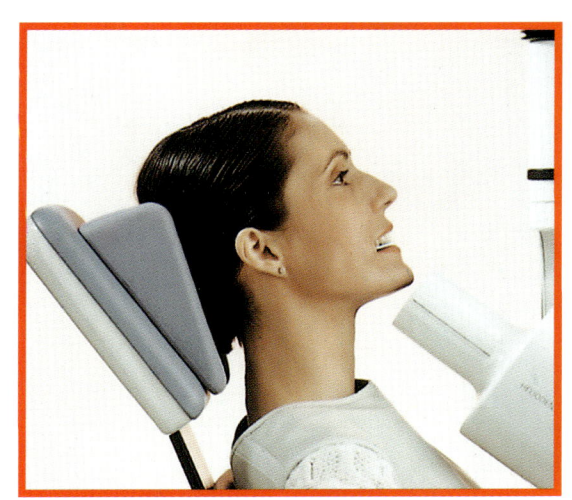

Figura 182   Posições correta e incorreta da cabeça
Esquerda: Postura correta da cabeça, fortemente retroflectida, possibilitando o posicionamento perpendicular da incidência do raio central sobre o plano do receptor de imagem.

Direita: A foto mostra uma posição da cabeça que não possibilita o posicionamento perpendicular do raio central sobre o receptor de imagem. Com essa posição, só é possível uma representação da região dos dentes anteriores ou da espinha mentoniana.

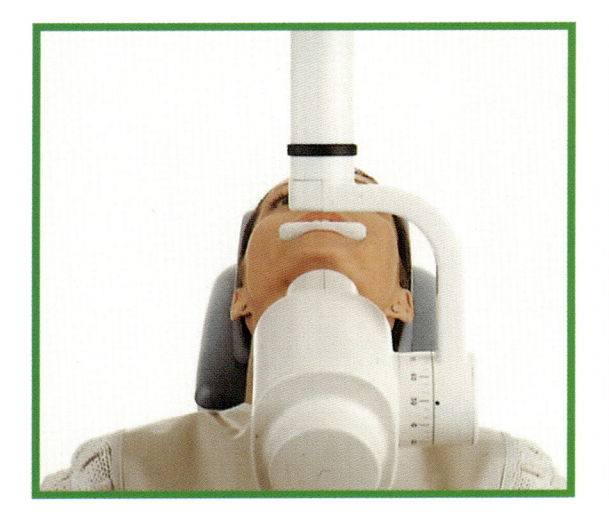

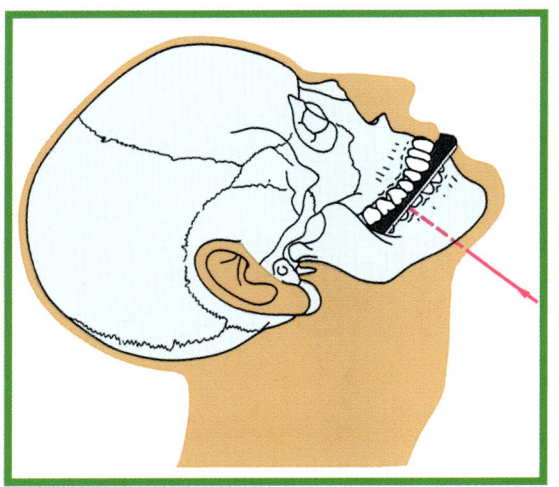

Figura 183   Angulação correta e simétrica e direcionamento do feixe central
Esquerda: Posicionamento simétrico do receptor de imagem e do feixe central, para possibilitar a comparação lateral de importância diagnóstica.

Direita: Incidência correta do feixe central através da região dos primeiros molares. O raio central é posicionado perpendicularmente ao plano do receptor de imagem.

Radiografia oclusal total da mandíbula

Só é útil se a indicação foi precisa e a técnica da radiografia corretamente executada. É a clássica radiografia de localização para a complementação das projeções ortorradiais. Apenas com a correta postura da cabeça, o raio central poderá incidir no ângulo certo sobre o receptor de imagem. Para detectar os tênues limites vestibulares ou linguais de uma lesão, deve-se reduzir os dados de exposição quase à metade. Uma localização de 3os molares inferiores com esta técnica de radiografia não deve ser esperada.

90 Emprego de Radiografias Oclusais Intra e Extrabucais

Visão oclusal parcial da maxila

Figura 184 Situação anatômica e radiografia
A radiografia só pode ser realizada em adultos com placas de fósforo ou sensores, que correspondam aproximadamente ao formato 7,5 x 5,5 cm.

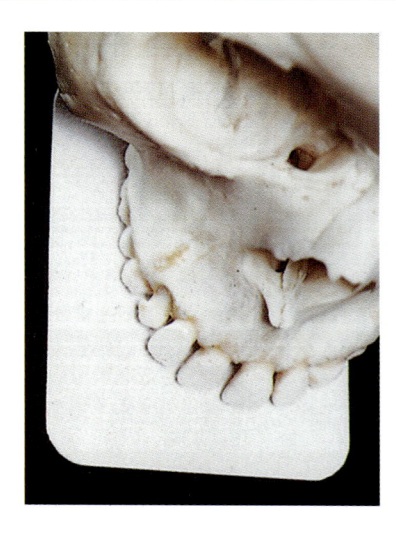

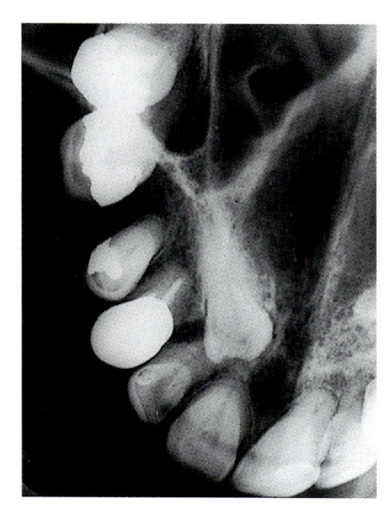

Figura 185 Ângulo correto
Esquerda: Correta posição do receptor de imagem e incidência do feixe central. Para dentes retidos, localizados no alto da maxila, a incidência pode levar a erros de interpretação. Objetos de localização vestibular podem aparecer na radiografia como palatinas.

Direita: A posição correta do paciente.

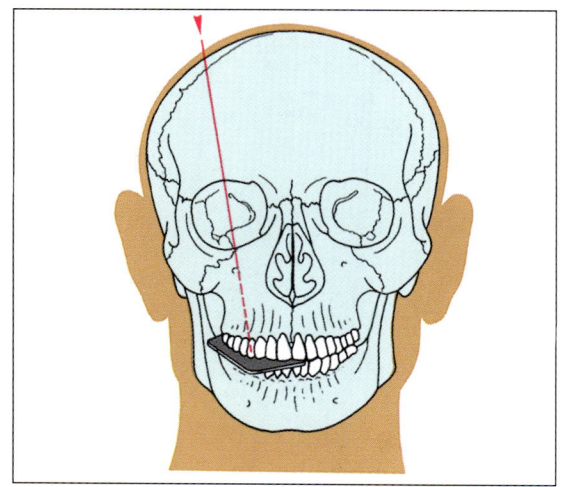

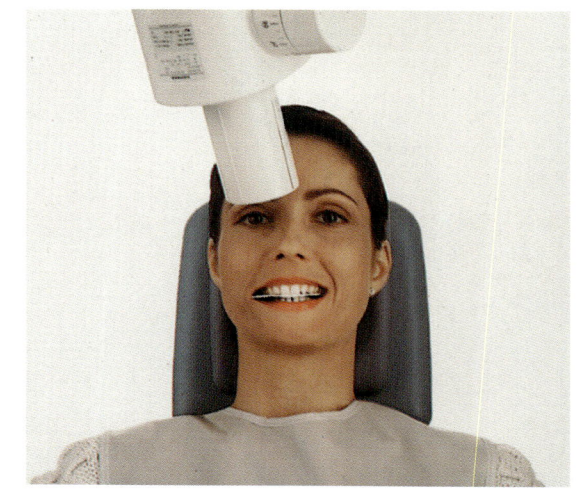

Visão oclusal parcial da mandíbula

Figura 186 Posição correta da cabeça
Esquerda: Correta posição do receptor de imagem. Ele é representado aqui no tamanho de um filme oclusal.

Direita: A foto mostra a postura correta da cabeça e a incidência correta do feixe central, que é orientada de caudal-lateral para cranial-medial.

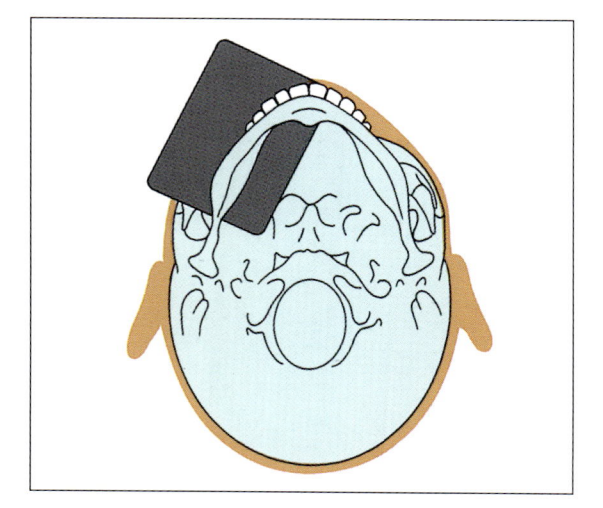

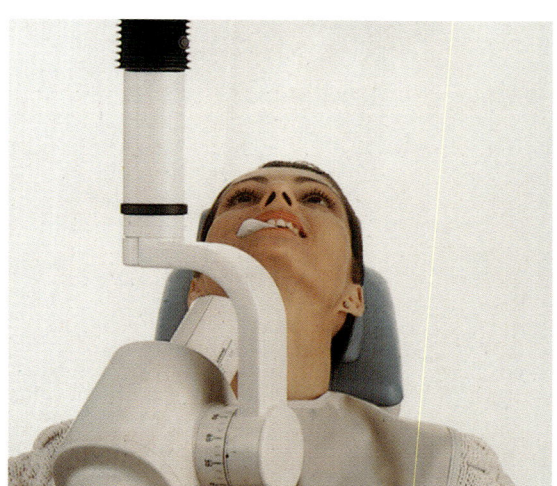

Figura 187 Situação anatômica e radiografia
Esta importante radiografia, para a representação dos cálculos salivares no canal de Wharton ou na glândula sublingual, deve ter, nestes casos, seus dados de exposição reduzidos à metade.

O regulador de tempo deve ser colocado no símbolo mais profundo (por exemplo, como para dentes anteriores).

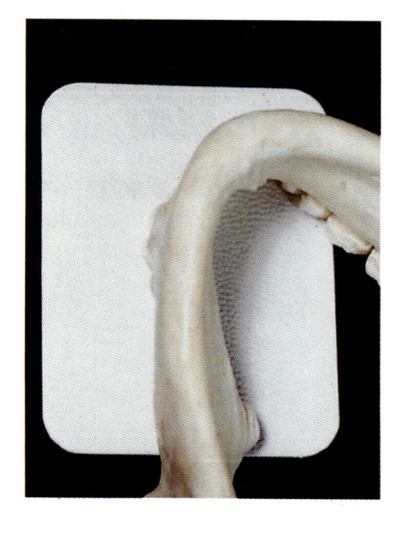

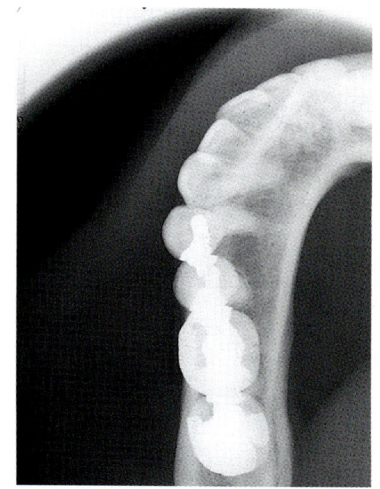

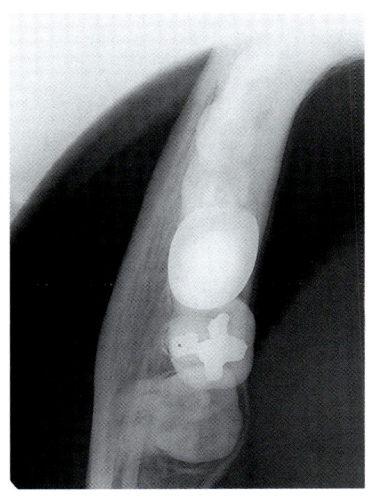

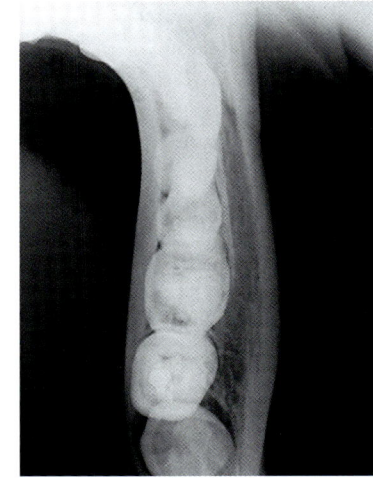

Emprego de Radiografias Oclusais Intra e Extrabucais

Dentes 3ᵒˢ molares na mandíbula

Figura 188 Posição dos dentes 3ᵒˢ molares
As duas radiografias mostram os dentes 3ᵒˢ molares em relação aos segundos molares da mandíbula em vista oclusal.

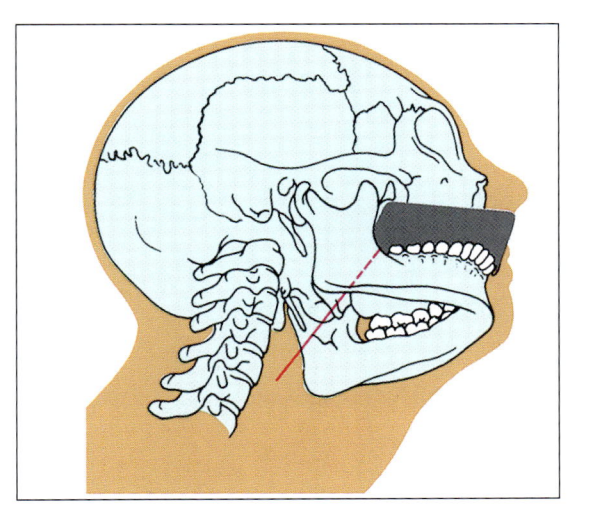

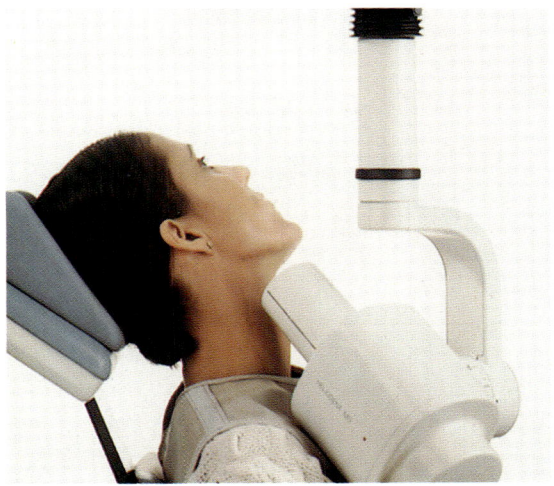

Figura 189 Direcionamento correto do feixe central
Esquerda: O correto posicionamento da incidência do raio central para a representação do dentes 3ᵒˢ molares inferiores.

Direita: Após a colocação do receptor de imagem, a cabeça do paciente é fortemente retroflectida e virada para o lado oposto ao que está sendo radiografado, de modo que o raio central possa projetar o dente da direção do ângulo da mandíbula para ventral-cranial sobre o receptor de imagem.

Radiografias oclusais anteriores em crianças pequenas

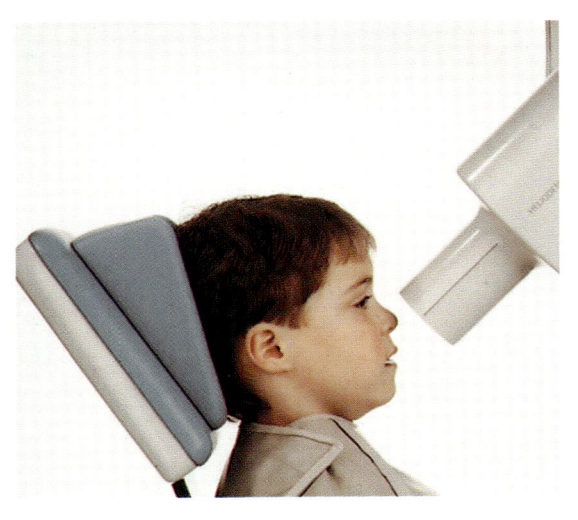

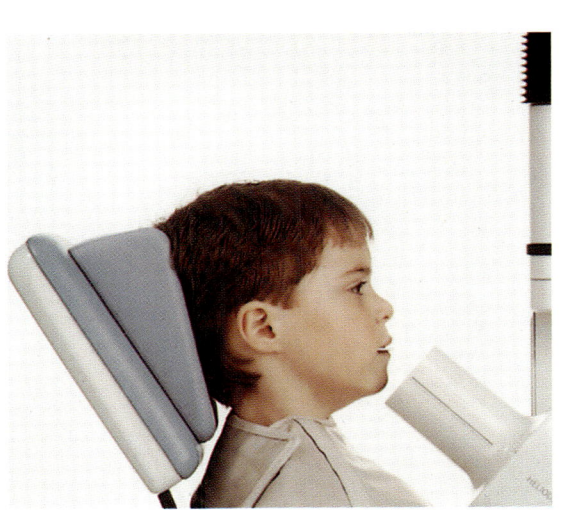

Figura 190 Posicionamento do paciente
Com filmes, placas de fósforo ou sensores do tamanho 3 x 4 cm, podem ser tomadas radiografias panorâmicas da região anterior de crianças pequenas. A angulação segue as regras da técnica do paralelismo.

Esquerda: Angulação para a maxila.

Direita: Angulação para a mandíbula.

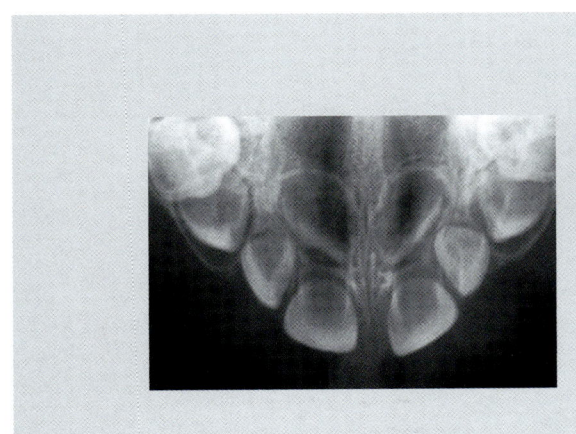

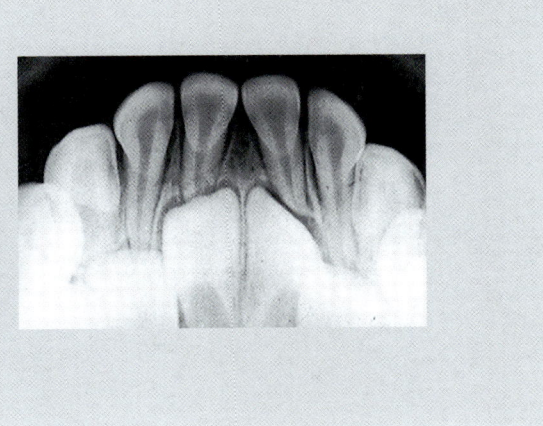

Figura 191 Radiografias dos maxilares superior e inferior em crianças pequenas
As duas radiografias da parte anterior da maxila e da mandíbula mostram a possibilidade aventada na p. 72, Figura 128, um conjunto para crianças pequenas, que ainda podem ser complementadas com radiografias interproximais com formato 2 x 3 cm do receptor de imagem.

Uso Extrabucal de Receptores de Imagens Intrabucais

Ainda que dentistas na clínica só tenham raramente oportunidade de preparar radiografias extrabucais com seus receptores de imagens geralmente concebidos para radiografias intrabucais, são exatamente estes praticantes que podem aplicar com sucesso estes métodos especiais de radiografar na falta de outros procedimentos experimentados. A tendência de reprodução de imagens odontológicas digitais irá conduzir, mais cedo ou mais tarde, ao fato de que, ao lado dos formatos atuais de receptores de imagens, novamente se tenha sensores e placas de fósforo maiores, para que se possa examinar a região da mandíbula com radiografias tridimensionais tão importantes, facilmente interpretáveis e com carga reduzida de radiação e baixo custo. As questões que se colocam na região do mento, que, nas radiografias panorâmicas, sempre está sobreposta por sombras da coluna cervical, e que geralmente não pode ser representada perfeitamente pelas radiografias dentais, bem como projeções laterais da região da espinha nasal anterior ou radiografias tangenciais de bochecha (ver também p. 174), pertencem aos mais importantes exemplos para radiografias extrabucais. Ambas as projeções mostradas aqui podem servir de motivação.

Técnica de radiografia extrabucal

Figura 192 Direcionamento de uma radiografia de mento
A foto e a radiografia mostram a angulação correta e um resultado típico.

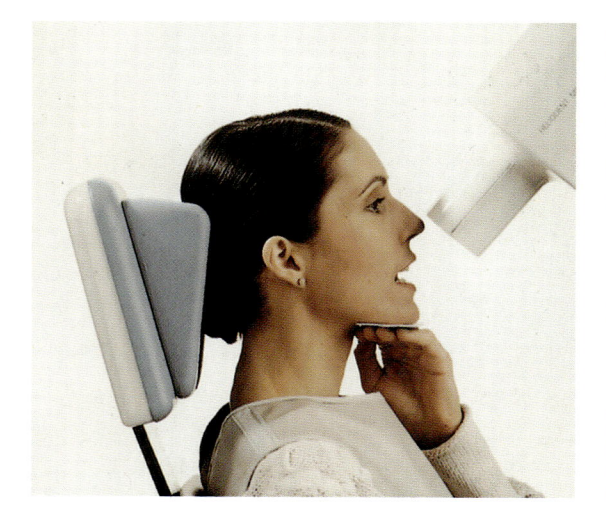

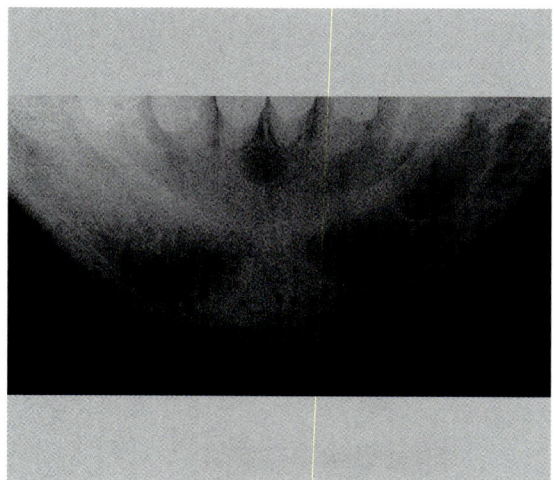

Figura 193 Direcionamento e resultados de uma radiografia de lábios após acidente de trânsito, do ponto de vista do direcionamento
Observa-se a representação de cacos de vidro na radiografia com menor penetração da maxila.

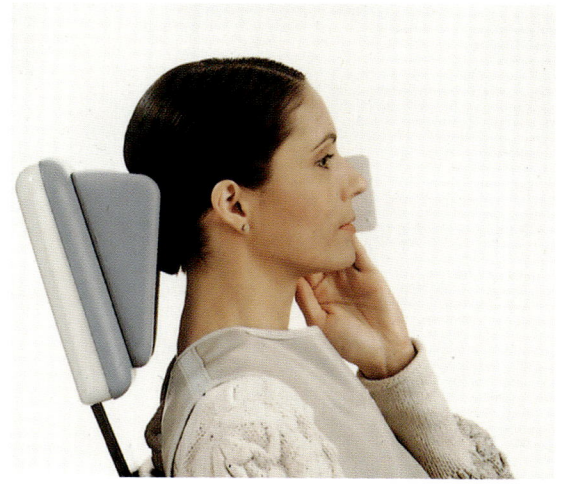

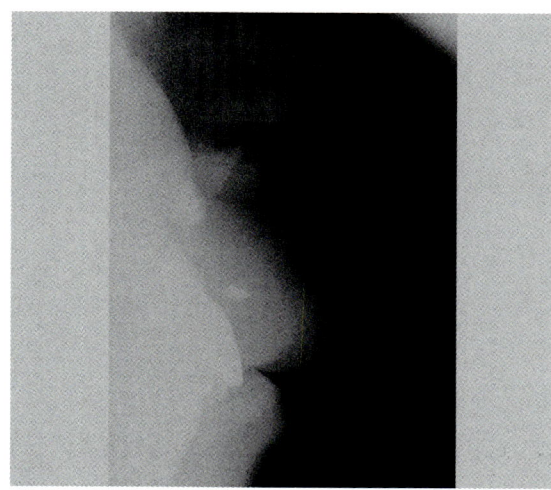

Questões em projeções extrabucais
- Procura de linhas de fraturas na região do mento em complementação da ortopantomografia (deslocamentos!).
- Controle da osteossíntese na região do mento.
  Em ambos os casos, utiliza-se a técnica do paralelismo.
- Representação das partes moles dos lábios para procura de corpos estranhos após acidentes.
- Representação de dentes ectópicos ou dentes anteriores superiores luxados após acidentes.
  Em ambos os casos, o feixe central incide em ângulo reto no receptor de imagem.

Anatomia Radiográfica em Radiografias Dentais e Oclusais

Em todas as radiografias dentais intrabucais e extrabucais, a anatomia radiográfica segue as normas da radiografia original, como foi tratado na introdução da anatomia radiográfica nas ortopantomografias (p. 47).

Também aqui o efeito tangencial e o efeito de adição têm importante papel na reprodução dos limites das estruturas, bem como na formação do relevo dos raios nas três dimensões do espaço. A aparente ausência, porque tantas vezes não é percebida a terceira dimensão, é formada pela sobreposição de estruturas, cujo aumento e nitidez são dependentes das relações geométricas entre receptor-objeto e objeto-foco. Cada alteração da direção da incidência conduz a uma reprodução diferente em relação às estruturas entre si. Por isso, entende-se facilmente porque nos exames especiais com radiografias convencionais uma única radiografia pode ser insuficiente e enganosa. Pense apenas nos problemas de localização. Densidade e estruturas muito espessas, como por exemplo, as raízes dos dentes, fazem desaparecer estruturas delgadas, como por exemplo, paredes alveolares vestibulares ou linguais, por excesso de radiação, enquanto a sobreposição das mesmas estruturas pelo ar ou espaços de tecidos moles leva a regiões menos densas, em conseqüência do abrandamento da absorção da radiação, como é demonstrado nas sobreposições possíveis dos pré-molares inferiores pelo forame mental.

Nesse contexto, conforme mencionado anteriormente, a técnica radiográfica é de suma importância. Diferenciando-se da ortopantomografia, na qual o paciente pode ser fixo pelo cefalostato, sendo o trajeto dos raios também constante, o posicionamento manual do receptor de imagem e do raio central no crânio livremente posicionado abre um leque de possibilidades nas radiografias dentais. Em conseqüência, os detalhes das estruturas deslocadas pelas projeções para a terceira dimensão podem alterar uma radiografia das mais variadas maneiras. Para mostrar integralmente, se possível, todas essas estruturas anatômicas diferentemente projetadas, foi importante mostrar neste capítulo, ao lado das projeções normais, os resultados de regulagens e posicionamentos errados.

Pelo uso regular de um suporte de receptor de imagens, é possível reduzir a variedade de representação das estruturas anatômicas em benefício de uma reprodução padronizada e, assim, de melhor interpretação. Além disso, não devemos esquecer que determinadas regulagens ou posicionamentos especiais não podem ser dominados pelos receptores de imagens mais universais, motivo pelo qual a técnica do paralelismo e o conhecimento de estruturas que surgem inesperadas ainda são necessários.

94 Anatomia Radiográfica em Radiografias Dentais e Oclusais

Desenvolvimento dos dentes

Figura 194   Radiografia de um crânio seco de um recém-nascido
Posição dos dentes decíduos do maxilar superior e inferior e da sínfise com os ossículos do mento.

Figura 195   Radiografia interproximal de uma menina de quatro anos
A radiografia mostra a forma típica das coroas dos dentes decíduos.

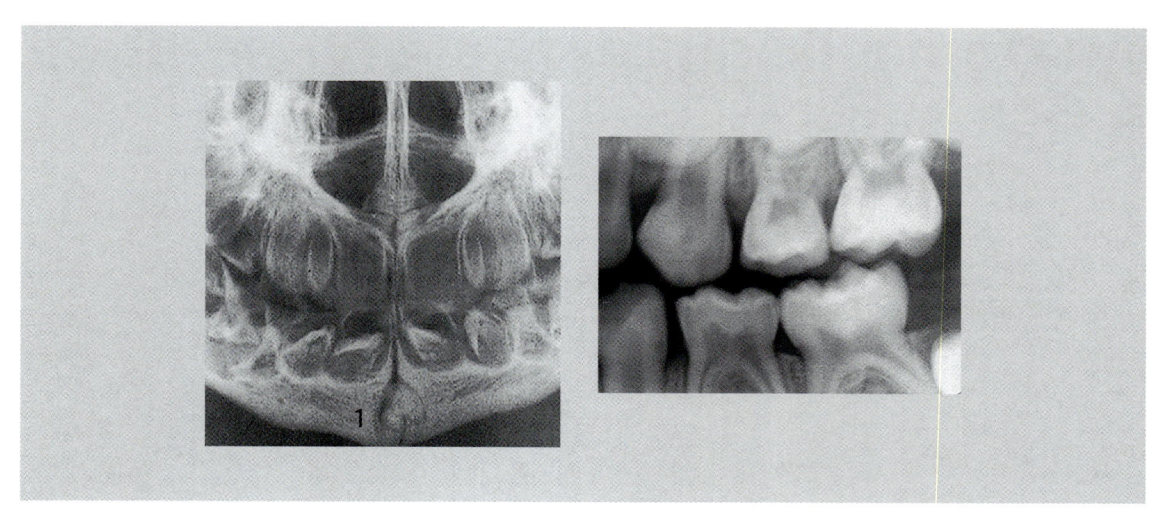

Figura 196   Estruturas da dentição decídua
Esquerda: Os dentes restantes, 34, 35 e 37, mostram coroas dentais plenamente desenvolvidas em uma criança de sete anos. O ápice do dente 36 ainda não está formado.

Direita: Uma criança de nove anos após extração do dente 74 e 75. A formação das raízes dos dentes 34, 35 e 37 iniciou. O ápice do dente 36 está formado, e os canais radiculares ainda são largos.

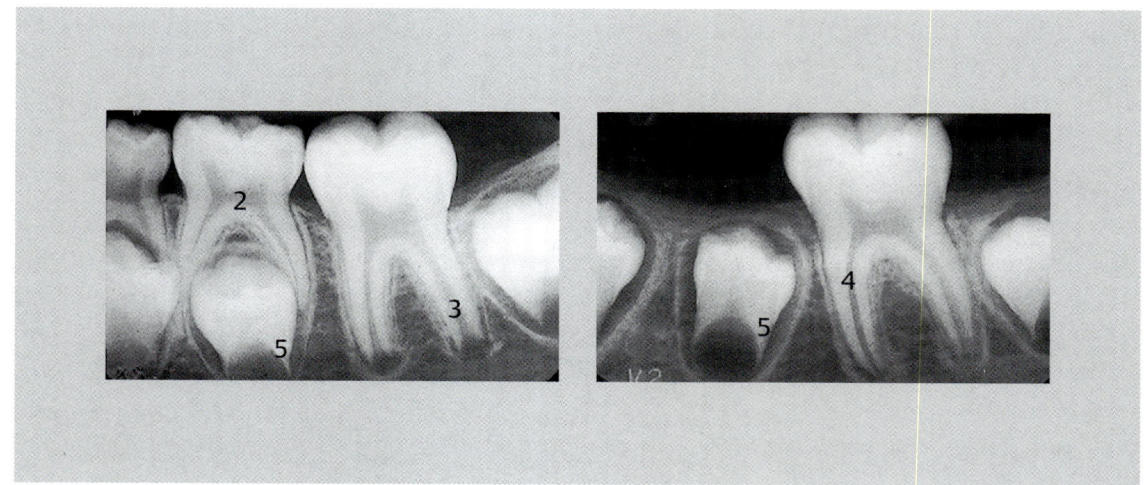

Figura 197   Perturbações na irrupção dos dentes decíduos
Esquerda: Possivelmente a raiz mesial do dente 75 reabsorvido ficará definitivamente isolada em seu alvéolo.

Direita: O tratamento da raiz (amputação) do dente 85, agora não-vital, agrupado perturba a irrupção do dente 45. Estas e outras perturbações da irrupção dos dentes podem ter como conseqüência anomalias de posicionamento dos dentes restantes.

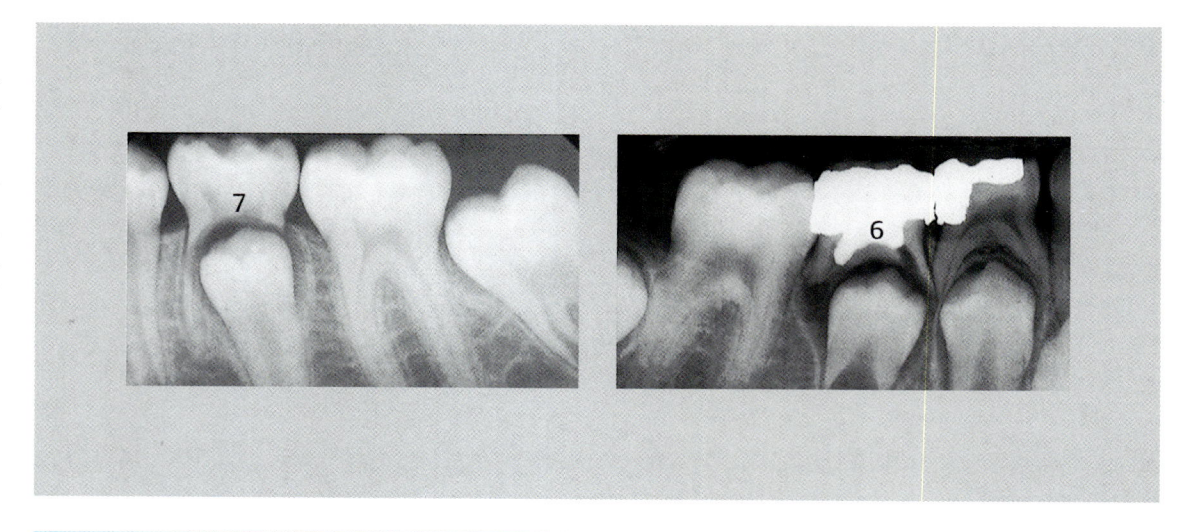

1   Sínfise da mandíbula com ossículos do mento
2   Irrupção normal com reabsorção inicial das raízes dos dentes decíduos
3   Formação da raiz ainda não concluída
4   Ápice e canais radiculares ainda largos
5   Formação de raízes iniciando
6   Periodontite apical no dente 85, perturbando a irrupção normal
7   Reabsorção assimétrica da raiz do dente 75

Anatomia Radiográfica em Radiografias de Adultos

Região Anterior da Maxila

Em conseqüência das diferentes espessuras e densidades dos tecidos, forma-se o relevo dos raios característico da região. Os dentes anteriores mostram sombras, provocadas pela capa de esmalte e dos ossos que se sobrepõem, bem como zonas mais claras na região do colo dental. A dentina cervical, não encoberta nem pelo osso alveolar nem pela capa de esmalte, é facilmente transpassada pelas radiações na sua lateral, formando assim as áreas radiolúcidas (efeito *burn out* ou superexposição). A ponta do nariz e suas narinas produzem igualmente efeitos de adição e subtração, e com freqüência a parte anterior da cavidade nasal e a sutura mediana são bem visíveis. Freqüentemente menos visível é o forame incisivo, que, no trajeto dos raios, aparece apenas como uma leve depressão, raramente formando uma boa imagem.

Região frontal da maxila

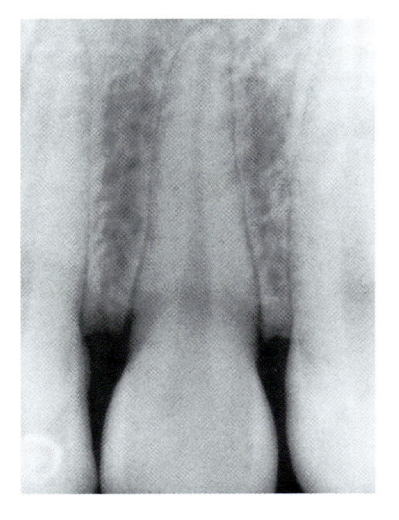

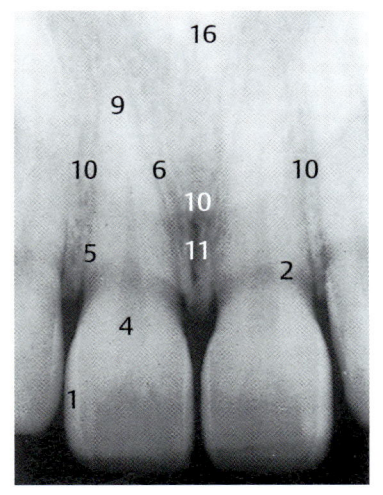

Figura 198 Parte anterior do maxilar
Esquerda: A radiografia mostra um dente 22 intacto com o efeito de adição pela capa de esmalte e pela crista alveolar. Por sobreposição, o espaço pericementário apical aparece diminuído.

Direita: A cúspide palatinal (tubérculo dentário) reforça o sombreamento da coroa dental. O efeito de queimado (*burn out*) no colo do dente é facilmente visível.

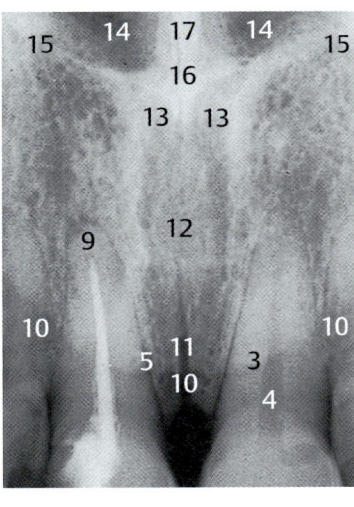

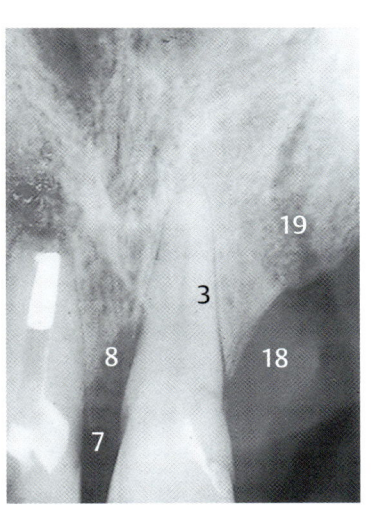

Figura 199 Estruturas nasopalatinas
Esquerda: Entrada do sistema de canais nasopalatinais no assoalho da cavidade nasal e no forame incisivo.

Direita: A entrada do nariz e as partes moles do nariz produzem o efeito de adição e subtração no desenho dos ossos.

1 A parte da capa de esmalte visível pelo efeito tangencial	10 Ponta do nariz
2 Colo do dente entre a capa de esmalte e a entrada do alvéolo	11 Sutura mediana
3 Raiz do dente	12 Forame incisivo
4 Canal pulpar	13 Canal nasopalatino
5 Espaço pericementário	14 Forame nasal do canal nasopalatino
6 Lâmina dura	15 Abertura piriforme
7 Borda vestibular do osso alveolar	16 Espinha nasal anterior
8 Borda palatina do osso alveolar	17 Crista nasal do osso maxilar
9 Ápice	18 Cartilagem nasal
	19 Intróito nasal

Região do Canino Superior

Corretamente visado, o canino e o seu entorno não mostram nenhuma particularidade radiológica. Somente em radiografias que mostrem sua relação com os dentes incisivos vizinhos ou os primeiros molares, podem aparecer estruturas radiológicas especiais. As partes moles das asas do nariz eventualmente sobrepõem-se às estruturas ósseas, e a entrada nasal do canal nasopalatino mostra-se como uma área radiolúcida arredondada. O forame incisivo geralmente raso e, por isso, nem sempre visível nitidamente, pode sobrepor-se à zona do ápice dos incisivos centrais vizinhos e simular assim uma lesão apical. O primeiro molar mostra, no correto posicionamento do feixe central, suas duas raízes. Com isso, a raiz palatina é, em geral, projetada livremente ao lado do canino. Os dentes incisivos ou pré-molares, localizados no arco dental, rotacionados mostram freqüentemente um efeito de superexposição na coroa dos dentes. Se o feixe central for direcionado com inclinação distal, o recesso anterior do seio maxilar ficará visível.

Região dos caninos da maxila

Figura 200 Caninos superiores e efeito de adição
Esquerda: A zona mais clara é o recesso anterior do seio maxilar e o sombreado é da asa do nariz.

Direita: No assoalho nasal, vê-se a entrada nasal do canal nasopalatino à direita. O canal e parte do forame incisivo sobrepõem-se à raiz do dente 11.

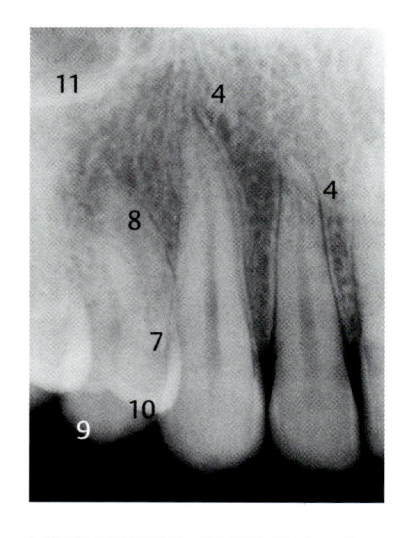

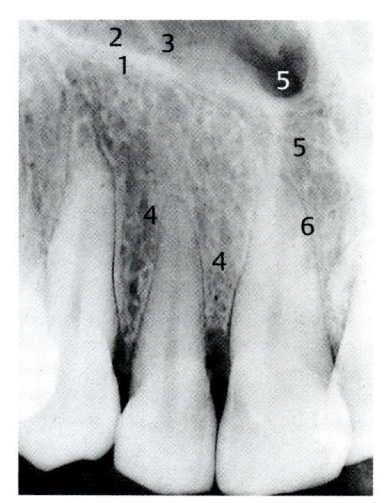

Figura 201 Estruturas adjacentes e efeito de superexposição
Esquerda: A radiografia íngreme projetada levemente distal-excêntrica mostra, ao lado dos efeitos de superexposição, ao lado do primeiro pré-molar rotacionado, o recesso anterior do seio e a linha de limitação látero-basal da cavidade nasal.

Direita: A radiografia de incidência menos angulada mostra raízes alongadas do dente 14 e do dente 13. A raiz palatina do primeiro pré-molar aparece mais nítida por causa de sua proximidade com o receptor de imagem.

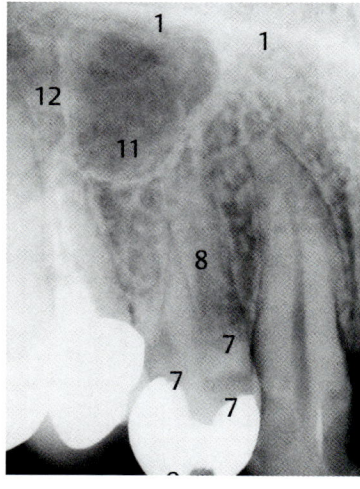

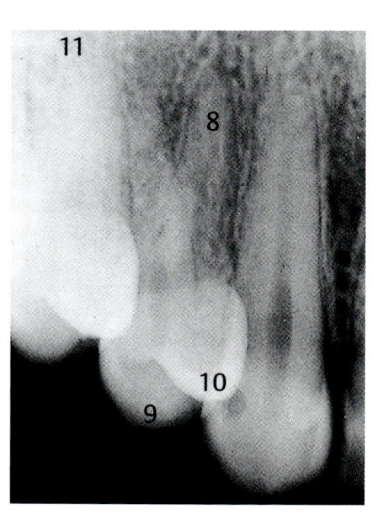

1 Linha de limitação látero-basal da cavidade nasal
2 Processo frontal do osso maxilar
3 Abertura piriforme
4 Asa do nariz
5 Canal nasopalatino
6 Forame incisivo
7 Efeito de superexposição
8 Raiz palatina do dente 14
9 Cúspide palatina do dente 14
10 Cúspide vestibular do dente 14
11 Recesso anterior do seio maxilar
12 Septo do seio

Anatomia Radiográfica em Radiografias de Adultos

Região dos Pré-Molares Superiores

O primeiro pré-molar geralmente tem duas raízes. Se o dente tiver uma raiz apenas, em geral tem dois canais radiculares. As raízes freqüentemente são muito finas e ligadas apenas por uma ponte de cimento. As superfícies proximais, em especial a mesial, são côncavas, motivo pelo qual a posição rotacionada do dente com freqüência faz surgir um efeito de superexposição na região da coroa. O segundo pré-molar, ao contrário, na maioria dos casos, tem apenas uma raiz e pode apresentar dois canais radiculares, que se unem no ápice.

Em incidência ortorradial, os canais radiculares podem sobrepor-se, fazendo com que o dente pareça ter apenas um único canal.

A conformação especial do seio é variável. O primeiro molar limita-se em seu recesso anterior, e acima da raiz do segundo, encontra-se muitas vezes um septo de formas muito variadas, separando o recesso anterior do recesso principal. Se a ponta da raiz do quinto dente localiza-se acima da linha de limitação látero-basal do seio, então ela estará abaixo do assoalho irradiado e não no seio.

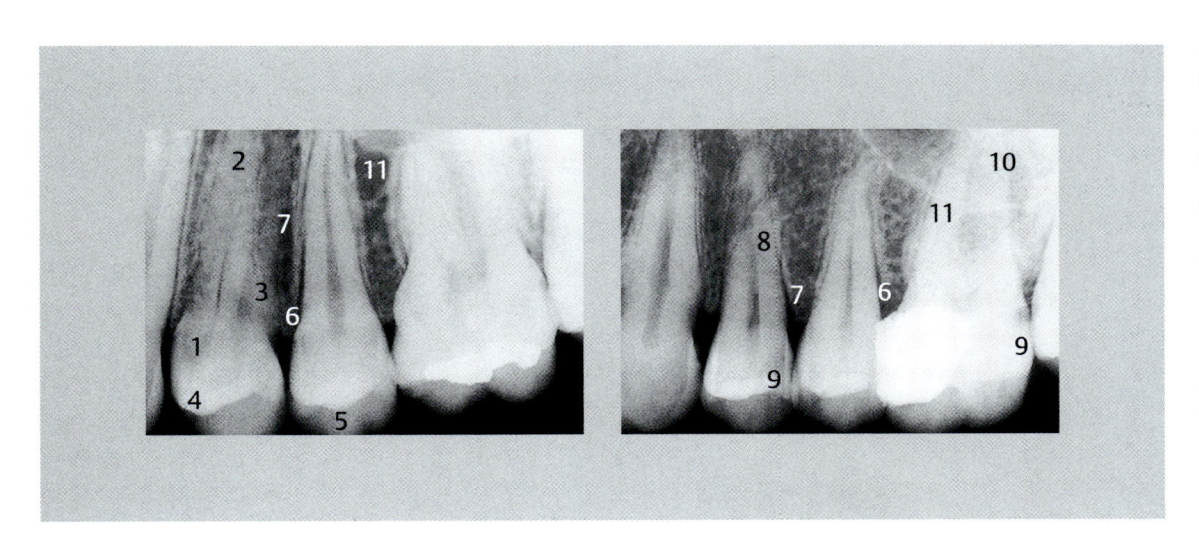

Região dos pré-molares superiores

Figura 202 Efeito de superexposição e de adição
Esquerda: O dente 24 encontra-se rotacionado no arco dental e mostra mesialmente na coroa um efeito de superexposição.

Direita: A formação da raiz do primeiro pré-molar superior é variável. A ponta da raiz do segundo pré-molar encontra-se não no seio, mas no seu assoalho.

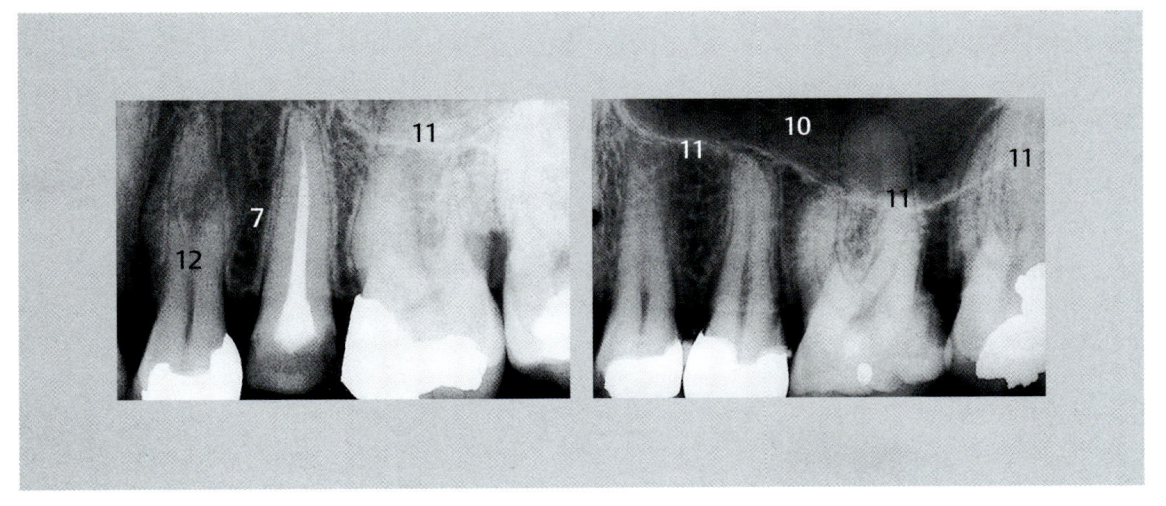

Figura 203 Raiz do dente e assoalho do seio
Esquerda: O dente 24 é trirradicular aqui. A borda lateral mesial seria melhor avaliada em uma radiografia interproximal. A raiz palatina do dente 26 não se encontra no seio, mas sim no seu assoalho.

Direita: A linha radiopaca de limitação do seio maxilar não se localiza no assoalho do seio maxilar nesta incidência. O assoalho encontra-se entre a raiz vestibular e palatina do 26º dente.

1. Efeito de superexposição
2. Raiz palatina do dente 24
3. Raiz vestibular do dente 24
4. Cúspide palatina do dente 24
5. Cúspide vestibular do dente 25
6. Espaço pericementário
7. Lâmina dura
8. Raiz dilacerada vestibularmente
9. Cárie proximal
10. Assoalho do seio maxilar
11. Linha de limitação látero-basal do seio maxilar
12. Dente 24 com três raízes

A região dos pré-molares superiores muitas vezes é apresentada em radiografias com o eixo longo do filme na vertical. Isto especialmente quando se usam placas de fósforo ou sensores estreitos. Como o posicionamento do receptor de imagens e a angulação do feixe central correspondendo às condições anatômicas nem sempre são ideais, resultam radiografias com pré-molares alongados ou fortemente encurtados. Sempre se olha mais ou menos ingrememente de cima para baixo, sobre o assoalho do seio maxilar ou as partes laterais da cavidade nasal. Próximo da linha de delimitação látero-basal do seio maxilar, vê-se com freqüência ainda a parte anterior dos processos alveolares. O seio maxilar, que se alarga até o nível da crista alveolar após a perda prematura dos molares, sobrepõe-se nas radiografias íngremes também às partes laterais da cavidade nasal, que é caracterizada por uma linha horizontal sombreada que corre na borda superior da imagem. Acima do segundo molar é freqüente um septo de formas muito variadas, que separa o recesso anterior do recesso principal. Pode assemelhar-se, em pacientes edêntulos, como uma raiz residual.

Região dos pré-molares superiores

Figura 204 Extensão do seio maxilar
Esquerda: Após a perda prematura dos molares, o seio maxilar se estende muitas vezes até a crista óssea. Observe-se o efeito de superexposição, especialmente bem visível no dente 14.

Direita: A cortical do assoalho do seio maxilar atravessa transversalmente a cortical da cavidade nasal. No assoalho do seio maxilar, vê-se a face palatina da crista alveolar.

Figura 205 Cavidade nasal e septo do seio
Esquerda: A parte mesial do seio encontra-se com a cortical da parede látero-basal da cavidade nasal. A cárie secundária no dente 24 seria bem melhor observada em uma radiografia interproximal.

Direita: A região dos pré-molares, com ângulo muito pronunciado de cima para baixo, mostra um septo delicado, que separa o recesso anterior do recesso alveolar. Partes da crista óssea são projetadas dentro do seio.

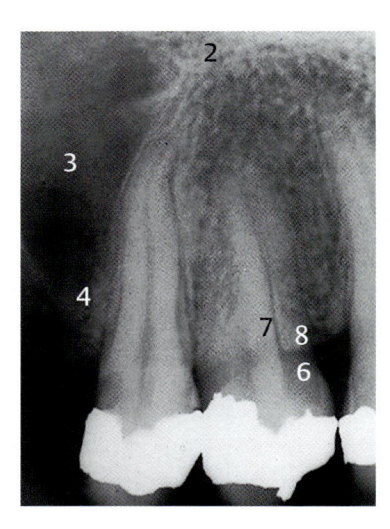

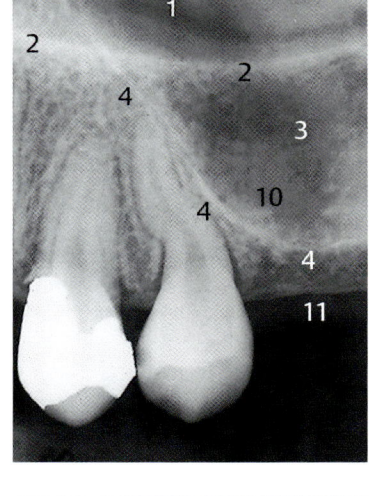

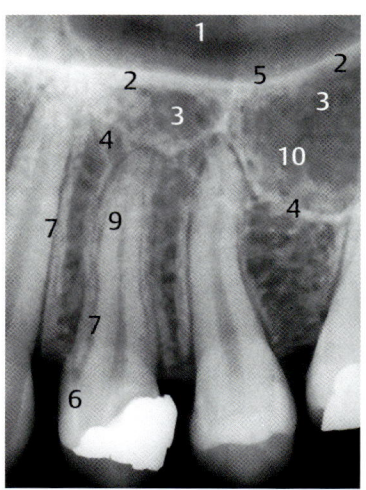

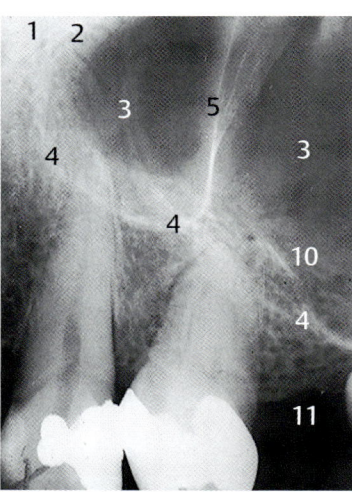

1 Assoalho da cavidade nasal
2 Linha de delimitação látero-basal da cavidade nasal
3 Assoalho do seio maxilar
4 Linha de delimitação látero-basal do seio maxilar
5 Septo do seio, que separa o recesso anterior do recesso alveolar
6 Efeito de superexposição
7 Espaço pericementário
8 Septo ósseo inter-radicular na frente da raiz palatina do dente 14
9 Uma raiz projetada sobre a outra do dente 24; a mais longa é a palatina
10 Processo alveolar como fundo do assoalho do seio
11 Crista alveolar

Região dos Molares Superiores

A região dos molares e a tuberosidade da maxila mostram em radiografias intrabucais, conforme o estado dos dentes e a direção da incidência, imagens com adições extraordinariamente ricas em estruturas. Neste processo, não estão apenas o processo alveolar com ou sem a participação dos molares presentes, mas também as variações dos seios maxilares, o processo piramidal do osso palatino, bem como o processo pterigóide do osso esfenóide com sua lâmina lateral e a lâmina medial com seu hâmulo. Em projeções acentuadas, o processo zigomático da maxila junto com o recesso zigomático do seio maxilar aparecem ainda na radiografia, e freqüentemente é visível o osso zigomático com seu processo temporal, o qual forma o arco zigomático junto com o processo zigomático do osso temporal. Na abertura máxima da boca, exigida para a exposição, o processo coronóide ainda aparece na radiografia, que, pela sobreposição do processo alveolar, dificilmente pode ser distinguido de um resto de raiz, em especial quando o final do processo coronóide for estrito e pontiagudo.

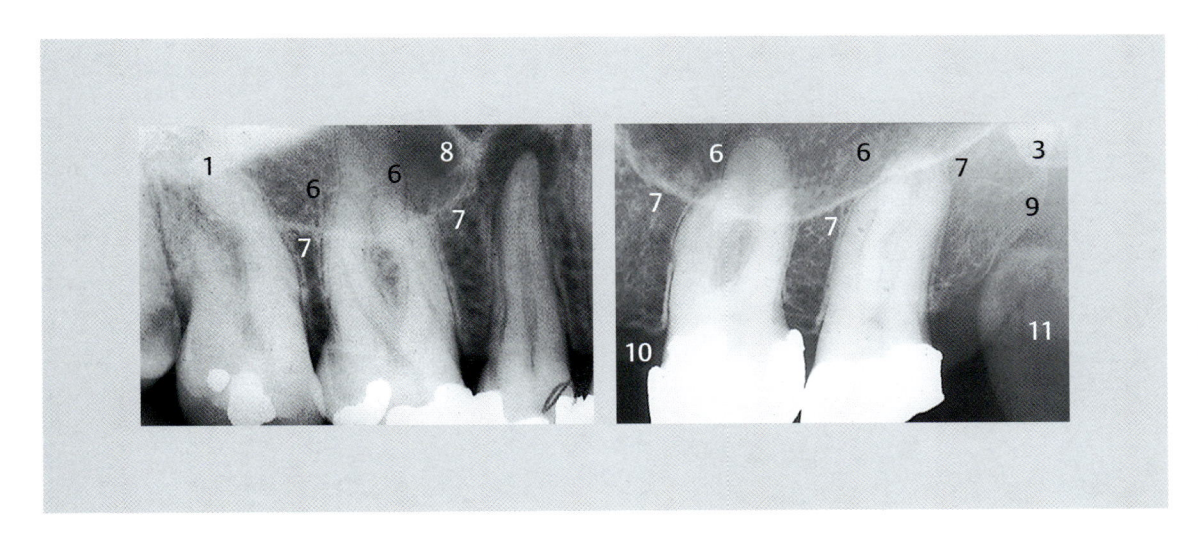

Região dos molares superiores

Figura 206 Efeitos de adição
Esquerda: Sombreamento do dente 17 através do osso zigomático. O dente 15 não-vital com uma periodontite apical crônica empurra o seio, com sinais de esclerose reativa. O dente 18 apresenta uma cárie proximal.

Direita: A radiografia da região da tuberosidade mostra o assoalho do seio, o processo coronóide e o processo piramidal do osso palatino.

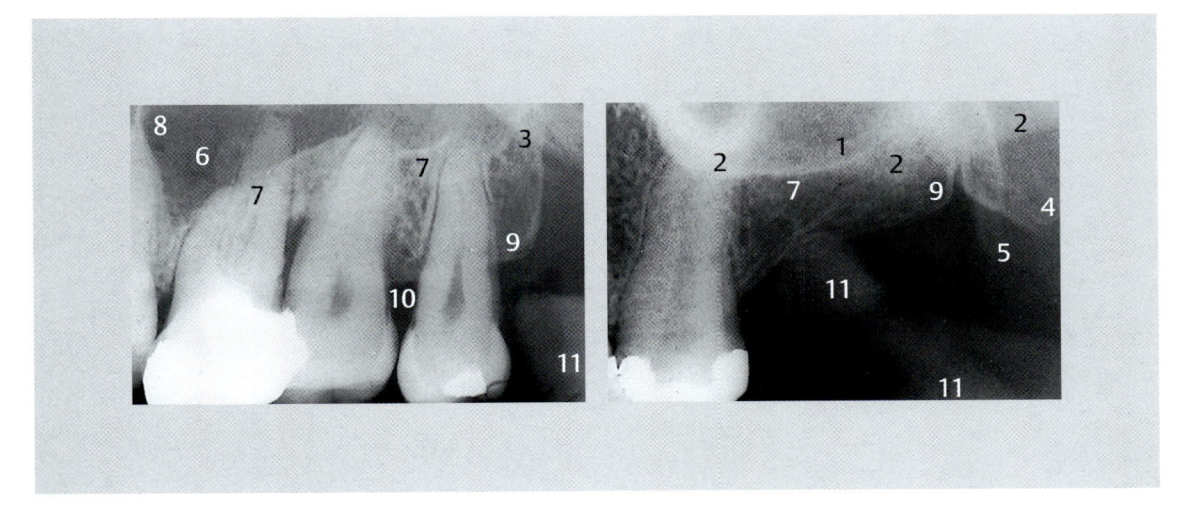

Figura 207 Seio maxilar e estruturas adjacentes
Esquerda: Observa-se a profunda bolsa óssea entre o dente 26 e o dente 27, com esclerose reativa.

Direita: O processo zigomático da maxila e o osso zigomático sombreiam a ponta da raiz do dente 26. O hâmulo da lâmina medial do processo pterigóide está, igualmente como o processo coronóide da mandíbula, projetado livremente.

1 Corpo do zigomático
2 Processo zigomático maxilar com a sombra do osso do zigomático
3 Processo piramidal da base do palato
4 Lâmina lateral do processo pterigóide
5 Hâmulo da lâmina medial do processo pterigóide
6 Assoalho do seio maxilar
7 Linha de delimitação látero-basal do seio maxilar
8 Septo do seio
9 Tuberosidade da maxila
10 Crista alveolar
11 Processo coronóide da mandíbula

Anatomia Radiográfica em Radiografias Dentais e Oclusais

Seio da Maxila e Região da Tuberosidade

Correspondendo ao seu constante crescimento, o seio maxilar geralmente só pode ser comprovado radiograficamente após o quarto ano de vida. Seguindo o desenvolvimento da maxila e dos dentes, o seio expande-se lateral, dorsalmente e contra a crista alveolar. O desenvolvimento assimétrico influencia o tamanho e a forma das cavidades nasais e do seio mutuamente, de modo que, mesmo em um indivíduo, pode variar muito. O recesso alveolar pode ser configurado amplo ou estreito, com ou sem septos ósseos transversais em forma de foice. Freqüentemente, existe um septo do seio sobre o segundo pré-molar, raramente sobre o segundo molar, que permite a formação do recesso anterior e posterior. O assoalho do seio pode, durante o transcurso da vida, repousar sobre o fundo do alvéolo dos dentes posteriores, de forma que os ápices só estão cobertos pela mucosa do seio, motivo pelo qual os dentes reagem com dores pulpíticas e sensibilidade à percussão nas sinusites, o que faz o paciente procurar primeiro o dentista. Na perda precoce dos molares e dos primeiros pré-molares, o seio pode expandir-se até a crista óssea e o túber.

Seios maxilares e região da tuberosidade

Figura 208 Efeitos de adição no seio maxilar
Esquerda: A sutura zigomático-maxilar é eventualmente projetada no seio como uma área radiolúcida irregular e semelhante a uma fratura. O recesso anterior do seio, parecendo radiograficamente fechado, simula um cisto.

Direita: O seio mostra, através de um canal nutrício na parede lateral, a diferença da representação de uma sutura.

Figura 209 Seio maxilar e região da tuberosidade
Esquerda: É bem visível a sombra em forma de V do processo zigomático da maxila, com o recesso zigomático do seio e o osso zigomático, sobrepondo-se à região da tuberosidade.

Direita: O seio maxilar, aqui com um recesso posterior separado por um septo, pode chegar até a crista óssea e o limite posterior da tuberosidade da maxila, quando houver perda precoce dos molares.

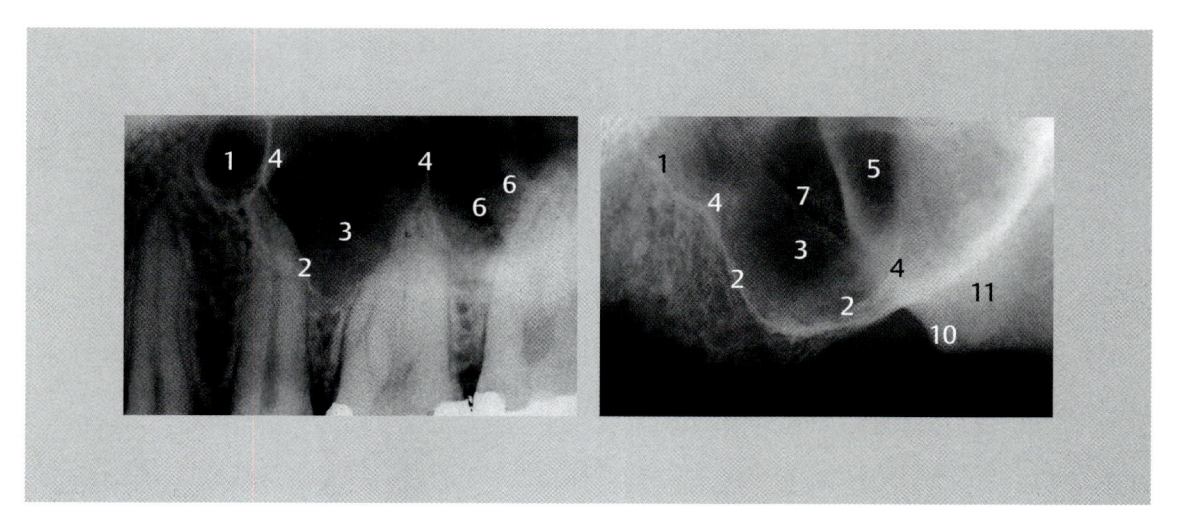

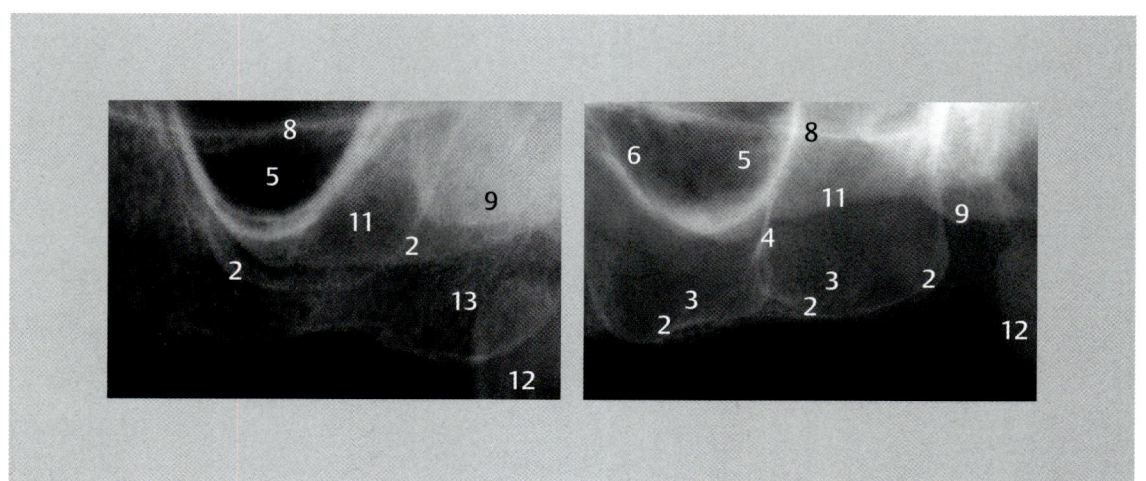

1. Recesso anterior do seio maxilar
2. Linha de delimitação látero-basal do seio maxilar
3. Assoalho do seio maxilar
4. Septo do seio
5. Recesso zigomático do seio maxilar
6. Sutura zigomático-maxilar
7. Canal nutrício da parede lateral
8. Limites látero-basais da cavidade nasal
9. Processo pterigóide
10. Tuberosidade massetérica no processo zigomático da maxila
11. Osso zigomático
12. Processo coronóide
13. Tuberosidade da maxila

Região Anterior da Mandíbula

Com receptores de imagens estreitos, a parte anterior da mandíbula não pode ser abrangida. Mas mesmo com receptores no formato de 3 x 4 cm, os incisivos inferiores, em especial os laterais, não são representados de forma ideal. No feixe central com incidência com ângulo acentuado de baixo para cima, a base da mandíbula e abaixo a espinha mental e o canal nutrício ficam visíveis, bem como a superfície da protuberância mental. As radiografias em correta incidência de ângulo vertical não mostram a base da mandíbula, e observa-se a espinha atingida em posição orto abaixo dos incisivos centrais. Em periodontite marginal crônica e também após a extração de dentes anteriores acometidos por periodontite, pode-se ver ocasionalmente faixas claras, verticais, interalveolares, que correspondem a canais nutrícios. A fossa mental é vista anatomicamente como uma depressão vestibular na mandíbula, na região das raízes dos dentes anteriores, que são ali cobertos apenas por uma delicada lamela de fechamento. Em profundidade correspondente, é reproduzida como uma região menos densa e pode dar origem a diagnósticos falsos.

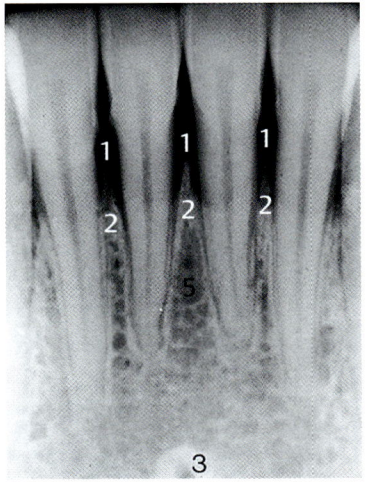

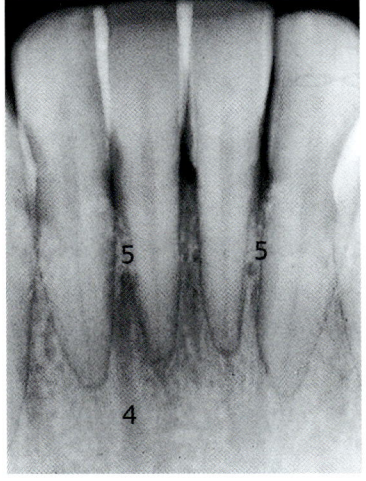

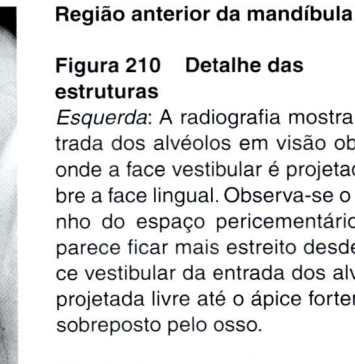

Região anterior da mandíbula

Figura 210 Detalhe das estruturas
Esquerda: A radiografia mostra a entrada dos alvéolos em visão oblíqua, onde a face vestibular é projetada sobre a face lingual. Observa-se o tamanho do espaço pericementário, que parece ficar mais estreito desde a face vestibular da entrada dos alvéolos projetada livre até o ápice fortemente sobreposto pelo osso.

Direita: A figura mostra canais nutrícios vistos longitudinalmente.

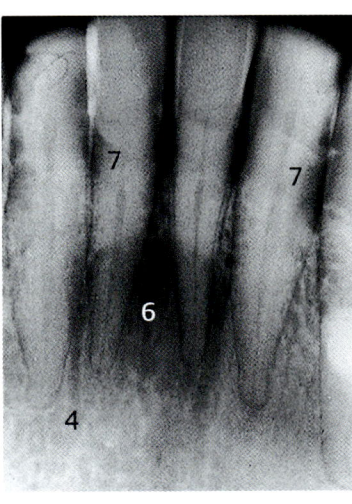

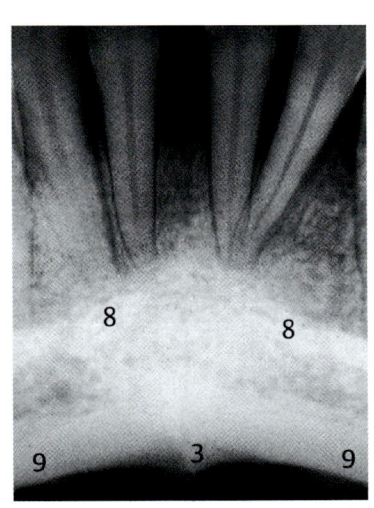

Figura 211 Efeitos de adição
Esquerda: A área radiolúcida nitidamente delimitada, vista de maneira típica contra a crista alveolar, é causada por uma fossa mental profunda.

Direita: A incidência íngreme mostra a espinha mental na borda inferior da base da mandíbula e é um sombreamento por sobreposição da superfície da protuberância mental.

1 Face vestibular da ponta do septo
2 Face lingual da ponta do septo
3 Espinha mental
4 Canais nutrícios em vista longitudinal
5 Canais nutrícios em vista transversal
6 Fossa mental
7 Efeito de superexposição
8 Sombras da protuberância mental
9 Base da mandíbula

Região dos Caninos Inferiores

A estrutura óssea de desenho esponjoso, típica da mandíbula, também pode ser observada na região da crista óssea. O canino tem uma raiz levemente oval, que freqüentemente mostra depressões na superfície mesial e principalmente na distal, de modo que não raro este dente apresenta dois canais radiculares e também duas raízes bem-formadas. Na radiografia, as depressões da face lateral da raiz podem ser reconhecidas por apresentar mais espaços pericementários dentro ou fora do contorno do dente. Vários espaços pericementários e, às vezes, divergências e incertezas no percurso do canal radicular podem indicar a existência de dois canais radiculares ou duas raízes, o que, especialmente no tratamento endodôntico, é de grande importância. Em caso de dúvidas, são recomendadas necessariamente radiografias de incidência mesial ou distal-excêntrica. Ali no colo do dente, onde existe a depressão na qual se insere a outra raiz, são freqüentes os efeitos de "superexposição".

Região dos caninos inferiores

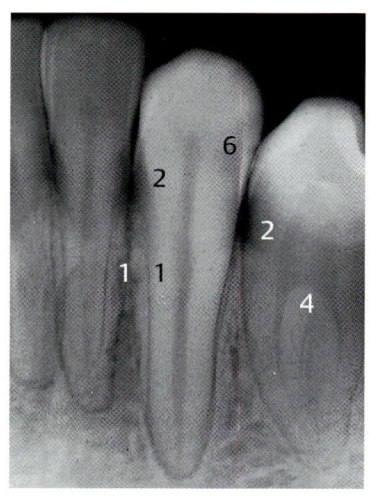

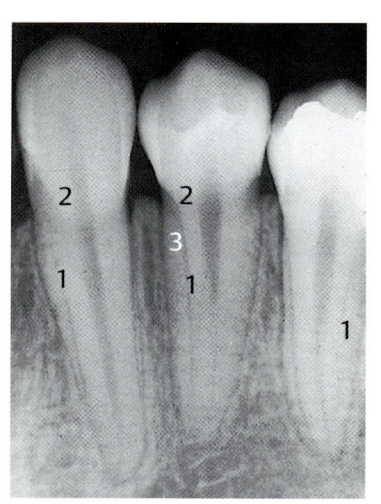

Figura 212   Forma da raiz e espaços pericementários

Esquerda: Canino inferior com dois espaços pericementários, especialmente visíveis na superfície mesial da raiz. O dente 32 tem condições semelhantes. No dente 34 são visíveis duas raízes separadas, que se unem no ápice.

Direita: Os dentes 33, 34 e 35 mostram vários espaços pericementários. No dente 33 e no dente 34 são visíveis os efeitos de "superexposição".

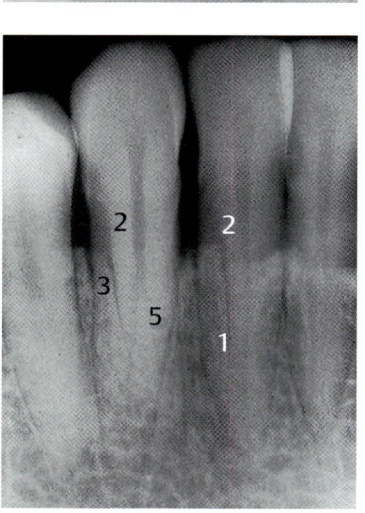

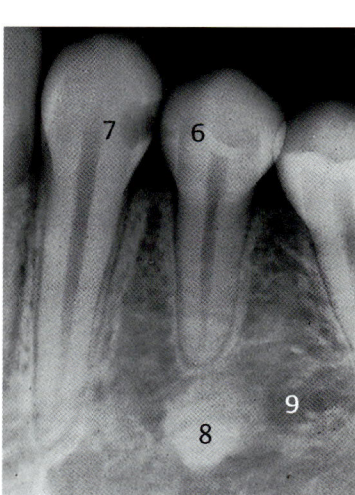

Figura 213   Dentes birradiculados e efeito de superexposição

Esquerda: A radiografia mostra um canino inferior birradiculado com efeito de "superexposição" distal. Também no dente 42 e no dente 41 são visíveis vários espaços pericementários.

Direita: O dente 33 unirradiculado mostra uma raiz levemente oval, com mínima depressão. Observa-se abaixo do dente 34 uma enostose, freqüente junto ao forame mental.

1. Vários espaços pericementários em superfícies de raízes com leves depressões rasas; as paredes do alvéolo projetam-se sobre a parede lateral da raiz
2. Efeito de superexposição
3. Septo interdental
4. Pré-molar birradiculado
5. Canino birradiculado
6. Cáries
7. Cavidade preparada com restauração não-radiopaca
8. Enostose
9. Forame mental

Região dos Pré-Molares Inferiores

Abaixo do processo alveolar, que apresenta uma estrutura óssea esponjosa, encontram-se espaços pouco trabeculizados, menos densos, cuja transparência é reforçada pelas depressões linguais da fossa sublingual. A raiz do primeiro pré-molar é, em geral, levemente oval e pode apresentar estrias que na radiografia podem representar vários espaços pericementários. Às vezes se encontram duas raízes, à semelhança dos caninos, mas raramente três. O segundo pré-molar tem normalmente uma raiz forte, redonda, sem estrias. Raramente tem dois canais radiculares. Eventualmente, vê-se pré-molares com uma polpa coronal mais longa e uma raiz curva, o que se chama de taurodonto. Entre as raízes dos dois pré-molares, localiza-se o forame mental, que, conforme a incidência, pode sobrepor-se às pontas das raízes dos pré-molares, simulando ali uma periodontite apical. Freqüentemente, o forame mental está, em conseqüência da vizinhança transparente e do fundo das estruturas ósseas linguais, imprecisamente visível.

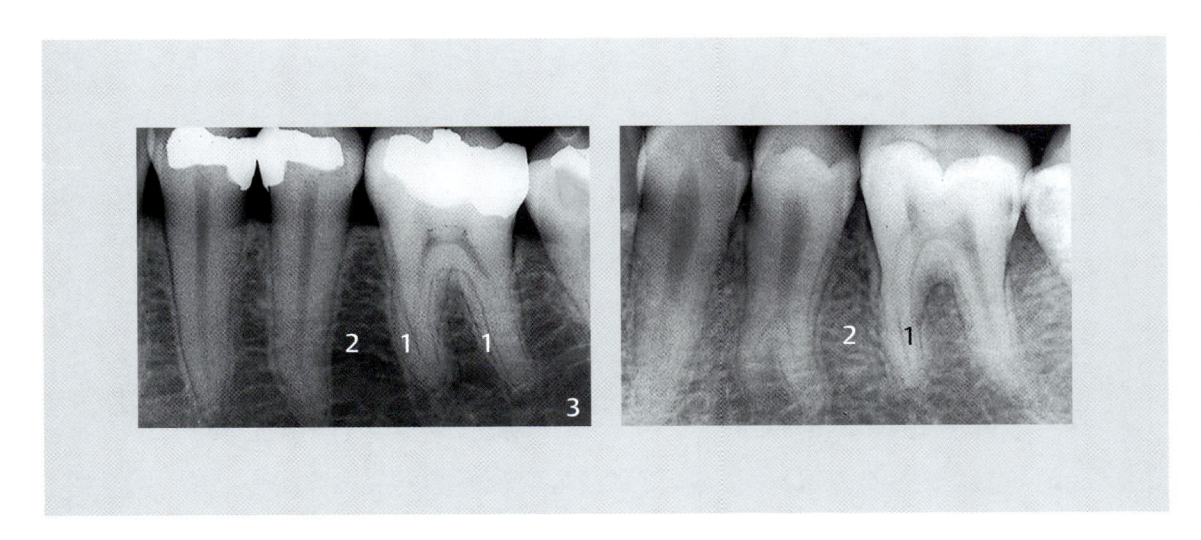

Região dos pré-molares inferiores

Figura 214 Desenho dos espaços pericementários e taurodonto
Esquerda: Nota-se junto ao ápice do dente 35 o aparente estreitamento crescente do espaço pericementário, por crescente sobreposição.

Direita: Tanto o dente 34 como o dente 35 têm uma longa polpa coronal e raízes curtas, com dois canais radiculares, uma característica do chamado taurodonto.

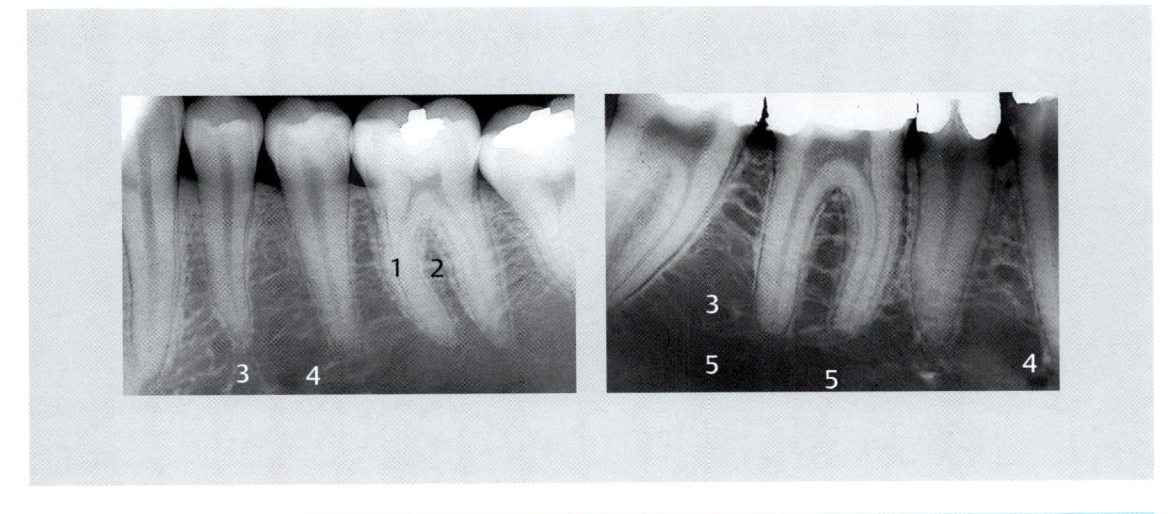

Figura 215 Forame mental e canal vestibular
Esquerda: O forame mental pode ser pouco reconhecido dentro da zona pouco trabeculada do corpo da mandíbula.

Direita: O forame mental está projetado aqui parcialmente sobre o ápice do dente 44. O canal da mandíbula, em virtude da porosidade de suas paredes entre o segundo pré-molar e o segundo molar, é pouco visível radiograficamente, em especial em indivíduos jovens.

1. Desenho de vários espaços pericementários nas superfícies de raízes deslocadas lateralmente
2. Estrutura óssea de trabeculado típico no processo alveolar da mandíbula
3. Zona de pouco ou nenhum trabeculado no corpo da mandíbula
4. Forame mental
5. Curso do canal da mandíbula não comprovado radiograficamente.

A região dos pré-molares da mandíbula também pode ser representada por receptores de imagens em formato alto. Com isso pode acontecer que, quando usados filmes dentários ou placas de fósforo, apareçam curvaturas dos receptores de imagens no assoalho da boca, provocando assim distorções das imagens. As radiografias da região dos pré-molares desta página foram selecionadas para mostrar detalhes que raramente serão vistos em radiografias padronizadas.

Especialmente interessantes são as representações do forame mental obtidas por diversas projeções, cuja localização em radiografias intrabucais livremente projetadas não é claramente visível. A sobreposição inevitável do ápice de um pré-molar sobre o forame mental produz uma imagem na radiografia que pode simular uma lesão periapical. O forame mental e o curso de seu canal da mandíbula contíguo só é bem reconhecido quando as estruturas trabeculadas vizinhas ficam mais radiolúcidas por osteíte condensante.

Dentes com sinal de tratamento endodôntico podem ser descritos radiograficamente como não-vitais. Um dente não tratado deve ter seu diagnóstico de "não-vital" sempre confirmado pelo teste da vitalidade.

Região dos pré-molares inferiores

Figura 216   Canal da mandíbula e forame mental
Esquerda: Graças a uma osteíte condensante de um dente 34 sem vitalidade, o forame mental e o canal da mandíbula são bem-visíveis.

Direita: O forame mental sobrepõe-se como zona mais clara na região do ápice do dente 45, pelo efeito de subtração.

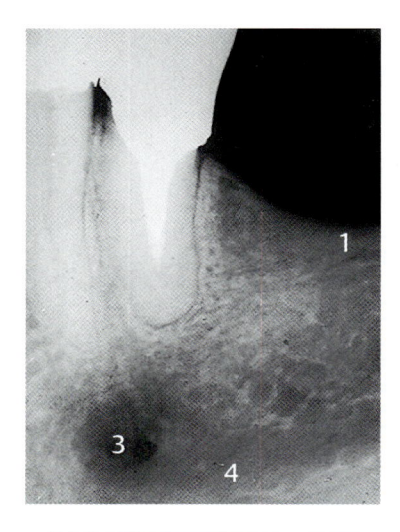

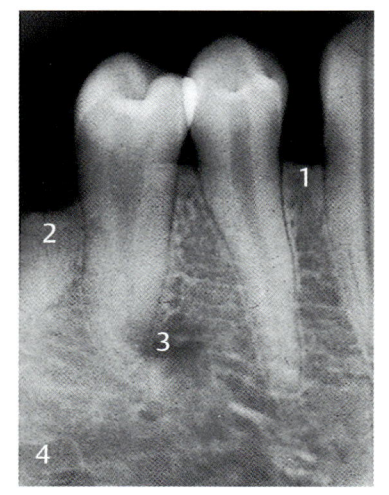

Figura 217   Sobreposição pelo forame mental
Esquerda: O efeito de subtração da sobreposição mostra o espaço pericementário desmodontal no ápice do dente 35 vital com um aparente alargamento.

Direita: A radiografia permite uma comparação direta entre a alteração patológica no ápice do dente 35 e as condições normais no ápice do dente 34, pela sobreposição do forame mental.

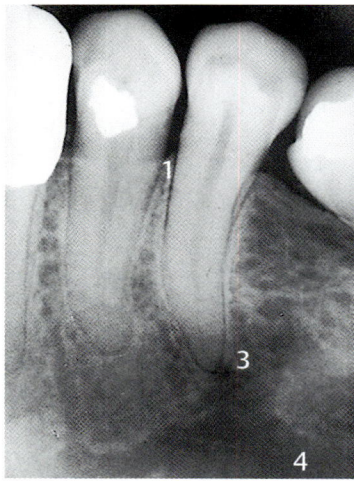

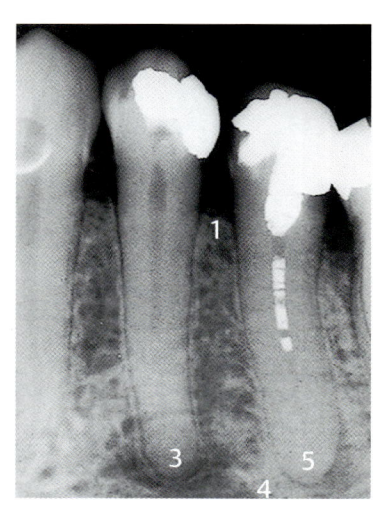

1 Crista alveolar
2 Raiz residual
3 Forame mental, parcialmente em sobreposição com ápices de pré-molares; observa-se o espaço pericementário existente
4 Canal da mandíbula
5 Lesão periapical com esclerose reativa; nota-se a perda do desenho do espaço pericementário na área da osteíte

Anatomia Radiográfica em Radiografias de Adultos

Região dos Molares Inferiores

Os molares inferiores são bem-representados, como regra geral, porque os receptores de imagens podem ser posicionados próximo e paralelos aos eixos dos dentes. O molar dos seis anos mostra, na maioria dos casos, uma raiz distal arredondada, e uma raiz mesial, chata e distalmente côncava, com sulcos longitudinais e dois canais radiculares. O dente mostra, por isso, na radiografia vários espaços pericementários na raiz mesial. Dentes com três raízes são infreqüentes. O segundo molar mostra não raro uma fusão das raízes e dois canais radiculares mesiais, que se unem no ápice. A crista alveolar é larga nesta região, pelo que o ombro vestibular é projetado livremente para cima e parece ser mais transparente, enquanto o ombro lingual fica opaco pelas sobreposições e localizado mais profundamente. O corpo da mandíbula é pobre em trabéculas e é fortemente clarificado pela sobreposição da fóvea submandibular, abaixo da linha milióidea, nas projeções acentuadas. Em pacientes mais idosos, principalmente mulheres, encontra-se logo abaixo dos molares freqüentemente uma área radiolúcida, de contornos indefinidos, que contém medula gordurosa.

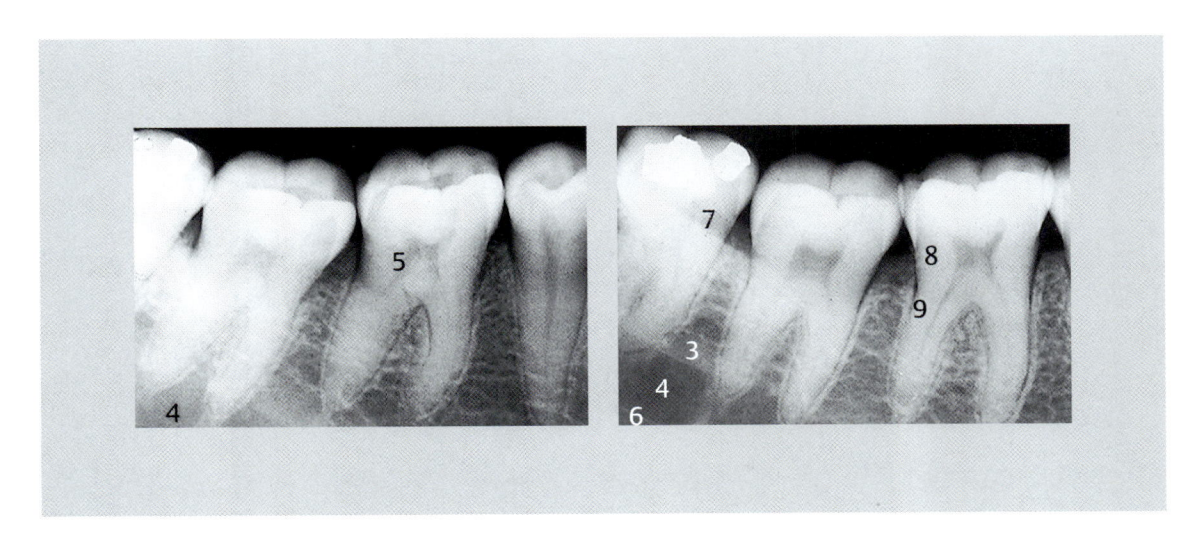

Região dos molares inferiores

Figura 218 Detalhes da estrutura
Esquerda: O molar dos seis anos mostra na sua raiz mesial vários espaços pericementários, em posição distal. Um efeito de adição na bifurcação é freqüentemente mal-interpretado como "pérola de esmalte".
Direita: A larga crista alveolar entre os dentes 46 e o 47 mostra o ombro vestibular livre de sobreposições, (transparente) e abaixo o ombro lingual, tornado opaco pela sobreposição.

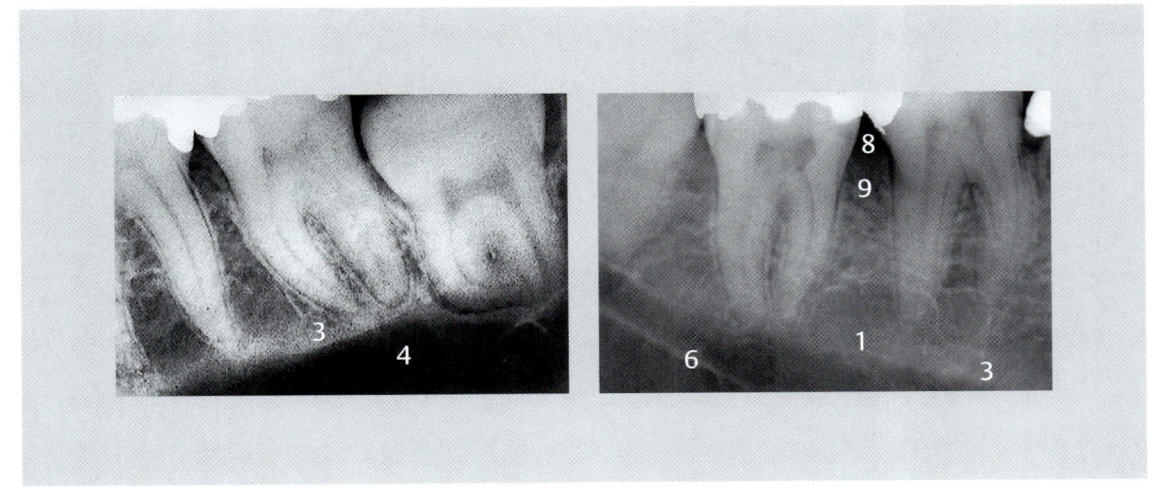

Figura 219 Linha milióidea e ilhas de medula óssea
Esquerda: A radiografia com inclinação acentuada do ângulo de baixo para cima mostra a linha milióidea bastante nítida, por causa do forte clareamento da fóvea submandibular profunda. O curso do canal da mandíbula não é mais reconhecível.

Direita: Abaixo dos dentes 36 e 37 com vitalidade, pode-se reconhecer um clareamento de contorno irregular. Trata-se de uma ilha de medula óssea.

1. Ilha de medula óssea
2. Canal da mandíbula em sobreposição com a fóvea submandibular
3. Linha milióidea
4. Fóvea submandibular
5. "Pérola de esmalte" como efeito de adição no ponto de sobreposição das duas bases das raízes do dente 46
6. Assoalho do canal da mandíbula
7. Linha oblíqua
8. Crista alveolar, face vestibular
9. Crista alveolar, face lingual

Na região dos molares inferiores, o arco dental não segue o curso do corpo da mandíbula, mas se aproxima medial à linha sagital. A margem anterior do ramo corre, assim como a linha oblíqua, lateralmente à crista alveolar em direção à frente e desemboca na superfície externa do corpo da mandíbula. Visto medialmente, o processo alveolar projeta-se com os molares como uma "sacada" sobre a superfície deprimida da fóvea submandibular, na base da linha milióidea. A crista temporal que corre medialmente ao processo muscular forma na crista alveolar, junto com a cruz medial e a cruz lateral, a crista do trígono retromolar, que, no seu conjunto, é muitas vezes designado radiograficamente de linha oblíqua interna. A linha milióidea é assim, especialmente nas projeções acentuadas, visível como uma delimitação superior de uma zona pobre em trabéculas, cujo clareamento é intensificado pela fóvea submandibular. O canal da mandíbula, visível geralmente na região do segundo molar, perde a sua forma no seu percurso em direção ao forame mental, devido à porosidade das paredes do canal, só podendo ser visto sobre o fundo das alterações esclerosantes do corpo da mandíbula.

Região dos molares inferiores

Figura 220 Crista alveolar e canal da mandíbula
Esquerda: Estruturas típicas e o curso do ombro vestibular e lingual da crista alveolar. Nota-se a representação proximal do tártaro supragengival.

Direita: Sobre a região apical do dente 47 não-vital, projeta-se o teto do canal da mandíbula. O assoalho e o teto do canal podem ser assim bem identificados.

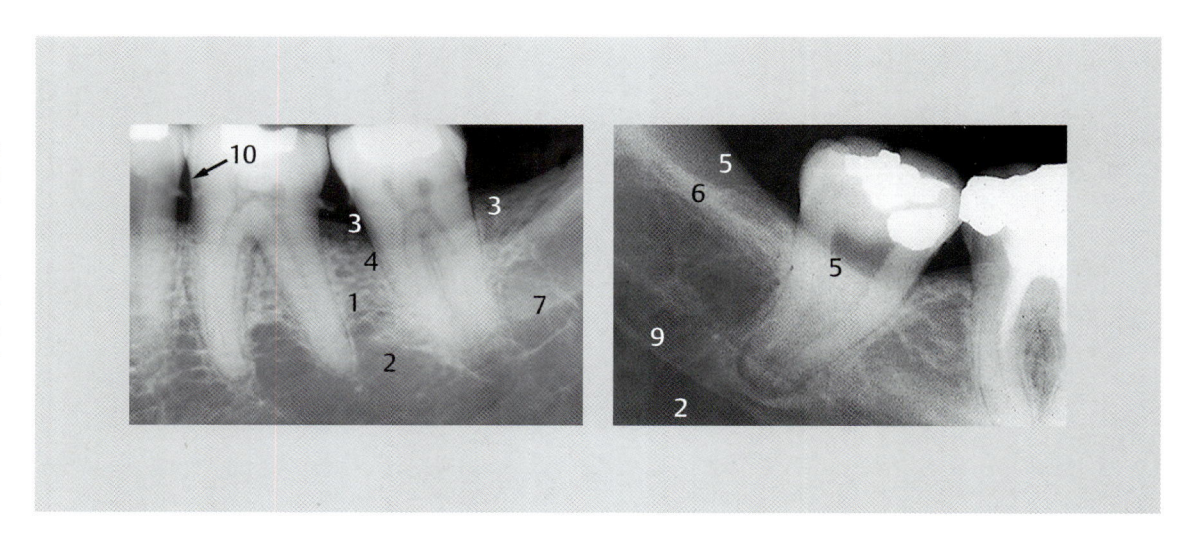

Figura 221 Curso do canal vestibular
Esquerda: Pode-se ver abaixo do dente 46 o curso da linha milióidea. O canal da mandíbula só pode ser identificado pelo desenho de seu assoalho; ele não corre entre esta linha e a base da mandíbula.

Direita: Na radiografia com ângulo acentuado, pode-se ver o curso do assoalho do canal da mandíbula e seu prolongamento em direção ao forame mental visível muito tenuemente. Observa-se mais distante a representação de uma ilha de medula óssea nesta incidência oblíqua.

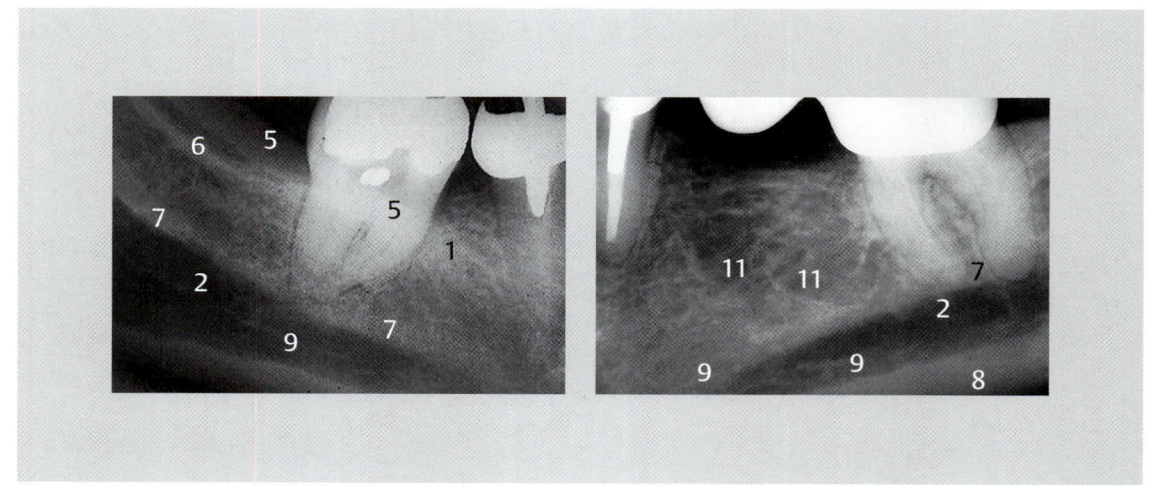

1 Estruturas do processo alveolar
2 Região pobre de trabéculas no corpo da mandíbula
3 Face vestibular da crista alveolar
4 Face lingual da crista alveolar
5 Linha oblíqua (margem anterior do ramo ascendente)
6 Crista temporal
7 Linha milióidea
8 Base da mandíbula
9 Assoalho do canal da mandíbula
10 Cálculo salivar
11 Ilha de medula óssea

Anatomia Radiográfica em Radiografias de Adultos

Radiografias Oclusais da Maxila

As radiografias oclusais oferecem, ao lado das tomografias computadorizadas, a única possibilidade de examinar a maxila sem sobreposições na importante terceira dimensão. Na maxila, além disso, as condições anatômicas entre o osso frontal e o crânio da face impedem uma incidência central ideal. Nas radiografias de visão geral ou de metade da mandíbula só se pode trabalhar com projeções transversais, nas quais os objetos localizados em um nível muito alto, como por exemplo, dentes retidos, em função da divergência dos raios, não podem ser localizados de modo confiável. Apesar disso, a radiografia de visão geral fornece, exatamente na região do maxilar intermediário embrionário, valiosas informações adicionais para a ortopantomografia, que nessa região geralmente sofre sobreposição da coluna cervical. Casos de tratamento protético podem ser examinados no consultório com uma única exposição, visando raízes residuais ou cistos residuais.

Espera-se que estas radiografias importantes e simples de obter possam ser preservadas na idade digital, com o desenvolvimento de formatos de receptores de imagens adequados.

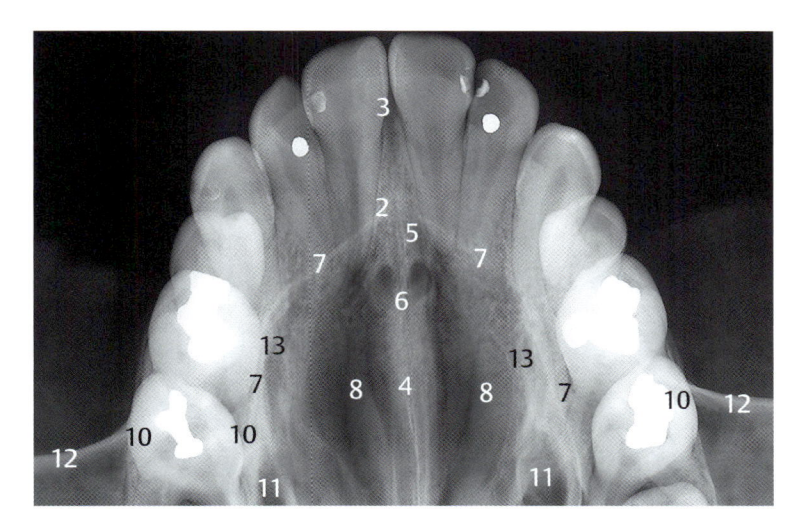

Radiografias oclusais da maxila

Figura 222 Radiografia de visão geral da maxila de um paciente com dentição completa
Vê-se, como exemplo, na região anterior, como as estruturas anatômicas são distendidas dorsalmente pela incidência oblíqua. Apesar disso, a radiografia permite uma representação paraxial da maxila e inclui a terceira dimensão, como complementação de radiografias de dentes ou ortopantomografias.

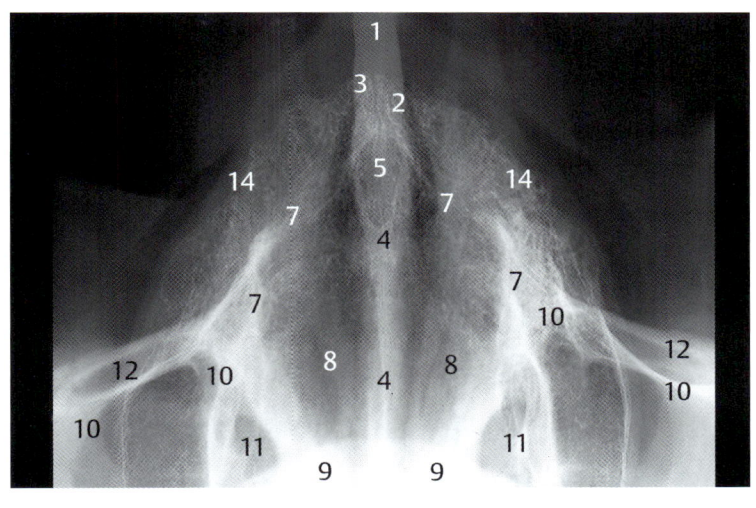

Figura 223 Radiografia de visão geral da maxila de um edentado
A radiografia mostra as estruturas anatômicas sem sobreposição dos dentes.

1 Septo nasal cartilaginoso
2 Espinha nasal anterior
3 Sutura intermaxilar
4 Crista nasal da maxila e septo nasal ósseo
5 Forame incisivo
6 Canais incisivos, entrada nasal
7 Limites da cavidade nasal
8 Conchas nasais em sobreposição
9 Osso frontal
10 Limites do seio maxilar
11 Canal nasolacrimal
12 Fossa canina e margem infra-orbital
13 Sulco para a artéria palatina
14 Processo alveolar da maxila

108 Anatomia Radiográfica em Radiografias Dentais e Oclusais

Radiografias Oclusais da Mandíbula

Enquanto a maxila só pode ser examinada com projeções oblíquas, é possível fazer radiografias de visão geral da mandíbula e de incidência central, se o paciente for corretamente posicionado. Isso permite radiografias de localização precisa, quando se usam os dentes adjacentes ainda existentes, visados em seu eixo dental, como referência. Em uma mandíbula com dentição completa, a radiografia do corpo da mandíbula pouco permite visualizar, por causa das sobreposições dos dentes. Além das lamelas compactas linguais e vestibulares, geralmente só se pode ver a região do forame mental e a espinha mental. Ao contrário, no entanto, na mandíbula desdentada pode-se acompanhar, freqüentemente, o curso do canal da mandíbula, que no arco da mandíbula se dirige ao forame da mandíbula. O processo alveolar, cujo arco dental não acompanha o arco do corpo da mandíbula, localiza-se na região dos pré-molares e molares, medial ao arco da mandíbula acima da fóvea submandibular. A espinha mental, quando pesquisada em condições especiais, geralmente só pode ser vista se os dados de exposição forem reduzidos à metade.

Radiografias oclusais da mandíbula

Figura 224 Radiografia de visão geral da mandíbula de um paciente com dentição completa
A incidência exatamente axial nos dentes mostra as condições anatômicas radiográficas. Da anatomia radiográfica do arco da mandíbula muito pouco é visível, devido às sobreposições dos dentes.

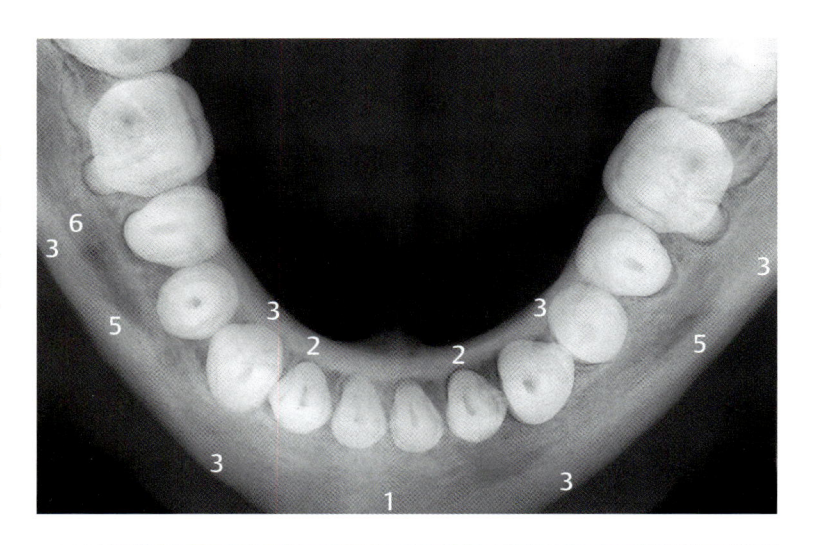

Figura 225 Radiografia de visão geral da mandíbula de um paciente clinicamente edêntulo
O processo alveolar e o corpo da mandíbula podem ser vistos através do desenho das paredes da base da mandíbula. Pode-se observar como o arco dental sobressai medialmente. O dente 38 estava totalmente retido.

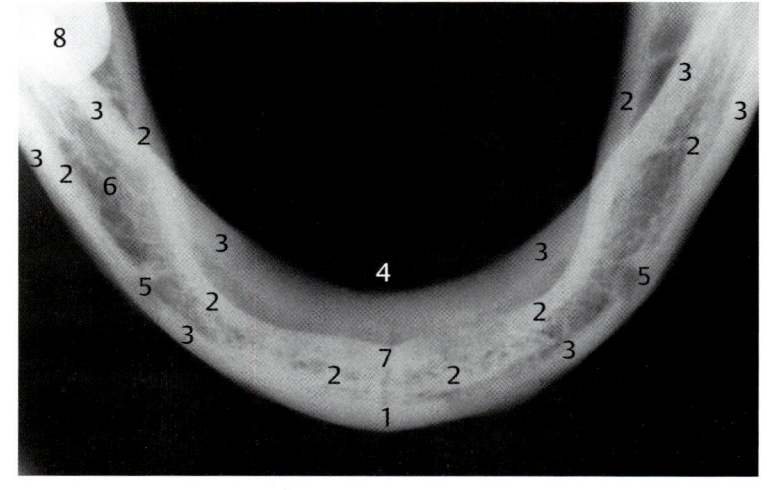

1 Mento
2 Processo alveolar, curso da base da mandíbula vestibular e lingualmente
3 Corpo da mandíbula, curso da base da mandíbula vestibular e lingualmente
4 Espinha mental
5 Forame mental
6 Canal da mandíbula
7 Fixação do músculo genioglosso sobreposto pelo processo alveolar
8 Dente 38 retido

Erros de Técnica Radiográfica que Diminuem a Qualidade no Uso de Filmes Dentais Intrabucais e Oclusais

Para as radiografias intrabucais necessárias à clínica, estão disponíveis hoje vários receptores de imagens, que trabalham ou de forma convencional ou digitalmente a imagem formada primariamente pelos raios X. A qualidade da imagem surgida finalmente no filme ou na superfície de trabalho do computador é, independentemente de certas correções de postura, está sujeita à qualidade da imagem inicial ou primária, que, por sua vez, é determinada pela qualidade da técnica radiográfica empregada. É também finalmente a técnica radiográfica responsável pela qualidade e assim também pela capacidade de interpretação de cada radiografia, em que o sistema de processamento tem apenas uma importância secundária. Erros de técnica radiográfica obrigam, em muitos casos, a repetição da radiografia, onde a dose de exposição do paciente é elevada desnecessariamente.

Resumindo, tais são os diferentes fatores que influenciam a qualidade técnica das radiografias intrabucais:
- a correta indicação para uma determinada radiografia considerando a necessidade do diagnóstico radiográfico.
- a preparação do paciente, bem como os materiais e os equipamentos.
- a colocação correta e indolor do receptor de imagens.
- a correta angulagem do feixe central, no ângulo vertical e horizontal.
- o tempo necessário disponível para a preparação da radiografia.

Neste capítulo serão mostrados, com base nos resultados típicos, os efeitos dos erros da técnica radiográfica no uso de filmes dentais. Para o uso adequado da radiografia, ao lado da indicação fundamental, o preparo do paciente para a radiografia tem um papel de importância significativa. Um paciente informado sobre os procedimentos está mais motivado a contribuir para o sucesso da radiografia. Corpos estranhos que provoquem sobreposição, e também próteses dentárias removíveis devem ser retirados do trajeto dos raios. Os filmes devem ser preparados no formato correto, para que possam ser marcados logo após o uso. Os dados de exposição devem ser regulados antes do posicionamento do filme e do raio central. Filmes dentais e placas de fósforo não devem ser dobrados, e devem ser, na medida do possível, colocados paralelos ao eixo longitudinal dos dentes visados. Sempre que possível, deve ser usado um suporte para uma fixação mais segura e confortável do receptor de imagem.

O feixe central deve atravessar o detalhe desejado e, se possível, projetá-lo no centro do quadro. Deve ser regulado tanto no ângulo vertical quanto no horizontal, de modo que o objeto não seja nem encurtado nem alongado, e projetado livre de sobreposições.
Além de tudo isso, o fator tempo tem um papel importante. Nas radiografias preparadas sob pressão de horário, a taxa de sucesso é com certeza menor.

Erros de técnica radiográfica

Figura 226   Uma incidência com ângulo vertical acentuado no filme pressionado contra o palato

Figura 227   Uma incidência com ângulo menor que o necessário com filme curvado

Figura 228   Filme curvado distalmente

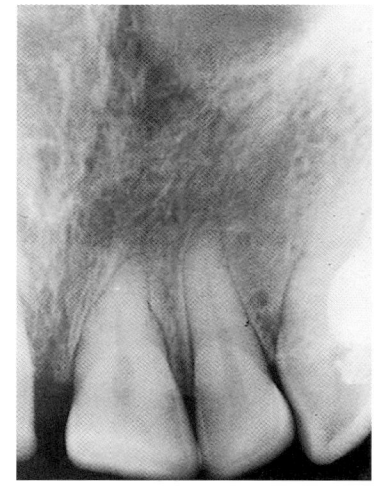

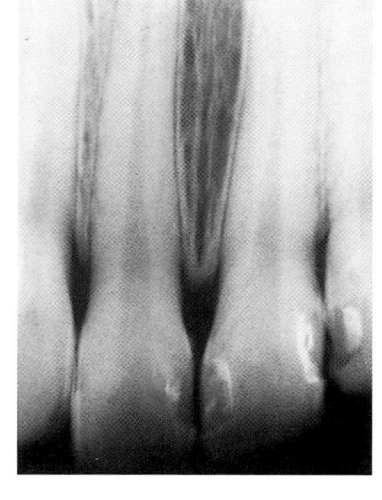

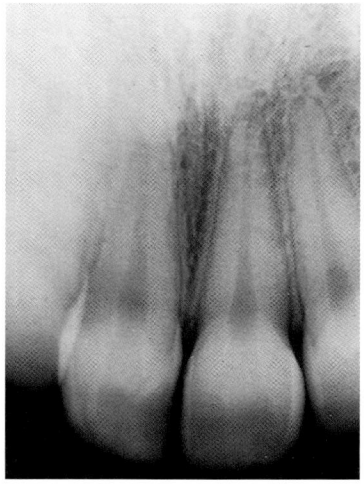

Figura 229   Incidência com ângulo menor: Filme curvado mesialmente

Figura 230   Canino com incidência com ângulo menor e mesial-excêntrica

Figura 231   Pré-molar superior com incidência mesial com ângulo acentuado

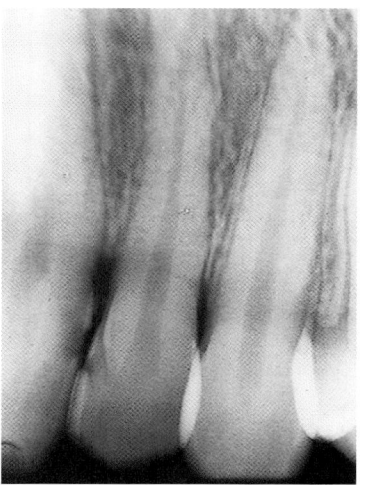

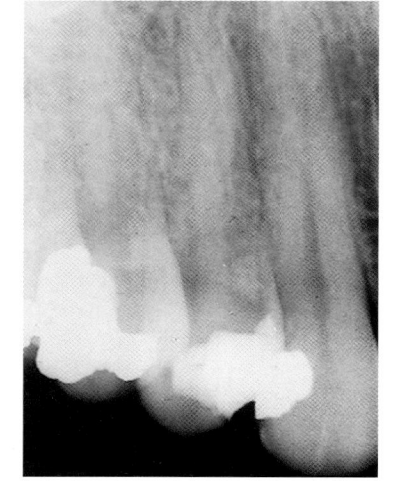

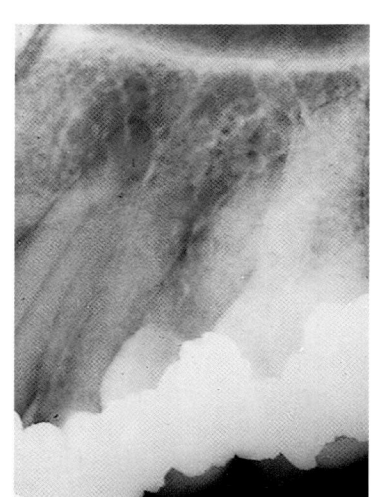

Figura 232   Filme curvado no assoalho da boca
As raízes estão alongadas.

Figura 233   O dedo indicador como suporte do filme no quadro

Figura 234   Filme curvado no assoalho da boca
Imagem "borrada" da borda da mandíbula.

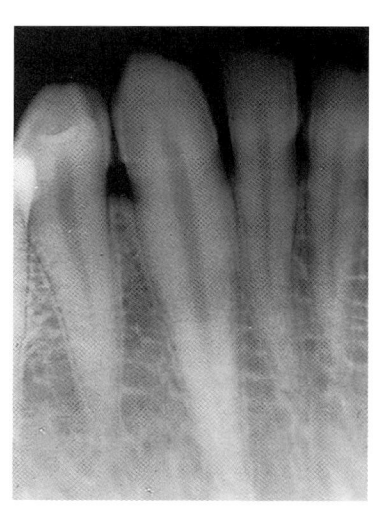

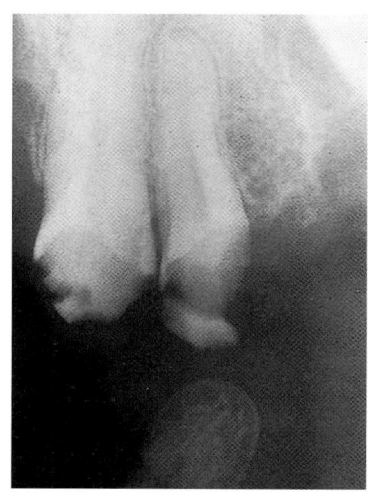

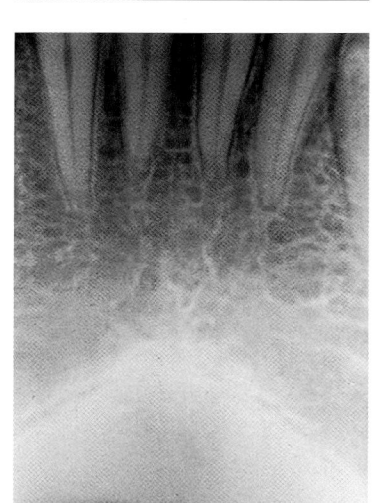

Figura 235   Filme curvado no assoalho da boca
Imagem borrada das estruturas ósseas.

Figura 236   Filme curvado mesialmente no assoalho da boca

Figura 237   Radiografia superexposta

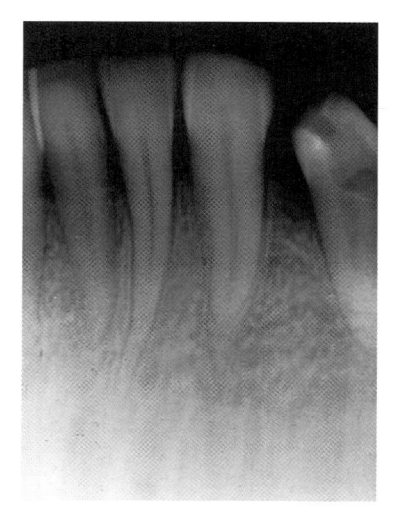

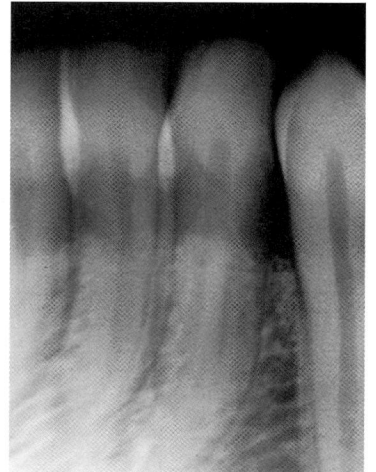

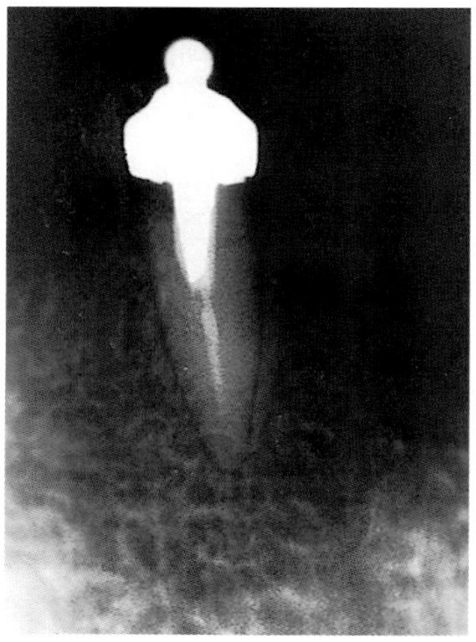

Erros de Técnica Radiográfica que Diminuem a Qualidade no Uso de Filmes Dentais ...

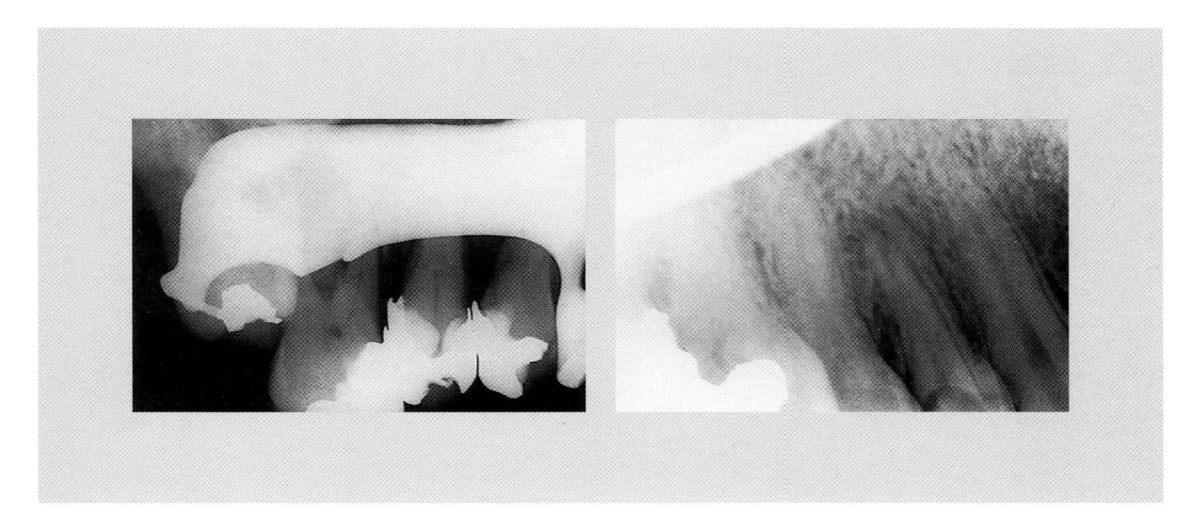

Erros de técnica radiográfica

Figura 238 A prótese parcial foi deixada no local

Figura 239 Óculos não retirados

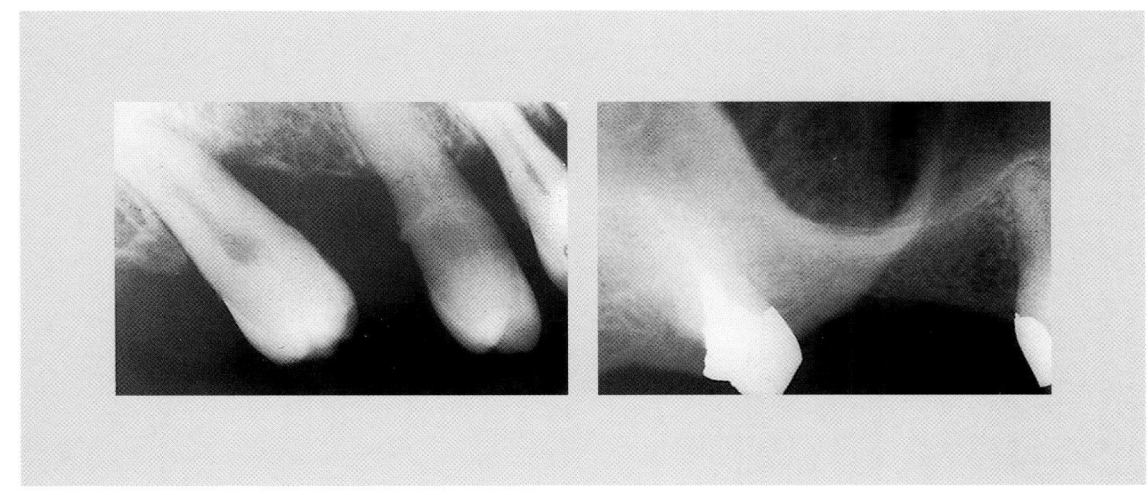

Figura 240 Incidência com ângulo menor
As raízes não foram representadas.

Figura 241 O osso zigomático sombreia o dente 17 na incidência com ângulo acentuado

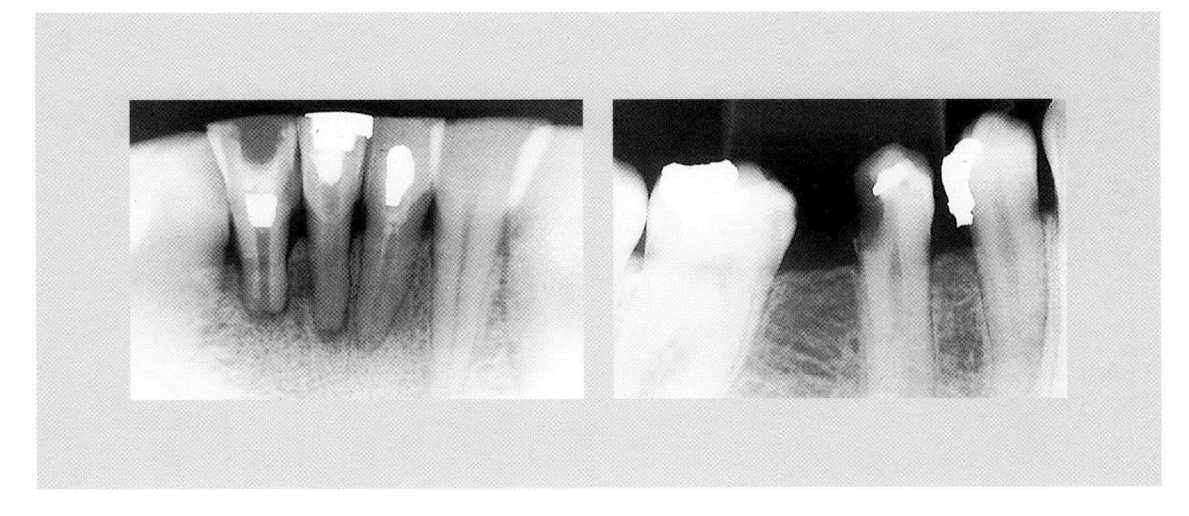

Figura 242 Filme em posição transversal equivocada na região dos dentes anteriores inferiores

Figura 243 Incidência com ângulo menor da maxila.
As raízes não foram representadas.

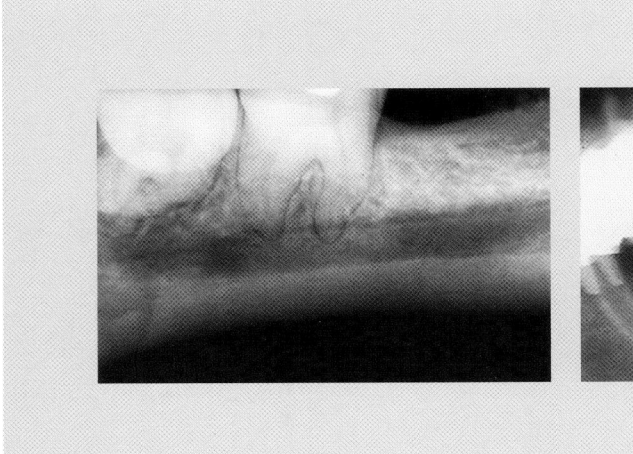

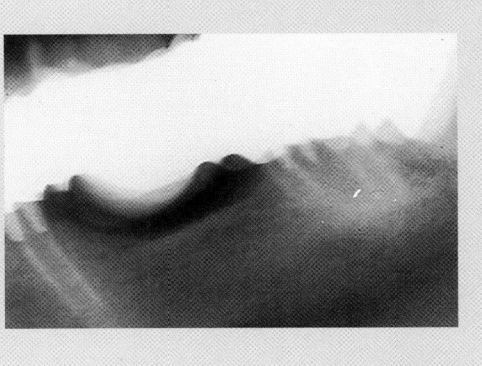

Figura 244 Molares em incidência acentuada

Figura 245 Filme movimentado pela deglutição durante a exposição

Erros de técnica radiográfica

Figura 246 Região mal-enquadrada
A blindagem está no quadro.

Figura 247 Por desatenção, filme exposto duas vezes

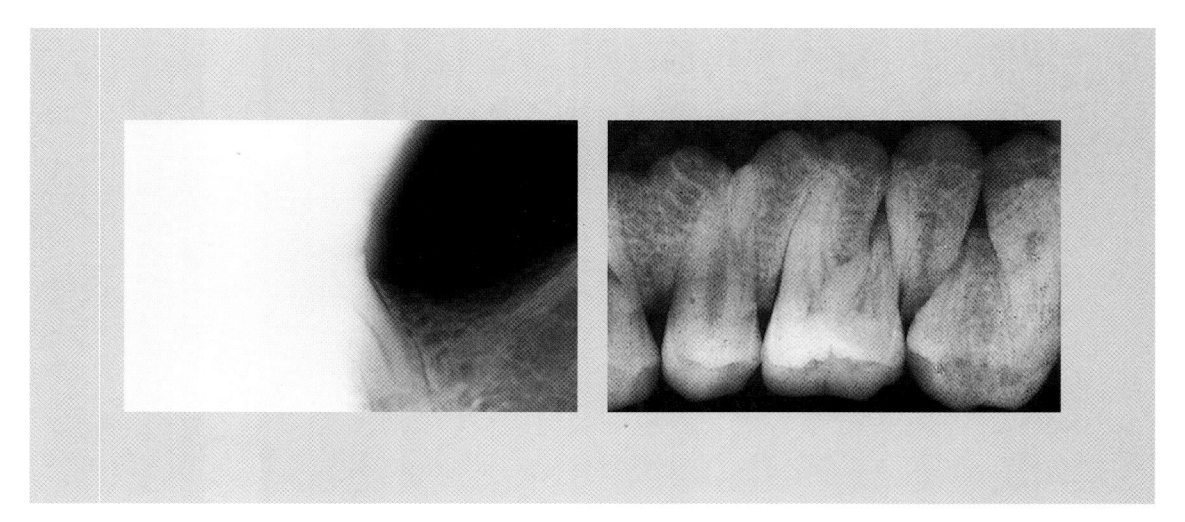

Figura 248 Radiografia interproximal malcolocada e projetada

Figura 249 Filme interproximal não colocado horizontalmente

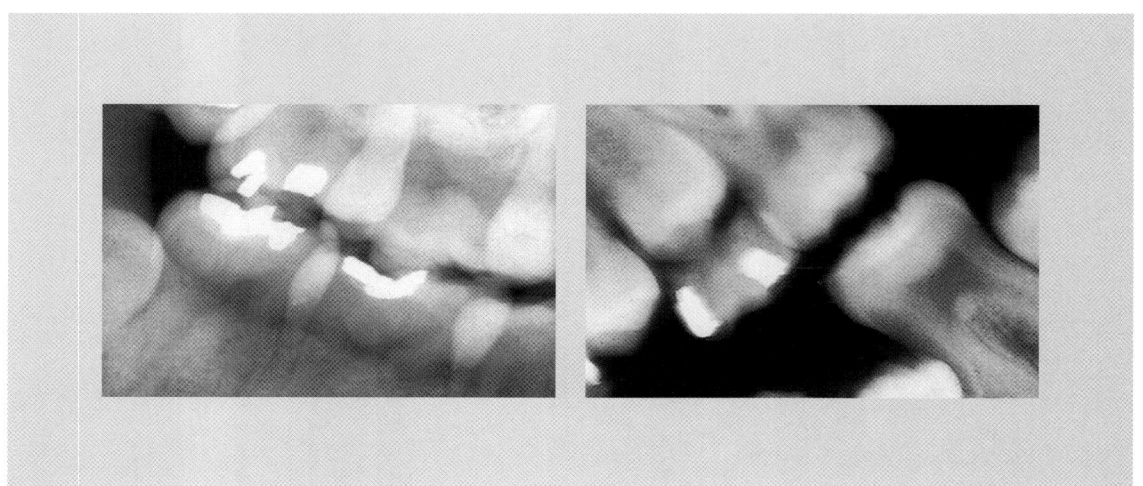

Figura 250 Radiografia interproximal assimétrica
O filme não foi colocado transversalmente.

Figura 251 O filme colocado em formato alto não possibilita uma radiografia de visão geral

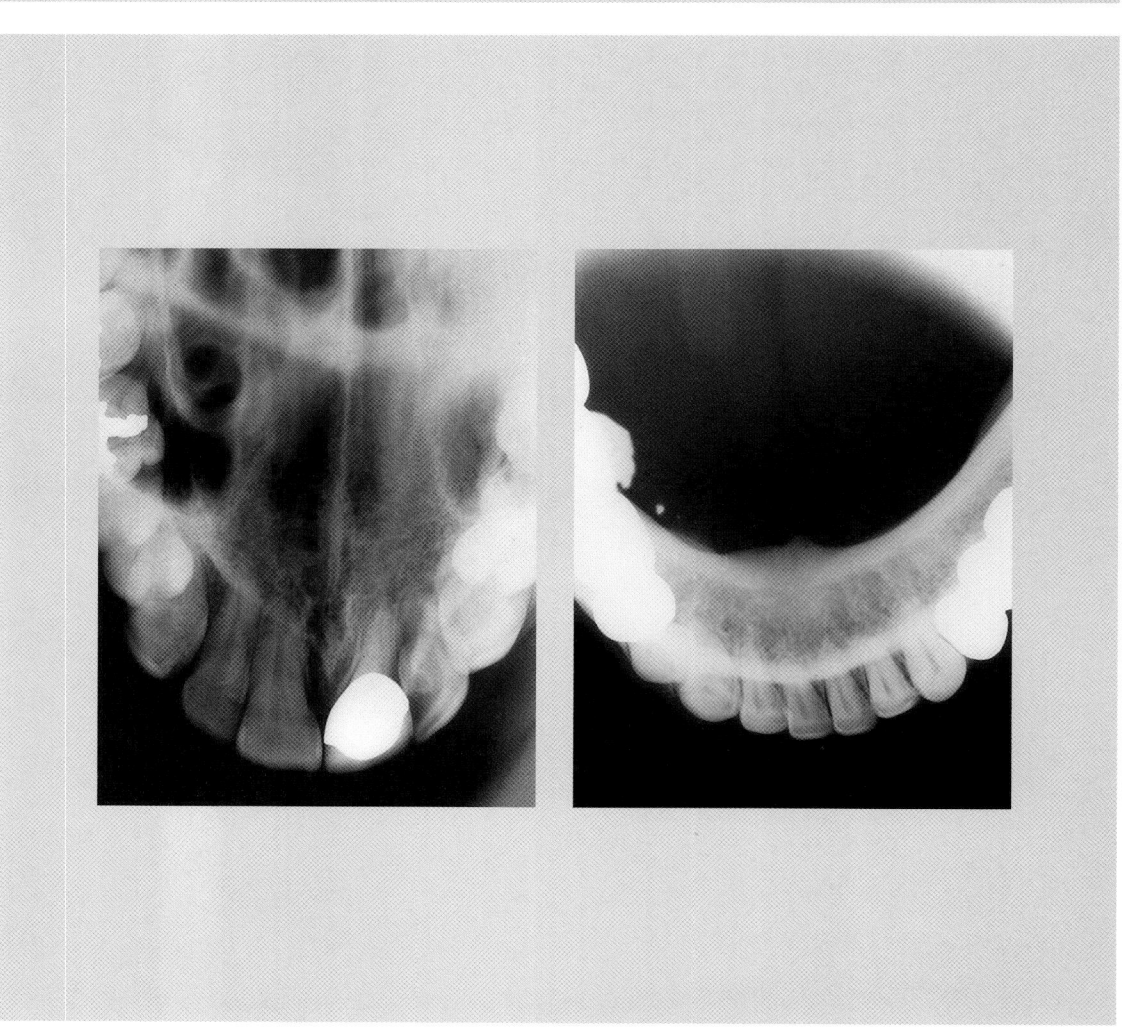

Técnicas de Localização com Métodos Radiográficos Gerais Disponíveis no Consultório

O objetivo principal são os dentes retidos e as raízes residuais, cuja localização em relação a estruturas vizinhas deve ser examinada ou controlada durante um tratamento. Conforme a indicação e os equipamentos, estas radiografias de localização podem ser feitas no consultório ou devem ser encaminhadas a um centro especializado em radiologia. Neste capítulo, são indicadas as possibilidades e limitações do consultório odontológico na localização de dentes totalmente retidos.

De maneira bem geral, as localizações podem ser feitas por:
1. *Comparação de nitidez e tamanho* em relação a um objeto de referência. Para isso geralmente serve um dente vizinho. O objeto, quanto mais próximo do receptor de imagem, é representado mais fielmente em tamanho e mais nítido do que aquele situado mais afastado do receptor de imagem (ou mais próximo do foco). Um dente retido em posição oblíqua, em relação ao trajeto dos raios, será representado de maneira distorcida e irregular, correspondendo à sua posição.
2. *Deslocamento da direção de incidência dos raios* no preparo de uma segunda radiografia dos dentes, com uma diferença de ângulo de incidência vertical ou horizontal de no mínimo 20° (técnica de Clark). A segunda radiografia mostra então se o objeto procurado desloca-se a favor ou contra o movimento dos raios, o que permite reconhecer se o objeto em questão localiza-se vestibular ou lingualmente em relação ao objeto de referência. Em distâncias muito pequenas entre o objeto procurado e a estrutura de referência, este método de localização não funciona e fornece, assim, indiretamente a prova de uma relação de localização dos objetos muito estreita. Um bom receptor de imagem facilita bastante a angulação.
3. *Modificação da incidência dos raios em 90°.* A radiografia inicial do curso ortorradial dos raios é complementada por uma incidência na terceira dimensão. Isto normalmente não pode mais ser feito com os equipamentos do consultório, tornando necessário o encaminhamento a outra clínica mais especializada. Radiografias convencionais de crânio, ortopantomografias feitas em camadas transversais com aparelhos especiais, ou tomografias computadorizadas axiais ou coronais, bem como cortes primários transversais e axiais dos maxilares obtidos digitalmente podem, em casos especiais, fornecer a terceira dimensão faltante a um objeto. As possibilidades da radiografia interproximal não devem ser esquecidas.

O espaço destinado a esse assunto certamente seria insuficiente para mostrar todas as possibilidades e indicações da determinação da localização. Assim, tentaremos apresentar, com alguns poucos exemplos instrutivos, soluções para o uso prático da técnica de localização. Com isso, serão abordados tanto os métodos intrabucais mais simples, bem como as complicadas possibilidades das técnicas radiográficas extrabucais.

Localização por Comparação de Nitidez em Ortopantomografias

Ao contrário de uma radiografia dental ortorradial, a primeira ortopantomografia, mesmo na incidência-padrão, permite uma representação de visão geral da situação de um dente totalmente retido. Simples indícios radiográficos que complementam uma inspeção clínica, existindo alguma experiência, podem levar a uma avaliação suficiente, por meio da comparação de nitidez e de tamanho. Os dentes totalmente retidos situados obliquamente são projetados distorcidos no receptor de imagens, de modo que a coroa e a raiz possam mostrar uma ampliação de tamanho e de nitidez diferenciada. Por meio da análise dessas distorções, a localização e a posição dos mesmos podem ser determinadas. A parte do dente localizada atrás da camada é representada aumentada e sem nitidez e as situadas antes da camada são representadas diminuídas e não nitidamente. Se uma parte mostra um tamanho correto e nitidez na imagem, esta parte do dente localiza-se dentro da camada. A maior atenção é solicitada quando o dente é representado axialmente. Ele está então situado diagonalmente ao recorte do maxilar, sendo impossível esclarecer exatamente onde se encontra a

Localização por comparação de nitidez e tamanho

Figura 252 Localização palatina do dente 23 em ortopantomografia
A comparação de tamanho entre o dente 23 retido e o dente 13 como objeto de referência mostra uma ampliação do dente 23, o que permite concluir que o dente está em localização palatina.

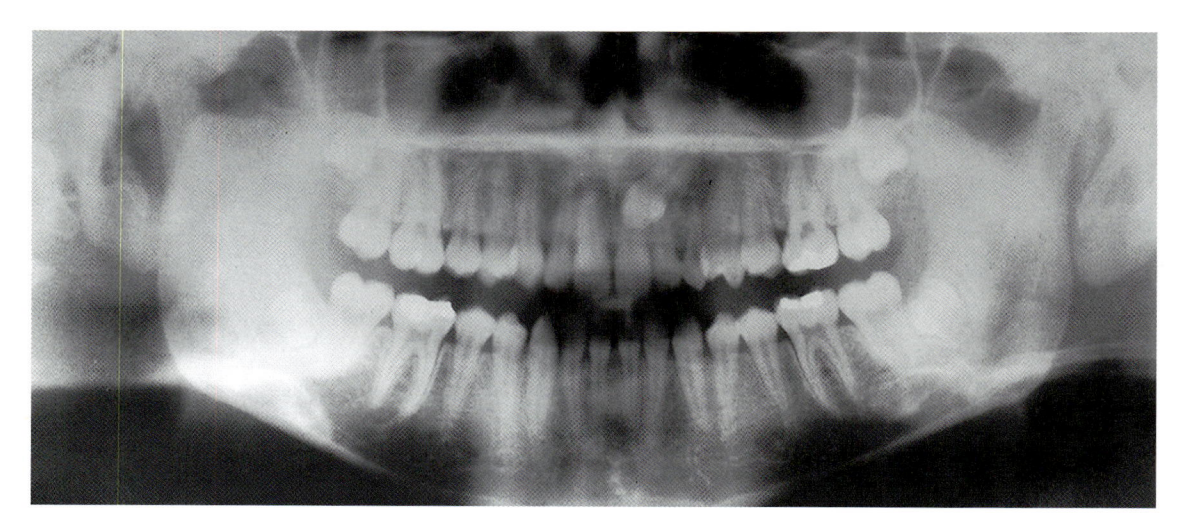

Figura 253 Localização palatina do dente 13 em ortopantomografia
O dente 13 localizado na maxila em diagonal mostra uma coroa fortemente ampliada. Sua coroa está localizada bem palatinamente aos dentes 11 e 12. O ápice da raiz está localizado logo atrás na camada da fossa canina.

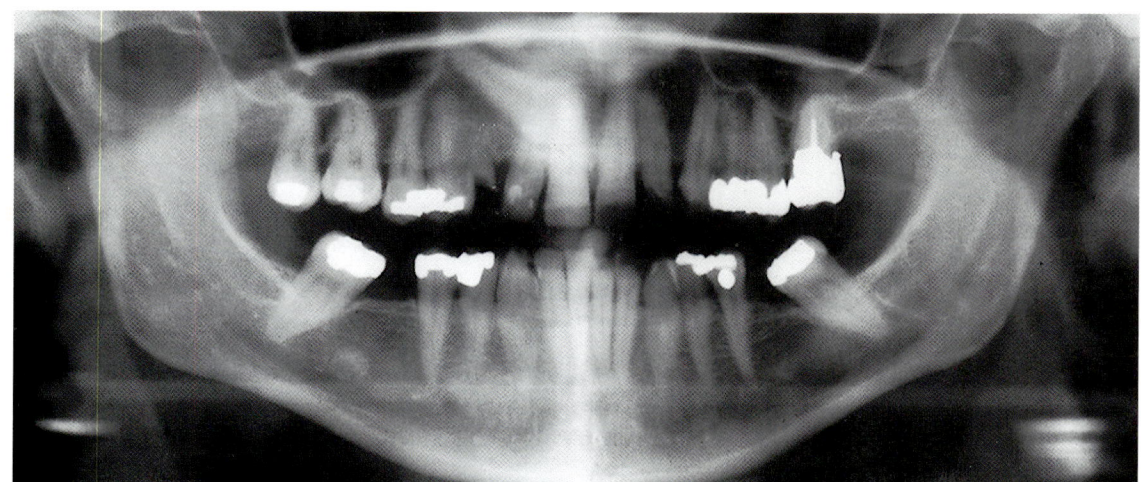

Figura 254 Esquema de localização de dentes retidos em ortopantomografia
Se o dente está localizado na camada (S), ele é reproduzido sobre o receptor de imagens (BE) nitidamente (0). Se o dente procurado está antes da camada, aparecerá borrado e diminuído no tamanho (1). Se o dente está localizado total ou parcialmente atrás da camada (2 e 3), estará aumentado parcial ou totalmente. Se o dente retido é visto axialmente (4 e 5), estará localizado obliquamente ao percurso da crista óssea.
BE = superfície do receptor de imagem
S = camada
Z = feixe central

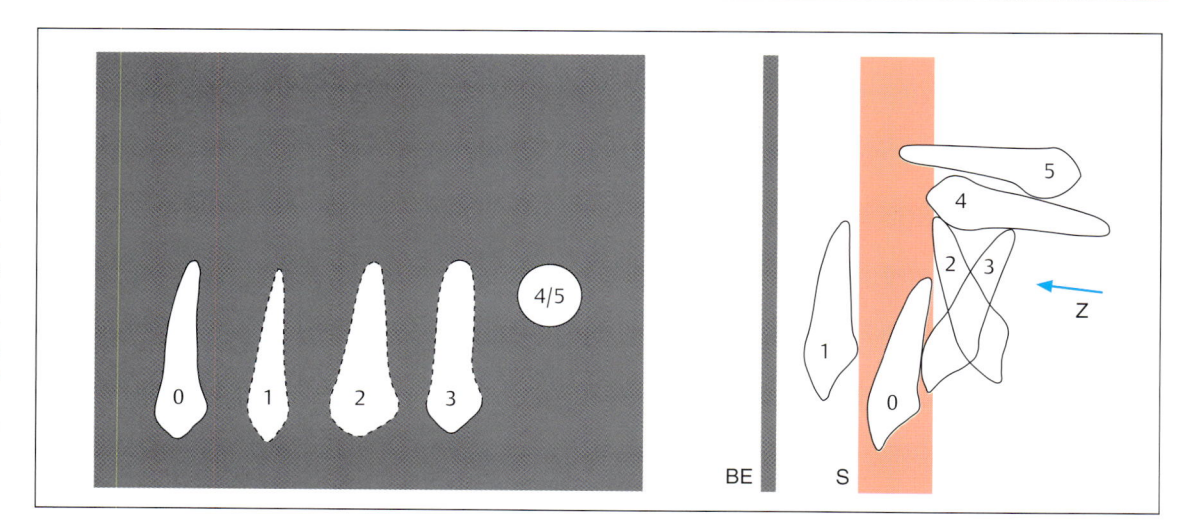

raiz e onde está a coroa. Com isso, quer-se indicar que dentes retidos em localização incomum não podem ser estudados apenas com a comparação de nitidez e tamanho. Nestes casos é indicada a obtenção de radiografias complementares à ortopantomografia-padrão. Para isso, pode-se usar o método de variação da incidência dos raios, ou tentar a radiografia tridimensional. Um repertório bem-fundamentado de técnicas radiográficas ajuda na aplicação de uma estratégia de exames que minimize o máximo possível a dose de exposição às radiações, que pode ser executada também com técnicas radiológicas simples. Como na fase de exames pré-operatórios geralmente se trata de determinar se o dente retido localiza-se vestibular ou oralmente, e se a intervenção cirúrgica pode ameaçar a vitalidade dos dentes vizinhos ou a integridade das estruturas vizinhas, como, por exemplo, os seios maxilares ou o nervo mandibular, a seqüência lógica dos passos necessários deve ser planejada de acordo. Justamente na região do mento pode ser difícil a tomada de decisões pela comparação de tamanho e nitidez, porque, condicionado pela incidência, um objeto situado vestibularmente aparece aumentado e, assim, simula uma localização lingual.

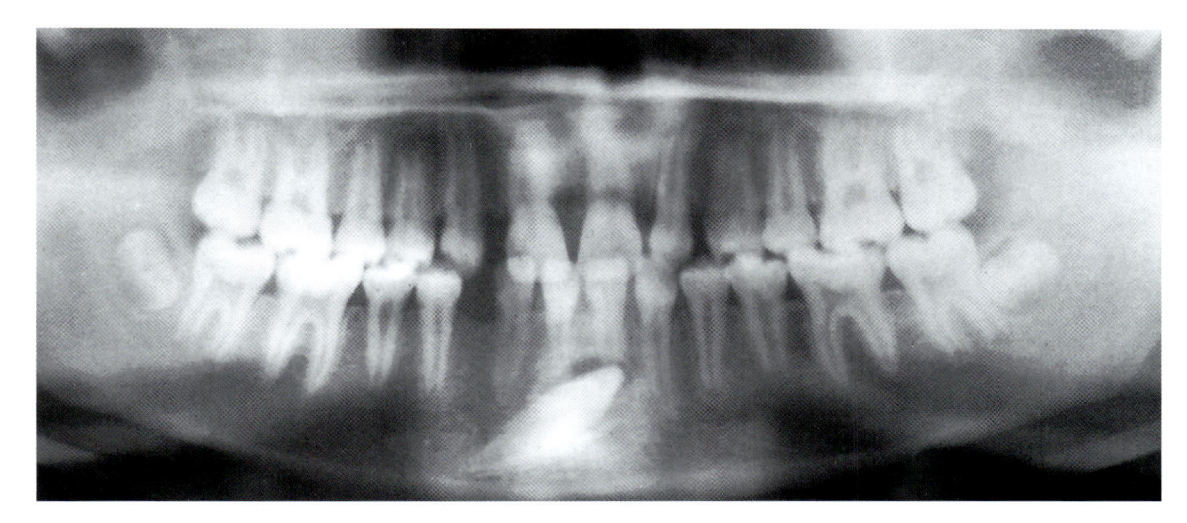

Localização por comparação de tamanho e nitidez

Figura 255 Aparente localização lingual de um dente 43 em ortopantomografia
Ao lado de diversos anexos, a ortopantomografia mostra um dente 43 aumentado e em posição deslocada, sobrepondo-se às raízes do dente 41 e do dente 31. Sem o conhecimento da clínica, pode-se acreditar em uma posição lingual.

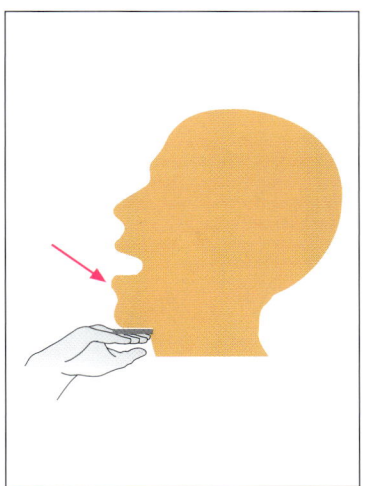

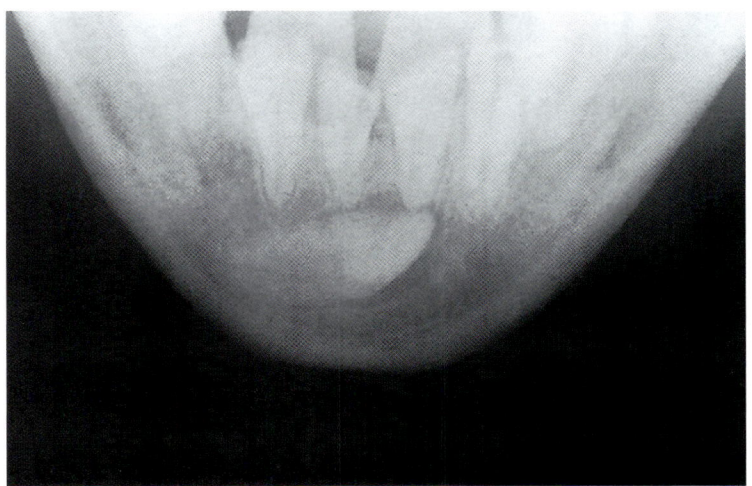

Figura 256 Radiografia extrabucal do mento para determinação da localização
Esquerda: O uso extrabucal de um filme oclusal para a preparação de uma radiografia de mento.

Direita: Mostra a separação do dente 43 dos ápices dos incisivos centrais, com o que se esclarece a posição vestibular do dente 43.

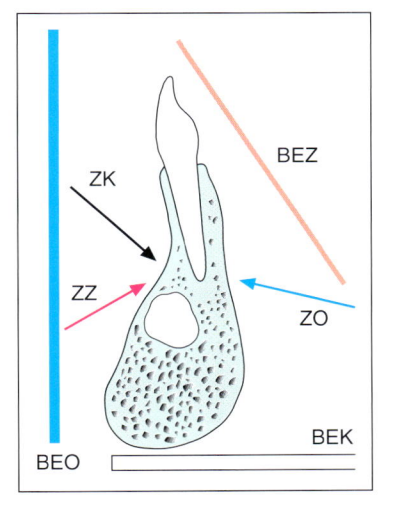

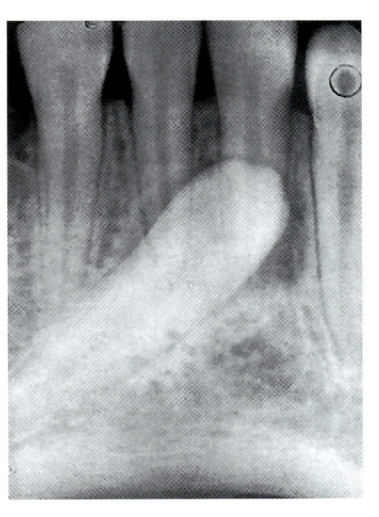

Figura 257 Esquema das requisições das três incidências usadas
O esquema mostra a relação das três projeções:
ZO: ortopantomografia central
BEO: receptor de imagem da ortopantomografia
ZK: radiografia do mento com feixe central
BEK: receptor de imagem da radiografia de mento
ZZ: radiografia dental de feixe central
BEZ: receptor de imagem da radiografia dental

Figura 258 Radiografia do dente
O dente localiza-se mais próximo do foco e mais afastado do receptor de imagem que o dente 41 e o dente 31, o que confirma a sua localização vestibular.

Localização por variação horizontal da incidência dos raios

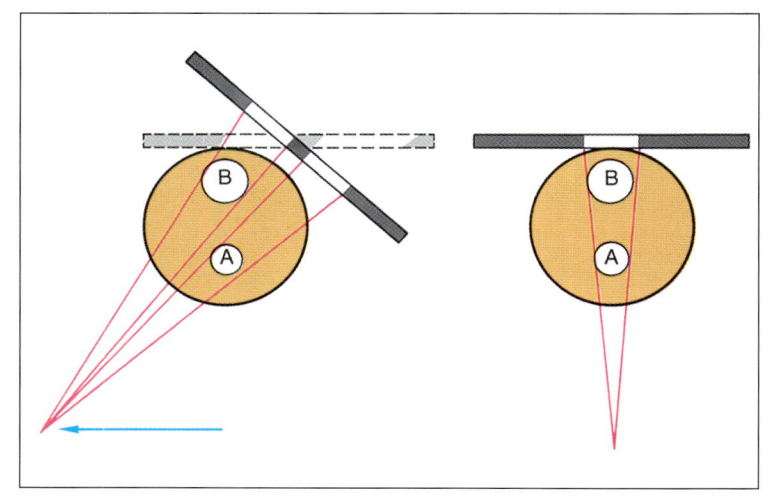

Figura 259 Princípio de deslocamento horizontal do feixe central
Esquema da incidência ortorradial e distal-excêntrica (esquerda) para a determinação da posição de um dente anterior retido (**B**). O receptor de imagem não necessita estar sempre na mesma posição para as duas radiografias. É importante a correta incidência dos raios e a representação completa da coroa do dente desejado, para que sua posição em relação ao objeto de referência (A) seja determinada.

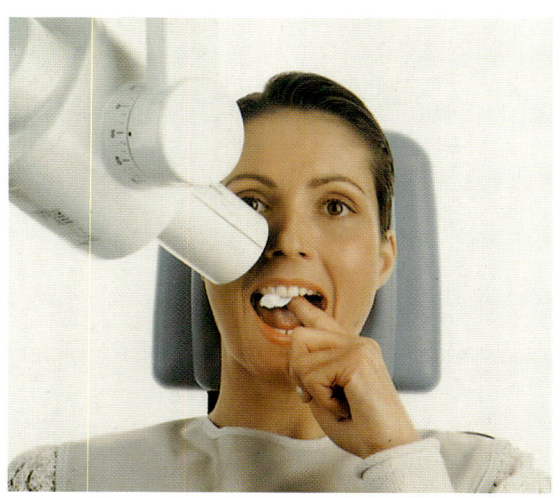

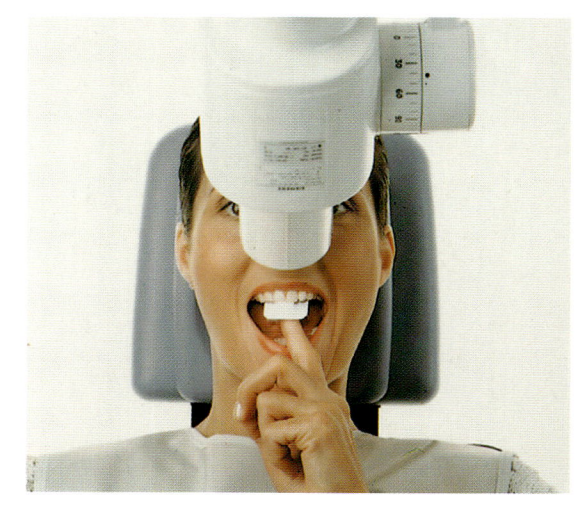

Figura 260 Deslocamento horizontal para localização de um dente 13 em um paciente
Observa-se a posição diferente do receptor de imagem e o deslocamento distal excêntrico do feixe central. Um suporte facilita bastante o posicionamento do receptor de imagem. A mesma técnica de posicionamento pode proporcionar a projeção livre das raízes de dentes multirradiculados.

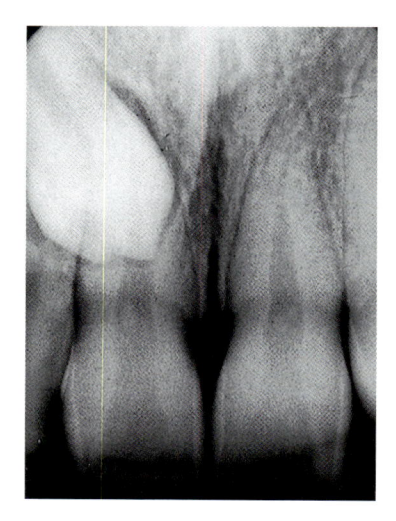

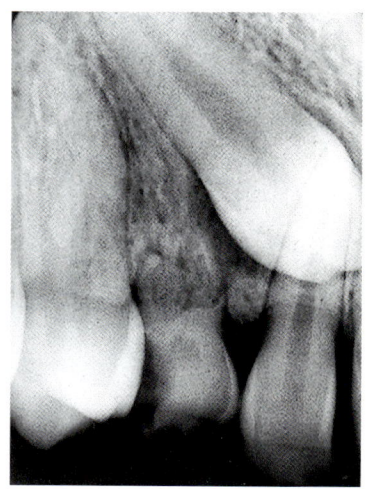

Figura 261 Deslocamento horizontal para localização de um dente 13 na radiografia
Esquerda: Resultado de uma radiografia ortorradial primária.

Direita: Resultado após deslocamento do tubo para a posição distal-excêntrica. O que acompanha o movimento do tubo está **atrás** (regra de R. Hotz). O dente 13 localiza-se palatinalmente.

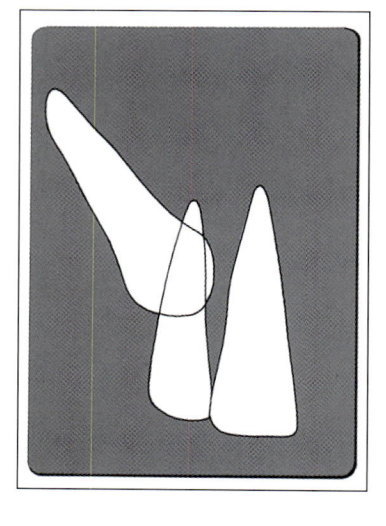

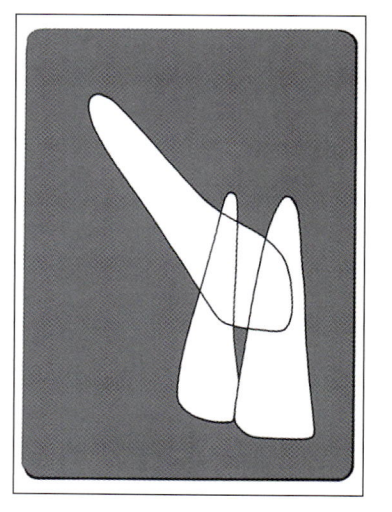

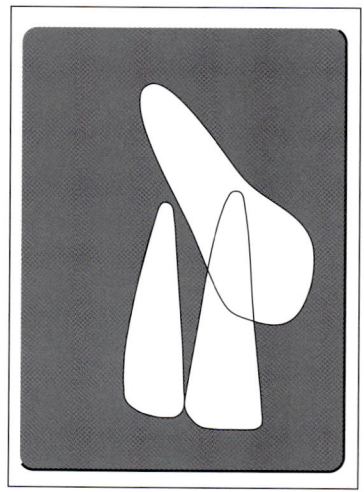

Figura 262 "Migração" provocada do dente 13, esquematicamente, por deslocamento horizontal
Esquerda: O dente em questão "migra" com o movimento do feixe central. A incidência distal-excêntrica do feixe central separa a coroa do dente 13 da do dente 11.

Centro: Radiografia ortorradial do dente 11 e 12.

Direita: O dente em questão "migra" contra o movimento do feixe central. Em posição vestibular (direita), o dente 13 aumentado iria claramente sobrepor-se ao dente 11.

Localização por Comparação de Nitidez em Ortopantomografias

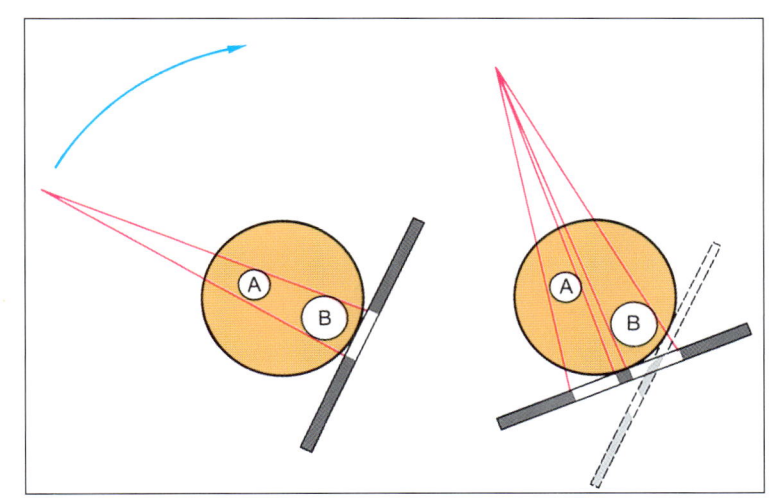

Localização por variação vertical da incidência dos raios

Figura 263 Princípio de deslocamento vertical do feixe central
Esquema da incidência ortorradial (*esquerda*) e o deslocamento vertical dos raios (*direita*) para a determinação de posição de um dente anterior retido (**B**). A mesma posição do receptor de imagem não é necessária. É importante, sim, a correta incidência dos raios e a representação completa do dente desejado, para que sua posição possa ser comparada com o objeto de referência (**A**).

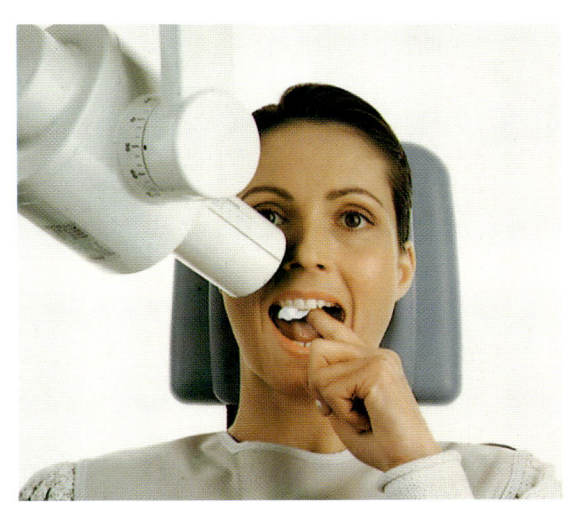

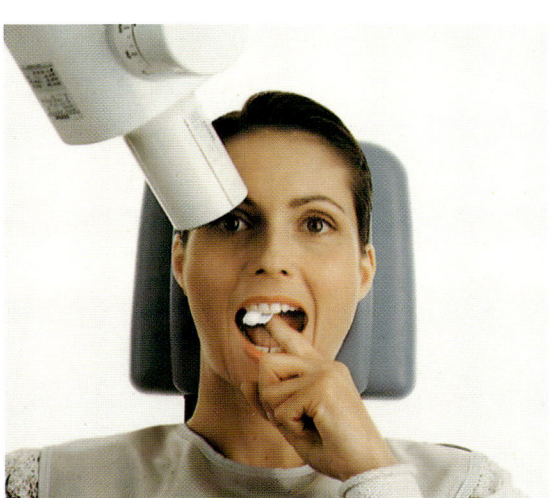

Figura 264 Deslocamento vertical para localização de um dente 13 em um paciente
Observa-se o deslocamento vertical do feixe central na figura da direita. Um suporte fixado no tubo facilitará em muito o método.

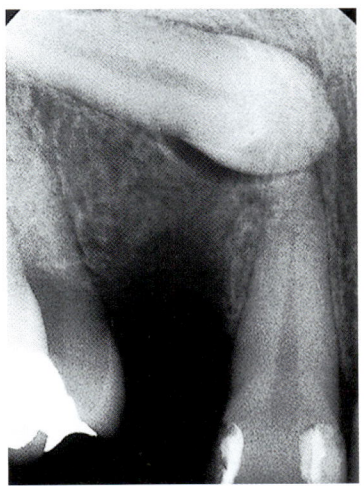

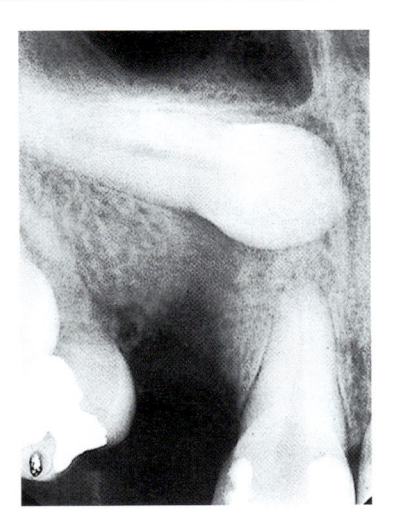

Figura 265 Deslocamento horizontal para localização de um dente 13 na radiografia
Esquerda: Resultado de uma radiografia ortorradial primária.

Direita: Resultado após deslocamento vertical do tubo. O que acompanha o movimento do tubo está **atrás** (regra de R.Hotz). O dente 13 localiza-se palatinalmente.

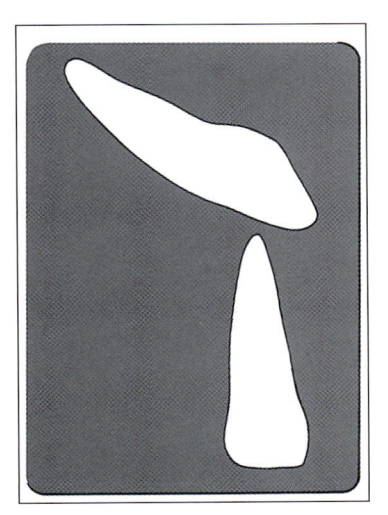

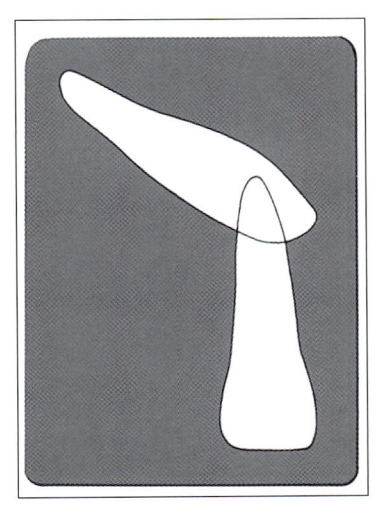

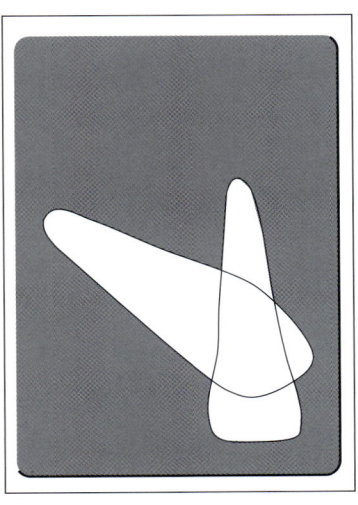

Figura 266 "Migração" provocada do dente 13, esquematicamente, por deslocamento vertical
Esquerda: O dente em questão "migra" com o movimento do feixe central. O feixe central de incidência acentuada de cima para baixo (figura da direita) separa a coroa do dente 13 do ápice da raiz do dente 11.

Centro: Radiografia ortorradial da área do dente 12.

Direita: O dente em questão "migra" contra o movimento do feixe central.

Limites da Técnica de Localização com Meios Disponíveis no Consultório

Na região da maxila anterior e na região dos pré-molares, utiliza-se para a localização de dentes retidos de preferência a técnica da radiografia oclusal. Com essa técnica só se pode conseguir uma terceira dimensão da maxila com uma inclinação oblíqua, que pode projetar o objeto desejado em localização vestibular alta palatinalmente, o que pode levar a enganos diagnósticos e terapêuticos.

Na região da mandíbula, ao contrário, é possível por motivos anatômicos, focar os dentes vizinhos que servirão de referência em posição axial, de modo que na maioria dos casos a posição exata possa ser determinada.

Dentes 3os molares superiores retidos em posições altas ou molares supranumerários não podem ser descobertos com um conjunto dental, sendo que no último caso uma inspeção clínica em levantamentos dentários também não fornece segurança no diagnóstico. Com o auxílio de uma ortopantomografia, eles podem ser descobertos, mas não localizados, porque falta a terceira dimensão nesta radiografia. Sua posição exata só pode ser determinada com radiografias de crânio adicionais ou tomografia computadorizada.

Localização por alteração da direção da incidência

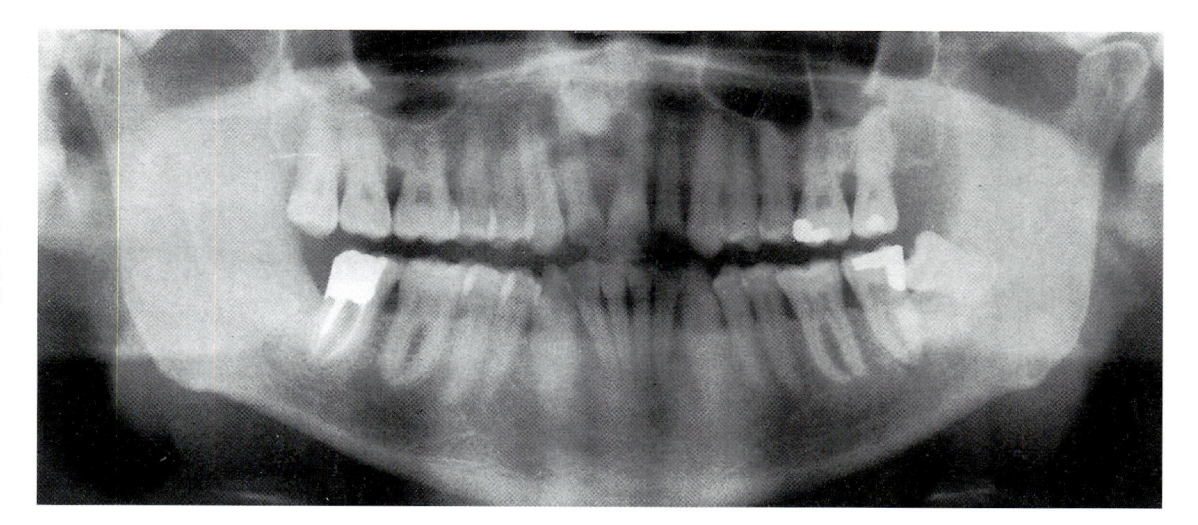

Figura 267   Sombras indefinidas, de densidade de dente, na altura da espinha nasal anterior em ortopantomografia
A radiografia mostra uma sombra, não-nítida, com densidade de dente, na altura da espinha nasal anterior. A ficha dentária desta paciente de 46 anos revela que falta o dente 11.

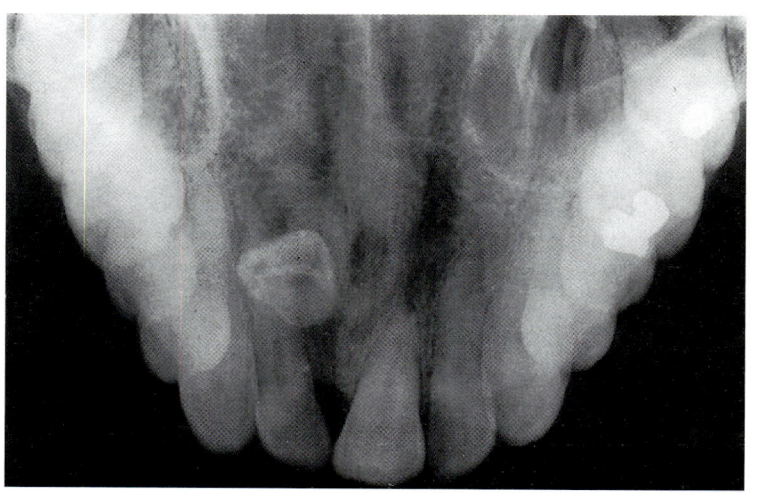

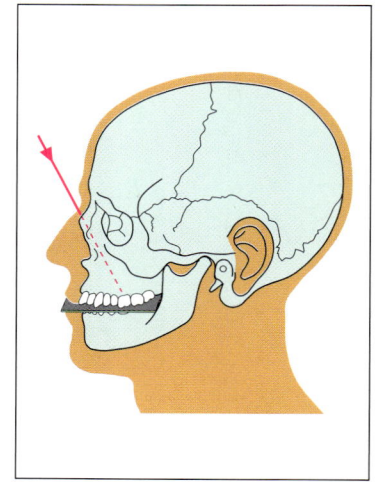

Figura 268   Representação da terceira dimensão, com ajuda de uma radiografia oclusal de maxila
Esquerda: A radiografia oclusal mostra o dente 11 retido, com coroa dental aumentada em localização palatina.

Direita: O desenho mostra o posicionamento para uma radiografia oclusal intrabucal na maxila.

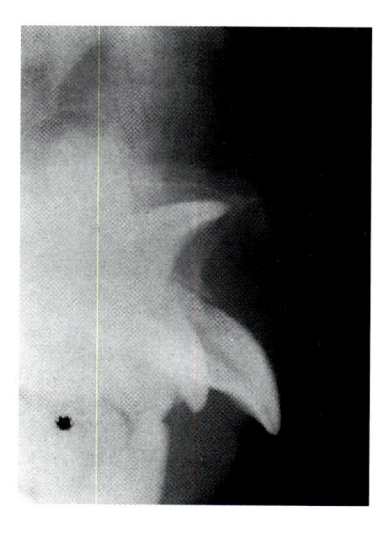

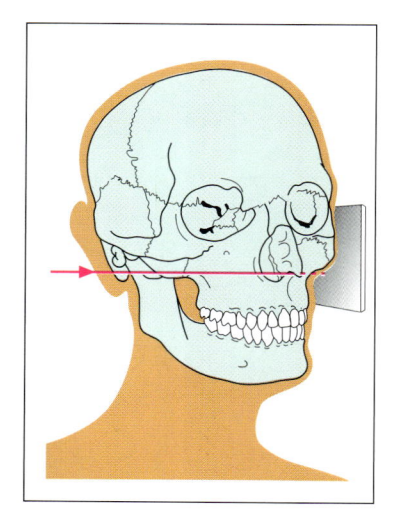

Figura 269   Uso de um receptor de imagens extrabucal para a reprodução da região anterior da maxila, com visão lateral
Esquerda: A radiografia extrabucal com ajuda de um filme oclusal mostra o dente 11 retido em posição ectópica, sobre o fundo da espinha nasal anterior deslocada.

Direita: O desenho mostra o posicionamento para uma radiografia extrabucal. A mesma incidência pode ser feita com um aparelho de telerradiografia.

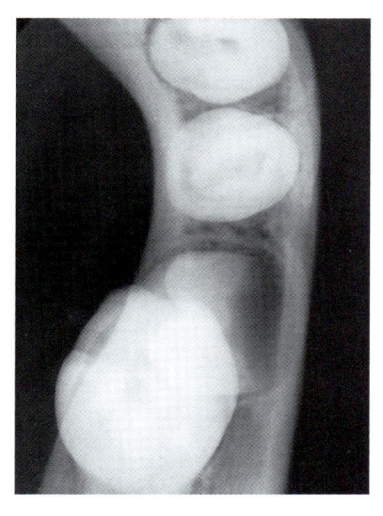

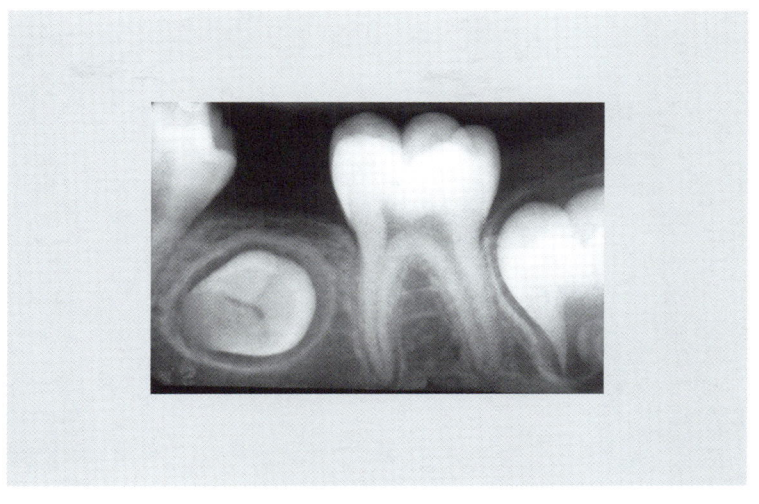

Limites da Técnica de Localização com Meios Disponíveis no Consultório

Localização por alteração da direção da incidência

Figura 270 Emprego de uma incidência oclusal de um dente para localização na mandíbula
A radiografia dental com reprodução axial do dente 35 totalmente retido em uma menina de nove anos. Abaixo, o esquema da técnica de angulação.

Esquerda: A radiografia oclusal mostra a localização do germe do dente em terceira dimensão (seta).

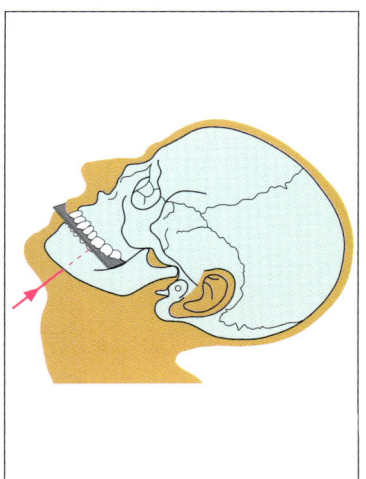

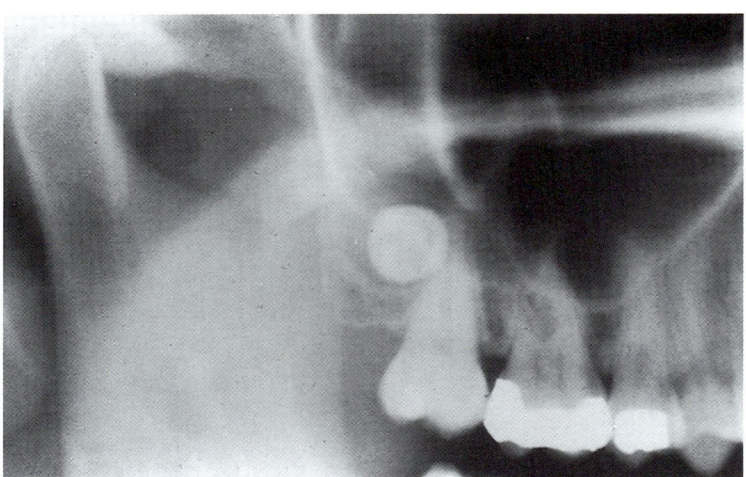

Figura 271 Localização de um dente 18 reproduzido axialmente
Direita: A secção de uma ortopantomografia mostra o dente 18 totalmente retido, transverso e em posição alta. A interpretação, todavia, não satisfez o operador, como comprova a Figura 272.

Esquerda: Veja o esquema da Figura 270, à direita.

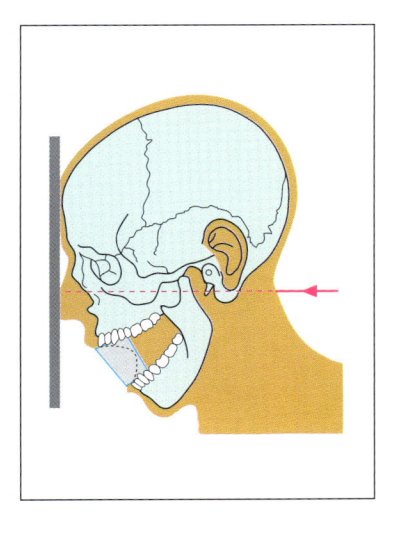

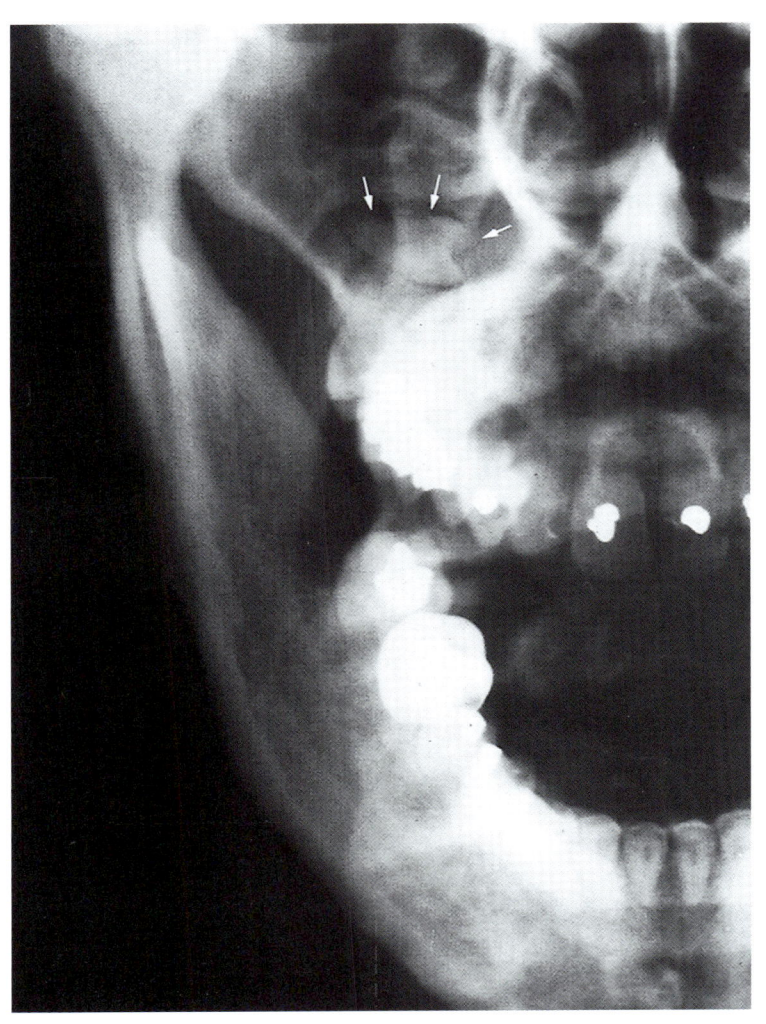

Figura 272 Radiografia de controle tridimensional
Direita: A radiografia de crânio da PA da mandíbula com visão geral mostra o dente 18 em sua posição real (seta). Localiza-se em oblíquo e com sua coroa orientada mesialmente, no assoalho do recesso posterior do seio maxilar.

Esquerda: O desenho mostra esquematicamente o posicionamento para uma radiografia de visão geral em PA de mandíbula.

Localização por alteração da direção da incidência

Figura 273   Um dente 18, invertido, em posição alta, no ortopantomograma
A ortopantomografia mostra um dente 18 rudimentar, totalmente retido, em posição alta, com cisto folicular, cuja coroa, um pouco ampliada, está orientada cranialmente. Paciente de 18 anos.

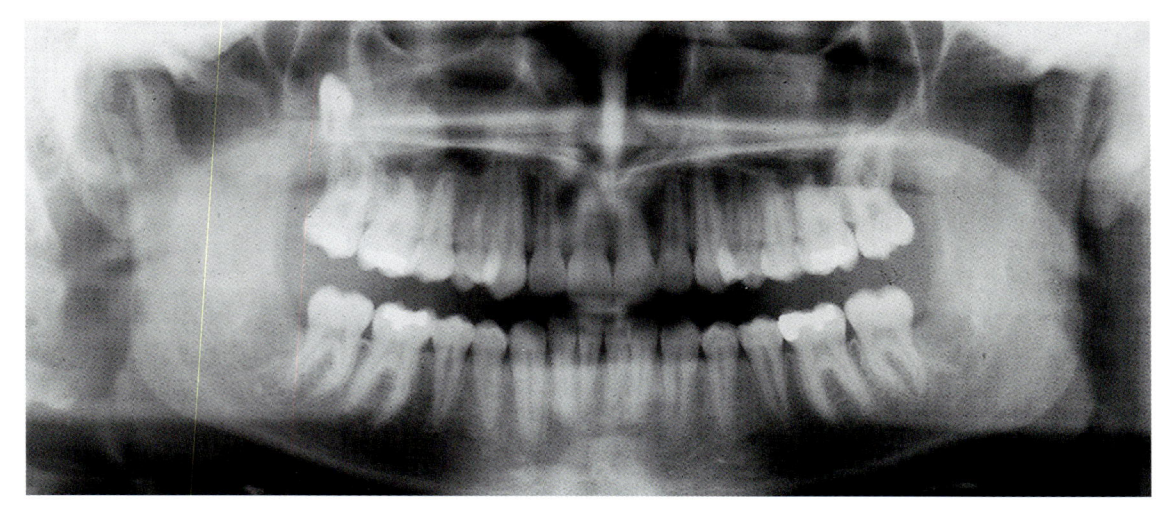

Figura 274   Radiografia axial de crânio para reprodução das condições na terceira dimensão
Esquerda: A radiografia axial de visão geral mostra a localização do dente em terceira dimensão. A coroa localiza-se levemente mesial, no recesso posterior, e com sua raiz na parede lateral da tuberosidade da maxila (seta).

Direita: O desenho mostra o posicionamento para uma radiografia axial de visão geral do crânio.

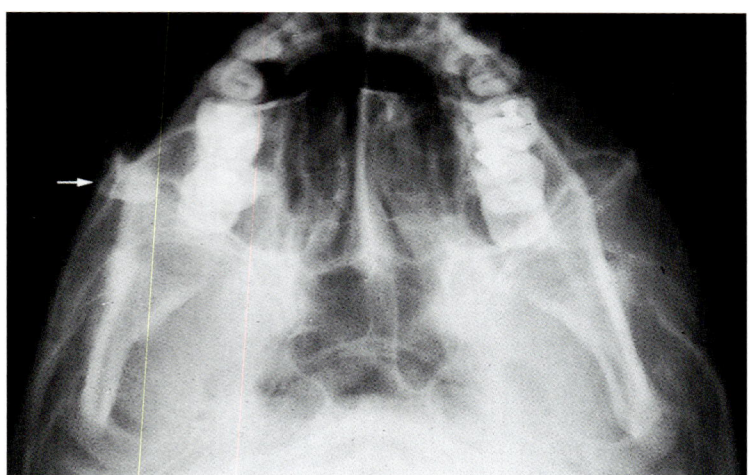

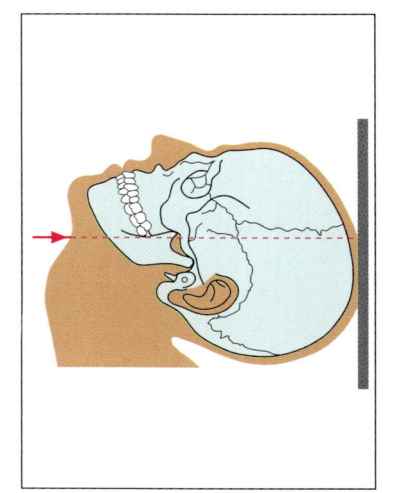

Localização por alteração da direção da incidência em radiografia transversal

Figura 275   Ortopantomografia de um dente 33 totalmente retido
A ortopantomografia mostra um dente 33 totalmente retido, flectido e aumentado, parecendo localizar-se lingualmente. (Compare com as Figuras 255 a 258 da p. 115.)

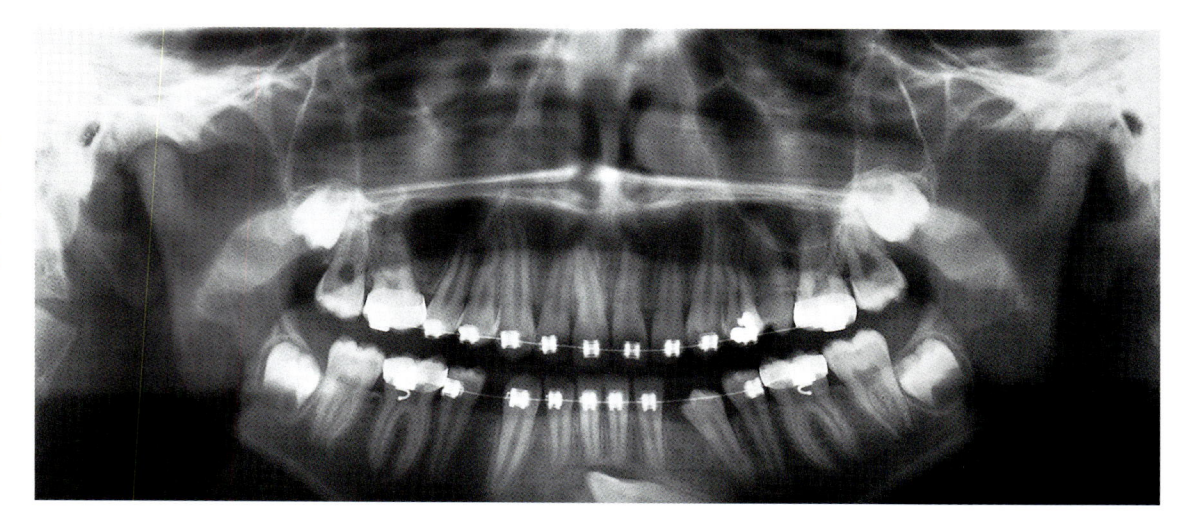

Figura 276   Radiografia transversal do mesmo caso, com Orthophos Plus
Esquerda: As radiografias transversais mostram que o dente 33, na verdade, localiza-se no mento, na frente das raízes dos dentes anteriores.

Direita: Representação esquemática da incidência.

(Sirona Orthophos, com acessórios para radiografia transversal. Sistema Sirona Dental Systems GmbH, Bensheim, Alemanha.)

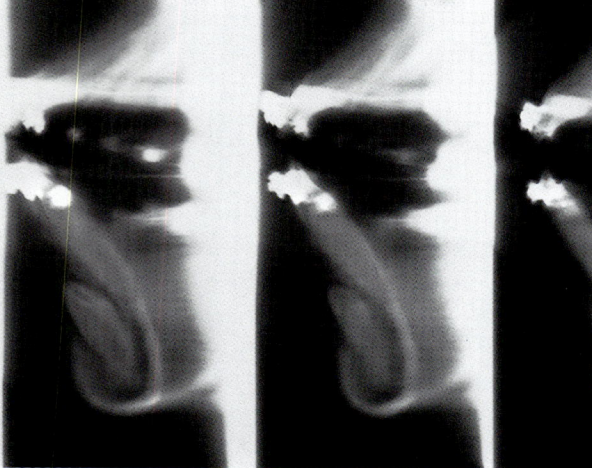

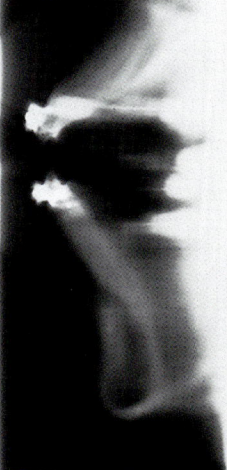

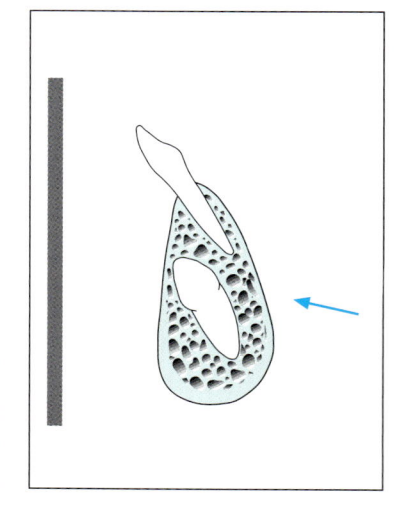

Localizações com Modernos Métodos de Exame

Ao lado da utilização de radiografias convencionais de crânio, que nem sempre são de fácil interpretação, hoje em dia são usadas radiografias transversais dos maxilares, nas quais a terceira dimensão, tão importante para o diagnóstico, está englobada.

Essas radiografias podem ser obtidas ou com o acessório do ortopantomógrafo no consultório odontológico, ou com um novo *software* para o tomógrafo computadorizado especial para a odontologia, que permite a produção de tomografias digitais secundárias às camadas axiais do crânio da face (ver p. 189). Uma terceira possibilidade é o uso de tomografias de camadas delgadas axiais e coronais, que apresentam as estruturas desejadas como tomografias primárias com alto contraste.

Os acessórios adicionais para a tomografia transversal são oferecidos hoje com borramento espiral ou linear. Sua produção em base convencional ou digital requer grande experiência e prática no manuseio do aparelho para que se obtenham resultados úteis.

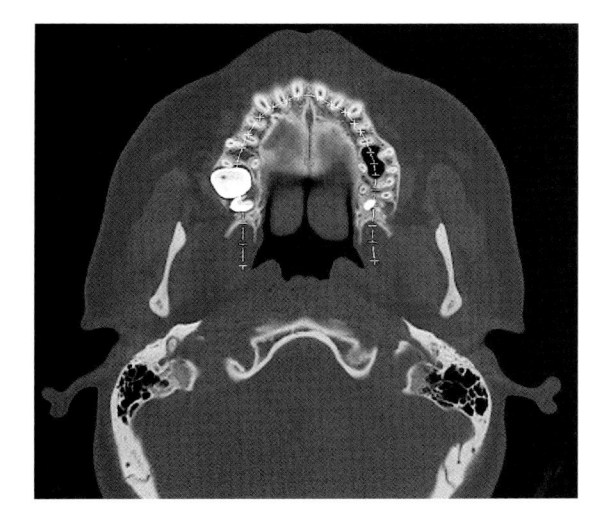

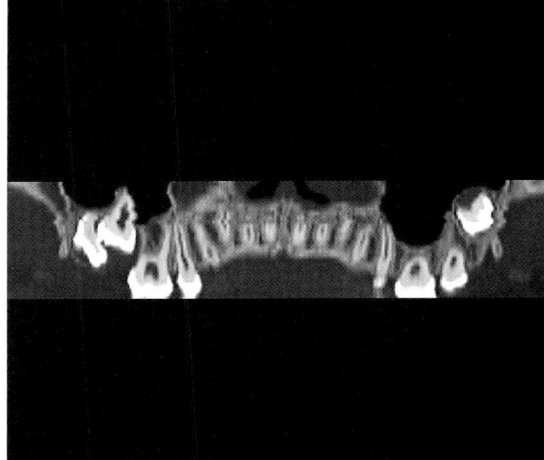

Localização com tomografia computadorizada axial e coronal

Figura 277 TC axial com marcação para a visão panorâmica reconstruída
Esquerda: Camada axial da maxila, na altura das raízes dos dentes, com marcação do plano da camada, para reconstrução da visão panorâmica.

Direita: A visão panorâmica mostra os dentes 17 e 18 retidos, bem como um dente 28, de localização alta, totalmente retido.

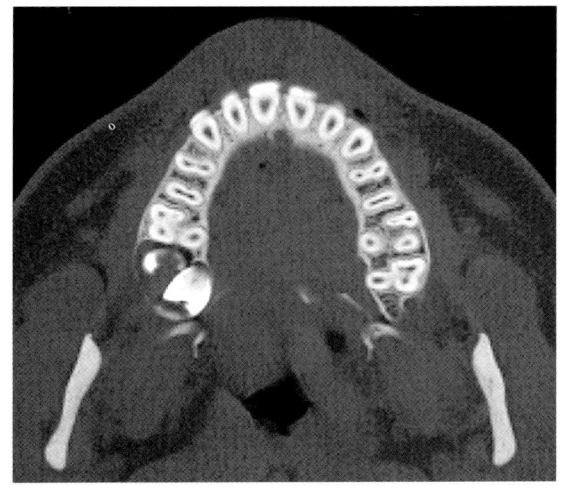

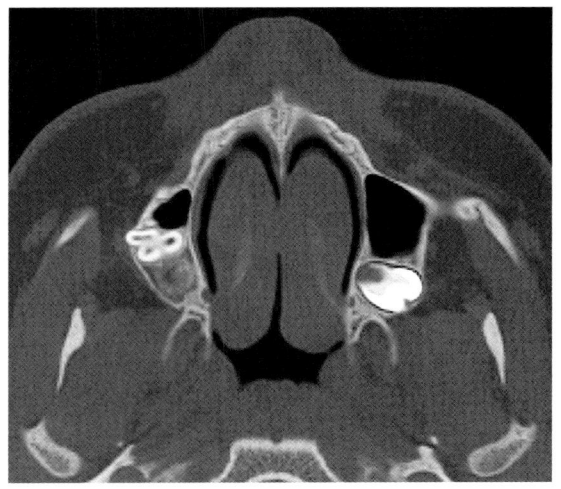

Figura 278 Localização horizontal de dentes 17 e 18 retidos
Esquerda: A camada axial da maxila na altura do dente 18 mostra sua localização horizontal na tuberosidade da maxila. De um dente 17, localizado mais alto, vê-se a cúspide mésio-bucal.

Direita: A camada axial na altura da raiz do dente 17 mostra a posição horizontal do dente 28 na tuberosidade.

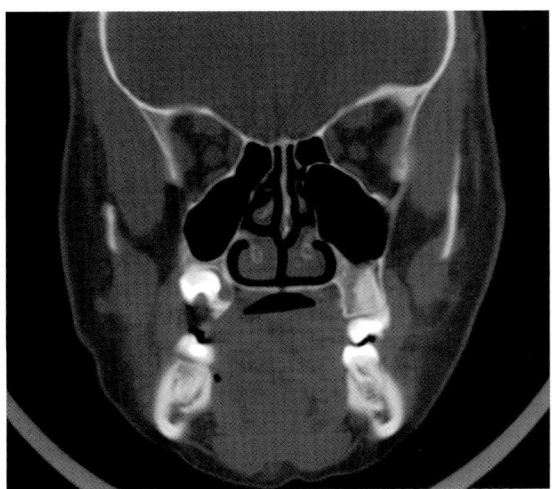

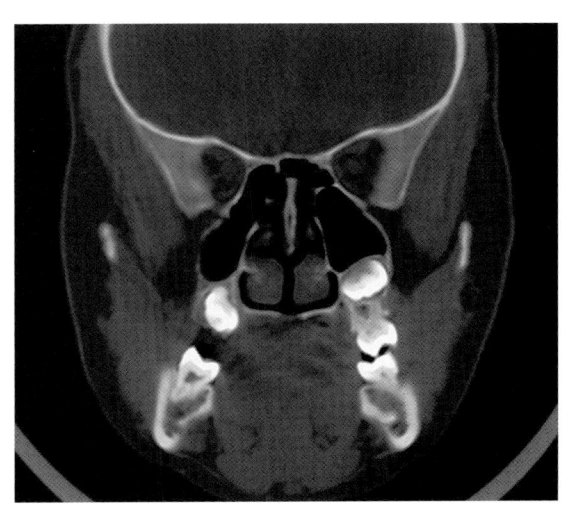

Figura 279 Visão vertical em camadas coronais
Esquerda: A camada coronal na altura do dente 17 mostra sua localização vertical.

Direita: A camada coronal na altura dos dentes 18 e 28 mostra suas localizações verticais.

Com tomografias computadorizadas axiais e coronais diretas, pode-se estudar os maxilares nos dois planos das tomografias de camada fina bidimensionais, de modo que a terceira dimensão com alta resolução está à disposição para complementar um exame primário, junto com a radiografia panorâmica. Com a reprodução ampliada de detalhes importantes da estrutura e reconstrução das superfícies, podem ser obtidas informações adicionais. De fato, a posição para uma radiografia coronal na *gantry* (armação móvel do tomógrafo) nem sempre ocorre sem problemas, sendo que, neste caso, usa-se mais uma radiografia direta de camadas axiais do que uma tomografia secundária digital.

Para a representação da terceira dimensão na localização de dentes retidos, podem ser utilizados cortes transversais de maxilares, que são feitos com a ajuda de programas de *software* dentários em tomógrafos axiais digitais. A qualidade das imagens destas tomografias secundárias multiplanares é determinada, em cada caso, pela qualidade das radiografias iniciais, e depende de inúmeros fatores técnicos e condicionados pelo objeto (ver também p. 188 e seguintes).

Localização com tomografia axial e coronal

Figura 280 Marcação do plano da camada para uma visão panorâmica reconstruída
Esquerda: Camada axial da mandíbula, na altura das raízes, com marcação do plano da camada para reconstrução da panorâmica.

Direita: A visão panorâmica mostra os germes dos dentes 38 e 48.

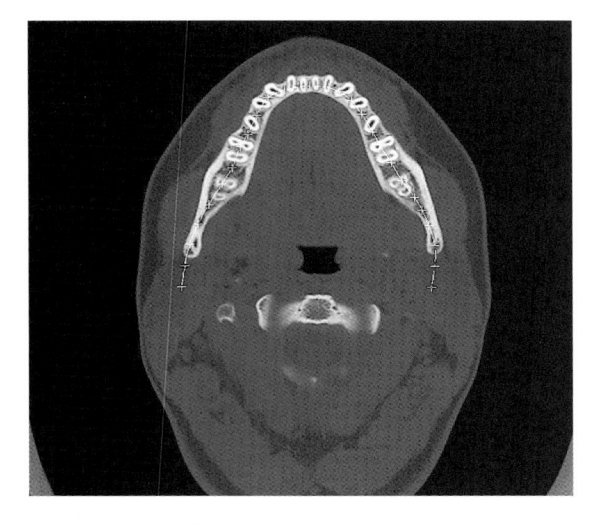

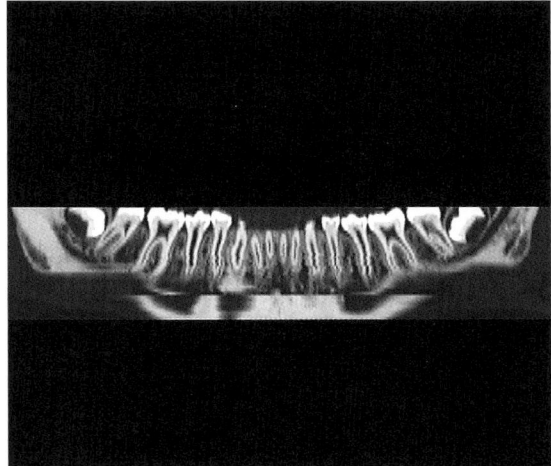

Figura 281 Camada axial
Esquerda: Localização horizontal da cúspide mesial dos dentes 38 e 48.

Direita: Direcionamento horizontal das coroas dos dentes 38 e 48.

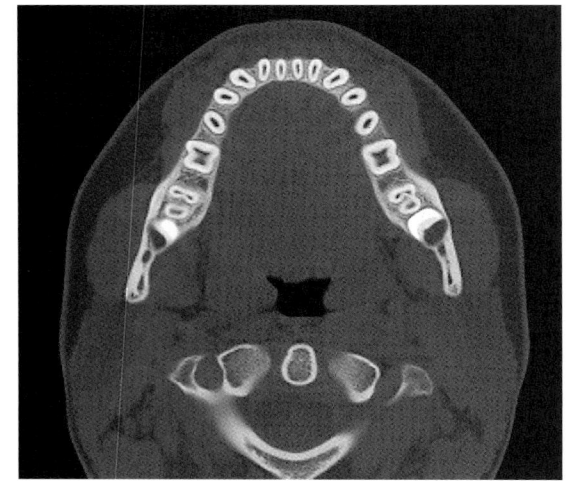

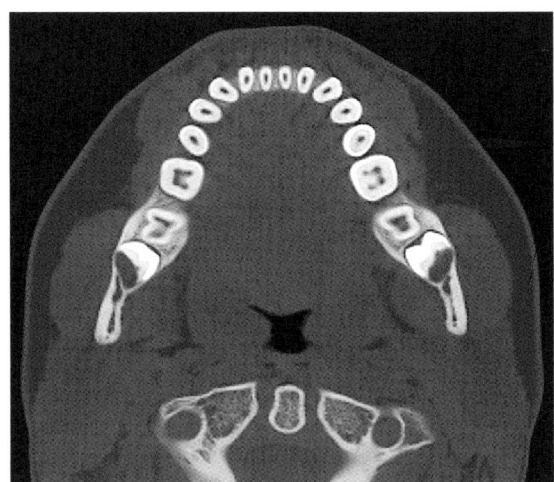

Figura 282 Camada coronal
Esquerda: Direcionamento vertical das coroas dos dentes 38 e 48.

Direita: A radiografia coronal ampliada mostra a relação de localização entre os germes de dentes e o canal da mandíbula.

Coleção M.Grobovschek

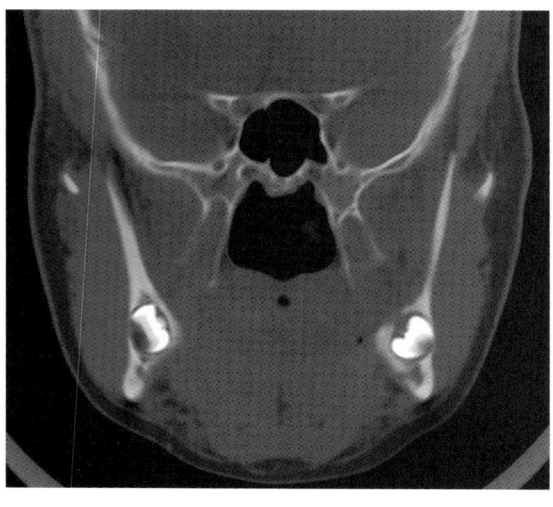

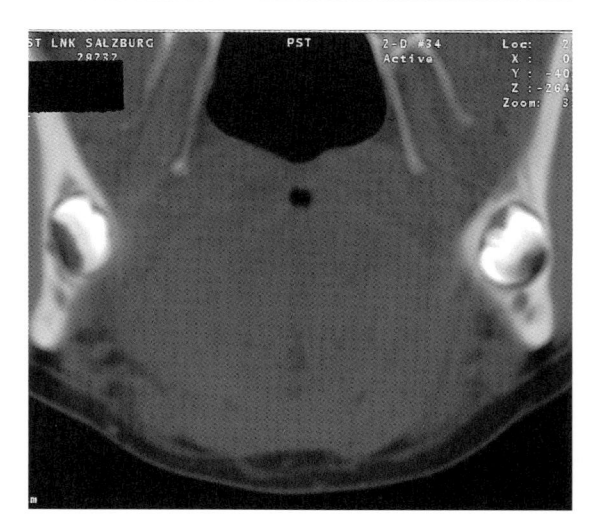

Filmes, Técnicas Convencionais de Processamento e Erros de Processamento

Correspondendo às exigências que os proprietários de consultórios possam colocar às capacidades radiológicas de suas instalações de diagnóstico por imagens, eles devem fazer sua escolha no mercado entre um grande número de aparelhos, receptores de imagens e sistemas de processamento. A qualidade do material oferecido neste setor, hoje em dia, é muito alta, sendo ainda ultrapassada pelas atuais variações relativamente grandes de custos de aquisição e de manutenção, de modo que um planejamento bem-feito revela-se compensador. O autor fala por experiência própria, quando aconselha a não aceitar um *mix* de produtos a preços de ocasião, mas sim escolher sistemas de produtos de forma bem-pensada e com possibilidade de ampliações futuras.

Com geradores e temporizadores modernos, filmes altamente sensíveis e placas de fósforo, alcançou-se hoje um nível de dose muito baixo, que pode ser reduzido ainda mais pelo sistema digital de radiografia e processamento. Não resta mais nenhuma dúvida de que as sobrecargas de radiação, que ultrapassam a dose efetivamente necessária, são causadas principalmente por erros de radiografia e de processamento, indicações clínicas desnecessárias ou execução das etapas do processo de forma não-racional.

No setor dos filmes intrabucais sem écrans e dos filmes com écrans, a tecnologia moderna das emulsões com uma camada de cristais redondos e achatados, distribuídos homogeneamente, tem mostrado grandes avanços na melhoria da nitidez da imagem e na riqueza de detalhes. As emulsões fluorescentes das placas de reforço, baseadas em terras raras, foram aperfeiçoadas, sendo que a sensibilidade na zona do verde e do azul do UV do espectro foi melhorada nas classes de sensibilidade 200 e 400; a sensibilidade total das combinações de filmes e placas de fósforo foi aumentada e a dose medida no receptor de imagem foi reduzida. Com isso, os fabricantes e os profissionais encontraram limites, pois o aumento do fator de reforço produz necessariamente uma perda de nitidez nas placas de fósforo pelo efeito quântico (filme cinza, bem granulado) e do efeito de *crossover*, que, por sua vez, diminui o contraste e a capacidade do detalhe. Na prática, deve-se usar, mesmo assim, os chassis para radiografias das classes de sensibilidade 200 e 400, marcando claramente para que adultos e crianças, de acordo com o pedido, sejam atendidos com uma dose mínima conforme as solicitações dos odontólogos.

O processamento do filme tem uma importância fundamental na garantia da qualidade no diagnóstico radiográfico. Exige-se um processamento padronizado, sem variações na qualidade das soluções químicas ou na temperatura e no tempo de processamento, para evitar a repetição das radiografias ou o aumento de doses, devendo, por isso, ser dada a preferência a aparelhos de processamento automático com autocontrole. Como causas de erros adicionais, pode-se citar os problemas de armazenamento dos estoques de filmes.

124 Filmes, Técnicas Convencionais de Processamento e Erros de Processamento

Tecnologia de Filmes e Chassis

Os filmes de raios X usados hoje são, sem exceção, duplos, isto é, cobertos de emulsão nos dois lados. O suporte da emulsão é um poliéster de 0,2 mm de espessura, freqüentemente corado de azul. Uma camada adesiva suporta de ambos os lados uma camada de emulsão de gelatina, geralmente entre 4 a 10 nm de espessura. A moderna tecnologia de emulsão alcança, com a inclusão de cristais de brometo de prata (AgBr) planos, em lugar dos antigos grãos tridimensionais e irregulares, uma elevada visualização de detalhes. Cobrindo tudo isso, uma camada de gelatina extremamente dura permite uma temperatura de processamento mais elevada e uma rápida disponibilidade. Para manter os dados de exposição baixos em uma radiografia panorâmica, são usados écrans de reforço em chassis, que reforçam os raios X em várias vezes, através de substâncias altamente sensíveis e compostos luminescentes de terras raras. As placas de fósforo hoje disponibilizadas pelas grandes fábricas são fornecidos geralmente com sensibilidade ao verde e ao azul do UV e formam com os filmes correspondentes um sistema extremamente sensível. Uma mistura de componentes de diversos fabricantes não é aconselhada.

Sistemas de recepção de imagens

Figura 283   Nova técnica de emulsão
Esquerda: Os cristais de AgBr incluídos na emulsão antigamente eram distribuídos irregularmente.

Centro e direita: A nitidez da imagem e a visualização de detalhes foi melhorada hoje pelo emprego de cristais de volume regular (*centro*) ou com placas (*direita*).

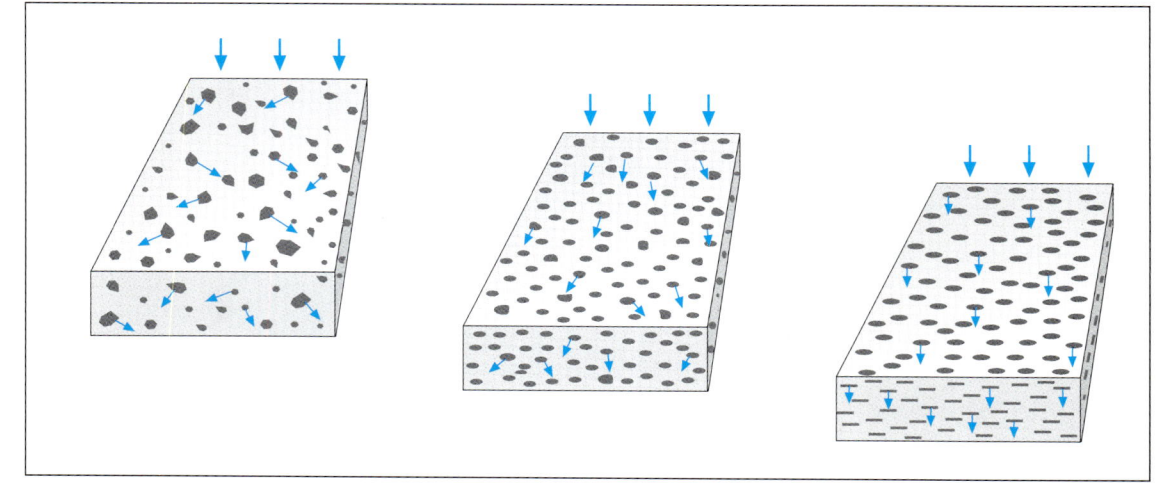

Figura 284   Corte esquemático por um filme dental e um chassi com écran de reforço
Os écrans devem ser pressionados contra o filme com o fecho do chassi, caso contrário surgirão partes não-nítidas na radiografia. Os écrans só podem ser limpos com soluções limpadoras especiais, como, por exemplo, Agfa Curix Cleaner.
O fecho dos chassis e o dos écrans devem ser inspecionados regularmente, para garantir a qualidade das radiografias.

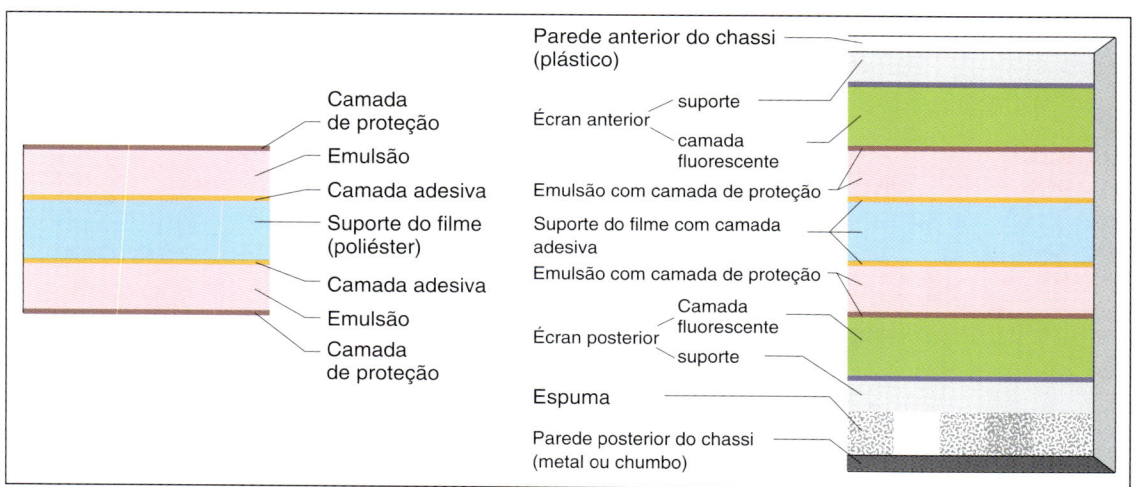

Figura 285   Efeito de reforço dos écrans, esquemático
A radiação X atinge uma vez as camadas de emulsão diretamente (**1** e **2** do filme duplamente revestido). Na outra vez, os raios X excitam os cristais fluorescentes do écran anterior e posterior (**3** e **4**) pela emissão de luz de onda longa, de modo que a ação da radiação X fica reforçada. Acontece ainda um possível efeito de *crossover* (**5**) que influencia a nitidez da imagem.

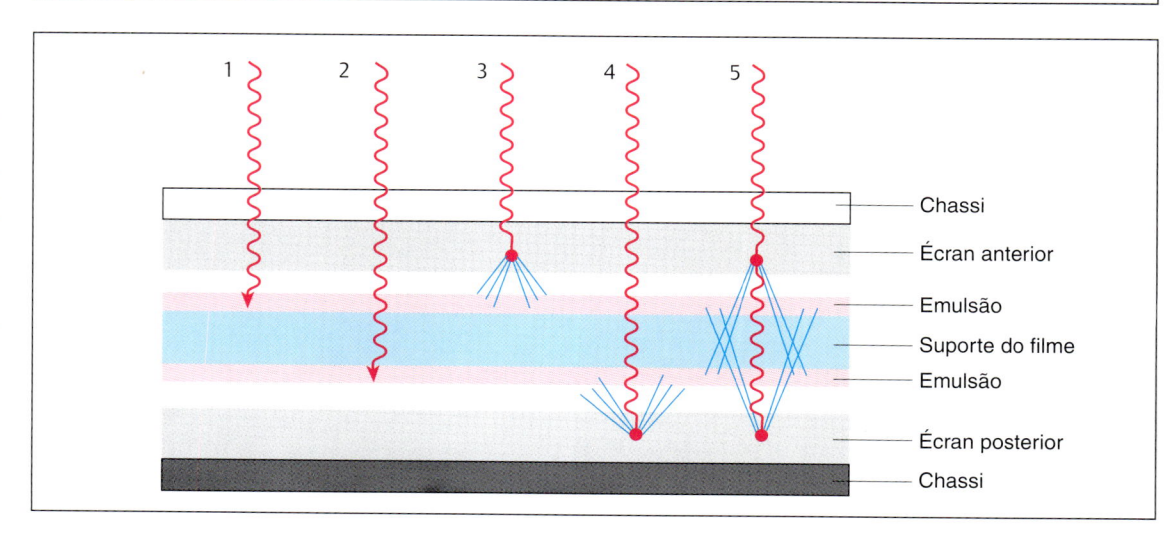

Processamento Moderno de Filmes

Câmara escura e tanque de revelação, termômetros, relógio de tempo e problemas de fornecimento de produtos químicos pertencem, com todas as suas fontes de erros, ao passado, pois com os atuais aparelhos de processamento de filmes não somente as exigências essenciais de proteção às radiações garantem uma mesma qualidade de processamento, como também a técnica de trabalho e espera é racionalizada. Conforme as possibilidades das instalações radiológicas selecionadas, podem ser escolhidos aparelhos menores de processamento para radiografias intrabucais e maiores para o processamento sem problemas de filmes dentais e filmes de écrans de todos os formatos disponíveis. Filmes modernos, com uma camada de proteção mais endurecida, permitem o uso de maiores temperaturas de processamento, e, assim, tempo mais curto de trabalho e produtos químicos especialmente projetados permitem uma rápida disponibilidade da radiografia pronta e seca. Em aparelhos menores, sem ligação de água corrente, os produtos químicos só precisam ser trocados a cada 3 semanas, e em aparelhos maiores existe um sistema próprio de regeneração para a renovação dos banhos conforme o gasto de filmes.

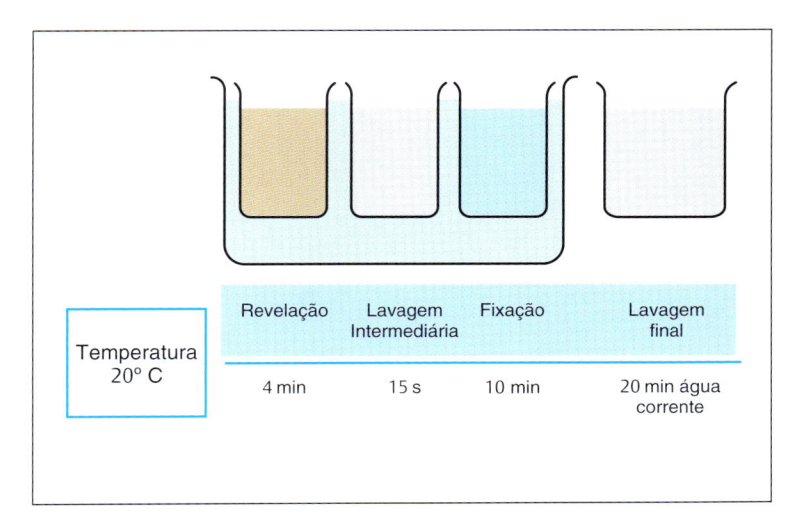

Processamento de filmes

Figura 286   Ordem e tempos de processamento na revelação manual em tanques
Observa-se os tempos dos banhos de água. O gasto de tempo para a fase de secagem não foi calculado.

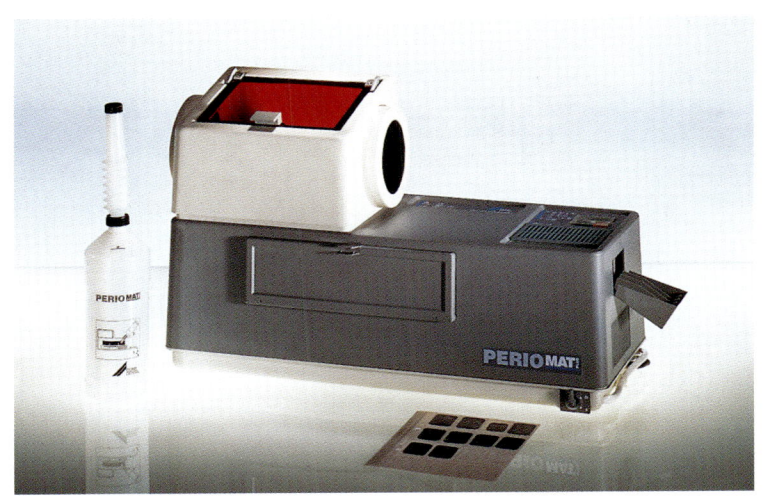

Figura 287   Pequena máquina automática para filmes dentais
A Periomat Plus de Dürr processa, incluindo a secagem do filme, 8 radiografias dentais em 5 minutos, e oferece, além disso, a possibilidade de ter em mãos uma radiografia endodôntica em 2 minutos e meio.

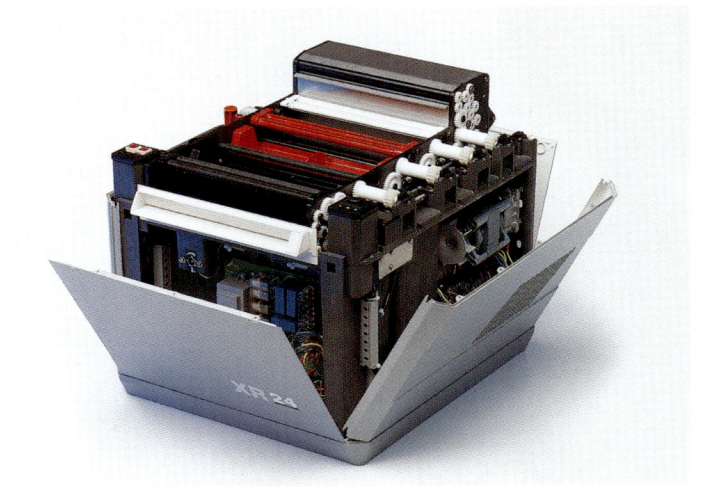

Figura 288   Máquina automática para processamento de filmes dentais e outros formatos grandes
A XR 24 Nova da Dürr pode ser fornecida com diversas configurações e, com seu sistema de rodízios, pode ser levada a todas as salas do consultório, processando todos os formatos de filme usados no mesmo. Está equipada também com uma instalação automática de regeneração.

Erros Freqüentes no Processamento de Filmes

Ao lado das diferenças de absorção provocadas pelo contraste dos objetos, o *contraste do filme* não é influenciado só pelas características do filme de raios X, mas também pelas condições de revelação, onde a sub-revelação (como, por exemplo, por produtos químicos velhos ou frios) e super-revelação (como, por exemplo, por uma demora no tempo de permanência no revelador) podem evitar a formação de um contraste de filme ideal. Deve-se, por isso, fazer um alerta sobre o emprego dos produtos químicos e do aparelho, e as instruções de uso devem ser seguidas o mais fielmente possível. A armazenagem incorreta dos filmes em temperaturas acima de 20° C e na proximidade de aparelhos de raios X pode levar a um envelhecimento precoce. Também não devem ser estocados na horizontal, mas sim na vertical.

Exposições involuntárias de filmes são possíveis na abertura dos pacotes à luz do dia, no manuseio muito demorado dos filmes desempacotados, na iluminação incorreta da câmara escura, na colocação do processador de câmara clara sob fontes de luz artificial direta, e a rápida retirada dos filmes de seus envelopes faz surgir descargas estáticas em forma de "raios".

Processamento de filmes, erros

Figura 289 Produtos químicos frios
Radiografia dental, processada com produtos químicos frios.

Figura 290 Repetição com temperatura correta dos produtos químicos

Figura 291 Revelação em tanque, com nível insuficiente do fixador

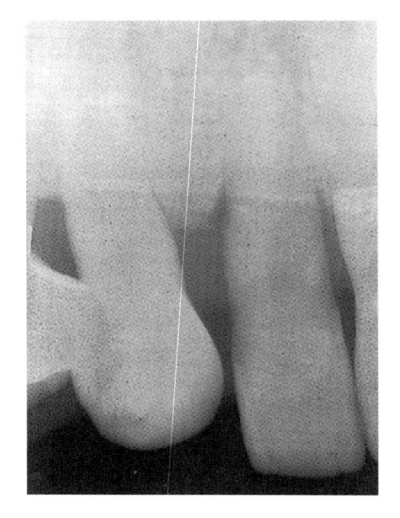

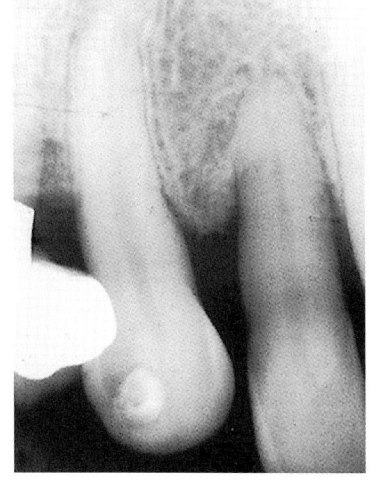

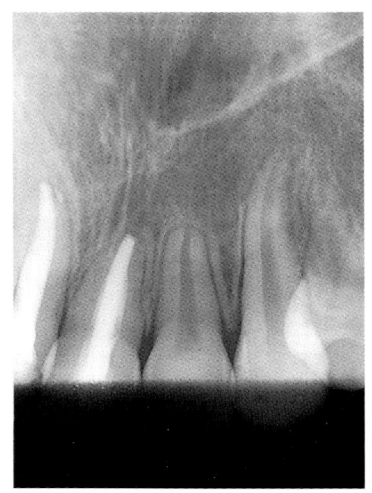

Figura 292 Revelação em tanque com nível insuficiente de todas as soluções

Figura 293 Gota de água
A gota de água colocada no filme antes de sua revelação impede o processamento uniforme.

Direita: **Respingos da solução reveladora**
Elas produzem manchas superexpostas.

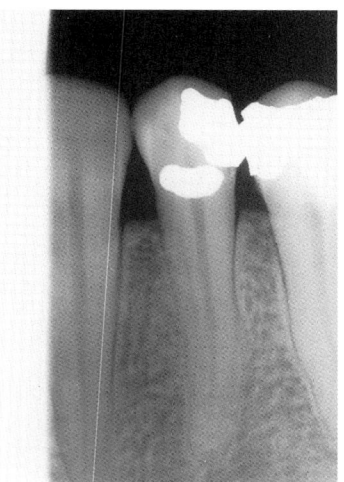

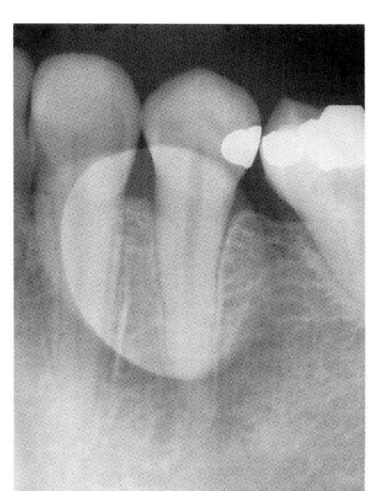

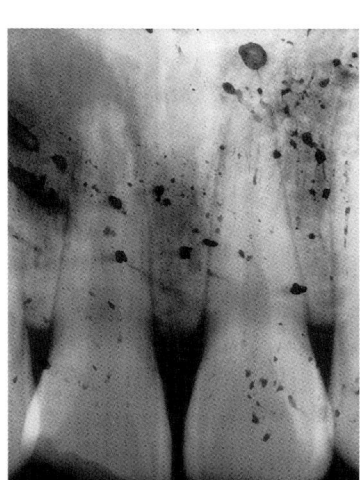

Figura 294 Umidade do ambiente
Em baixa umidade do ambiente, quando se puxam os filmes rapidamente da embalagem, surgem descargas estáticas, na forma de raios. Secção de uma ortopantomografia.

Figura 295 Impressão das unhas da mão
Impressão das unhas da mão do operador, ao longo do dente 31, sobre o canal radicular. No dente 42, uma fratura transversal da raiz.

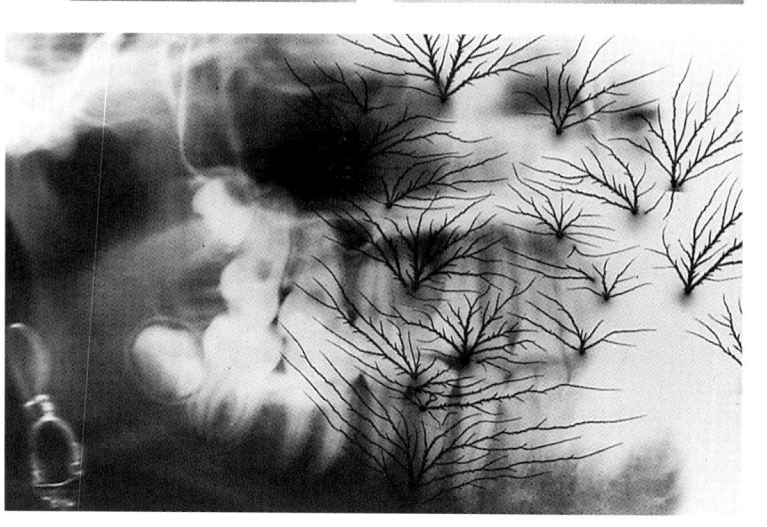

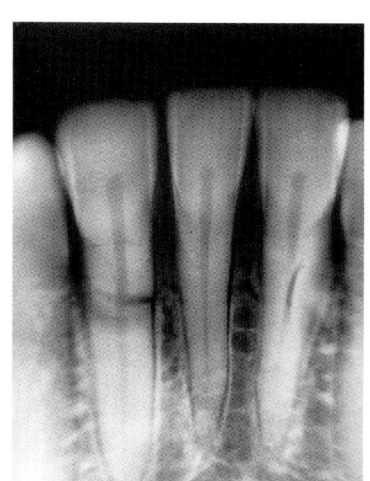

Manchas no filme desempacotado por gotas de água ou bolhas de ar produzem áreas claras. Também creme para as mãos impede, por sua gordura, a revelação e mostra as impressões digitais em zonas mais claras. Respingos do fixador dissolvem a camada da emulsão e deixam manchas claras. O contato com outro filme ou a colocação muito rápida do filme impedem a revelação por sobreposição dos filmes. Restos de fixador levam a uma imediata revelação com desenvolvimento de cor preta na área atingida.

O revelador contaminado com fixador produz um véu cinzento em toda a radiografia. A fixação insuficiente, por exemplo, por fixadores velhos ou frios, lavagem ou secagem insuficiente, produz descolorações com o passar do tempo (cor marrom). Em conseqüência de um nível muito baixo dos líquidos nos tanques, surgem partes faltantes na radiografia. O dobrar do filme e a pressão das unhas sobre o filme deixam linhas de ruptura escuras e meia-luas no filme. Sujidades no écran reforçador formam na radiografia, sempre no mesmo local, artefatos. Estes devem ser limpos com soluções limpadoras especiais (como Agfa Curix Cleaner) e nunca com água (e muito menos com sabão).

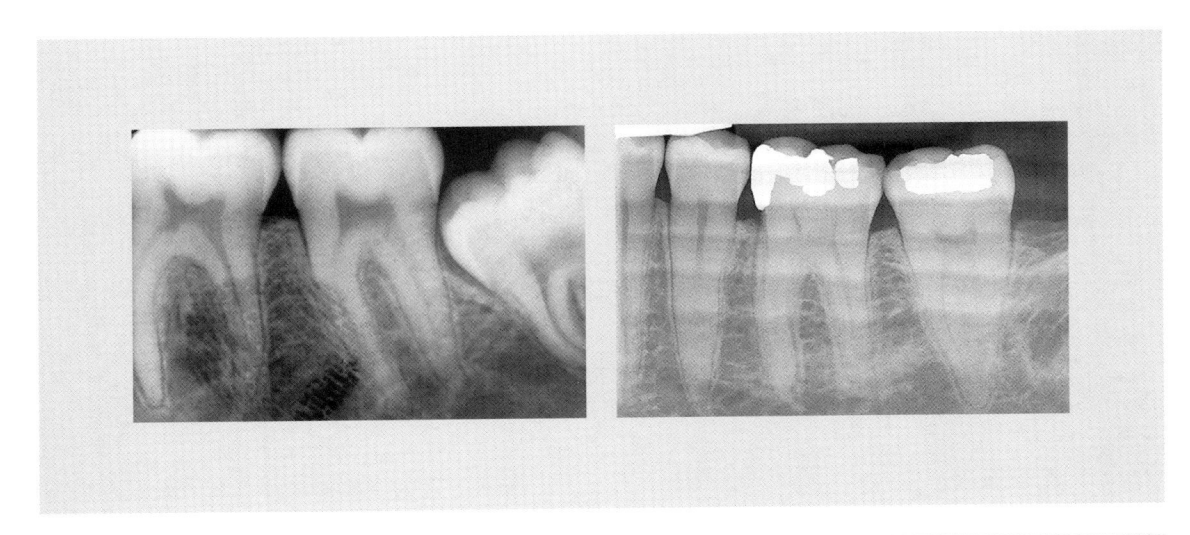

Processamento de filmes, erros

Figura 296 Sujeira no filme
O filme desempacotado foi tocado com os dedos, que estavam sujos de revelador.

Figura 297 Temperatura de revelação muito alta
Produz na emulsão um efeito de "ondas".

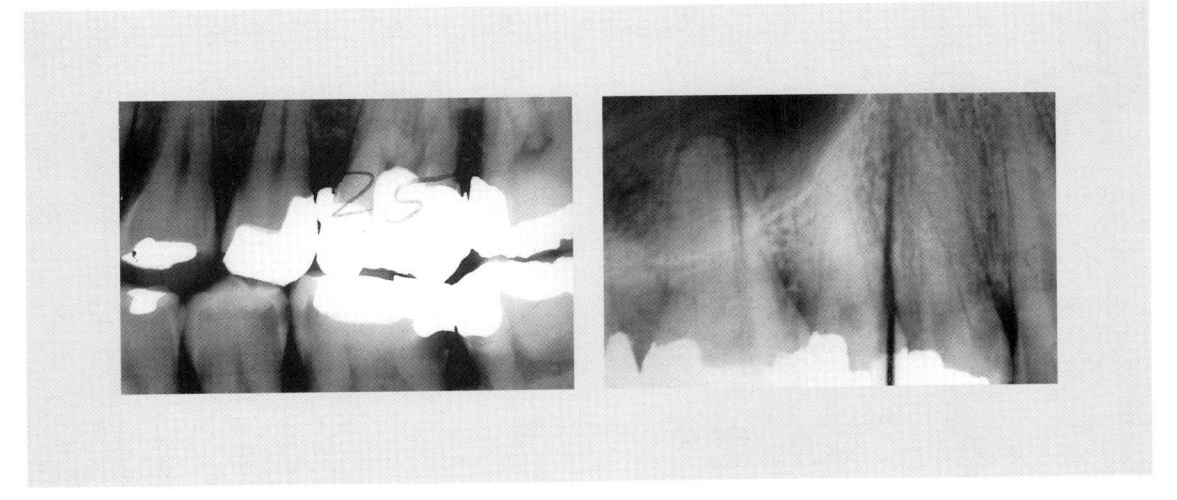

Figura 298 Escrita sobre o filme

Figura 299 Quebra da camada de emulsão por dobra do filme

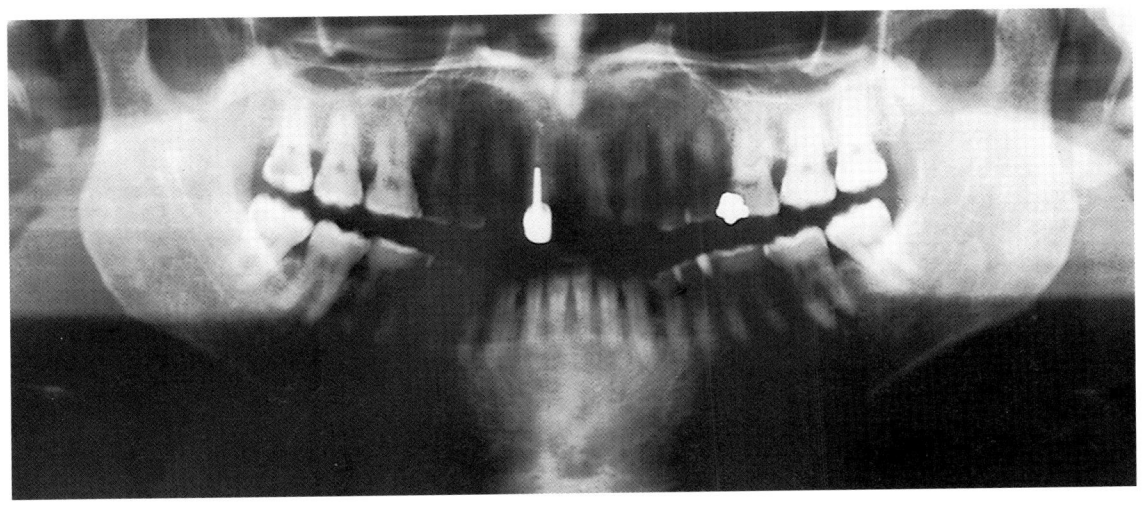

Figura 300 Radiografias cinzentas
Filme velho, superexposição ou solução fixadora cansada levam a uma radiografia cinzenta, com má definição de contraste.

128 Filmes, Técnicas Convencionais de Processamento e Erros de Processamento

Figura 301 Espera insuficiente na máquina automática
Rolos da máquina sujos.

Figura 302 Entrada de luz
Entrada de luz na abertura do filme e contato com outro filme durante a fixação.

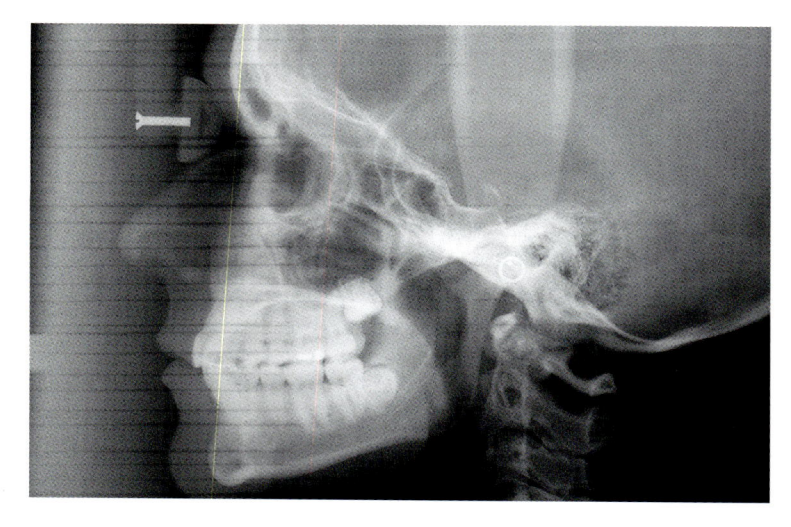

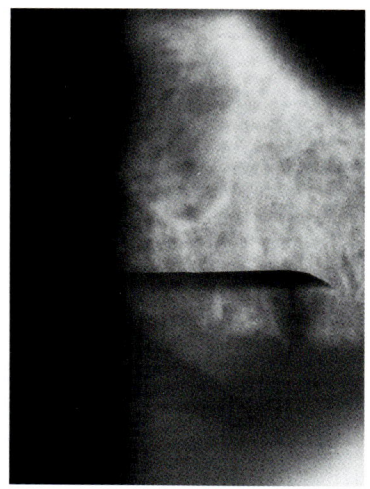

Figura 303 Colocação muito rápida do filme na máquina reveladora, produzindo sobreposição de filmes

Figura 304 Fixação do filme no lado errado

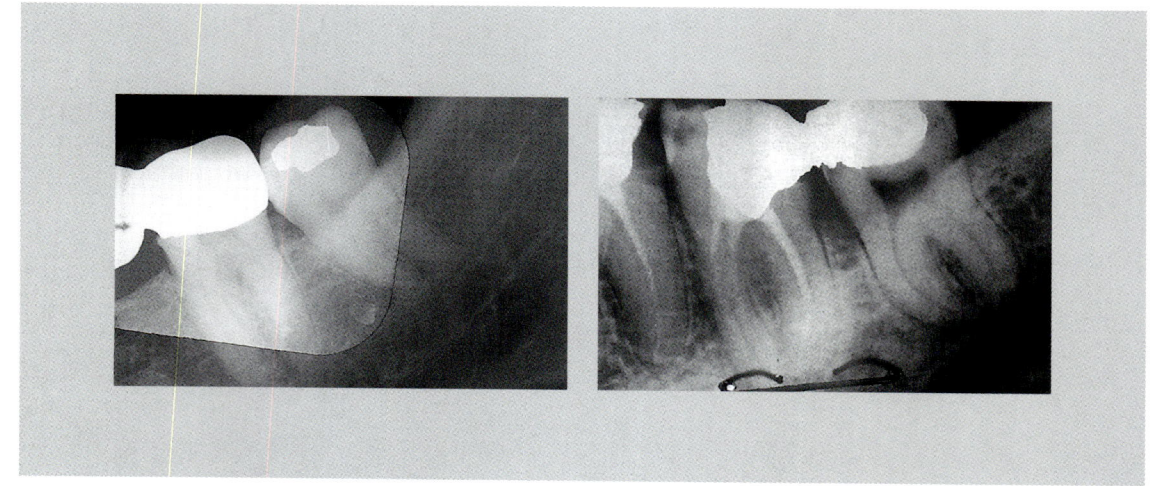

Figura 305 Filme com lavagem insuficiente
Desenvolveu coloração marrom durante o arquivamento.

Figura 306 Durante o processo de fixação, os filmes entraram em contato; lavagem insuficiente

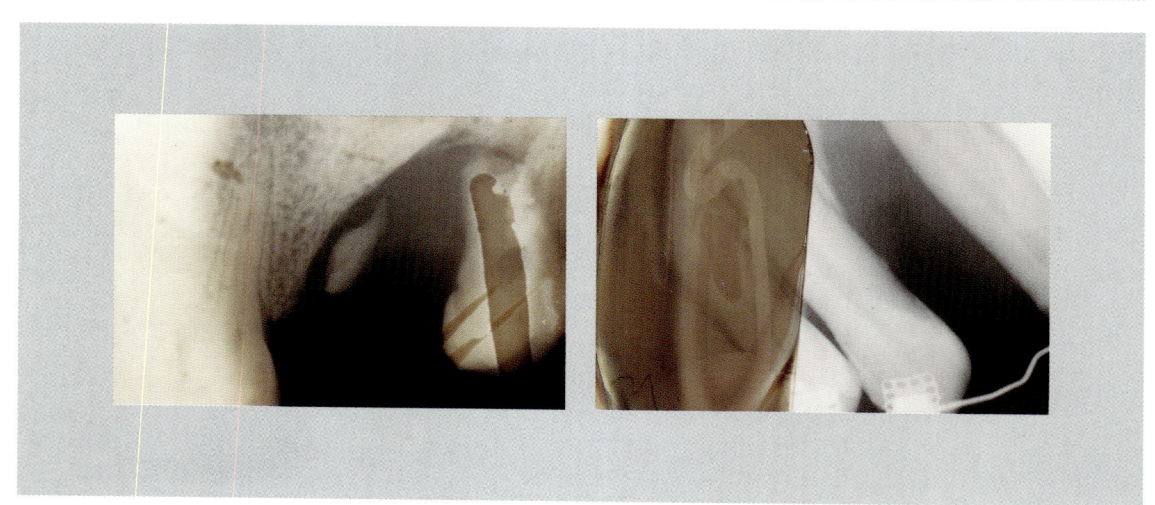

Figura 307 Ortopantomograma com lavagem insuficiente e arquivado ainda úmido

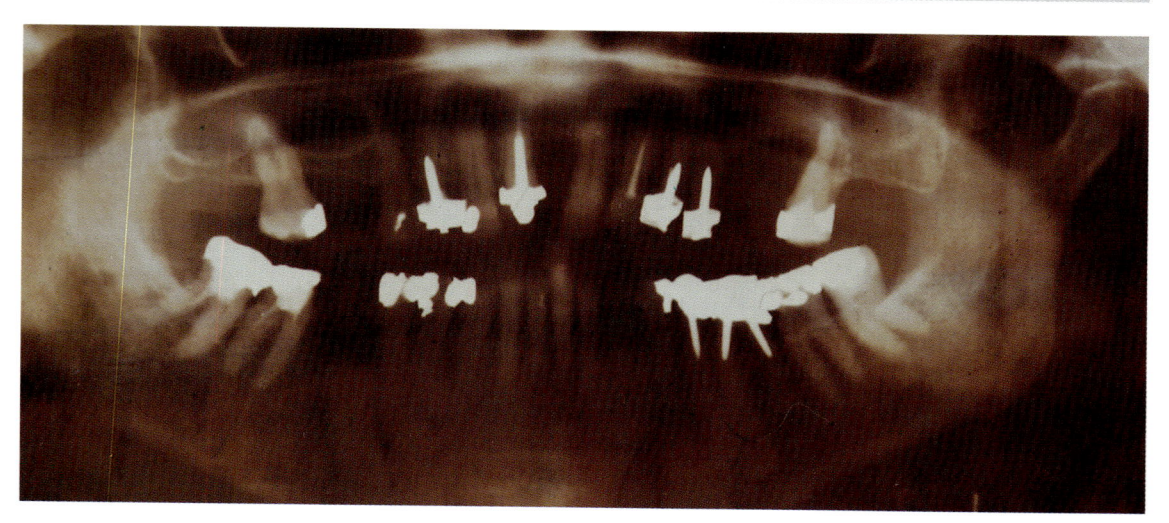

Radiografias Digitais

Todos os procedimentos radiológicos consistem em originar um feixe homogêneo de radiação, que, ao transpassar as estruturas do organismo de um paciente, origina um campo de radiação modificado, ou seja, uma imagem radiográfica. Nas técnicas radiológicas convencionais, a imagem radiográfica é recebida em um filme ou uma combinação de filme-écran. Mas a imagem radiográfica também pode ser recebida com outro detector e transformada em uma imagem visível, por exemplo, em um reforçador de imagens radiológicas eletro-óptico (reforçador de imagens em rede de televisão) por luminescência.

Sob o conceito de "radiografia digital", entende-se todos os equipamentos radiológicos, inclusive a técnica, em que a imagem é tornada visível por um sistema receptor de imagens digital. Nos casos mais simples, o filme radiológico é substituído por um sensor digital ou uma placa de fósforo, sem que sejam necessárias modificações no aparelho de raio X. Mas também a tomografia computadorizada pertence aos processos digitais, já que as imagens da tomografia são produzidas por um sistema digital. Os recursos técnicos para obtenção e processamento da imagem de radiografias digitais crescem desproporcionalmente com o número de radiografias. Condicionada por formatos pequenos de filmes, a odontologia foi, por isso, o primeiro setor da medicina que passou a usar largamente os sistemas digitais de radiologia nas clínicas.

Ao lado da técnica convencional, a radiografia digital fornece algumas vantagens fundamentais. O sistema de receptores de imagens digitais tem uma grande sensibilidade e uma faixa dinâmica de uso. Por isso, esse sistema alcança uma redução significativa na dose da radiação aplicada (Figura 27). As radiografias digitais são imediatamente disponibilizadas, sendo desnecessários os processos de revelação e produtos químicos. O processamento digital abre novas e fascinantes possibilidades. Nas imagens, podem ser feitas medidas de tamanho, comprimento, ângulos, superfícies ou tons de cinza (histogramas) com pequenos custos. Por meio de aumentos de secções, alterações de contrastes e brilho, ou filtros de processamento (representação de relevo, diminuição da irregularidade da imagem, etc.), pode-se formatar a apresentação da imagem conforme as necessidades do interessado. Além disso, a apresentação interativa de radiografias na tela facilita a informação e o esclarecimento do paciente. A troca de informações com colegas e especialistas possibilita a integração de radiografias na rede de transmissão de dados a distância. As excelentes perspectivas de radiografia digital ainda enfrentam problemas técnicos e questões em aberto, que devem ser esclarecidos pelas pesquisas científicas.

Imagem Digital

Uma imagem digital corresponde à decomposição de uma imagem convencional em uma matriz de pontos de imagem, chamados de pixel (picture element). A cada campo de matriz é atribuído um número, que representa um valor de cinza ou de cor de uma paleta discreta pré-determinada.

A transformação de pontos de imagem do espaço e da cor em números digitais permite o arquivamento da imagem como uma seqüência de números. Para o armazenamento existe uma infinidade de convenções, os chamados formatos de dados, com os quais é determinada a ordem na qual os pixels e seus valores de cores, bem como outras informações, serão arquivadas. Geralmente, a estrutura de dados é construída de modo que um cabeçalho informa o tipo de figura, o tamanho do arquivo e a informação de pixels (Lehmann et al., 1997). Os formatos de dados mais usados são o TIFF (*tagged interchange file format*) e o BMP (*bitmap*). No formato TIFF existem vários subtipos. Uma vez que imagens digitais não podem ser lidas por outros programas, elas foram arquivadas em formatos exóticos ou variações não-padronizadas de formatos já existentes. A causa da incompatibilidade geralmente está na origem dos dados.

Na imagem digital, a gama de detalhes na resolução local e as nuanças de cinza e cores são principalmente limitadas por alguns fatores:

As linhas inclinadas são representadas por "degraus de escada"; além disso as possíveis cores e tons de cinza são pré-determinados. Os tons intermediários não são representados. Uma vez que os pixels sejam suficientemente pequenos e a gama de cinzas e cores da paleta seja grande, estas limitações não aparecem. A qualidade da imagem depende do número, do tamanho e da profundidade de cor dos pontos da matriz.

Para que a digitalização não apresente prejuízos na impressão visual final, os pixels devem ser os menores possíveis, para que na visualização da imagem digital não possam ser percebidos individualmente. As pessoas de visão normal podem distinguir a olho nu estruturas de até 0,1 mm de tamanho (Jensen, 1980). Daí pode-se deduzir que o tamanho do pixel – em uma suposta representação na relação de 1:1 – não pode ser maior que 100 x 100 mm. Da medição da imagem e o tamanho do pixel, pode-se calcular o número de pontos de imagem necessários. Se for uma imagem 3 x 4 cm, com pixel quadrado de 50 mm de lado, será necessária uma matriz de imagem de 600 x 600.

A paleta de valores de tons de cinza disponíveis é determinada pela profundidade de memória ou digitalização. Em uma profundidade de memória de 8 bit (*binary digit*), existe para cada pixel uma paleta de $2^8 = 256$ tons de cinza dispo-

Figura 308 Imagem convencional e digital
Uma imagem convencional consiste de uma distribuição contínua de partículas coloridas no plano da imagem. Uma imagem digital consiste, por sua vez, da decomposição do plano da imagem em células da matriz (*pixel: picture element*). As células de matriz na tecnologia atual são quadradas. Cada célula da matriz tem um valor de cor, de uma escala de cores predeterminada. Dentro da célula da matriz não existe nenhuma estrutura.

Figura 309 Digitalização de uma imagem
A digitalização permite a visualização da imagem se sobreposta a uma matriz de pixel. Então será determinado para cada pixel um valor médio de cinza e um valor de cinza predeterminado de uma paleta (valor do pixel). O exemplo mostra uma matriz de 5 x 8 pixel e uma profundidade de digitalização de $2^3 = 8$ tons de cinza. Os valores em números correspondem aos tons de cinza de cada pixel.

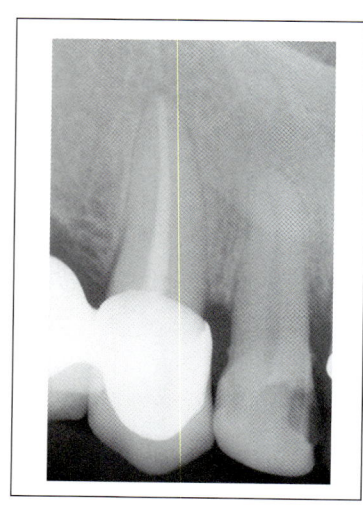

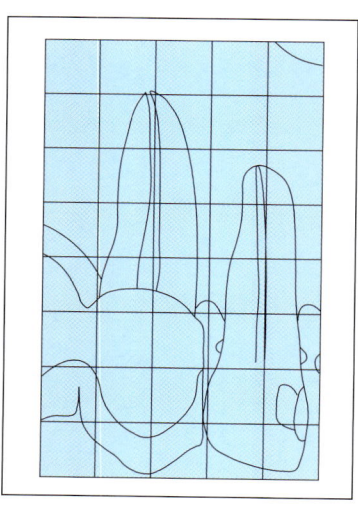

níveis. Correspondentemente, na profundidade de 10 ou 12 bit teremos paletas de $2^{10} = 1.024$ ou $2^{12} = 4.096$ tons de cinza. Para radiografias digitais na clínica odontológica, trabalha-se geralmente com uma paleta de 256 tons de cinza. Com esta, o preto recebe o valor 0 e o branco, o valor 255.

Uma grande resolução leva a uma grande quantidade de dados. Na dependência da finalidade de uso, deve ser, então, feito um compromisso entre a resolução necessária da imagem e a capacidade de processamento do computador. Para a diminuição da necessidade de memória, pode ser usada uma compressão de dados. Nesta tarefa, deve-se distinguir dois processos diferentes. Na compressão sem perda de dados, estes são recalculados de modo a ocupar menos espaço na memória, mas, quando recuperado, o arquivo apresenta todos os dados originais. As radiografias digitais são ricas em detalhes e apresentam, por isso, ruídos na imagem. Com um processo sem perda de dados as taxas típicas de compressão ficam em torno de 50%. Na compressão com perda de dados (nos arquivos de extensão jpeg [*joint photographers expert group*], por exemplo), ocorre uma perda aceitável de informações da imagem original. Isto se manifesta por uma certa perda da riqueza de detalhes e do ruído na imagem. A quantidade de dados pode assim ser bastante reduzida, conforme a escolha da densidade de compressão, até a poucos pontos percentuais dos dados originais. Na literatura são fornecidas diversas taxas de compressão que devem dar resultados clinicamente aceitáveis para o diagnóstico. Conforme a indicação, taxas de 1:12 a 1:33 são aceitáveis (Janhom *et al.*, 1999; Sanderink *et al.*, 1997; Wenzel, 1998).

O recálculo de uma imagem digital em uma outra matriz de pixel ou uma outra profundidade de digitalização é chamado de *resampling*. Uma redução da matriz de pixel ou da profundidade de digitalização é geralmente relacionada a uma perda de informações. O "fator de ligação" (*binding factor*) indica quantos pixels originais vizinhos foram fundidos em um novo pixel. Por outro lado, também é possível interpolar ou encaixar novos pixels entre os já existentes. Com isso não são adicionadas novas informações, mas o resultado visual final geralmente melhora; a matriz é forrada de pixel (ver também p. 144). Na comparação de sistemas digitais de imagens, deve-se atentar exatamente às condições que determinam o tamanho do pixel (tamanho do pixel físico ou do resultado ótico).

As Figuras 310 e 311 mostram exemplos de *resampling*, com os quais a influência da matriz de pixel e os disponíveis tons de cinza da paleta do conteúdo das informações e o efeito visual de uma radiografia digital são mostrados. Uma pequena profundidade de bit pode simular contornos fantasmas.

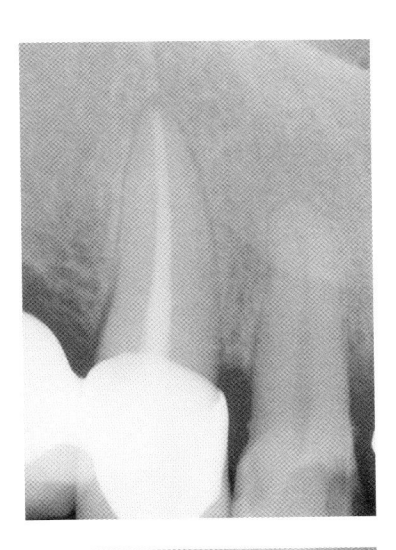

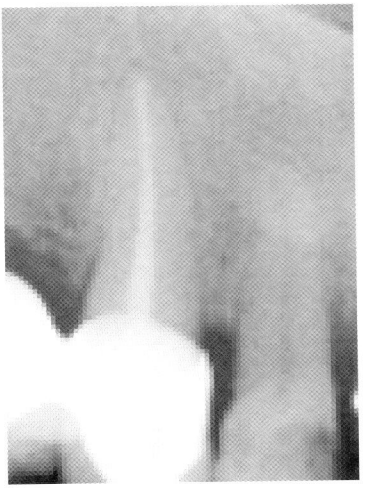

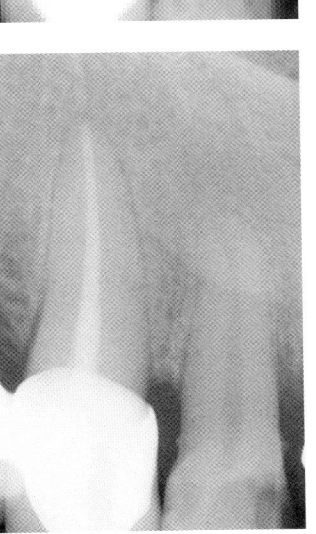

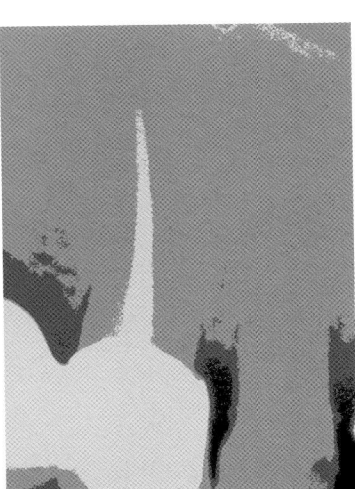

Figura 310 Influência da matriz de pixel no efeito visual
Em uma paleta unitária de tons de cinza, a matriz fica mais grosseira da esquerda para a direita. A imagem original (*esquerda*) foi feita com o sistema Sirona Sidexis de radiografia digital.

Esquerda: Matriz de 412 x 658. Paleta com 256 tons de cinza.

Centro: Matriz de 69 x 109. Paleta com 256 tons de cinza.

Direita: Matriz de 21 x 32. Paleta com 256 tons de cinza.

Figura 311 Influência dos tons de cinza da paleta no efeito visual
Em uma matriz unitária, a paleta de cinza é reduzida da esquerda para a direita.

Esquerda: Matriz de 412 x 658. Paleta de 256 tons de cinza.

Centro: Matriz de 412 x 658. Paleta com 32 tons de cinza.

Direita: Matriz de 412 x 658. Paleta com 4 tons de cinza.

Radiografias Digitais

Técnicas de Radiografia Digital

As radiografias digitais para representação e processamento de imagens no computador do consultório podem ser obtidas por diversos meios:
- digitalização de radiografias convencionais
- uso de sistemas de radiografias digitais odontológicas
- dados de tomografia computadorizada reformatados

Digitalização de Radiografias Convencionais

Cada radiografia convencional pode ser digitalizada após realizada. Para isso, existem vários processos.

Técnica de Vídeo

A radiografia é colocada em um negatoscópio e filmada com uma videocâmera. O sinal de vídeo é então processado com um cartão de processamento de imagens especial no computador. Ao lado dos custos do *hardware* (negatoscópio, videocâmera, cartão de processamento de imagens para o computador (– framegrabber) esse sistema de digitalização de imagens apresenta outras desvantagens. É trabalhoso alcançar uma homogênea e uniforme iluminação da radiografia e o foco da câmera deve ser encontrado manualmente. Finalmente, a resolução permitida é pequena: o sinal de vídeo consiste de 625 linhas análogas, que são digitalizadas, com perda de qualidade da imagem, em uma matriz de 512 x 512 pixels quadrados. Desde que *scanners* de alto desempenho estão disponíveis, este procedimento quase não é mais usado. Muitas publicações antigas, principalmente para radiografias de subtração digital, ainda utilizam este método.

Digitalizador de Imagens (*Scanner* de Radiografias)

Os digitalizadores de imagens (*scanner*) são aparelhos para exploração da luminosidade e cor de imagens. Em muitos aparelhos isto é alcançado com câmera de linhas, que passo a passo percorre a imagem; outros *scanners* usam sensores de superfície. A tecnologia dos *scanners* permitem alta resolução de imagem. Em aparelhos com câmeras de linhas, a iluminação uniforme da radiografia não representa problema. A imagem digitalizada pode ser diretamente processada. Muitos fabricantes oferecem *scanners* especiais para digitalização de radiografias. Em princípio, podem ser usados *scanners* de leito plano comuns. Para o formato de filmes dentais, oferecem-se *scanners* de pequeno tamanho para *slides* e negativos no formato de 24 x 36 mm. A resolução local destes aparelhos geralmente é muito boa em radiografias, no entanto, deve ser observada a densidade ótica que o scanner é capaz de captar. *Scanners* simples só trabalham eficientemente com uma densidade de até 2; os *scanners* especiais para radiografias conseguem alcançar até 3,5 de densidade ótica.

Sistema de Photo-CD

O sistema Photo-CD é um serviço oferecido para escanear documentos fotográficos. Os materiais – negativos, *slides* ou radiografias – são entregues a uma loja de material fotográfico que os repassa a um serviço de fotoacabamento. Lá os materiais são escaneados com um *scanner* de alto desempenho e os dados são gravados em um CD. Recebe-se então o CD gravado e uma cópia em papel das fotos digitalizadas. No Photo-CD da Kodak, que primariamente foi desenvolvido para negativos, mas também é adequado para filmes dentais, cada imagem digital pode ser armazenada com cores em 24 bit, em 5 resoluções:

- Base / 16   128 x 192 pixel (imagem de controle)
- Base / 4   256 x 384 pixel
- Base   512 x 768 pixel
- Base * 4   1024 x 1536 pixel (formato HDTV)
- Base * 16   2048 x 3072 pixel

Com o Medical-CD estão disponíveis outros formatos de imagens e resoluções especiais para gravação de radiografias.

Figura 312 *Scanner* de transmissão luminosa, para radiografias
Com *scanner* de transmissão luminosa podem ser digitalizados filmes de vários formatos. *Scanners* de radiografia como o sistema Friacom oferecem uma boa resolução local e trabalham com densidade ótica de até 3,5.

Figura 313 O sistema Photo-CD
Quando não há *scanner* disponível, pode-se usar serviços de digitalização de imagens que utilizam, por exemplo, o sistema Photo-CD da Kodak.

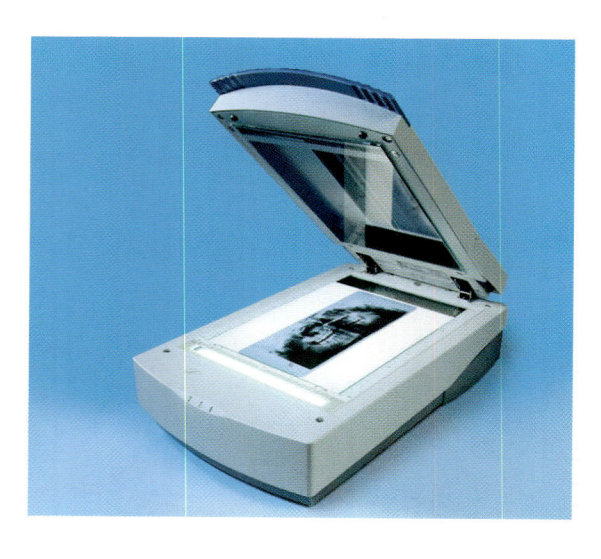

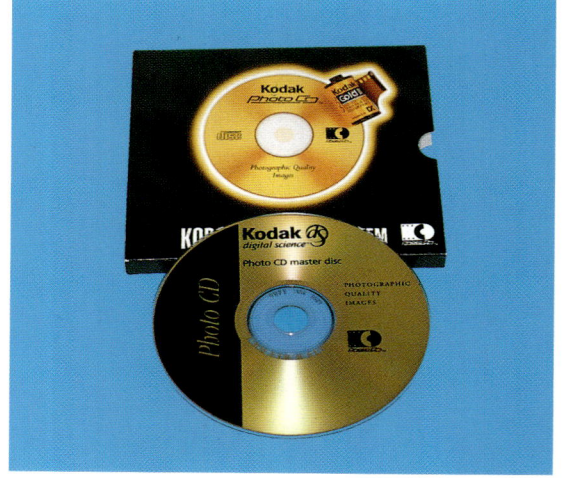

Técnicas de Radiografia Digital

Em vista da qualidade da imagem, uma radiografia convencional escaneada pelos corretos recursos técnicos tem tanto valor quanto uma radiografia totalmente digital. Para a rotina diária do consultório, este processo é apenas apropriado com limitações. A digitalização das radiografias só pode ser feita após o processo de câmara escura convencional, o que atrasa a disponibilidade da radiografia. Por outro lado, não é necessária nenhuma intervenção nas instalações existentes nem na rotina de trabalho. Enquanto só raramente forem necessárias radiografias digitalizadas, a aquisição de um *scanner* é antieconômica. Em lugar dele, pode-se valer dos recursos do Photo CD da Kodak ou de outros serviços de digitalização de imagens.

Sistemas de Digitalização de Radiografias para a Odontologia

Para receber prontamente radiografias digitais, o filme dental convencional, ou melhor, a combinação filme-écran deve ser substituída por um sistema de receptor de imagens digital. Os sistemas para a odontologia baseiam-se em computadores, que são complementados por componentes especiais de *hard* e *software*. As exigências geralmente feitas às instalações de computadores e à integração de seus componentes são relacionadas nas páginas 134 e 135. Existe uma ampla gama de sistemas de radiografias digitais odontológica no mercado. Sob o ponto de vista prático, deve-se preferir a tecnologia mais articulável, que será usada para obter as imagens.

Sistemas com Sensores de Semicondutores

Com sensores de imagens radiológicas que trabalham com a tecnologia dos semicondutores cristalinos (CCD), podem ser feitas radiografias intrabucais, panorâmicas e telerradiografias. Para diversos formatos de imagens, são necessários sensores de tamanhos diferentes. O sensor radiológico deve ser ligado ao computador por um cabo. Com isso, são imperativas algumas mudanças na técnica convencional para obter-se radiografias intrabucais digitais. As radiografias feitas com sensores de semicondutores estão imediatamente disponíveis (técnica de radiografia digital direta). Pormenores para a montagem e instruções de uso dos sensores são dados nas páginas 136 e 137.

Sistemas com Placas de Fósforo

Em lugar dos filmes radiológicos, podem ser usadas placas de fósforo reaproveitáveis como sistema de recepção de imagem. Tais placas estão disponíveis em todos os formatos de radiografia normais. No manuseio junto ao paciente, quase não existem diferenças em relação aos métodos convencionais. As placas de fósforo são escaneadas após a radiografia com um *scanner* a *laser* especial e podem ser, então, regeneradas para uma próxima radiografia. Por causa da separação espacial e do tempo entre a tomada da radiografia e sua leitura, alguns autores designam esse método como técnica de radiografia digital indireta. Pormenores para a montagem e instruções de uso das placas de fósforo são dados nas páginas 138 e 139.

Entre os sistemas com sensores de semicondutores e a técnica de placas de fósforo existem diferenças consideráveis. Ambos os sistemas têm vantagens e desvantagens específicas, que estão relacionadas nas páginas 140 a 141.

Processamento de Séries de Quadros de Tomografia Computadorizada no Computador da Clínica

Em indicações especiais, são enviadas instruções para o radiologista ou a clínica para que lá sejam executadas as tomografias ou as outras radiografias necessárias. A formação de imagem nos grandes aparelhos radiológicos (tomografia computadorizada e de ressonância magnética) ocorre na forma digital. Só uma parte das camadas ou as imagens mais importantes são impressas, e parte do conjunto de dados permanece não utilizada. Quando existe um *software* apropriado, os dados de uma série de quadros ou imagens da tomografia computadorizada podem ser avaliados no computador do consultório. Isso possibilita, entre outras coisas, um planejamento mais exato de problemas de implantologia. Dados mais detalhados estão relacionadas na página 142.

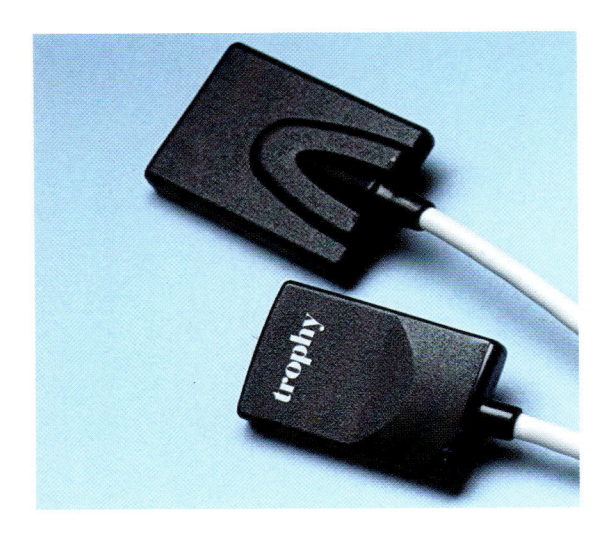

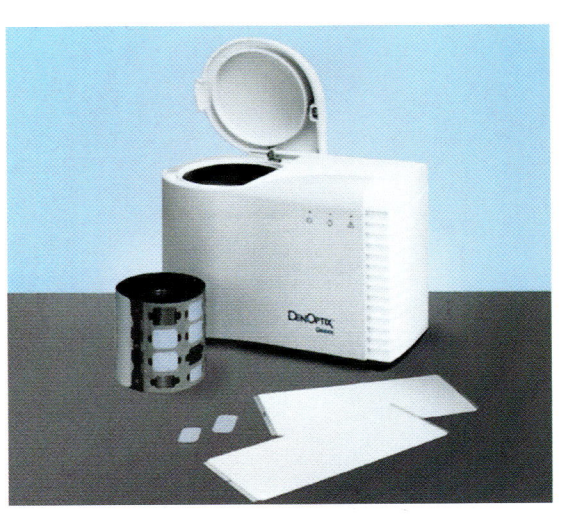

Figura 314   Sensores radiológicos intrabucais
Os sensores mostrados (Trophy - radiovisiografia) fornecem radiografias nos formatos 2 x 3 cm, 2,7 x 3,6 cm e 3,2 x 4,5 cm. As radiografias estão imediatamente disponíveis no computador.

Figura 315   Técnica de placas de fósforo
O aparelho DenOptix (Fábrica Gendex) é um *scanner* de tambor, com o qual podem ser lidas as radiografias intra-bucais e panorâmicas feitas com placas de fósforo.

Hardware e Software

Os sistemas digitais de recepção de imagens para a odontologia consistem essencialmente dos seguintes elementos básicos:

- um computador (padrão), com memória e mídias de saída
- um sistema de recepção de imagens (placas de fósforo / *scanner* ou sensor; se for o caso com conexão ao computador)
- *software* para comando do sistema digital de radiografia.

Caso já exista um sistema de computadores com boa capacidade de processamento, ele pode ser adaptado para radiografias digitais pela anexação do sistema de recepção de imagens e do respectivo *software*.

Exigências do Computador

Uma radiografia digital típica que corresponda a um filme dental tem um arquivo do tamanho de aproximadamente 300 kilobytes (por exemplo, 412 x 660 pixels, paleta de 256 cores, formato TIFF). As radiografias panorâmicas digitais exigem 1 a 4 megabytes de memória, não-comprimidos. As exigências do sistema computacional para o processamento destes arquivos de imagens são pequenas. Para uma clínica média, não é necessário um computador *high-end*. Não se discutem as qualidades dos componentes do computador nem sua confiabilidade.

Mídias de Saída

Como mídias de saída para apresentação das imagens digitais, necessita-se um monitor e uma impressora. No estado atual da técnica, recomendam-se monitores com no mínimo 45 cm de diagonal (17 polegadas) e uma resolução mínima de 1024 x 768 pixels. Monitores com tubos catódicos devem fornecer uma freqüência de imagem mínima de 100 Hz. O investimento em um bom monitor, isento de cintilação, paga-se a cada dia, e, além disso, os monitores envelhecem mais lentamente que os computadores.

Para a impressão de radiografias digitais, podem ser usadas, em princípio, todas as impressoras com uma impressão de boa resolução. Para comprovação, a qualidade da impressão da imagem do monitor não é muito boa, de modo que cópias em meios rígidos (*hardcopies*) devem ser feitas para finalidades de documentação primária ou informação futura. Para isso, são adequadas impressoras a *laser*, com definição mínima de 600 dpi, (melhor ainda 1200 dpi) em papel normal. Se forem necessárias cópias de alta qualidade, as impressoras de jato de tinta são adequadas para a impressão de imagens, usando papéis especiais. Na radiologia geral, as imagens digitais são impressas em impressoras a *laser* (Laser Imager), em papel fotográfico (Borchers, 1998a). A qualidade da imagem é excelente, mas para um consultório odontológico é superdimensionada e completamente antieconômica. Se for o caso, pode-se passar o serviço para um laboratório fotográfico digital, quando se necessitarem impressões de alta qualidade ou em grandes formatos. As radiografias digitais podem ser transformadas em *slides* diapositivos com uma filmadora especial.

Mídias de Memória

Uma armazenagem segura e regular dos dados é imprescindível no trabalho com computadores, pois por defeitos do *hardware*, quedas do sistema, erros de manuseio ou vírus de computador podem ser causadas grandes perdas de dados. Para a segurança dos dados, existem diversas soluções técnicas: o uso de mais de um disco rígido nos computadores, por exemplo, em uma rede; o uso de fitas magnéticas (Streamer); meios magnético-ópticos (disquetes MO), gravadores de discos CD-ROM, ou sistemas ZIP. Os critérios de escolha do sistema de segurança são principalmente a segurança e a conservação dos dados, a disponibilidade dos dados arquivados, a compatibilidade com sistemas (futuros) de *hardware* e *software* e os custos. Uma segurança redundante, por exemplo, discos rígidos espelhados em uma rede e um *backup* regular em fitas Streamer, garante melhor proteção contra perda de dados.

Figura 316 *Hardware* de sistemas digitais de radiografia para a odontologia

Com o sistema de receptor de imagens são obtidos sinais das radiações X, os quais em um componente que captura este sinal (unidade selecionadora) são transformados em dados de imagem. Esses dados de imagem podem ser processados com um computador-padrão.

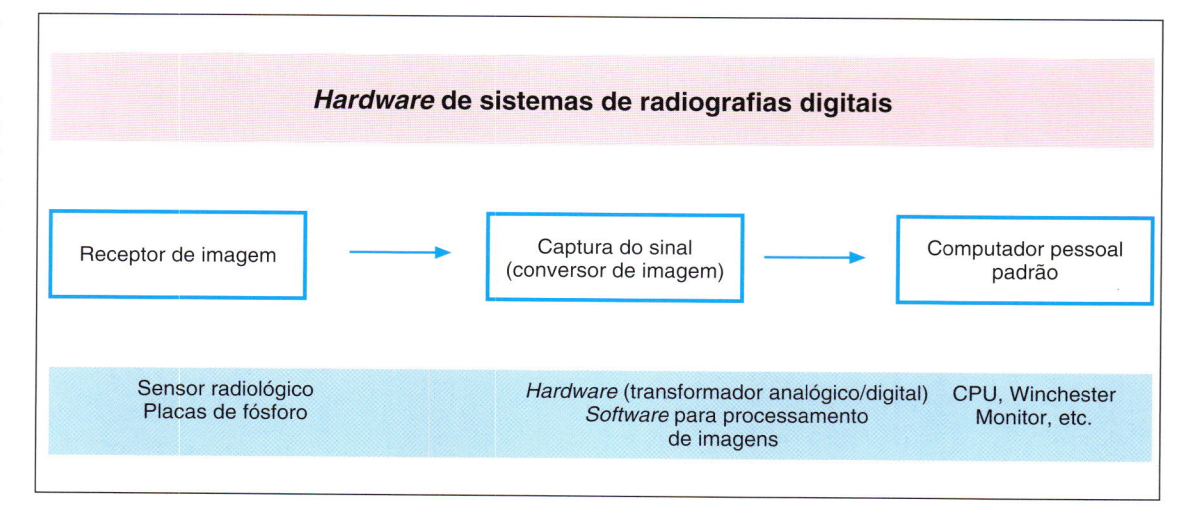

Hardware de sistemas de radiografias digitais

Receptor de imagem → Captura do sinal (conversor de imagem) → Computador pessoal padrão

Sensor radiológico / Placas de fósforo — *Hardware* (transformador analógico/digital) / *Software* para processamento de imagens — CPU, Winchester, Monitor, etc.

Sistema de Recepção de Imagem

Todos os sistemas de recepção de imagem consistem de dois elementos principais: um detector para capturar ou receber os raios X (placa de fósforo, ou melhor, combinação de semicondutor com cintilador) e um módulo para captura do sinal (amplificador, transformador analógico/digital, etc.). Em muitos sistemas digitais radiológicos para a odontologia, a captura de sinal é feita por cartões tipo PCMCIA, aos quais está conectado o sensor, ou o *scanner* para as placas de fósforo. Alternativamente, o módulo de captura de sinal pode ser integrado no sensor ou no *scanner*. Esses sensores ou *scanners* são conectados ao computador por tomadas especiais (PCMCIA, SCSI, USB, etc.).

Software para Sistemas de Radiografias Digitais

O *software* de um sistema digital de radiografias pressupõe um sistema operacional (p. ex., Windows) já instalado no computador, e integrados aos seguintes componentes principais:
- banco de dados dos pacientes
- módulo de captura de sinal
- processamento da imagem e saída

A seguir, deve ser chamado o nome de um paciente ou deve ser dada a entrada de um paciente. Com o módulo de captura de imagem, os sinais são gravados no *hardware*, internamente processados e então transmitidos ao computador como imagem digital. Este arquiva-a usando a função de banco de dados. O processamento e a saída da imagem podem ocorrer logo, então, ou em um momento mais tarde.

As funções do banco de dados do paciente podem ser usadas na contabilidade do consultório acoplado a um *software* de faturamento. Também o processamento da imagem e a sua saída podem ocorrer com programas externos. O único requisito é que os formatos de arquivo dos dados sejam compatíveis entre si. Caso sejam usados programas externos, deve-se processar em princípio apenas cópias das radiografias digitais. Os dados originais das radiografias digitais não devem ser alterados, danificados ou apagados de maneira alguma. Quando forem usadas combinações de diferentes programas, por exemplo, radiografia digital, câmara intrabucal, *software* de faturamento, podem surgir incompatibilidades entre eles. Por isso existe uma tentativa de padronização do formato dos dados e portas de entrada. Conceitos como DICOM (*digital imaging and communications in medicine*) ou o padrão OpenDenta para *softwares* odontológicos são promissores, mas estão sendo aplicados na prática lentamente (Borchers, 1998b).

Segurança dos Dados

Uma segurança dos dados de radiografias digitais duradoura, de acordo com normas legais, não representa problemas em relação ao *hardware*. Como o conteúdo de informações dos arquivos pode ser modificado, surge, em relação a dados que devam ter valor de documentos, a necessidade imperiosa de proteção de alterações (inclusive involuntárias). Para isso existem numerosas soluções técnicas, que podem ser usadas amigavelmente (ver p. 155).

Além disso, deve-se pensar que os dados médicos de uma pessoa são confidenciais, exigindo uma proteção a acesso não-autorizado. Por isso, pode ser problemático conectar sistemas com dados de pacientes na rede pública de dados. A segurança mais confiável consiste em colocar em uso um computador isolado só para comunicações (Internet, transmissão de informações à distância, etc.).

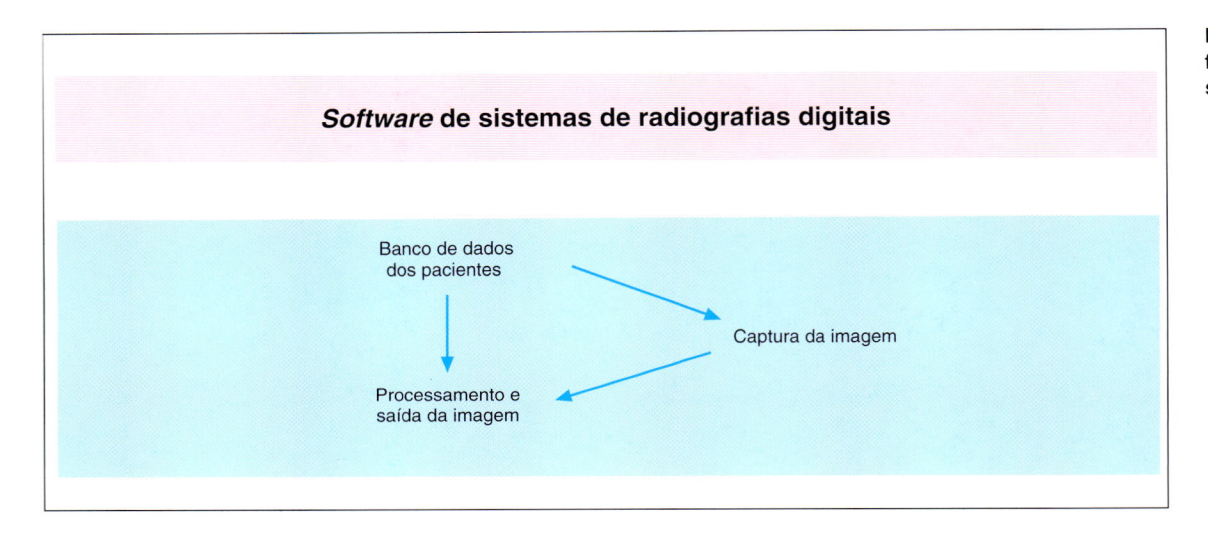

Figura 317 Os elementos funcionais do *software* nos sistemas de radiografias digitais

Sistemas de Digitalização com Sensores Semicondutores

Baseando-se na tecnologia dos semicondutores, podem ser montados sistemas de recepção de imagens efetivos para o diagnóstico radiológico. O núcleo são os sistemas CCD (*charge coupled device*) ou APS-CMOS (*active pixel sensor*) que possuem numerosos fotodiodos miniaturizados em sua superfície. Nos sensores de superfície, esses diodos formam uma matriz quadrada. Nos sensores de linhas, os elementos da imagem são lineares ou ordenados em várias linhas. Os fotodiodos dividem a superfície efetiva de recepção em pontos de imagem; a decomposição da imagem em pixel ocorre já no detector. Cada fotodiodo fornece, quando irradiado, um sinal de intensidade análogo. Após amplificação e transformação de analógico em digital, o computador constrói uma imagem digital.

Fotodiodos simples, ou seja, *chips* de semicondutores não são adequados para registro das radiações X. Sua efetividade é pequena, e além disso podem ser prejudicados pelas radiações X. Por meio da combinação com semicondutores especiais com um cintilador, estes problemas são resolvidos. Os cintiladores são excitados pelas radiações X e emitem luz visível. Típicos são o sulfito de gadolínio ativado por térbio (Gd_2O_2S: Tb) ou o iodeto de césio (CsI). Uma outra dificuldade técnica é que os CCD usuais, como os que são embutidos em videocâmeras, têm uma superfície ativa de menos de 1 cm^2. Esforços e custos da produção aumentam com o tamanho do *chip* de semicondutor desproporcionalmente. Para formatos grandes de radiografias extrabucais podem ser usados sensores de linhas, com os quais a superfície é explorada por varredura. Isto exige uma mecânica fina e uma boa concordância entre o emissor de raios X e o sistema de recepção de imagem. Detectores de imagens planas de silício amorfo representam uma boa alternativa. O tamanho dos pixels, nestes casos, é menor do que nos CCD originais; em protótipos, tem chegado a 100 mm(Hermann *et al.*, 1999; Yaffe e Rowlands, 1997).

Sensores Intrabucais

Com os sistemas RVG (radiovisiografia), F. Mouyen em 1987 apresentou o primeiro sensor de raios X intrabucal baseado em CCD. O *chip* CCD estava ligado a um sistema ótico de cristal redutor de imagem e ligado a um cintilador (Mouyen *et al.*, 1989; Walker *et al.*, 1991). Entrementes, existem no mercado vários sistemas de CCD combinados com cintiladores ou CCD cobertos com substâncias luminescentes. O tamanho típico do pixel é de 40. Pode-se conseguir tecnicamente pixels menores, de até 10 µm. Com a diminuição do pixel, aumenta a resolução local; a sensibilidade de cada ponto, no entanto, diminui. Enquanto pon-

Figura 318 Construção de um sensor baseado em CCD
A radiação X libera no cintilador a emissão de luz visível. Essa luz é registrada por um *chip* de semicondutor, na superfície do qual se encontram numerosos fotodiodos. Existem várias maneiras de apresentação destes detectores. Cada fotodiodo fornece um ponto de imagem (*direita*). A supressão de luz dispersa e um curto tempo de decaimento do cintilador permitem elevar a capacidade de resolução e a sensibilidade do detector (Horbaschek *et al.*, 1996).

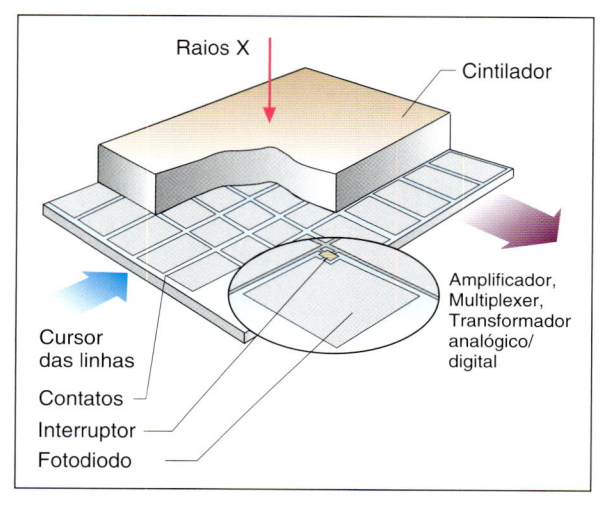

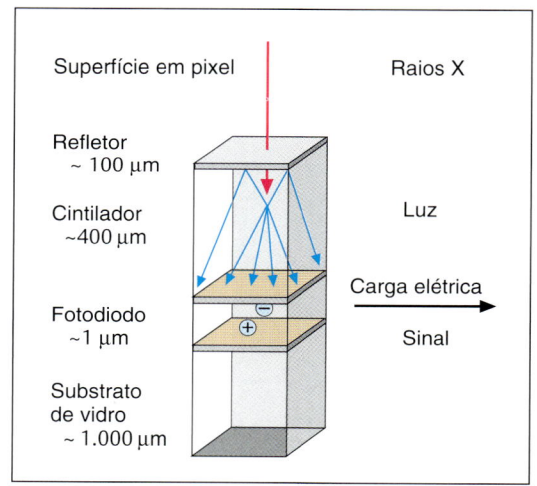

Figura 319 Formação da imagem com um sensor intrabucal
O *chip* de semicondutor do sensor de raios X fornece para cada ponto de imagem um sinal de intensidade análogo, que é proporcional à radiação X recebida pontualmente. O sinal elétrico do sensor é amplificado, digitalizado com um conversor analógico/digital e então processado para a radiografia digital.

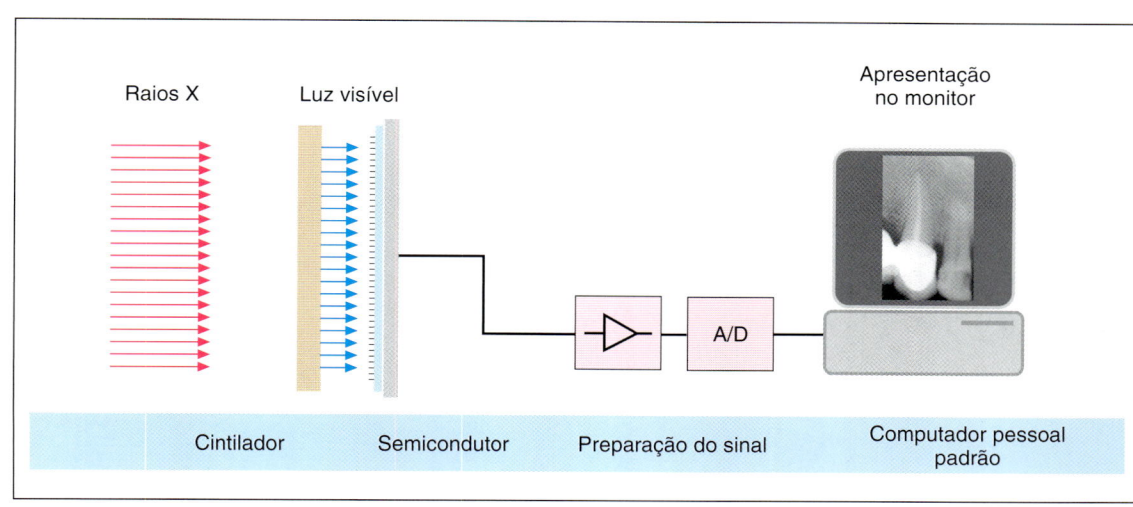

tos vizinhos podem ser agrupados para a interpretação, pode-se usar sensores de alta resolução e conseguir alta sensibilidade (Analoui, 1999; Farman e Farman, 1999).

Os sinais dos sensores são conduzidos por um cabo para fora da boca do paciente e levados ao computador. Todos os fabricantes idôneos oferecem sensores em diferentes tamanhos. A superfície ativa de pequenos sensores perfaz 2 x 3 cm, com medidas externas de 2,5 x 4 x 0,6 cm. Os chamados sensores *full size* têm uma área útil de 2,7 x 3,6 cm, que quase corresponde a um filme dental-padrão. O manuseio desses sensores relativamente grandes (cerca de 3,2 x 4,5 x 0,6 cm) é ainda problemático.

Aparelhos de Radiografia Digital Panorâmica

O primeiro protótipo de um aparelho de radiografia panorâmica foi descrito por McDavid e colaboradores em 1991. Até a introdução no mercado de aparelhos comerciais em 1995 / 96, foi necessário resolver uma série de grandes problemas técnicos. Nos aparelhos panorâmicos digitais, os sensores de linha servem, em combinação com cintiladores, como receptores de imagens. O sensor encontra-se atrás do diafragma secundário do aparelho. Na tomada da radiografia, será selecionado um ritmo sincronizado com o movimento de rotação que o tubo gerador de raios X faz em torno da cabeça do paciente. Durante o percurso, serão recebidos e processados sinais de numerosas fendas de pixel (McDavid *et al.*, 1995). Condicionada ao princípio da tomografia de borramento, a resolução local nas radiografias panorâmicas é significativamente menor que nas radiografias dentais. As radiografias são por isso oferecidas com um tamanho efetivo de pixel de 100 μm, mesmo que o tamanho físico do pixel dos semicondutores seja essencialmente menor. No estado atual da técnica, uma radiografia panorâmica digital típica, por exemplo, no formato de 26,5 x 12,9 cm, terá uma matriz de pixel de 2550 x 1244 e uma paleta de 256 tons de cinza (Farman *et al.*, 1997; Hassfeld *et al.*, 1997).

Os aparelhos panorâmicos digitais correspondem, em todas as funções, até o receptor de imagem, aos aparelhos convencionais. O chassi de filme radiográfico é substituído por um sensor (uma combinação de CCD e cintilador). Como deve existir uma perfeita sincronia entre a mecânica do aparelho e a aquisição de dados pelo sensor, os aparelhos mais antigos nem sempre podem ser adaptados para a técnica digital.

Telerradiografias Digitais

O primeiro aparelho para telerradiografias digitais foi apresentado pela fábrica Siemens-Dental/Sirona, Bensheim. Tratava-se de um aparelho de radiografia panorâmica digital (Orthophos DS Ceph), cujo sensor de linhas foi retirado e foi preparado para telerradiografia, segundo a técnica de *slot* (Figura 321). As radiografias digitais têm uma matriz de pixel de 2052 x 2348.

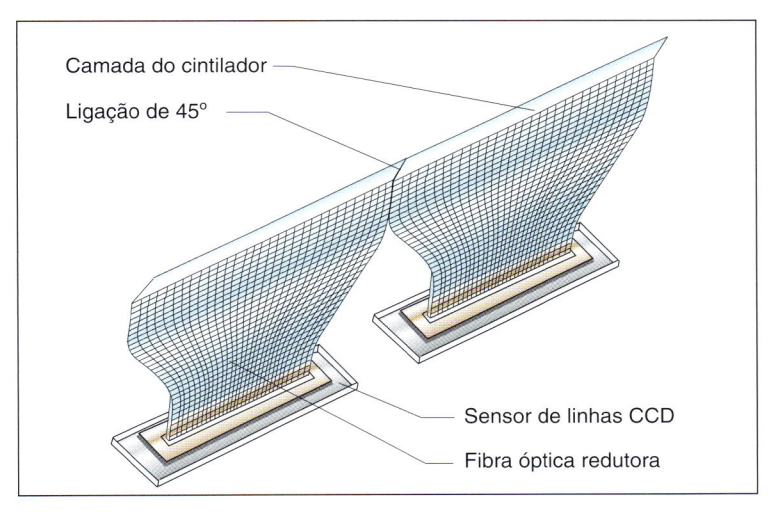

Figura 320   Construção de um sensor de linhas (esquemático)
Para obtenção de radiografias digitais de grandes tamanhos, podem ser utilizados sensores de linhas. No princípio, são semelhantes aos sensores intrabucais. O cintilador, que no caso recebe o feixe de raios com imagem reduzida, e o CCD são os componentes mais importantes. Tais sensores de linha são de produção mais fácil e economicamente mais viáveis que os de grande formato. Desenho esquemático segundo Yaffe e Rowlands (1997).

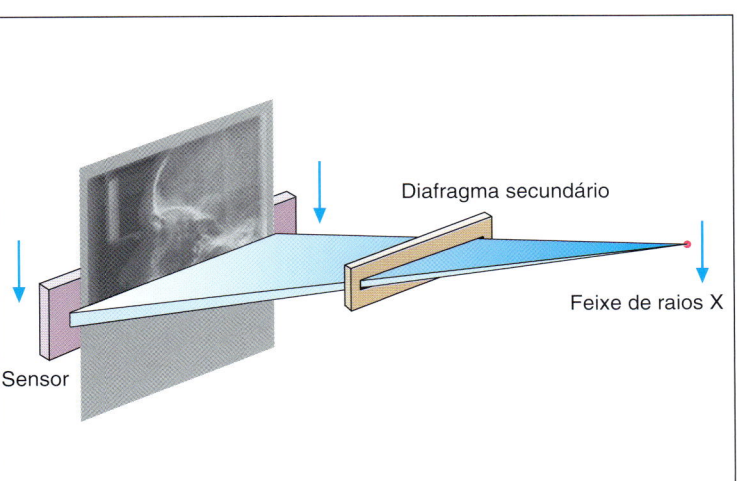

Figura 321   Telerradiografia digital com um sensor de linhas (chamada técnica *slot*)
Um estreito feixe de raios úteis em forma de leque e o sensor de linhas movem-se paralelos. O tempo de radiografia para uma telerradiografia com esta técnica perfaz vários segundos. No computador é reconstruída a imagem pelos sinais das linhas. Radiografias panorâmicas são obtidas pelo mesmo princípio.

Sistemas de Radiografia Digital com Placas de Fósforo

Substâncias luminescentes com memória, quando estimuladas pela luz, têm a propriedade de receber elétrons no estado meta-estável liberados pelos raios X e que, após, podem ser novamente liberados por irradiação de luz. Neste processo é emitida luz de comprimento de onda diferente do original, sendo sua intensidade proporcional à dose de radiação X (von Seggern, 1992). Com estes materiais podem ser construídas placas de fósforo regeneráveis para a reprodução de imagens radiográficas. O primeiro destes sistemas foi produzido pela Fuji em 1981 (Neitzel 1998a). Na literatura alemã, fala-se muitas vezes de radiografia digital por luminescência (RDL) e no inglês fala-se de *storage phosphor* ou radiografia computadorizada (RC).

As placas de fósforo são construídas semelhantes aos écrans (Figura 322). No formato e no manuseio com o paciente, correspondem aos filmes convencionais de raio X. Após a tomada da radiografia, forma-se uma imagem latente na placa. Esta é lida por um *scanner* a *laser* especial. Então, a placa de fósforo é exposta a uma iluminação intensa com luz visível e está mais uma vez disponível para nova radiografia (Figura 324). As placas de fósforo podem ser utilizadas para milhares de radiografias, até que, por ação mecânica, fiquem inutilizadas.

Em sistemas comerciais, são usados cristais de halogenetos de bário ativados com európio ($BaFBr:Eu^{2+}$ e $BaFBr_x\text{-}I_{1x}:Eu^{2+}$), bem como o halogeneto alcalino $RbBr:Ti^+$ como material de memória. Por radiação X, formam-se nestes materiais elétrons pareados presos, cujo número é proporcional à dose de radiação. A irradiação com *laser* vermelho ou infravermelho leva a uma recombinação dos pares de elétrons. Neste momento, é emitida uma luz luminescente azul. No *scanner*, a placa de fósforo, que contém esta imagem latente, é explorada ponto a ponto por um feixe *laser*. Existem *scanners* que trabalham com o movimento do feixe de *laser* de acordo com o avanço da placa de fósforo e um espelho basculante, bem como *scanner* de tambor, no qual as placas são rotacionadas em uma base e movimentadas em direção ao feixe *laser*, na direção do eixo da rotação. A luz luminescente é, então, captada por um colimador, filtrada e transformada em sinal elétrico analógico por um fotomultiplicador. Este sinal é digitalizado com um conversor analógico/digital e ordenado em uma matriz de pixel, que está sincronizada com o modelo de movimento do *scanner*. A obtenção da imagem só acontece então no *scanner*. A imagem latente continua existindo na placa de fósforo de forma analógica, exatamente como a imagem latente de um filme radiográfico.

Figura 322 Construção de uma placa de fósforo (esquemática)
Os cristais da substância luminescente de memória encontram-se em uma emulsão, que é aplicada sobre o suporte de poliéster.

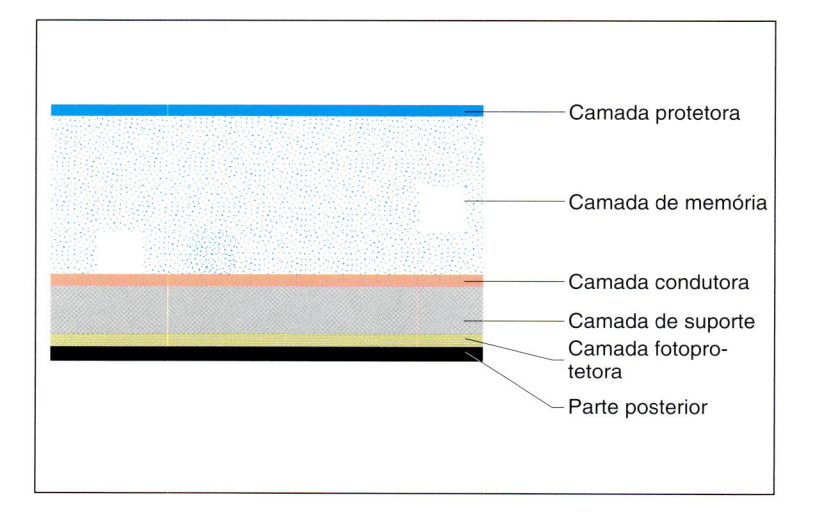

Figura 323 Leitura de uma placa de fósforo no *scanner*
A exploração acontece no *scanner* quando a placa de fósforo e o feixe de *laser* se movimentam. Isso pode – conforme mostrado na figura – ser linear ou em tambor. A luz luminescente é registrada por um fotomultiplicador. A intensidade dos sinais do fotomultiplicador existe agora de forma analógica e será posteriormente digitalizada (segundo Yaffe e Rowlands, 1997).

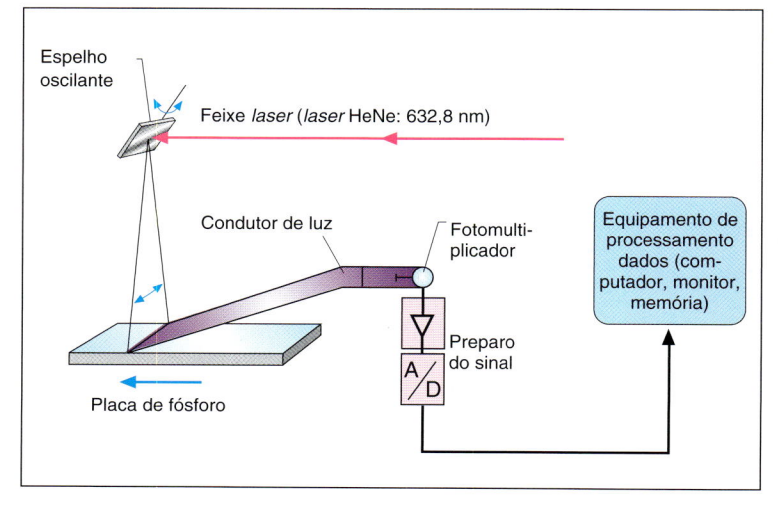

Comparados com um filme radiográfico convencional, ou seja, a combinação filme-écran, as placas de fósforo têm uma faixa de exposição muito maior (faixa dinâmica de 1:40.000). Por isso, o procedimento de leitura ocorre em duas fases: uma pré-leitura e a leitura principal. Com a pré-leitura é determinada a faixa dinâmica do fotomultiplicador para a leitura principal. Com isso, disponibiliza-se, da melhor maneira possível, toda a faixa de cor preta, isto é, a paleta disponível de 256 tons de cinza para a imagem latente. O usuário não é confrontado com estes meandros técnicos; ele obtém diretamente uma imagem digital, que reproduz o conteúdo de informações da placa de fósforo exposta.

A resolução local dos sistemas com placas de fósforo é limitada por vários fatores: densidade de cobertura local, granulação dos cristais da placa de fósforo, tamanho do foco do feixe de *laser*, luminescência tardia dos grãos da substância luminescente no processo de pré-leitura e dispersão da luz dentro da placa de fósforo. O fotomultiplicador e o conversor analógico/digital contribuem para o ruído da imagem. Na otimização de todos os parâmetros do sistema, tamanhos de pixel de 30 µm de lado parecem ser possíveis.

Radiografias Intrabucais com Placas de Fósforo

Para radiografias intrabucais, as placas de fósforo precisam estar acondicionadas em embalagens protetoras higiênicas. O primeiro aparelho comercial para placas de fósforo em formato de radiografia dental (Digora System, da Gendex) foi apresentado em 1994. A leitura e a regeneração da placa eram colocadas em embalagens higiênicas protegidas da luz e soldadas com um aparelho de solda, formando uma unidade sólida. No estado atual da técnica, existem placas de fósforo para radiografias intrabucais em todos os formatos usuais. Na dependência do *scanner* usado, ou seja, da resolução de escaneamento selecionada, os pixels das imagens digitais medem de 42 a 85 µm.

Radiografia Panorâmica e Telerradiografia

Já em 1984, foi relatada pela primeira vez uma radiografia panorâmica com placas de fósforo (Kashima *et al.*, 1984 e 1985). Para isso, foram usados chassis de filme de um aparelho convencional com placas de fósforo do sistema Fuji para a radiografia digital de luminescência (RDL). Este procedimento evidente, no entanto, por motivos econômicos e de legalização de patente, por muito tempo não esteve à disposição da clínica odontológica. Somente no final de 1997 foi introduzido no mercado um *scanner* para placas de fósforo (Sistema DenOptix, da Gendex), que pode usar tanto filme dental quanto formato de placa de écran para radiografia panorâmica. O típico gasto de tempo para o escaneamento perfaz, para a radiografia dental, 1 a 2 minutos. Para uma radiografia panorâmica são necessários até 6 minutos, conforme a resolução desejada (tamanho do pixel de 85 ou melhor 170 mm). Desde 1998 existem *scanners* nos quais podem ser lidos formatos de écrans de telerradiografia.

Em comparação com a técnica convencional, somente o filme radiológico, ou melhor, a combinação filme-écran é substituída pelas placas de fósforo. No restante da instalação de raios X, são necessárias apenas pequenas adaptações. Nos aparelhos panorâmicos, quando os filmes são substituídos pelas placas de fósforo, surgem artefatos nas imagens: nas bordas de regiões com diferentes densidades ópticas surgem, às vezes, finas linhas pretas. Geralmente isto pode ser corrigido com um *upgrade* do equipamento. As placas de fósforo devem ser manuseados com cuidado, para evitar arranhões, dobras e sujidades. A imagem latente na placa de fósforo é sensível à luz, por isso aconselha-se uma sala mais escura como ambiente para o *scanner*. O processo de escaneamento deve acontecer logo após a radiografia.

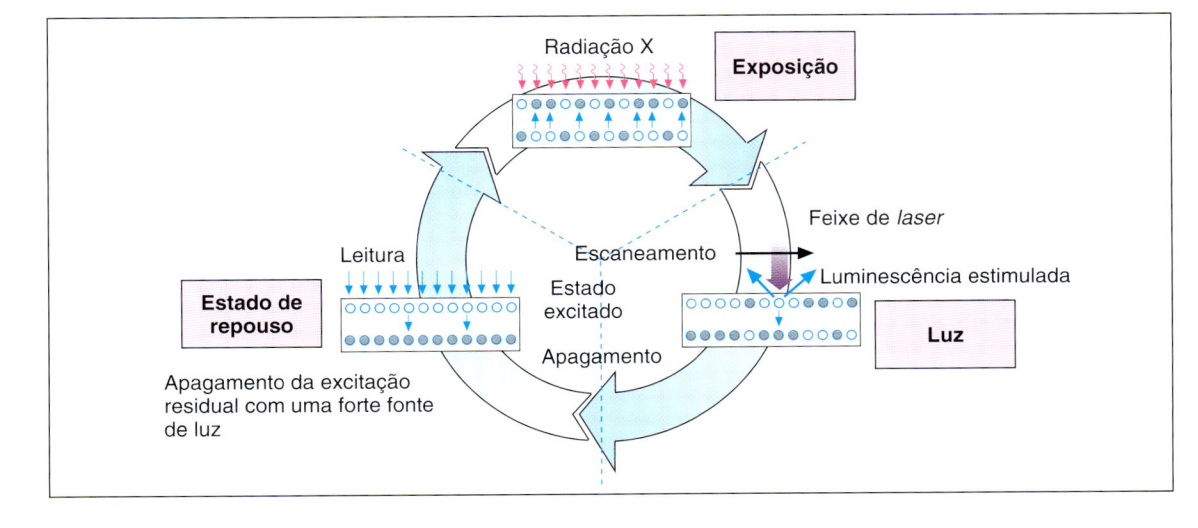

Figura 324 Ciclo de trabalho da placa de fósforo
Segundo Döhring *et al.* (1986):

1. Exposição da placa de fósforo na radiografia.
2. Leitura da informação armazenada ponto a ponto.
3. Preparação da placa de imagem para uma nova radiografia (apagamento da informação residual com uma forte fonte de luz).

Propriedades de Sistemas de Recepção de Imagens Digitais: Placas de Fósforo *Versus* Sensores

Em sensores baseados em semicondutores, a matriz de pixel e o tamanho físico dos pixels são determinados pelo *hardware* do receptor de imagens. Para tamanhos diferentes de quadro são utilizados, via de regra, sensores de tamanhos diferentes. A transmissão do sinal ao computador ocorre através de um cabo. Por isso, a imagem digital está imediatamente disponível logo após a tomada da radiografia. O volume do sensor e a ligação por cabo dificultam, às vezes, a execução de radiografias intrabucais.

Com placas de fósforo, é registrada na radiografia inicialmente uma imagem latente (analógica). A digitalização ocorre após a exploração pelo *scanner*. Os *scanners* devidamente equipados permitem o processamento de todos os formatos existentes em um único aparelho. O processo de escaneamento produz uma dilatação no tempo entre a tomada da radiografia e a disponibilidade da imagem digital. No manejo do paciente quase não existem diferenças entre as placas de fósforo e os filmes radiográficos convencionais. No dano ou sujidade das placas de fósforo, podem aparecer artefatos nas imagens.

Resolução Local

Em vista do tamanho físico dos pixels, os sensores são superiores às placas de fósforo. Existem sensores com um tamanho de pixel de cerca de 20 µm; nas placas de fósforo /*scanner* o tamanho mínimo de pixel é de 40 µm. Em uma melhor resolução local, nem sempre se consegue uma melhor nitidez de detalhes diagnósticos (ver p. 152 e 153). Ambos os sistemas oferecem, em radiografias intrabucais que tenham exigências especialmente elevadas, uma suficiente resolução local. Em radiografias panorâmicas, os tamanhos abaixo de 80 µm não são úteis, devido ao princípio da tomografia de borramento. Se o efetivo pixel obtido com um sensor de semicondutor de alta resolução é produzido por cálculo de pixels fisicamente menores, ou se são resultado de um adequado escaneamento, é somente uma questão de detalhe técnico.

Faixa de Exposição e Sensibilidade

As placas de fósforo têm uma faixa maior de exposição e uma maior sensibilidade que os sensores de semicondutores. Quando se coloca o sinal do receptor de imagens como função da dose do receptor de imagem em representação logarítmica dupla, obtém-se a curva característica do sistema. Para

Figura 325 Curvas características de sistemas convencionais e digitais de radiografias
Filmes radiográficos convencionais têm uma curva de gradação em forma de S; para a formação de imagem é utilizada a parte linear reta da curva. Sistema têm linhas características retas. Sua faixa de exposição é significativamente maior que nos filmes. O sinal do receptor de imagem é projetado sobre a paleta de tons de cinzas disponível, por meio do processamento interno do sistema.

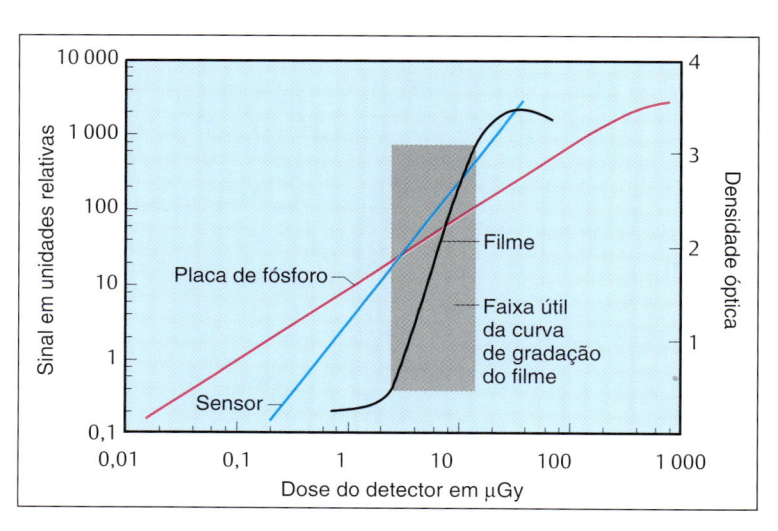

Figura 326 Efeito das variações de dose na representação da imagem em meios convencionais (direita) e sistemas digitais (esquerda)
A exposição de quadrantes da imagem diferencia-se sempre pelo fator 2. Pela correção automática dos tons de cinza, a densidade ótica da imagem digital (*esquerda*) é independente da exposição, em amplas faixas (segundo Neitzel, 1998a).

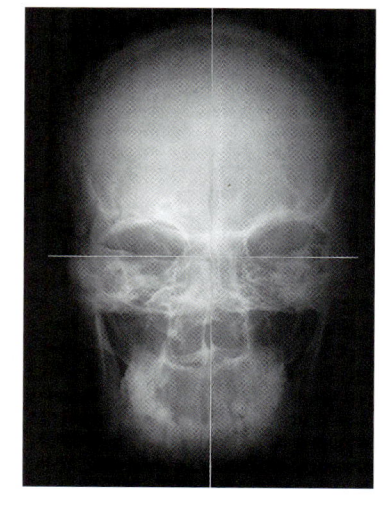

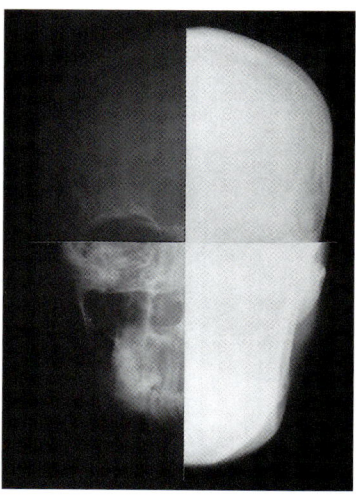

filmes radiológicos, ou melhor, combinações filme-écran, produz-se uma curva típica em forma de S. Os sistemas digitais, por sua vez, formam linhas essencialmente retas (Figura 325).

A dinâmica, isto é, a relação de maior a menor dose de radiação que é usada efetivamente para a formação da imagem, abrange nos filmes convencionais uma dezena. Em sensores de semicondutores são 2 a 3 dezenas e em placas de fósforo são cerca de 4 dezenas. Os sistemas de recepção de imagem digital têm, por isso, uma faixa de exposição significativamente maior que os filmes convencionais de raios X. Quanto menor for a dose do receptor de imagem com a qual pode ser obtida uma imagem útil, tanto mais sensível será o sistema de formação de imagem. As placas de fósforo são um pouco mais sensíveis que os sensores de semicondutores; estes, por sua vez, são mais sensíveis que os sistemas de filme-écran ou filmes radiográficos.

Graduação Automática de Cinzas

Tanto os sistemas de sensores, bem como as placas de fósforo, liberam para cada ponto de imagem primariamente um sinal de intensidade analógico (ver p. 136 e 138). Esse sinal deve ser digitalizado e encaixado na paleta de 256 tons de cinzas, que está disponível para a apresentação da imagem digital. Para isso, o sinal de intensidade é primeiramente digitalizado com uma profundidade de memória de 10 a 12 bit (correspondendo a 1.024 até 4.096 tons de cinza). Essa grande paleta de tons de cinza representa toda a faixa linear da curva característica do sistema formador de imagem (Figura 325).

O sinal de intensidade de uma imagem abrange, como regra geral, só uma pequena faixa da curva característica; ele está concentrado na dose média do receptor de imagem. O *software* do sistema digital de imagem estabelece o valor central e a largura da banda do sinal da imagem. Então ele prepara uma janela correspondente, que finalmente vai apresentar na tela do monitor a paleta de 256 tons de cinza disponíveis (para formação de janela, ver p. 147). A correção automática da graduação ocorre internamente no sistema e não pode ser influenciada pelo usuário. Ela garante uma qualidade de imagem constante, que, em amplas faixas, é independente de dose.

Redução da Dose

A grande sensibilidade dos receptores digitais de imagens pode ser utilizada para diminuir nitidamente a dose de exposição do paciente. Em radiografias intrabucais isto ocorre por encurtamento do tempo de exposição. Enquanto se trabalhar com sensores de formato 2 x 3 cm nas radiografias interproximais ou conjuntos dentários, é necessário um número maior de radiografias que no procedimento convencional. Além disso, deve ser considerado que no uso de formato de sensores pequenos ocorre uma redução de dose por abertura do diafragma para o feixe útil de raios X. Uma comparação bem-fundamentada da exposição de radiações no uso de diferentes receptores de imagens deve considerar todos os fatores (p. 22 a 26). As radiografias panorâmicas convencionais são feitas com sistemas de filme-écran, que são mais sensíveis que os filmes dentais intrabucais. Apesar disso, também nas panorâmicas por sistemas de receptores digitais pode-se alcançar uma redução de dose. Isto acontece primariamente pela redução do valor de mA nas radiografias.

Por causa da grande faixa de exposição, obtém-se nos receptores digitais, mesmo com doses muito altas de radiações, radiografias ainda utilizáveis. Pela correção automática da graduação no sistema digital, as imagens obtidas não demonstram facilmente se foram tomadas com a dose recomendada. Sinais de uma dose exagerada, isto é, uma superexposição do receptor de imagens digital, são superfícies individuais pretas em que graduações ou sinais de ruídos sejam esperados (disseminação do preto) (Sonnabend e Benz, 1998). Uma subexposição leva a radiografias pobres em contrastes e com ruído de imagem mais elevado.

	Sistemas de sensores	Placas de fósforo
Propriedades gerais	Sensor rígido Ligação com cabo ao computador Imagem imediatamente disponível Alta resolução local Exposição automática possível	Placa de fósforo flexível Sem ligação ao computador Necessidade de tempo para o escaneamento Faixa dinâmica muito grande
Radiografias intrabucais	Possíveis problemas de posicionamento e higiene	Folhas finas Manuseio como filme dental
Radiografias extrabucais	Adaptação do aparelho limitada	Uso praticamente universal Partes mecânicas sensíveis (placas de fósforo em grandes formatos, scanner)

Figura 327 Propriedades de sistemas de sensores e placas de fósforo

Avaliação de Séries de Quadros de TC no Computador do Consultório

Imagens de TC são produzidas por processamento computadorizado dos sinais de detectores eletrônicos. O procedimento foi apresentado em 1973 por G. N. Hounsfield, e já existem inúmeras variantes técnicas e desenvolvimentos posteriores (Kalendar, 1994).

No plano axiotransversal são feitas imagens por camadas perpendiculares à posição do paciente. O paciente é posicionado em uma maca. Na altura da camada desejada, o tubo emissor de raios X circula em torno do paciente, com um feixe regular de raios em forma de leque. Com um sistema de detectores é registrada a radiação que transpassa o corpo. Com isso, obtém-se um perfil das densidades laterais da camada examinada sob uma série de ângulos. Destas projeções é feita uma reconstrução bidimensional da distribuição dos coeficientes de atenuação ou enfraquecimento da imagem na camada do objeto. O resultado primário do exame computadorizado é uma matriz de algarismos dos valores de atenuação, expressa em unidades Hounsflied (UH). Pela definição, o ar tem o valor de - 1.000 UH e a água tem valor 0 UH. Os ossos têm, conforme sua densidade, de 50 a 30.000 UH. Por cálculo dos valores de Hounsfield em tons de cinza temos as imagens por camadas. Em um exame por tomografia computadorizada típica são tomadas várias radiografias das camadas, ou por um *scanner* de volume que examina a área desejada (TC espiralada). Daí pode-se produzir imagens de camadas selecionadas em qualquer orientação espacial que se queira, bem como a reconstrução tridimensional de um objeto examinado.

Na tomografia computadorizada, existe uma grande quantidade de dados que devem ser trabalhados com algoritmos de complexos cálculos. Para isso são usadas instalações especiais de computadores, que se diferenciam dos computadores usuais. Há algum tempo estão no mercado programas para processamento e avaliação de conjuntos de dados da TC, reformatados em um computador de consultório. O paciente é enviado a um centro de radiologia para fazer uma tomografia e o radiologista envia de volta os dados-fonte da mesma para um centro de serviços que vai reformatá-los para que possam ser lidos com o auxílio de um programa especial no computador do consultório (Abrahams e Kalyanpur, 1995; Fuhrmann *et al.*, 1995; Jacobs e Loutrouki; 1995).

A aplicação mais importante destes programas é o planejamento de casos de implantologia complexos. Para isso, o programa possibilita a representação de inúmeras camadas em planos de diferente orientação espacial, a medição espacial do osso alveolar, a determinação da densidade óssea com base nas unidades Hounsfield, bem como uma simulação da situação do implante.

Figura 328 Janela de trabalho de um *software* para interpretação de séries de quadros de tomografia computadorizada (TC) no computador pessoal do consultório
(SIM / Plant, Columbia Scientific USA).

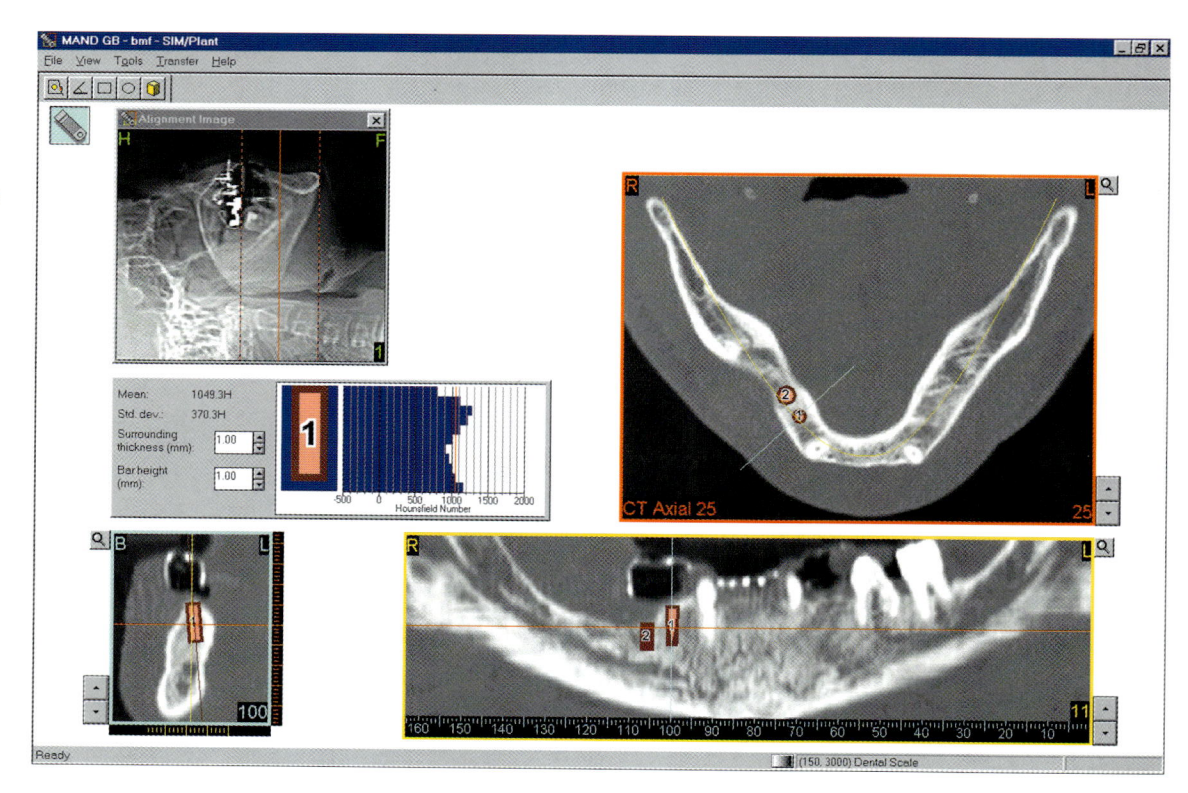

Processamento Digital de Imagens

Do ponto de vista técnico, uma imagem digital é uma seqüência de números armazenados em um computador. Quando essa seqüência de números sofrer transformações ou recálculos, pode-se originar outras formas de apresentação desta imagem ou efetuar medições nela.

Pode-se apresentar o repertório do processamento digital de imagens oferecido pelos sistemas de radiografias digitais para a odontologia, de forma muito simplificada, da seguinte maneira:
- Apresentação de uma imagem digital
  - rotação em passos de 90°
  - recortes de imagens (quadrados ou retangulares)
  - ampliação (*zoom*) e redução

- Medições na imagem digital
  - extensões (por exemplo, o comprimento de um canal radicular)
  - ângulos
  - superfícies
  - tons de cinza de determinados pontos
  - histograma (distribuição de tons de cinza em superfícies ou extensões)

- Alterações globais da distribuição dos tons de cinza
  - brilho
  - contraste
  - inclinação do histograma (alteração simultânea da brilho e contraste)
  - apresentação inversa (negativa)
  - destaque de determinados tons de cinza por cores
  - pseudocores (troca da paleta de cinzas por uma paleta de cores)

- Uso de filtros (novos cálculos de tons de cinza na dependência dos pontos de imagens vizinhos)
  - diminuição do ruído da imagem
  - aumento da nitidez
  - elevação dos cantos (representação de relevo)
  - relevo e falso 3D
  - filtração com máscara difusa

Trata-se de funções-padrão de processamento e avaliação de imagens, que podem ser adaptadas à rotina diária, ou que só necessitam de pequenas alterações nos programas técnicos. São explicitadas nas páginas seguintes, baseando-se em exemplos.

A execução prática destas medidas é simples. As funções correspondentes são escolhidas pelo *mouse* e iniciadas. Quase todas as funções podem ser combinadas entre si à vontade. A aplicação pode ocorrer em toda a imagem ou apenas naqueles locais selecionados.

Com *softwares* especiais de processamento de imagens (programas como "Emago", da Oral Diagnostic Systems, Amsterdam, Holanda ou "Optimas" de Media Cybernetics, Silver Spring, EUA) podem ser feitas inúmeras avaliações adicionais, como, por exemplo, a análise quantitativa da imagem, a definição de filtros e o processamento de seqüências de imagens (equivalência de histogramas, radiografias de subtração, etc.). Para os fundamentos matemáticos e técnicos do processamento digital, existe uma abrangente literatura especializada (Lehmann *et al.*, 1997). Muitas das funções de processamento de imagens também são encontradas nos programas de retoques de imagens digitais. Com estes, pode-se alterar o conteúdo das imagens. Isso compreende medidas úteis, como o preparo de imagens digitais para impressão até a manipulação de imagens.

Nenhum processamento de imagens pode fornecer mais informação do que a imagem original. Podem-se alterar somente determinados conteúdos de imagem à custa de outros conteúdos destacados ou quantificados. Por exemplo, o aumento da nitidez de uma imagem está sempre ligado a um aumento do ruído da imagem. O destaque de uma determinada informação da imagem pode ser útil, mas somente se não forem produzidos artefatos. No estado atual da técnica, o valor diagnóstico do processamento das imagens digitais não deve ser superestimado (Wenzel, 1998). Há ainda a necessidade de muita pesquisa para definir as faixas de uso e os procedimentos no processamento de radiografias odontológicas.

Ampliação e Redução

As imagens digitais são definidas por uma matriz de pixel e pelos valores de tons de cinza de cada ponto de imagem, por exemplo, 660 x 412 pontos de imagem e 256 tons de cinza. No monitor de um computador, existe uma resolução da tela à disposição para ser escolhida pelo sistema, por exemplo, 102 x 768 pontos de imagem e 16,8 milhões de cores. No caso mais simples, a matriz de pixel da imagem digital é menor que a resolução da tela do monitor e aparece nesta em uma relação de 1:1.

Para uma representação ampliada ou reduzida, a imagem digital é recalculada sobre uma nova matriz de pixel (*resampling*, ver também p. 131) e os pixels são projetados sobre a tela. Na representação reduzida, pixels vizinhos são englobados em um único ponto. A representação ampliada (*zoom*) de uma imagem digital, ou melhor, de um recorte de imagem, acontece pela ampliação do número de pixel, ou seja, um pixel da imagem é reproduzido no monitor por vários pixels. Em grandes ampliações, então, os pixels da imagem digital podem tornar-se visíveis (Figura 329). Este processo é usado pela maioria dos sistemas de imagens digitais usados na odontologia.

Como alternativa técnica, existe o *zoom* interpolado. Neste processo, são gerados pixels adicionais na imagem por interpolação. Mesmo em grandes aumentos, a estrutura dos pixels da imagem não se torna visível. Isto, no entanto, é apenas um efeito óptico profundo, pois uma melhoria da resolução não pode ser alcançada desta maneira.

Uma ampliação adequada pode ser útil para o diagnóstico. Sob determinadas circunstâncias, a ampliação dificulta o reconhecimento de detalhes (por exemplo, em um instrumento de canal radicular); isto é válido especialmente para estruturas com pouco contraste. Em grande ampliação, a estrutura dos pixels da imagem digital torna-se incômoda. Um fator de ampliação excessivo reduz a precisão do diagnóstico de uma cárie (Moystad *et al.*, 1995; Sonnabend e Benz, 1998).

Figura 329   Ampliação simples de recortes de imagem
A figura original (*direita*) tem uma matriz de 660 x 412 pontos de imagem, e os recortes são de 329 x 204 e 66 x 41. Pela ampliação simples, a estrutura dos pixels torna-se visível nos recortes das imagens.

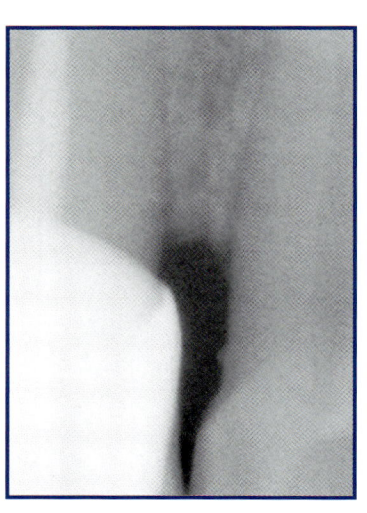

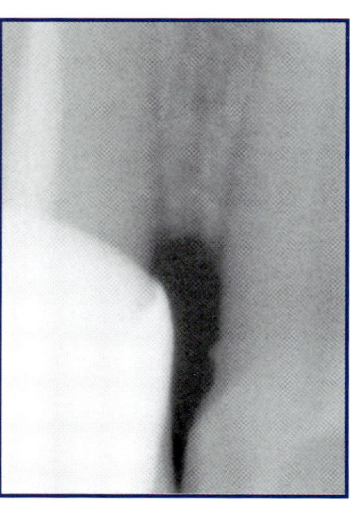

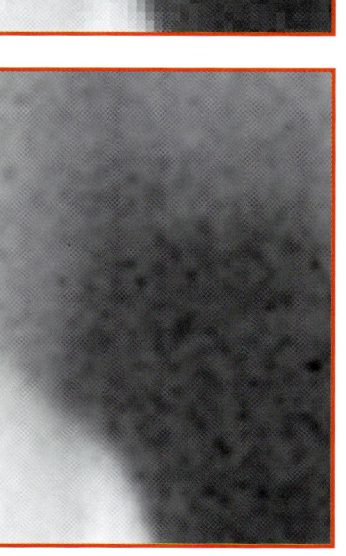

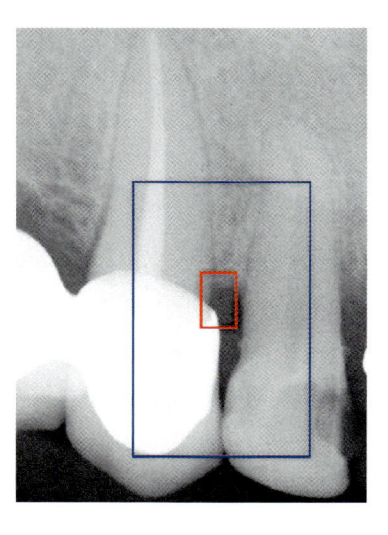

Figura 330   Representação com o efeito lupa, com *zoom* interpolado
Os mesmos recortes da Figura 329 foram ampliados com *zoom* interpolado. Por recálculo dos pixels vizinhos adicionais, ambas as imagens têm uma matriz de 660 x 412, igual a da imagem original. O efeito visual é melhorado pelo *zoom* interpolado, mas um ganho de informação ou uma maior precisão na imagem não são conseguidos.

Medições na Imagem Digital

Trechos, ângulos ou superfícies podem ser medidos em uma imagem digital com poucos esforços. Para isso, são colocados pontos de referência na imagem. As medições ocorrem então pelo *software*, baseando-se nas coordenadas dos pixels com processos da geometria analítica ou pela contagem de pixel.

As medições na imagem digital são muito bem reprodutíveis e têm uma alta precisão numérica. Isto não deve, no entanto, fazer esquecer o fato de que trabalhamos com uma imagem radiográfica ampliada de um objeto e com distorções provocadas pela projeção (Conover *et al.*, 1996; Lazzerini *et al.*, 1996). Uma precisão no sentido de uma concordância com a situação anatômica só pode ser alcançada à medida que os métodos radiográficos atualmente disponíveis o permitam. Para visualizar a real relação de tamanhos, devem ser medidos objetos de referência dentro da imagem digital. Os programas correspondentes oferecem ajuda para fazer a avaliação de radiografias, facilitando imensamente o trabalho da implantologia ou da medição de radiografias ortopédicas.

Exemplo de cálculo do comprimento

A distância entre dois pontos a_1 e a_2 com as coordenadas cartesianas (x_1, y_2) e (x_2, y_2) perfaz:

$$\overline{a_1 a_2} = \sqrt{(x_1 - x_2)^2 + (y_1 - y_2)^2}$$

A soma dos trechos parciais soma o comprimento do traçado poligonal; por meio da multiplicação com o lado do pixel, obtém-se o comprimento total na imagem. Na figura, estes são 293 x 45 μm = 13,2 μm. Se o fator de ampliação for conhecido, pode-se calcular o tamanho real do objeto.

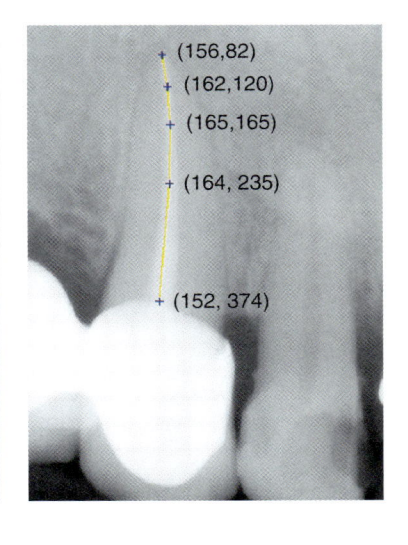

Figura 331 Medição do comprimento do canal radicular em radiografia digital
A medição ocorre baseando-se em pontos de referência que foram escolhidos pelo profissional. O comprimento do traçado poligonal é determinado automaticamente pelo programa. Enquanto existirem pontos de referência de comprimento na imagem, pode-se determinar o tamanho real do objeto na imagem. Alguns programas oferecem o modo "calibração".

Tabela de Valores de Cinza e Histogramas

Em uma imagem digital, cada pixel tem seu tom de cinza de uma paleta previamente selecionada perfeitamente definido. A atribuição numérica do tom de cinza pode ser usada para medições na imagem digital.

Um histograma é a representação gráfica da distribuição da freqüência dos tons de cinza em uma imagem, isto é, de um recorte. Para isso, são contadas as vezes que um determinado tom de cinza aparece na imagem. Esses histogramas fornecem, entre outros, conclusões sobre a paleta de tons de cinza, se ela está sendo bem-aproveitada para a representação da imagem (p. 146 e 147).

Um histograma de linhas é obtido quando se representa o percurso dos valores de cinza em uma linha na imagem digital. Estes perfis de cinza ou de densidade podem ser usados para compreender as diferenças de intensidade entre as estruturas pobres de contraste.

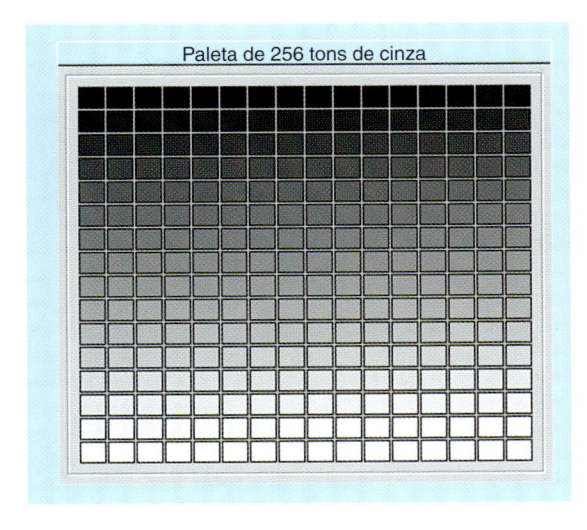

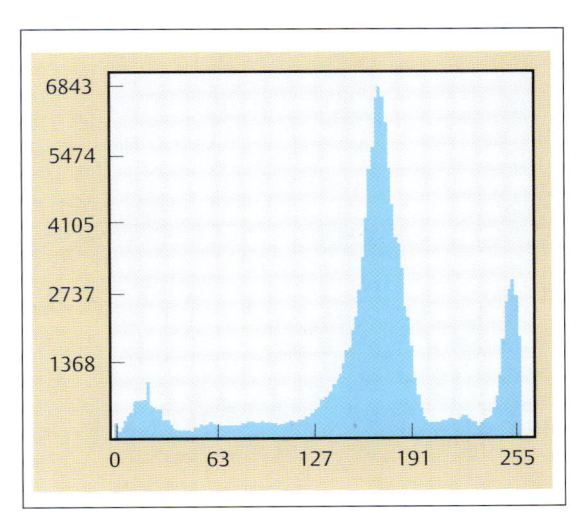

Figura 332 Paleta de tons de cinza
As radiografias odontológicas geralmente trabalham com uma paleta de 256 tons de cinza.

Figura 333 Histograma da radiografia digital das Figuras 329 e 331
Histogramas apresentam informações sobre a freqüência de distribuição de tons de cinza em uma radiografia digital. São uma valiosa ajuda para a análise e para o processamento da imagem.

Alterações de Brilho e Contraste

Cada pixel em uma imagem digital tem um tom de cinza de uma paleta preestabelecida. As radiografias digitais odontológicas geralmente fornecem imagens com uma paleta de 256 tons de cinza; por convenção, o preto tem valor 0 e o branco, valor 255.

Se alteramos a disposição do tom de cinza dos pixels, obtemos uma representação modificada da imagem digital. Alterações globais da destinação dos tons de cinza podem ser facilmente executadas. Em uma chamada LUT (*look up table*), é definido o novo valor da paleta de tons de cinza que o pixel receberá. O emprego de uma LUT provoca o efeito de uma alteração tardia da curva de gradação.

Uma imagem digital torna-se mais clara quando todos os valores de cinza são elevados, por exemplo, através de uma constante K para todos os valores de cinza. Como a paleta é limitada, ocorre uma perda de informação. Todos os pixels da imagem original, cujo valor de cinza for igual ou maior que (255 – K) serão representados com o valor 255; podem ocorrer regiões brancas isoladas na imagem. De maneira bem análoga, pode-se escurecer uma imagem digital, dimi-

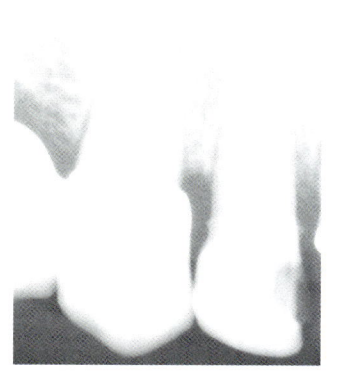

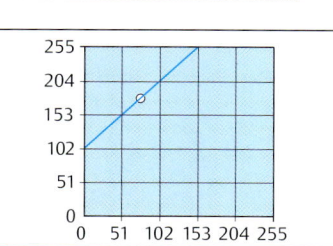

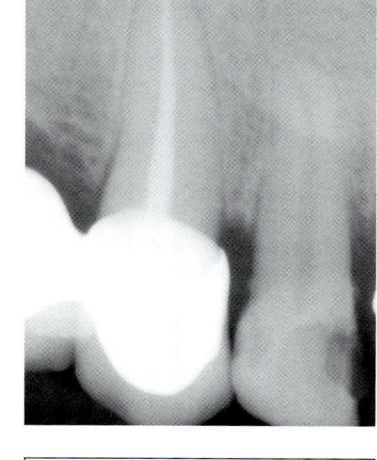

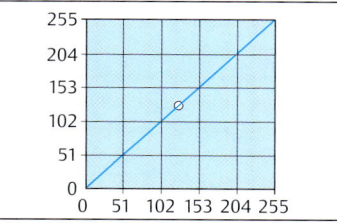

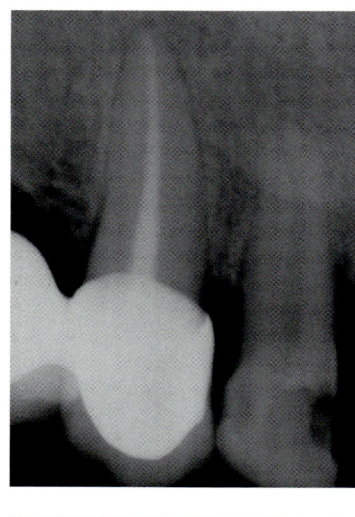

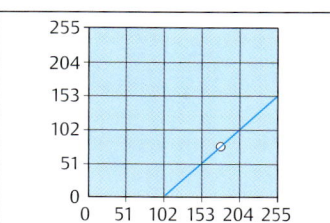

Figura 334   Modificação do brilho
O brilho de uma imagem digital pode ser aumentado globalmente pelo acréscimo de uma constante a todos os valores de cinza, ou pela subtração de uma constante de todos os valores, pode-se baixar globalmente o brilho de uma imagem. A figura mostra os valores de entrada do pixel sobre o valor de saída do pixel (LUT) de maneira gráfica.

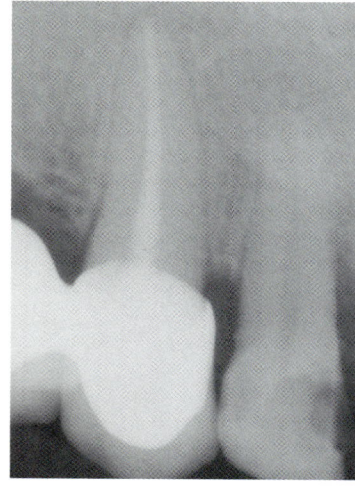

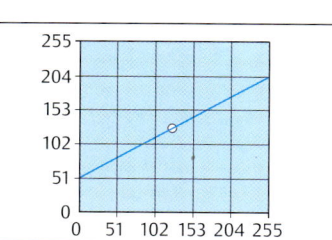

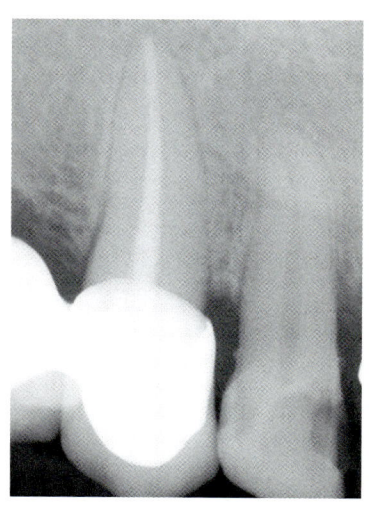

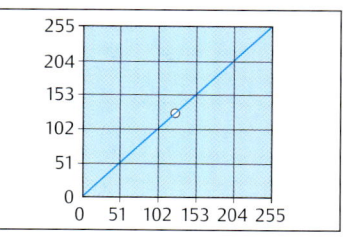

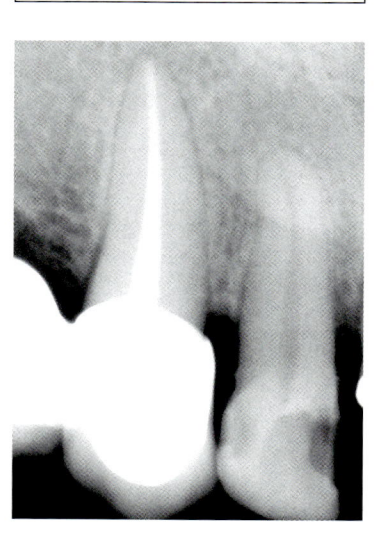

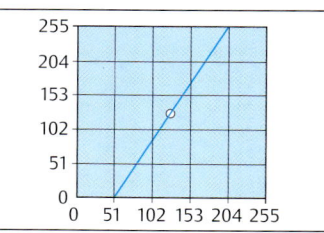

Figura 335   Modificação do contraste
O contraste de uma imagem digital pode ser influenciado globalmente pela multiplicação de uma constante por todos os valores de cinza. A figura mostra os valores de entrada do pixel sobre o valor de saída do pixel (LUT) de maneira gráfica.

nuindo de todos os valores de cinza uma constante (Figura 334). Em lugar de linhas características lineares de valores de cinza, também podem ser introduzidos valores logarítmicos ou outros.

As imagens são ricas em contrastes quando regiões vizinhas da imagem são alternadas com claras diferenças de brilho. O contraste de uma imagem digital pode ser influenciado pela multiplicação de uma constante de todos os valores de cinza. Fatores maiores que 1 provocam um aumento, e fatores menores que 1 provocam uma diminuição do contraste (Figura 335). Também aqui ocorre inevitavelmente uma perda de informações, já que a representação dos valores de cinza não é biunívoca. Por meio de uma alteração simultânea de brilho e contraste, a região central do conjunto da imagem pode ser representada de modo ideal com a paleta de cinzas disponível. Este processo é conhecido como formação de janelas ou distensão dos histogramas. Junto com uma análise automática dos histogramas, esse processo serve para a adaptação automática aos valores de cinza de muitos sistemas digitais de radiografia (ver p. 141). A Figura 336 mostra como um recorte de uma escala de cinzas pode ser representado sobre toda a extensão da paleta de cinzas disponível. Os contornos grosseiros são destacados como em uma escultura de madeira, e pequenas nuanças são niveladas na região das extremidades das distribuições dos valores de cinza, devido à perda de informação.

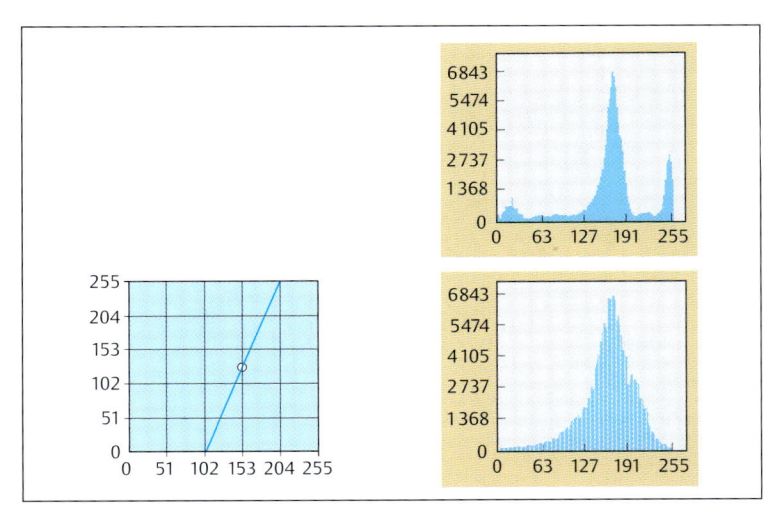

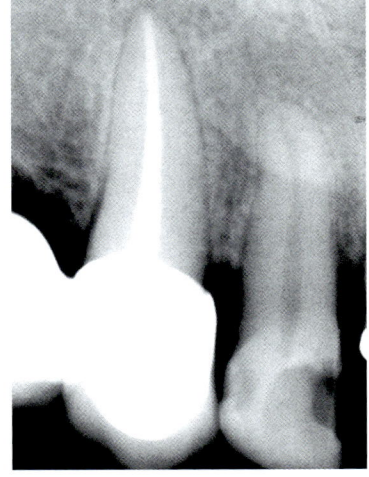

Figura 336 Alteração simultânea de brilho e contraste
A região central do histograma é retirada através da simultânea alteração de brilho e contraste, e depositada distendida sobre a paleta de cinzas disponível. Resulta em uma imagem rica em contrastes, porém empobrecida nos detalhes.

Imagem Invertida (Negativa)

As radiografias digitais podem ser visualizadas como imagens negativas ou imagens positivas. A representação inversa é alcançada por uma simples transformação dos valores de cinza:

Novo valor de cinza = 255 menos o valor de cinza antigo.

Essa transformação é biunívoca, isto é, pode ser retornada e não provoca perda de informação.

A representação inversa pode, às vezes, ser útil na avaliação de detalhes. Quando, para impressão das radiografias digitais, precisa ser usada uma impressora a *laser* comum e papel normal, a representação invertida tem apresentado freqüentemente resultados melhores que o modo-padrão.

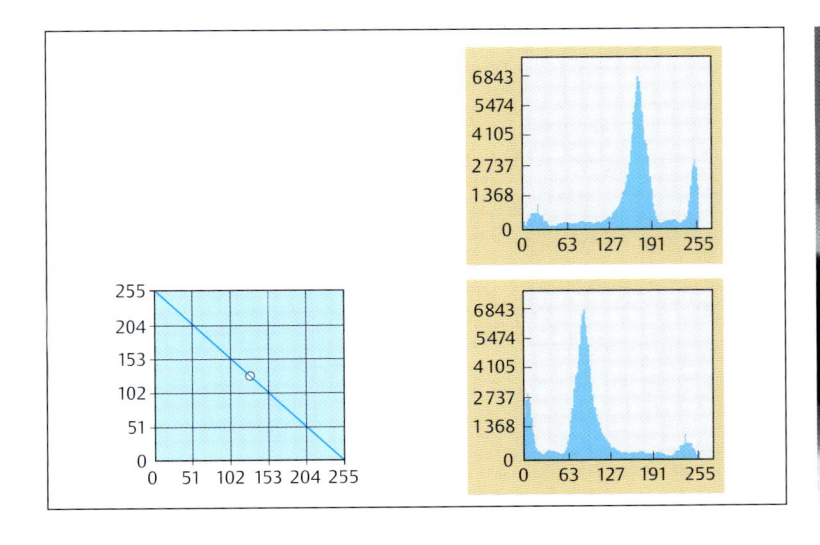

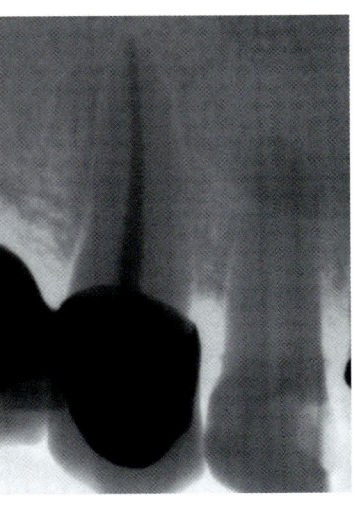

Figura 337 Inversão de uma radiografia digital
LUT (*look up table*) da inversão, o resultado da transformação do histograma e a imagem invertida. O histograma foi espelhado.

Cores Falsas

Todos os pixels de uma imagem digital que possuam um determinado valor de cinza de uma determinada região podem ser destacados em cores. Para isso somente precisa-se modificar a paleta de cinza com a introdução de cores. A utilidade de uma marcação de valores idênticos de densidades é geralmente pouca; o destaque de pontos característicos das estruturas exige um processamento diferenciado da imagem.

Por meio da troca da paleta de cinzas por uma paleta de cores, obtém-se as chamadas cores falsas. A adoção de cores pela imagem depende da seleção de cores e da sua disposição aos valores de pixel. Para isso, existe uma gama inimaginável de possibilidades. Experiências para usar as cores falsas para finalidades de diagnóstico até agora não tiveram sucesso (Künzel *et al.*, 1995). Somente em conjunto com a radiografia de subtração digital se esboçam aplicações práticas (p. 150).

Figura 338 Destaque de uma região dos tons de cinza por substituição de cores
Um grupo de cinco tons vizinhos de cinza foram substituídos pela cor amarela. Uma identificação "automática" de estruturas anatômicas, por exemplo, o espaço pericementário, não é possível com um método tão simples.

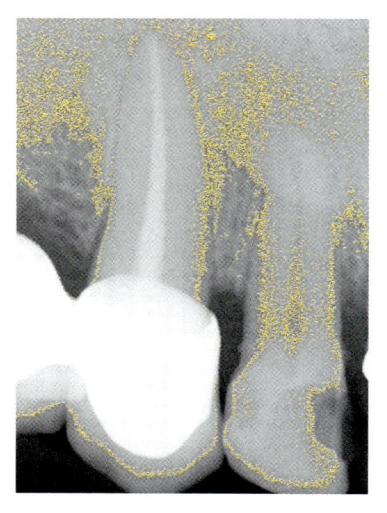

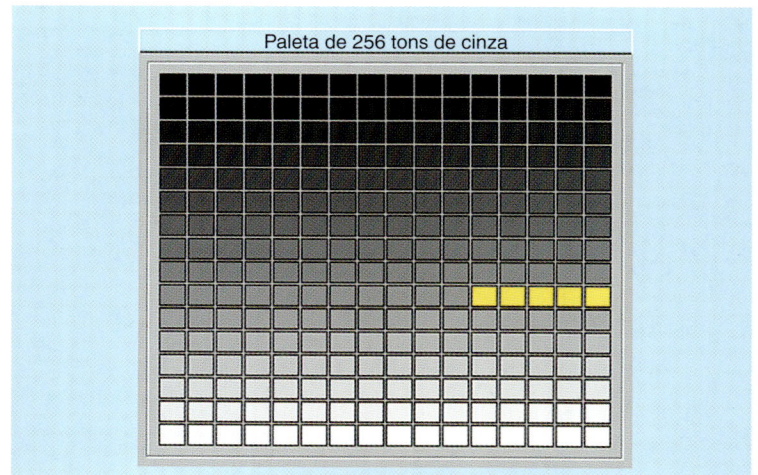

Figura 339 Criação de imagens com cores falsas
A troca de uma paleta de tons de cinza por uma paleta de cores dá origem a interessantes efeitos ópticos, mas, para o diagnóstico, é inútil.

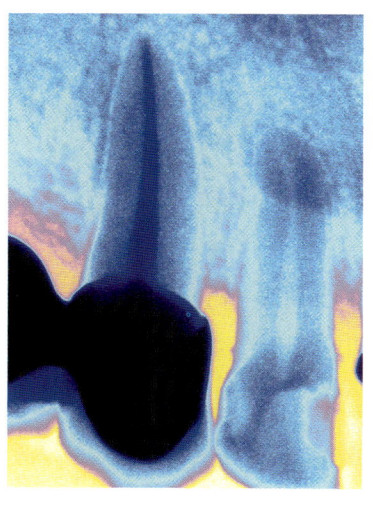

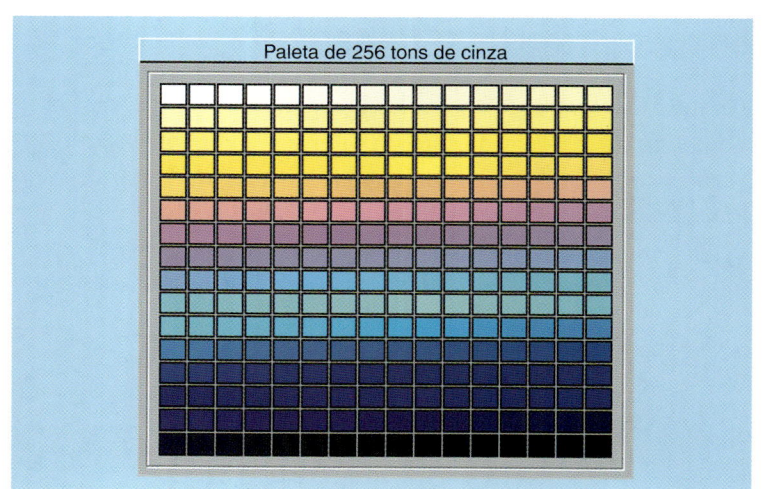

Processamento da Imagem com Filtros

Um grupo de programas especiais de processamento de imagens baseia-se no fato de que tons de cinza do pixel são novamente recalculados na dependência dos pontos de imagem vizinhos. O entorno que é englobado neste recálculo chama-se núcleo do filtro (*filterkernel*). Com freqüência trata-se de uma região quadrada com um lado de no mínimo 3 pixels. O filtro do processamento de imagem, isto é, a ordem do recálculo dos valores de cinza pode ser visualizado em uma matriz.

Com filtros, pode-se, entre outras coisas, diminuir o ruído da imagem, aumentar a nitidez, elevar os cantos, representar um relevo. O destaque de determinadas informações da imagem geralmente se compensa com a perda de informações em um outro setor (Figuras 341 e 342). A filtração com máscara difusa (*unsharp mask filter*) pode ser usada para um reforço nos cantos, ou seja, um aumento subjetivo de contraste e melhoria da nitidez. Ela pertence aos processos de melhor desempenho no processamento das imagens na radiologia diagnóstica (Neitzel, 1998a).

Processamento da Imagem com Filtros   **149**

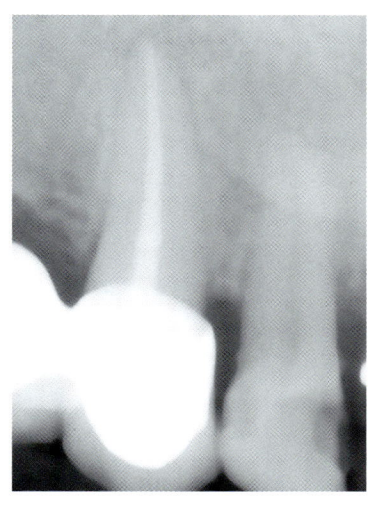

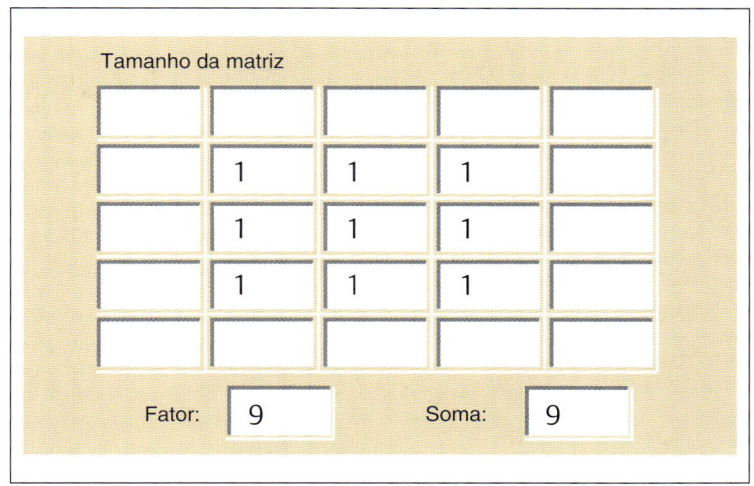

Figura 340   Diminuição do ruído da imagem
O exemplo mais simples para uma filtração é a diminuição do ruído da imagem por uma formação de um valor médio deslizante. Cada pixel receberá um valor médio dos tons de cinza de seus vizinhos, isto é, todos os pixels do núcleo do filtro. A filtração passa-baixo inibe o ruído da imagem, mas nivela os detalhes da imagem.

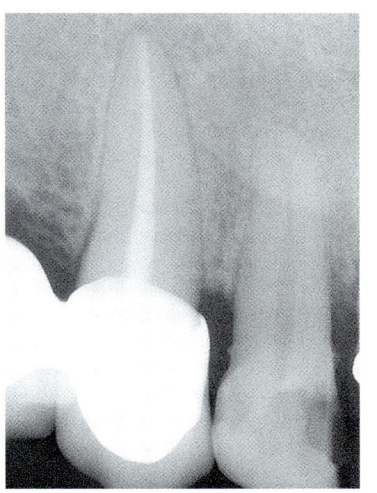

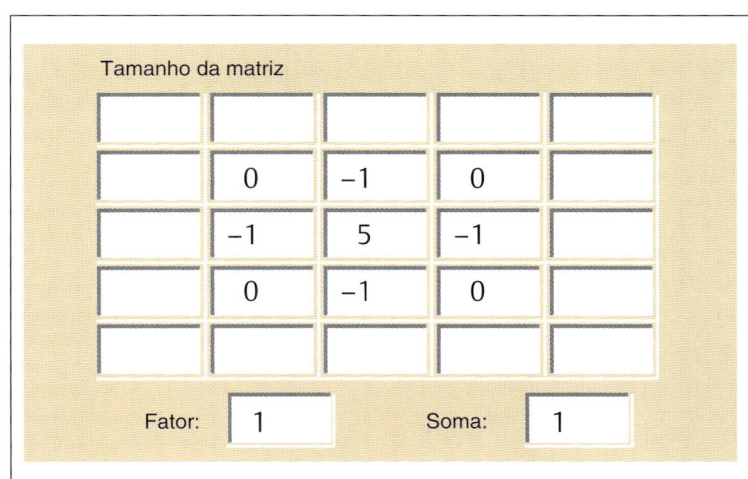

Figura 341   Aumento da nitidez da imagem
Quando as diferenças nos valores de cinza de pontos de imagem vizinhos são reforçadas por um filtro adequado, há um aumento subjetivo de nitidez. Ao mesmo tempo, é reforçado o ruído da imagem.

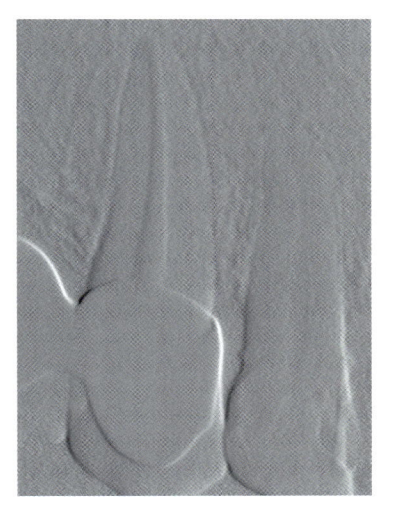

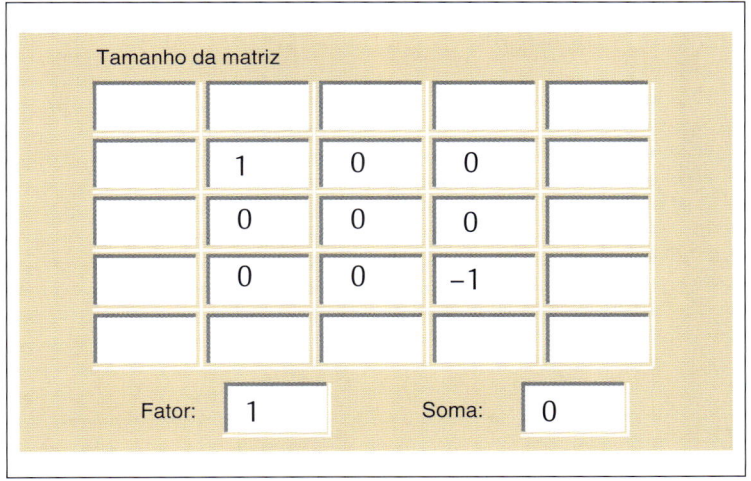

Figura 342   Representação de relevo
A criação de imagem com relevo repousa sobre simples filtros assimétricos. Uma modificação do sinal na matriz fará com que a direção de "incidência da luz" no relevo ocorra no sentido contrário.

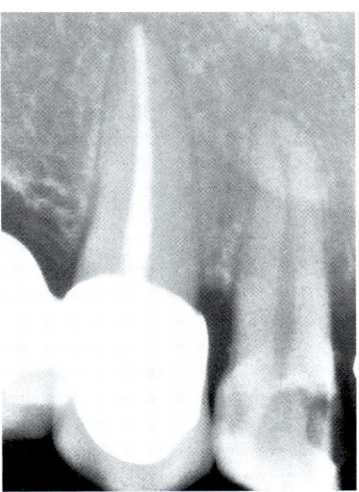

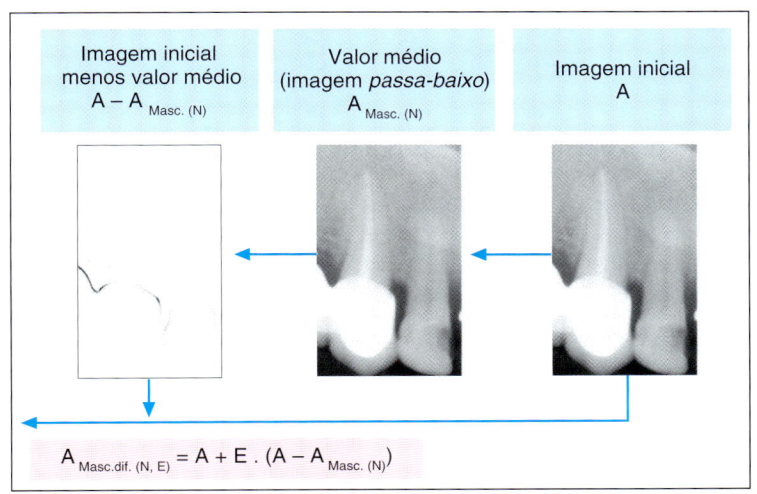

Figura 343   Princípio da filtração com máscara difusa
Da imagem inicial A é originada uma imagem difusa através da formação de um valor médio (N = tamanho do núcleo do filtro). Por subtração desta imagem da imagem inicial, teremos uma imagem de *passa-alto*, que apresenta principalmente finos detalhes de imagem. Essa imagem diferencial é multiplicada por um fator de aumento E (*enhancement*) e adicionada à imagem inicial, o que resulta em um destaque das estruturas que podem ser fortemente variadas em N e em E.

$$A_{Masc.dif.\,(N,\,E)} = A + E \cdot (A - A_{Masc.\,(N)})$$

Radiografia Digital de Subtração

Com a radiografia digital de subtração, podem ser visualizadas alterações no osso alveolar junto aos dentes. Necessita-se, para tal, de pares de radiografias que sejam tomadas em momentos diferentes, mas com as mesmas condições técnicas.

Um pressuposto essencial para a radiografia digital é uma boa coincidência na direção de incidência das radiografias. Para isso, são necessários suportes de filme, com mordidas individuais. Em uma determinada escala, desvios condicionados pela projeção podem ser anulados por programas de computador. Em outros detalhes, como na distribuição dos tons de cinza, as radiografias não podem se diferenciar significativamente; eventualmente, deve-se executar um comando de *histogram-matching* (Hildebolt *et al.*, 1996).

Para a radiografia digital de subtração são marcados em ambas as imagens pontos de fácil identificação, que se traz para sobreposição manual ou automaticamente (Samarabandu *et al.*, 1994). Então os tons de cinza de ambas as imagens são subtraídos pixel a pixel e, como resultado, surgirá uma nova imagem, que salienta as diferenças entre as duas imagens iniciais. Com base na radiografia digital de subtração é possível uma avaliação quantitativa da imagem (Brägger, 1998; Gröndahl *et al.*, 1983; Lehmann *et al.*, 1997).

Quando estão disponíveis radiografias de três tempos diferentes, as diferenças podem ser salientadas por adição digital das imagens. Para isso, as imagens são primeiro processadas e então sobrepostas. A paleta de tons de cinza é substituída por uma paleta monocromática de cores fundamentais (vermelho, verde e azul – cores RGB). Destas "cópias coloridas", forma-se então uma nova imagem. Nela aparecem regiões que são semelhantes em todas as radiografias iniciais, em tons de cinza. As diferenças entre as imagens destacam-se pelas cores; com a observação das cores, pode-se seguir a involução ou regeneração de processos em um espaço de tempo.

A radiografia digital de subtração e os processos dela derivados são usados principalmente em estudos científicos, como, por exemplo, na cirurgia regenerativa periodontal, na cicatrização de processos periapicais e na implantologia. Para o diagnóstico clínico não se encontrou ainda aplicação prática. Por um lado, os gastos metodológicos são grandes, e por outro ainda não encontraram muita aplicação prática no consultório que pudesse beneficiar diretamente o paciente.

Figura 344   Radiografia digital de subtração
Para a demonstração da radiografia digital de subtração, foram feitas em um crânio seco uma tunelização e uma odontoplastia no dente 36.

Direita: Imagem inicial.

Esquerda: Maxilar trabalhado.

Centro: Como resultado da subtração digital, as diferenças entre as duas imagens aparecem bem claramente. Por pequenas diferenças na projeção chega-se a um artefato oclusal no dente 36.

Figura 345   Radiografia digital de adição
O maxilar mostrado na Figura 344 foi trabalhado com mais uma osteoplastia e novamente radiografado. As três imagens foram fundidas em uma só, fazendo-se uma cópia em vermelho (R), uma em verde (G) e outra em azul (B), formando uma imagem RGB. As estruturas que permaneceram inalteradas aparecem em tons de cinza. A diferença entre as duas radiografias da Figura 344 está em vermelho e o resultado do segundo trabalho, em amarelo.

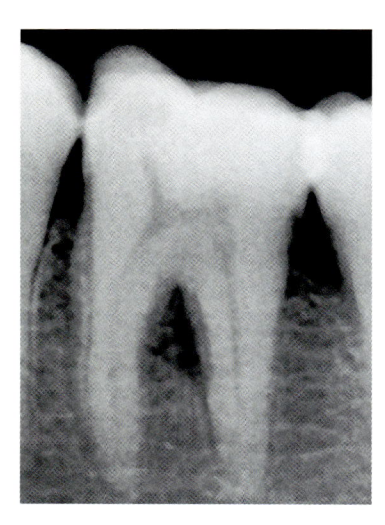

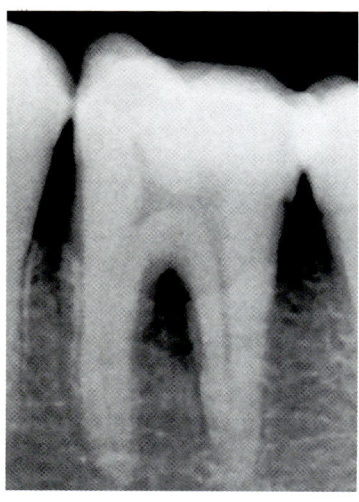

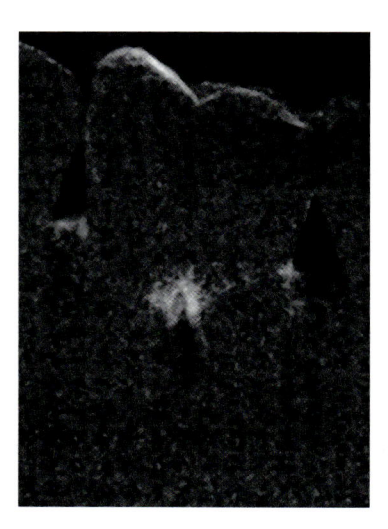

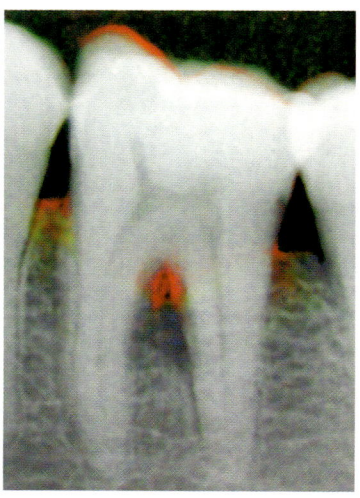

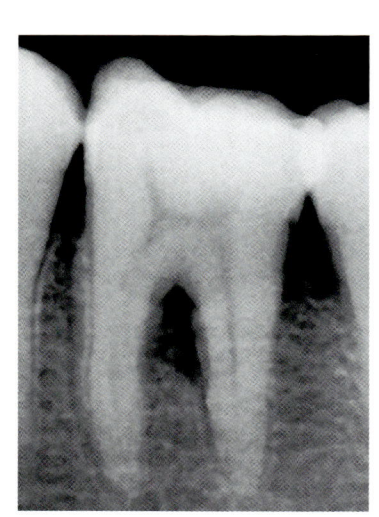

Avaliação de Processamentos de Imagem: Parâmetros Objetivos de Qualidade da Imagem

Para a avaliação da capacidade de desempenho de um processo formador de imagem, existem dois conjuntos que se diferenciam fundamentalmente em:
- caracterização do sistema por dados técnicos e medição de grandezas físicas, os chamados parâmetros objetivos de qualidade da imagem;
- levantamento da capacidade diagnóstica, que, sob condições clínicas relevantes, pode ser produzido com o sistema, os chamados parâmetros subjetivos de qualidade da imagem (p. 152 e 153).

Grandezas de Filmes Radiográficos Convencionais

Como parâmetros objetivos de qualidade da imagem para filmes radiográficos convencionais, ou seja, combinações de filme-écran, servem conceitos como sensibilidade, curva característica, faixa de exposição, dinâmica, capacidade de resolução, contraste e ruído da imagem (Hoxter e Schenz, 1991). Estas grandezas são obtidas por medições nos filmes revelados. Após a fixação das condições de medição, não existem mais variáveis que possam influenciar o resultado das medições nos filmes.

Grandezas de Sistemas Digitais de Recepção de Imagem

As radiografias digitais são registradas com sensores ou placas de acumulação. Elas são o resultado de uma sucessão de registro de sinais, desenvolvimento de sinais e reprodução de uma imagem. A obtenção e a reprodução de imagens digitais são independentes entre si. Não existe um "ponto final natural" no processo de reprodução, pois por processamento digital muitas características da imagem (como quantidade de tons de cinza, brilho, contraste) são modificáveis em faixas amplas. Além disso, o meio de reprodução (monitor, impressão) influencia, em grande medida, na reprodução, a qualidade da imagem. Muitos conceitos e procedimentos de medição, que foram desenvolvidos para a radiografia convencional, não são aplicáveis por isso, ou somente com alterações, nos sistemas digitais. Para uma orientação superficial sobre as características de um sistema de radiografia digital, a resolução local do sistema e a dose do receptor de imagem, ou seja, uma tabela com tempos de exposição podem ser adequadas.

Capacidade de Resolução de um Sistema Formador de Imagem

A capacidade de resolução de sistemas radiográficos pode ser avaliada com retículos de linhas de chumbo. Um par de linhas consiste de um traço preto e outro branco, ou seja, um radiopaco e outro radiotransparente. Quanto mais pares de linhas por milímetro são claramente reproduzidos, tanto maior é o poder de resolução de um sistema formador de imagem. Pessoas de visão normal podem reconhecer a olho nu até 10 pares de linhas/mm. Os filmes dentais convencionais têm um poder de resolução maior que 20 pares de linhas/mm.

Em sistemas digitais, a capacidade de resolução é limitada pelo tamanho do pixel. Segundo o chamado teorema de Nyquist, só podem ser bem-resolvidas estruturas que tenham o dobro do tamanho do pixel. Daí segue-se que:

$$\text{Resolução máxima teórica (pares de linhas/mm)} < \frac{1}{2 \cdot \text{tamanho de pixel (mm)}}$$

Um sistema que fornece imagens com um pixel de 40 μm tem um poder máximo teórico de resolução de 12,5 linhas/mm. Na prática, esse poder teórico de resolução não é alcançado.

Sistemas digitais podem produzir artefatos na reprodução de estruturas regulares. No limite da faixa de resolução e em padrões que sejam menores que o pixel, facilmente aparecem os efeitos chamados de efeitos *aliasing*. Por isso, retículos de linha para a medição de resolução local só podem ser usados com restrições. Para uma descrição exata da capacidade de resolução deve ser medida a função de transferência de modulação (MTF) [ICRU 54 1996].

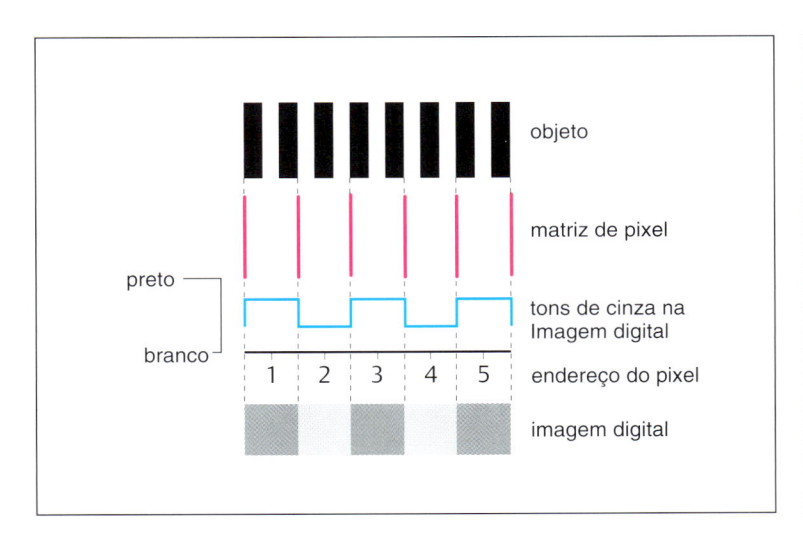

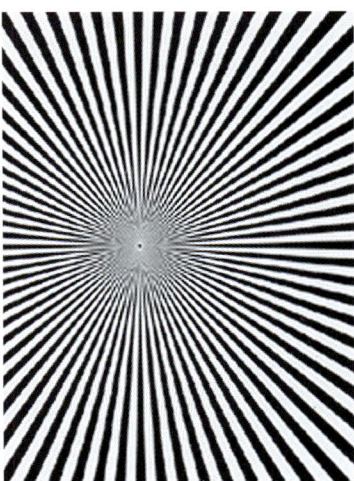

Figura 346 Surgimento do efeito *aliasing*
Na reprodução de estruturas periódicas, cujos elementos estruturais sejam menores que o tamanho do pixel, podem-se formar pseudopadrões em imagens digitais: *undersampling*, *aliasing* ou efeito Moiré.

Figura 347 Exemplo de efeito *aliasing*
A região do núcleo de uma estrutura em forma de estrela é reproduzida por um sistema digital de imagens como um padrão de roseta.

Sensibilidade, Especificidade e Curvas ROC

No diagnóstico, o profissional é confrontado com incertezas que o objeto examinado, o processo de diagnóstico e o próprio profissional originam. A descrição puramente técnica (exatidão da medida, faixa de reprodução, reprodutibilidade, etc.) não permite nenhuma conclusão segura sobre a capacidade de desempenho de um procedimento diagnóstico de uso na clínica. Por isso, foram desenvolvidos alguns esquemas gerais para a avaliação do processo diagnóstico, com inclusão do examinador; em conexão a processos formadores de imagens, fala-se da medição de parâmetros subjetivos de qualidade da imagem.

Sensibilidade e Especificidade

Um grupo de pessoas, ou modelos *in vitro*, deve ser examinado com um processo diagnóstico. Supõe-se que com um método independente (chamado de padrão-ouro) pode ser decidido com segurança se uma determinada doença existe ou não. O examinador tem agora a tarefa de, apenas com o processo diagnóstico, tomar uma decisão clara se uma doença está presente ou não. Nessa tarefa, pode-se obter quatro resultados possíveis no teste, que podem ser colocados em uma tabela de 4 campos, ficando facilmente visíveis.

Achados realmente positivos (RP)
Achados falso-positivos (FP)
Achados realmente negativos (RN)
Achados falso-positivos (FN)

Teste	Referência (padrão-ouro)	
	+	-
+	RP	FP
-	FN	RN

Com isso, podem ser definidos os seguintes conceitos:

Sensibilidade: RP / (RP + FN)

Resultados realmente positivos em relação a todos os doentes; portanto, uma medida para a capacidade de reconhecer uma lesão onde realmente existe uma lesão.

Especificidade: RN / (RN + FP)

Resultados realmente negativos em relação a todos os sadios; portanto, uma medida de capacidade de excluir uma lesão quando ela realmente não existe.

Outras grandezas de tipo semelhante mas raramente usadas são o valor preditivo positivo (VPP = RP / (RP + FP)) e o valor preditivo negativo (VPN = RN /(FN + RN).

Com os conceitos de sensibilidade e especificidade pode-se descrever processos diagnósticos apenas com intuito de orientação. Se temos dois testes diagnósticos, por exemplo:

	Teste A	Teste B
Sensibilidade	70%	90%
Especificidade	50%	30%

Não podemos decidir apenas com esses dados sobre qual é o melhor. Com o teste A, 70% dos doentes são reconhecidos, bem como 50% dos sadios. Com o teste B, são detectados 90% dos doentes, mas os sadios serão apenas 30%.

A deficiência dos conceitos de sensibilidade e especificidade repousa principalmente no fato de que o examinador é obrigado a uma decisão sim-ou-não. Dessa forma, o limiar de decisão individual e variável do examinador (agenda do dia, tempo disponível para o diagnóstico etc.) tem uma considerável influência sobre o resultado do teste.

Método ROC

O método ROC (*Receiver operating characteristic*) é originário da técnica de radar. É utilizado desde os anos 60 nos processos formadores de imagens da radiologia. O método ROC é uma generalização e sistematização de conceitos como sensibilidade e especificidade (Chesters, 1992; ICRU 54, 1996; Metz, 1986; Oestmann e Galanski, 1989).

A premissa dos estudos ROC é que, com um método independente (padrão-ouro), pode ser decidido com segurança se uma determinada doença existe ou não. O examinador tem a tarefa de encaixar seus resultados do processo diagnóstico em uma escala decisória. Freqüentemente é usada uma escala com cinco graus ou níveis:

Grau 1	sadio com segurança/sintomas ausentes com certeza
Grau 2	provavelmente sadio/sintomas provavelmente não presentes
Grau 3	estado dúbio/sintomas duvidosos
Grau 4	provavelmente doente/sintomas provavelmente presentes
Grau 5	doente com segurança/sintomas existentes com certeza

Por meio da soma das categorias e da comparação dos resultados com o padrão-ouro, obtém-se uma série de dados a partir dos quais pode ser traçada uma curva ROC. Essa curva ROC é típica para o desempenho de qualquer examinador, com os referidos processos de exame. Quanto melhores os resultados, maior a área sob a curva ROC. A influência de limiares pessoais de decisão é praticamente eliminada com o emprego de uma escala de decisão.

Nos estudos ROC, geralmente são empregados vários métodos de diagnóstico por vários examinadores. Isto fornece um grande número de curvas ROC, que são então avaliadas por processos estatísticos. De interesse especial são as áreas abaixo das curvas, que permitem uma conclusão imediata sobre o desempenho relativo do processo diagnóstico (e do examinador). Dados de áreas de estudos ROC diferentes não podem ser comparados diretamente entre si.

O método ROC se ajusta à comparação de processos diagnósticos (por exemplo, diagnóstico de cáries com filmes dentais convencionais e sistema digital de recepção de imagem), bem como ao levantamento do desempenho diagnóstico (por exemplo, acompanhamento de aprendizado). A execução de estudos ROC exige muito trabalho de preparação e é dispendiosa. Para o levantamento das curvas ROC e a interpretação dos resultados, necessita-se de programas especiais de computadores (Metz, 1989).

Resultados de Radiografias Digitais

Para radiografias digitais na odontologia, foram executados inúmeros estudos ROC. Os resultados mais importantes são:
- para o diagnóstico de cáries com radiografias interproximais, conclui-se, em uma grande maioria de estudos, que não existe diferença significativa entre os achados diretos da radiografia convencional e o achado de radiografias digitais não-processadas no monitor. Isto vale para sensores de semicondutores e placas de fósforo (Wenzel, 1998).
- no diagnóstico de lesões ósseas periodontais, não foi observada, após exame dos estudos feitos, nenhuma diferença significativa entre os métodos convencionais de radiografias digitais não-processadas (Visser, 1999).
- o emprego de procedimentos de processamento de imagem não leva a uma melhoria significativa na avaliação diagnóstica de radiografias digitais (Eickholz, 1999; Hildebolt *et al.*, 1990; Visser, *et al.*, 1999; Wenzel, 1998).
- o exame das radiografias digitais deve ser no monitor. Cópias em impressoras a *laser* ou jato de tinta originam um desempenho significativo de qualidade inferior (Visser *et al.*, 1999).

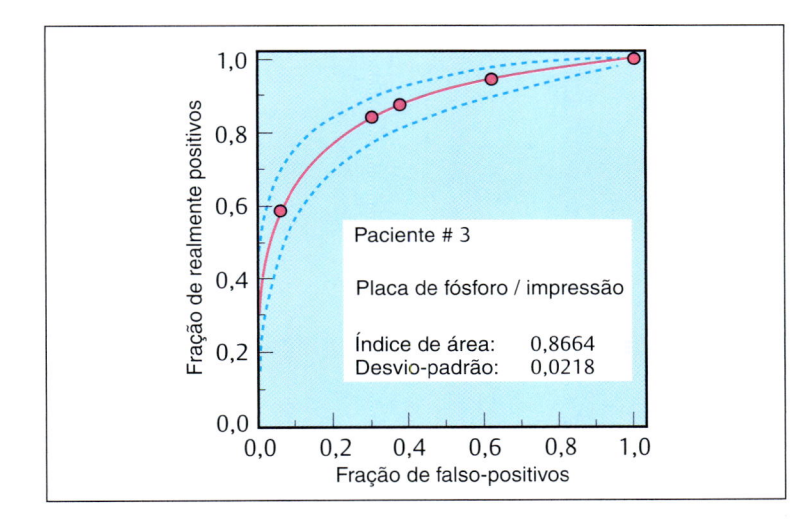

Figura 348   Curva ROC de um estudo de diagnóstico periodontal, no qual é comparado um filme convencional com uma placa de fósforo
A superfície abaixo da curva ROC é uma medida de desempenho diagnóstico. Quanto maior a área, tanto melhor os resultados coincidem com a realidade (isto é, o padrão-ouro). Em achados puramente ao acaso, a curva ROC seria uma diagonal (área 0,5) (Visser *et al.*, 1999).

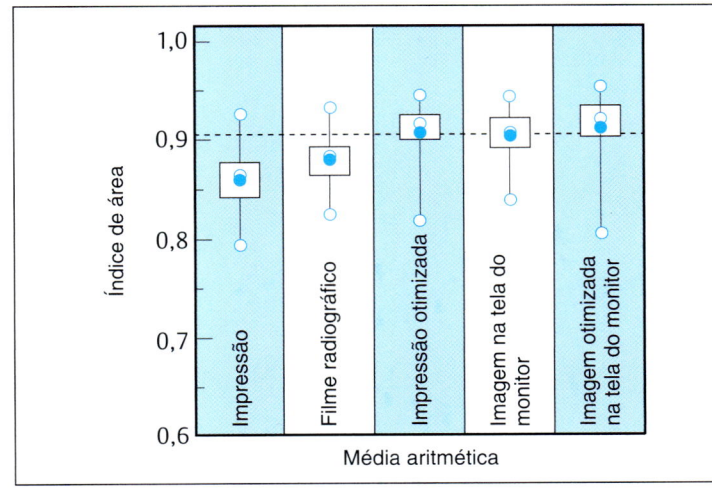

Figura 349   Gráfico de mediana, com máxima e mínima, e valores médios dos índices de área de um estudo ROC
O exame no monitor das imagens digitais forneceu os melhores resultados, após a otimização de brilho e contraste. A diferença das radiografias convencionais e a imagem não processada, no entanto, não foi significante. Todas as impressões de radiografias digitais revelaram-se significativas com resultados piores que a avaliação de radiografias convencionais (Visser *et al.*, 1999).

Capacidade de Manipulação e Autenticidade de Imagens Digitais

Uma radiografia convencional consiste de uma distribuição contínua de partículas de prata em uma camada de emulsão. Receptores de imagens e meios de reprodução são idênticos. A radiografia é, por isso, única, sendo um processamento posterior do original impossível. Alterações no conteúdo da imagem só são possíveis com "truques fotográficos"; exigem o uso de retoques e dispositivos de multiplicação das imagens (máquinas de cópias).

Uma radiografia digital, no entanto, é representada por um arquivo em um dispositivo de memória. Ela é tornada visível por meio de uma matriz de pixel, com uma escala discreta de tons de cinza. A obtenção e a reprodução da imagem são independentes. Como a imagem é um arquivo, podem ser feitas cópias idênticas e existem infinitas possibilidades de processamento dessa imagem.

Com programas de retoques em imagens (por exemplo, "Photoshop", "Corel Photopaint" ou "Picture Publisher") o conteúdo de imagem de radiografias digitais pode ser intencionalmente alterado ou até falsificado. Uma nítida separação entre processamento útil da imagem (por exemplo, aumento do contraste) e manipulação da imagem, ou seja, alteração no conteúdo da imagem, nem sempre é possível.

Na fase precoce da introdução no mercado, os sistemas de radiografias digitais para a odontologia parcialmente não tinham proteção contra a manipulação da imagem. Era possível, com programas de retoques em imagem, entrar no arquivo da imagem, alterá-la e depois regravá-la com o mesmo nome do arquivo. Se fossem também alteradas características de data, como dia e hora, a comprovação de uma manipulação apresentaria sérios problemas.

Em um teste com odontólogos aos quais foram submetidas radiografias autênticas e outras manipuladas para avaliação, os resultados foram semelhantes aos que seriam de esperar pelo cálculo das probabilidades ao acaso (Visser e Krüger, 1997). A percepção visual não pode ser usada com controle em radiografias digitais. Com técnicas de processamento e análise de imagens, podem ser feitas extensas avaliações de arquivos de imagens, por exemplo, uma análise da distribuição regular do ruído da imagem (Sonnabend e Benz, 1998). Mas isto também não garante uma proteção contra manipulações.

Enquanto a possibilidade fundamental de manipulação existe, uma radiografia digital, ou melhor, a impressão de uma imagem não pode ser encarada como um documento

Figura 350 Situação inicial na manipulação de imagem digital
Radiografia autêntica de um caso periodontal novo.

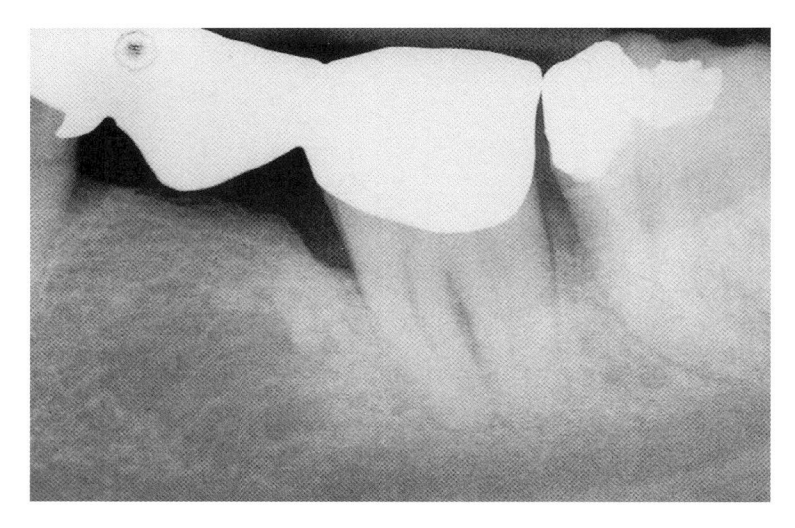

Figura 351 Exemplo da manipulação de uma radiografia digital
A "base" do implante é um artefato, que foi introduzido através do processamento da imagem das radiografias de dois pacientes (Visser e Krüger, 1997).

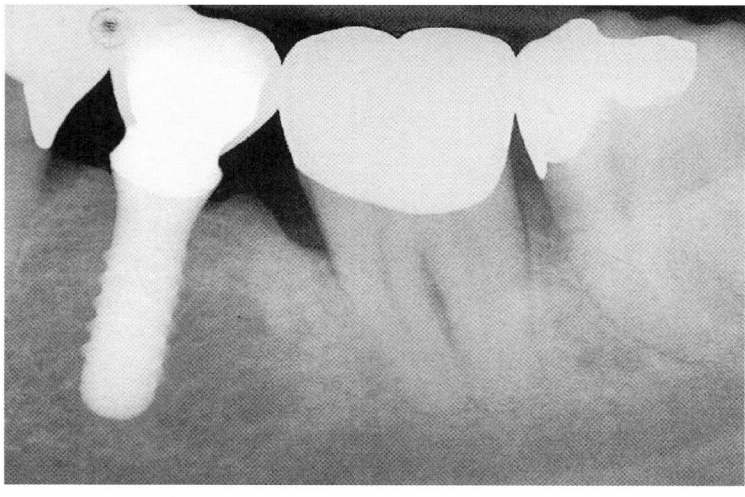

(Jung *et al.*, 1996). Daí podem originar-se questões judiciais, ou seja, problemas. Isto abrange o papel de radiografias como provas materiais na justiça, isto é, objetos de perícia, mas muito mais ainda a confiabilidade de radiografias transmitidas por algum meio e trazidas pelo paciente, para servirem de prova decisória sobre medidas invasivas.

Esses problemas são resolvidos com a implementação de medidas de segurança nos sistemas de radiologia digital. Para isso existem soluções técnicas já bem-amadurecidas, que somente exigem um gasto regular na complementação do *software*, por exemplo, a chamada tecnologia da assinatura digital (DST) (Reichow, 1996; Smith, 1995). Nestes processos criptográficos, são calculadas somas de comprovação dos dados da imagem digital. As somas criptográficas são codificadas e arquivadas com a imagem. A chave para essa soma está integrada no *software* do sistema e não é acessível ao usuário. Com uma chave complementar, que é guardada ou pode ser até de conhecimento público, a autenticidade da imagem pode ser comprovada, com base na soma criptografada. Com este sistema, o documento original pode até mesmo ser "autenticado" com um código, sem que sua aplicação e compatibilidade sejam afetadas. Estes "algoritmos de uma só via" são também usados em procedimentos de pagamentos via eletrônica ou como "assinatura digital".

Na aplicação prática dos sistemas radiológicos digitais, as soluções técnicas devem ter prioridade para o arquivamento dos dados originais dos sensores ou das placas de fósforo, que destinam a codificação imediatamente para a imagem. Uma segurança da autenticidade das imagens é independente do sistema de raios X, transparente e de comprovação externa. Os procedimentos que garantem a segurança com base em bancos de dados, que servem para o gerenciamento das radiografias, são, pelo contrário, ligados aos sistemas e, com isso, menos flexíveis. Aqui só é possível uma comprovação na clínica que originou as imagens radiológicas. As radiografias digitais trazidas pelo paciente, que foram preparadas por atendentes, não podem ser autenticadas no sistema de segurança baseado em banco de dados imediatamente.

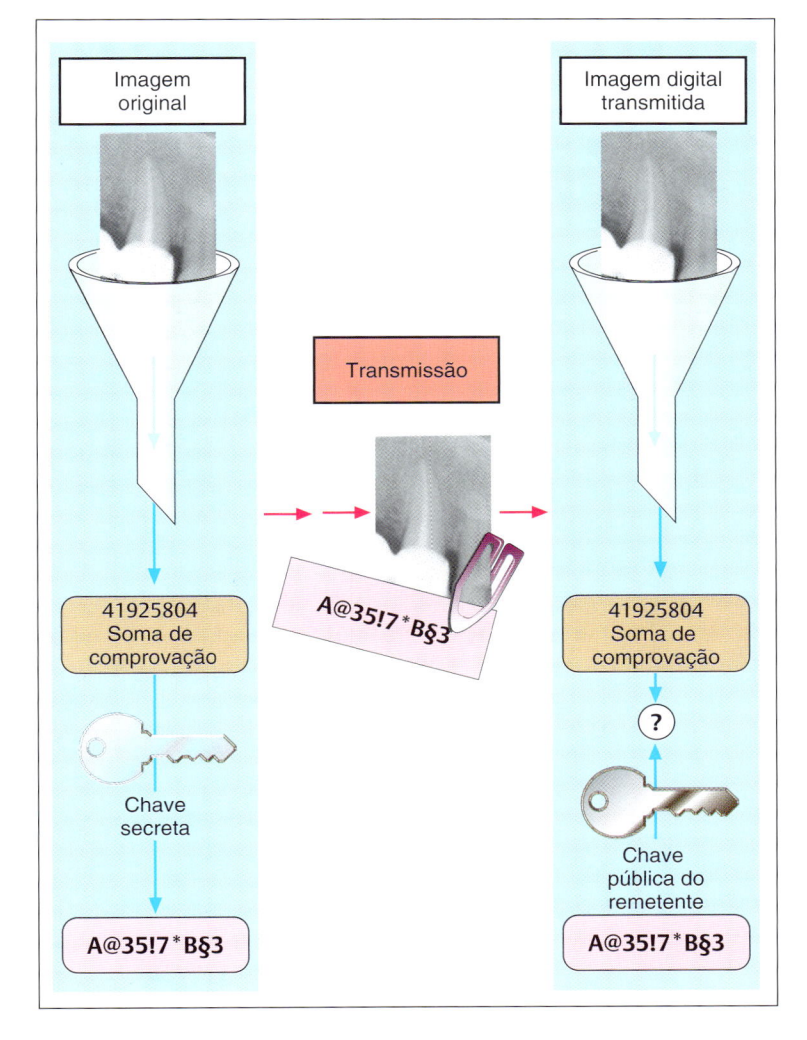

Figura 352 Tecnologia de assinatura digital (DST)
A DST é um procedimento de criptografia para proteção dos dados. Dos dados de uma imagem digital foram calculadas somas de comprovação. Essas somas de comprovação são codificadas e arquivadas junto com a imagem. A chave para este cálculo é secreta. Com uma chave complementar, que pode ser guardada ou publicada, a autenticidade da imagem pode ser comprovada graças a essa soma de comprovação.

Uso Prático da Radiografia Digital

A radiografia digital representa um grande avanço tecnológico; no entanto, as bases técnicas da radiologia odontológica não se alteram por isso. A indicação para o exame radiológico, a estratégia de exame, as regras gerais de radiografar, a proteção à radiação, a comprovação e o estabelecimento de um diagnóstico são amplamente independentes do sistema de recepção de imagem utilizado. Erros ou descuidos neste setor não podem ser anulados pela técnica de radiografia digital. As vantagens essenciais da radiografia digital estão na possibilidade de redução de dose, na rápida disponibilidade da radiografia e na imagem digital como um meio de informação multifacetado.

Campo de Ação dos Sistemas de Recepção de Imagens Digitais

Todas as radiografias usuais da clínica odontológica podem ser feitas com receptores de imagens digitais. Em radiografias extrabucais, o sistema de recepção de imagens não tem influência significativa na técnica de radiografia. Ao contrário, nas intrabucais com sistemas de sensores, devem ser observadas algumas particularidades. Os sensores são rígidos e têm uma conexão com cabo. Sua superfície de imagem é sempre menor que o sensor. Com sensores de formato pequeno podem ser radiografados apenas 1 a 2 dentes ao mesmo tempo. Sensores para radiografias em formato de filme dental são muito grandes e não podem ser usados em todos os pacientes (pequena abertura de boca, palato raso, náuseas, etc.). Nos suportes de filmes para os sensores intrabucais, existem necessidades de aperfeiçoamento. Os sensores não podem ser esterilizados e, por causa da conexão do cabo, representam exigências especiais para a manutenção da higiene. As placas de fósforo não apresentam problemas neste setor. Elas são empacotadas em embalagens protetoras e usadas como filmes comuns. No entanto, são muito sensíveis a sujeiras, dobras e marcas de unhas.

Redução da Dose de Radiação

Sensores de semicondutores e placas de fósforo necessitam de menores doses de exposição do que filmes radiológicos convencionais. Em radiografias intrabucais, o tempo de exposição pode ser nitidamente reduzido. Isso pressupõe um aparelho de raios X capaz de oferecer tempos de exposição curtos, precisos e reprodutíveis. Quando se trabalha com sensores intrabucais de pequeno tamanho, o feixe de raios útil deve ser adaptado, com diafragmas retangulares, ao formato da imagem. Senão, não se conseguem reduções de doses significativas com os sistemas de recepção de imagens digitais; por exemplo, o uso de sensores no formato 2 x 3 cm em combinação com um tubo redondo de 6 cm tem pouco sentido (Figura 27). Ao contrário das sensíveis combinações de filme-écran, que são usadas em radiografias extrabucais, alcança-se nos sistemas de recepção de imagens digitais também uma redução na dose, ainda que sua medida seja menor que nas radiografias intrabucais (Figura 27 e 29). Sistemas de recepção de imagens digitais podem compensar, em larga escala, super e subexposições com sua grande faixa de tempos de exposição. Enquanto subexposições se tornam visíveis na imagem digital pelo aumento do ruído da imagem, as superexposições não levam necessariamente a uma diminuição da qualidade da imagem. No uso de sistemas de recepção de imagens digitais, uma efetiva baixa na exposição do paciente às radiações só ocorre quando todos os aspectos da técnica radiológica são observados.

Obtenção de Imagens sem o Uso de Câmara Escura

Na radiografia digital não se necessita de câmara escura. A sobrecarga do ambiente por produtos químicos usados na revelação não existe. A leitura das lâminas de acumulação no *scanner* exige menos tempo que a revelação convencional de filmes. Em sistemas com sensores de semicondutores, a radiografia digital está imediatamente disponível. Este ganho de tempo é de grande vantagem especialmente na endodontia. A eliminação dos custos da câmara escura e de seus materiais de consumo é comparável aos custos de aquisição de um sistema de recepção de imagens digitais. Já deve existir na clínica um sistema de computadores de bom desempenho, o que normalmente seria de esperar.

A Radiografia Digital como Meio de Informação

A radiografia digital é um meio de informação com propriedades adicionais e diferentes. Com o processamento digital das imagens, podem ser ressaltadas informações contidas nesta imagem. Com os estudos científicos já existentes a respeito, deve-se esperar uma melhoria no diagnóstico. No estado atual da técnica, o uso primário das radiografias digitais reside na ampliação das possibilidades de transferência de informações. Isso atinge especialmente o esclarecimento interativo e o aconselhamento do paciente, a inclusão do diagnóstico radiológico em sistemas abrangentes de documentação e a administração da clínica, bem como a possibilidade de, com poucas despesas extras, poder preparar cópias perfeitas das radiografias.

Radiografias Convencionais, Tomografias, Tomografias Computadorizadas com Reconstrução Multiplanares e Anatomia Radiográfica, Imagem de Ressonância Magnética

Nas instalações radiológicas de uma moderna clínica odontológica, hoje em dia, ao lado do tradicional aparelho de raios X odontológico está, sem dúvida nenhuma, um aparelho de radiografias panorâmicas, para proporcionar um exame dos maxilares amplo e sem falhas. Ortopantomógrafos são hoje oferecidos por praticamente todos os fabricantes com programas adicionais da radiografia-padrão, o que faz com que os aparelhos usados na clínica odontológica cheguem bem perto dos limites do exeqüível, deixando de corresponder às expectativas pouquíssimas vezes. Assim, ao lado das radiografias-padrão, são possíveis projeções de recortes para rotinas de controle, com economia de radiações, telerradiografias do crânio, zonografias dos seios maxilares, da articulação temporomandibular e cortes transversais das mandíbula, que podem ser processados convencional ou digitalmente. Cada odontólogo tem, assim, a possibilidade de montar seu diagnóstico por imagem, conforme sua formação e exigências de sua clínica, sendo que as necessidades de pessoal de apoio, na infra-estrutura da clínica e na relação custo-benefício são fatores que não podem ser neglicenciados. O tradicional aparelho de raios X odontológico, que com suas possibilidades técnicas de radiografias hoje em dia não preenche mais as necessidades de economia de radiações e um completo exame dos maxilares, está relegado ao papel de aparelho de reserva para exame de detalhes intrabucais dirigidos e complementares.

Com base nessas e noutras reflexões semelhantes não se pode evitar que os odontólogos precisem escolher entre instalar seu próprio serviço radiológico ou depender da prestação de serviços de uma clínica radiológica especializada para os exames mais amplos e detalhados. Com isso não deve ser esquecido que geralmente as necessidades de um odontólogo não são conhecidas do radiologista generalista, que dificulta a comunicação, com os resultados nem sempre correspondendo às expectativas. Este capítulo oferece uma visão geral do estado atual dos métodos de exame convencional e digital disponíveis, em especial visando a atender as necessidades da odontologia. O material ilustrativo apresentado é usado ao mesmo tempo para apresentar a anatomia radiológica, que será a base para o reconhecimento das alterações estruturais patológicas.

O resumo apresentado neste capítulo naturalmente reflete apenas o momento atual, no fluxo das contínuas inovações técnicas do diagnóstico por imagem, porque, com certeza, os métodos de exames de rotina hoje usados devem ter sido levados em consideração.

Incidências-Padrão em Radiografias de Crânio

Radiografias-padrão são imagens de adição. As visões gerais de crânio são feitas em três planos de projeção e mostram-no completo no plano frontal, no plano sagital mediano e no plano horizontal alemão ou de Frankfurt (Figura 353). Correspondentemente, as radiografias são designadas como:

1. Radiografia de visão ou incidência geral de crânio póstero-anterior PA
2. Radiografia de visão lateral ou de perfil
3. Radiografia de visão axial

A direção dos raios corre, por exemplo, na primeira projeção, de posterior a anterior, o crânio da face encontra-se próximo ao chassi, e suas estruturas são fortemente representadas. Com esta e semelhantes denominações, a direção dos raios é claramente definida. Na visão lateral, a face direita está próxima do chassi. As radiografias parciais do crânio obedecem à mesma sistemática. No capítulo a seguir, será estudada a técnica e a anatomia radiográfica das projeções mais importantes do crânio.

Figura 353 Os três planos de projeção para as radiografias-padrão do crânio
Esquerda: Plano frontal (violeta), plano sagital mediano (marrom) e plano horizontal alemão ou plano de Frankfurt (marrom violeta).

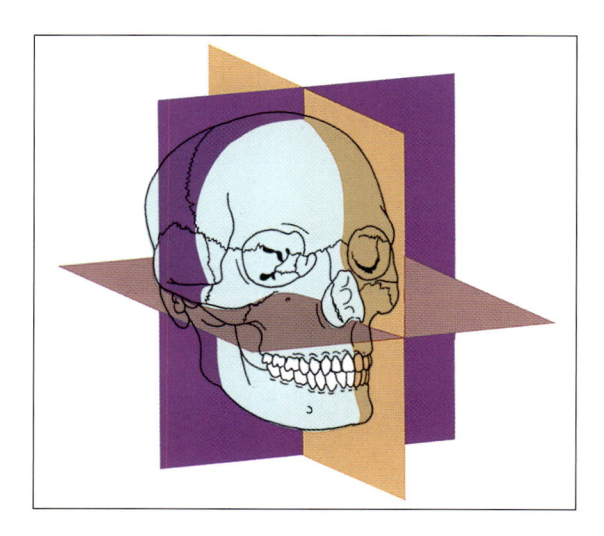

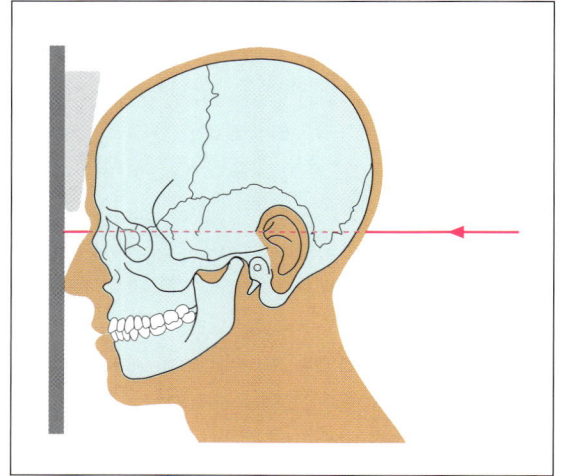

Figura 354 Posicionamento do crânio para uma incidência PA, esquemático
O desenho mostra o trajeto dos raios com base no direcionamento do feixe central (vermelho).

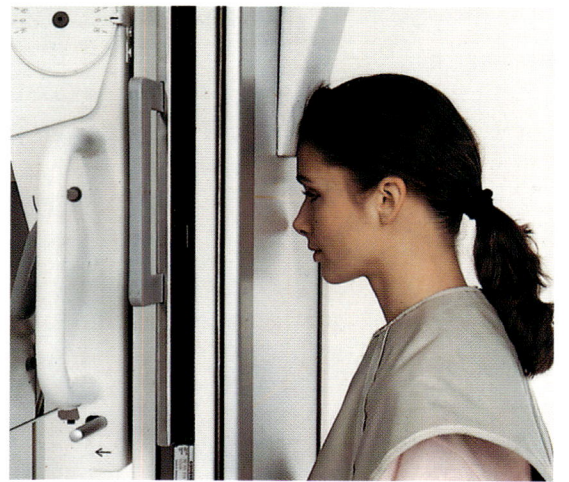

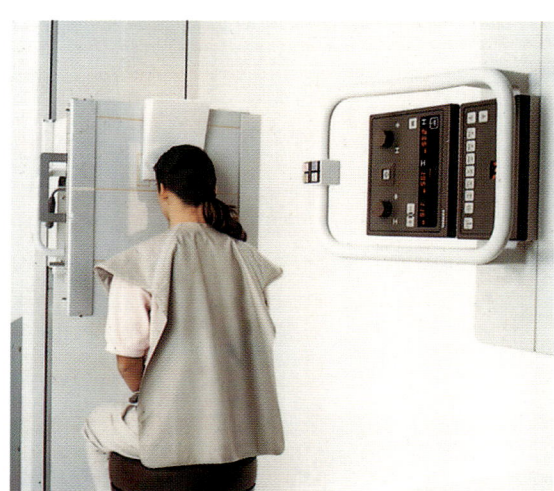

Figura 355 Posicionamento do paciente para uma radiografia de incidência PA
Esquerda: De visão lateral, o feixe central vai passar pelo centro da órbita. Observe-se a cunha de espuma para o apoio da testa.

Direita: A exata abertura do diafragma com ajuda do visor de luz reduz a carga de radiação para o mínimo necessário.

Indicações sobre radiografia de incidência PA
- A radiografia é usada no consultório odontológico para documentação de assimetrias do crânio e os correspondentes controles de tratamento, principalmente na ortopedia do maxilar.
- Na cirurgia maxilofacial, esta radiografia está sendo substituída por uma tomografia de camada delgada.

Técnica e Anatomia Radiográficas em Radiografias em Incidência PA

Em todos os procedimentos por imagem, com os quais se pode ter as duas metades do crânio simultaneamente no mesmo plano de imagem, a comparação dos dois lados é de grande importância diagnóstica. Por isso é importante cuidar da precisão do posicionamento simétrico. O posicionamento do paciente deve ser confirmado, em qualquer caso e com qualquer aparelho, dorsalmente e, se necessário, deve ser corrigido. A mandíbula, exceto em casos de radiografia com mordida cerrada, deve ser sempre fixada com um meio radiotransparente, como, por exemplo, uma rolha, para evitar que ocorram movimentos e, assim, falta de nitidez na radiografia.

A anatomia radiográfica em radiografias simples deve sempre lembrar que as estruturas que ficaram distantes do filme serão maiores e menos nítidas que as que estão próximas do filme. A sobreposição com estruturas radiopacas produz fortes sombras (efeito de adição) e aquelas com estruturas radiotransparentes produzem zonas mais claras (efeito de subtração) em tecidos moles e duros. Partes de importância diagnóstica devem ser projetadas sem sobreposições.

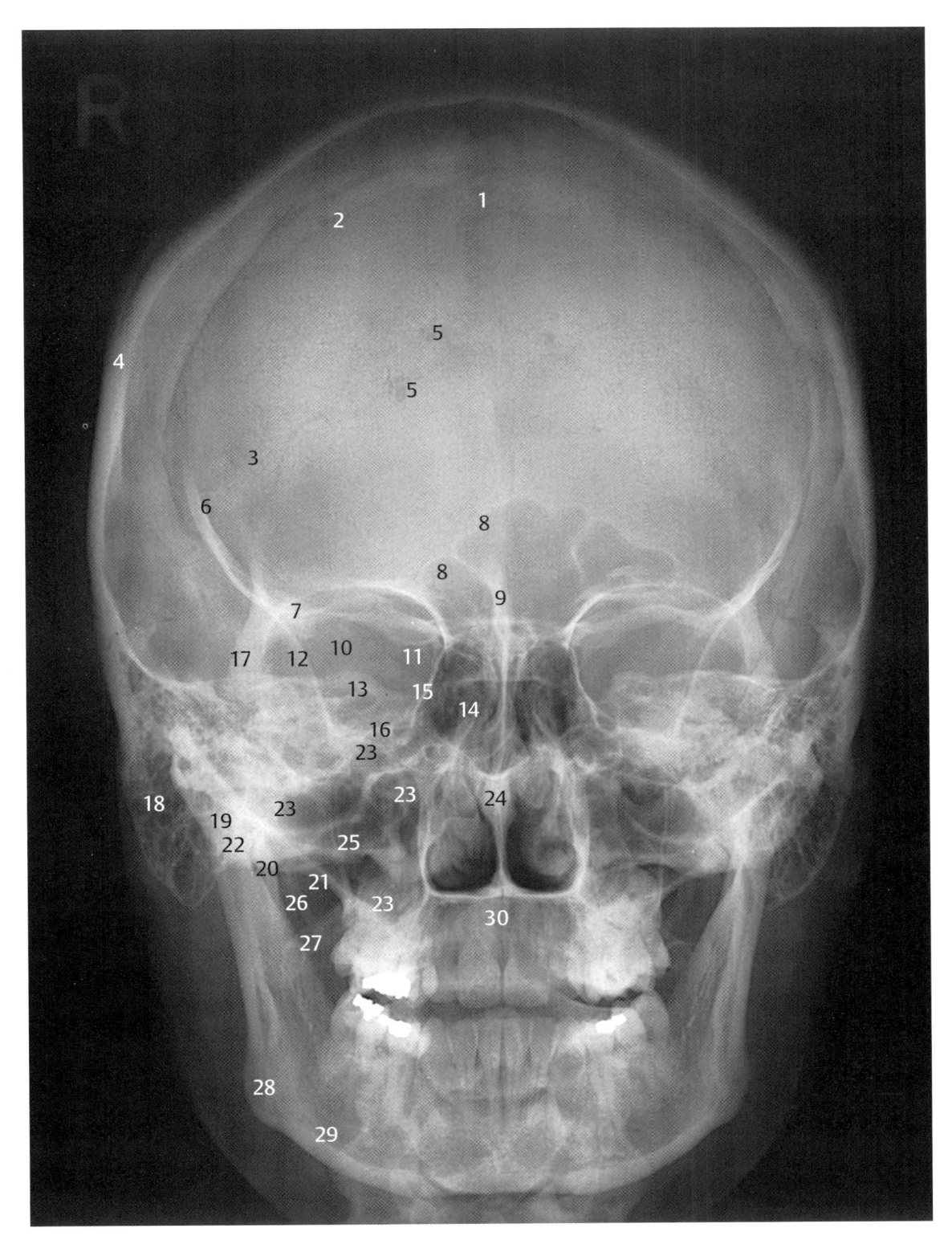

Figura 356 Anatomia radiográfica: incidência de crânio PA

1. Sutura sagital
2. Sutura coronal
3. Sutura lambdóidea
4. Lâmina externa, diploe, lâmina interna do osso parietal
5. Canais diplóicos
6. Fossa cranial anterior, parede lateral
7. Asa menor do osso esfenoidal
8. Seio frontal
9. Crista *galli*
10. Órbita
11. Fissura orbital superior
12. Linha inominada, fundo da asa maior do osso esfenoidal
13. Parte petrosa do osso temporal (ápice da pirâmide)
14. Seio esfenoidal, em sobreposição com o labirinto etmoidal e septo nasal ósseo
15. Lâmina papirácea
16. Forame redondo
17. Processo frontal do osso zigomático, com sutura zigomático-frontal
18. Processo mastóideo
19. Côndilo da mandíbula
20. Linha oblíqua
21. Crista zigomático-alveolar
22. Osso zigomático
23. Seio maxilar, limites
24. Cavidade nasal, com conchas e septo nasal ósseo
25. Base do crânio
26. Processo estilóide
27. Processo transversal do atlas
28. Ângulo da mandíbula
29. Canal da mandíbula
30. Sutura intermaxilar

Sistemática de Outras Incidências Convencionais

Partindo da *primeira* incidência-padrão, existem, na odontologia, as seguintes radiografias parciais convencionais do crânio de importância diagnóstica:
a) Crânio-facial PA (telerradiografia PA)
b) Crânio-facial excêntrica ou hemiaxial PA – mais conhecida como técnica PA mento-naso modificada por Waters (com boca aberta ou fechada)
c) Crânio-caudal excêntrica PA (PA da mandíbula)
d) Radiografia tangencial de bochecha (zigomático) PA

Partindo da *segunda* incidência-padrão, podem ser ordenadas, nesta sistemática, as seguintes radiografias parciais convencionais do crânio de importância diagnóstica:
a) Crânio-facial de perfil (telerradiografia de perfil)
b) Mandíbula desdobrada ou lateral oblíqua (separada, de perfil)
c) Articulação temporomandibular, modificada por Schüller, de boca aberta ou fechada

Partindo da *terceira* incidência-padrão, a seguinte radiografia parcial convencional do arco zigomático pode ser executada:
a) crânio-facial axial (crânio-facial axial excêntrica segundo Grashey e Schinz)

Posicionamento do crânio para uma radiografia de incidência lateral

Figura 357 Posicionamento na parede do chassi, que está no lado direito do crânio, esquemático
Esquerda: O plano sagital mediano está paralelo ao plano do filme, o feixe central atravessa a hipófise.

Direita: O feixe central penetra acima da metade do arco zigomático.

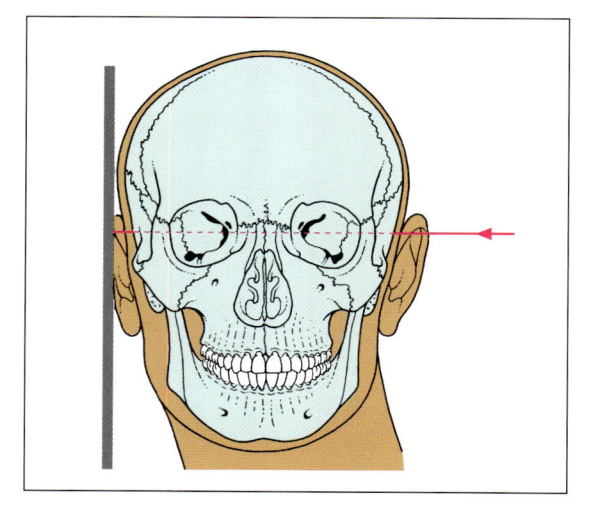

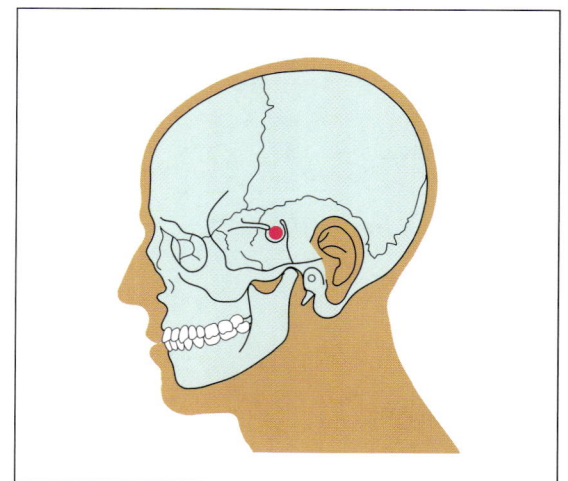

Figura 358 Posicionamento do paciente
Esquerda: Posição correta do paciente em relação ao chassi.

Direita: Paciente no visor de luz com o tubo emissor em posição.

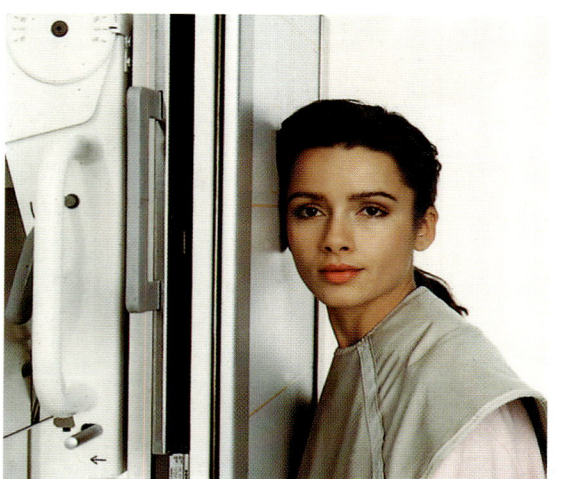

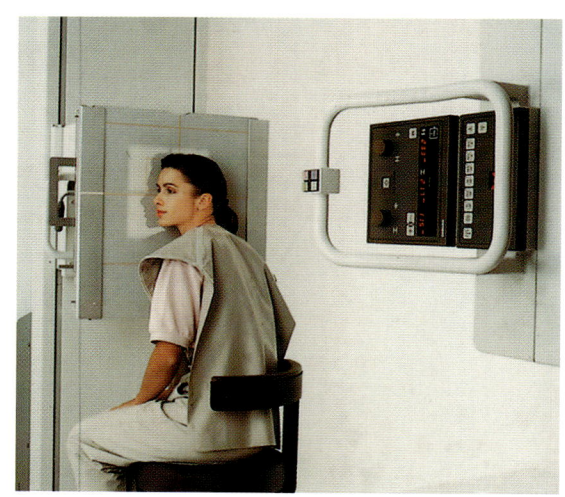

Indicações da radiografia de incidência lateral
– Como visão geral, lateral e convencional, esta radiografia ainda tem bastante aplicação como radiografia de orientação primária, principalmente na traumatologia. Todavia, é substituída cada vez mais pela tomografia computadorizada.
– Como telerradiografia com distância-padrão de filme-foco de no mínimo 1,5 m, encontra aplicação como radiografia parcial crânio-facial na ortodontia da mandíbula, na cirurgia da mandíbula e na prótese odontológica.

Anatomia Radiográfica da Radiografia em Incidência Lateral

A radiografia em incidência lateral ou de perfil mostra as estruturas que são simétricas, como, por exemplo, o processo frontal do osso zigomático ou o processo zigomático da maxila, em sua relação espacial; estruturas distantes do filme ou próximas do foco são reproduzidas ampliadas. As estruturas simétricas localizadas no feixe central ou próximas dele são projetadas sobrepostas. Quanto mais distantes tais estruturas estão do feixe central e quanto menor a distância filme-foco, tanto mais o detalhe longe do filme será jogado para a periferia da imagem, em função da divergência dos raios na contraparte próxima do filme. Quanto maior for a distância filme-foco, tanto menos nítida será a expressão da dispersão paralática dos raios. A radiografia aqui mostrada foi tomada com uma distância filme-foco maior do que geralmente se usa nos aparelhos cefalométricos, para reprodução mais clara dos detalhes anatômicos.

A representação melhorada das estruturas, normalmente superexpostas, do crânio da face foi alcançada pelo uso de um filtro de alumínio em forma de unha.

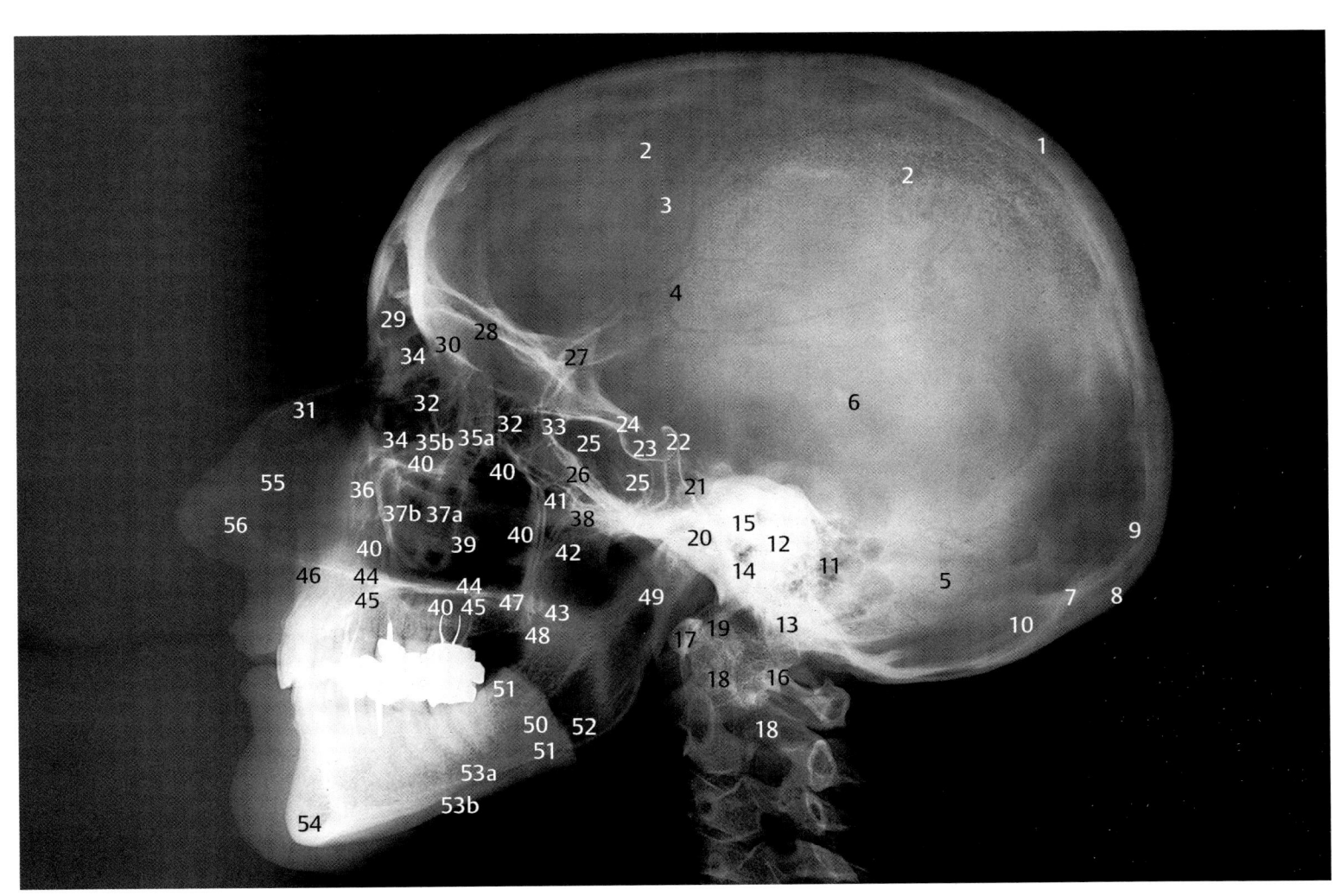

Figura 359 Incidência de crânio e face, de perfil: anatomia radiográfica

1. Lâmina externa, diploe e lâmina interna do osso parietal
2. Canais diplóicos
3. Sutura coronal
4. Sulco da artéria meníngea média
5. Sutura lambdóidea
6. Corpo pineal com calcificações
7. Protuberância occipital interna
8. Protuberância occipital externa
9. Escama occipital
10. Crista occipital interna
11. Célula mastóidea
12. Parte petrosa do osso temporal
13. Côndilo occipital
14. Meato auditivo externo
15. Meato auditivo interno
16. Forame transverso músculoa atlas
17. Tuberosidade anterior do atlas
18. Áxis com dente e forame transverso
19. Processo estilóide
20. Articulação temporomandibular
21. Clivo e par basilar
22. Dorso da sela, processo clinóide posterior
23. Sela túrcica
24. Processo clinóide anterior
25. Seio esfenoidal
26. Fossa craniana média, assoalho
27. Asa maior e menor do osso esfenóide
28. Fossa craniana anterior, jugo cérebro
29. Seio frontal
30. Crista galli
31. Osso nasal
32. Labirinto etmoidal
33. Canal óptico
34. Órbita
35a. Processo frontal do osso zigomático (próximo do filme)
35b. Processo frontal do osso zigomático (distante do filme)
36. Fossa dos sacos lacrimais (distante do filme)
37a. Processo zigomático da maxila, com recesso zigomático do seio maxilar (próximo do filme)
37b. Processo zigomático da maxila, com recesso zigomático do seio maxilar (distante do filme)
38. Arco zigomático
39. Concha nasal inferior
40. Seio maxilar (limites)
41. Fossa pterigopalatina (ou esfenopalatina)
42. Processo pterigóideo com lâmina
43. Hâmulo
44. Cavidade nasal, assoalho
45. Palato ósseo
46. Espinha nasal, anterior
47. Espinha nasal, posterior
48. Linha oblíqua
49. Cabeça da mandíbula
50. Canal da mandíbula
51. Partes moles da língua
52. Clareamento pela epifaringe
53. Base da mandíbula (próxima do filme)
54. Base da mandíbula (distante do filme)
55. Cartilagem lateral do nariz
56. Cartilagem da asa do nariz

Vantagens e Desvantagens de Radiografias Convencionais

Para as *vantagens* da radiografia convencional contam, sem dúvida, sua baixa dose de radiações em comparação com a TC, como pode ser obtido com aparelhos de alto desempenho, por exemplo, pela técnica de fenda (*slot*), sem esquecer-se da questão dos custos. Somente com base no exato conhecimento de todas as possibilidades da radiografia convencional e dos métodos de exames por imagem digital poderá ser decidido, no futuro, qual a radiografia que, usada para complementar um estudo, com o emprego do meio mais econômico, pode produzir o máximo de informações necessárias.

As *desvantagens* tornam-se claramente visíveis naqueles locais onde as radiografias convencionais mostram efeitos de adição, onde uma projeção direta ou transversal das estruturas desejadas seja necessária, por motivos técnicos ou forenses.

Os proprietários de clínicas podem, por diversos motivos, não ter uma instalação completa e complexa de raios X. Todavia ela é necessária para a obtenção de um correto estudo radiológico.

Posicionamento do crânio para uma incidência axial

Figura 360 Posicionamento esquemático
Esquerda: Posição na parede do chassi, no qual é colocada a cabeça de topo, estando o paciente sentado, de tal modo que o plano de Frankfurt fique paralelo ao chassi.

Direita: Área de incidência do feixe central (ponto vermelho), que, na visão lateral, é direcionado no centro do arco zigomático, perpendicular ao plano do filme. O crânio deve ser posicionado rigorosamente simétrico.

Figura 361 Posicionamento do paciente
Esquerda: Visão lateral.

Direita: Correto e simétrico posicionamento do paciente no visor de luz, com o tubo emissor já preparado.

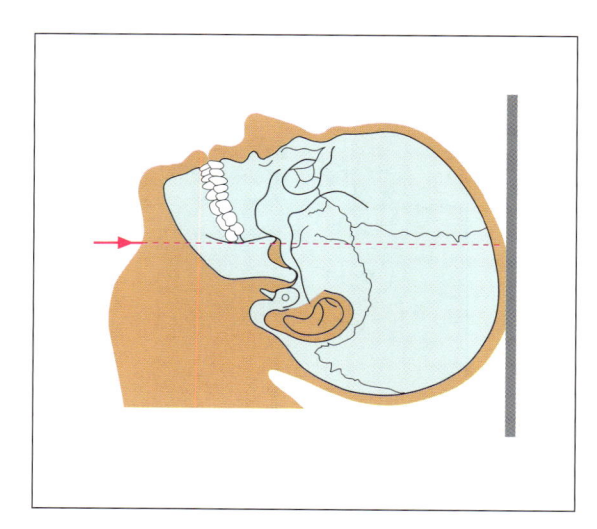

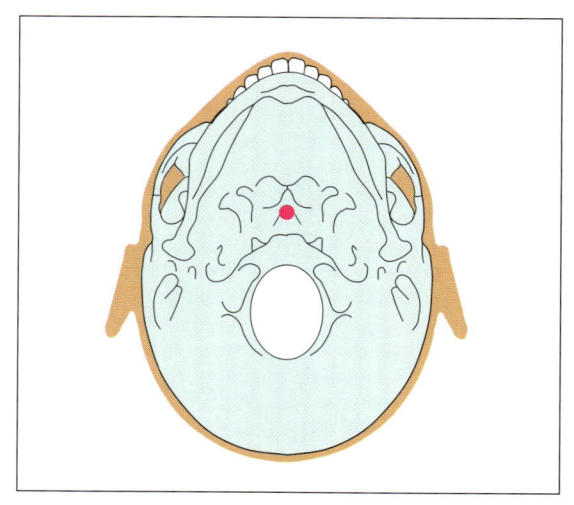

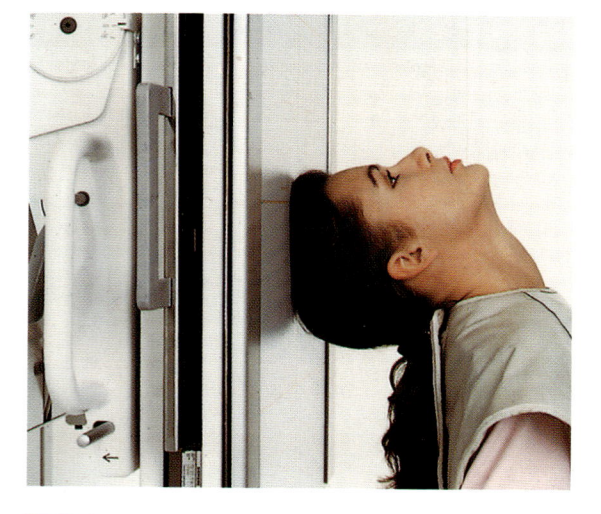

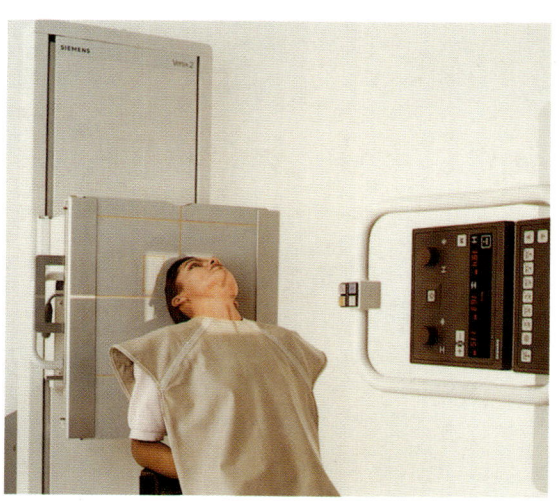

Indicações para a radiografia de incidência axial
- A radiografia convencional de incidência axial é adequada, pelos custos razoáveis e pela dose de radiação pequena em relação à TC, para ser a radiografia inicial na determinação dos eixos dos côndilos, antes de outras medidas radiográficas.
- A radiografia é também indicada para a localização de 3os molares extremamente deslocados na maxila, em virtude das vantagens referidas.
- Também como radiografia inicial para exame do arco zigomático e do osso zigomático, nas fraturas do osso zigomático, esta radiografia é bem adequada.

Anatomia Radiográfica da Radiografia em Incidência Axial

A radiografia de incidência axial oferece, quando o crânio é posicionado exatamente simétrico, a possibilidade de comparar as estruturas em ambos os lados do crânio. Por esse motivo, é também aqui importante a marcação dos detalhes na radiografia em apenas um dos lados, deixando o outro para comparação.

Como radiografia convencional, a incidência axial também mostra a terceira dimensão somente através dos efeitos de adição das estruturas localizadas no trajeto do feixe de raios, nos diferentes planos, e as características anatômicas individuais nem sempre deixam uma impressão ideal dos detalhes de sua imagem.

As regiões da maxila e dos eixos dos côndilos importantes para a odontologia são em geral bem-visualizadas.
O espaço relativamente grande entre o objeto e o filme, comparando com as outras radiografias, produz uma ampliação das estruturas, que deve ser levada em conta quando da comparação de estruturas de outras radiografias.

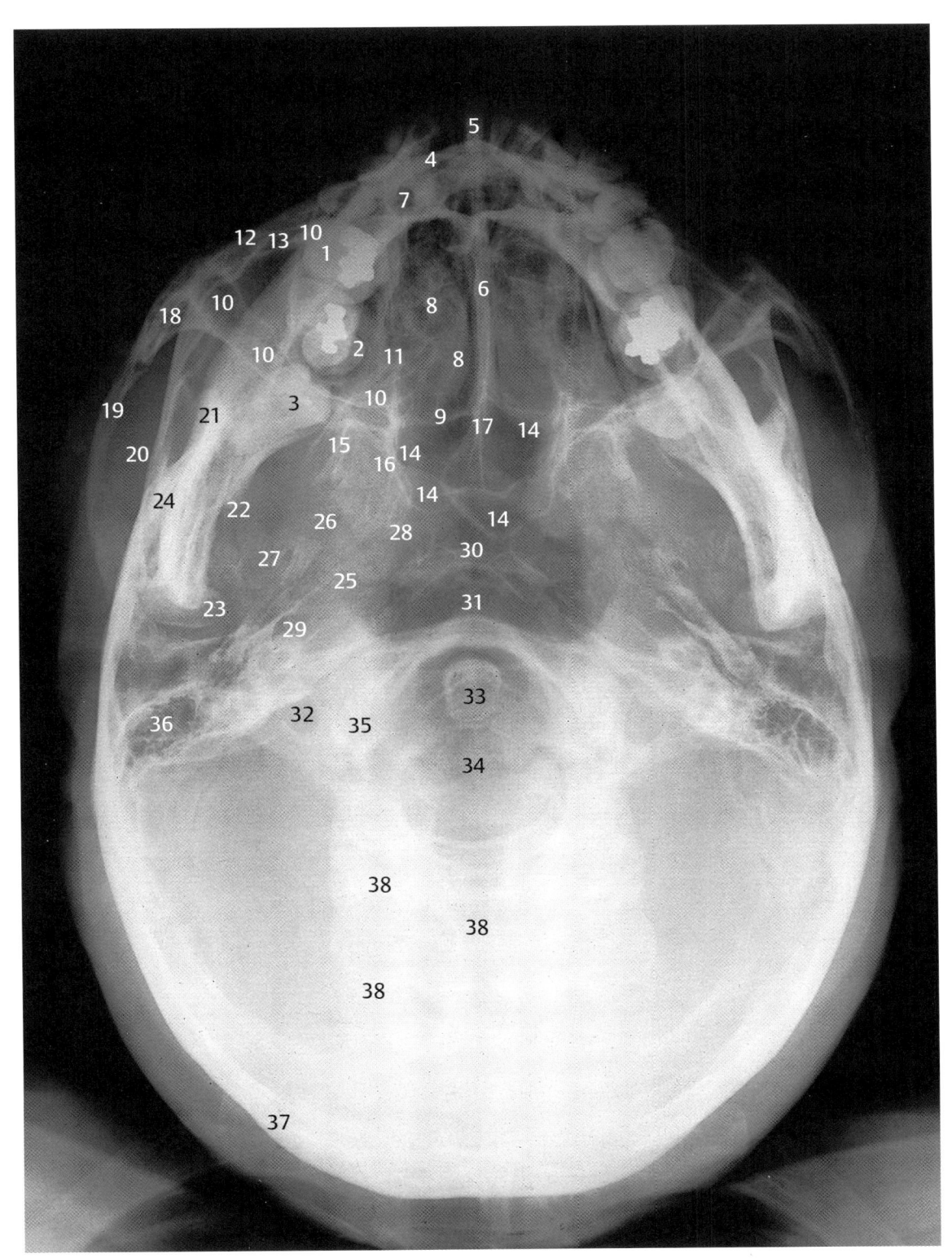

Figura 362 Visão geral de crânio axial
1 Dentes da maxila
2 Dentes da mandíbula
3 Dente 48 retido
4 Base da mandíbula
5 Espinha nasal anterior
6 Septo nasal ósseo
7 Canal nasolacrimal
8 Concha do nariz com labirinto etmoidal
9 Palato ósseo, limite dorsal
10 Seio maxilar, limites
11 Cavidade nasal, parede lateral
12 Margem infra-orbital
13 Fossa canina
14 Seio esfenoidal
15 Processo pterigóide, lâmina lateral
16 Processo pterigóide, lâmina medial
17 Espinha nasal posterior
18 Osso zigomático
19 Arco zigomático
20 Fossa temporal
21 Linha oblíqua
22 Lingual da mandíbula
23 Cabeça da mandíbula
24 Ângulo da mandíbula
25 Sutura coronal
26 Forame oval
27 Forame espinhoso
28 Forame lácero
29 Canal carótico
30 Dorso da sela
31 Tubérculo anterior do atlas
32 Forame transverso do atlas
33 Epistrofeu
34 Forame magno
35 Côndilo occipital
36 Células mastóideas
37 Osso occipital
38 Coluna vertebral cervical

A Técnica Radiográfica Hemiaxial de Waters

Na odontologia, a radiografia de crânio hemiaxial é em geral usada como radiografia parcial do crânio para economizar radiação para o paciente, em lugar de visão geral. Neste caso, a projeção do recorte deve abranger principalmente a região das órbitas, seios maxilares e o zigomático, com seus arcos. É muitas vezes chamada também de maxila hemiaxial, e sempre feita com a boca em abertura máxima. O crânio é encostado no chassi de modo que o feixe central penetre horizontalmente cerca de 10 cm acima da protuberância occipital externa, deixando o crânio na espinha nasal anterior. Se é difícil para o paciente posicionar sua cabeça nessa posição, o ponto de entrada deve ser corrigido para cima até que a parte petrosa do temporal fique abaixo dos seios maxilares, e estes fiquem livres da sobreposição da parte petrosa do temporal. Em posicionamento correto, o seio esfenoidal aparece nas partes posteriores do palato duro, acima da espinha nasal posterior. Só um preciso e simétrico posicionamento possibilita o diagnóstico pela importante comparação dos dois lados.

Posicionamento do crânio para uma radiografia hemiaxial

Figura 363 Posicionamento esquemático
Esquerda: Trajeto do feixe central de raios X e certeza de que a mandíbula não irá fazer um movimento involuntário durante a exposição, fixando-a com uma rolha.

Direita: O desenho mostra claramente que a região dos seios ficará livre de sobreposição da parte petrosa do temporal, se corretamente posicionada.

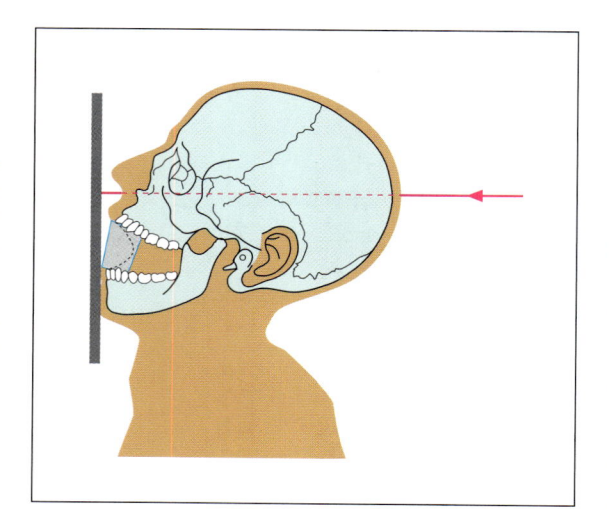

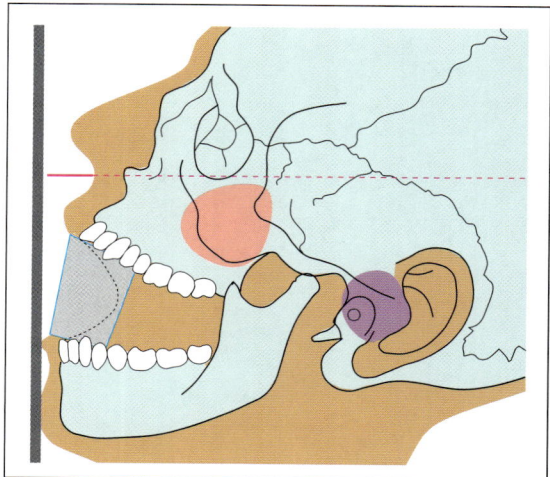

Figura 364 Posicionamento do paciente
Esquerda: Posicionamento correto da paciente no chassi do filme. A parte petrosa do temporal e as estruturas da base do crânio devem ser projetadas para *baixo*.

Direita: Posicionamento da paciente no visor de luz, em incidência horizontal do feixe de raios.

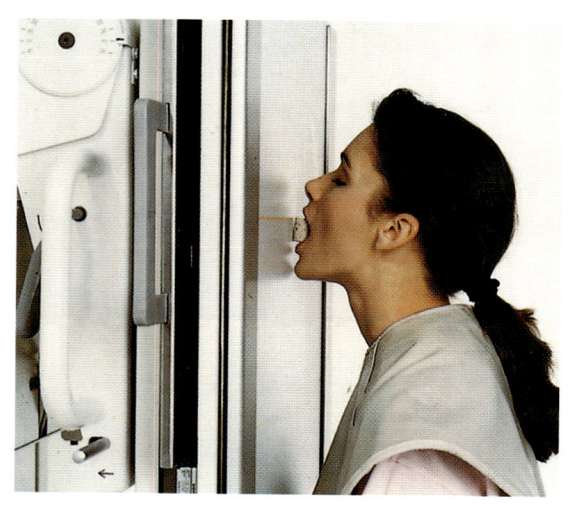

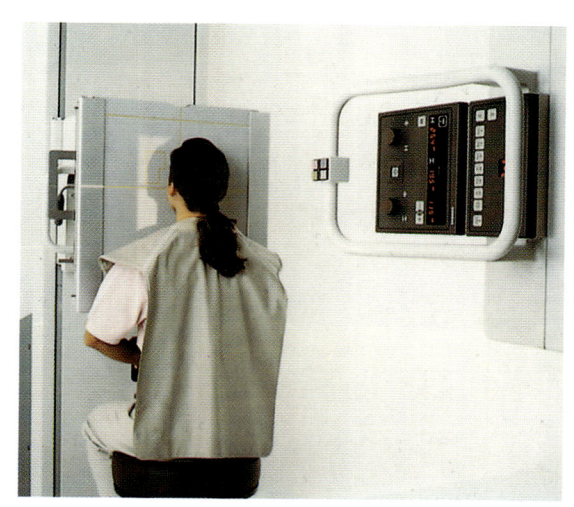

Indicações para radiografia de crânio hemiaxial
- A radiografia hemiaxial serve, acima de tudo, para o exame radiográfico convencional dos seios maxilares em comparação lateral, ainda que a caverna posterior não apareça nos pacientes com dentição completa.
- Em moldes de uma radiografia de seios da face, serve para reprodução simultânea dos seios paranasais, em suspeita de pansinusite.
- Na traumatologia, serve para esclarecimento de fraturas por pressão do osso zigomático.
- Na determinação da localização de dentes retidos ou corpos estranhos na maxila, a radiografia é inútil

Anatomia Radiográfica da Radiografia Hemiaxial de Waters

Ainda que a caverna posterior dos seios maxilares, com esta projeção no paciente com dentição completa, fique com sobreposição dos molares e, por isso, não possa ser examinada, a radiografia de crânio hemiaxial continua sendo a mais importante forma de exame convencional dos seios maxilares. A possibilidade de examinar a composição do ar e as reações das mucosas em comparação lado a lado fornece, além da clínica, indícios adicionais para a diferenciação diagnóstica entre afecções rinogênicas e dentogênicas.

A radiografia também serve aos especialistas da otorrinolaringologia como um método de custo favorável, com pouca exposição à radiação, para um exame dos seios paranasais, onde a carga de radiação pode ser ainda mais reduzida para o paciente pelo uso de diafragmas de limitação do campo irradiado.

Pela representação geral do osso zigomático, suas suturas no osso frontal, na maxila e nas têmporas, esta radiografia é útil também para os traumatologistas.
Para a solução de problemas de localização na maxila, esta radiografia não é adequada.

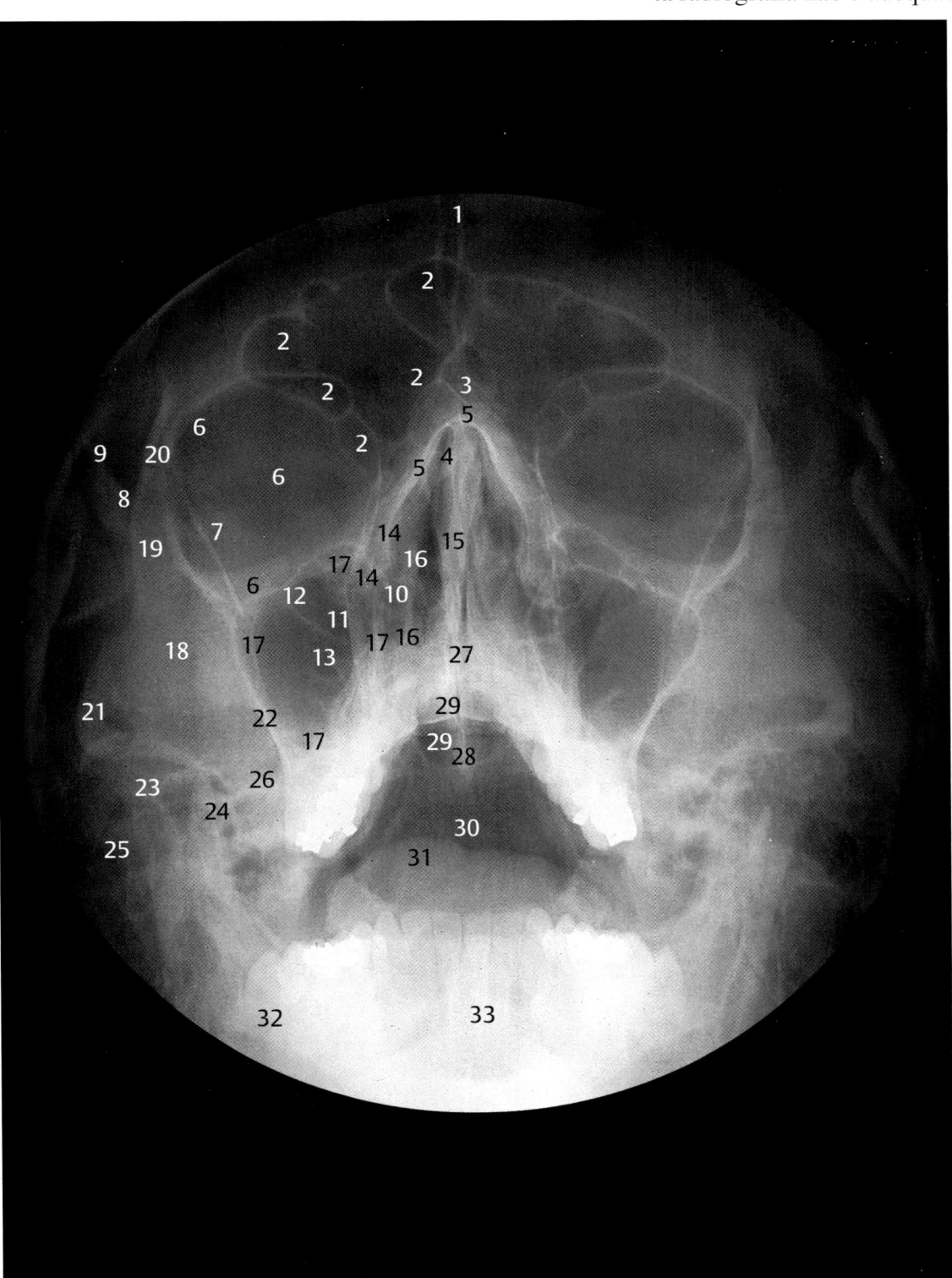

Figura 365 Crânio hemiaxial: anatomia radiológica
1. Sutura sagital
2. Seio frontal com septos
3. Crista galli com a foice do cérebro
4. Lâmina cribosa do osso etmóide
5. Osso nasal
6. Órbita
7. Linha inominada (asa maior)
8. Asa menor do osso esfenóide
9. Fossa craniana média, limites
10. Canal óptico
11. Fissura orbital superior
12. Canal infra-orbital
13. Forame redondo
14. Labirinto etmoidal
15. Septo nasal ósseo
16. Conchas
17. Seio maxilar
18. Osso zigomático
19. Processo frontal do osso zigomático
20. Sutura zigomático-frontal
21. Arco zigomático
22. Crista zigomático alveolar
23. Processo condilar da mandíbula
24. Linha oblíqua
25. Célula mastóidea
26. Parte petrosa do osso temporal
27. Espinha nasal anterior
28. Espinha nasal posterior
29. Seio esfenoidal
30. Par basilar do osso occipital
31. Dorso da língua
32. Massa lateral do atlas
33. Epistrofeu

A Técnica Radiográfica da PA de Mandíbula

A radiografia PA de mandíbula com abertura máxima da boca é uma radiografia parcial da face do crânio, na qual a mandíbula é projetada livre de sobreposições, em que as regiões do ângulo da mandíbula e o ramo ascendente apresentam-se em uma visão geral abrangente especial. O crânio é posicionado com a testa encostada no chassi, de tal modo que o feixe central penetre na horizontal, fazendo com que a cabeça da mandíbula, na posição de abertura máxima da boca, seja projetada sobre a região dos seios maxilares, para o que o feixe central deve penetrar na nuca e sair pelo dorso do nariz. Também nesta projeção não se pode esquecer que o posicionamento deve ser controlado por visão dorsal, para permitir uma reprodução simétrica das estruturas da face do crânio. Nessa técnica, é freqüente uma superexposição perturbadora do ramo ascendente, que pode ser eliminada pelo uso de um filtro atenuador especial de alumínio montado no visor de luz (compare com Figuras 362 e 368).

Posicionamento do crânio para PA de mandíbula

Figura 366 Posicionamento esquemático
Esquerda: Posicionamento do crânio no chassi do filme, a testa e o nariz encostados. Em abertura máxima da boca, o feixe central penetra na nuca e sai na região do dorso do nariz.

Direita: O desenho ampliado mostra a relação da região do seio zigomático com a região dos côndilos, com visão lateral.

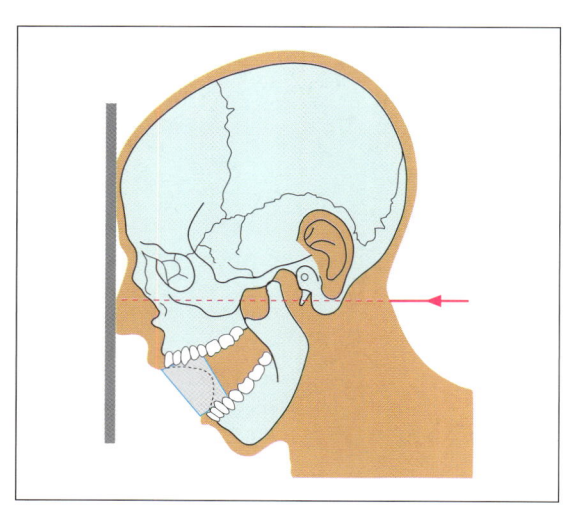

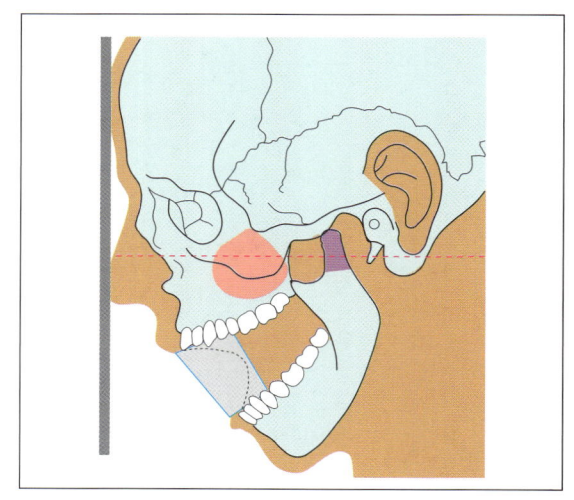

Figura 367 Posição do paciente
Esquerda: A posição da paciente junto ao chassi. A abertura máxima da boca e a posição fixa da mandíbula são asseguradas por uma rolha.

Direita: Posição da paciente no visor de luz na parede do chassi. Também esta radiografia exige um exato posicionamento simétrico do crânio.

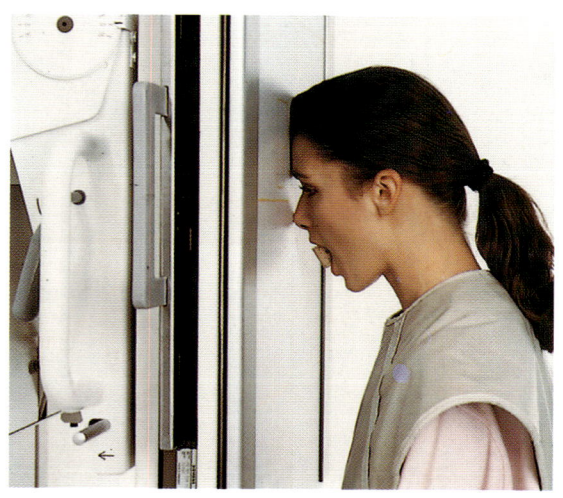

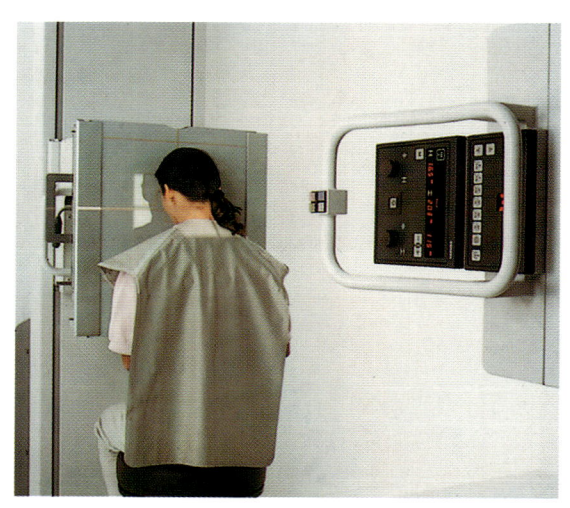

Indicações para uma radiografia de PA de mandíbula

- A radiografia PA de mandíbula pode ser utilizada para localização de dentes 3os molares retidos, em posição transversal na maxila ou na mandíbula, pela representação da terceira dimensão, como complementação da ortopantomografia.
- Em traumas da mandíbula são freqüentes fraturas do ramo ascendente, que, eventualmente, por causa do pequeno deslocamento dos fragmentos, são difíceis de visualizar na ortopantomografia. Com ajuda da radiografia de incidência de mandíbula, a terceira dimensão pode definir o diagnóstico de fratura.

Anatomia Radiográfica PA de Mandíbula

A cabeça da mandíbula e a região craniana do processo articular só são visíveis nas radiografias com boa qualidade de imagem quando a técnica for executada corretamente e a região da articulação temporomandibular for protegida por utilização de filtros ou écrans de diferenciação, com os dados de exposição adequadamente adaptados para esta tomada.

Nessa radiografia, as estruturas da profundidade do crânio são apresentadas, ao contrário da radiografia hemiaxial, projetadas para cima, de modo que o seio esfenoidal, por exemplo, seja visível na região da glabela e em sobreposição com o seio frontal. As partes petrosas do osso temporal são projetadas de modo análogo, na região da fossa craniana, e a coluna vertebral cervical faz sombra para o mento, maxila e seios nasais, por onde o processo odontóide não aparece na parte anterior da mandíbula como na radiografia hemiaxial, mas sim na cavidade nasal. Os 3os molares, em especial os superiores, aparecem bem visíveis e livres da sobreposição dos molares, apesar das sobreposições transversais de difícil visualização.

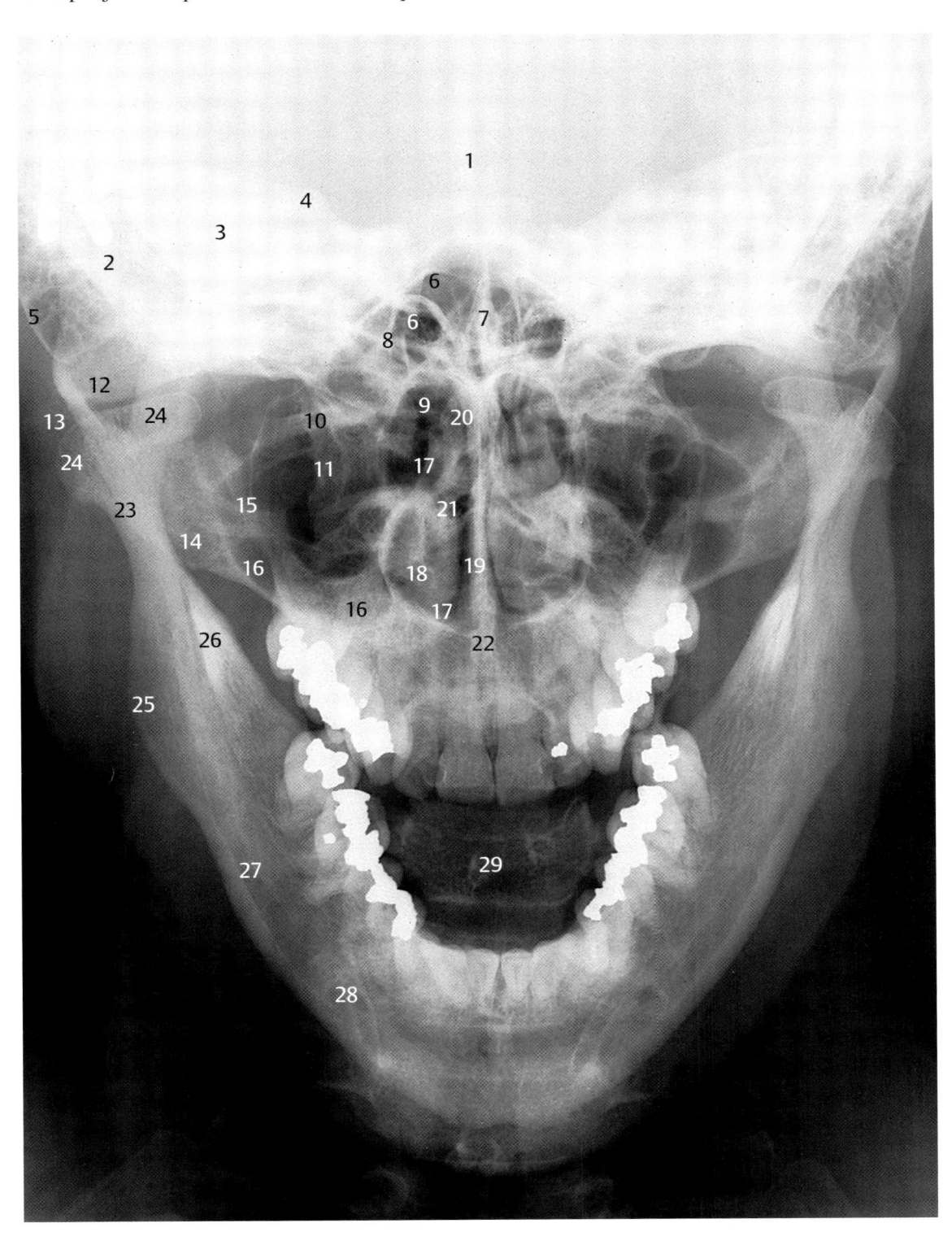

Figura 368 PA de mandíbula: anatomia radiográfica

1. Crista frontal
2. Parte escamosa do osso temporal
3. Parte petrosa do osso temporal
4. Eminência arqueada
5. Processo mastóideo do osso temporal
6. Seio esfenoidal em sobreposição com partes do seio frontal
7. Crista galli
8. Plano esfenoidal
9. Articulação atlas-occipital
10. Processo transversal do atlas
11. Processo pterigóide do osso esfenóide
12. Tubérculo articular
13. Arco zigomático
14. Osso zigomático
15. Órbita, margem inferior
16. Seio maxilar
17. Cavidade nasal
18. Concha nasal inferior
19. Septo nasal ósseo
20. Processo odontóide
21. Articulação atlas-axial
22. Espinha nasal anterior
23. Processo condilar da mandíbula
24. Fáscia articular do côndilo
25. Ângulo da mandíbula
26. Linha oblíqua
27. Canal da mandíbula
28. Forame mental
29. Corpo vertebra l cervical C3

A Técnica de Telerradiografia

Para as medições técnicas e indicações diagnósticas, usam-se telerradiografias laterais e frontais, que são radiografias parciais de crânio com uma maior distância filme-foco do que é comum nas radiografias de crânio. Enquanto a distância normal nos aparelhos para crânio é de 1m, a distância filme-foco nos aparelhos de panorâmicas correspondentes mede 1,5 m, o que se comprovou ser o protocolo ideal por vários motivos.

Segundo as normas vigentes, a telerradiografia lateral é feita encostando o lado direito do crânio no aparelho. Além disso, ela deve estar no plano horizontal de Frankfurt. A atenuação da intensidade da radiação necessária para a representação dos pontos de medição esqueléticos, com a reprodução das partes moles do perfil, é conseguida pelo uso de écrans de diferenciação ou de filtros colocados em posição próxima do foco.

Para a avaliação diagnóstica da telerradiografia lateral, são utilizados critérios de "análise cefalométrica" conforme cada escola de ortodontia e ortopedia dos maxilares, de modo que não podemos explicar aqui um procedimento de aceitação geral.

Figura 369 Posicionamento para uma telerradiografia lateral
A diferença entre os pontos de medição próximos e distantes do filme fica cada vez menor com o aumento da distância, sendo, então, que a precisão da medida aumenta de acordo. A precisão da medida, aliás, é influenciada também pela colocação dos pontos de medição na radiografia. A divergência dos pontos de medição é dependente da distância de foco.

A divergência dos pontos de medição é dependente da distância de foco

● distância de foco
● pontos de medição

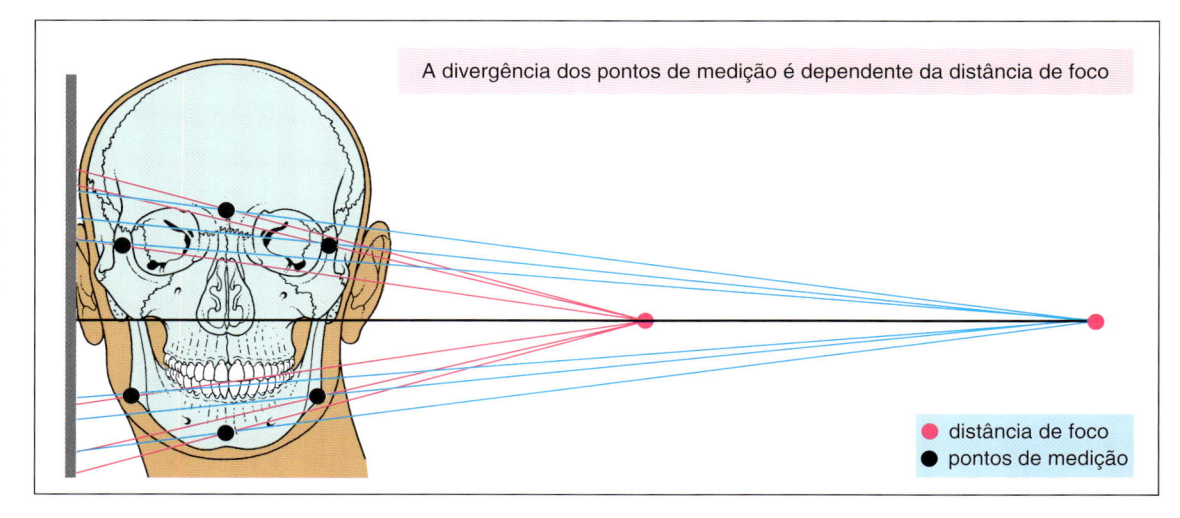

Figura 370 Posição do paciente
Esquerda: O paciente no cefalostato (suporte especial para a cabeça) de um ortopantomógrafo, posicionado para uma telerradiografia lateral. O crânio está encostado no lado direito.

Direita: O paciente no cefalostato de um ortopantomógrafo, posicionado para uma telerradiografia frontal. A testa está encostada no chassi, a posição deve ser conferida dorsalmente quanto à sua simetria.

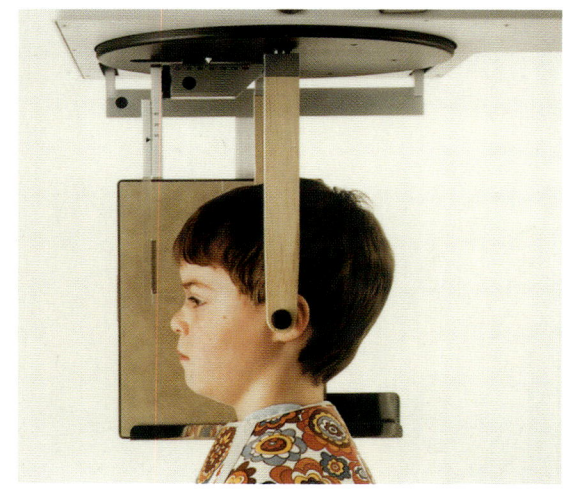

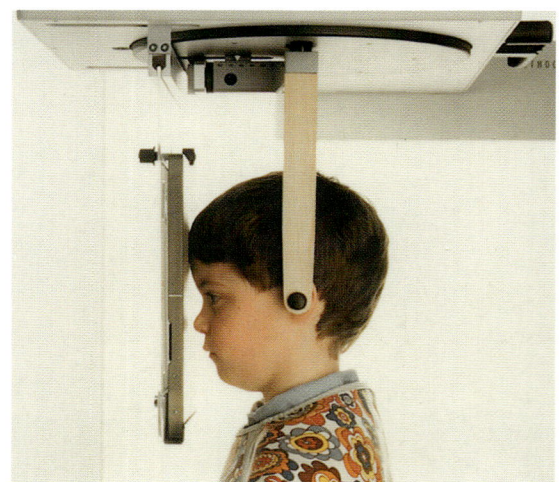

Indicações para a telerradiografia
- A telerradiografia lateral é usada, em primeira linha, como embasamento da chamada "análise cefalométrica".
- A telerradiografia lateral também presta bons serviços na localização de dentes retidos, quando estes estão impactados na parte anterior da maxila, isto é, naquela área onde, mesmo com radiografia panorâmica, é difícil a localização.
- A telerradiografia PA serve principalmente para documentar as assimetrias de crânio, com meios práticos.

A Técnica de Telerradiografia 169

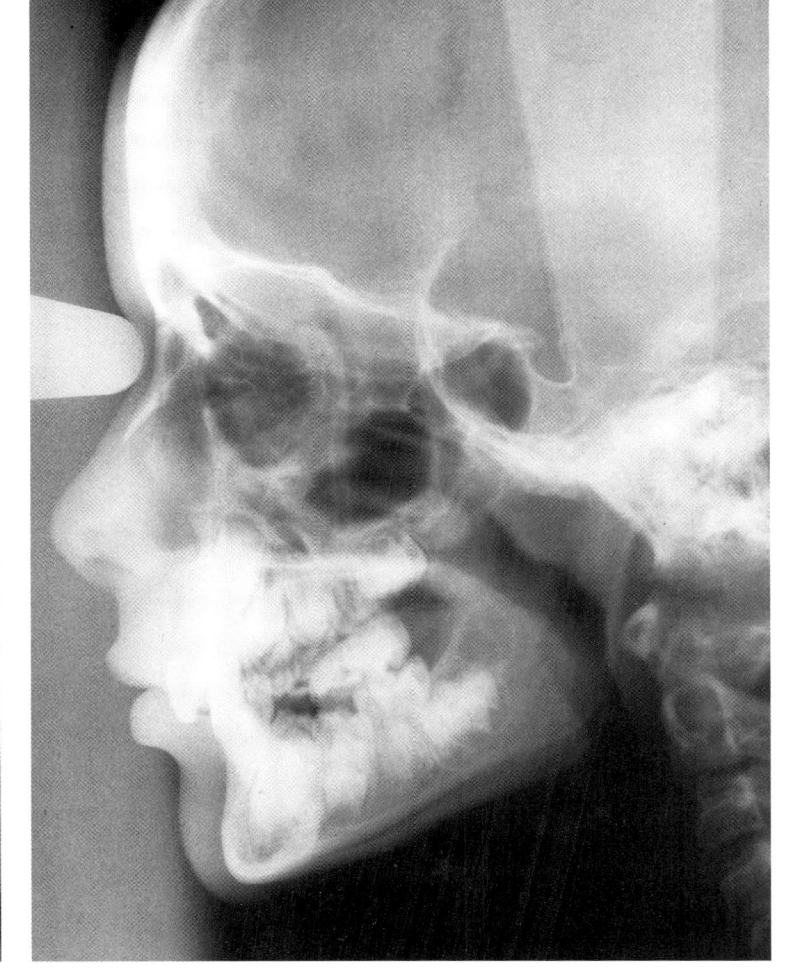

Telerradiografia lateral

Figura 371 Crânio encostado pelo lado direito, com filtro para partes moles em representação de perfil

Figura 372 Representação combinada de ossos e partes moles
Resultado de uma técnica especial de tomada, que combina telerradiografia com uma foto de perfil.

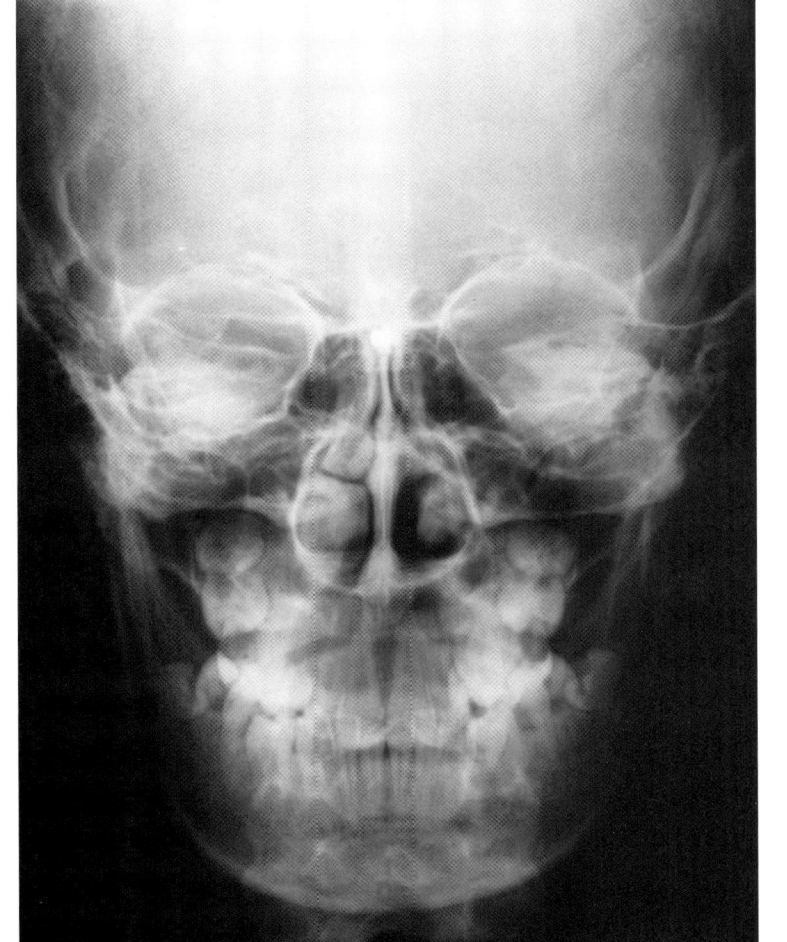

Figura 373 Crânio com uma telerradiografia PA
Esta tomada também pode ser usada para representação de molares retidos em posição alta e de 3⁰ˢ molares na maxila, em complementação a uma ortopantomografia.

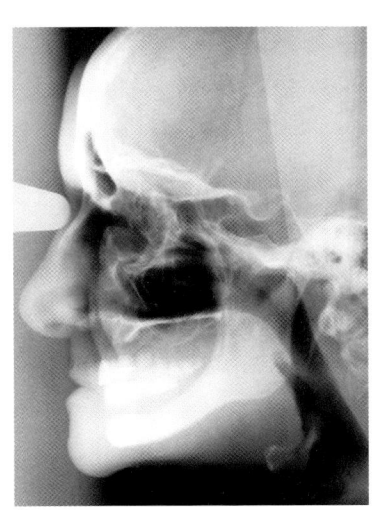

Figura 374 Aplicação da telerradiografia lateral para controle do perfil em casos de tratamento ortodôntico

Radiografia Parcial de Crânio: Articulação Temporomandibular Modificada por Schüller, de Boca Aberta ou Fechada

Muitos problemas de articulação temporomandibular (ATM) já podem ser observados nos seus primórdios com o estudo cuidadoso de uma ortopantomografia (p. 43). Todavia, se já instaladas as lesões de disco traumáticas definitivas ou alterações degenerativas nas estruturas dos côndilos, devem ser usados outros métodos de exame. Estão disponíveis métodos de análise não-invasivos e métodos invasivos. Nos primeiros, pode-se contar, ao lado da radiografia de crânio axial, com as projeções de Schüller, as tomografias convencionais, a tomografia computadorizada e a ressonância magnética, e, nos últimos, com a artrografia e a artroscopia, que só devem ser executadas com as precauções de esterilidade.

Infelizmente, o dentista só dispõe na clínica de possibilidades muito limitadas para a produção de radiografias de ATM convincentes, apesar de precisar de subsídios de fácil e precisa interpretação para o tratamento de disgnatias, mal-oclusões e nas reconstruções.

O trabalho em conjunto com clínicas radiológicas e radiologistas é geralmente problemático por vários motivos.

Radiografia da articulação temporomandibular, modificada por Schüller

Figura 375 Posicionamento esquemático
Esquerda: O feixe central é direcionado cranialmente, com uma inclinação aproximada de 25-26° para a articulação visada, sendo o plano sagital mediano não-paralelo, mas sim com uma inclinação aberta de 10° para a parede do chassi, ficando o plano horizontal de Frankfurt direcionado horizontalmente.

Direita: Posicionamento da paciente na parede do chassi.

Figura 376 Posicionamento do paciente para a tomada da articulação mandibular direita
Esquerda: Oclusão habitual.

Direita: Abertura máxima da boca, assegurada a imobilidade com uma rolha. A abertura da boca só é devida à abertura da mandíbula. Uma projeção dorsal do crânio modifica a relação da projeção e a comparabilidade das estruturas.

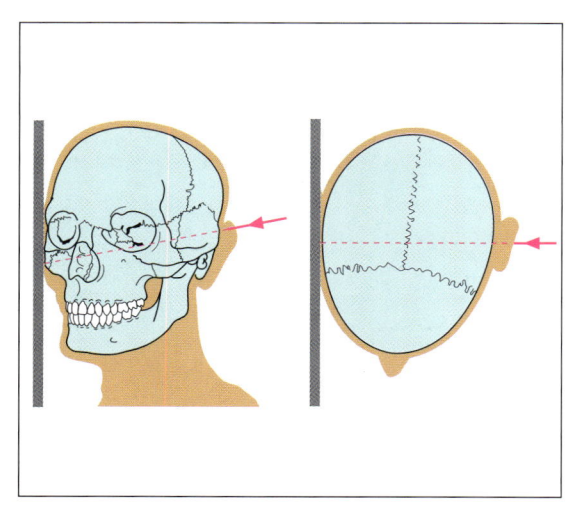

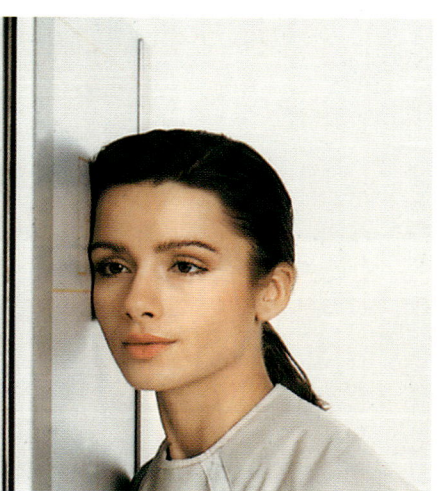

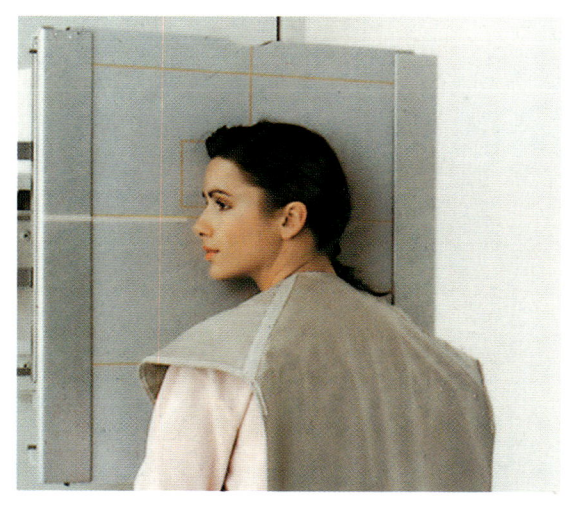

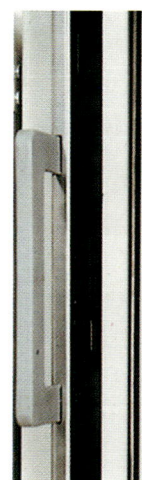

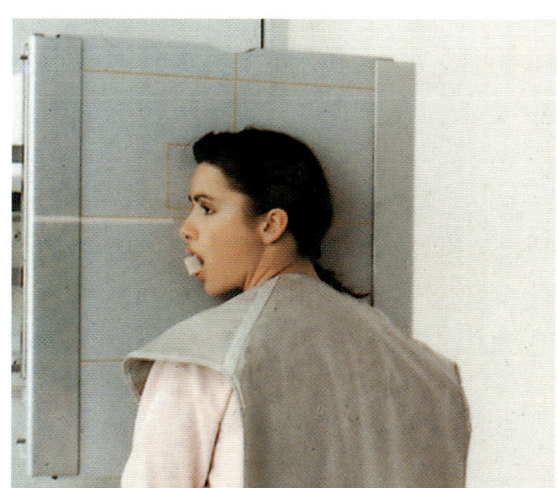

Indicações para uma radiografia da articulação temporomandibular, modificada por Schüller

A radiografia feita com a oclusão habitual fornece as estruturas da articulação mandibular em uma projeção transcranial, oblíqua, que, em função das características anatômicas individuais, deve ser interpretada com cuidado. Se, no entanto, não existe nenhum outro método de diagnóstico por imagem à disposição, em sendo executada com os mais elevados padrões de qualidade e interpretada com a correspondente experiência diagnóstica, poderá fornecer muitas informações úteis, mas que deverão limitar-se a perturbações da função e grandes alterações dos tecidos duros e nas relações da articulação.

Anatomia Radiográfica nas Radiografias da Articulação Temporomandibular Modificada por Schüller

Radiografias com sobreposições de articulação temporomandibular projetada livre conduzem à suspeita de tratar-se de radiografia de perfil da articulação, de forma que na literatura mais antiga falava-se de fenda da articulação. A representação livre de sobreposições da articulação pressupõe uma projeção oblíqua, com deslocamento dorsal e cranial do feixe central, que apresenta as partes da articulação bidimensionalmente em uma vista oblíqua, de maneira que a parte "superior" do côndilo é, na verdade, o pólo lateral do mesmo, e que a parte próxima da fenda da "fossa" corresponde à parte lateral do mesmo na transição ao início do arco zigomático. Estas também são interpretadas somente com grande experiência, em conseqüência da individualidade da arquitetura da articulação, com relações anatômicas de conformação espacial tão diferentes e que permitem apenas conclusões gerais sobre a posição dos côndilos ou alterações patológicas. O estado geral do disco articular tão importante justamente na artropatia secundária não pode ser examinado por causa de sua radiotransparência e só pode ser reconhecido por suas ações.

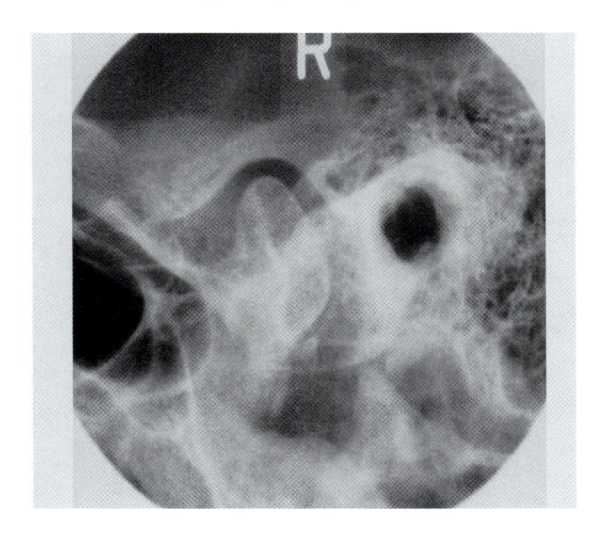

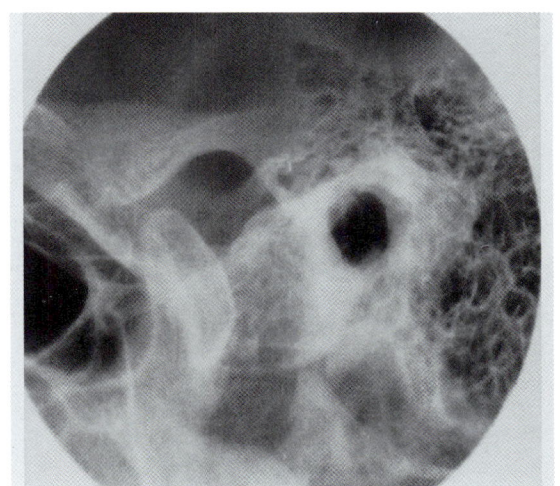

Figura 377 Articulação temporomandibular segundo Schüller, fechada e aberta
Linha superior: Observa-se a reprodução idêntica de detalhes da estrutura nas duas radiografias da articulação mandibular direita. O poro acústico é reproduzido exatamente igual.

Linha inferior: Articulação mandibular esquerda. A abertura da boca ocorre apenas por movimentação da mandíbula, o que é comprovado pela situação do arco zigomático.

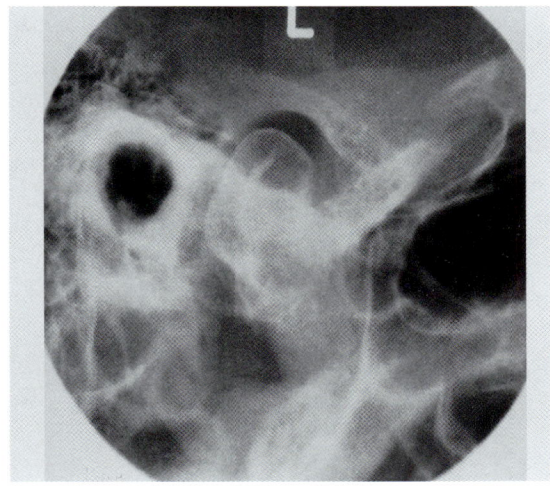

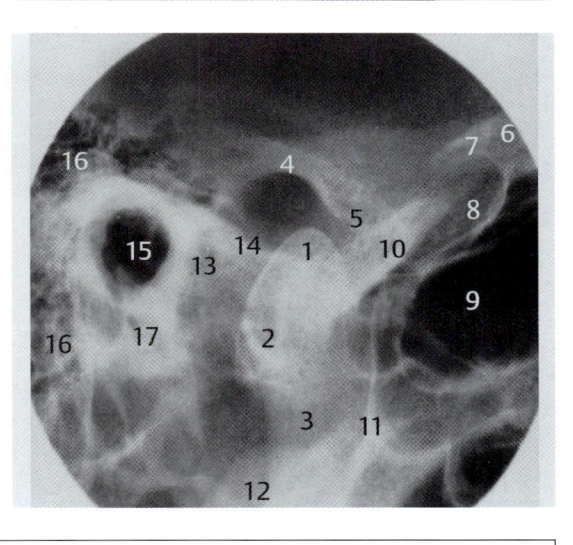

Figura 378 Anatomia radiográfica
1 Côndilo, pólo lateral
2 Côndilo, pólo medial
3 Processo condilar da mandíbula
4 Fossa mandibular, parte lateral
5 Eminência, parte lateral
6 Arco zigomático
7 Processo clinóide anterior
8 Sela túrcica
9 Seio esfenoidal
10 Processo clinóide posterior
11 Clivo
12 Parte petrosa distal
13 Parte petrosa proximal
14 Bordo superior da pirâmide (proximal)
15 Poro acústico externo
16 Célula mastóidea
17 Parte timpânica do osso temporal

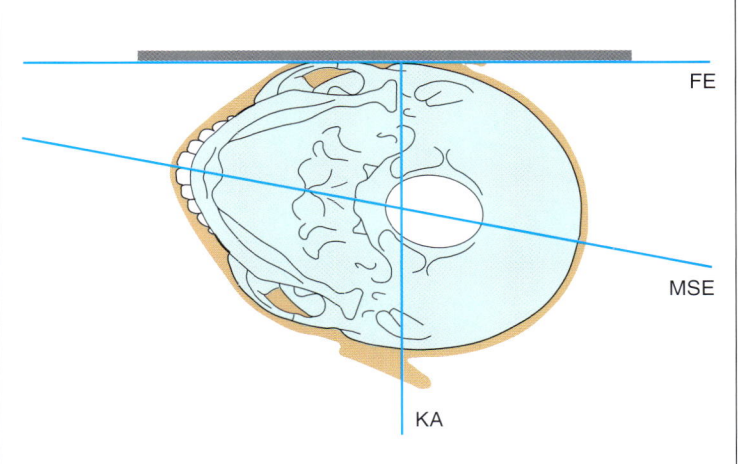

Figura 379 Articulação mandibular segundo Schüller
Após a determinação do eixo condilar com ajuda de uma radiografia axial, o crânio pode ser posicionado na parede do chassi para a representação em perfil da articulação de acordo com seu eixo.

FE   plano do filme
MSE plano sagital mediano
KA   eixo do côndilo

Técnica e Anatomia Radiográfica de Radiografias Lateral de Mandíbula ou Lateral Oblíqua

Se a radiografia for tomada com um aparelho de crânio, resultará em uma radiografia-padrão como a da Figura 382.

Somente com um aparelho de raios X odontológico, com movimento livre e um chassi de filme 13 x 18 cm, podem ser feitas, ao lado desta radiografia-padrão, tomadas especiais de determinadas regiões, como, por exemplo, o ramo, o ângulo, a região anterior da mandíbula e da maxila, a cavidade alveolar do seio maxilar. Esta técnica radiográfica exige, porém, uma grande percepção de espaço e experiência, de sorte que as exigências especiais são colocadas ao técnico. Como o formato da imagem ultrapassa o tamanho de filme dental, devem existir instalações para o processamento convencional ou para a digitalização do filme.

Como vantagens, pode-se apresentar a dose reduzida de radiação e sua execução em qualquer instalação, sem necessidade de aquisição de equipamentos onerosos, razão pela qual vamos discorrer mais sobre esta técnica.

Posicionamento do crânio para uma radiografia lateral de mandíbula

Figura 380   Posicionamento esquemático
Esquerda: Posição do crânio no chassi, com direção do feixe central.

Direita: Posição do crânio do ponto de vista do tubo emissor, com o ponto de entrada do feixe.

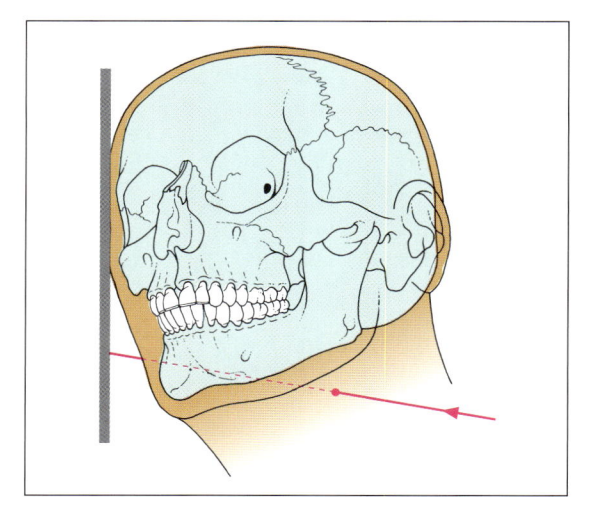

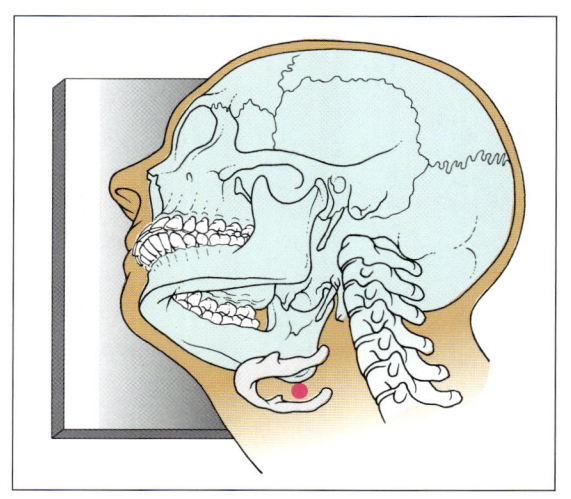

Figura 381   Posicionamento do paciente
Esquerda: Posicionamento da paciente na parede do chassi do aparelho de crânio.

Direita: Posição da paciente no visor de luz do aparelho de crânio.

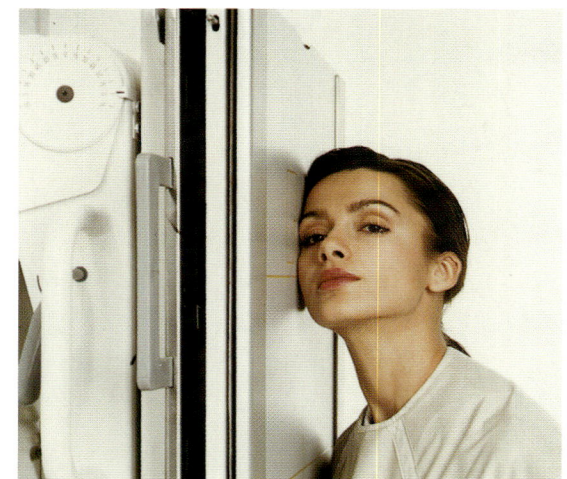

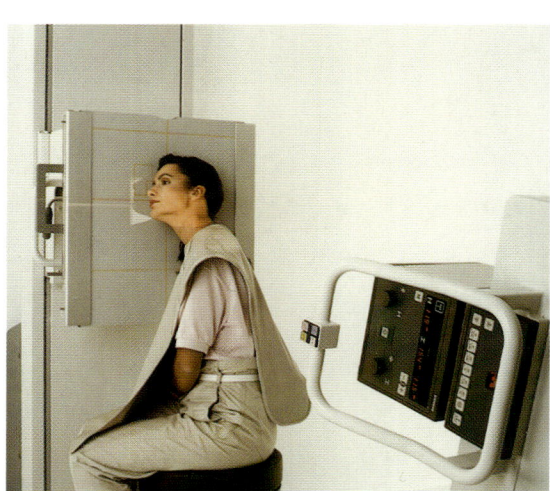

Figura 382   Mandíbula lateralmente separada no aparelho de crânio
A radiografia mostra o resultado com um aparelho de raios X para a cabeça, que encontra aplicação para sialografias e lesões da região do ângulo da mandíbula.

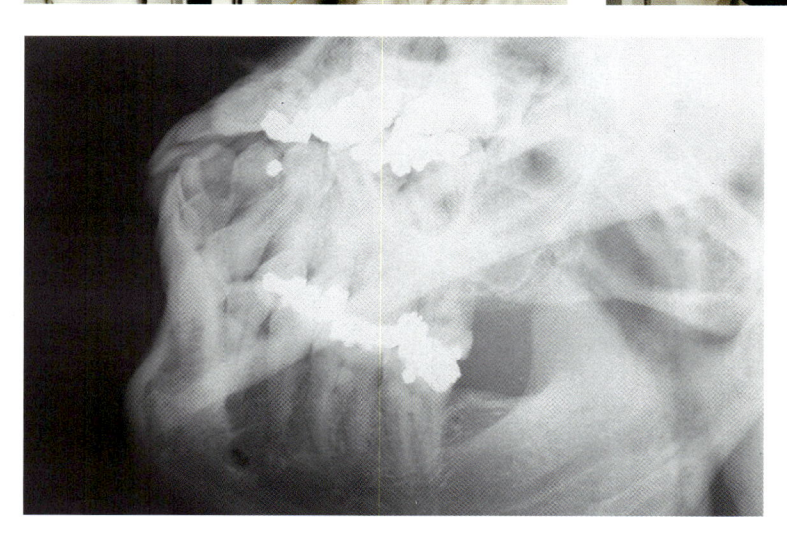

Radiografia Lateral de Mandíbula Tomada com Aparelho Odontológico

Com um aparelho de raios X odontológico e um chassi de filme convencional pode-se, com um pouco de experiência, fazer radiografias não só da mandíbula, mas também de diversas regiões da maxila lateralmente separada e até mesmo radiografias tangenciais da bochecha. Se não temos aparelho panorâmico à disposição, estas projeções permitem radiografias de visão geral da mandíbula, e inclusive radiografias das partes moles, que não podem ser feitas com nenhuma outra técnica convencional.

Radiografia lateral de mandíbula

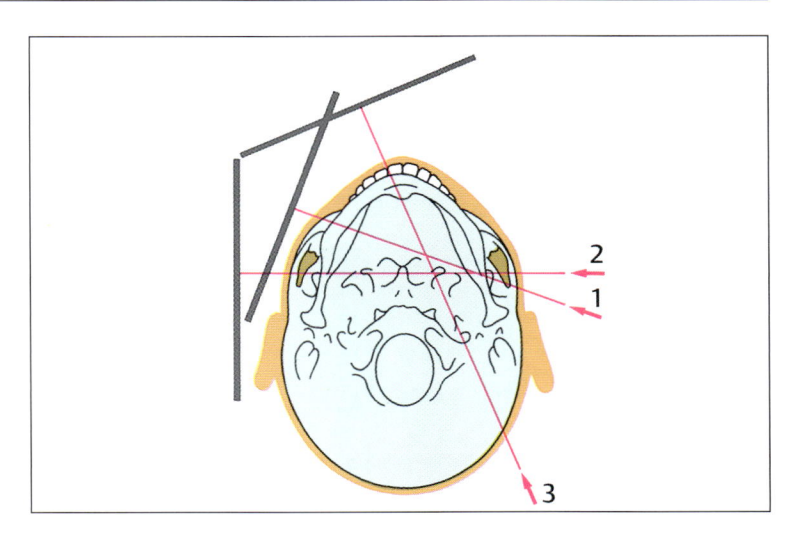

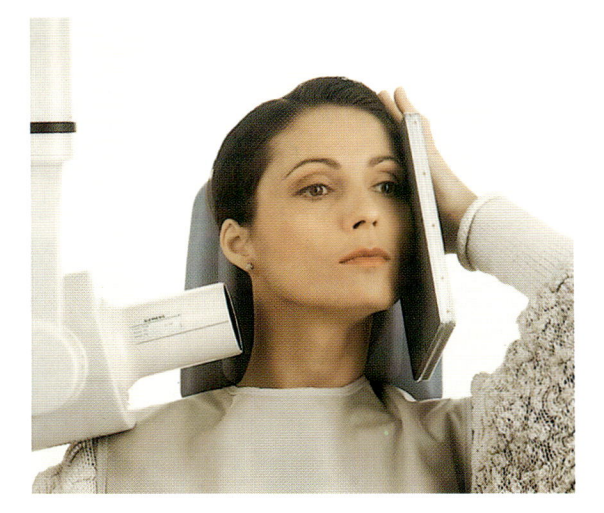

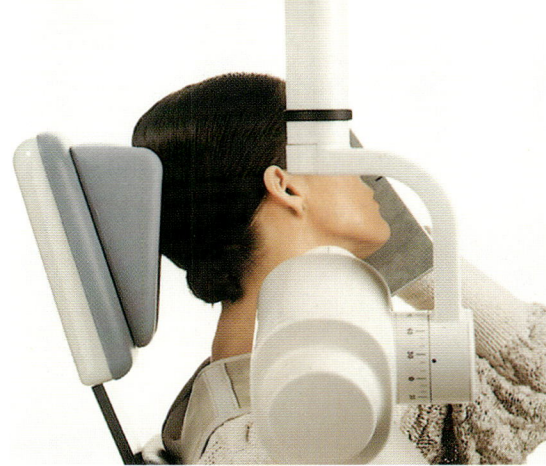

Figura 383   Direcionamento esquemático do feixe central
Acima: Possibilidades de incidências
1   Corpo e ângulo da mandíbula
2   Ramo da mandíbula
3   Região anterior

Esquerda: Posição do chassi e angulagem do aparelho de raios X odontológico.

Direita: Direcionamento do feixe central e posição do chassi, do ponto de vista do feixe central.

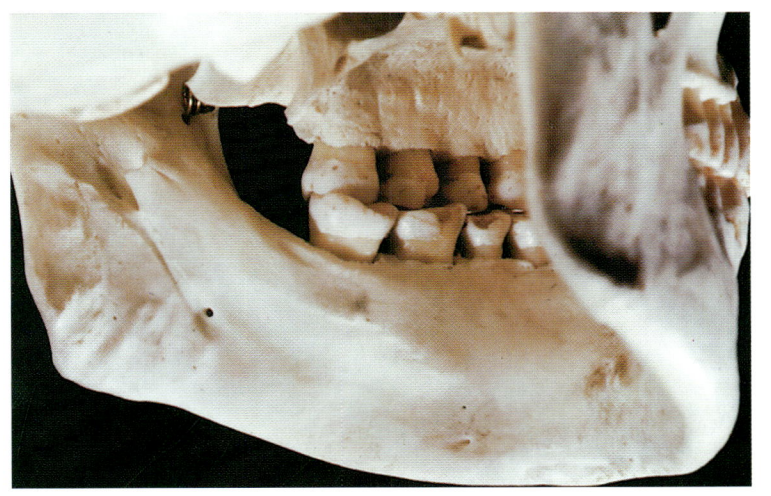

Figura 384   Situação da incidência em crânio seco.

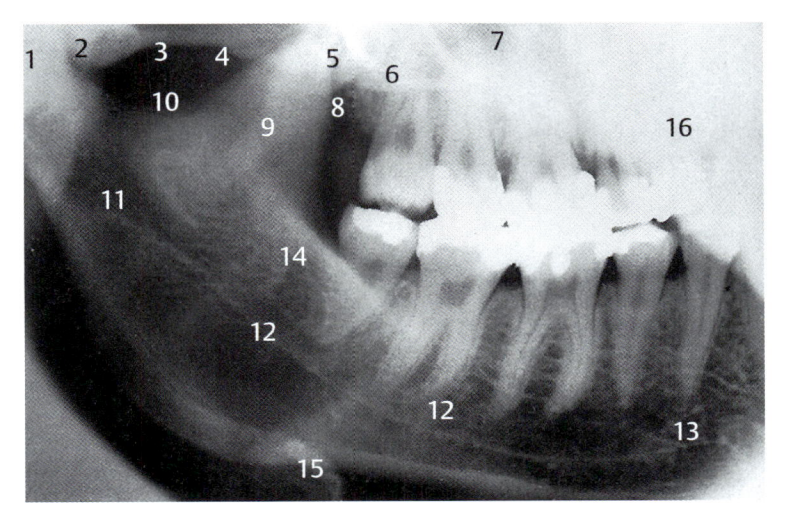

Figura 385   Anatomia radiográfica
1   Cabeça da mandíbula
2   Tubérculo articular
3   Arco zigomático
4   Sutura zigomático-alveolar
5   Processo pterigóide
6   Osso zigomático
7   Seio maxilar
8   Túber da maxila
9   Linha oblíqua
10   Incisura da mandíbula
11   Língula
12   Canal da mandíbula
13   Forame mental
14   Crista temporal
15   Osso hióideo
16   Ângulo da mandíbula (distante do filme)

Figura 386 Radiografia lateral de mandíbula
Esquerda: Situação da projeção para uma radiografia do ramo.

Direita: Radiografia com representação do ramo da mandíbula.

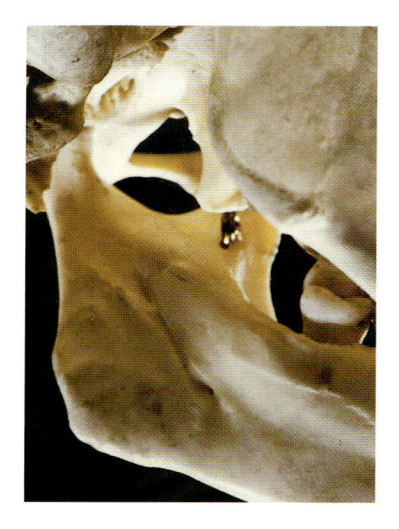

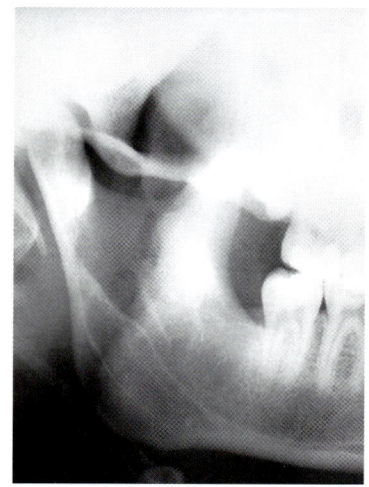

Figura 387 Radiografia lateral de mandíbula
Esquerda: Situação da projeção de uma radiografia para a região frontal.

Direita: Radiografia da região frontal.

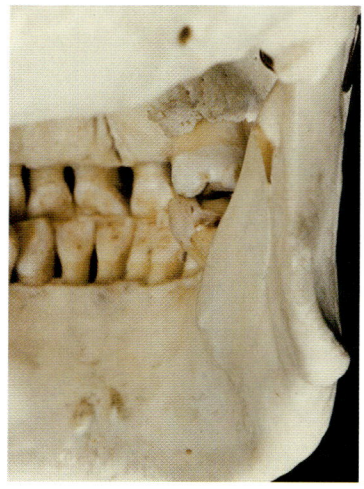

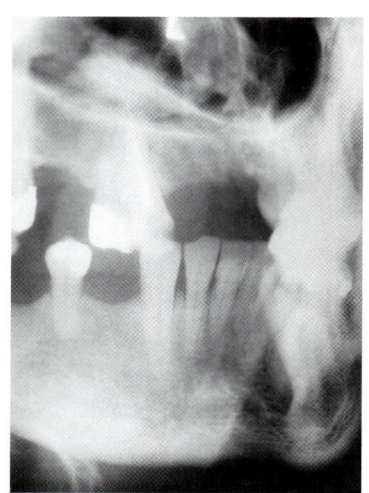

Figura 388 Bochecha tangencial
Esquerda: A situação da projeção para uma radiografia tangencial de bochecha, para comprovação de sialolitos no ducto de Stenon ou flebólitos na bochecha. Observa-se a bochecha cheia de ar para a obtenção do contraste negativo.

Centro: No esquema, a direção do feixe central com a bochecha cheia de ar.

Direita: A radiografia mostra um sialolito (seta) no ducto de Stenon.

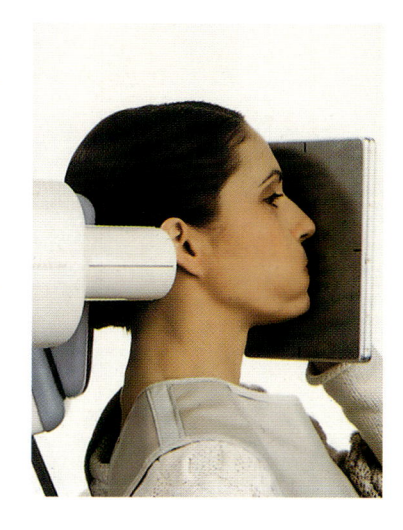

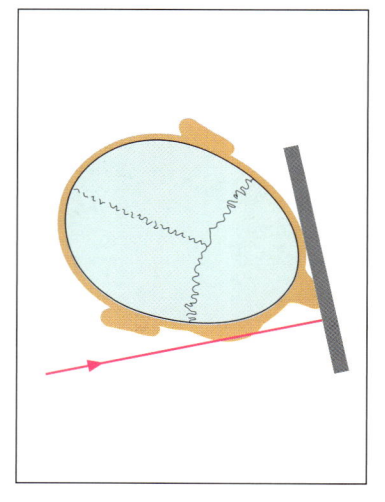

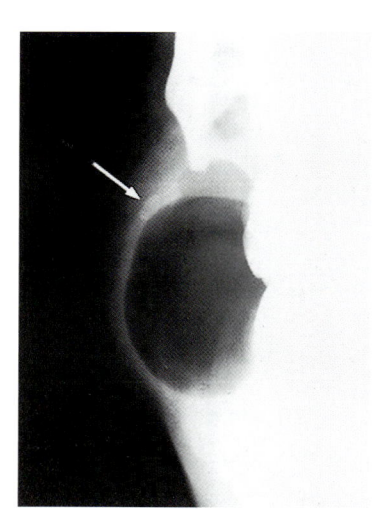

Indicações para variações de lateral de mandíbula
- Na falta de um ortopantomógrafo, podem ser obtidos por esta técnica recortes de mandíbula com pouca carga de radiação e com visão muito mais abrangente que com radiografias dentais isoladas.
- Significado especial tem a radiografia para a representação geral do ângulo da mandíbula, do ramo e do curso do canal da mandíbula. Também a cavidade alveolar do seio pode ser representada.
- Representação da bochecha (por exemplo, em sialolitíase) ou radiografias de perfil da região anterior também são possíveis.

Tomografia da Articulação Temporomandibular

A clara representação da articulação mandibular, sobreposta pela parte petrosa do osso temporal, apresenta os maiores desafios na preparação de tomografias do plano frontal e lateral fáceis de interpretar. Simples ou complicadas, de tubo e filme com movimentos calculados e simultâneos durante a exposição, em torno do centro da camada selecionada, permitem que as estruturas desejadas apareçam claramente e borrem as sobreposições que estão fora da camada. Quanto mais amplo o movimento em torno do centro da camada desejada (expresso em graus), tanto mais fina a camada e tanto mais clara a representação. Os melhores resultados da articulação temporomandibular são fornecidos pelo borramento espiralar. De excepcional importância é a exata e paralela posição da estrutura anatômica desejada e do paciente e a mesa do chassi do filme. Tomografias de mais de 5 mm de espessura de camada (as chamadas zonografias) são mais difíceis de interpretar.

A combinação com um contraste nos espaços da articulação pode tornar o disco mais visível.

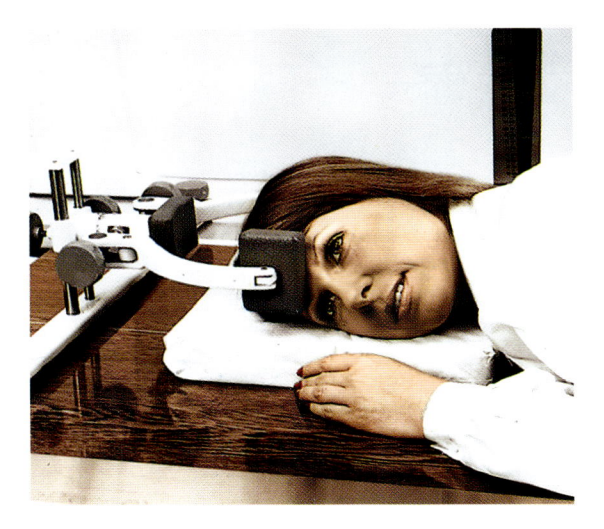

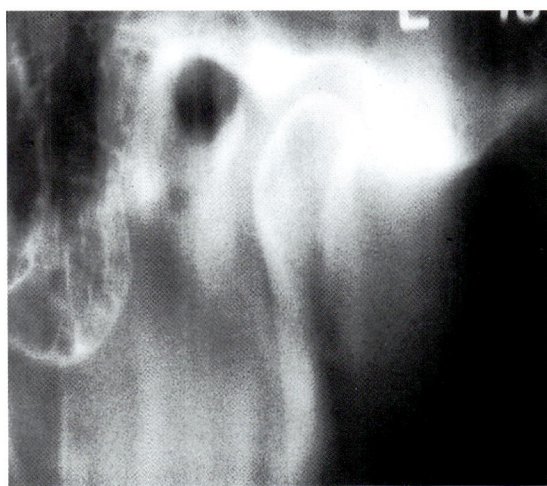

Figura 389 Posição do paciente para uma tomografia lateral
Ela deve acontecer com muita precisão, preferencialmente com um suporte de cabeça. A correspondente posição do eixo dos côndilos foi estabelecida previamente por uma radiografia axial.

Figura 390 Borramento linear de uma articulação esquerda
Apesar da relação de posição dos côndilos com a fossa ter sido bem-colocada, esta técnica fornece, mesmo com o movimento, uma sobreposição da parede petrosa do osso temporal borrado (vertical).

Figura 391 Curso do movimento linear e espiralar de borramento, esquemático
A espiral de 45° fornece camadas mais finas que a espiral de 30° ou o borramento linear (*acima*), motivo pelo qual esta técnica oferece os melhores resultados da articulação temporomandibular.

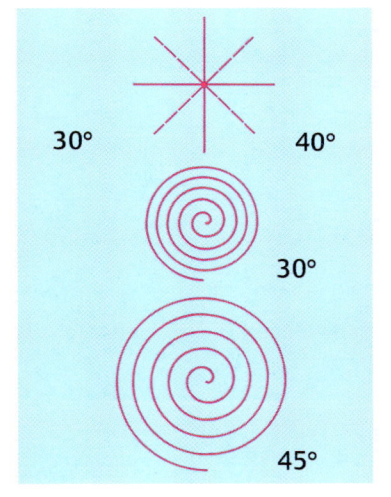

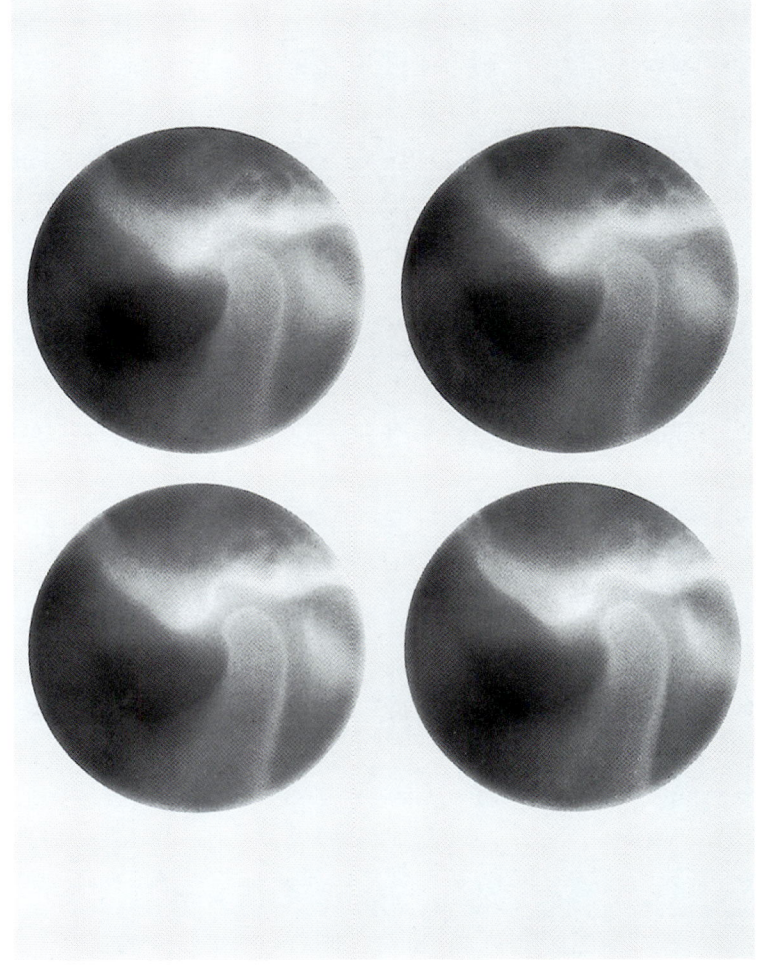

Figura 392 Borramento espiralar de uma articulação mandibular esquerda
As radiografias moles mostram uma representação livre de sobreposições da articulação mandibular examinada e demonstram claramente a superioridade desta técnica. Se for colocado um contraste no espaço superior e inferior da articulação, podemos visualizar o disco e o seu comportamento durante o movimento de abertura (Artrotomografia).

Artrotomografia: Um Método Invasivo de Exame Radiológico

Um método de exame radiológico invasivo com a utilização da tomografia é a artrotomografia. Com ela deve ser representado o disco articular em sua forma e posição em situação normal de repouso e em abertura máxima da boca, com a utilização de um contraste radiológico. O disco constituído de um denso e fibroso tecido conectivo, com uma larga cápsula em forma de funil, separa longitudinalmente o espaço articular em forma de S em uma câmara superior e outra inferior, que normalmente não se comunicam entre si. Como ambas as câmaras se apresentam, por motivos anatômicos, com grandes sobreposições na artrografia simples, logo contentou-se com o enchimento da câmara inferior, que fornecia bons indícios da posição geralmente anterior do disco. Uma melhoria deste método radiológico de exame trouxe, então, a artrotomografia. Mas somente Westesson conseguiu a otimização decisiva com o desenvolvimento da artrotomografia de duplo contraste, na qual são injetados contraste e ar. A imagem por ressonância magnética não-invasiva recebeu novos impulsos.

Figura 393 Articulação temporo-mandibular: esquemática
1. Côndilo mandibular
2. Fossa mandibular
3. Tubérculo articular
4. Músculo pterigóide lateral, com início na fóvea pterigóide e no disco articular
5. Disco articular
6. Zona bilaminar do disco

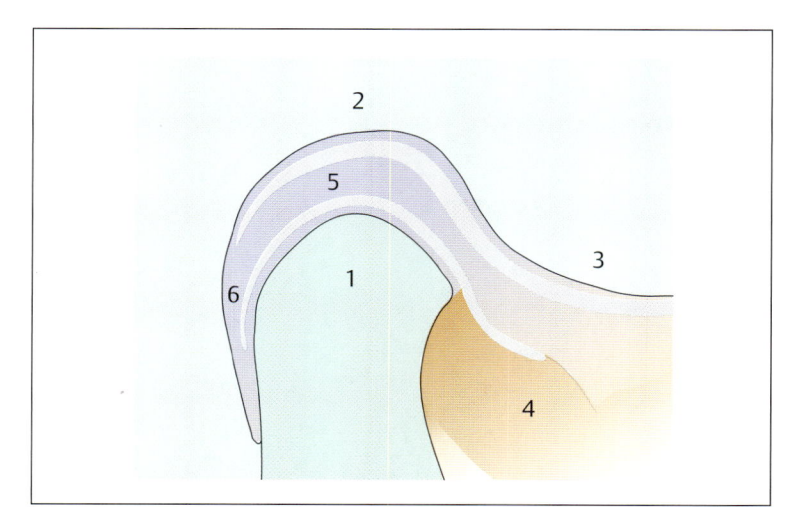

Figura 394 Artrotomografia da articulação direita
Artrotomograma de duplo contraste.

Esquerda: Articulação temporomandibular normal, em posição normal de repouso. Posição do disco (seta).

Direita: Com o movimento de abertura, a parte posterior da faixa vai junto com o disco (seta).

Coleção P.L.Westesson

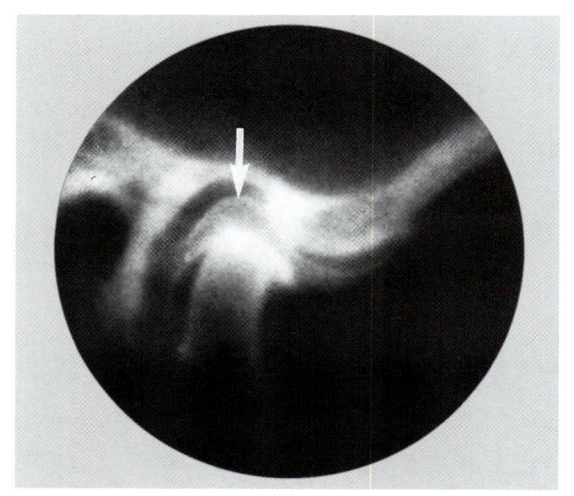

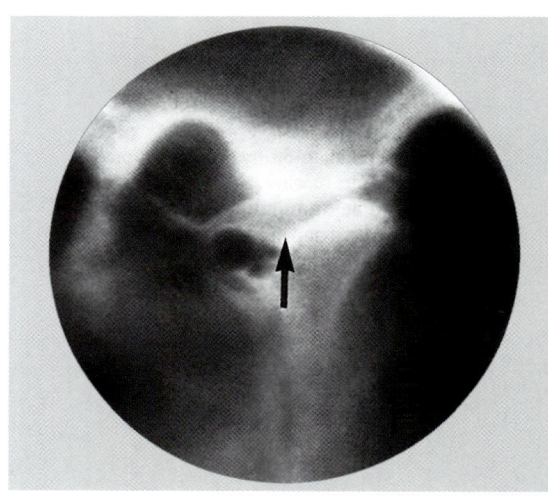

Indicações para uma artrotomografia
– Em queixas articulares resistentes a terapias, que geralmente são acompanhadas de dores e/ou perturbações funcionais da articulação mandibular.
– Em moldes de exames para dores na região da cabeça-pescoço, resistentes a terapias e de etiologia não-esclarecida, especialmente após acidentes com possível lesão de chicotada.
– Em lesões de disco suspeitadas clinicamente, baseadas em perturbações da oclusão, especialmente após reabilitação total ou parcial da dentadura.

Representação de Sialolitos

Os relativamente raros sialolitos são, em geral, detectados na clínica odontológica por acaso, como efeitos de adição no ortopantomograma, ou descobertos em radiografias dentais e podem ser representados com os meios habituais da clínica (ver p. 178). Mas além desta, a ultra-sonografia é o método de escolha, quando o desempenho da cabeça de vibração deva ser de 10 Mhz. A sialografia como método invasivo quase não é mais utilizada hoje em dia. Para tal, precisa-se:
- uma radiografia simples da glândula desejada
- uma ou mais radiografias com contraste, conforme seja examinada a glândula submandibular ou a glândula parótida. Para a última, são necessárias radiografias sagitais e axiais adicionais às laterais para a representação do lobo profundo.
- uma prova de esvaziamento das glândulas, para comprovar sua funcionalidade. Como regra geral vale que, usando um contraste solúvel em água, não exista mais contraste visível após 5 minutos. Na utilização de um meio de contraste oleoso de desenho mais forte, o esvaziamento deve ter se encerrado após 10 a 30 minutos.

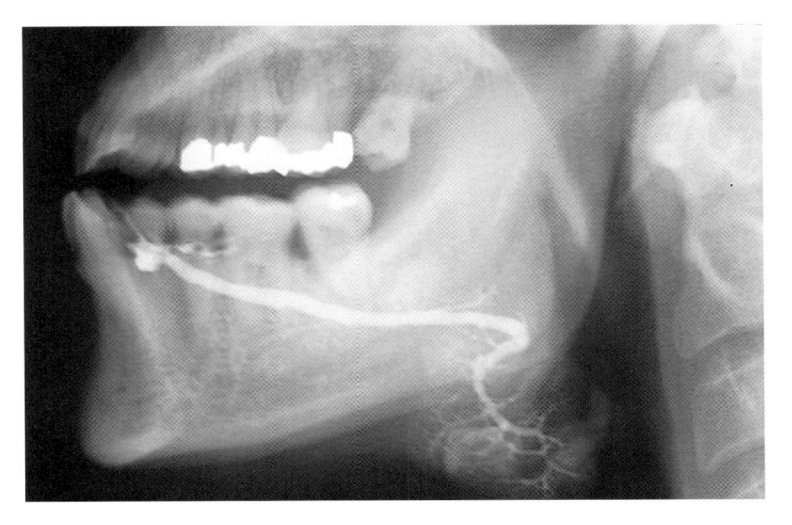

Figura 395 Sialografia da glândula submandibular
Sialograma normal, com um notável joelho no corpo glandular, na altura do músculo milióideo, e sobreposição do corpo do osso hióideo (telerradiografia). Como contraste podemos recomendar o convencional Conray a 60%, iônico e nefrotrópico.

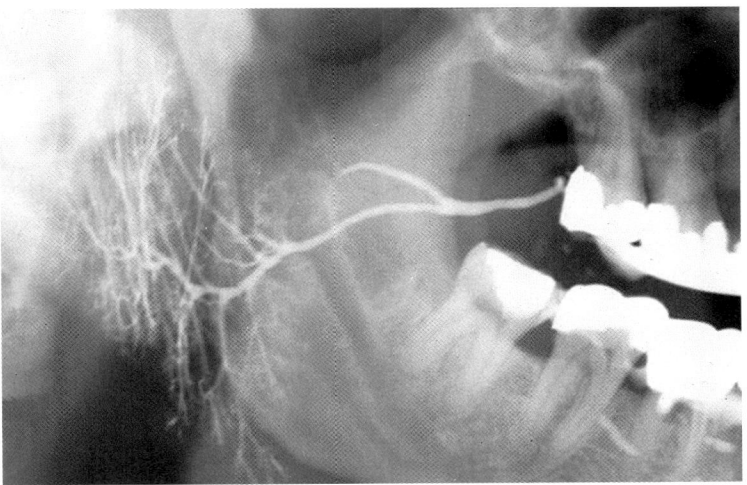

Figura 396 Sialografia da glândula parótida
Sialograma normal, com curso em arco do ducto de Stenon, na altura do músculo masseter. Ducto acessório longo, de direção cranial, no terço médio do ducto de Stenon (ortopantomografia).

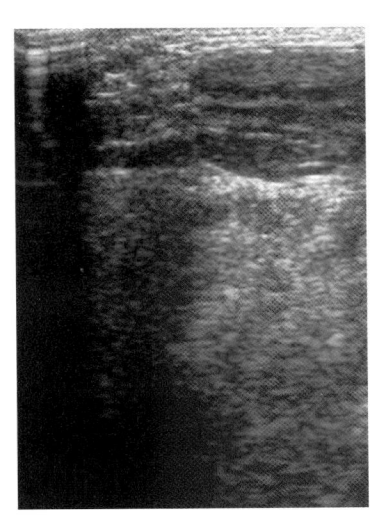

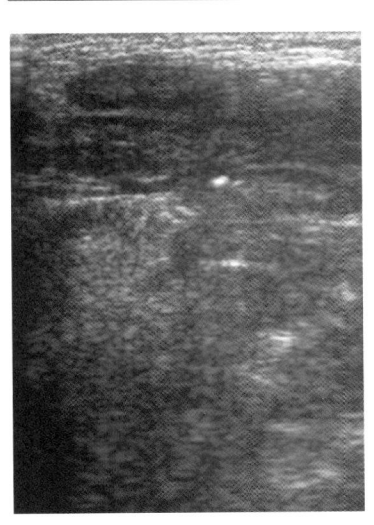

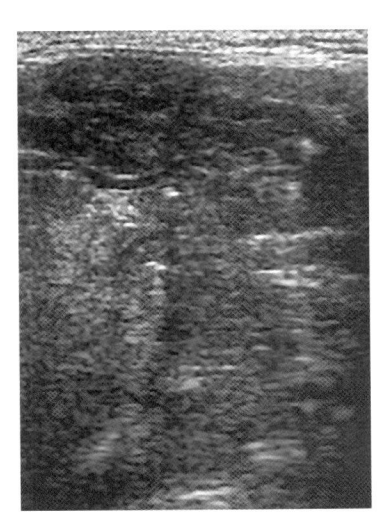

Figura 397 Ultra-sonografia da glândula submandibular
Sialadenite crônica na glândula submandibular esquerda, com ectasias de ducto intraglandulares, em uma menina de 12 anos.

Esquerda: A seta mostra o ducto de Wharton, alargado do depósito de concrementos.

Centro: Cálculo e grãos de concremento no ducto de Wharton (seta).

Direita: Ectasias de ducto intraglandulares (seta).

Coleção M.Schmutz, J.Rufener

Representação de Sialolitos com Meios Disponíveis no Consultório

No consultório, eventualmente se é confrontado com sialolitíases, por queixas de dores glandulares típicas (antes das refeições!) ou achados por acaso. Sialolitos radiopacos são bem-representados com os meios diagnósticos disponíveis no consultório, enquanto os radiotransparentes, com freqüência, só podem ser suspeitados, devendo ser esclarecidos por ultra-sonografias. Os cálculos localizados na glândula sublingual ou no ducto de Wharton da glândula submandibular são comprovados por todos os sistemas de recepção de imagens intrabucais, desde que se diminua à metade os dados de exposição de uma radiografia normal. Com a ortopantomografia, os cálculos lá localizados são geralmente borrados, como vultos, na região dos pré-molares inferiores. Os cálculos localizados no joelho do ducto da glândula submandibular podem tornar-se bem grandes e são visíveis na ortopantomografia como efeitos de adição. Cálculos no ducto de Stenon da glândula parótida são visíveis com um receptor de imagens intrabucal, colocado abaixo da bochecha, ou com uma radiografia tangencial de bochecha (p. 174). Os cálculos salivares internos no corpo da glândula (ou após calcificações) são em geral numerosos e pequenos. Só podem ser vistos com uma ortopantomografia (p. 213).

Figura 398 Técnica de radiografia intrabucal para a representação do assoalho da boca
Esquerda: Com a cabeça fortemente flectida dorsalmente, o receptor de imagens é colocado em sentido oblíquo até o processo muscular e fixado com os dentes. O feixe central é dirigido caudal-lateral para cranial-medial.

Direita: Posicionamento do receptor de imagens selecionado e ponto de entrada do feixe central medial ao ângulo da mandíbula.

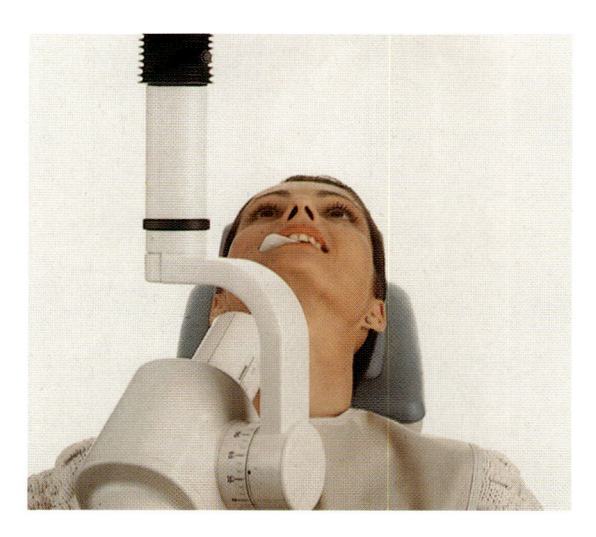

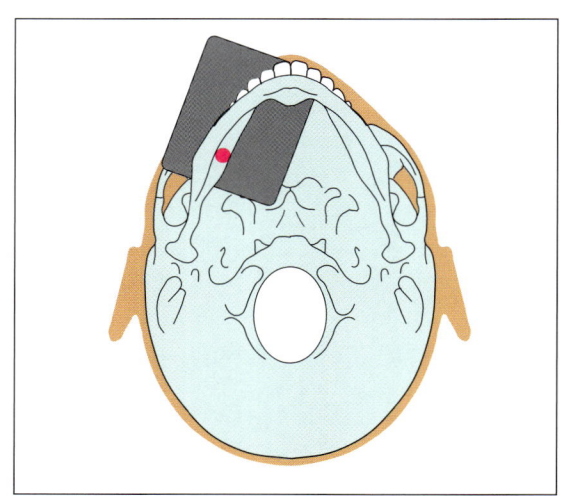

Figura 399 Radiografias de sialolitos
Esquerda: Na glândula sublingual. Observe os dados de exposição claramente diminuídos.

Direita: Na glândula submandibular. O sialolito de 26 mm de comprimento encontrava-se no ducto de Wharton em um homem de 24 anos.

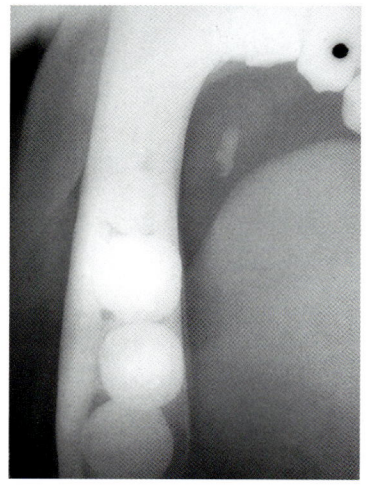

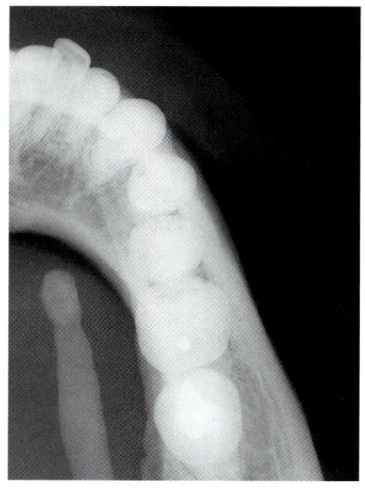

Indicações para exames com os meios do consultório

- cálculos na glândula sublingual
- cálculos no ducto de Wharton
} radiografias intrabucais do assoalho da boca

- cálculos no joelho do ducto da glândula submandibular
- cálculos na glândula parótida
} ortopantomografia

- cálculos no ducto de Stenon da glândula parótida — radiografia de bochecha tangencial ou intrabucal

Tomografia Computadorizada: Desenvolvimento Técnico do Aparelho

Independente de idéias e cálculos de diferentes pesquisadores da primeira metade do século XX, G. N. Hounsfield conseguiu – graças também ao desenvolvimento da tecnologia dos computadores – em 1972 a publicação dos primeiros experimentos com um tomógrafo computadorizado, após ter experimentado em 1969 com uma fonte de radioisótopos. Com seu *scanner* EMI, encaminhou o passo decisivo desde a descoberta dos raios X e que conduziu o diagnóstico radiológico da imagem analógica para a imagem digital do futuro.

Os primeiros tomógrafos computadorizados trabalhavam, no início, com feixe em forma de agulha e, mais tarde, em forma de leque, e desenvolviam movimentos de translação em torno do crânio, que, após cada exposição, eram deslocados 1° no seu movimento. Na terceira geração de tomógrafos, um feixe em forma de leque incidia sobre um arco de detectores. O sistema abrangia, com uma rotação, simultaneamente uma projeção inteira. A próxima geração foi construída com um anel de detectores fixo e um tubo emissor rotativo. O melhoramento decisivo foi a tomografia espiralada, com um *scanner* de rotação contínua e um paciente movendo-se simultaneamente através do campo de medição (Kalender *et al.*, 1989).

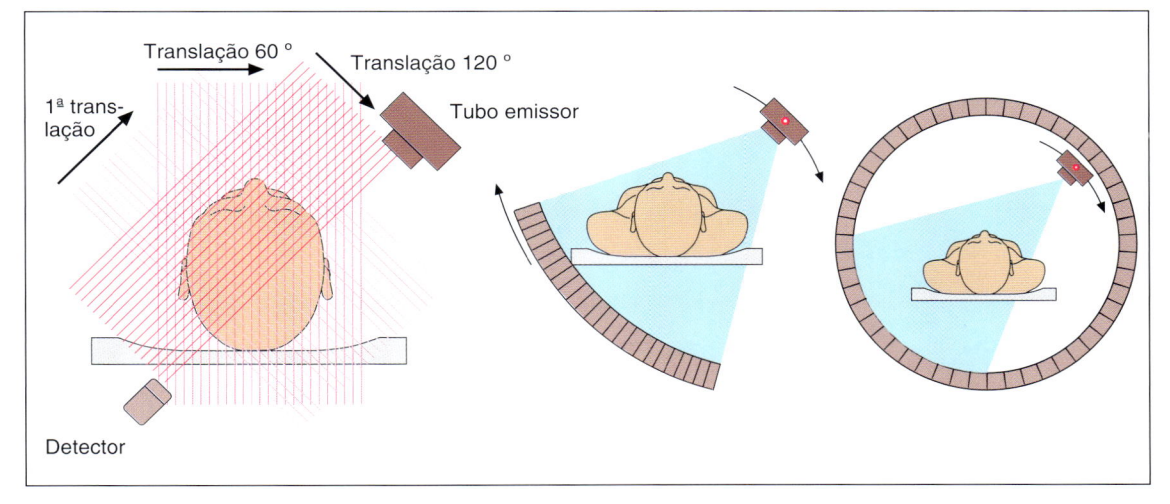

Figura 400   Feixe puntiforme e em forma de leque
Esquerda: O feixe puntiforme do tubo emissor e o detector formam o campo de medição, no qual as atenuações dos raios X através das estruturas são medidas por vários ângulos.

Centro: O feixe em forma de leque do tubo emissor irradia um arco de detectores em forma de leque, durante a rotação do *scanner*.

Direita: O detector em forma de anel, fixo dentro do *gantry*, é exposto a um feixe em forma de leque giratório.

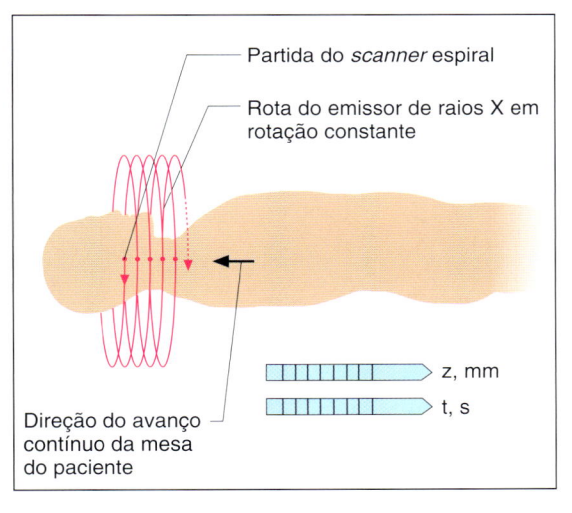

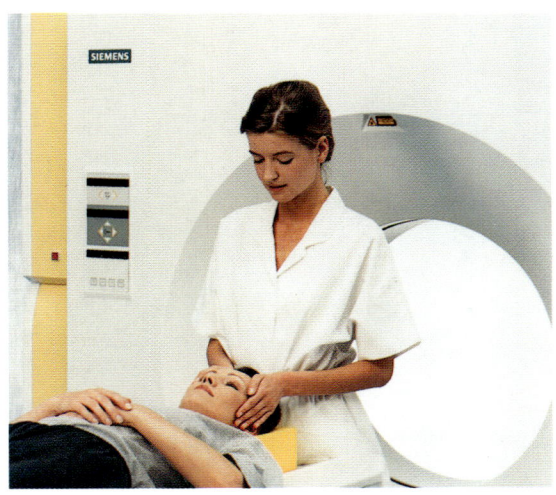

Figura 401   Tomografia espiralada
Esquerda: O paciente é movimentado através do campo de medição de rotação contínua com uma velocidade de avanço selecionada, o que possibilita uma imagem contínua, sem lacunas, de todas as estruturas do corpo, em décimos de segundo por passagem.

Direita: Paciente no Somaton Plus 4 da Siemens.

Desenhos segundo W.Kalender, 1994.

Indicações da TC na odontologia
- Produção de conjuntos de dados para a obtenção de vistas panorâmicas e camadas transversais (*cross-sectionals*) da mandíbula para exames para a cirurgia do maxilar, para a implantologia e para a ortodontia.
- Produção de conjunto de dados para a obtenção de vistas coronais e sagitais para exames na cirurgia dos maxilares ou avaliação da função da articulação temporomandibular.
- Produção de conjuntos de dados em alguns problemas específicos de localização.

Princípio de Funcionamento da Tomografia Computadorizada (TC)

Na TC são evitados os efeitos de adição perturbadores, porque o volume da parte do corpo examinada é cortado em "fatias" por um campo de raios colimados em forma de leque. Estas camadas podem ser imaginadas como um pavimento de elementos de volume (*voxel*), cuja altura é determinada pela espessura de camada selecionada. As estruturas existentes dentro do *voxel* atenuam os raios X incidentes, conforme a espessura e a ordem do tecido. A densidade é medida em unidades Hounsfield. Os coeficientes de atenuação surgindo ao longo de uma linha percorrida pelo feixe nos elementos de volume são somados pelo detector, que os transforma em sinais de tensão, multiplica, amplifica e transforma em elementos de imagem. Os valores de medida provenientes de uma direção (integral de linha) se designam como uma projeção. Para uma alta qualidade de imagem, deve-se ter o maior número possível de projeções e, se praticável, o maior número de medições por projeção. Os valores de absorção medidos em elementos de volume são reconstruídos em elementos de imagem (pixel) por um computador de alta capacidade de processamento e um conversor análogico-digital, formando a matriz da imagem.

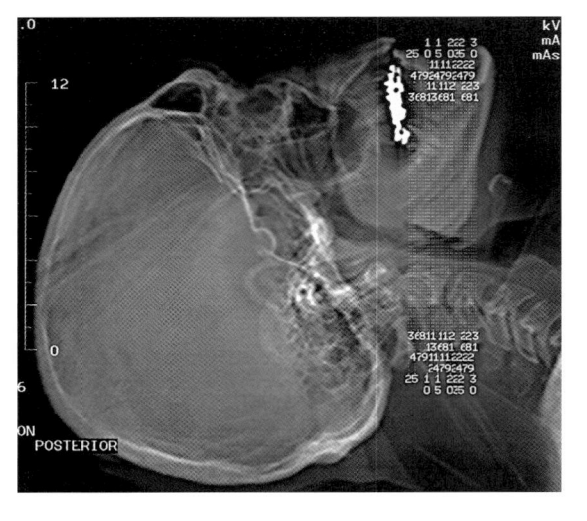

Figura 402 Topograma para tomografia computadorizada axial da mandíbula

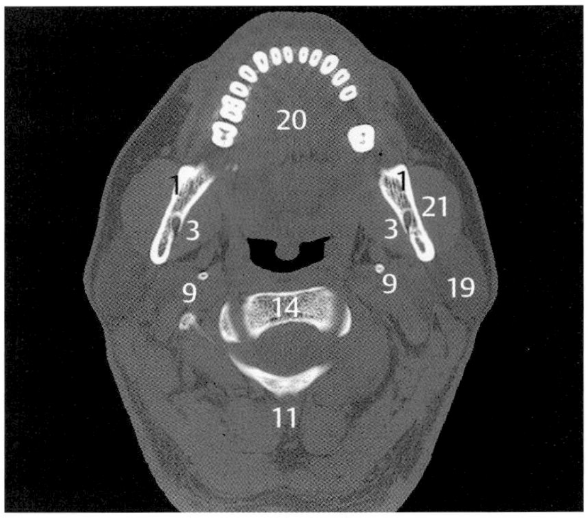

Figura 403 Tomografia computadorizada da mandíbula, camada 3

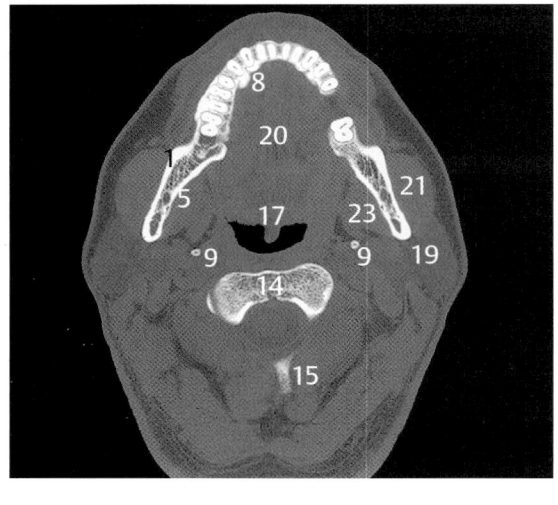

Figura 40 Tomografia computadorizada axial da mandíbula, camada 6

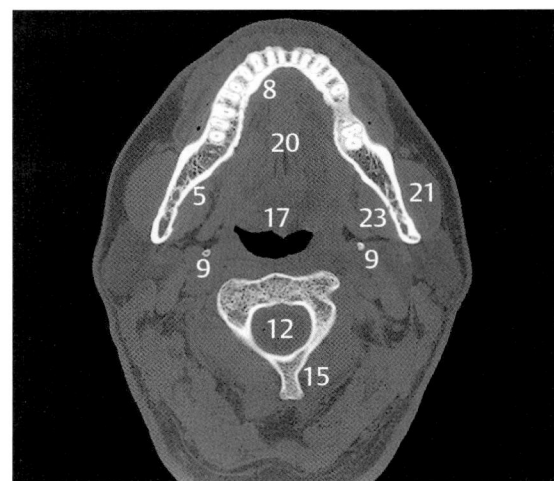

Figura 405 Tomografia computadorizada axial da mandíbula, camada 9

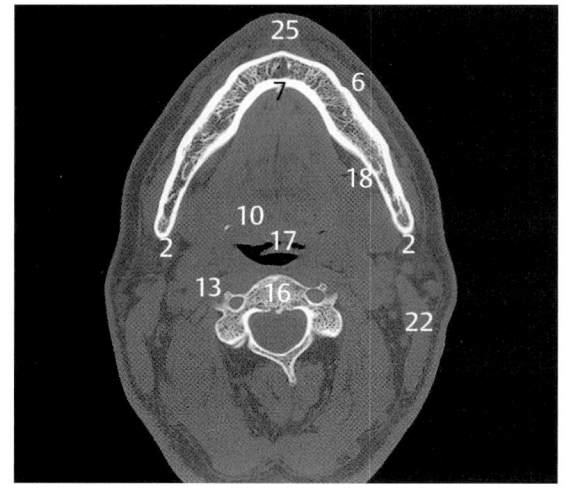

Figura 406 Tomografia computadorizada axial da mandíbula, camada 25

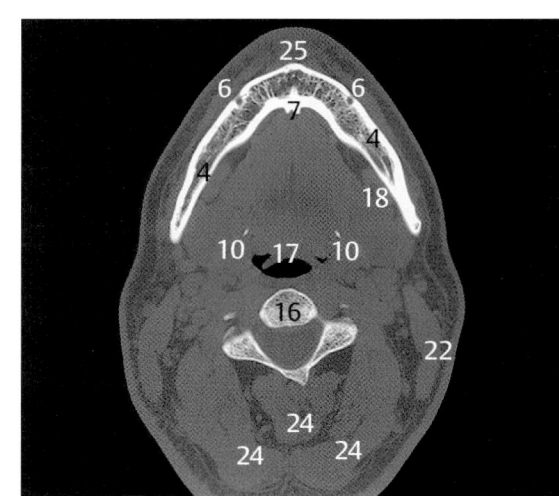

Figura 407 Tomografia computadorizada axial da mandíbula, camada 30

Coleção M.Grobovschek

Técnica e Possibilidades Diagnósticas da Tomografia Computadorizada

Os tomogramas computadorizados mostrados neste capítulo de anatomia radiográfica da TC devem servir para a representação das mais importantes estruturas anatômicas do crânio da face, sendo, por isso, escolhidas exclusivamente visões diretas e não visões axiais, reconstruídas ou coronais. Da série de cortes programados pelo topograma foram escolhidas camadas isoladas, que, segundo a opinião do autor, representam uma seleção representativa de todas as estruturas importantes da anatomia. Uma apresentação ampla e geral de volumes completos contínuos não cabe no plano deste livro, por questões de espaço.

Dos cortes selecionados das projeções correspondentes com campos de medição marcados, foram assinaladas marcações diferentes, conforme o produtor. Os mais úteis são o Topograma e o Scoutscan. Com ajuda desta representação de visão geral da região do corpo desejada, pode ser determinada e comprovada não só a correta postura do paciente, mas também o planejamento da posição dos campos de medição e a execução das camadas. O tubo emissor é fixado em uma determinada rota, e a parte do corpo do paciente selecionada é movida através do campo de medição continuamente, com um mínimo

Topograma e tomografias computadorizadas axiais selecionadas da mandíbula, com anatomia radiográfica

1. Ramo da mandíbula
2. Ângulo da mandíbula
3. Forame mandibular e língula
4. Canal da mandíbula longitudinal
5. Canal da mandíbula transversal
6. Forame mental
7. Espinha mental
8. Torus mandibular
9. Processo estilóide
10. Osso hióideo, corno menor
11. Atlas, tubérculo posterior
12. Processo odontóide, forame vertebral
13. Processo odontóide, forame transversário
14. Processo odontóide, corpo vertebral
15. Processo odontóide, processo espinhoso
16. Corpo da vértebra III
17. Faringe, par oral
18. Glândula submandibular
19. Glândula parótida
20. Musculatura do assoalho da boca, com músculo genioglosso, hioglosso, milióideo
21. Músculo masseter
22. Músculo esternocleidomastóideo
23. Músculo pterigóide medial
24. Musculatura da nuca, com músculo oblíquo capitis inferior, músculo semi-espinal capitis, músculo esplênio capitis
25. Músculo mental

Recomendações
- O crânio deve ser colocado com cuidado no suporte, simetricamente e fixado com esparadrapo por cima da testa.
- A posição da mandíbula deve ser fixada com um suporte-padrão radiotransparente, ou com a ajuda de um bloco de mordida, para evitar contrações involuntárias da musculatura mastigatória durante a exposição.
- O queixo deve ser fixo com esparadrapo na pele da região do zigomático.

de radiação. A reconstrução digital fornece então o topograma.

A tomografia computadorizada possibilita exames radiológicos multiplanares e pode representar cada volume do corpo em três dimensões, com o tomograma de leitura direta ou de reconstrução indireta. Já as camadas axiais do crânio podem, em complementação às costumeiras radiografias dentais intrabucais bidimensionais ou as radiografias panorâmicas, englobar a terceira dimensão em tomogramas diretos, dos quais os conjuntos de dados possibilitam reconstruções indiretas em qualquer plano desejado.

Para cirurgiões bucais e implantologistas, podem ser apresentadas estruturas importantes, como o canal mandibular, o canal incisivo ou o seio maxilar em sua localização em relação a outras estruturas anatômicas vizinhas em visão tridimensional. O dentista periodontista pode, em casos especiais, orientar-se sobre as formas e extensão das bolsas ósseas, e também a avaliação de doenças primárias e secundárias da articulação temporomandibular fica bem mais facilitada com as novas possibilidades. A localização e a extensão de lesões enostais ou de partes moles podem agora, livres de sobreposições perturbadoras, serem avaliadas bem mais seguramente, devendo, no entanto, o conheci-

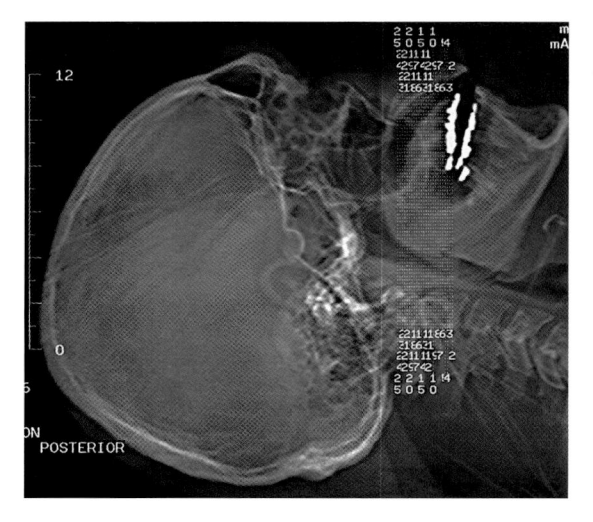

Figura 408 Topograma de tomografia computadorizada da mandíbula

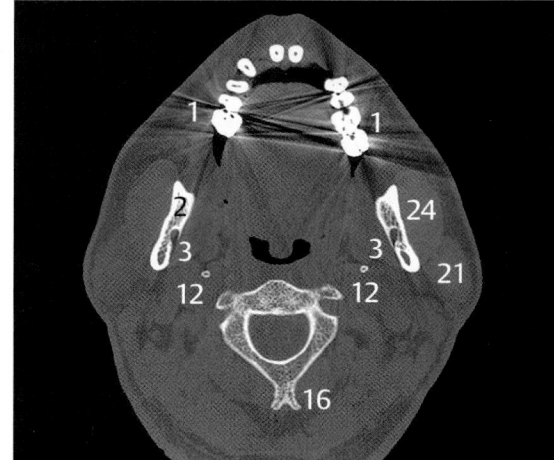

Figura 409 Tomografia computadorizada axial da mandíbula, camada 4

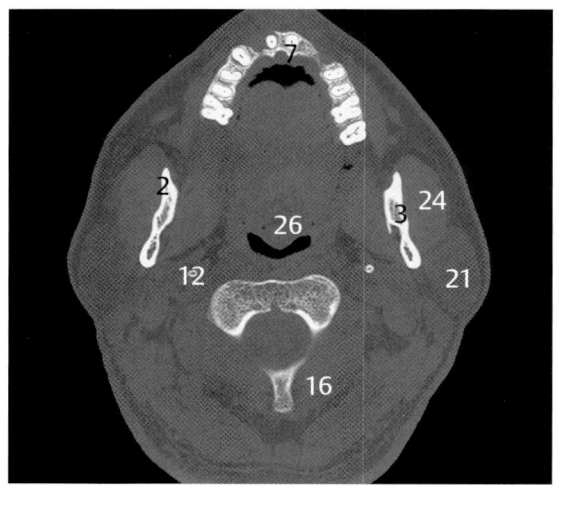

Figura 410 Tomografia computadorizada axial da mandíbula, camada 9

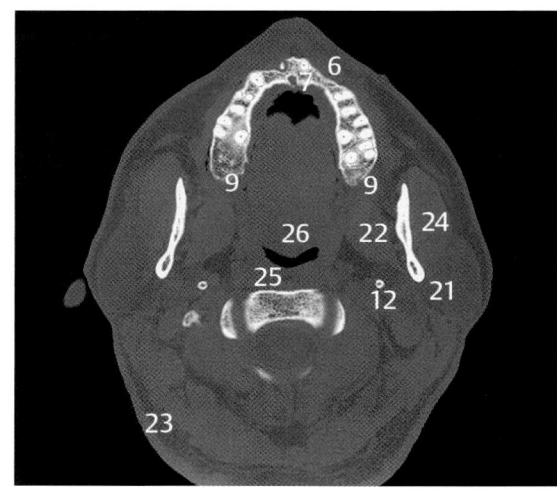

Figura 411 Tomografia computadorizada axial da mandíbula, camada 13

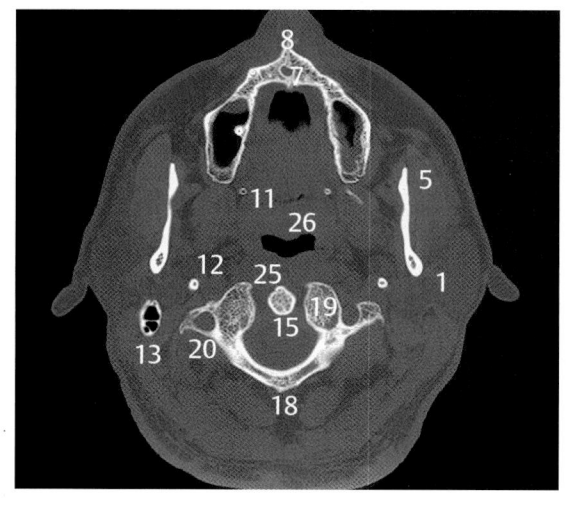

Figura 412 Tomografia computadorizada axial da mandíbula, camada 19

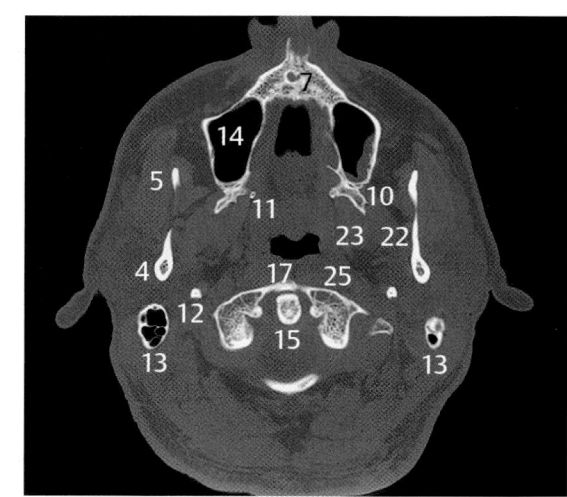

Figura 413 Tomografia computadorizada axial da mandíbula, camada 23

Coleção M. Grobovschek

mento de anatomia radiográfica pelo dentista ser útil na comunicação com o radiologista geral, principalmente no que se refere à redução das doses de radiação a que se expõe o paciente. Alguns programas dentais permitem inclusive uma reconstrução tridimensional da superfície de dentes isolados.

As estruturas anatômicas são representadas nas radiografias em diferentes tons de cinza. A TC possibilita 4.000 tons de cinza. Pela criação de "janelas" no monitor, podem ser conseguidos 256 tons de cinza em regiões como ossos ou partes moles, tornando-as mais visíveis. Como a percepção visual humana das cores não se correlaciona com os tons de cinza, ainda não pode ser desenvolvida uma codificação de cores desejada e abrangente. A densidade dos tecidos é medida em unidades Hounsfield (UH), sua escala vai de -1.000 a +3.000 UH, onde a água tem densidade 0 e o ar tem densidade -1.000 UH. A densidade dos ossos, que interessa especialmente aos implantologistas, é, segundo Misch (1990), indicada por 500 a 1.300 UH para osso compacto e 100 a 250 UH para osso esponjoso, enquanto as partes moles, como a musculatura esquelética, estão em 40 UH, sendo a tensão de radiografia estabelecida para estes casos de 125 a 150 kV.

Topograma e tomografia axial selecionada da maxila e anatomia radiológica

1. Artefatos, após reconstrução metálica
2. Ramo da mandíbula
3. Forame da mandíbula
4. Processo articular (condilar)
5. Processo coronóide
6. Parte alveolar da maxila
7. Canal incisivo
8. Espinha nasal anterior
9. Tuberosidade da maxila
10. Processo pterigóide com lâmina lateral e medial
11. Hâmulo da lâmina medial, processo pterigóide
12. Processo estilóide
13. Processo mastóideo
14. Seio maxilar
15. Processo odontóide
16. Axis ou epistrofeu
17. Axis, tubérculo anterior
18. Axis, tubérculo posterior
19. Axis, massa lateral
20. Axis, forame transversário
21. Glândula parótida
22. Músculo pterigóide lateral
23. Músculo pterigóide, medial
24. Músculo masseter
25. Músculo longo da cabeça e do pescoço
26. Palato mole

Recomendações
- Para evitar erros causados por distorções na análise métrica de camadas secundárias, a marcação do plano das camadas no topograma, perpendicular ao eixo longitudinal, dos dentes retidos e não-paralelos ao assoalho do seio ou a borda da mandíbula deve ser preferida.
- Recomenda-se urgentemente, antes de encaminhar pacientes, entrar em contato com os radiologistas executantes, para com eles discutir a eventual preparação do paciente com medidas odontológicas e a indicação da radiografia.

Ao contrário das tomografias convencionais, a tomografia computadorizada realmente só reproduz os detalhes anatômicos e patológicos localizados na camada explorada e calculada. Também aqui são colocados limites técnicos, pois as camadas cada vez mais finas, as quais facilitam uma melhor interpretação, aumentam, por outro lado, o ruído da imagem, que diminui a qualidade da mesma, e necessitam de valores mais altos de tensão (mA), com o que se aumenta a dose de exposição do paciente. Por sua vez, nas camadas mais espessas, multiplicam-se os artefatos de volume indesejados. Por isso, é necessário combinar hoje a vantagem do pequeno ruído com a redução dos artefatos das camadas mais finas, enquanto se conta com a ajuda de um processador de alto desempenho, que une duas ou três camadas em uma única imagem, como, por exemplo, o C.A.R.E. Slice Programm da Siemens (*Combined Applications to Reduce Exposure*). Assim se alcança também uma redução da dose de exposição do paciente, sem perder a resolução de estruturas clinicamente importantes.

Para melhorar a qualidade da reconstrução digital das imagens, é necessário, entre outras coisas, um grande número de projeções da maior quantidade de ângulos possível, que fornece mais de 1 milhão da dados de medição por rotação. Um número insuficiente de pontos de medição diminui a qualidade da resolução. Aparelhos modernos dispõem, por

Figura 414 Topograma para tomografia computadorizada coronal de crânio

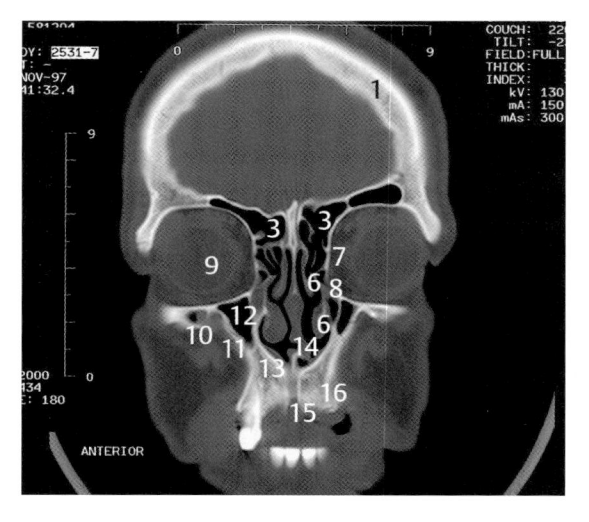

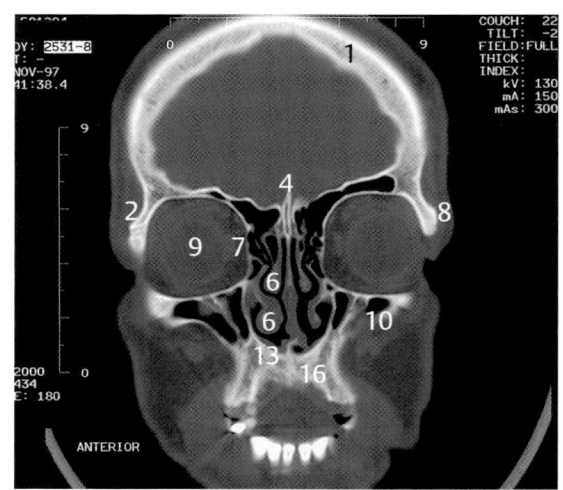

Figura 415 Tomografia computadorizada coronal do crânio, camada 5

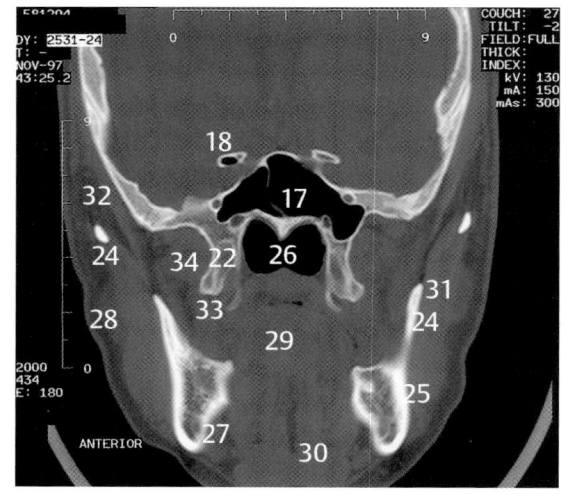

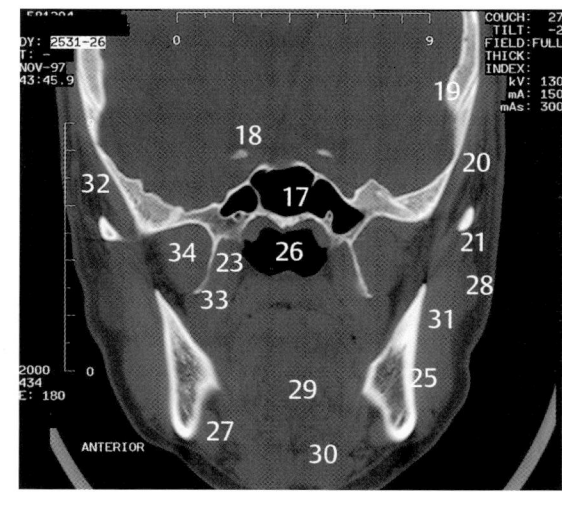

Figura 416 Tomografia computadorizada coronal do crânio, camada 7

Figura 417 Tomografia computadorizada coronal do crânio, camada 8

Figura 418 Tomografia computadorizada coronal do crânio, camada 24

Figura 419 Tomografia computadorizada coronal do crânio, camada 26

Coleção M.Grobovschek

isso, atualmente, de tubos emissores, que, durante a rotação, alteram o ângulo da irradiação, onde o perfil de atenuação das diferentes graduações de ângulo é medido em separado e transformado em novos conjuntos de dados (Flying Focal Spot da Siemens).

Os 768 detectores de corpo sólido utilizados em duplicata em 1.536 canais de medição consistem hoje de iodeto de césio ativado com tálio, com fotodiodos acoplados de silício amorfo, que tornam o sistema mais rápido e mais econômico em radiações, reduzindo as exposições falsas (Lightning UFC da Siemens).

Filtros primários no tubo emissor inibem a radiação não-focada. Filtros secundários reduzem a parte pobre em energia e endurecem os raios por deslocamento do espectro para regiões de energia mais alta, que diminui a dose e eleva a qualidade da imagem. Aparelhos mais recentes não trabalham mais com cursos únicos de rotação, mas com sistemas de medição de rotação continuada, com a mesa de exames que atravessa o campo de medição, com velocidade selecionável, através do que a exploração espiralada do volume desejado ocorre em tempos de rotação de décimos de segundo. Também aqui ocorre uma medição continuada com uma espessura de camada selecionável. Da espessura

Topograma e tomografias computadorizadas coronais selecionadas do crânio com anatomia radiográfica

1 Osso frontal
2 Sutura frontozigomática
3 Seio frontal com septos
4 Crista *galli* com lâmina cribrosa
5 Vômer com septo nasal cartilaginoso
6 Concha nasal inferior e mediana
7 Seio etmoidal
8 Fossa do saco lacrimal
9 Órbita
10 Canal infra-orbital
11 Fossa canina
12 Seio maxilar
13 Abertura piriforme
14 Crista nasal maxilar
15 Canal incisivo
16 Maxila
17 Seio esfenoidal
18 Processo clinóide anterior
19 Sutura escamosa
20 Parte escamosa do osso temporal
21 Arco zigomático
22 Processo pterigóide com lâmina lateral e mesial, a última com hâmulo
23 Processo pterigóide, lâmina lateral
24 Processo coronóide
25 Mandíbula
26 Faringe, parte nasal
27 Glândula submandibular
28 Glândula parótida
29 Língua com músculo genioglosso
30 Assoalho da boca, com músculo milióideo e geniióideo
31 Músculo masseter
32 Músculo temporal
33 Músculo pterigóide, mesial
34 Músculo pterigóide, lateral

Recomendações
– Restaurações com metal e reconstruções metálicas de qualquer espécie provocam o surgimento de artefatos incômodos, que afetam a reprodução e a avaliação de estruturas vizinhas. As reconstruções removíveis devem ser retiradas para o exame.
– Artefatos provocados por reconstruções de dentes metálicos fixos podem ser evitados quando a marcação da camada na mandíbula ocorrer abaixo e na maxila acima das coroas dos dentes, paralelas ao limbo alveolar (portanto, a crista óssea).

de camada escolhida em milímetros e da velocidade da mesa de exames em "camadas por rotação" (mm / rotação 360º), forma-se o que se chama na tomografia espiralada de "*pitch*". *Pitch* 1 corresponde ao escaneamento da espessura de uma camada por rotação com um avanço continuado da mesa de exame. Conforme a espessura de camada desejada, resultará um maior ou menor volume de escaneamento por rotação.

A resolução da imagem é determinada pela resolução da densidade, que é condicionada por fatores operacionais do aparelho, sendo que o tamanho do detalhe e o contraste pela representação das diferenças de densidades são decisivos na resolução da imagem. Determinantes são o número e a qualidade dos detectores, bem como o número de projeções e os valores de medição assim obtidos, e, finalmente, o tamanho dos pixels.

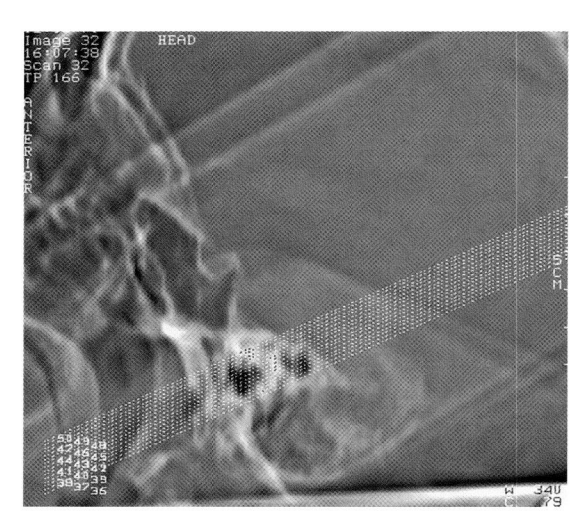

Figura 420 Topograma para tomografia computadorizada coronal da articulação temporomandibular

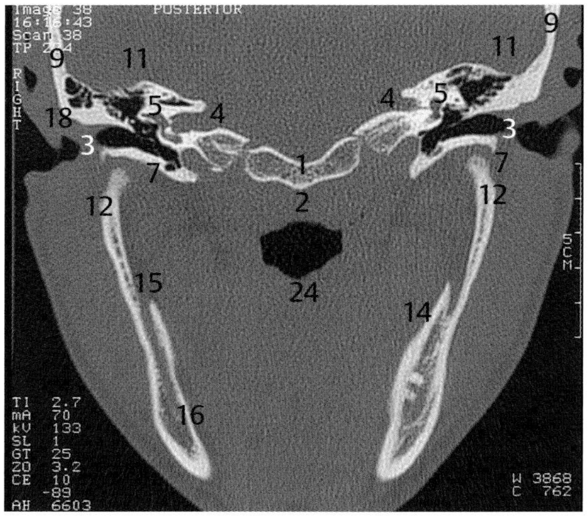

Figura 421 Tomografia computadorizada coronal da articulação temporomandibular, camada 38

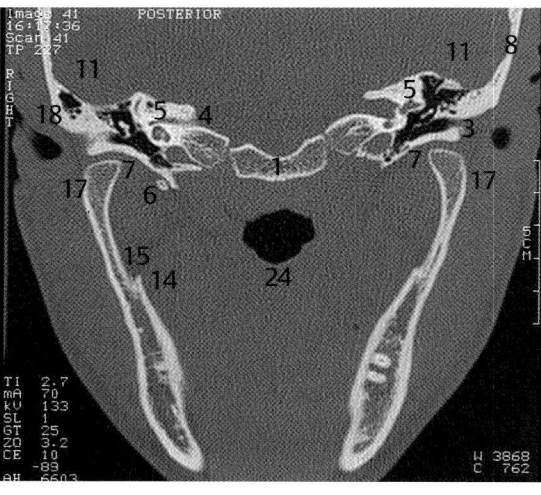

Figura 422 Tomografia computadorizada coronal da articulação temporomandibular, camada 41

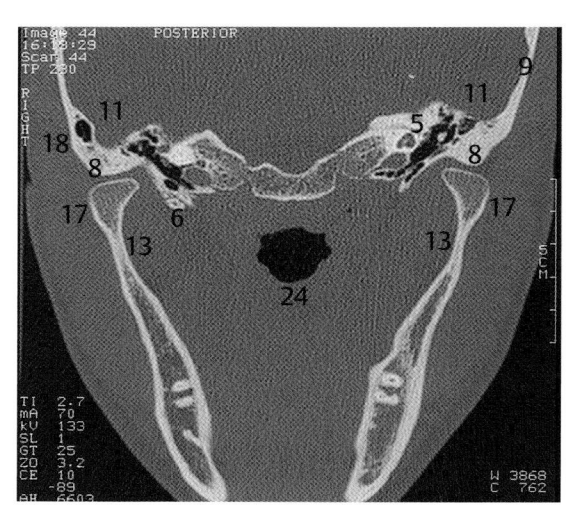

Figura 423 Tomografia computadorizada coronal da articulação temporomandibular, camada 44

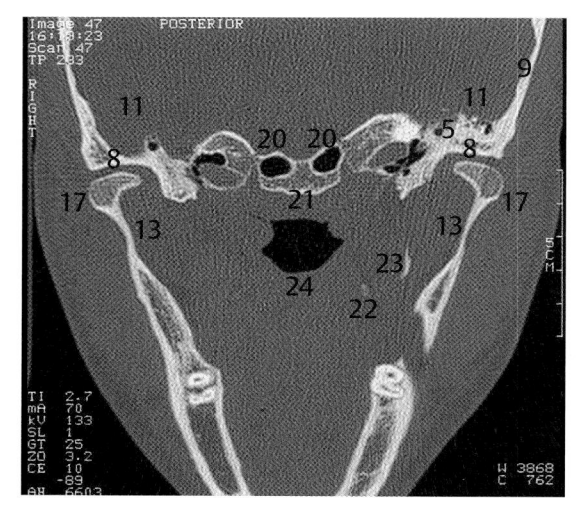

Figura 424 Tomografia computadorizada coronal da articulação temporomandibular, camada 47

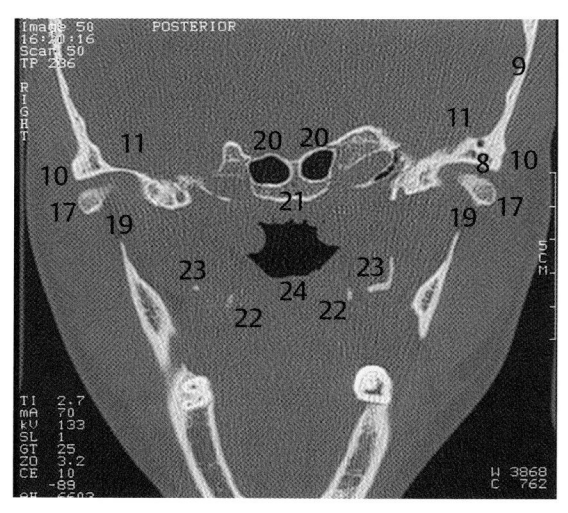

Figura 425 Tomografia computadorizada coronal da articulação temporomandibular, camada 50

Técnica e Possibilidades Diagnósticas da Tomografia Computadorizada

A resolução de alto contraste (também chamada de resolução local ou resolução espacial) é uma medida da nitidez da imagem. É dada em milímetros ou em pares de linhas por centímetro (Lp / cm) e determina o menor detalhe de um objeto ainda reconhecível, com grande diferença de densidade, como, por exemplo, os limites do osso e uma estrutura de tecido mole. O contraste especial da TC repousa nas camadas e na sua exploração livre de sobreposições dos elementos de volume individuais aos voxels vizinhos, onde então o seu contraste pode ser observado isento da influência dos artefatos de volume, o que é inevitável nas radiografias convencionais.

Para obter uma reconstrução de imagem rápida, possível em segundos, geralmente se deve usar o processo de cálculo das projeções filtradas com programas de correções. O algoritmo que repousa nas transformações de Fournier e nas funções integrais é chamado simplificadamente de filtração ou dobramento. Erros causados pelas regiões de ondas mais longas do feixe de raios que absorvem as radiações de forma não-homogênea e pelas sensibilidades diferentes dos detectores dos perfis de atenuação são compensados com a ajuda de programas de correções do programa de comando.

Topograma de tomografias computadorizadas coronais modificadas e selecionadas do crânio e anatomia radiográfica

1. Parte basilar do osso occipital (clivo)
2. Tubérculo faríngeo
3. Poro (ou meato) auditivo externo
4. Poro (ou meato) auditivo interno
5. Parte petrosa do osso temporal
6. Espinha óssea esfenoidal
7. Fossa da mandíbula
8. Tubérculo articular
9. Parte escamosa do temporal
10. Arco zigomático, raiz temporal
11. Fossa craniana média
12. Processo condilar
13. Colo da mandíbula
14. Língula da mandíbula
15. Forame da mandíbula
16. Canal da mandíbula
17. Cabeça da mandíbula
18. Célula mastóidea (parte anterior)
19. Incisura mandibular
20. Seio esfenoidal
21. Corpo do osso esfenóide
22. Hâmulo pterigóide (lâmina mesial)
23. Lâmina lateral, processo pterigóide
24. Epifaringe

Recomendações
– A produção de tomografias diretas coronais e laterais da articulação temporomandibular pode ser mais difícil em pacientes mais idosos, porque eles não podem ser colocados no túnel com as posições de crânio fortemente flectidas dorsal e lateralmente como de costume (*gantry*). Além disso, a mesa de exames colocada na parte posterior do túnel (*gantry*) oblíquo pode possibilitar uma tomada direta através de uma posição modificada do corpo.

Com o tomógrafo computadorizado podem ser obtidas não apenas as camadas horizontais do crânio, como o aparelho multiplanar de tomografia pode analisar diretamente camadas em outros planos quando o problema da posição do paciente dentro do túnel (*gantry*) estiver solucionado. O resultado preenche as maiores exigências em relação à nitidez da imagem, ainda que os tomogramas multiplanares reconstruídos reproduzam planos não-alcançados diretamente, mas com perda da qualidade de imagem. A possibilidade de conseguir perto de 30 camadas horizontais tridimensionais de superfícies reconstruídas revolucionou o planejamento do tratamento em todos os setores da odontologia. As imagens com um grande volume de dados correspondentemente fornecem visões realísticas de todas as estruturas ósseas e das partes moles, permitindo a observação de qualquer plano. Para uma representação ou medição especial, as regiões interessantes podem ser marcadas com pontos, linhas de reconstrução ou campos de medição. Para a avaliação de pequenos detalhes, podem ser feitos recortes de imagens e ampliados com o artifício do *zoom*, para indicar aqui apenas uma das muitas funções possíveis.

Figura 426   Reconstrução lateral de uma articulação direita, com janela óssea
O corte axial (*esquerda*) na altura do côndilo direito mostra a linha de reconstrução, que serviu para programar uma tomografia secundária sagital da articulação mandibular direita fechada (*direita*).

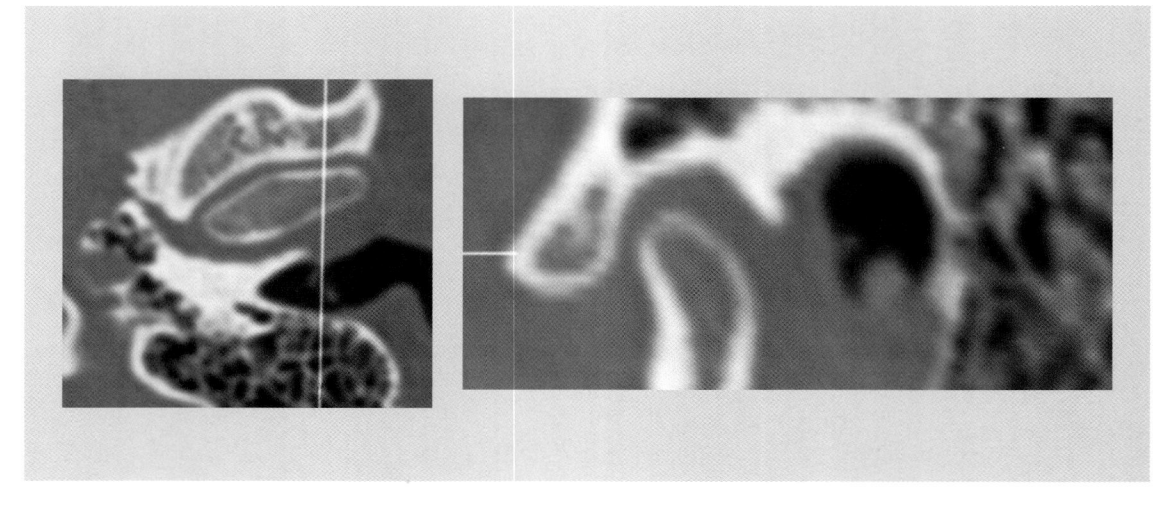

Figura 427   Reconstrução lateral de uma articulação direita com janela de partes moles
Em posição aberta (*esquerda*) e fechada (*direita*) com disco perfurado (setas).

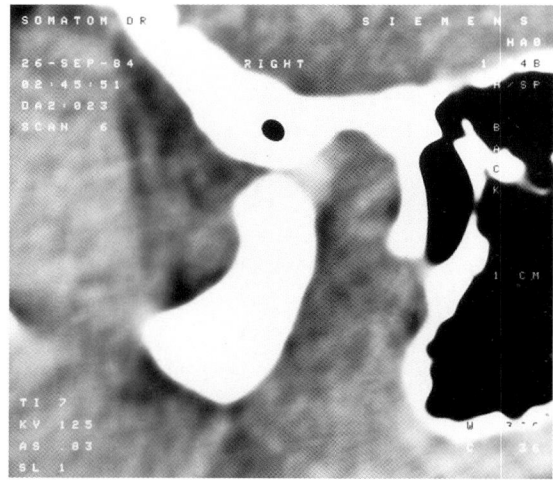

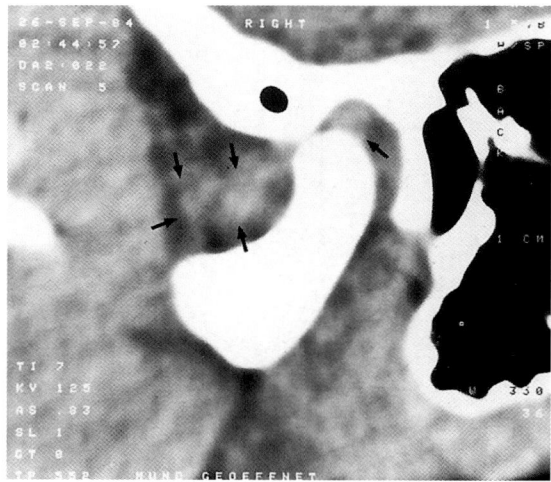

Figura 428   Reconstrução de superfície tridimensional da articulação temporomandibular
Esquerda: Reconstrução tridimensional da base do crânio na altura dos côndilos (observa-se a displasia no côndilo direito).

Direita: Visão lateral, tridimensional da mesma articulação temporomandibular.

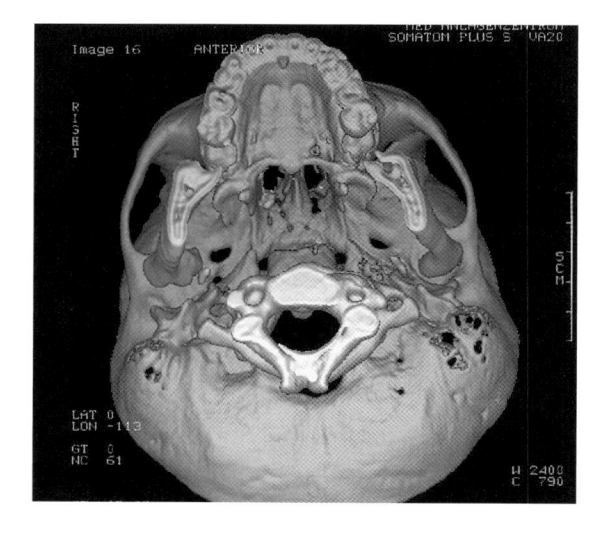

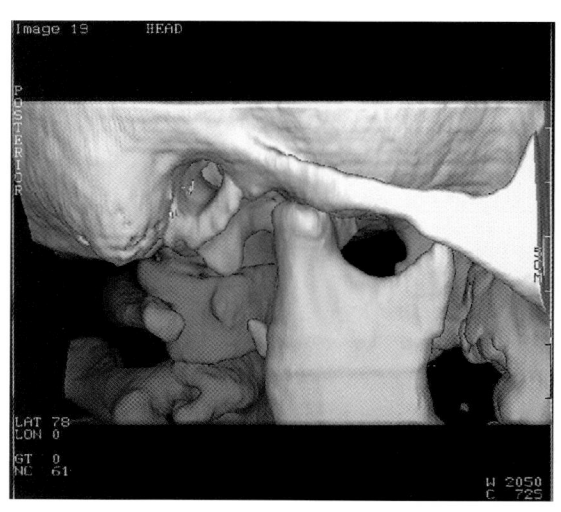

Exames Radiológicos com TC Dental

Para tornar realidade uma prótese dental que satisfizesse as necessidades funcionais e estéticas, foi desenvolvido o implante enossal, que abriu um novo campo na cirurgia bucal, a chamada cirurgia de implantes. Para isso, é necessário um levantamento radiológico adequado, que permita uma comprovação da forma da crista óssea, as relações de localizações das estruturas anatômicas vizinhas, bem como a quantidade e qualidade da oferta de osso na fase de planejamento. Após o desenvolvimento de programas adequados e processadores para obtenção de camadas transversais com a tomografia convencional, ocorreu o rompimento definitivo com a introdução da tomografia computadorizada, que abriu as possibilidades de tomografias multiplanares de reconstrução de visões panorâmicas em vários planos e cortes transversais da mandíbula com escalas de medição integradas. Este procedimento, chamado de Dental TC (Imhof, 1992), possibilitou uma análise métrica, na relação 1:1 em três dimensões. Após a produção e o processamento do conjunto de dados, ocorre a liberação em filme para a clínica ou por transferência eletrônica de dados.

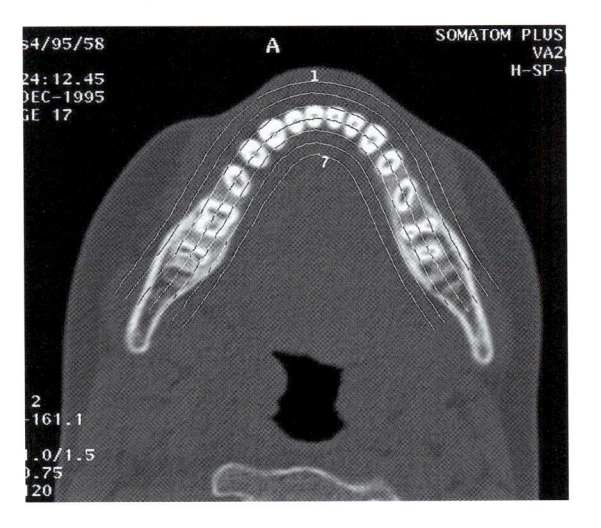

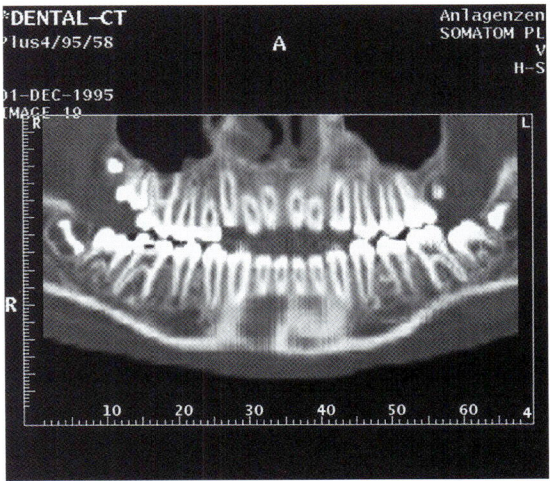

Reconstruções multiplanares de cortes transversais de mandíbula

Figura 429 Visão panorâmica
Esquerda: Sobre a imagem de referência são marcados pontos com o *mouse*, no centro do arco dental, que indicam a posição de um plano vertical de camadas (4). Outros planos podem ser interpolados (1-3 e 5-7).

Direita: A camada assim programada apresenta uma visão panorâmica do centro da mandíbula. A escala vertical mostra a posição das camadas axiais.

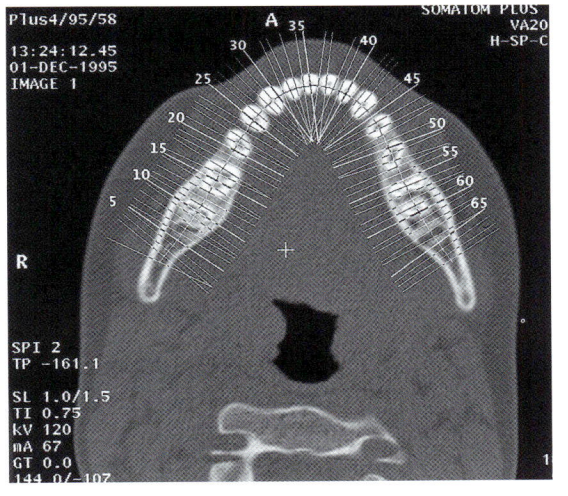

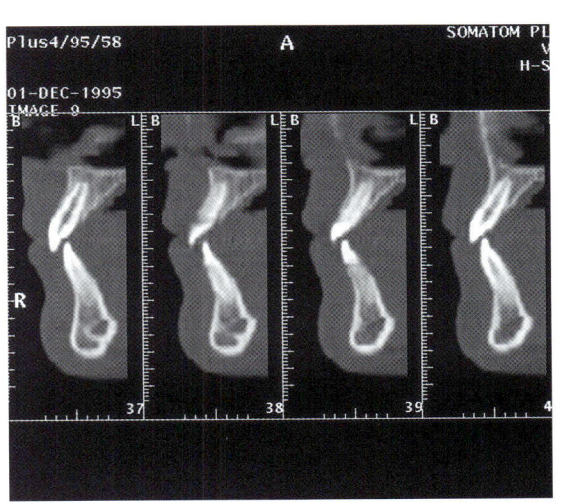

Figura 430 Cortes transversais
Esquerda: Sobre a imagem de referência são marcadas linhas de cortes transversais na mandíbula, perpendiculares ao arco dental, que coincidem com a escala horizontal da visão panorâmica.

Direita: As camadas de 1 mm obtidas dos cortes transversais de mandíbula mostram a posição horizontal das camadas panorâmicas e verticalmente as camadas axiais, de modo que no original pode-se localizar exatamente estes detalhes, na proporção de 1:1.

Ao contrário das radiografias dentais intrabucais bidimensionais ou ortopantomografias, os cortes multiplanares secundários mostram a forma real e a qualidade das cristas alveolares na proporção de 1:1, quando as condições de exposição quase ideais são obtidas (ver também p. 183 a 191), pois a qualidade da tomografia axial direta determina a qualidade e a capacidade de interpretação das reconstruções secundárias obtidas por cálculo do computador.

As fotos aqui mostradas foram feitas no Dental TC Programm da Siemens, opcional que pode ser acoplado no novo sistema Somaton TC da Siemens.

Importante é também o correto posicionamento da marcação de luz nas camadas primárias programadas do topograma. Para o maxilar total ou parcialmente com dentes, recomenda-se que o plano das camadas seja paralelo à crista óssea, de modo que o eixo dos dentes seja atingido perpendicularmente. A orientação desses planos das camadas não deve ser pelo seio maxilar nem pelo limite inferior da mandíbula, para evitar distorções e assim introduzir erros na análise métrica das camadas secundárias. As medições de distância de importância diagnóstica no setor dos 3os molares impactados devem ser tomadas nas camadas secundárias em paralelo ao curso do canal da mandíbula, determinado pelas camadas primárias.

O canal da mandíbula é, como as ortopantomografias comprovam, freqüentemente pouco visível do forame mental ao segundo molar, por causa da porosidade das paredes do canal, em especial o teto do mesmo. Somente por alterações esclerosantes da camada esponjosa subjacente é que ele pode ser melhor identificado. Na existência de uma mandíbula atrófica alterada, a programação dos planos das camadas no topograma pode ser caracterizada a partir da borda inferior da camada compacta da mandíbula.

Reconstruções multiplanares de cortes transversais de maxilares

Figura 431 Topograma com a região das camadas marcadas na mandíbula

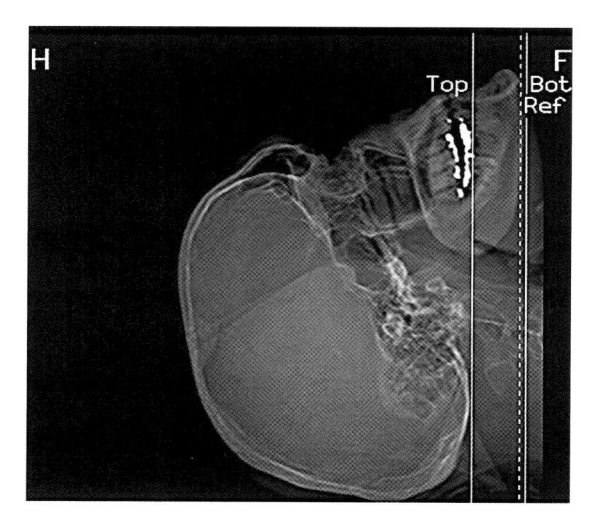

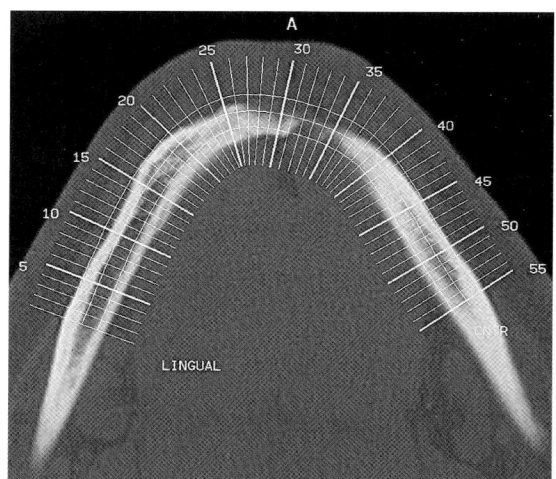

Figura 432 Imagem de referência com marcação das camadas para visões panorâmicas e cortes transversais
Expressa entre outras, a espessura da camada (1,5 mm), o espaço entre os cortes (2,0 mm) e as visões panorâmicas (3,0 mm). As estruturas dos cortes da mandíbula são mensuráveis na relação 1:1.

Figura 433 Visão panorâmica e recorte da seqüência de imagens dos cortes da mandíbula
Região dos dentes posteriores, com o canal mandibular.

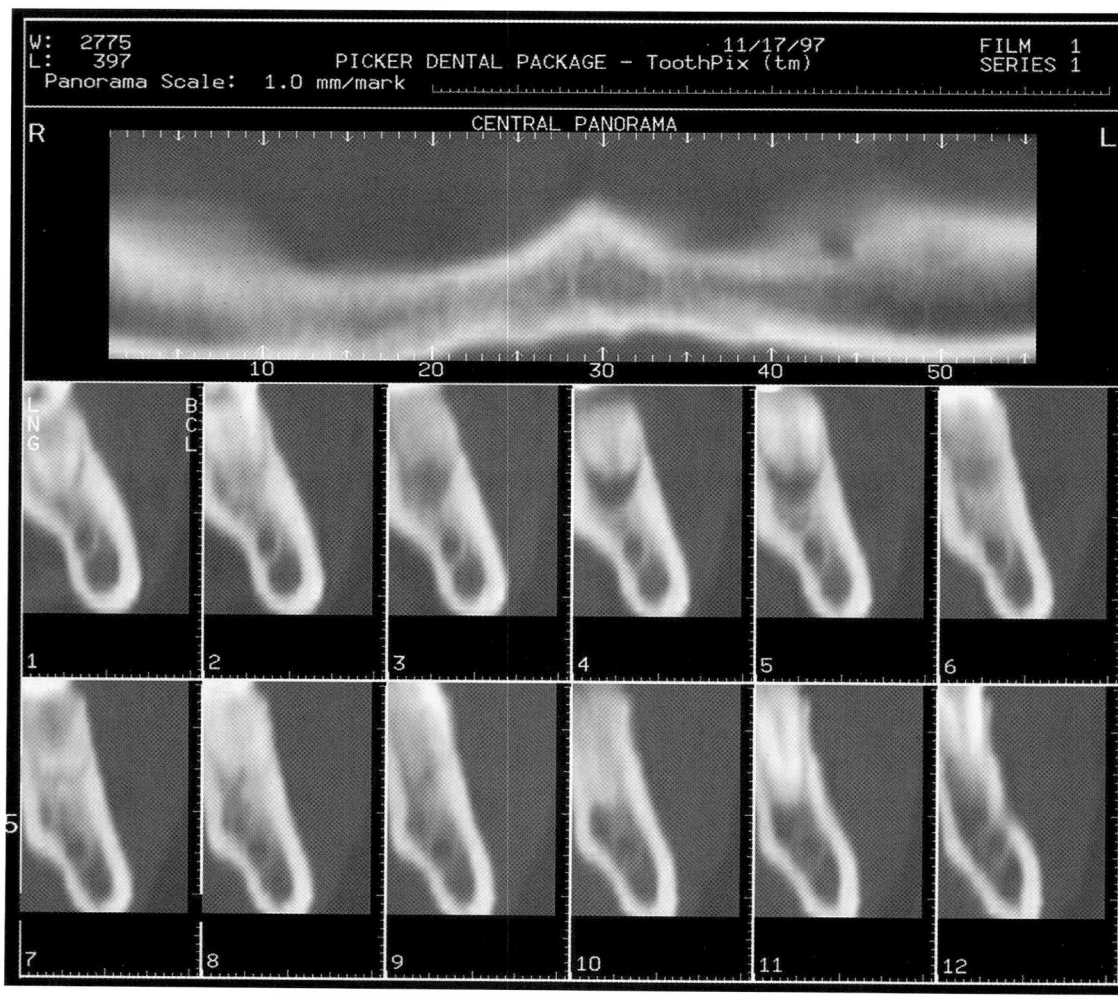

Coleção M. Grobovschek

O tomograma obtido diretamente do conjunto de dados de um determinado corte transversal do corpo pode ser chamado de tomograma multiplanar primário. Por isso, os cortes reconstruídos em outros planos, por processos de cálculo, serão os tomogramas multiplanares secundários ou cortes secundários. A qualidade de imagens desses cortes secundários é, todavia, sem considerar as possibilidades técnicas de otimização, dependente de muitas coisas, e principalmente pela cuidadosa execução dos tomogramas primários, que são influenciados, por sua vez, pela posição do paciente e pela correta seleção do plano da camada.

Apesar do tempo de escaneamento e do tempo de espera hoje bastante curto, é justamente no crânio da face que a eliminação de artefatos de movimento, que são originados por espasmos espontâneos de deglutição ou espasmos musculares, é de grande importância. A cabeça cuidadosamente colocada no suporte deve ser fixada com uma fita adesiva por cima da testa. A mandíbula, especialmente em idosos e/ou pacientes edêntulos, deve ser fixada com uma guia de mordida ou outro suporte de material sintético, não sialogênico. O queixo pode ser fixado por fita adesiva na pele da região do zigomático.

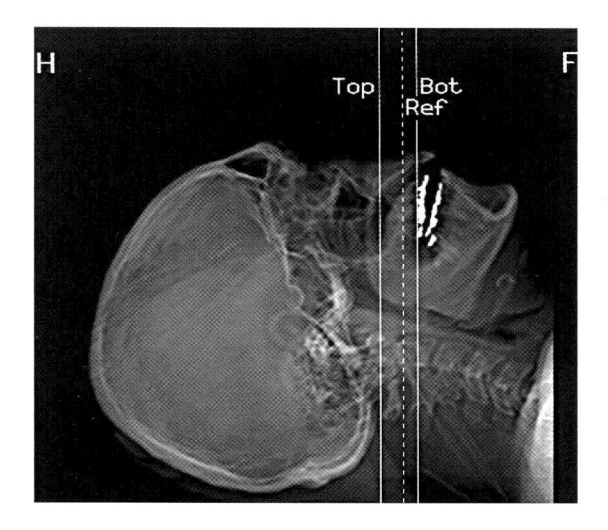

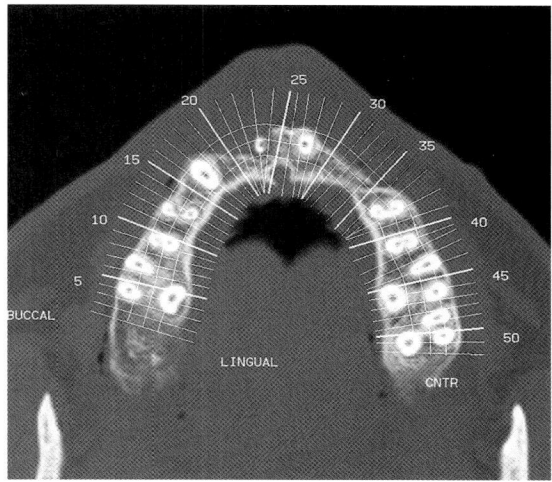

Reconstruções multiplanares de cortes transversais de maxilares

Figura 434   Topograma com a região das camadas marcadas na maxila

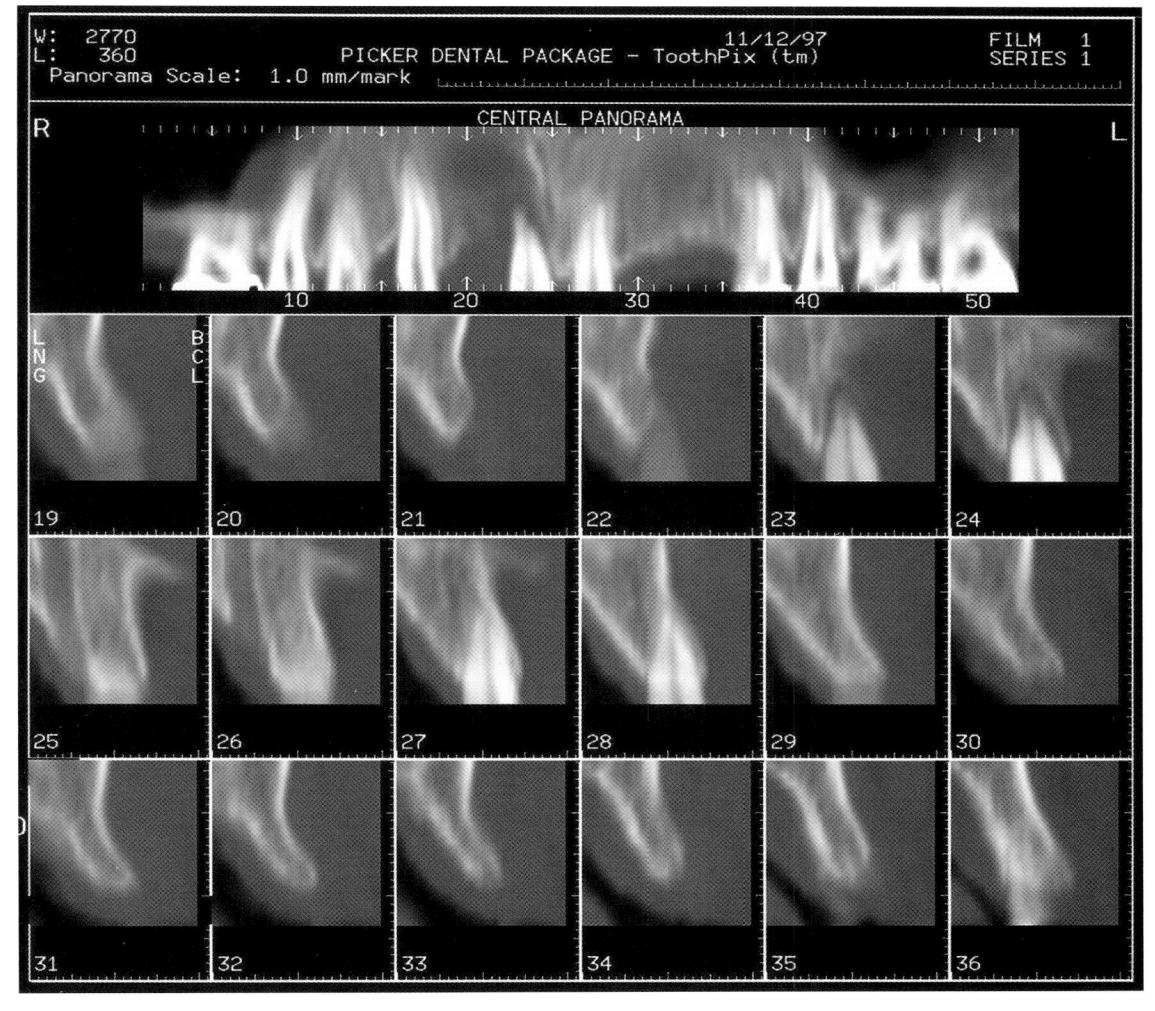

Figura 435   Imagem de referência axial da maxila, com marcação das camadas para visões panorâmicas e representações transversais

Figura 436   Visão panorâmica e recorte da seqüência de imagens transversais da maxila
Observa-se a representação da osteólise na região do dente 11 na visão panorâmica e no corte transversal do dente 23, bem como a reprodução do canal incisivo.

Coleção M. Grobovschek

Planejamento Radiológico na Cirurgia de Implantes

A otimização de um planejamento de cirurgia aumenta as possibilidades de êxito de uma intervenção por diminuição dos riscos e do tempo de cirurgia. Os procedimentos desenvolvidos da tomografia computadorizada na representação tridimensional dos maxilares com escala são superiores aos métodos de exames tradicionais, mesmo com os recursos da radiologia geral. Os dados brutos obtidos nos cortes axiais são processados em uma estação de trabalho e lidos no computador da clínica através de um programa especial, como por exemplo, o SIM / Plant.

Conjuntos de dados mais fidedignos podem ser obtidos de uma TC espiralada. As visões panorâmicas e os cortes transversais dos maxilares reconstruídos das camadas axiais permitem calcular distâncias e diâmetros, determinar ângulos e medir a densidade das estruturas na escala de unidades Hounsfield. Por meio da colocação de cápsulas de titânio nos modelos preparados para as radiografias axiais ou pelo posicionamento de implantes estilizados sobre a superfície de trabalho do PC, pode-se simular uma cirurgia na relação 1:1 e controlar a medição da densidade periimplantar.

Medições com o SIM / Plant

Figura 437 Simulação de implante e medição da densidade
Esquerda: Visão panorâmica com simulação de implante e medição das distâncias.

Direita: Com a medição periimplantar pode-se avaliar a qualidade da oferta de osso ao longo do implante.

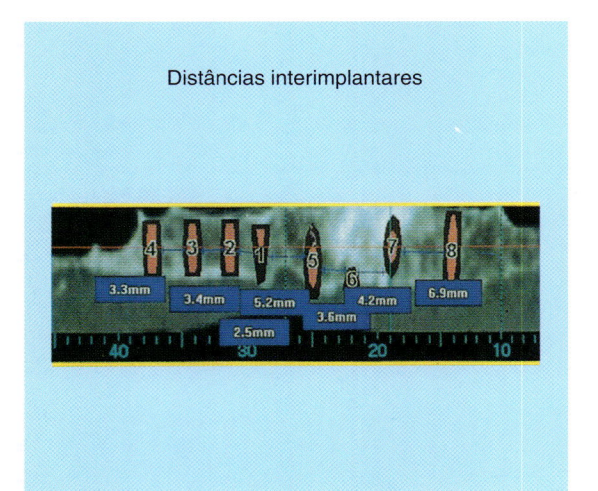

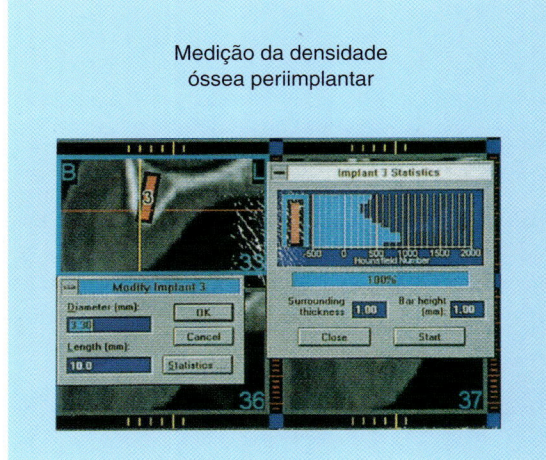

Figura 438 Medição do comprimento e diâmetro do implante
Esquerda: A simulação de diferentes comprimentos de implantes permite selecionar o comprimento correto e evitar perfurações no leito ósseo (*abaixo*).

Direita: O diâmetro do implante com relação correta com o perfil da crista pode ser medido pela simulação 1:1.

Figuras 437 e 438 de P. Tetsch e J. Tetsch, 1996.

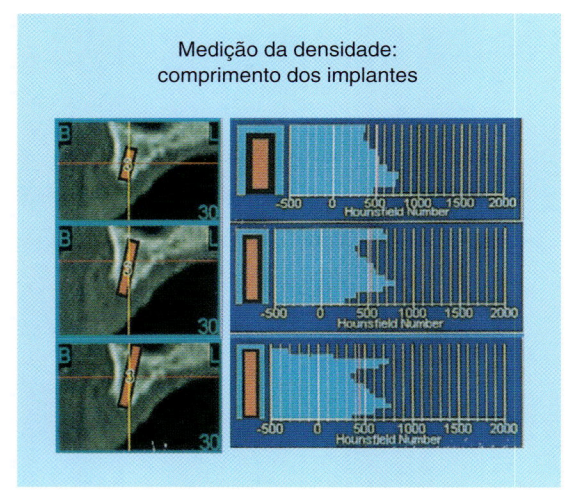

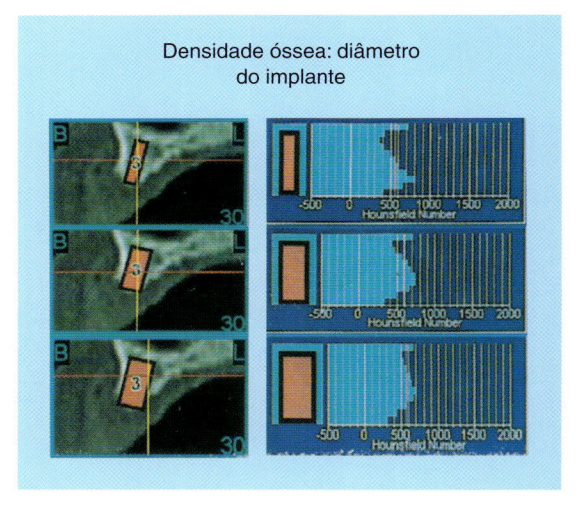

A técnica convencional de radiografia irá para o museu?
A euforia que as possibilidades da reformatação multiplanar de tomografias de camadas finas axiais e processamento por computadores permitem hoje não deveria deixar esquecer que as reconstruções transmitidas à clínica representam a terceira dimensão do processo alveolar e suas estruturas subjacentes, mas não podem oferecer uma representação coerente do crânio da face. A ortopantomografia vai continuar sendo também imprescindível no futuro como exame básico na clínica odontológica.

Tomografia por Ressonância Magnética: Princípio e Aplicação

A tomografia por ressonância magnética (TRM) (Bloch e Purcell, 1946) é um procedimento de diagnóstico por imagem que não utiliza radiações ionizantes. A formação de imagem se dá principalmente pelas muitas ligações de hidrogênio existentes que, com o seu número atômico ímpar, apresenta um momento magnético e um impulso de rotação próprio (spin). Em um campo magnético externo, os núcleos comportam-se como agulhas de bússola e são colocados em movimento circular. Recebendo a emissão de campos magnéticos de alta freqüência, perpendiculares ao curso das linhas de força, os núcleos são retirados de seu enfileiramento (ressonância nuclear magnética) e absorvem energia. Após desligar a fonte de alta freqüência, retornam à sua posição inicial, fornecendo um sinal da mesma freqüência (relaxação). O tempo de relaxação constante específico de cada tecido é essencialmente responsável pelo excepcional contraste das partes moles na TRM. O curso das tensões do campo de indução assim formado é medido por bobinas de recepção e emissão. Dos conjuntos de dados obtidos são calculadas imagens de qualquer orientação desejada, o que diminui a estadia dentro do aparelho. Um domínio da TRM é a representação das articulações.

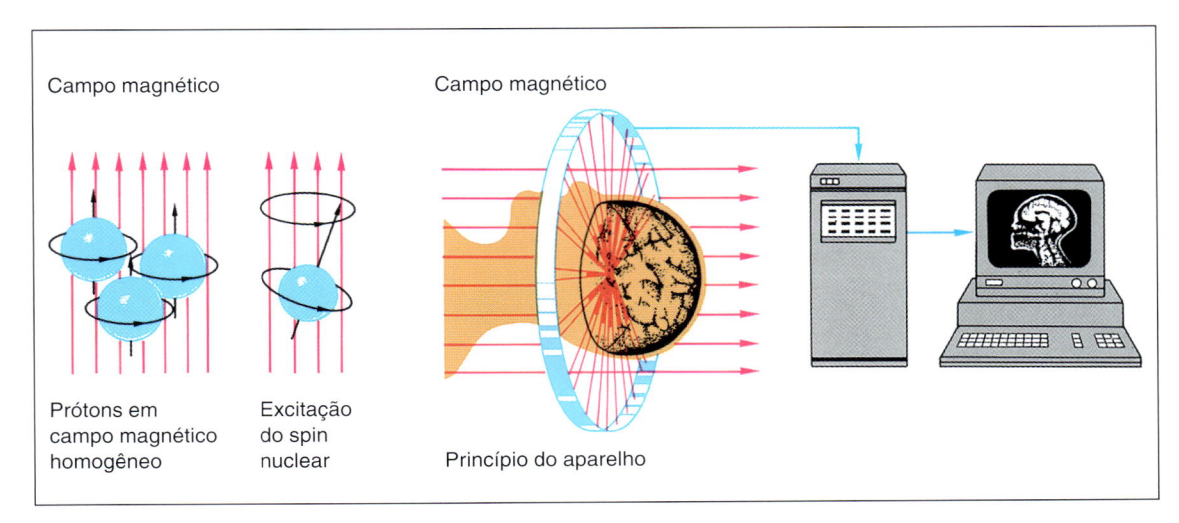

Tomografia por ressonância magnética

Figura 439 Esquema simplificado do funcionamento da tomografia por ressonância magnética (TRM)

Campo magnético — Prótons em campo magnético homogêneo — Excitação do spin nuclear — Campo magnético — Princípio do aparelho

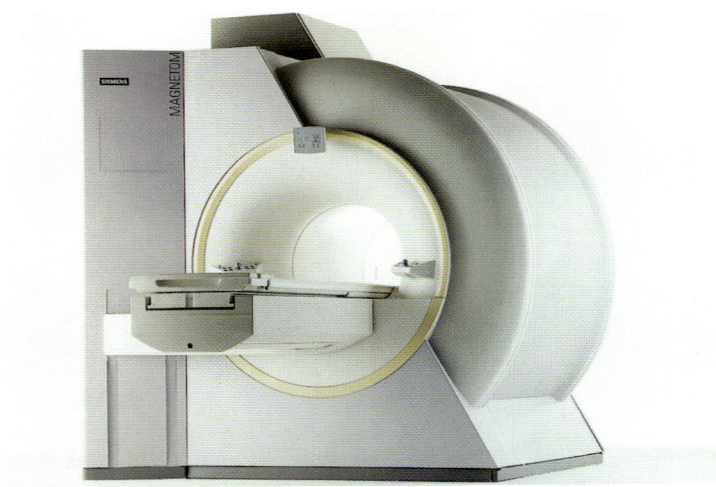

Figura 440 Magnetom Harmony (1,0 Tesla), a nova geração da Siemens

Antes de encaminhar para TRM, esclarecer

Se existem metais no corpo que possam representar um perigo potencial para o paciente, como por exemplo:

– marca-passos
– material de osteossíntese
– implantes de metal, articulações artificiais
– estilhaços de metal após acidentes

Estruturas Anatômicas na Articulação Temporomandibular com Tomografia por Ressonância Magnética

A tomografia por ressonância magnética é o método de escolha para determinação da posição do disco e para exame das estruturas de tecidos moles intra-articulares, quando a terapia conservadora não obteve efeitos e o esclarecimento para uma indicação de cirurgia deva ser feito. A representação das estruturas anatômicas é caracterizada por um número de contraste, em comparação com a radiografia: o osso, devido à sua pobreza em prótons, é representado pobre em sinais, isto é, estrutura preta, e os tecidos moles, devido à sua riqueza de prótons, ricos em sinais, aparecem em claro. O disco articular, que como estrutura pobre de sinais é bem percebido em condições normais, em articulações com alterações degenerativas muitas vezes não é de fácil identificação; o deslocamento medial do disco (aliás raro) pode vir a ser mal-interpretado em relação à sua posição na zona bilaminar, e perfurações de disco geralmente não são visíveis. Estas são melhor visualizadas com a artrotomografia (p. 176). Com a fusão de imagens TC / TRM, que permite uma representação ponderada aditiva, independente de conjuntos de dados multimodais, são esperados maiores desenvolvimentos no futuro próximo.

Figura 441 Paciente no Magnetom Open da Siemens com bobina de cabeça
As bobinas para articulação temporomandibular são bobinas de recepção de alta freqüência, que medem seletivamente a região vizinha à bobina (portanto, a articulação temporomandibular). Com isso, é alcançada uma relação sinal-ruído melhorada e uma resolução local espacial elevada.

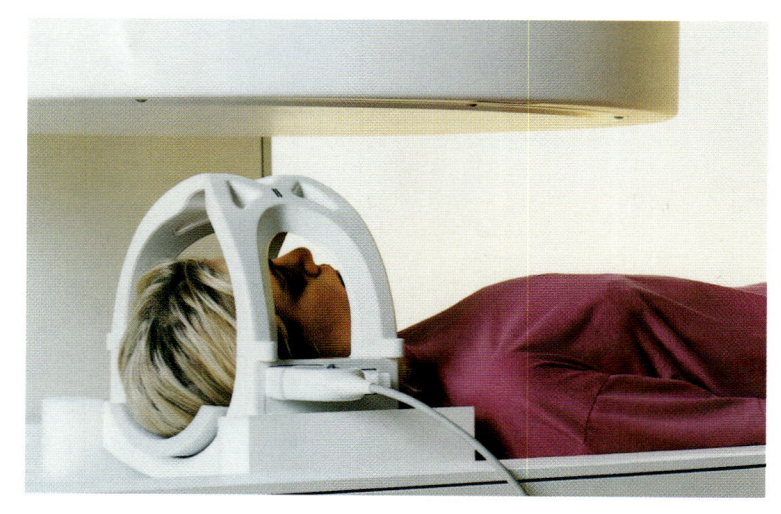

Figura 442 Camada lateral de uma articulação temporomandibular normal, em posição de mordida cerrada habitual
Zonas ricas em sinais, em conseqüência de seu relativamente alto conteúdo de água e gordura, aparecem claras; zonas pobres em sinais, com pouco conteúdo de água e gordura, aparecem escuras.

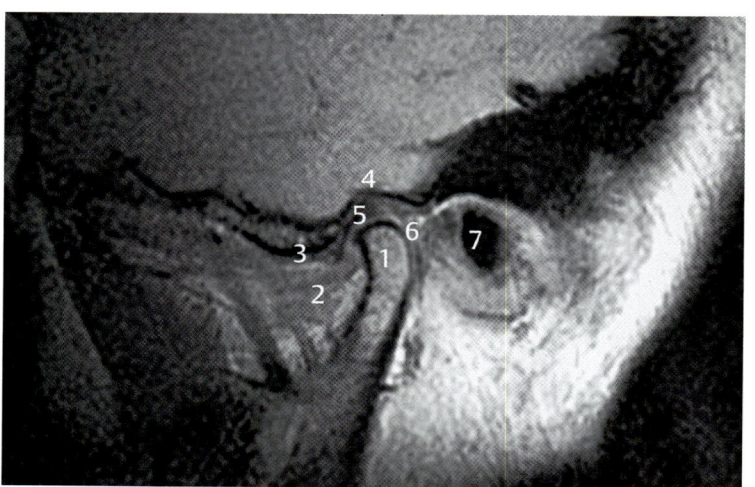

Figura 443 Camada frontal de uma articulação temporomandibular, em posição habitual de mordida cerrada
Observa-se como o disco articular em uma projeção frontal sobrepõe-se às partes craniais do côndilo.

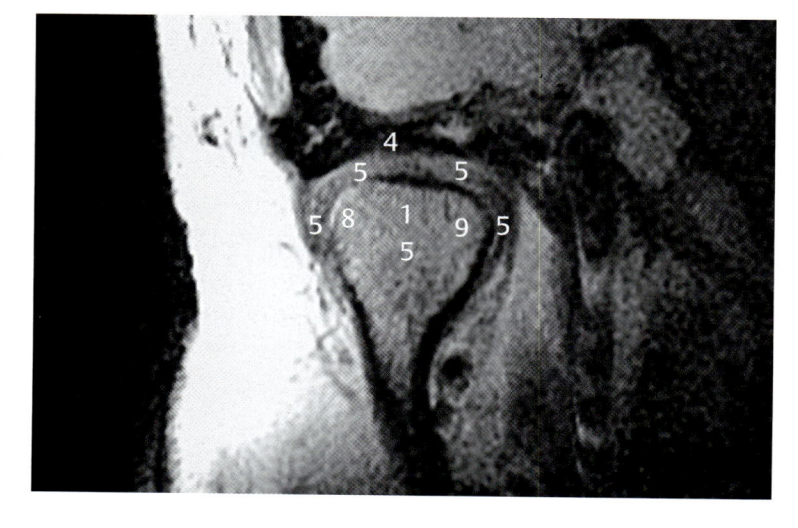

Anatomia da articulação temporomandibular em ressonância magnética em uma camada lateral e uma camada frontal

1. Côndilo
2. Músculo pterigóide lateral
3. Tubérculo articular
4. Fossa da mandíbula
5. A posição do disco é a posição de mordida cerrada, parcialmente sobrepondo-se à cabeça
6. Zona bilaminar do disco
7. Poro acústico externo
8. Pólo lateral do côndilo
9. Pólo medial do côndilo

Anomalias, Dismorfias e Alterações Regressivas

Este capítulo, concebido mais nas ponderações práticas de diagnóstico radiológico, permite uma exposição resumida de um grande número de anomalias, dismorfias e alterações regressivas, com as quais os dentistas confrontam-se diariamente. Assim é possível, ao lado de malformações da lâmina dentária, encontrar também dismorfias e sintomas isolados, nos quais a participação dos dentes e dos maxilares é importante. A divisão feita de acordo com pontos de vista práticos permite encaixar, ainda, alterações regressivas de diferentes origens.

O tema abrange, ao lado de desvios do número normal de dentes, originados por redução filogenética ou por mutações de genes, também malformações na construção dos dentes a partir das porções ecto e mesodérmicas dos tecidos duros, cujas características são herdadas de alguma maneira.
A ausência de unificação dos processos faciais durante o desenvolvimento embrionário causa fendas do rosto. A principal falha de formação no maxilar superior é a fenda do lábio leporino, que pode apresentar diferentes formas, e que pertence a várias síndromes como sintoma parcial, que vai influenciar negativamente o desenvolvimento dos germes de dentes neste setor.
A malformação do 1º arco branquial, do qual, além de outros órgãos, origina-se a mandíbula, causa desvios da normalidade, que podem ir de dismorfias de pequeno grau a casos extremos de aplasia ou geminação da mandíbula. A produção geminada de dentes pode ser uma malformação da lâmina dentária tanto na dentição decídua quanto na permanente.

Freqüentemente se está envolvido, na clínica odontológica, com a localização e avaliação de dentes retidos, que, por vários motivos, ficam inclusos primariamente nos maxilares ou são reinclusos. Em alguns poucos casos, que serão mostrados nesta contribuição, desejamos demonstrar principalmente que a pesquisa de dentes retidos na clínica odontológica somente é possível com radiografias de visão geral. Uma análise exata de sua localização, em especial com suas relações com as estruturas vizinhas, só é possível com radiografias de camadas transversais ou TC, com a ajuda das quais se pode obter a terceira dimensão.
Reabsorções dos dentes são, muitas vezes, desencadeadas por microtraumas, ao passo que alterações regressivas englobam principalmente as regressões funcionais e degenerativas dos tecidos.

Desvios no Número de Dentes

A inexistência de dentes geralmente só ocorre na dentição permanente, sendo que a falta dos germes dos dentes determinados pela redução filogenética da dentição, como os 3os molares, os segundos pré-molares, os incisivos superiores posteriores e os inferiores centrais, chama-se hipodontia. A falta de mais dentes de diferentes grupos de dentes chama-se oligodontia e a falta total, de anodontia, em que a última é um sintoma parcial da displasia ectodérmica anidrótica (Síndrome de Christ-Siemens-Touraine).

Hiperdontia significa dentes extranumerários, em que o mesiodonto, formações de dentes gemelares na região dos dentes superiores anteriores, molares supranumerários e duplicações dos pré-molares na carência de outras doenças são vistos como uma superprodução da lâmina dentária. Hiperdontia é um sintoma parcial da polipose intestinal III (Síndrome de Gardner), na discefalia mandíbulo-oculofacial (Síndrome de Hallermann Streiff) e na disostose cleidocranial (Síndrome de Scheuthauer Marie Sainton). Em todos os casos, radiografias de visão geral são imprescindíveis.

Figura 444 Hipodontia
Inexistência do segundo pré-molar em uma menina de 7 anos. Observa-se também uma irrupção tardia dos incisivos superiores e inferiores.

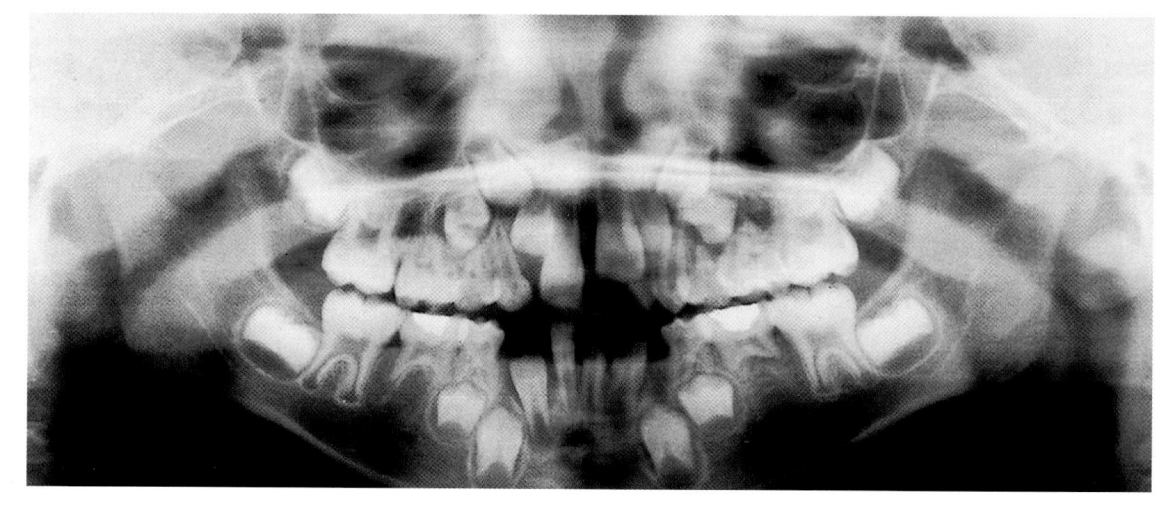

Figura 445 Oligodontia
A falta de vários dentes de diferentes grupos de dentes é uma característica de oligodontia. Menino de 12 anos.

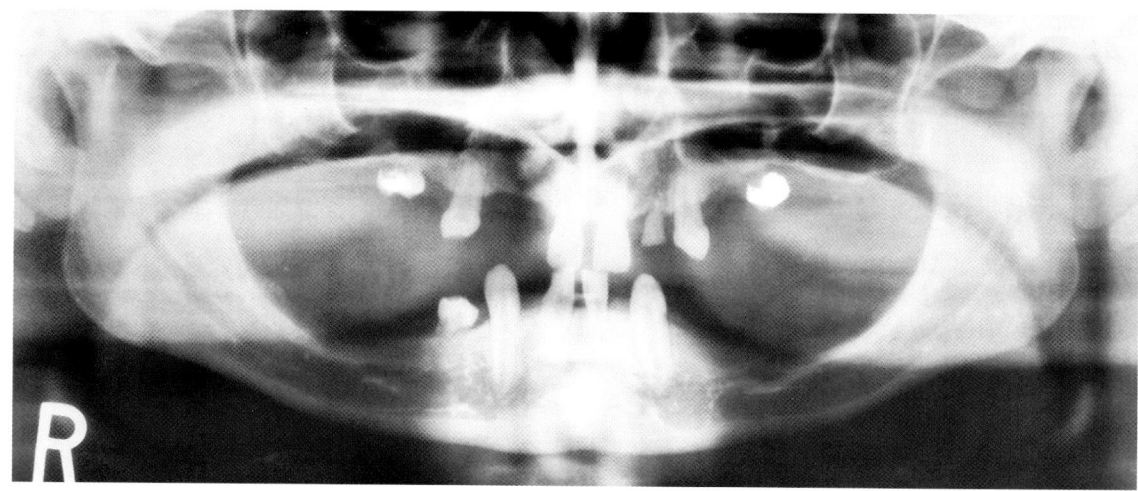

Figura 446 Aparente oligodontia
Em uma inspeção clínica superficial, parece que se depara com uma "oligodontia". O ortopantomograma mostra uma síndrome de Gorlin-Goltz, com dentes retidos e ceratocistos.

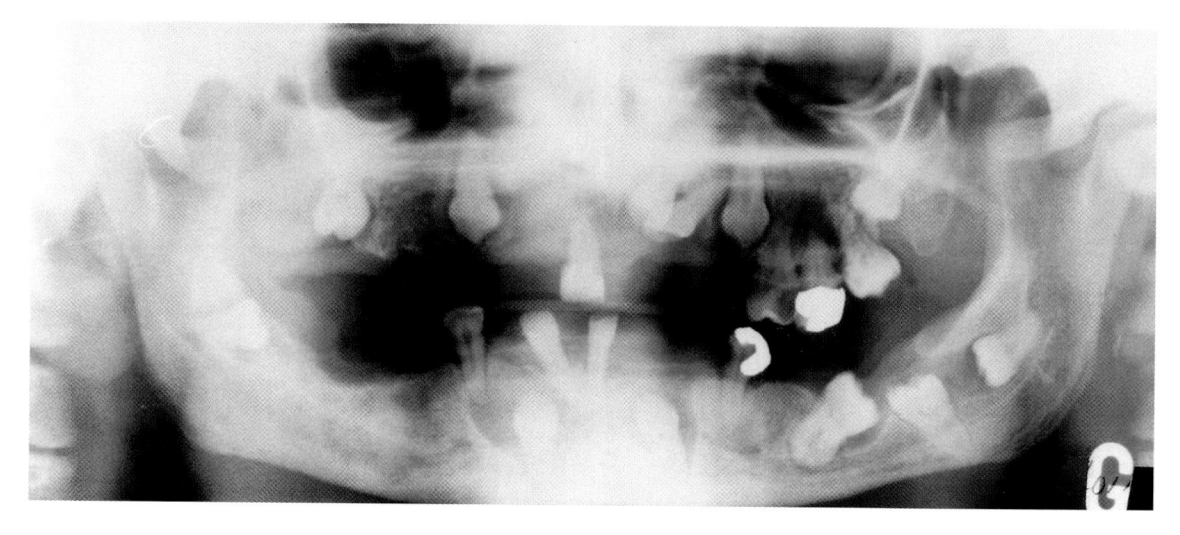

Desvios no Número de Dentes **197**

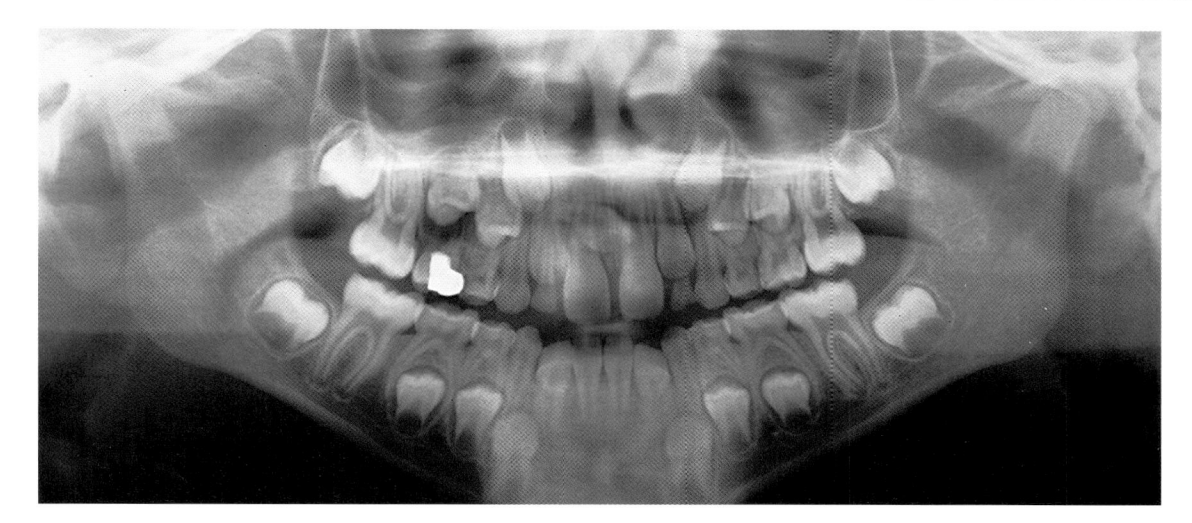

Hiperdontia

Figura 447 Mesiodente (ou mesiodonto)
Ortopantomografia de um menino de 9 anos. Observa-se o diastema entre os dentes 11 e 21 como sintoma clínico principal.

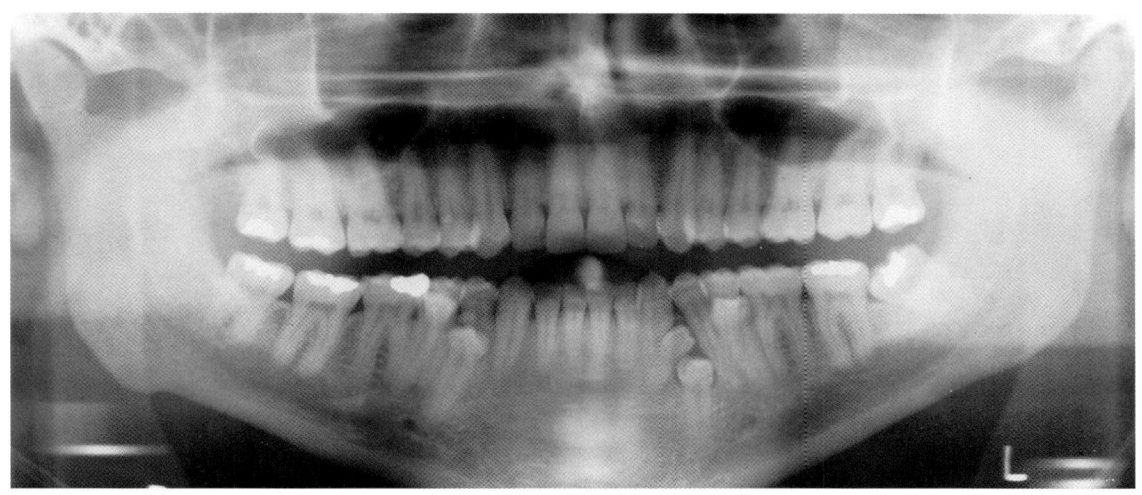

Figura 448 Presença dupla de pré-molares inferiores, com molares decíduos parcialmente presentes
Homem de 25 anos.

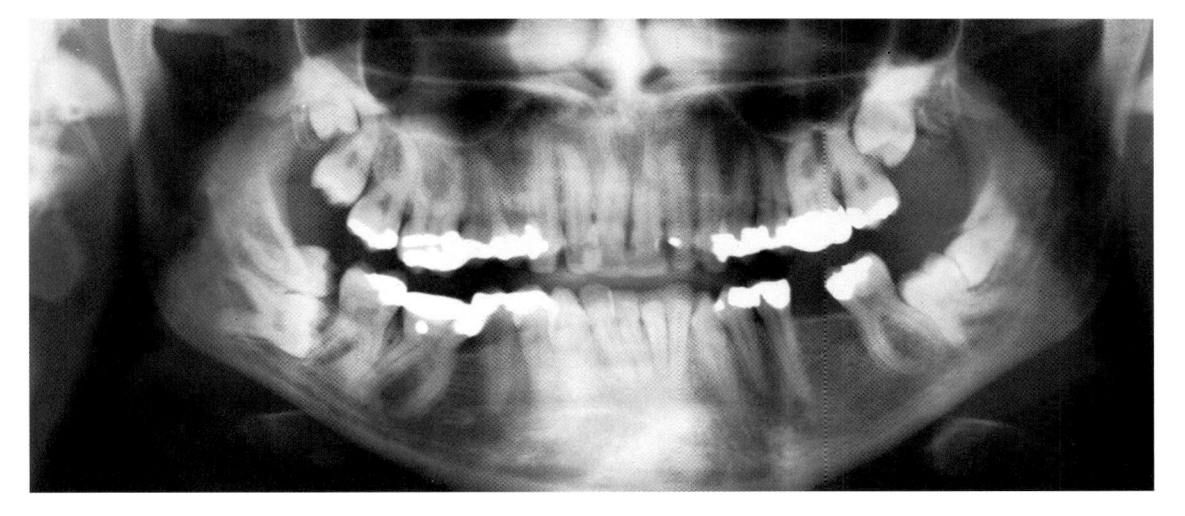

Figura 449 Quartos molares em todos os quadrantes
Mulher de 27 anos. Observa-se nestas condições o desenvolvimento das raízes do 3º molar da mandíbula, que abraça o canal da mandíbula por ambos os lados.

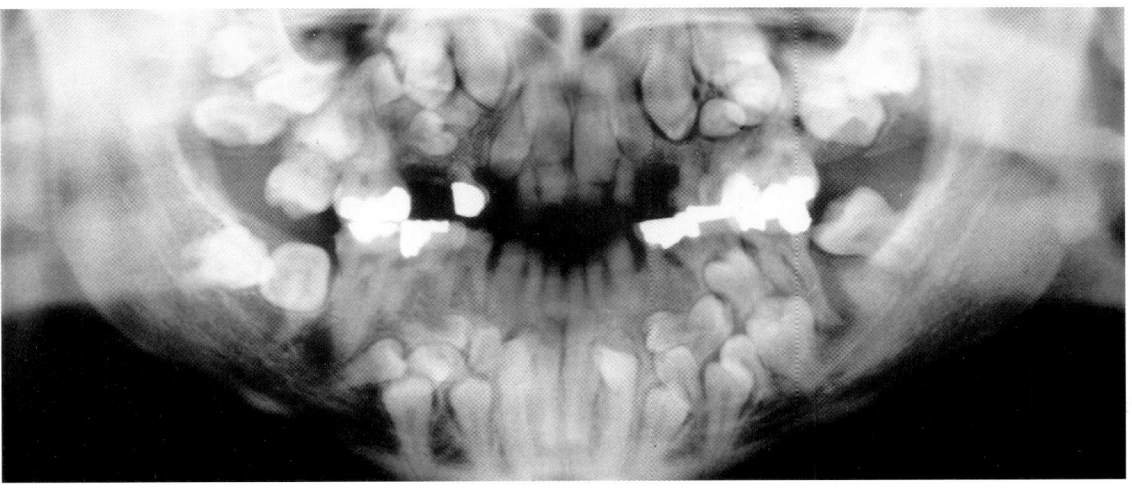

Figura 450 Disostose cleidocranial (Síndrome de Scheuthauer Marie Sainton)
Menino de 13 anos com o sintoma principal de aplasia da clavícula. Uma doença autossômica dominante que perturba a ossificação, baseada em uma mutação genética.

Malformação Congênita da Mandíbula

Em malformações durante o desenvolvimento da mandíbula do 1º arco branquial, pode-se chegar a hemi-hipoplasia do rosto com participação da mandíbula, que hoje é atribuída principalmente à displasia oculoauriculovertebral - OAV (síndrome de Goldenhar e síndrome de Weyers Thier). Os sinais clínico-radiológicos podem ser desde discretas hipoplasias com microrretrogenia até a extremamente rara formação dupla dos côndilos, do canal da mandíbula.

A ausência da unificação do processo facial entre o 1º e o 2º mês gestacional leva à inibição da fusão de fendas do rosto, sendo a maxila e a fenda palatina as mais atingidas. Esta, no entanto, tem poucas relações com a fissura labial-maxilar-palatina, que se pode observar sozinha ou em conjunto com outras malformações, em diversas formas de apresentação. O lábio superior, a crista óssea, o palato e o véu palatino podem estar envolvidos parcial ou totalmente, unilateral ou bilateralmente (raramente mediano). A fissura labial-maxilar-palatina pode ser encontrada, entre outras, junto com a anomalia de Pierre Robin, bem como em outros defeitos do rosto médio, mas sempre com a seqüência de Pierre Robin presentes.

Malformação congênita

Figura 451 Formação dupla extremamente rara da mandíbula
Menina de 1 ano, da raça negra. (Cortesia Universidade de Pretória)

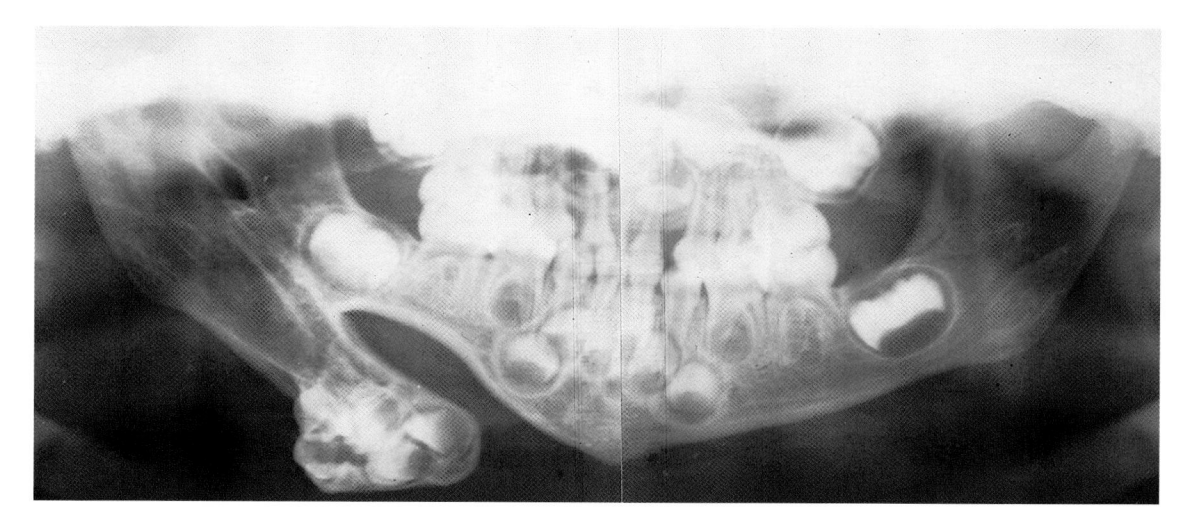

Figura 452 Fissura labial-maxilar-palatina unilateral
Menina de 14 anos.

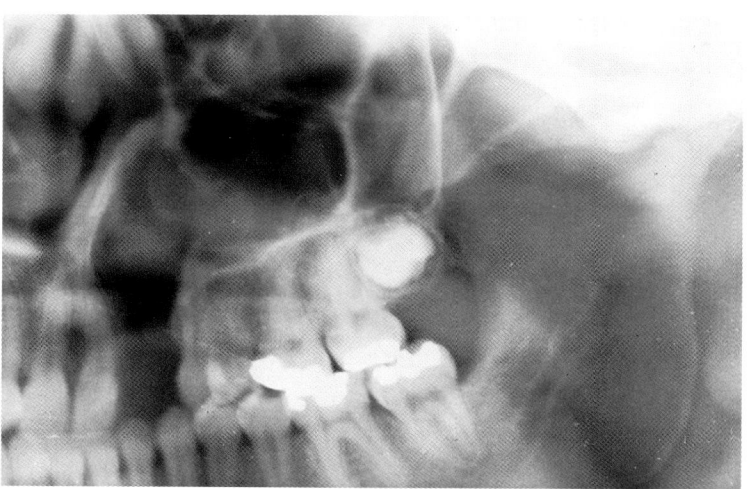

Figura 453 Fissura labial-maxilar-palatina dupla
Mulher de 19 anos.

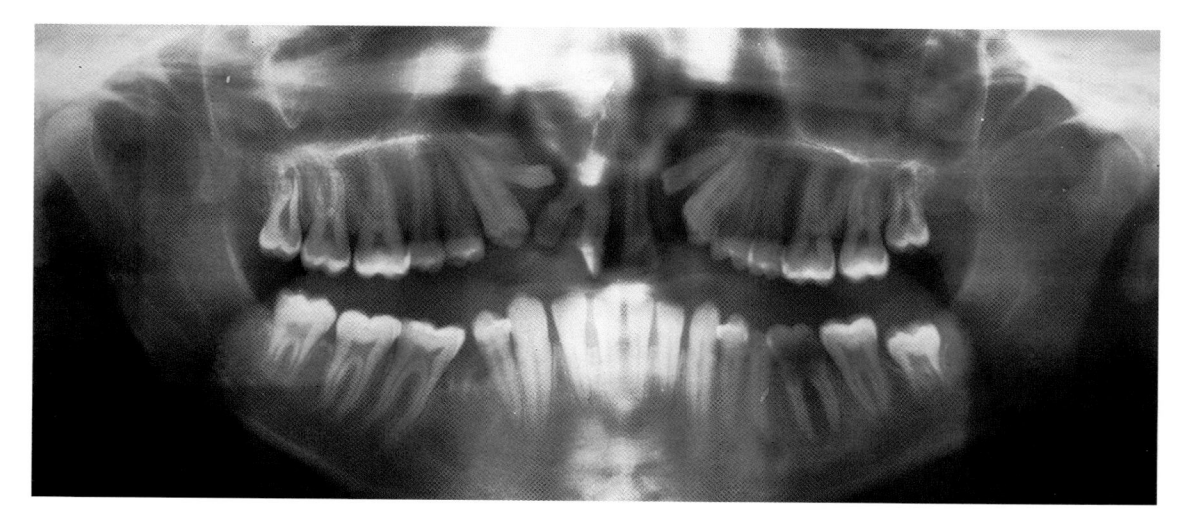

Perturbações do Desenvolvimento Sistêmico dos Dentes

A dentinogênese imperfeita (Síndrome de Capdepont), com seu esmalte hipoplásico e quebradiço, pertence às síndromes de displasias ectodérmicas, que com grande probabilidade, é causada pela perturbação sistêmica na 12ª semana gestacional e que pode estar combinada com as perturbações de desenvolvimento da mesoderme. Enquanto o esmalte se apresenta leitoso e quebradiço, formam-se, em conseqüência da perturbação do desenvolvimento da dentina, raízes curtas e deformadas, que, na radiografia, tornam-se logo notadas pela obliteração da câmara pulpar e dos canais radiculares. A hereditariedade é autossômica dominante.

Às displasias ectodérmicas pertence a taurodontia. Pode ocorrer em um único dente, como no pré-molar inferior, isoladamente. Mas também se pode verificar a taurodontia na síndrome tricodento-óssea (Robinson Millerworth). É uma displasia dependente da genética, que se apresenta com o esmalte hipoplásico e, em geral, raízes fortemente encurvadas e encurtadas, com o que a polpa coronal ampla alcança até a bifurcação, localizada profundamente.

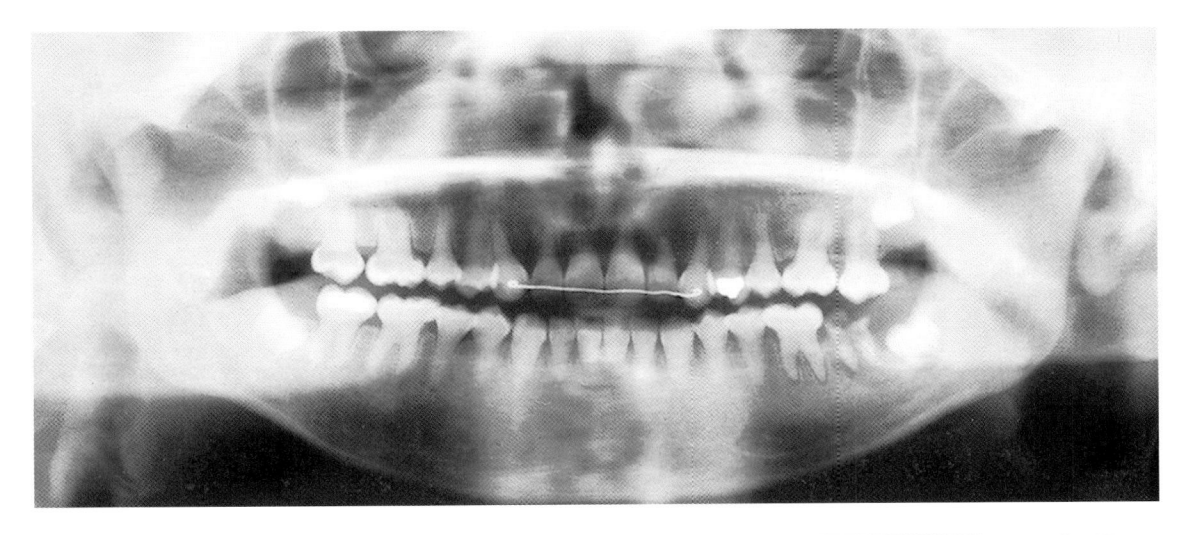

Figura 454 Dentinogênese imperfeita
Na presente ortopantomografia, a típica desproporção entre as coroas com o esmalte ainda intacto em oposição às raízes hipoplásicas, com câmaras pulpares e canais radiculares obliterados. Menina de 11 anos.

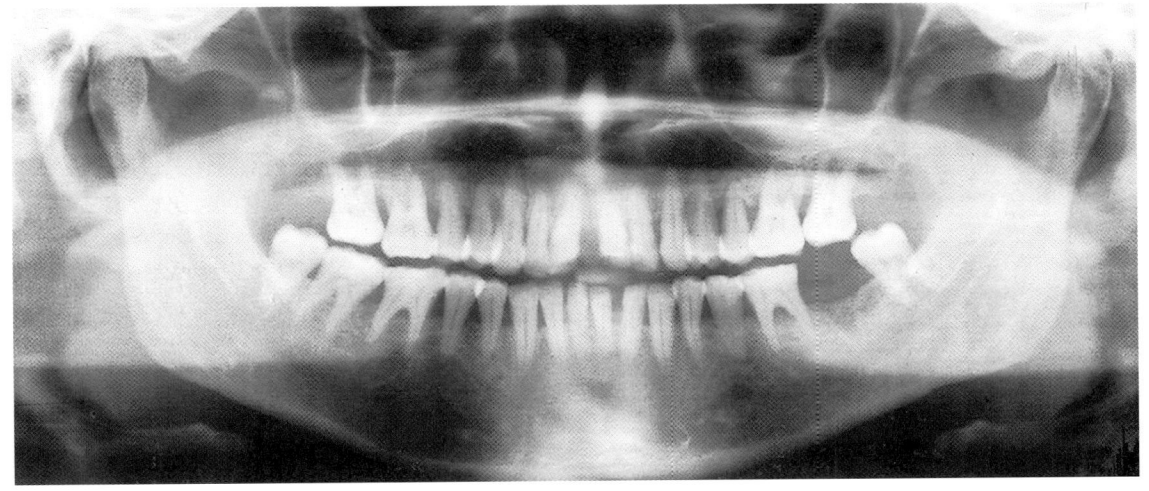

Figura 455 Dentinogênese imperfeita
Na ortopantomografia de uma mulher de 38 anos, uma desproporção menos notória entre as coroas e as raízes, porque o esmalte quebradiço e hipoplásico praticamente já foi desgastado pela mastigação.

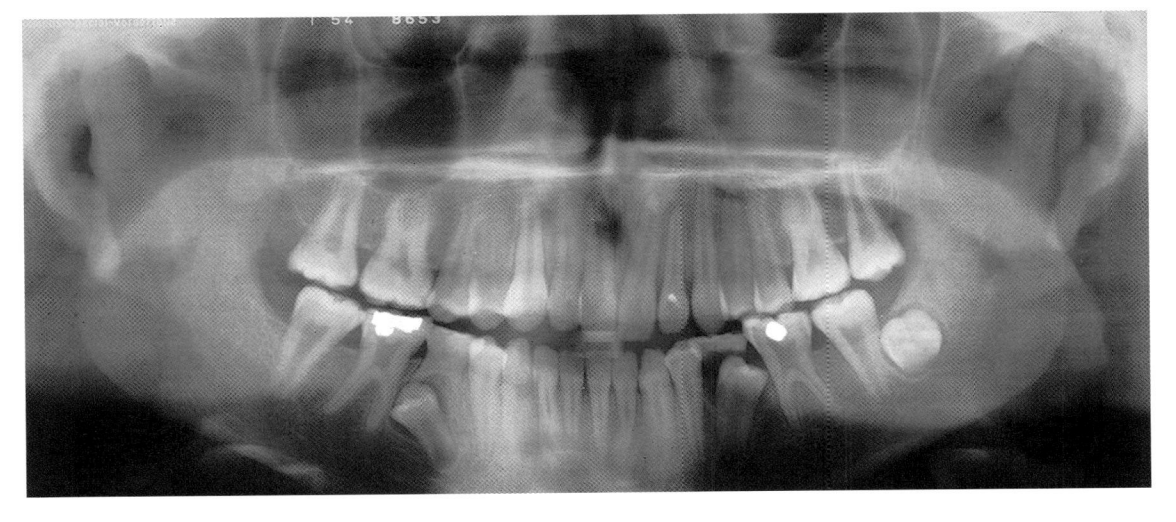

Figura 456 Taurodontia
Na ortopantomografia de um rapaz de 15 anos, ao lado de um desenvolvimento retardado dos dentes, inúmeros taurodontos típicos, com raízes curtas e distorcidas (ver p. 103, Figura 214, e p. 205, Figura 474, esquerda) e amplas e longas polpas coronais.

Dismorfias e Displasias dos Dentes

Ao lado das perturbações do desenvolvimento sistêmico embrionário dos dentes, pode-se observar também displasias que só aparecem em um quadrante ou, até mesmo, limitadas a um único dente. Displasias de dentes podem ser sintomas parciais de outras displasias, predominantemente ectodermais, ou mesmo aparecer isoladamente, sendo, assim, conseqüência de danos nos germes dos dentes, como infecções ou traumas. De acordo com o estágio do desenvolvimento dos dentes em que ocorrer a lesão por motivos endógenos ou exógenos, a formação da raiz ou da coroa do dente pode ser afetada. Não raro a dissolução e reabsorção de germes inteiros de dentes podem ser observadas. Defeitos do esmalte do dente formam-se geralmente dentro de quadros de sintomas ectodermais complexos, determinados geneticamente, como, por exemplo, nas anomalias da estrutura óssea, quando podem surgir como sintomas parciais, como nas disosteoscleroses. Anomalias do esmalte dos dentes também podem surgir como sintomas parciais na displasia neuroectodermal, determinada geneticamente (Síndrome de Sjögren-Larsson), em doenças metabólicas de fundo genético, como o raquitismo hipocalcêmico dependente de vitamina D, na hemi-hipertrofia idiopática, na

Figura 457 Odontodisplasia
Odontodisplasia unilateral dos dentes 41 a 47 de uma menina de 15 anos. Observa-se o alongamento dos dentes do maxilar oposto. Gênese desconhecida.

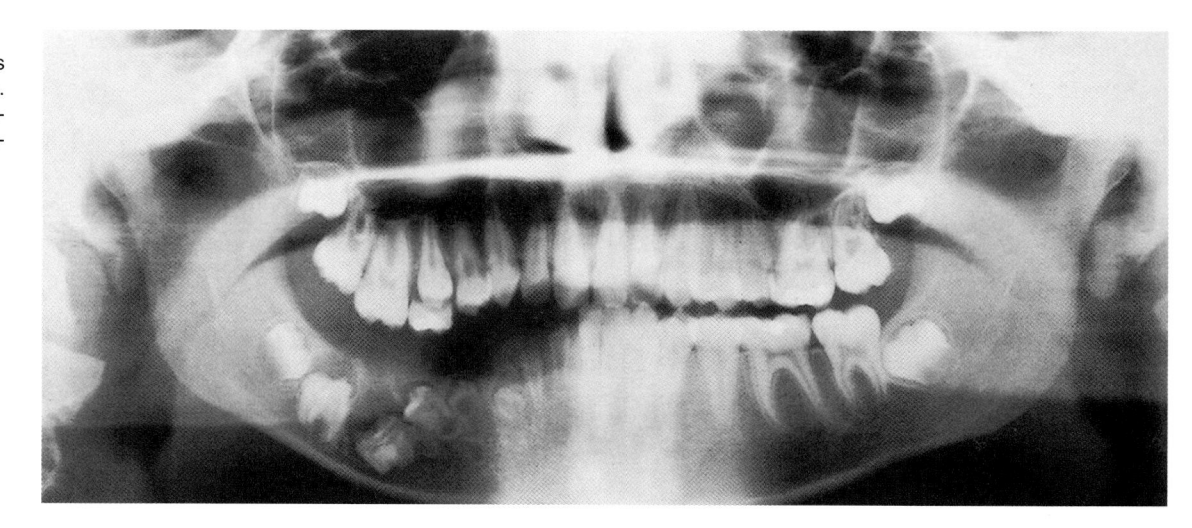

Figura 458 Displasia dentária
Esquerda: Dente 28 retido, displásico, em um homem de 62 anos.

Direita: Dente 35 displásico, reincluso e anquilosado.

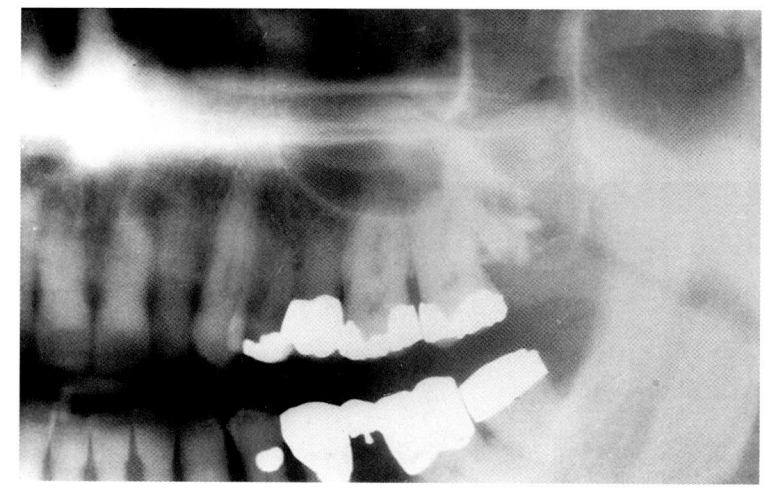

Figura 459 Displasia dentária com oligodontia
Dentes 41 e 34 displásicos retidos (setas), com oligodontia e hipoplasia dos maxilares superior e inferior, à esquerda. Microdonto supranumerário (seta). Mulher de 27 anos. Displasia iridodental (síndrome de Rieger).

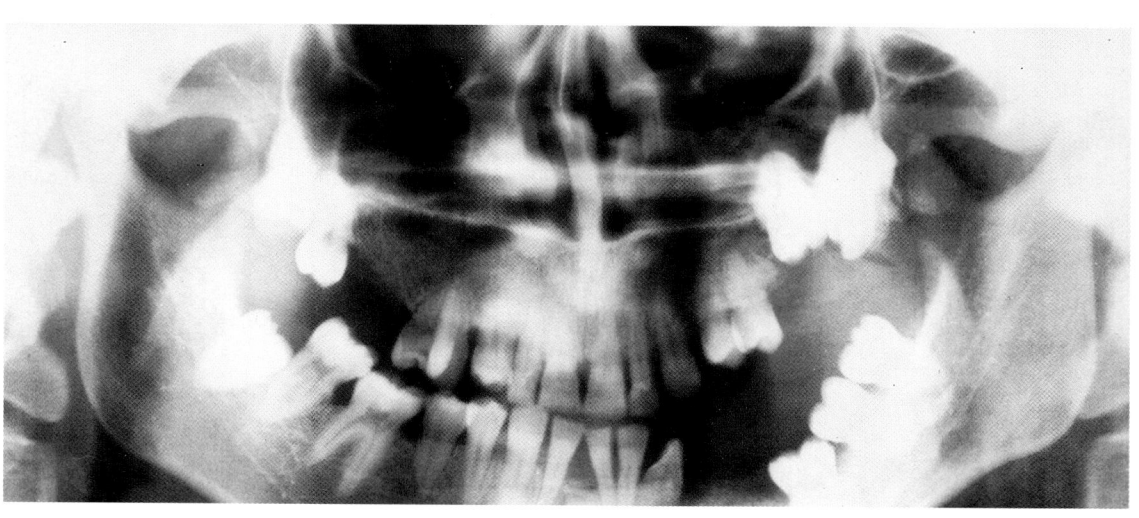

na endocrinopatia familiar juvenil (uma displasia das glândulas endócrinas de origem genética), ou na blefarofimose (uma displasia genética das pálpebras), para citar apenas algumas das patologias que podem causar defeitos nos esmaltes dos dentes.

O defeito do esmalte dos dentes talvez mais observado seja a amelogênese imperfeita, uma displasia do esmalte de origem genética hereditária, que está ligada a hipocalcificações, hipomaturação e hipoplasia do esmalte. Pode-se distinguir uma forma feminina, com uma estrutura de esmalte mais áspero, espesso, de uma forma masculina, com uma estrutura hipoplásica mais fina. Pérolas de esmalte, que podem se originar no limite esmalte – cemento, e cálculos de polpa ou dentículos, que se formam de tecido duro semelhante à dentina dentro da polpa ou aderentes nas paredes da cavidade pulpar, bem como defeitos do cemento em hipofosfatasia (síndrome de Rathbun, com alterações raquíticas na idade infantil e adulta), e hipercementose (diagnóstico diferencial com doença de Paget), são as outras displasias constatadas pela radiologia nos dentes.

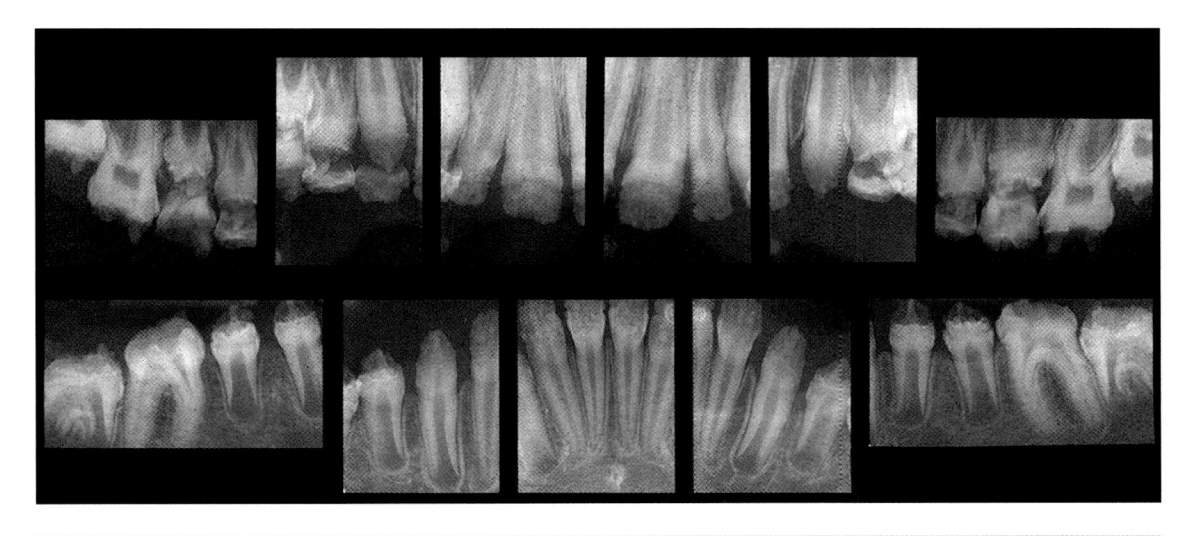

Figura 460   Forma feminina da amelogênese imperfeita
Conjunto dental de displasias de esmalte, com dentes em forma de gota, espessos e ásperos, como é típico na amelogênese imperfeita feminina.

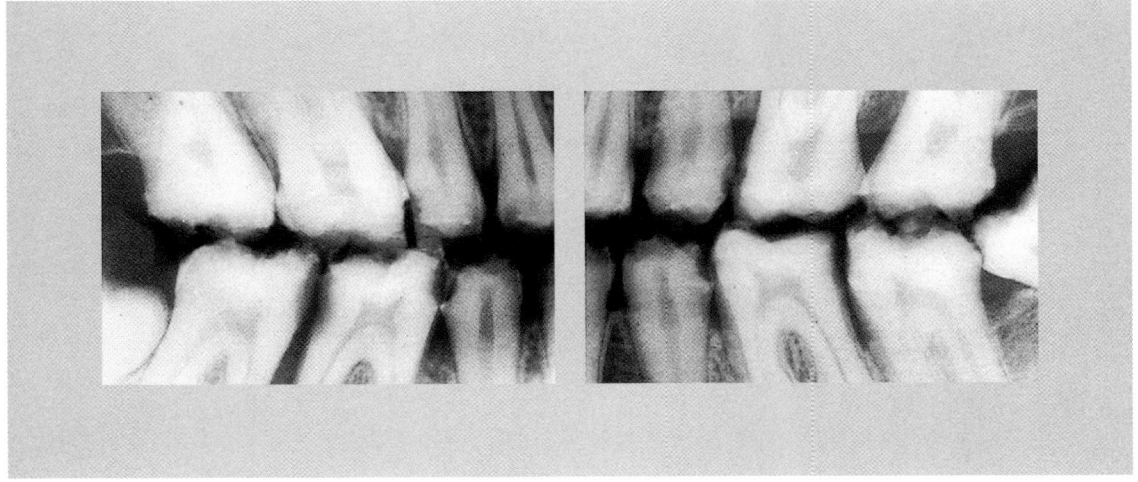

Figura 461   Forma masculina da amelogênese imperfeita
Na radiografia interproximal, forma masculina, fina e hipoplásica, de amelogênese imperfeita.

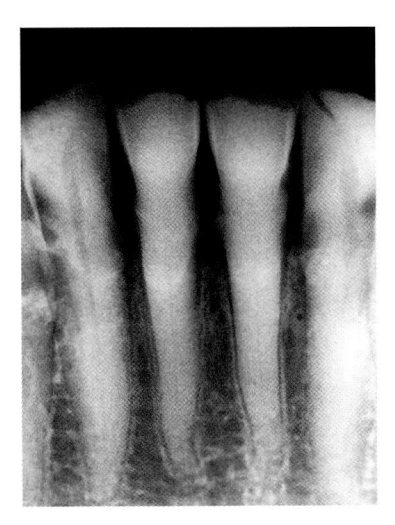

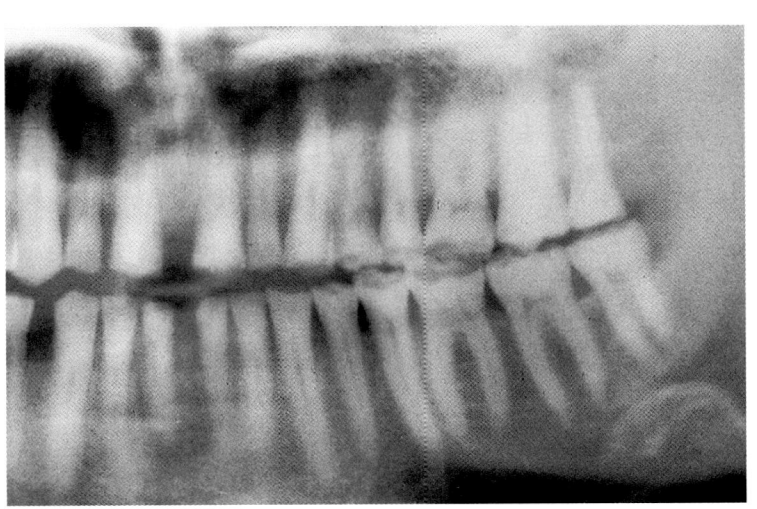

Figura 462   Abrasão
Esquerda: A radiografia odontológica mostra uma abrasão nos incisivos centrais inferiores, com obliteração dos canais radiculares.

Direita: Abrasão generalizada em um homem de 54 anos. Observe-se os restos de esmalte relativamente transparentes, que indicam uma hipomaturação.

202 Anomalias, Dismorfias e Alterações Regressivas

Figura 463   Aparentes pérolas de esmalte
Esquerda: O efeito de adição de uma sobreposição dos processos radiculares na bifurcação simulam pérolas de esmalte.

Direita: A radiografia dental do mesmo paciente parece mostrar uma pérola no dente 36.

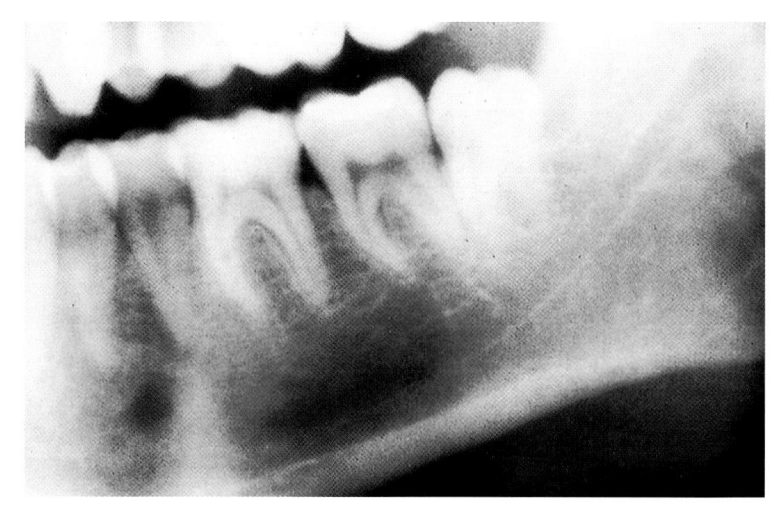

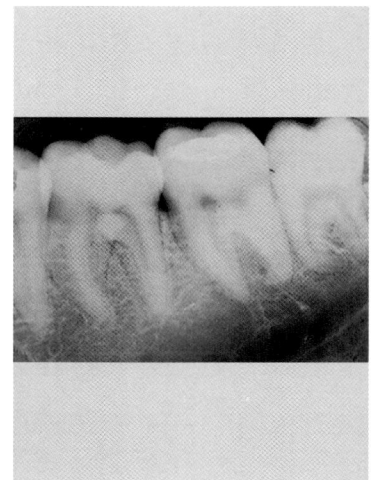

Figura 464   Legítima pérola de esmalte no dente 18
Mesial no dente 18.

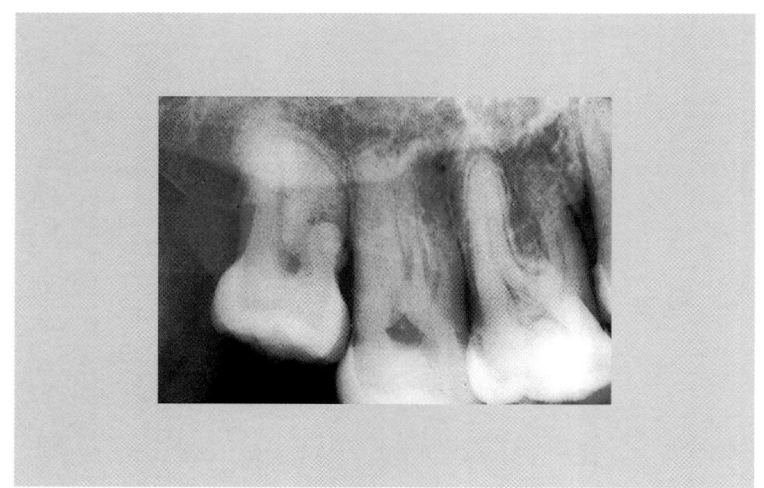

Figura 465   Nódulos pulpares
Esquerda: A radiografia interproximal mostra nódulos pulpares (ou endólitos) na cavidade da polpa dos molares. Eles estrangulam o espaço da cavidade pulpar ou do canal radicular e podem causar queixas neuralgiformes.

Direita: Nódulos pulpares na polpa coronal e no canal radicular de um dente 14. A radiografia não possibilita uma diferenciação entre nódulos pulpares aderidos ou livres.

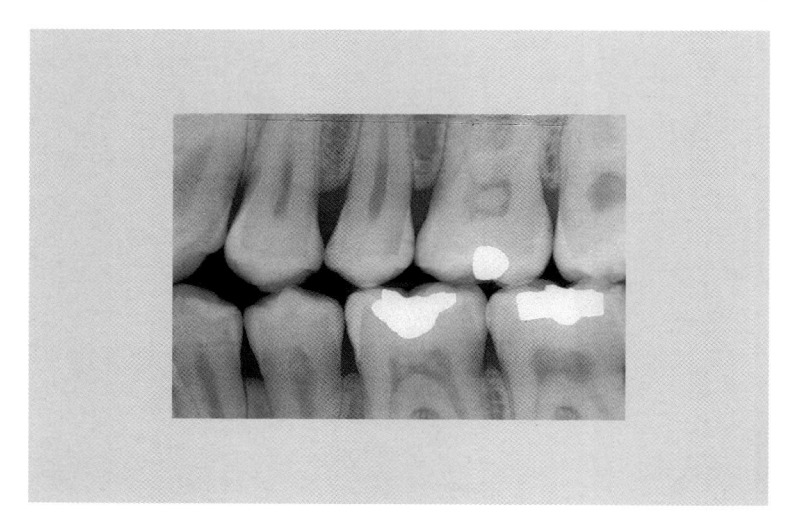

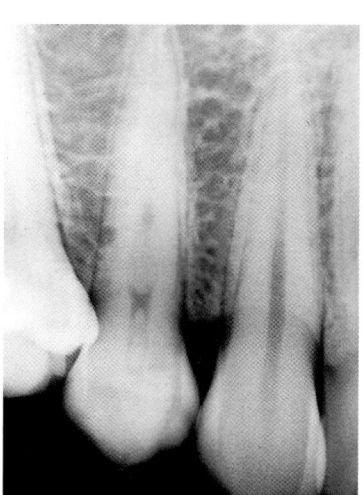

Figura 466   Hipercementose
Hipertrofia do cemento em um dente não vital pode ser conseqüência de periodontite apical crônica, ou (raramente) conseqüência de sobrecarga em dentes vitais. Em homens mais idosos, pode ser sinal de uma osteodistrofia deformante (Paget) existente.

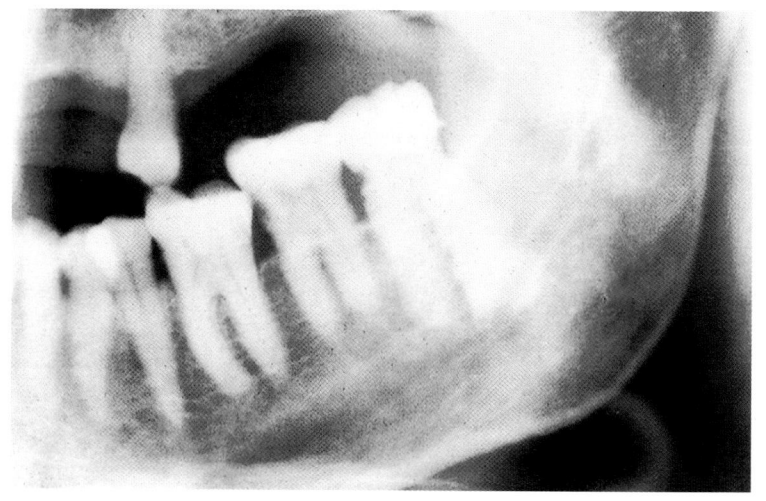

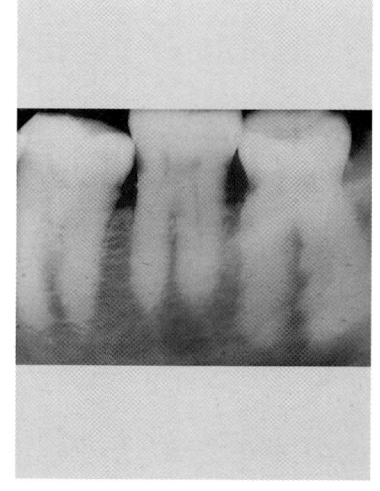

Geminação

A forma mais comum de formação gemelar é o *dens invaginatus*. Este é formado geralmente no fundo da papila dentária, como invaginação do esmalte do dente, com freqüência nos incisivos superiores laterais. Formações gemelares, que merecem mais a denominação de *dens in dente*, são observadas raramente nos caninos superiores.

Por meio da unificação ou divisão de germes vizinhos, ocorrem fusões em dentes, que podem ser designados como geminação. Eles apresentam ao lado das coroas, mais ou menos separadas, uma única raiz tosca. São geralmente atingidos os incisivos centrais superiores da primeira dentição ou da permanente. Se, ao contrário, dois dentes estão unidos apenas na região da raiz por uma ponte de cemento, chama-se de concrescência. Freqüentemente são atingidos o 2° e 3° molares superiores, onde a ponte de cemento é justificada pela hipercementose.

Na mandíbula, pode-se eventualmente observar uma outra forma de geminação, na qual a coroa de dois molares retidos está em um único saco folicular aumentado, e, muitas vezes, cístico. As superfícies mastigatórias dos molares em questão estão sempre frente a frente.

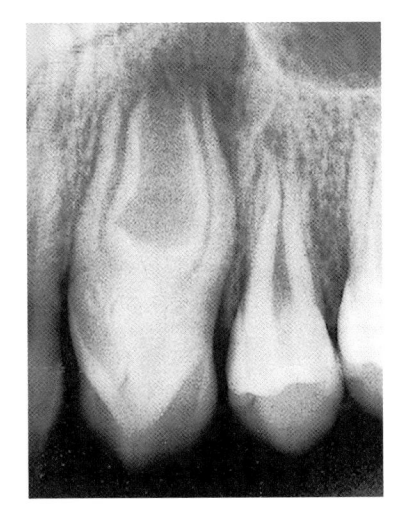

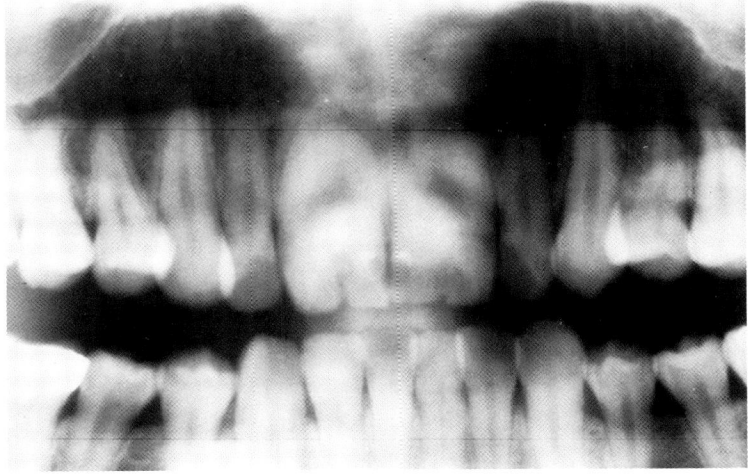

Dentes geminados

Figura 467 *Dens in dente* e **dentes geminados**
Esquerda: *Dens in dente*. Canino superior com necrose pulpar.

Direita: Dentes 11 e 21 com geminação na segunda dentição de um jovem de 15 anos. Observa-se a separação parcial das coroas.

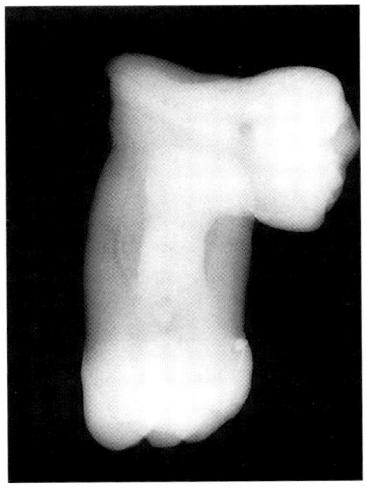

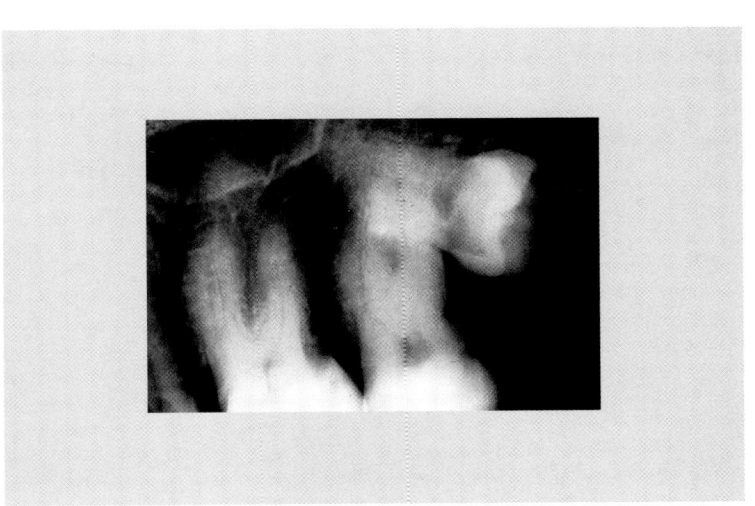

Figura 468 Dentes com concrescência
Direita: Dentes 27 e 28 unidos por uma ponte de cemento.

Esquerda: Peça cirúrgica.

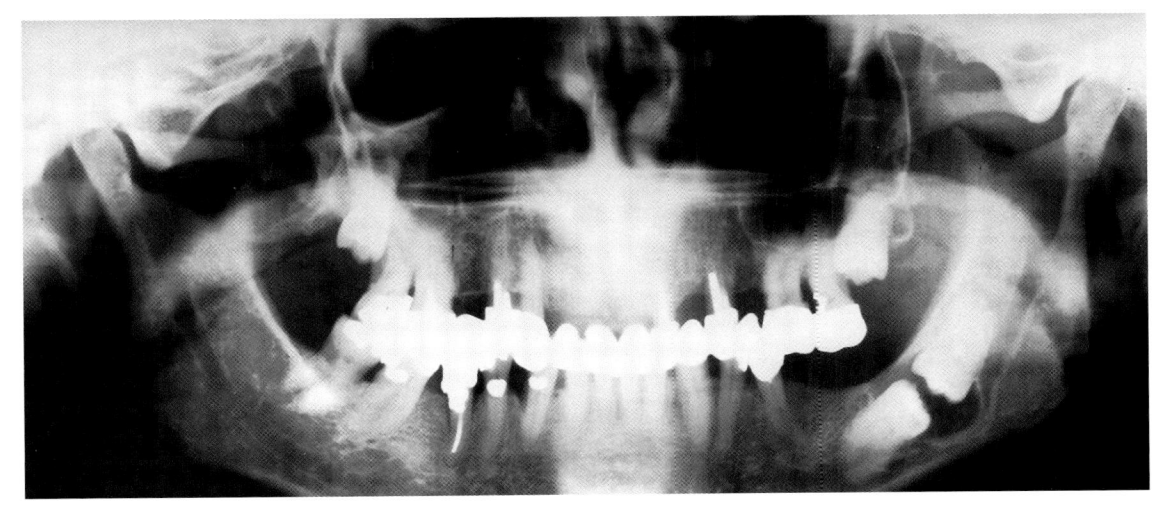

Figura 469 Dente 37 e 38 retidos, com um saco folicular único aumentado, cístico
Mulher de 55 anos.

Dentes Retidos e Anquilosados

Dentes retidos em posições especiais podem não ser descobertos em um conjunto dental intrabucal. Eles representam, portanto, um grande risco de segurança e confiança para o paciente. Ainda que uma radiografia panorâmica possibilite uma visão geral da mandíbula, é de compreender que uma radiografia de subtração zonográfica deva ser analisada com muito cuidado, para encontrar talvez na região mediana da mandíbula, na sombra de coluna vertebral, mesiodentes, ou na região do túber, na sombra dos molares, microdontos supranumerários. Deve ser alertado que maxilares de dentes clinicamente examinados sem radiografias sejam designados como edêntulos. Por motivos desconhecidos, impulsos de crescimento desorientado podem levar dentes retidos a posições esdrúxulas, e impedimentos de erupção levam a deformações da raiz e anquiloses. Não raramente as substâncias duras dos dentes anormalmente deslocados ou que estejam no caminho da erupção são dissolvidas e reabsorvidas, acontecimentos estes muitas vezes ligados a dores neuralgiformes crônicas no paciente.

Dentes retidos

Figura 470 Microdonto retromolar
Um microdonto de localização alta na tuberosidade maxilar e na parede posterior do seio maxilar está na sombra do véu palatino, quase irreconhecível (seta). Mulher de 42 anos.

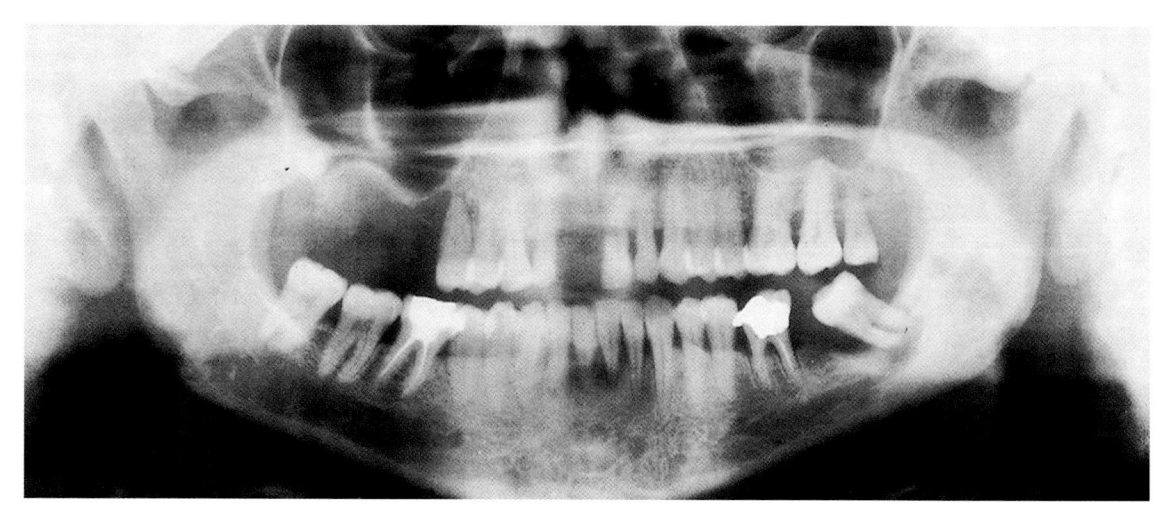

Figura 471 Invertido e com a coroa do dente dirigida dorsalmente de um molar em uma maxila clinicamente desdentada
Homem de 67 anos.

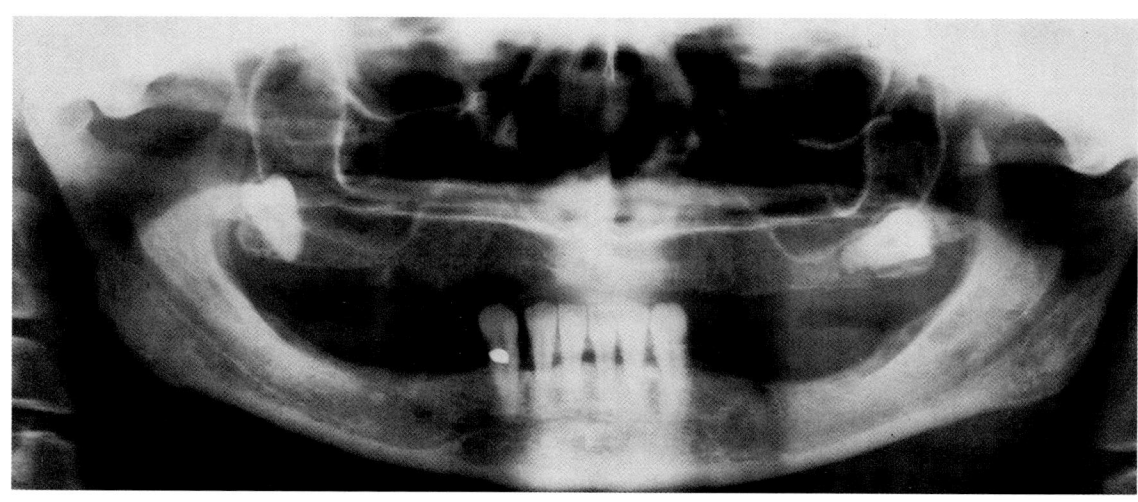

Figura 472 Impulso de crescimento um dente 48 deslocado e um dente 47 submerso, em posição horizontal
Observa-se o cisto de irrupção no dente 28 induzido por um microdonto retromolar com erupção dificultada. Homem de 22 anos.

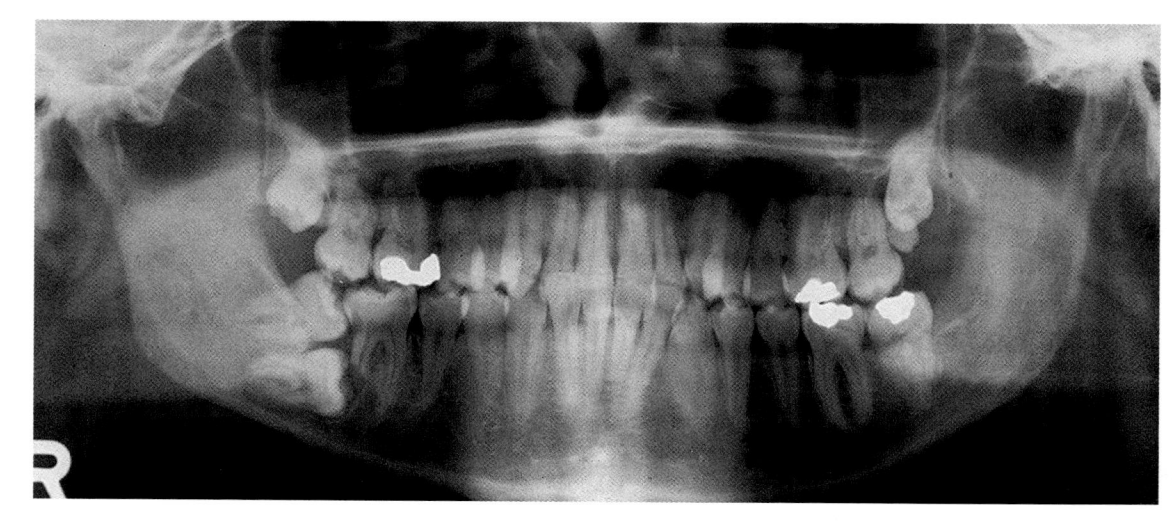

Dentes Retidos e Anquilosados   **205**

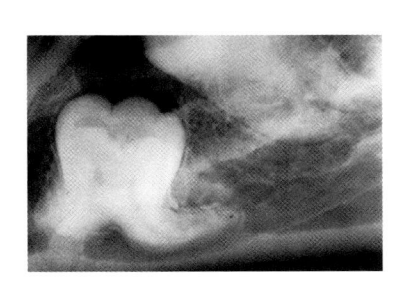

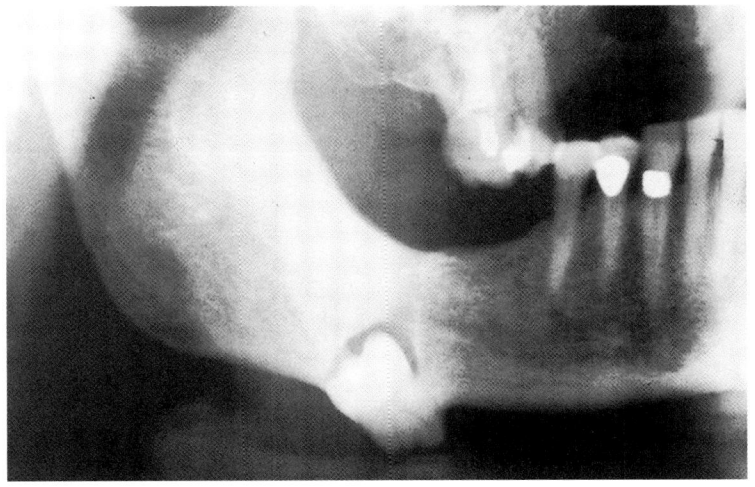

Dentes retidos

Figura 473   Submersões
Esquerda: Dente 36, displásico, submerso e anquilosado, que deslocou ainda o canal da mandíbula em direção caudal.

Direita: Rara submersão de um dente 47, cujo ápice perfurou a compacta do osso da mandíbula. Homem de 57 anos.

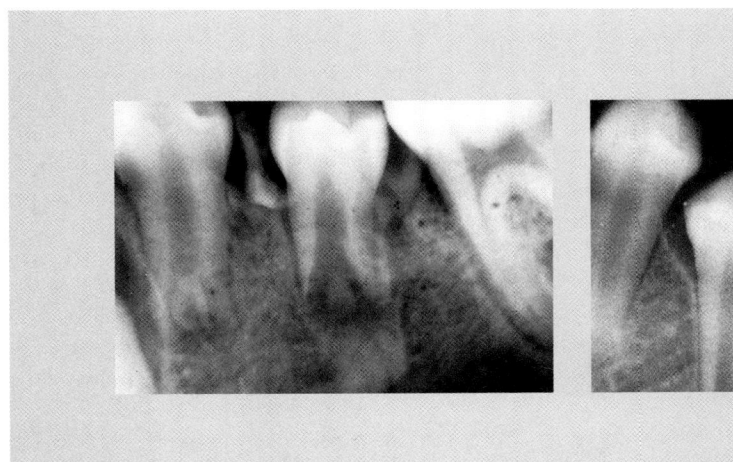

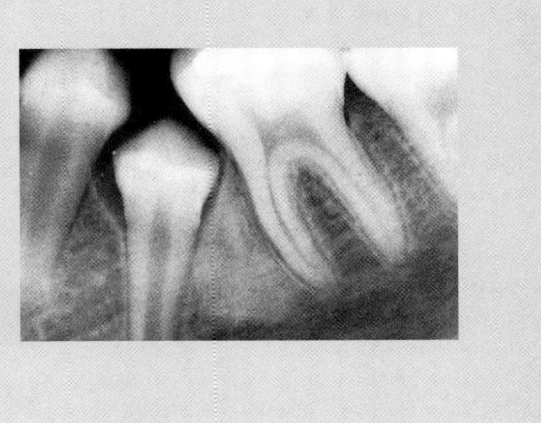

Figura 474   Esclerose reativa em um dente submerso
Esquerda: Erupção dificultada de um dente 35, pelos restos de um dente 75. A esclerose reativa é periapical. Os dentes 34 e 35 são taurodontos.

Direita: Dente 35 incluso com esclerose reativa. Estas escleroses freqüentemente não são reabsorvidas.

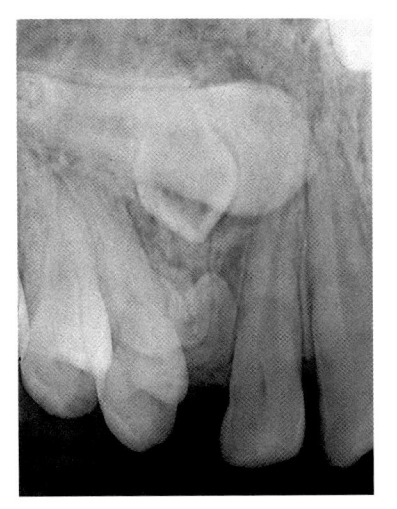

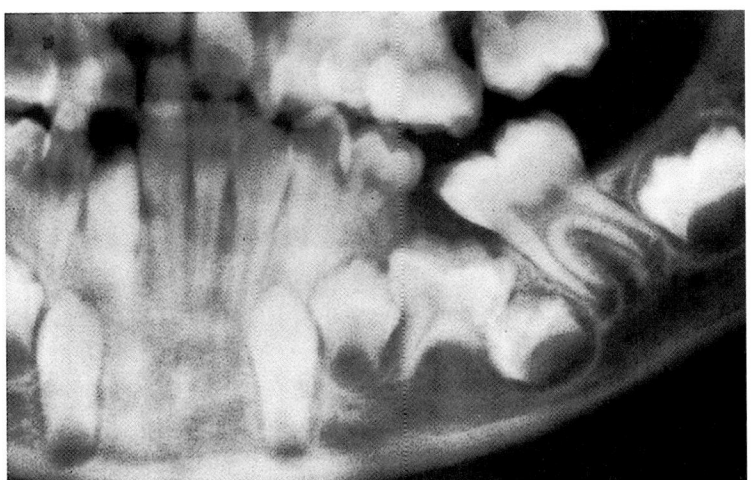

Figura 475   Impedimentos de erupção
Esquerda: Odontoma composto com duplos germes do canino superior direito, como impedimento da erupção.

Direita: Submersão de um dente 75, com impedimento da erupção do dentes 34 e 35, pelo dente 74 e um dente 36, mesializado. Menina de 7 anos.

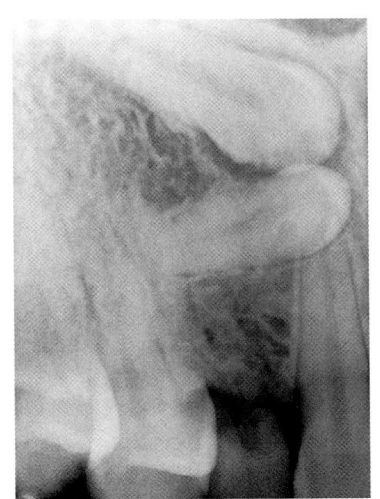

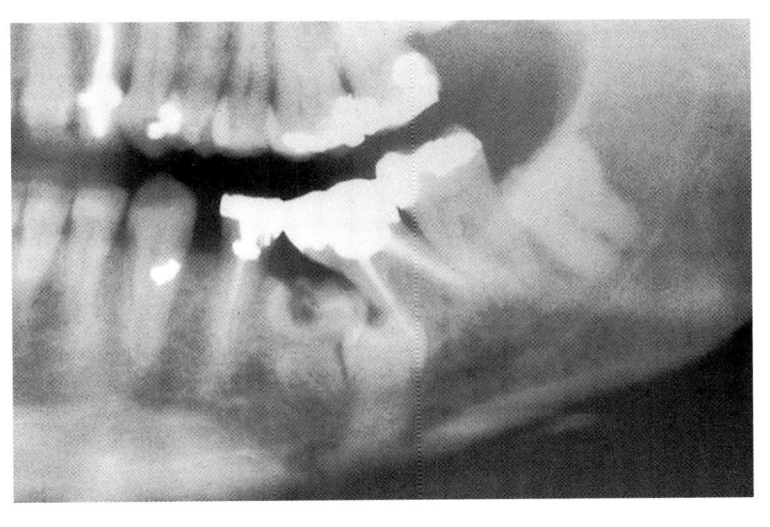

Figura 476   Impedimentos de erupção e anquilose
Esquerda: Germes duplos no canino superior direito, como impedimento de erupção persistente do dente 35.

Direita: Dente 75 submerso e em reabsorção, como impedimento de erupção do dente 35 anquilosado e retido. Com freqüência não se pode concluir radiograficamente se é uma anquilose verdadeira, na qual o dente, conforme a definição, funde-se com o osso. Mulher de 44 anos.

206 Anomalias, Dismorfias e Alterações Regressivas

Dentes retidos

Figura 477 Anquiloses
Esquerda: Dente 43 retido e coronalmente em reabsorção, que se anquilosou com a parte esponjosa esclerosada na região do mento. Homem de 42 anos.

Direita: Anquilose e reabsorção de um dente 33, provavelmente causadas pela restauração distal do dente 23.

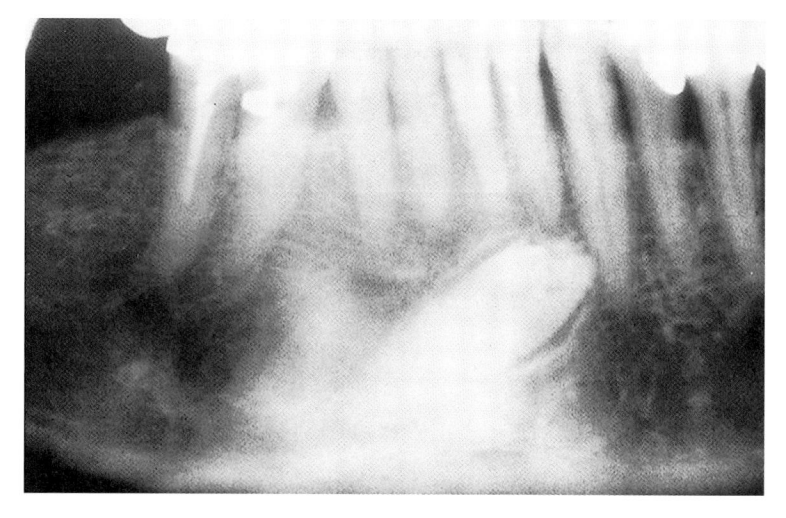

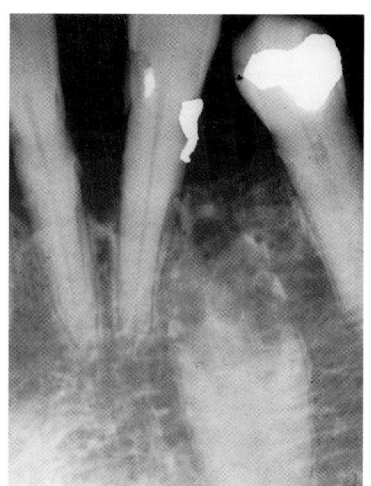

Figura 478 Reabsorções por dentes retidos
Esquerda: Reabsorção de um dente 47 não-vital, causada pela erupção do dente 48.

Direita: Reabsorção de um dente 23 através de um trauma causado por um pino de raiz que perfurou a raiz palatina do dente 24.

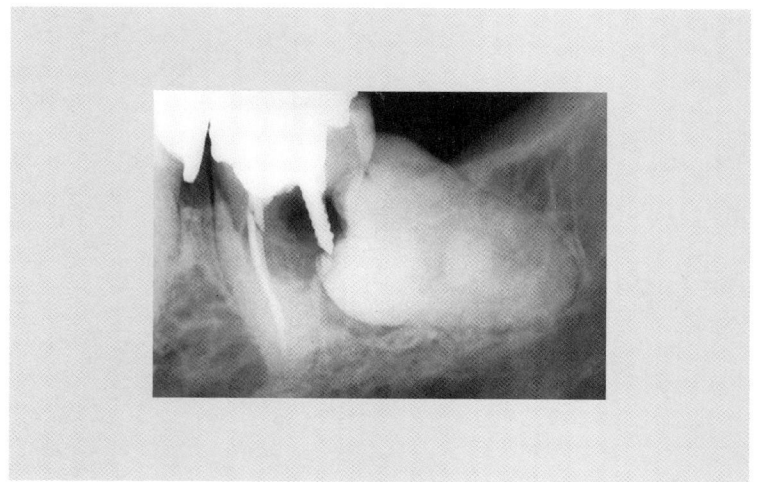

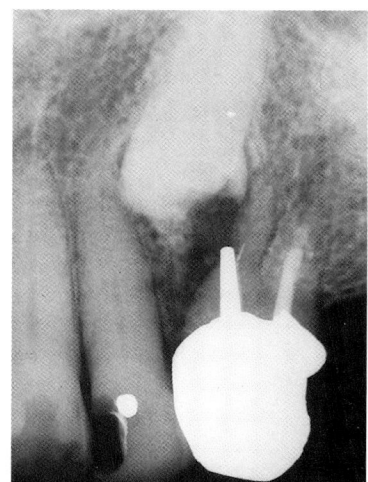

Figura 479 Anquilose e reabsorção de raiz
Esquerda: Em posição horizontal, o dente 43 está anquilosado em uma mulher de 53 anos. Observa-se a dissolução coronal da estrutura.

Direita: O dente 13 retido causa, devido aos seus impulsos de crescimento, uma reabsorção da raiz do dente vital 12.

Coleção L. Risk

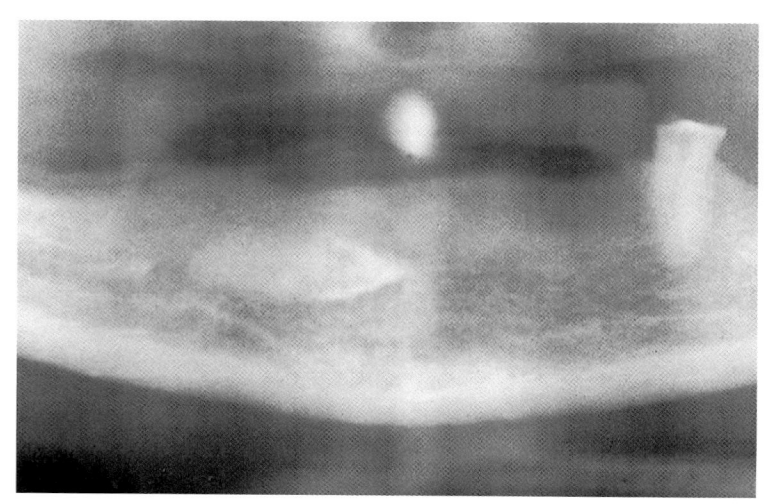

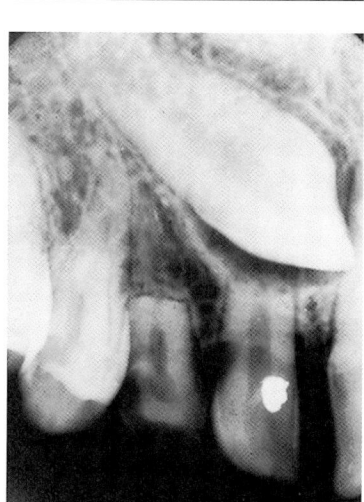

Figura 480 Submersões na maxila
No seio maxilar, observa-se um dente 15 submerso com reabsorção da raiz. Nota-se a possível posição comparável do dente 25 não-erupcionado, abaixo da coroa persistente do dente decíduo 65. Menina de 12 anos.

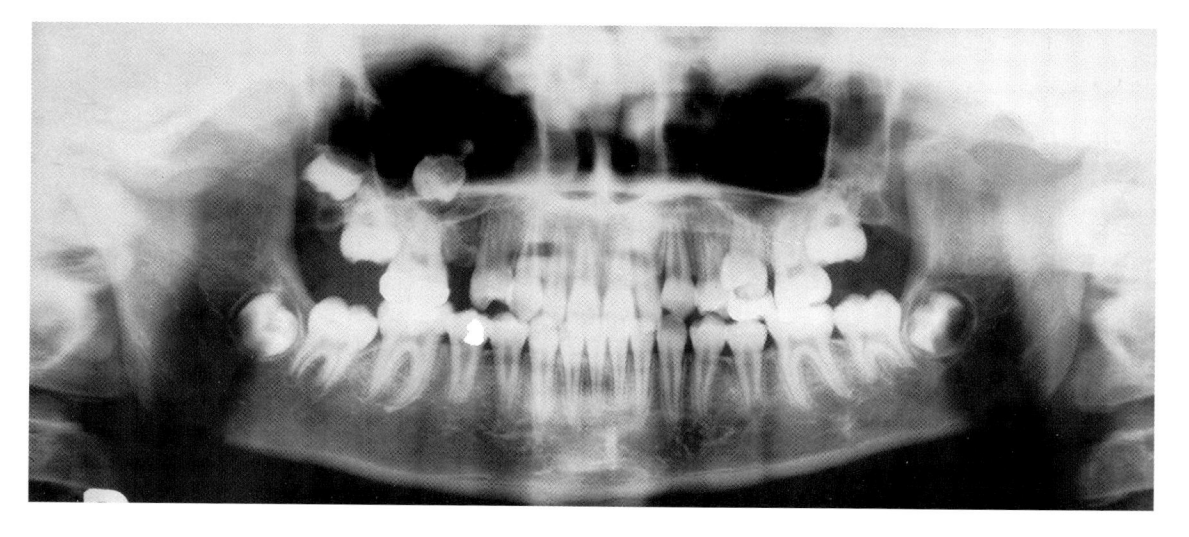

Alterações Regressivas dos Dentes e da Mandíbula

Involuções de estruturas biológicas são geralmente denominadas de alterações regressivas de tecidos, e, na radiologia odontológica, como reabsorções. Ao lado da reabsorção fisiológica da dentição decídua, podem ocorrer reabsorções totais ou parciais de dentes retidos circundados por osso, que geralmente são desencadeadas por sobrecargas contínuas não-fisiológicas ou por lesões mecânicas da integridade (p. 206). Pelo impulso de crescimento dos molares decíduos submersos, ou por danos endógenos de germes de dentes permanentes, podem ocorrer reabsorções ou dissoluções por motivos geralmente não-esclarecidos.

Com o conceito de reabsorção idiopática de raízes são descritos alguns casos nos quais não existia nem um trauma anterior nem uma terapia ortodôntica forçada que pudesse ser relacionada como causa. Freqüentemente ocorrem reabsorções de raiz em dentes transplantados ou retransplantados.

Após a perda dos dentes, a crista óssea é, muitas vezes, fortemente reduzida. Esta atrofia alveolar é classificada hoje como periodontopatia involutiva.

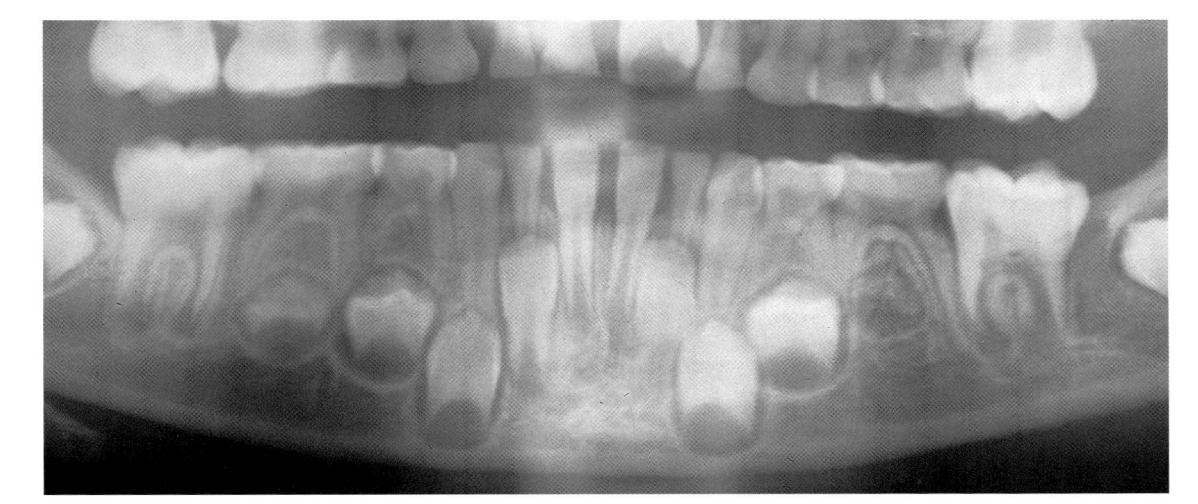

Alterações regressivas

Figura 481   Começo de reabsorção dos germes dos dentes 35 e 45
Recorte de uma ortopantomografia de um menino de 7 anos.

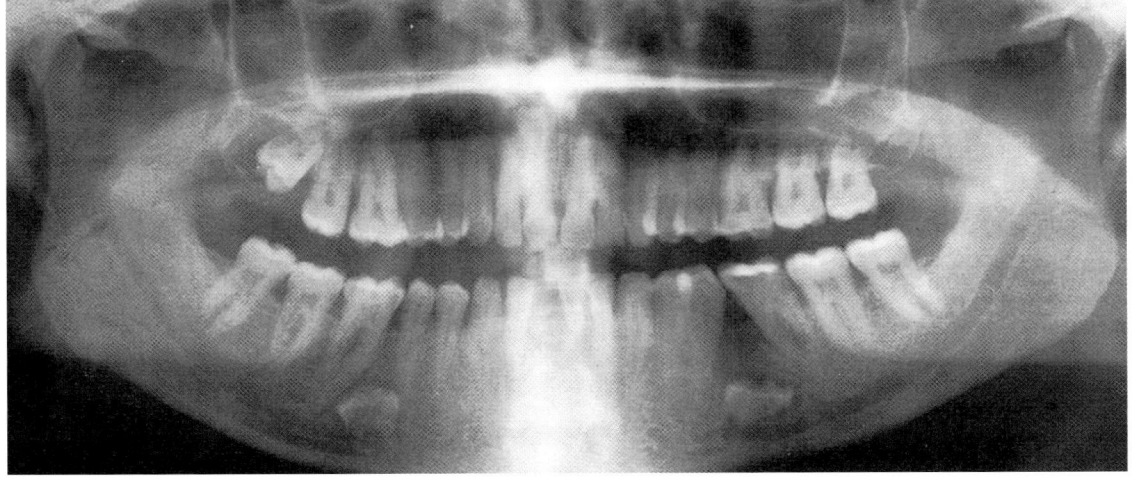

Figura 482   Reabsorção avançada dos dentes 75 e 85 submersos
Mulher de 22 anos. Nota-se o cisto de erupção no dente 18.

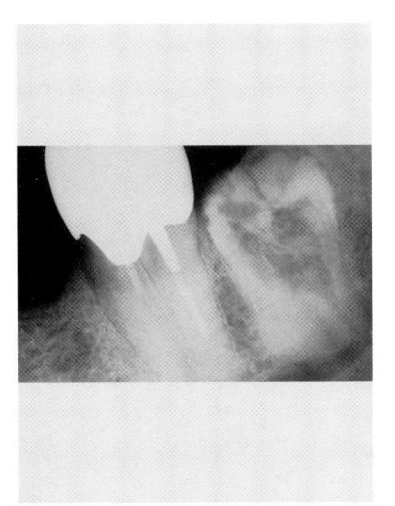

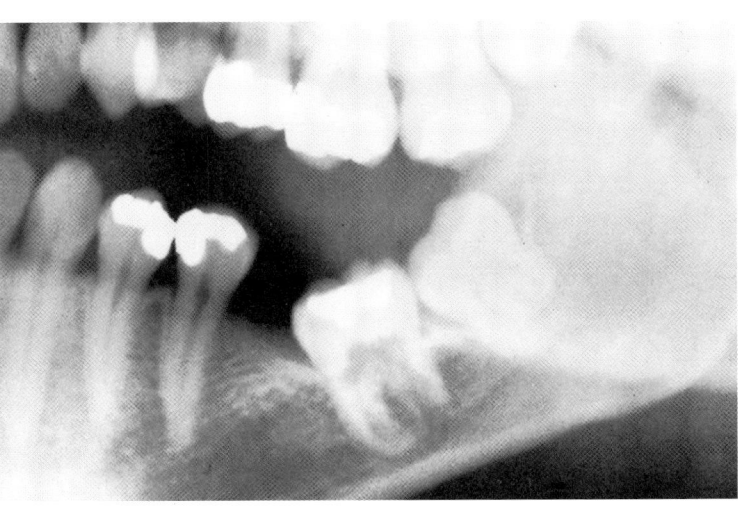

Figura 483   Reabsorção idiopática
Esquerda: O dente 48 com uma avançada reabsorção radicular interna idiopática (ou central). É o "dente fantasma" da literatura anglo-americana.

Direita: O dente atingido é o 37, que foi deslocado pelo dente 38 para mesial após a extração do dente 36.

208 Anomalias, Dismorfias e Alterações Regressivas

Alterações regressivas

Figura 484 Reabsorção radicular interna após trauma de preparação
Esquerda: O dente 13 em uma mulher de 47 anos. Observa-se a cárie secundária no mesmo dente.

Direita: Aqui o dente atingido é o 21, que tem uma coroa.

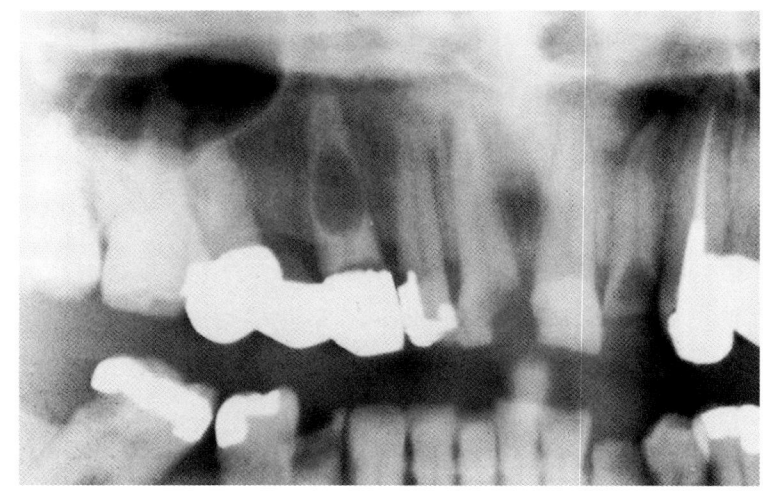

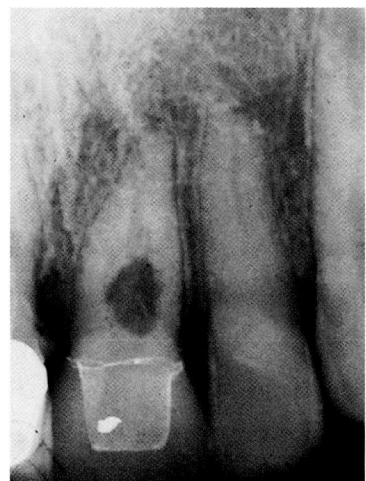

Figura 485 Reabsorção de raiz periférica e apical
Esquerda: Devido a um trauma de preparação, o dente 11 mostra uma reabsorção radicular externa (periférica) (o mesmo paciente da Figura 484, direita). Só pode ser reconhecida como lesão periférica quando localizada proximalmente.

Direita: Reabsorção apical do dente 42 não-vital, por um granuloma "agressivo" e extraordinariamente rico em vasos.

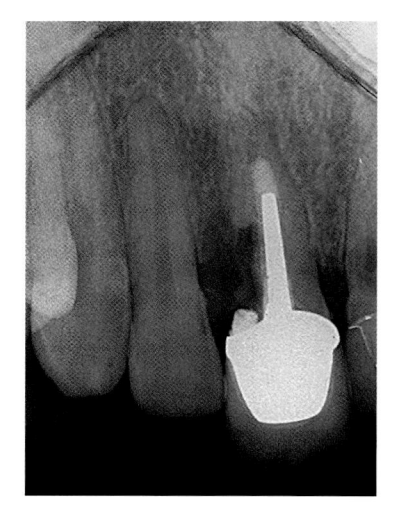

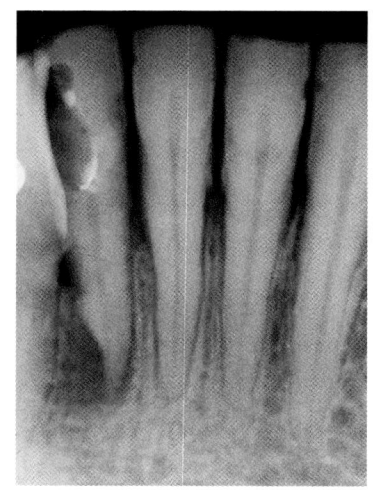

Figura 486 Reabsorção e ossificação
Esquerda: Reabsorção total do dente 47, que serviu de apoio para uma prótese fixa.

Direita: Reabsorção e ossificação da raiz do dente 53.

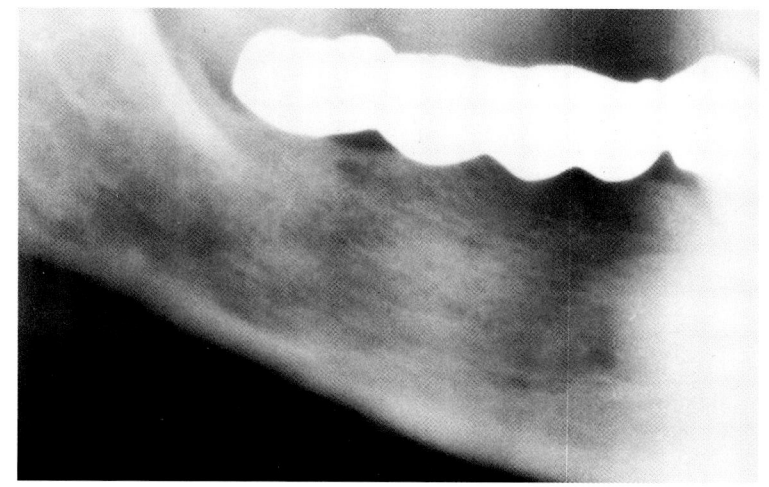

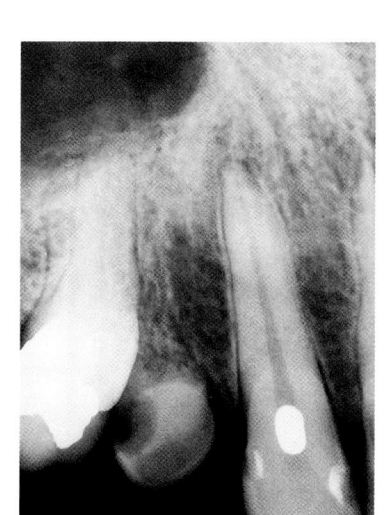

Figura 487 Reabsorção idiopática de raízes
Mulher de 22 anos. Pela anamnese foram constatados dois acidentes em idade infantil.

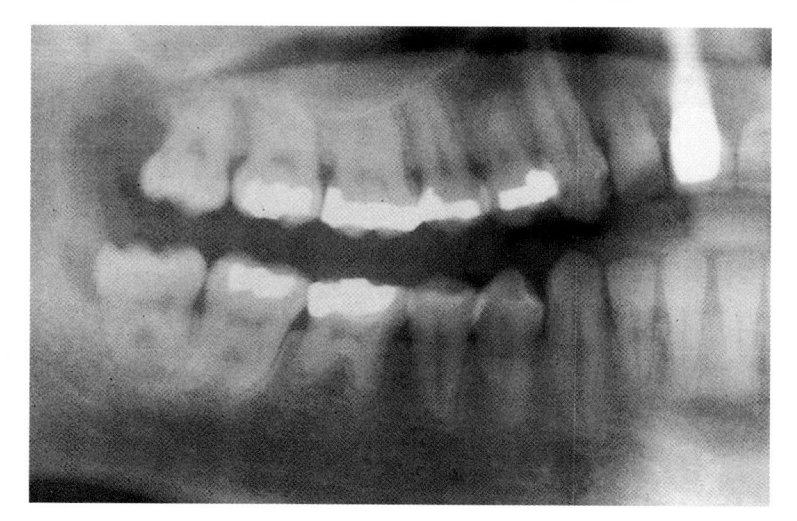

Coleção Ph. D. Ledermannn

Calcificações, Concrementos e Ossificações

Sob este título podem abrigar-se várias sombras, se situam fora dos maxilares ou são projetadas sobre os maxilares. Como se tratam de radiografias dentais ou panorâmicas, com efeitos de adição ou não, nas quais todas as atenuações dos raios X no seu caminho até o receptor de imagens, condicionadas pelas estruturas, são projetadas umas sobre as outras, os objetos projetados sobre os maxilares parecem situar-se diretamente neles. Essas aparições chamam-se efeitos de adição, que nas radiografias bidimensionais nem sempre são facilmente identificados como reprodução da terceira dimensão. Tudo depende de interpretar corretamente o enganador efeito de adição baseado na experiência dos espaços radiográficos e eliminar a ameaçadora interpretação falsa por meio de um exame pericial do ponto de suspeita com meios práticos, ou pelo encaminhamento para radiografias de visão geral ou panorâmicas.

Ao lado da placa mineral da coroa, que como cálculo salivar não tem significado nas radiografias, pode-se comprovar concrementos nas raízes dos dentes apenas com segurança quando são projetados sem sobreposições no espaço proximal.

Nódulos linfáticos calcificados são hoje raramente visíveis nas pessoas mais idosas como conseqüência de infecção tuberculosa, principalmente do tipo bovino, que antigamente era veiculada pelo leite.
Um outro grupo próprio forma calcificações nos vasos sangüíneos, que são designadas flebólitos e arteriólitos (na ramificação da artéria carótida comum) e podem aparecer nas ortopantomografias.
Nos seios paranasais, e em especial no seio maxilar, encontram-se eventualmente concrementos, que são chamados de rinolitos.

Um grupo muito especial forma sialolitos, que podem ser encontrados no corpo da glândula ou nos ductos das grandes glândulas salivares e aparecem como efeitos de adição em radiografias dentais e panorâmicas. Podem ser comprovados na clínica odontológica com técnicas simples de radiografia, com pouca radiação, pois são formadores de sombras. Como, todavia, uma grande parcela dos sialolitos não são reconhecidos em radiografias sem contrastes, a realização de sialografias ou ultra-sonografias é indicada.
Ossificações patológicas, originadas por metaplasias da musculatura, podem, em casos extremamente raros, atingir também a musculatura mastigatória e tornarem-se visíveis como efeitos de adição em ortopantomografias. Também o ligamento estiloióideo pode formar sombras por ossificação ou mineralização e sobrepor-se na região do ângulo da mandíbula. Corpos estranhos, como brincos e *piercing*, são outras possibilidades de sobreposição.

Calcificações, Concrementos e Ossificações

Calcificações e Concrementos nos Dentes, nos Vasos Sangüíneos e nas Cavidades Anexas

Nas coroas ou nos colos dentais livres, forma-se o cálculo salivar por mineralização da placa. Ele se encontra onde as grandes glândulas salivares desembocam e podem ser comprovados radiograficamente somente quando estão nos espaços proximais. Ao contrário destes precipitados superficiais de sais de cálcio da saliva, formam-se nas periodontites marginais concrementos cuja origem são as secreções inflamatórias. Após infecções tuberculosas, os linfonodos calcificados cicatriciais são bem-visíveis nos ortopantomogramas e, devido à sua estrutura finamente lobulada, não são distinguidos com facilidade de alterações degenerativas das glândulas salivares vizinhas. *Cálculos venosos*, os chamados flebólitos, são geralmente projetados de hemangiomas de partes moles sobre os maxilares, e excrescências calcificadas no tecido conectivo podem ser eventualmente observadas na ramificação da artéria carótida comum em fumantes inveterados. Concrementos nos seios maxilares (rinolitos) formam-se em torno de corpos estranhos e mostram-se nos ortopantomogramas com preferência no local onde o seio maxilar sobrepõe-se à órbita.

Calcificações, concrementos e ossificações

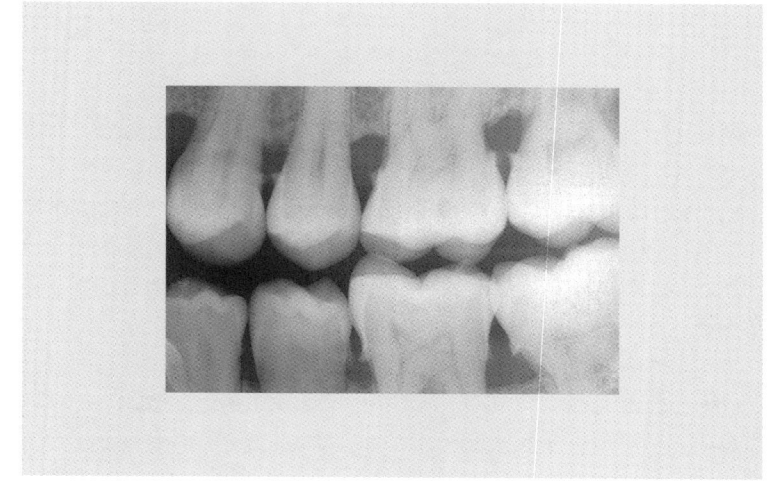

Figura 488 Placa mineralizada
O cálculo salivar superficial está representado no espaço proximal.

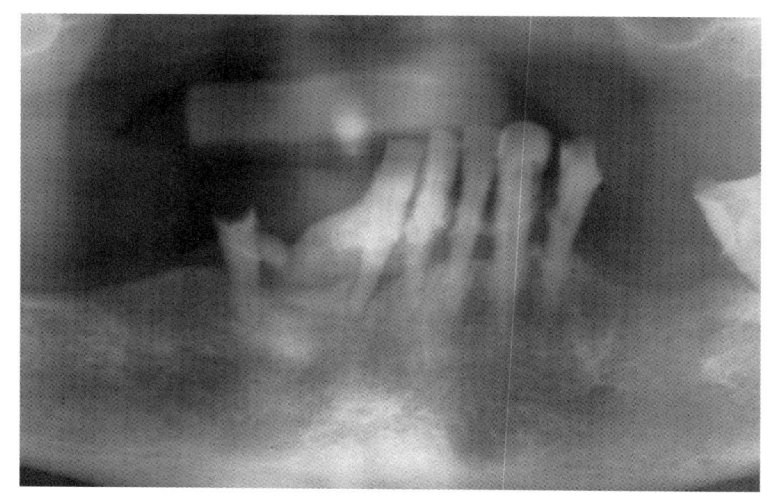

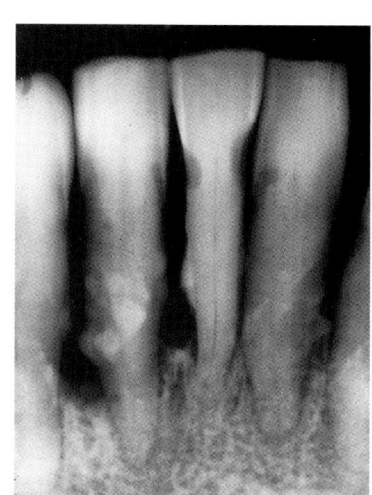

Figura 489 Placa mineralizada e concrementos
Esquerda: Massiva deposição de placa em uma mulher de 79 anos.

Direita: Concrementos de material inflamatório na raiz dos dentes anteriores inferiores em avançada periodontite marginal.

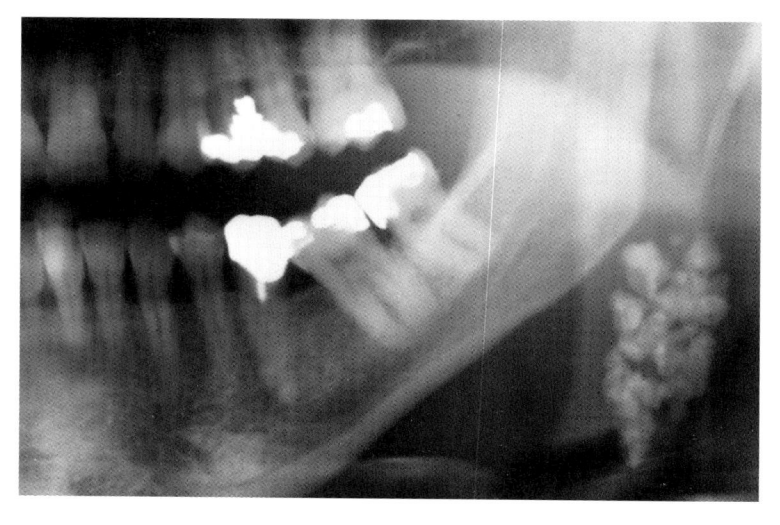

Figura 490 Linfonodos calcificados com a típica formação finamente lobulada

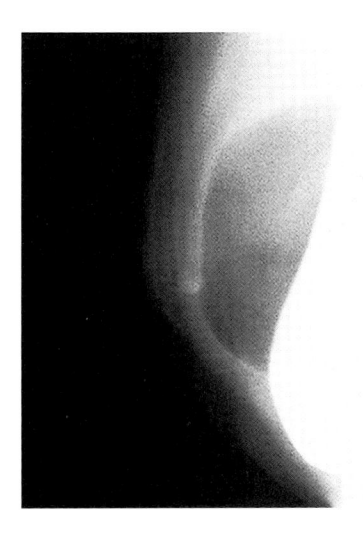

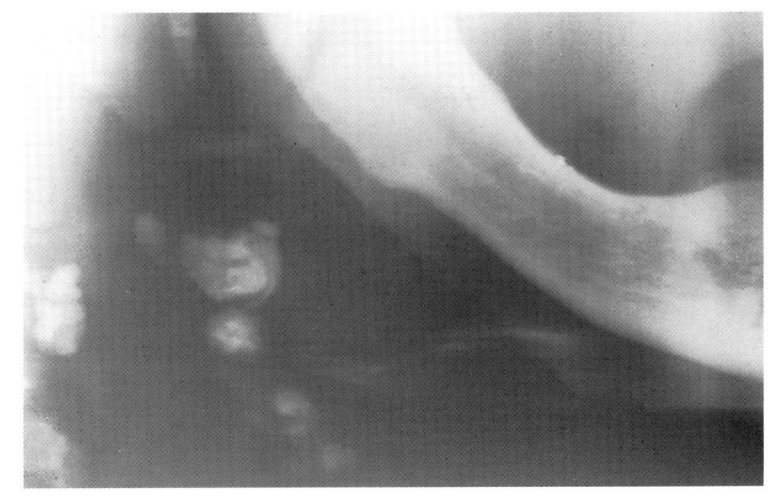

Calcificações e Concrementos nos Dentes, nos Vasos Sangüíneos e nas Cavidades ... 211

Calcificações, concrementos e ossificações

Figura 491 Sialolitos e linfonodos calcificados
Linfonodos calcificados e arteriólitos na artéria carótida comum em um homem de 79 anos.

Esquerda: Um flebólito na veia facial anterior esquerda. Mulher de 45 anos. Técnica de radiografia: *tangencial de bochecha*.

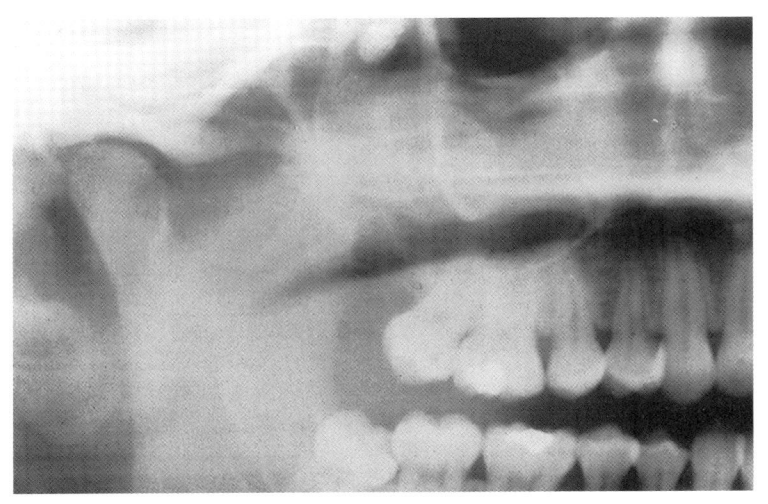

Figura 492 Rinolito
Rinolito de localização dorsal no teto do seio maxilar direito (seta). Homem de 20 anos.

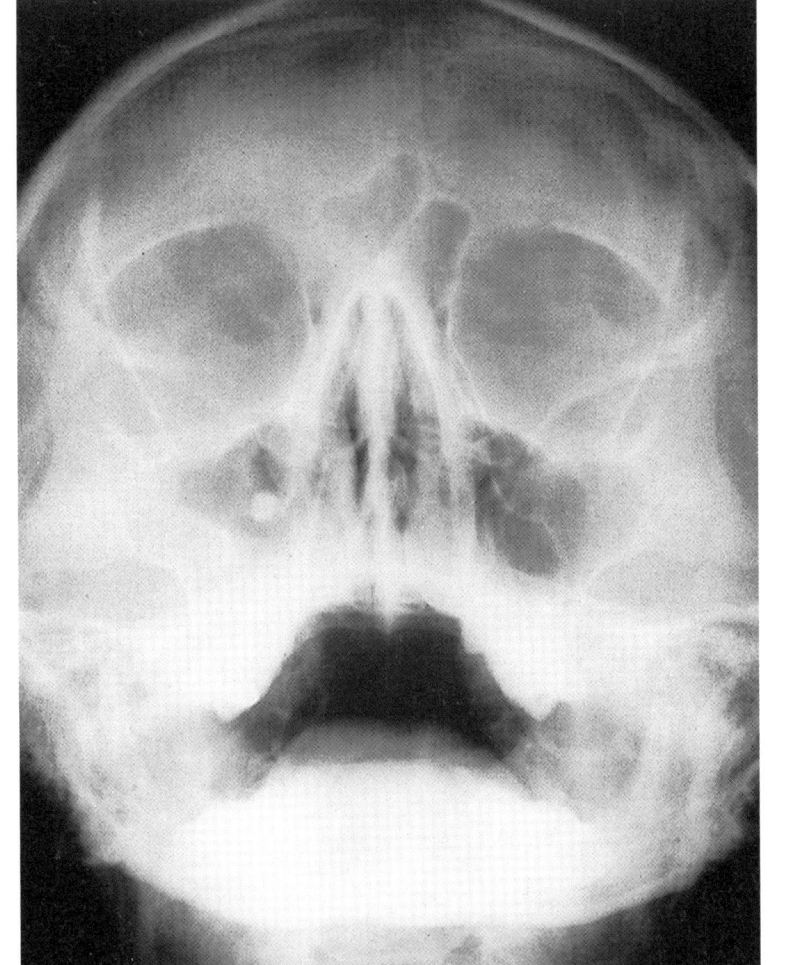

Figura 493 Rinolitos no seio maxilar esquerdo
A radiografia hemiaxial de crânio, com pouca penetração, mostra os concrementos em sobreposição à fissura orbital superior.

Esquerda: Achado por acaso em uma radiografia dental.

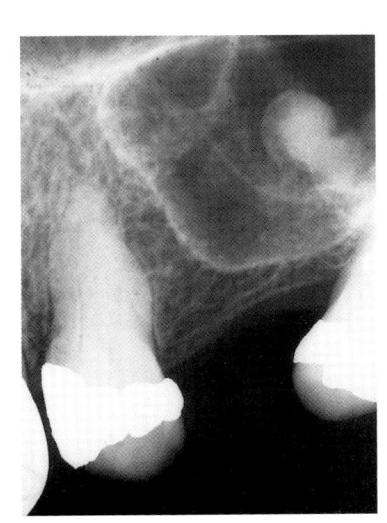

Sialolitos em Radiografias Odontológicas

Em radiografias dentais intrabucais e, em especial, nas panorâmicas, pode-se encontrar freqüentemente sombras que se sobrepõem, como efeito de adição, no ramo ou no corpo da mandíbula. Trata-se geralmente de sialolitos de diferentes tamanhos, com formas típicas, que apresentam camadas sobrepostas de fosfato de cálcio e/ou carbonato de cálcio, com um substrato orgânico de mucopolissacarídeos, aminoácidos, colesterol e ácido úrico. Podem encontrar-se como obstáculos à drenagem nos ductos ou no corpos das glândulas, e podem ser solitários ou de vários exemplares. Conforme sua composição e tamanho, podem ser vistos em radiografias normais ou não, de tal modo que, nestes casos, é indicado um exame por ultra-som. Crianças são raramente atingidas e os adultos preferencialmente são homens entre os 30 e 50 anos. Os sialolitos encontram-se geralmente na glândula submandibular e raramente na glândula parótida ou na glândula sublingual. Muitas vezes são descobertos tardiamente, pois podem desenvolver-se sem sintomas até um tamanho considerável.

Calcificações, concrementos e ossificações

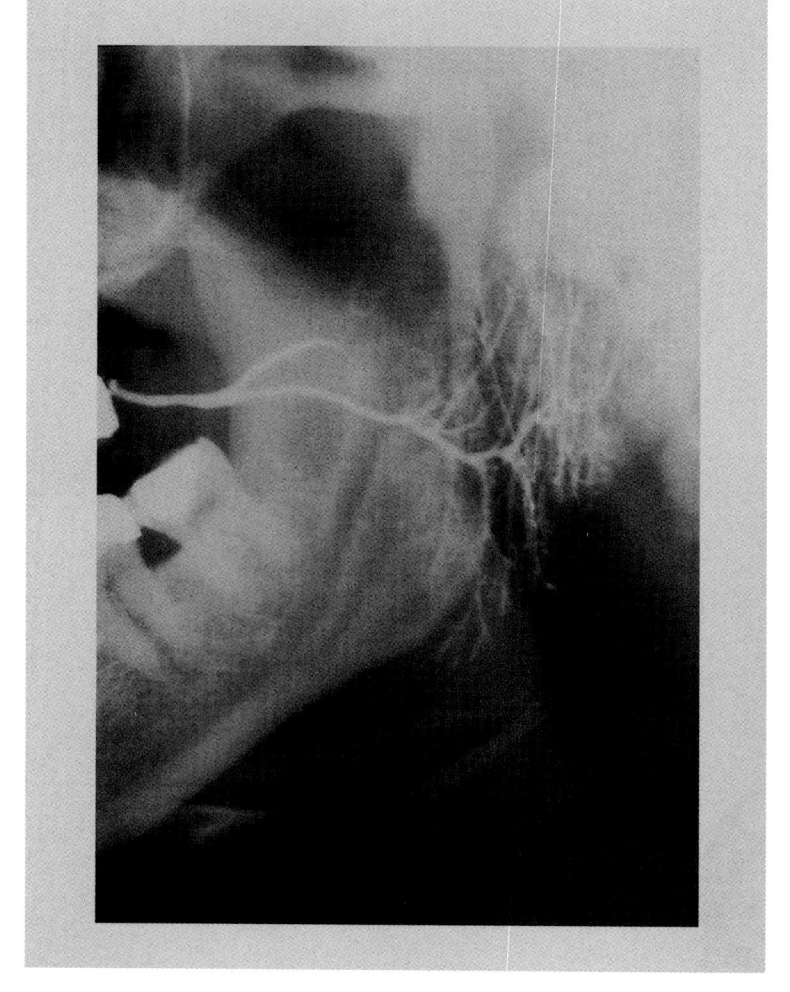

Figura 494   O tipo mais comum de ramificação do sistema de ductos da glândula parótida
Representação para visualização das possíveis sobreposições por sialolitos e calcificações com uma sialografia com ortopantomografia. Para complementar o exame dos ductos, seria ainda necessária uma radiografia adicional no plano frontal.

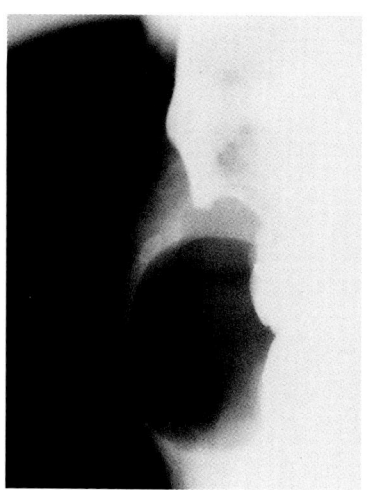

Figura 495   Cálculo no canal de Stenon
Radiografia tangencial de bochecha (comparar com p. 174, Figura 388).

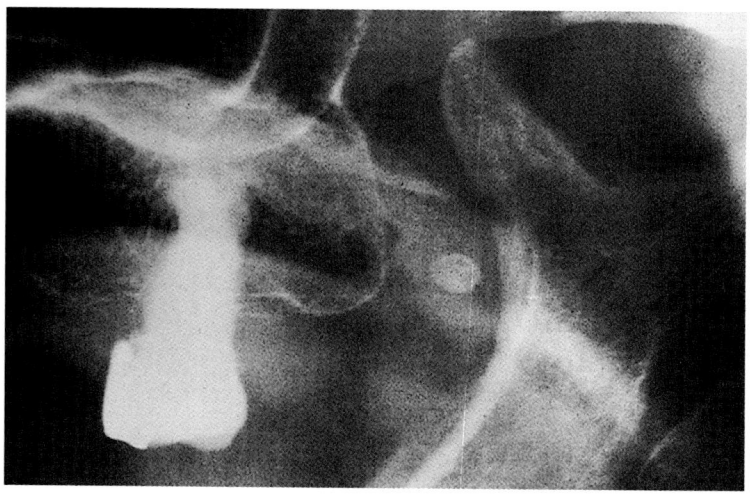

Figura 496   Sialolito no canal de Stenon
Mulher de 74 anos. Neste ponto pode-se ver também na ortopantomografia flebólitos e osteomas no processo pterigóide, o que deve ser diferenciado por uma radiografia tangencial de bochecha ou uma tomografia computadorizada.

Sialolitos em Radiografias Odontológicas

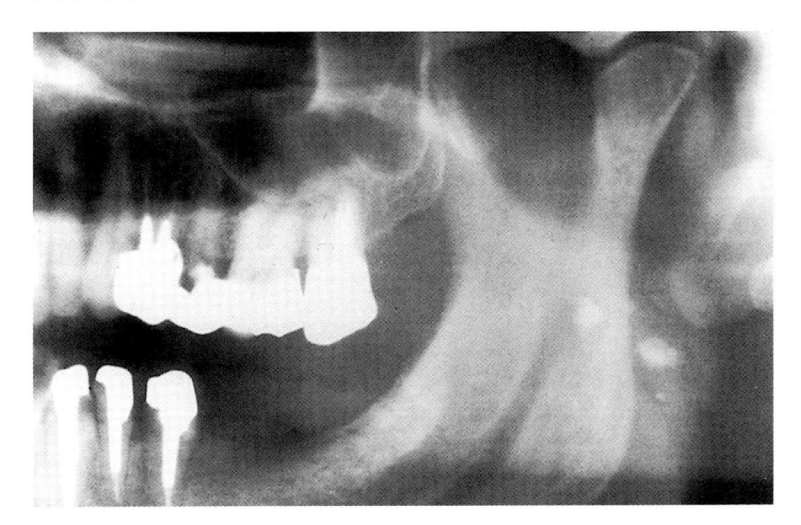

Calcificações, concrementos e ossificações

Figura 497 Calcificações no corpo da glândula parótida, após parotidite juvenil epidêmica
Homem de 54 anos.

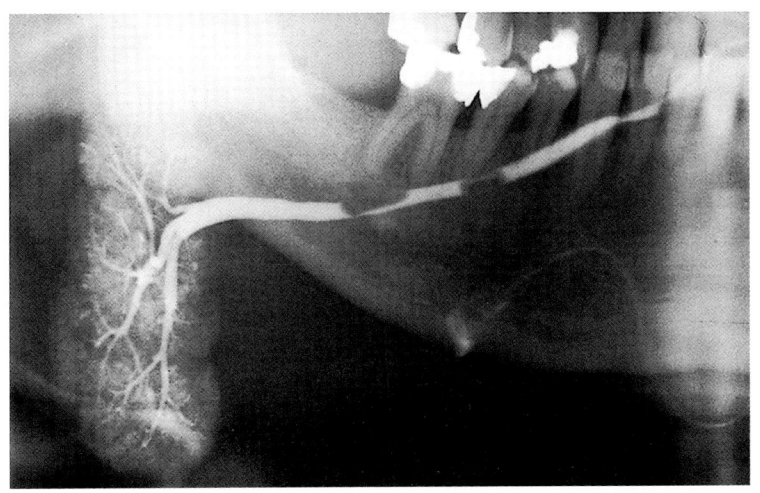

Figura 498 Cálculos radiotransparentes (radiografia contrastada)
Sialografia da glândula submandibular para a demonstração do curso do canal de Wharton e a localização do corpo da glândula, com dois cálculos radiotransparentes no ducto de saída. O corpo do osso hióideo sobrepõe-se ao pólo caudal da glândula e simula uma calcificação.

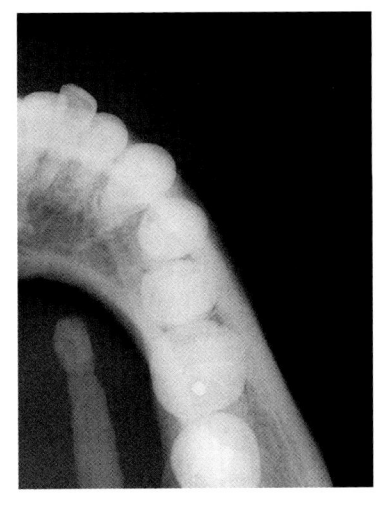

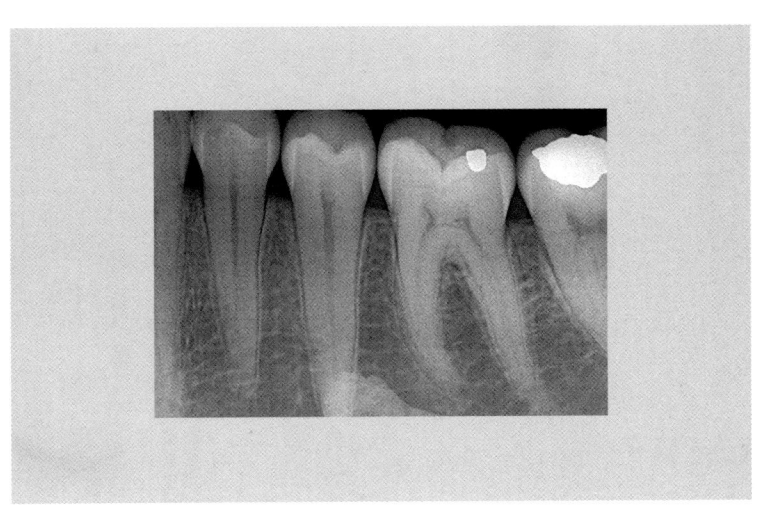

Figura 499 Sialolito no canal de Wharton
Esquerda: Um cálculo com cabeça de 26 mm de comprimento e formato de tâmara em uma radiografia oclusal com pouca penetração.

Direita: O mesmo cálculo como *sombra apical* sobre o ápice do dente 35, em uma radiografia dental prévia. Homem de 31 anos.

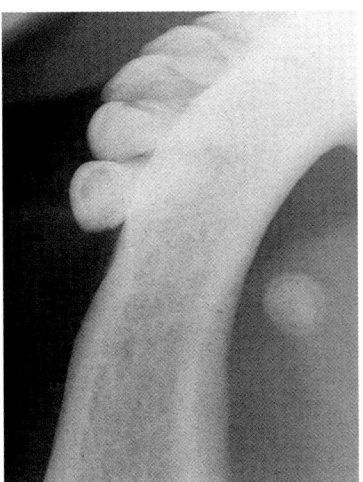

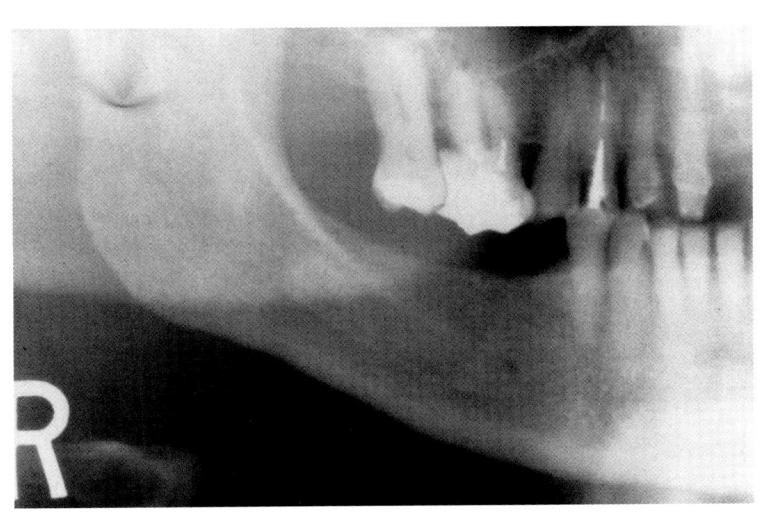

Figura 500 Efeito de adição em ortopantomografia
Direita: O sialolito sobrepõe-se de maneira discreta sobre o dente 45, na altura da crista alveolar. Condicionado pela projeção, tem forma oval.

Esquerda: A radiografia oclusal com pouca penetração mostra o cálculo redondo, estratificado, na região da desembocadura do canal de Wharton (seta). Mulher de 70 anos.

214   Calcificações, Concrementos e Ossificações

Calcificações, concrementos e ossificações

Figura 501   Efeitos de adição por sialolitos e técnica radiográfica
Esquerda: A radiografia primária mostra dois cálculos produtores de sombras no canal de Wharton (setas). O esquerdo simula uma raiz residual. Mulher de 56 anos.

Direita: Esquematicamente a posição correta no receptor de imagem. Reduzir os dados de exposição em 50%!

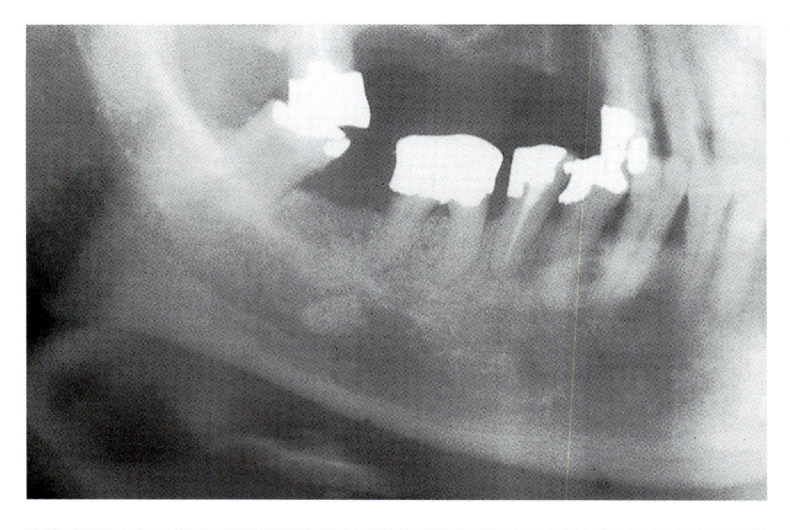

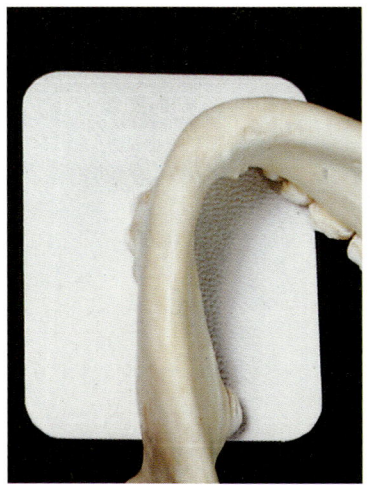

Figura 502   Sialolito no ducto de saída da glândula submandibular
Esquerda: A mesma paciente da Figura 501. A radiografia ocusal mal- posicionada (transversal) mostra somente parte do segundo cálculo (seta).

Direita: A radiografia oclusal parcial com pouca penetração mostra um cálculo muito pequeno no canal de saída da glândula sublingual. Mulher de 70 anos.

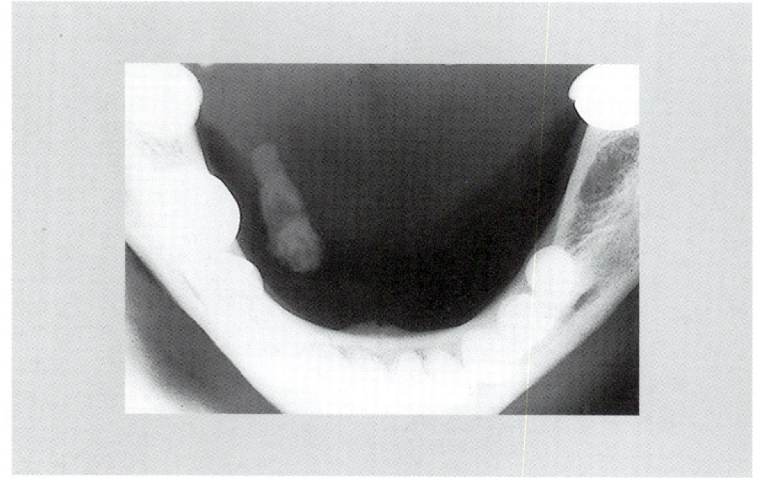

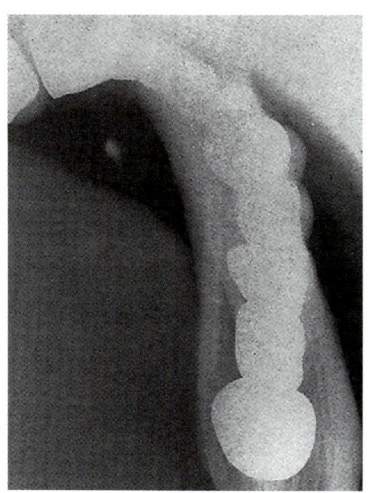

Figura 503   Sombras em forma de dente na região dos dentes 34 e 35
Ortopantomograma como radiografia primária. Homem de 53 anos.

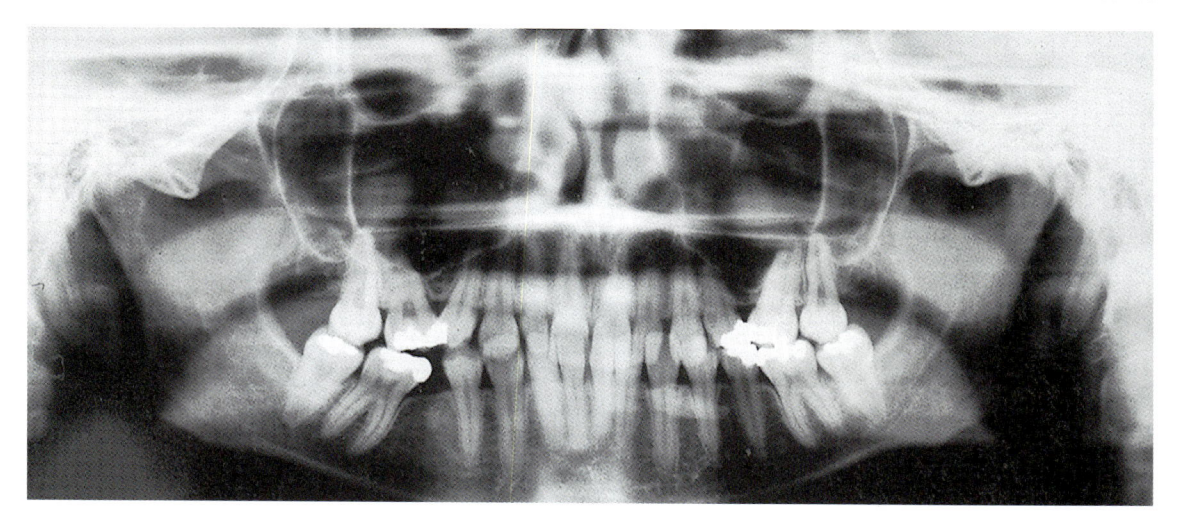

Figura 504   Efeitos de adição em radiografias dentais
Mesmo paciente da Figura 503.
Esquerda: Na radiografia dental uma difusa (!) mas limitada esclerose abaixo do ápice de dente 34.

Direita: Somente a radiografia oclusal mostra que se trata na verdade de um cálculo em forma de gota perto da desembocadura do canal de Wharton da glândula submandibular esquerda.

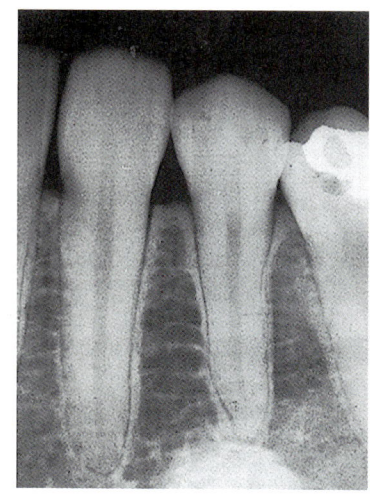

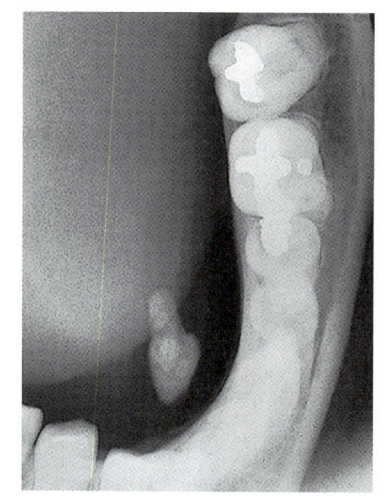

Sialolitos em Radiografias Odontológicas

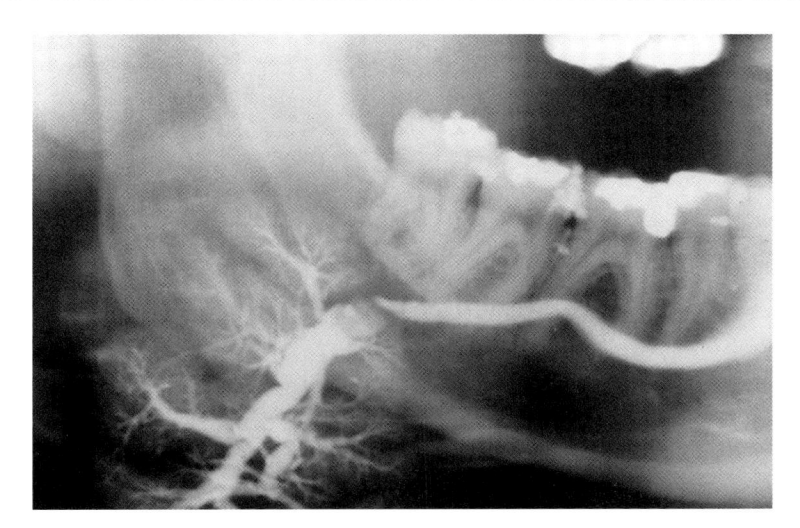

Calcificações, concrementos e ossificações

Figura 505   Cálculo no joelho do canal de Wharton (seta)
Sialografia de uma glândula submandibular. Dilatação pós estenóide (ectasia) do sistema de ductos.

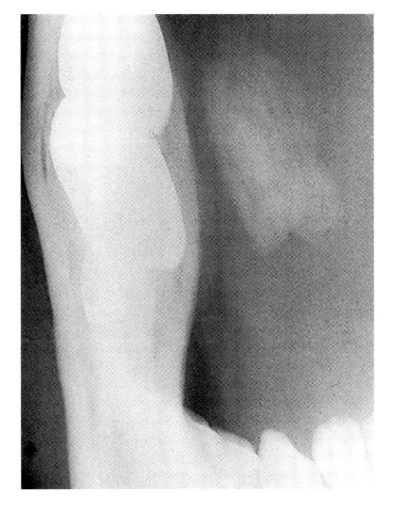

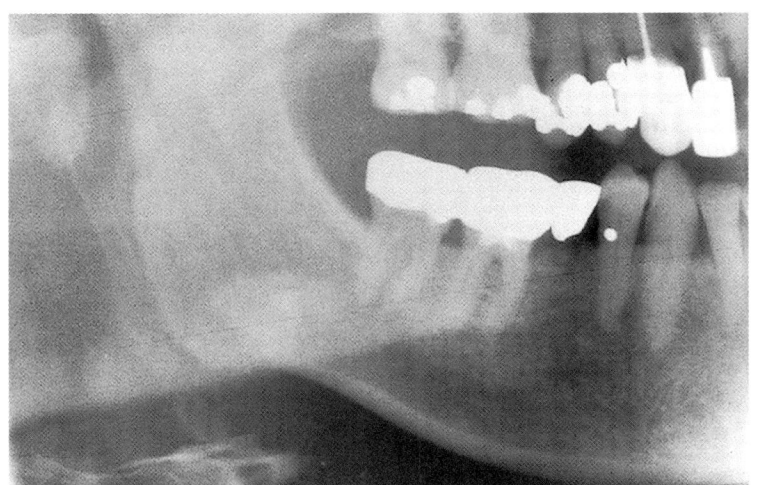

Figura 506   Efeito de adição em radiografia primária (ortopantomografia)
Esquerda: Grande cálculo estratificado, em uma radiografia oclusal, do corpo direito da mandíbula.

Direita: O mesmo cálculo no joelho do canal de Wharton, que lembra aqui um osteoma, como pode ser encontrado na síndrome de Gardner (p. 290). Ortopantomografia de um homem de 62 anos.

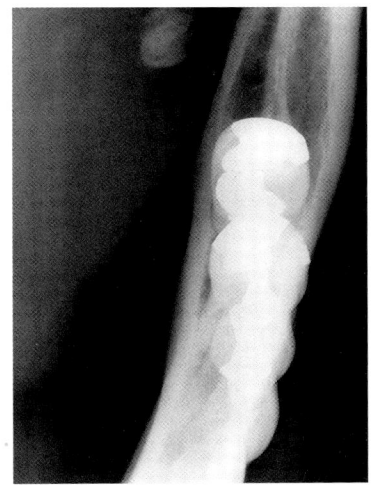

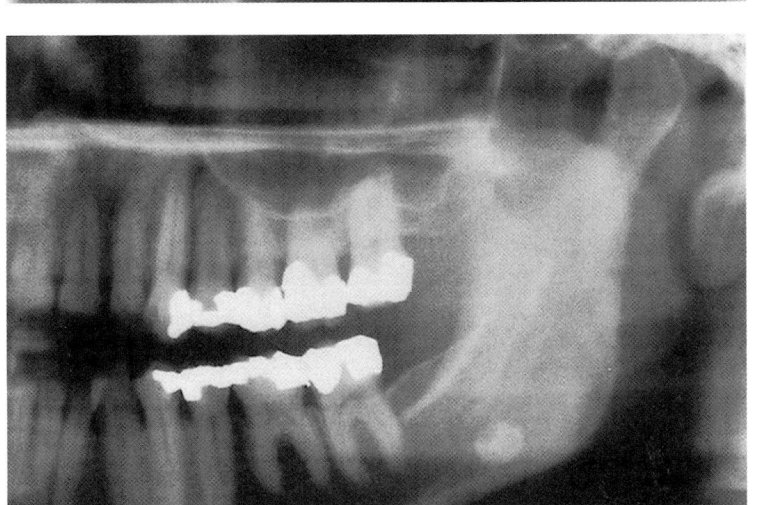

Figura 507   Sialolito no joelho do ducto
Esquerda: Cálculo redondo, estratificado, em uma radiografia oclusal.

Direita: O mesmo cálculo no joelho do ducto da glândula submandibular esquerda. Mulher de 41 anos.

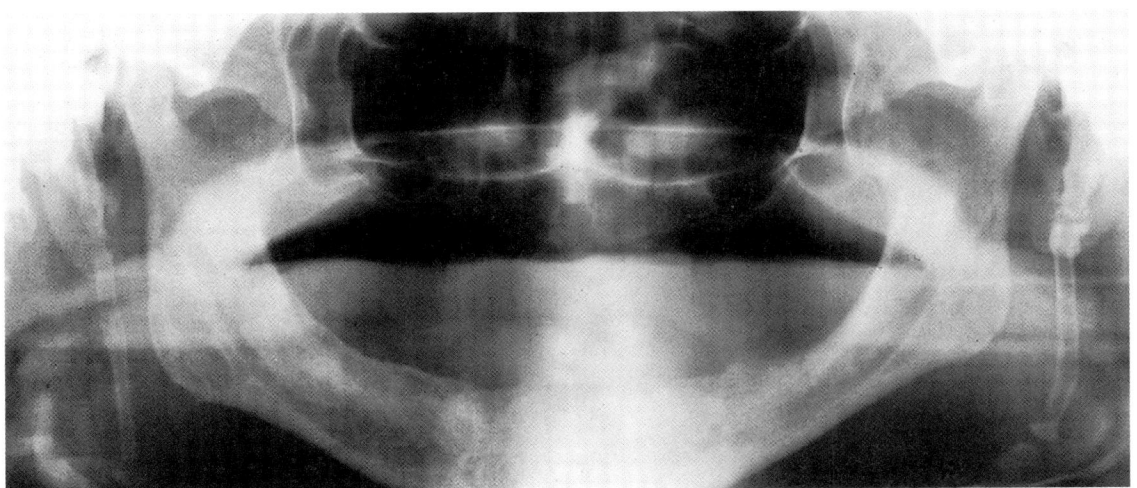

Figura 508   Dois ligamentos estiloióideos, totalmente ossificados
No ortopantomograma, fratura à direita, com necrose subseqüente (seta); à esquerda, pseudo-artrose (seta).
O surgimento de aspectos clínicos, às vezes de difícil localização, na movimentação da mandíbula (por exemplo, na deglutição), partindo da região estiloióidea ou hióidea, é conhecido na literatura como síndrome de Eagle (Eagle, 1949) (Solfanelli *et al.*, 1981).

Ossificações nas Partes Moles

Quando se pode constatar estruturas ósseas nas calcificações das partes moles, trata-se de ossificações que são provocadas principalmente por macro e microtraumas, lesões do periósteo, intervenções cirúrgicas, em cicatrizes bem como em algumas doenças hereditárias do tecido conectivo, perturbações metabólicas e tumores. O mecanismo de ação para a dissolução de ossificações heterópicas nas partes moles ainda não é conhecido (Pohlenz e M.Barteld, 1991). O músculo masseter pertence, com suas inserções cartilaginosas largas, às localizações preferenciais destas patologias raras.

Na clínica odontológica, vê-se também ossificações do ligamento estiloióideo nas ortopantomografias, podendo ser observadas desde prolongamentos do processo estilóide até a total ossificação da cadeia estiloióidea, com muitas variantes. Em casos extremos, mostram-se, nestas estruturas, delicadas fraturas, pseudo-artroses e necroses. Queixas neuralgiformes, perturbações funcionais na movimentação da cabeça e cefaléias (principalmente após traumas tipo chicote) podem surgir. Esses sintomas e outros semelhantes de difícil interpretação formam a síndrome de Eagle (Eagle, 1949) (p. 215).

Calcificações, concrementos e ossificações

Figura 509 Miosite ossificante no músculo masseter (seta)
Mulher de 36 anos. Recorte de uma ortopantomografia.
Neste ponto um osteoma do processo pterigóide ou um osteocondroma do processo muscular também poderia provocar esta sombra com densidade de osso. Achado por acaso de um osteoma periférico no seio maxilar esquerdo.

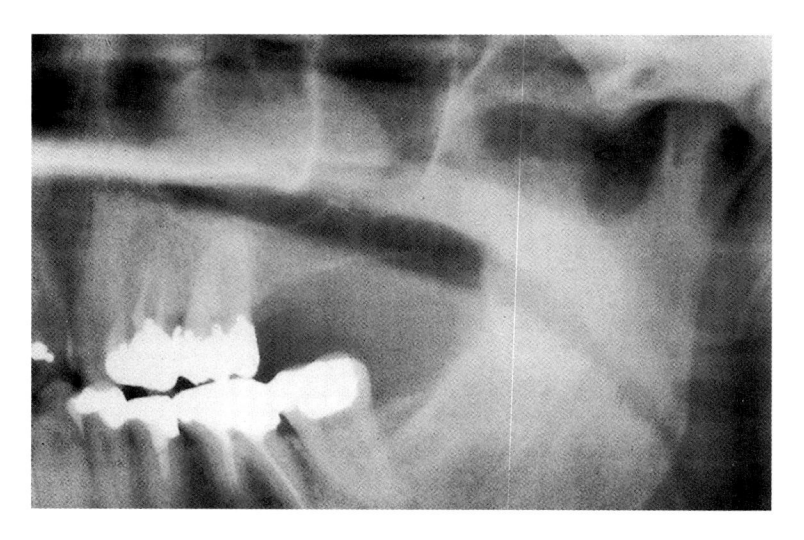

Figura 510 O mesmo caso em uma radiografia tangencial de osso zigomático
Com esta radiografia tangencial, a ossificação foi projetada livre.

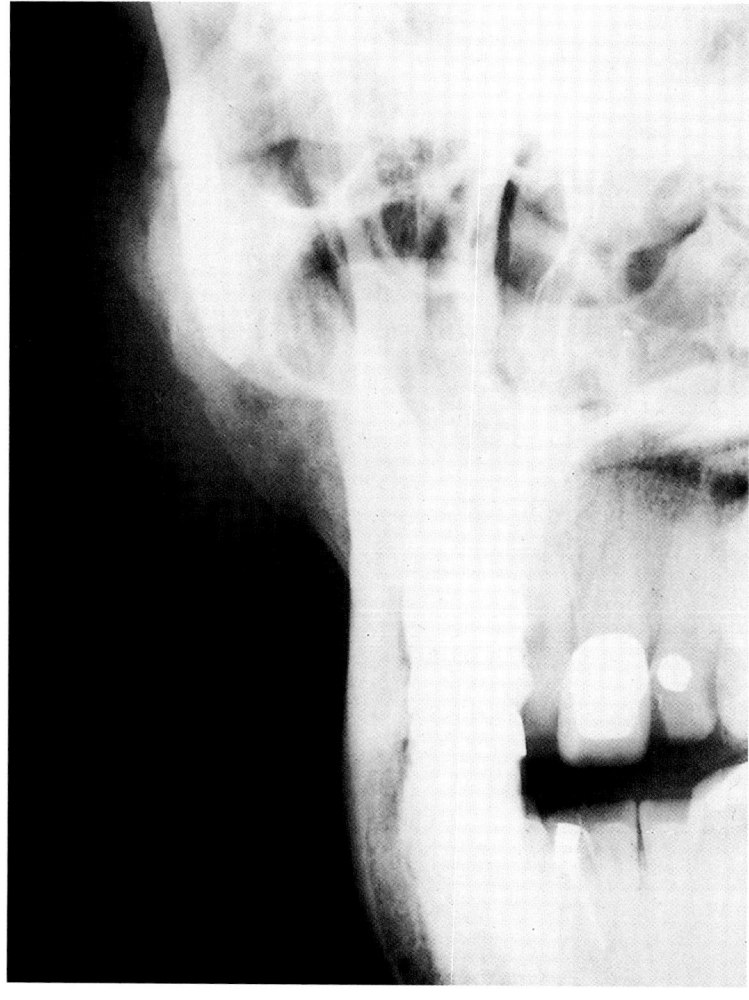

Cáries Dentárias

As cáries dentárias são, talvez, as mais freqüentes patologias odontológicas. Se a cárie não é identificada logo cedo e tratada com a restauração, pode-se perder a vitalidade do dente, ter reações periapicais e osteomielites locais, de importância causal por diferentes patologias inflamatórias. Uma predisposição genética para cáries não pode ser negada: a posição dos dentes, a forma, a qualidade do esmalte e a viscosidade da saliva são condicionadas geneticamente, em que a qualidade da matriz do esmalte e o estado de maturação do esmalte dentário, bem como perturbações do metabolismo do cálcio, têm um papel especial. A displasia genética mais freqüente do esmalte dentário é conhecida como amelogênese imperfeita, bem como a síndrome lacrimoauricolodentodigital (LADD) conduz à hipoplasia do esmalte com tendência à cárie na primeira e na segunda dentição. Como inibidores da cárie ao lado da limitação do consumo de açúcar está a higiene bucal e a vigilância regular do surgimento de cáries na infância e juventude, com controles radiográficos em intervalos de tempo dependentes de cada indivíduo.

O reconhecimento precoce de defeitos cariosos melhora a chance de uma restauração o mais perfeita possível, onde a radiografia, mesmo com a falha do reconhecimento de lesões iniciais, ainda hoje é superior a qualquer outro método de exame. Deve-se observar que o tamanho e a posição da lesão, bem como a técnica de radiografia escolhida, são de fundamental importância. Os defeitos de localização proximal são reconhecidos mais cedo do que as cáries de fissuras ou defeitos de localização lingual ou vestibular. Enquanto a técnica tangencial de radiografia facilita a localização de cáries, o efeito de adição dificulta o reconhecimento de cáries de fissura ou defeitos de classe V, por sobreposição das lesões com substância dental intacta e radiopaca. Os melhores resultados são atingidos com a técnica interproximal segundo Raper (1925), enquanto a técnica da bissetriz e a técnica do paralelismo, geralmente executadas de maneira insatisfatória, produzem resultados mais modestos, principalmente quando o feixe central é muito acentuado de cima (maxila), ou de baixo (mandíbula) ou ainda, não-ortorradial. Já pequenos desvios da projeção ideal levam a reforços do efeito de adição (técnica interproximal, p. 83 e seg.). Somente quando já existe um grande processo carioso teremos uma área mais radiolúcida na radiografia (não confundir com o efeito de velamento ou superexposição), permitindo que a lesão apareça mesmo em radiografias feitas de modo descuidado. Estes problemas hoje em dia estão sendo solucionados com radiografias em camada dos dentes. O desenvolvimento e a produção dos tomógrafos computadorizados pequenos, necessários para isto, tornarão um exame destes terrivelmente caro e não modificam nada no fato de que esta técnica de exame também deve ser executada cuidadosamente.

Locais de Predileção das Cáries Dentárias

Em crianças e jovens, as cáries normalmente surgem bilateral e simetricamente. A maxila é geralmente mais atingida que a mandíbula, o que talvez indique uma ação tamponante da saliva. Na maxila, os caninos são menos atingidos que os incisivos, e na mandíbula, em geral é o contrário. Os molares dos seis anos são atingidos tanto na maxila como na mandíbula mais do que os pré-molares e os molares restantes. Anomalias de posicionamento dos dentes dificultam, com seus nichos de difícil acesso, a limpeza regular, e os 3os molares semi-retidos, mesialmente tombados, originam cáries na divisão distal entre o esmalte e o cemento do 2° molar. A formação de placas abaixo dos pontos de contato leva a lesões proximais. Entre as cúspides dos molares, as fissuras surgidas por deficiência das estruturas favorecem as cáries de fissura e, pela formação de bolsas, podem chegar a cáries de cemento na junção esmalte-cemento. Em cavidades preparadas sem os devidos cuidados, surgem abaixo das restaurações as chamadas cáries de recidiva, e, em vedações deficientes nos espaços interdentais, podem surgir cáries secundárias (principalmente por impactação alimentar).

Cáries dentárias

Figura 511 Grandes cáries em dentição decídua
Menino de 5 anos.

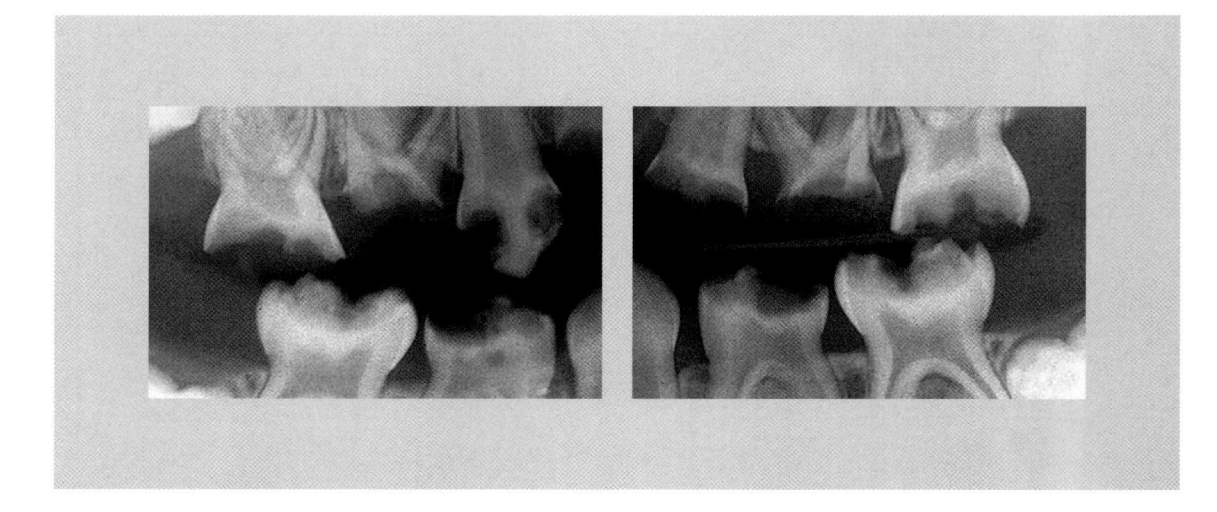

Figura 512 Cáries de fissura e proximais
Esquerda: A radiografia interproximal mostra cáries de fissura de diferentes graus nos dentes 17, 47 e 46; cáries proximais nos dentes 14 distal, 15 mesial, 15 distal, 16 mesial, 16 distal, 44 distal, 45 distal, 46 mesial e 46 distal. No dente 47, desmineralização mesial.

Direita: As cáries proximais no dente 37 mesial levaram à impactação de alimentos no espaço proximal, que levaram a cáries de cemento no dente 36 distal.

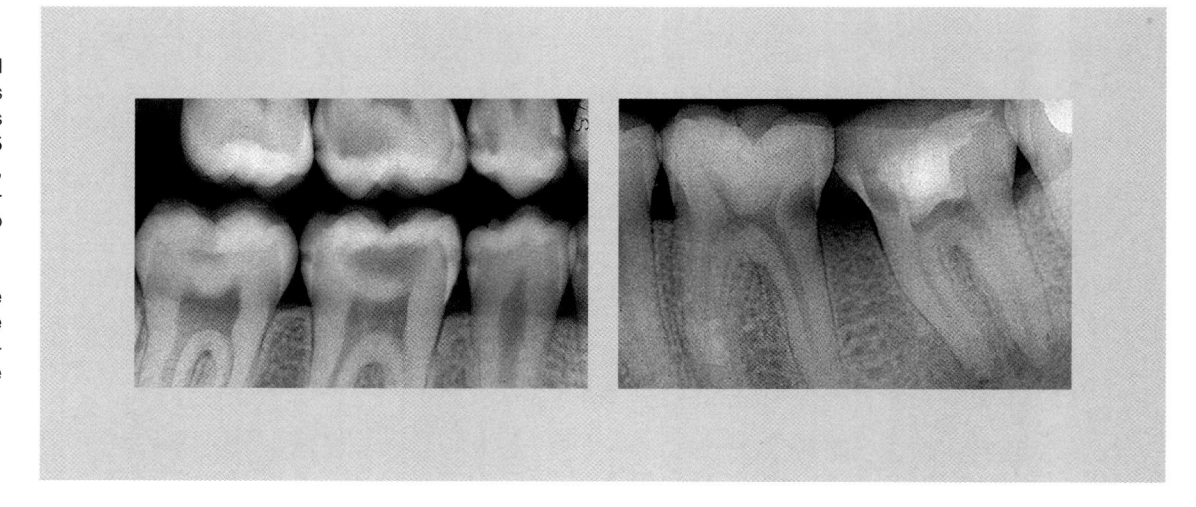

Figura 513 Comparação entre a representação de cáries em uma radiografia periapical e uma interproximal.
Nota-se a reprodução diferenciada das cáries proximais no dente 25 mesial e no dente 25 distal, bem como as cáries secundárias no dente 26 mesial. A qualidade de reprodução depende do ângulo de incidência do feixe central.

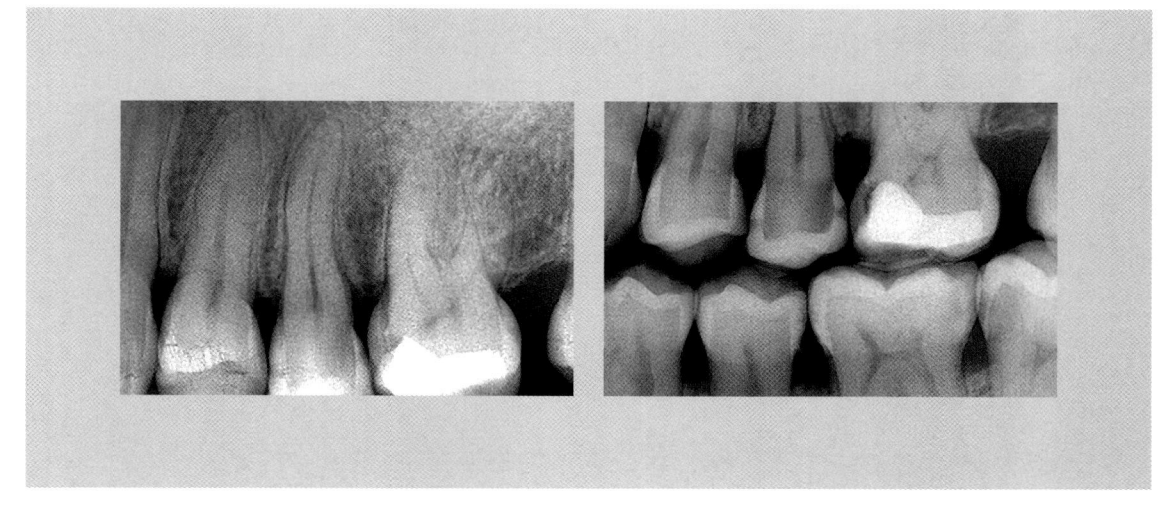

Periodontopatias Marginais com Comprometimento dos Seios Maxilares e Pericoronarite

Para evitar fazer um levantamento incompleto de sinais em exames primários para periodontopatias, deve ser feita uma radiografia panorâmica, conforme a técnica e as recomendações dadas na página 41. A execução de radiografias interproximais adicionais em diferentes formatos (p. 26) possibilita não só o exame simultâneo de lesões cariosas nos dentes posteriores existentes, mas também o estado da crista óssea alveolar com rupturas iniciais no periodonto em projeções ideais. As demais indicações podem ser resolvidas na clínica com radiografias individuais, conforme a possibilidade de uso de suportes na técnica do ângulo reto ou do paralelismo. Em casos de periodontite marginal superficial com rupturas até um terço do comprimento da raiz (medida a partir do limite esmalte-cemento), isto não representa problemas técnicos ou diagnósticos. Tratando-se, ao contrário, de casos avançados de periodontite marginal profunda, com bolsas ósseas profundas e furcas abertas, a reprodução em escala correta da região da raiz, especialmente na maxila, mesmo com o uso de suportes, com freqüência não é mais possível, e fica-se dependente de suposições sobre a forma e profundidade das bolsas antes da cirurgia. Além disso, as técnicas de exame radiológico da região em questão, passíveis de serem usadas na clínica, são exclusivamente bidimensionais, reproduzindo efeitos de adição da terceira dimensão de difícil interpretação. Mais segurança na fase de planejamento do tratamento cirúrgico periodontal em casos avançados somente se consegue com a tomografia computadorizada, explorando camada por camada, tridimensionalmente, com camadas de 1mm e em escala 1:1, que permite uma medição exata das perdas ósseas. Dos conjuntos de dados assim obtidos podem ser feitas reconstruções de superfícies tridimensionais sem acréscimo de radiações.

O diagnóstico diferencial, ao lado de alterações inflamatórias e involutivas do periodonto marginal, deve considerar ainda as manifestações periodontais de doenças sistêmicas. Em resumo, estas são principalmente a periodontite juvenil idiopática hereditária, que se manifesta pela síndrome de Papillon-Lefèvre, e a fibrodisplasia elástica (síndrome de Ehlers-Danlos) do tipo VIII. Também o granuloma eosinofílico da histiocitose da célula de Langerhans (LHZ), a neutrofilopenia das inflamações recidivantes na boca e garganta ou o diabete melito são os diagnósticos diferenciais de importância.

Rupturas profundas, verticais, nos molares superiores conduzem, não raro, a comprometimento dos seios, e a pericoronarte produz no $3^{\underline{o}}$ molar inferior freqüentemente conduz a bolsas retroalveolares isoladas. Periodontopatias não-inflamatórias, involutivas, conduzem à involução do periodonto e, finalmente, à atrofia alveolar.

Imagens de Periodontites Marginais

Ainda que na ortopantomografia trate-se de uma visão com efeitos de adição, ela pode substituir como radiografia de visão geral o conjunto periodontal, que, com seu ângulo de incidência bastante diferenciado, nem sempre fornece os melhores resultados. A ortopantomografia pode, em caso de necessidade, ser complementada com radiografias dentais individuais modificadas. Necessária é apenas a representação em escala proporcional da raiz dos dentes, englobando o limite do esmalte-cemento. Ao lado dela, a radiografia interproximal fornece com suas variações, graças à incidência interoclusal de seus raios, a possibilidade de medição de defeitos, a partir do limite esmalte-cemento, na região dos dentes posteriores, já nos estágios precoces da periodontite marginal superficial.

Em casos avançados com bolsas de várias paredes e furcas abertas, a exata coordenação espacial das estruturas reproduzidas na radiografia de adição somente pode ser feita com o tomógrafo computadorizado, que abrange a terceira dimensão, em cortes axiais. Por outro lado, é necessário alertar que lamelas ósseas finas, abaixo de 0,2 mm, não são mais representadas com segurança na tomografia computadorizada (Fuhrmann *et al.*, 1993; Pistorius *et al.*, 1997).

Periodontopatias marginais

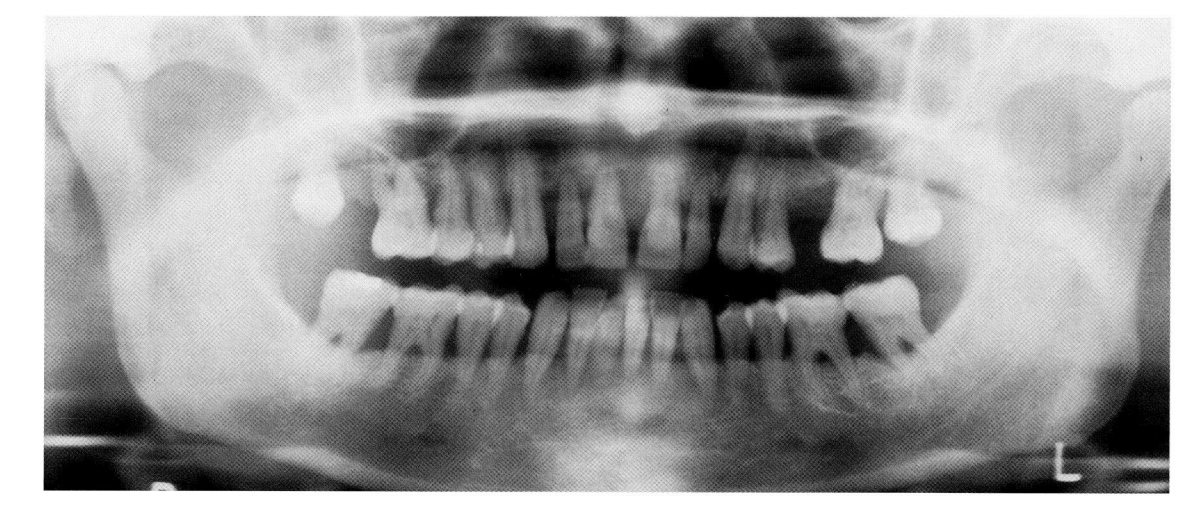

Figura 514 Radiografia panorâmica tecnicamente bemfeita para periodontite marginal profunda
Mulher de 44 anos.

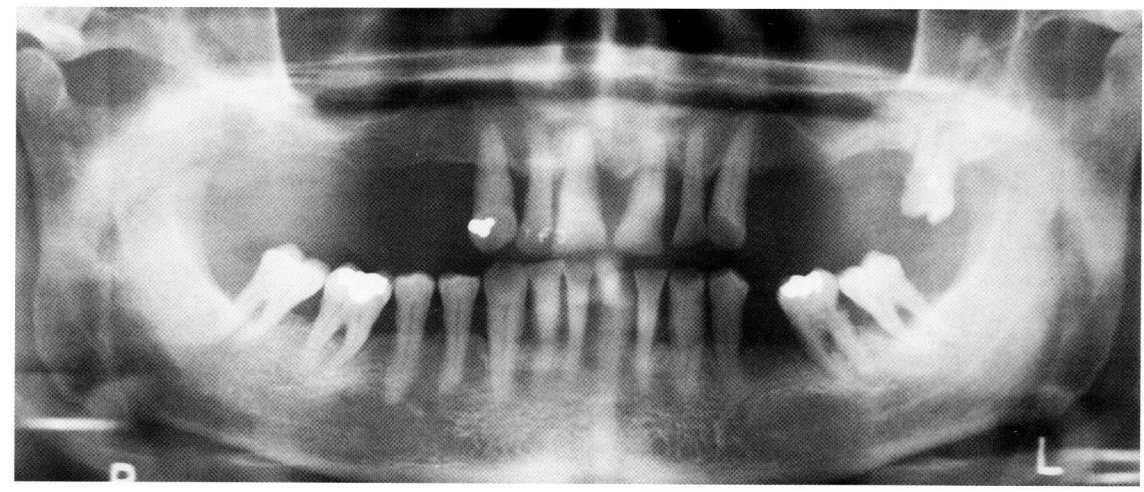

Figura 515 Radiografia primária de uma periodontite marginal profunda
Reprodução pouco clara do curso da crista, na parte anterior da mandíbula, nos dentes 31 e 43. Homem de 58 anos.

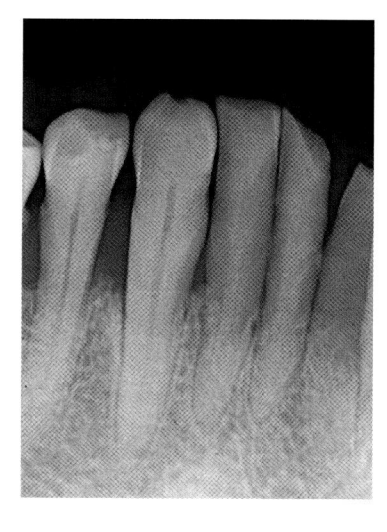

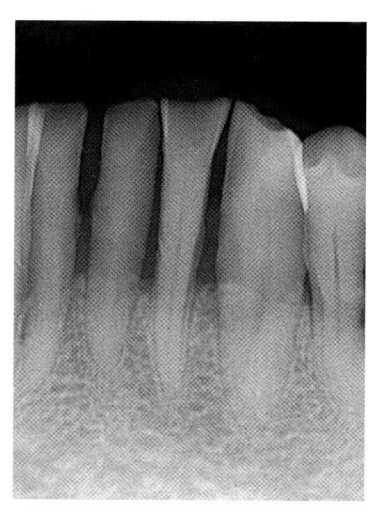

Figura 516 Radiografia periapical regional complementar
O mesmo paciente da Figura 515. As radiografias regionais complementares servem para o esclarecimento do curso da crista óssea na parte anterior da mandíbula.

Imagens de Periodontites Marginais 221

Periodontopatias marginais

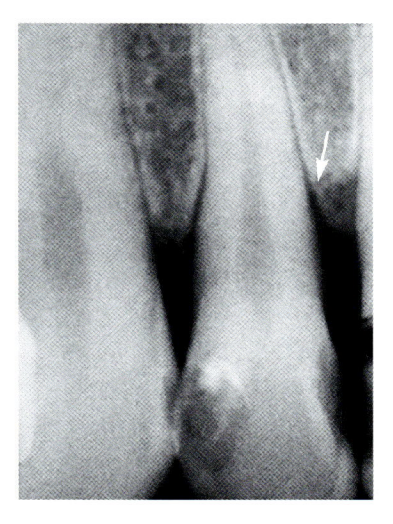

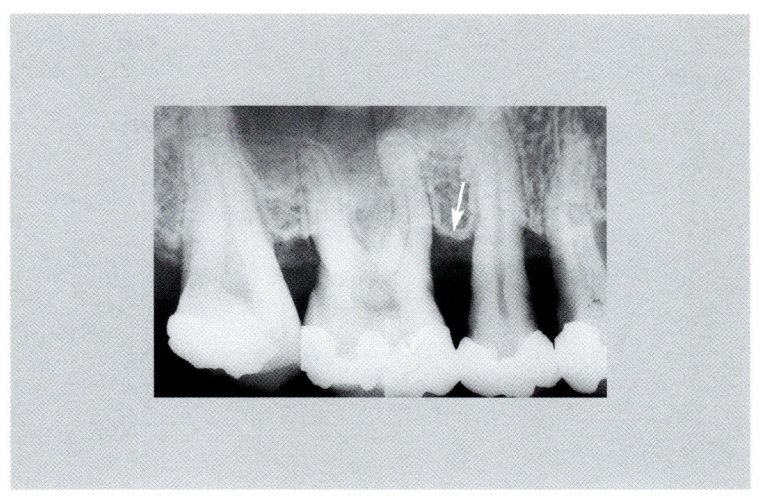

Figura 517 Curso da crista
Representação do curso da crista em radiografia de ângulo reto da região dos dentes anteriores e posteriores da maxila. As partes vestibulares da crista óssea são projetadas para baixo sobre a parte palatina da crista através da incidência acentuada do feixe e reproduzidas livres de sobreposições.

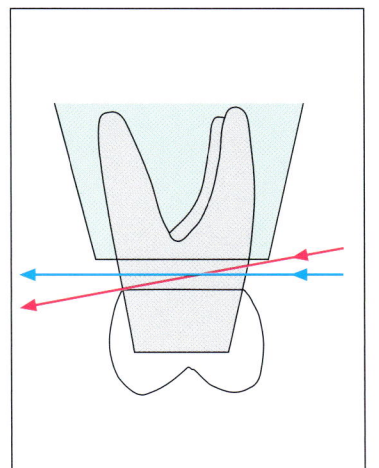

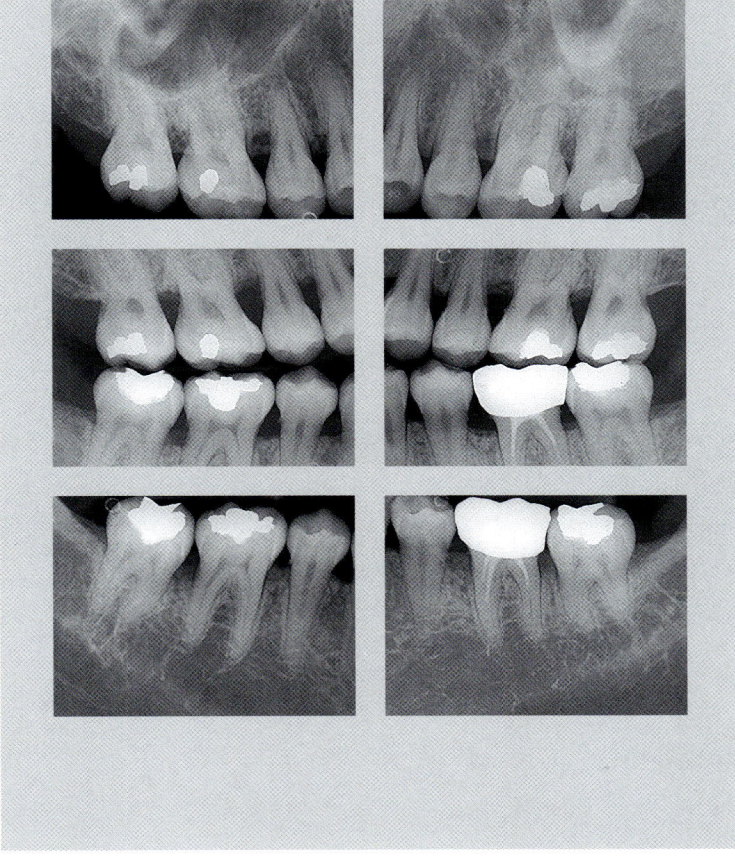

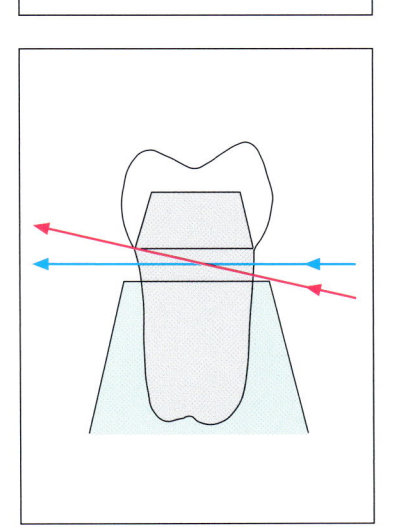

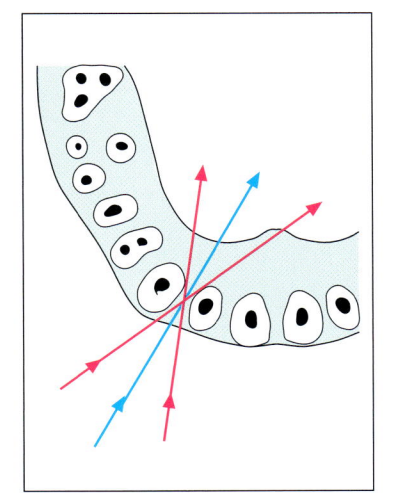

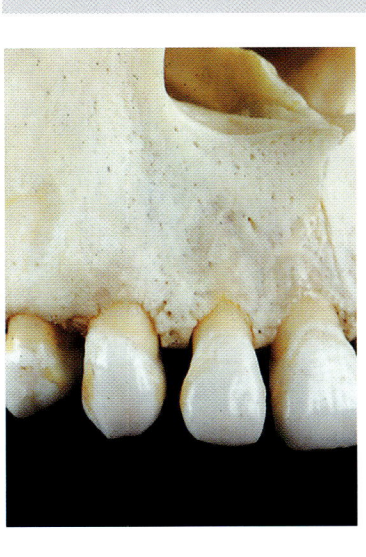

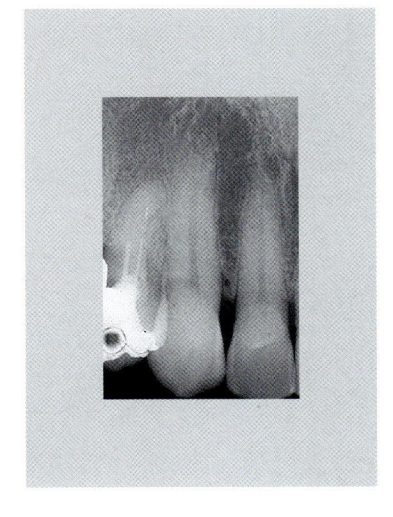

Figura 518 Ângulo de incidência vertical
A comparação entre a radiografia periapical e a interproximal e os desenhos esquemáticos da esquerda mostram o efeito de incidência acentuada do ângulo vertical para a reprodução das distâncias entre a crista óssea e o limite esmalte-cemento. São reproduzidas as relações entre a parte vestibular da crista e o limite esmalte-cemento palatino. Com a incidência acentuada, a perda óssea é geralmente bastante subestimada.

Figura 519 Ângulo de incidência horizontal
A correta escolha do ângulo de incidência horizontal para a projeção livre do septo entre os dentes 13 e 12. Com a projeção inclinada não ocorre a reprodução completa do septo.

Esquerda: Desenho esquemático.

Centro: Foto tirada da direção de incidência do feixe central.

Direita: Radiografia.

Periodontopatias marginais

Figura 520 Ortopantomografia como radiografia basal
Ortopantomografia e TC selecionadas de um homem de 21 anos. Por questões de espaço, o caso só pode ser apresentado como exemplo.

Coleção A. Pistorius

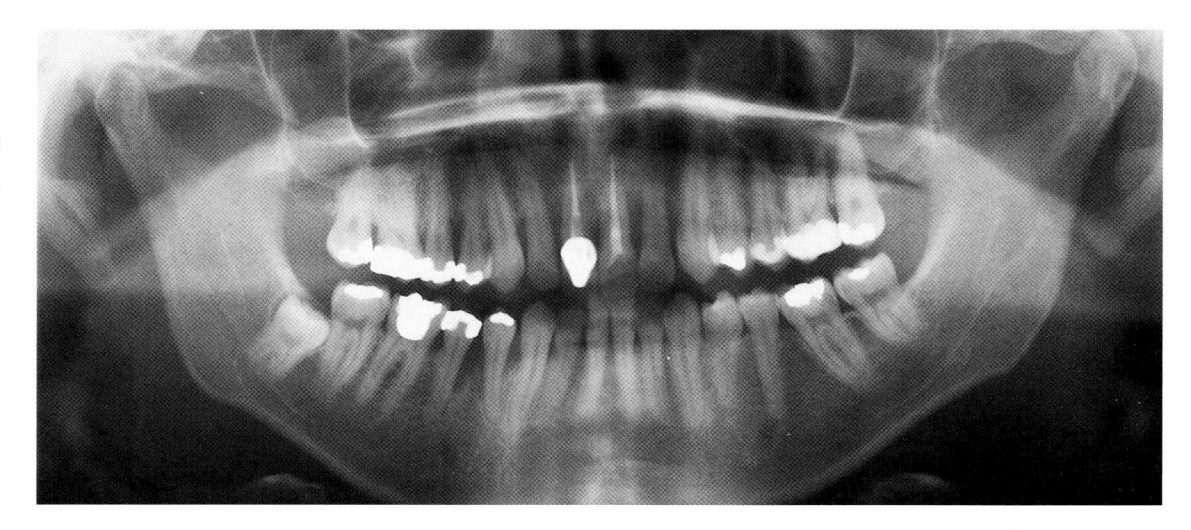

Figura 521 Topograma e camada axial da maxila
Esquerda: No topograma, a programação para a representação axial da maxila e da mandíbula.

Direita: Perda óssea na parte anterior da mandíbula entre os dentes 13 e 23.

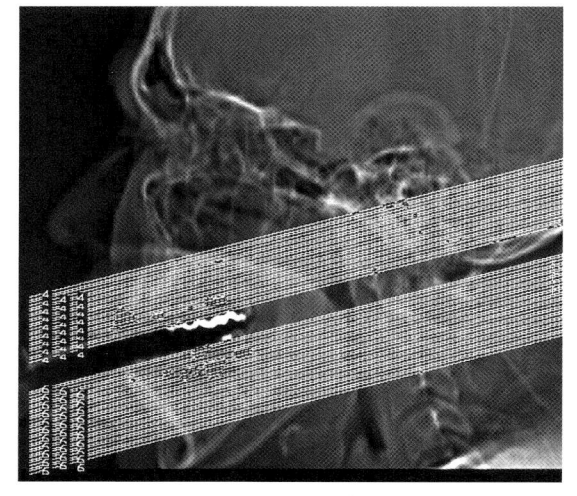

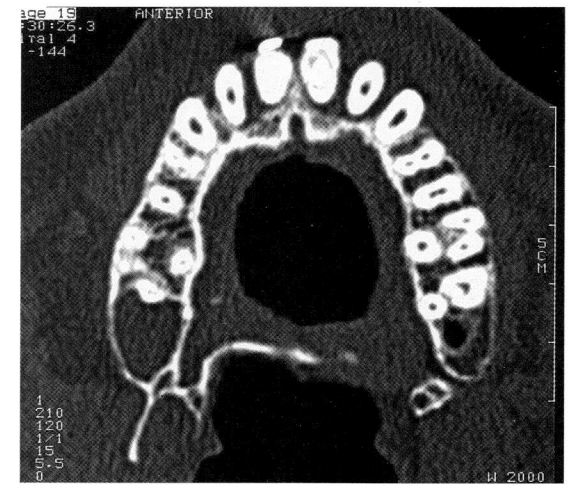

Figura 522 Camadas axiais da maxila e da mandíbula
Esquerda: Através de uma camada 5 mm mais profunda e com exceção da perda óssea vestibular do dente 21, chegamos ao fundo das bolsas. Lá existe uma osteíte com lacunas como pré-estágio de uma osteólise progressiva.

Direita: Entre os dentes 44 e 45 existem bolsas ósseas com perda da parede vestibular e lingual. Entre os dentes 42 e 41 existe uma bolsa com perda da parede vestibular.

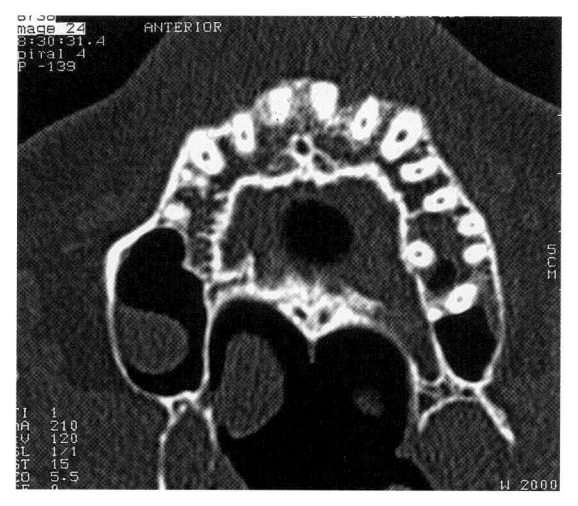

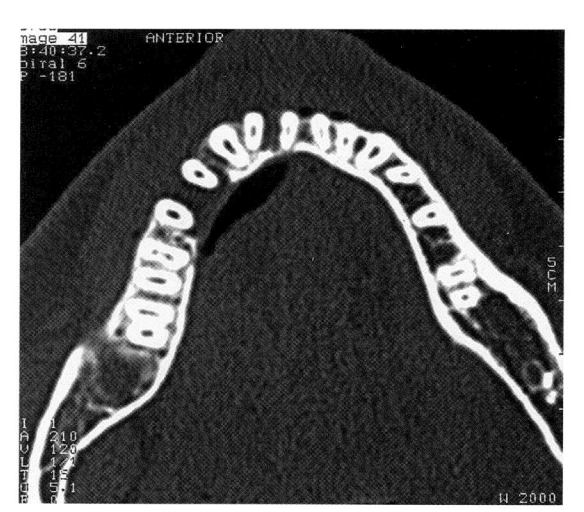

Figura 523 Camadas axiais da mandíbula (continuação)
Esquerda: Em uma camada 4 mm mais profunda, vemos que a parede lingual na região do dente 44 e 45 ainda resiste. No dente 42 mesial, alcançou-se o fundo da bolsa óssea lá existente.

Direita: Três mm mais profundamente, ainda não se encontra o fundo da bolsa mesial no dente 45. Entre os dentes 45 e 44 aparecem restos de septo.

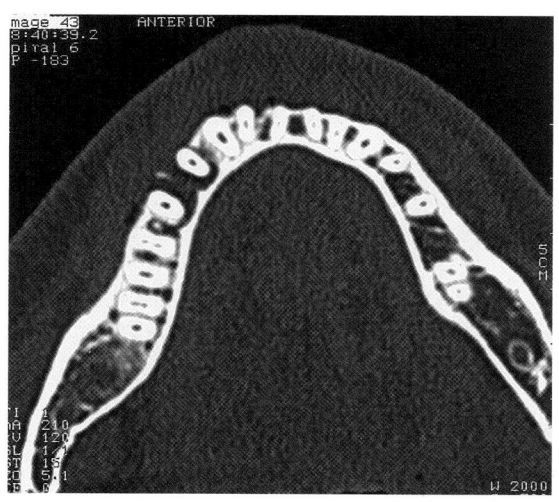

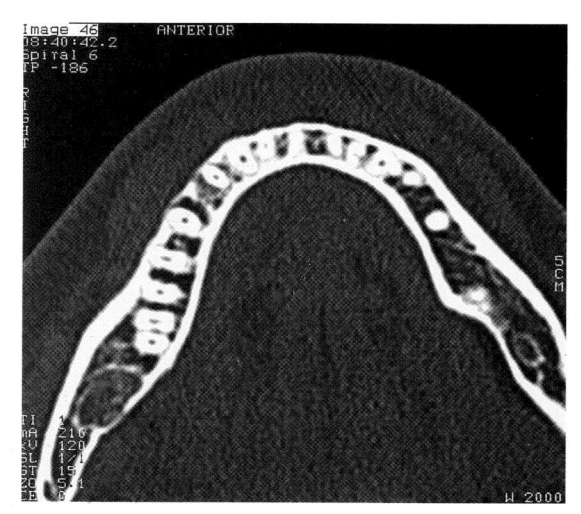

Formas Inflamatórias e Involutivas em Comparação com Manifestações de Doenças Sistêmicas

A periodontite marginal, que produz, principalmente por bactérias, uma doença inflamatória abrangente no periodonto, pode formar-se também por doenças sistêmicas, traumatismos ou formas involutivas. O diagnóstico radiológico só é possível em casos relativamente avançados de periodontite marginal superficial, ou outras lesões, quando se chega à osteólise ou à ressecção de estruturas interdentais radiopacas. Em sinais de inflamação comprovados pela clínica, a osteíte florescente manifesta-se na radiografia como um desenho distorcido da estrutura óssea.

Após a introdução em 1997 da nomenclatura alemã, distingue-se radiograficamente a periodontite marginal superficial da periodontite marginal profunda. Na primeira, a involução do osso ocorre até o primeiro terço, e na última os restantes dois terços do comprimento da raiz são atingidos.

Doenças sistêmicas, como o diabete, o granuloma eosinófilo ou a neutrofilocitopenia podem levar também a achados radiográficos de periodontites.

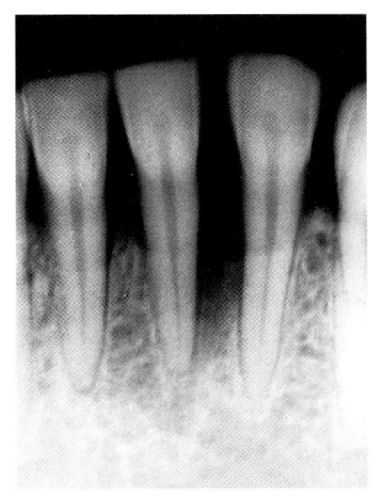

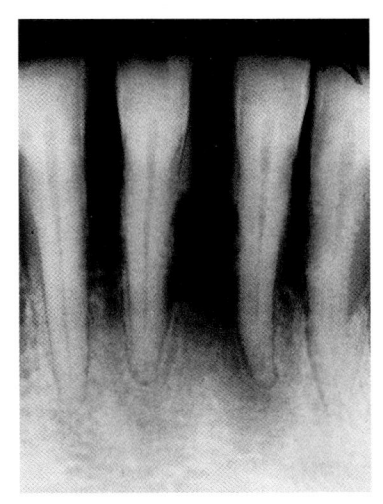

Periodontopatias marginais

Figura 524 Periodontopatias marginais profundas: abscesso periodontal clínico
Esquerda: Com rupturas verticais entre o dente 21 e o 31. Nota-se as lacunas como expressão de reabsorção progressiva na ponta do septo entre os dentes 32 e 33.

Direita: No estágio final, com rarefação periapical. O abscesso periodontal do dente 31 avança mesialmente.

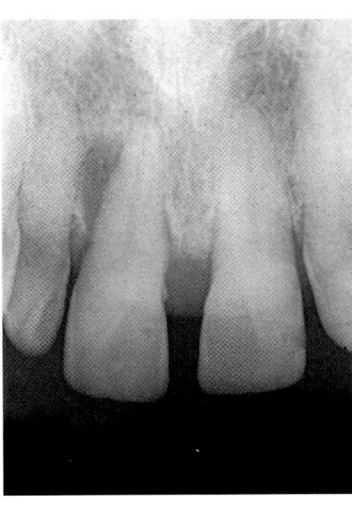

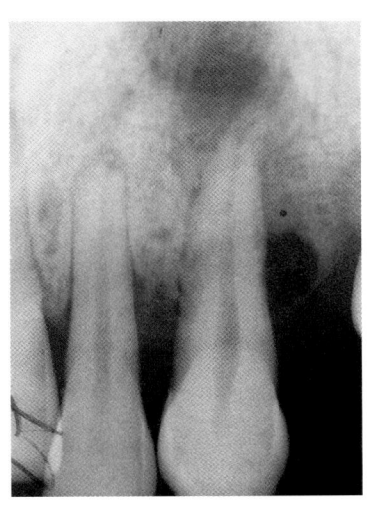

Figura 525 Periodontopatias marginais profundas com bolsas ósseas
Esquerda: As bolsas ósseas avançam espiraladas contra o ápice dos dentes. Observa-se o deslocamento do dente 11.

Direita: Ruptura em forma de funil no dente 23, avançando no espaço periapical. Abscesso periodontal clínico.

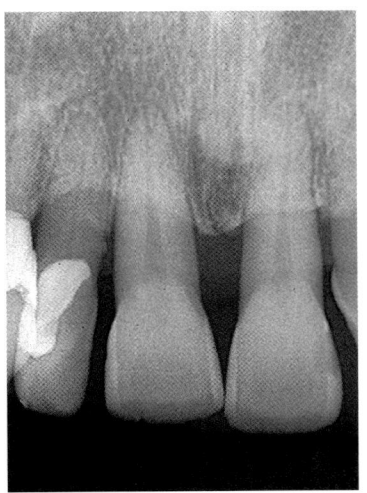

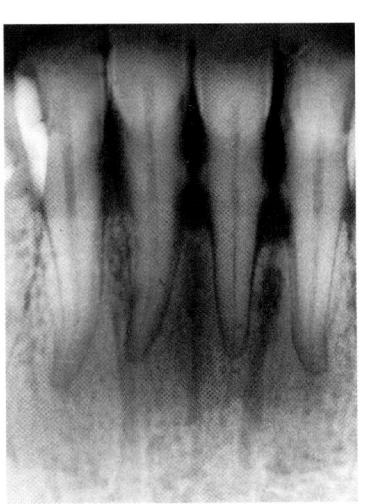

Figura 526 Periodontopatias marginais profundas com destruição horizontal do osso
Esquerda: Destruição da crista alveolar na maxila.

Direita: Destruição na mandíbula. Nota-se o depósito de cálculo salivar e os vasos nutritivos do osso aqui registrados ao longo do seu comprimento, na periodontite de curso lento de adultos, demonstrando uma extensa vascularização.

Periodontopatias marginais

Figura 527 Neutrocitopenia congênita
Para comparação com formas da periodontite marginal crônica. Menino de 11 anos. Tanto doenças não-hereditárias como doenças autossômicas dominantes, entre elas a linfadenite e a inflamação recorrente da boca e da garganta, podem ser paralelas.

Coleção P. Payot

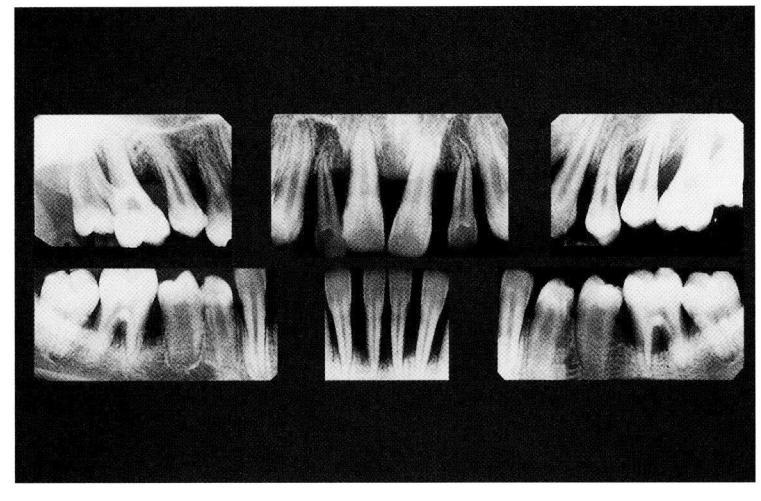

Figura 528 Diabete melito
Nota-se as rupturas isoladas com aparente abertura nas furcas dos dentes 46 e 36. Trata-se de diabete não-insulino-dependente do tipo IIIa (NIDDM) do adulto. Mulher de 43 anos.

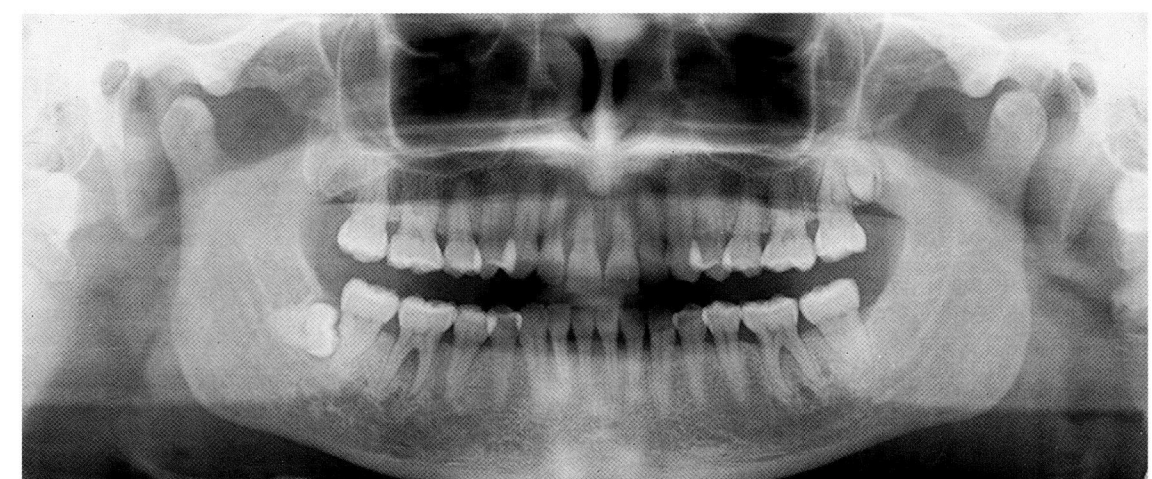

Figura 529 Hemangioma e granuloma eosinofílico
Esquerda: Para comparação com formas da periodontite marginal crônica: hemangioma central de uma paciente de 19 anos.

Direita: Granuloma eosinofílico em uma mulher de 43 anos. A lesão está se espalhando endossalmente e leva, ao contrário da periodontite marginal, relativamente tarde ao afrouxamento dos dentes vizinhos, através da osteólise que se espraia ao longo da crista.

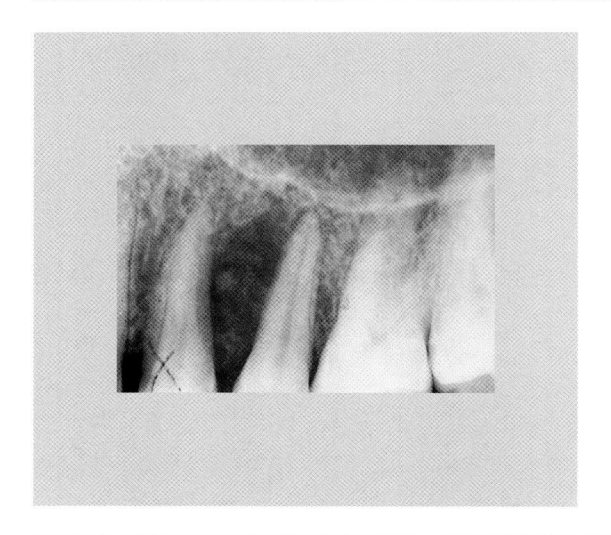

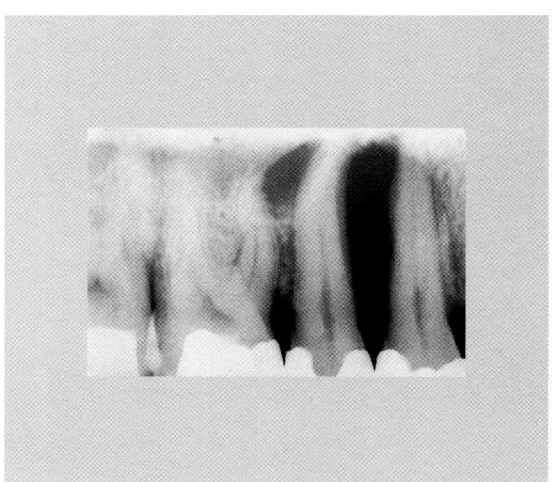

Figura 530 Granuloma eosinofílico (forma mais amena da histiocitose de célula de Langerhans)
Homem de 66 anos. Observa-se os "dentes flutuantes" 47 e 46, com a ainda não suspeita destruição óssea na mandíbula esquerda. Em estágios finais, os limites ósseos em forma de guirlanda (à direita no ortopantomograma) são patognomônicos.

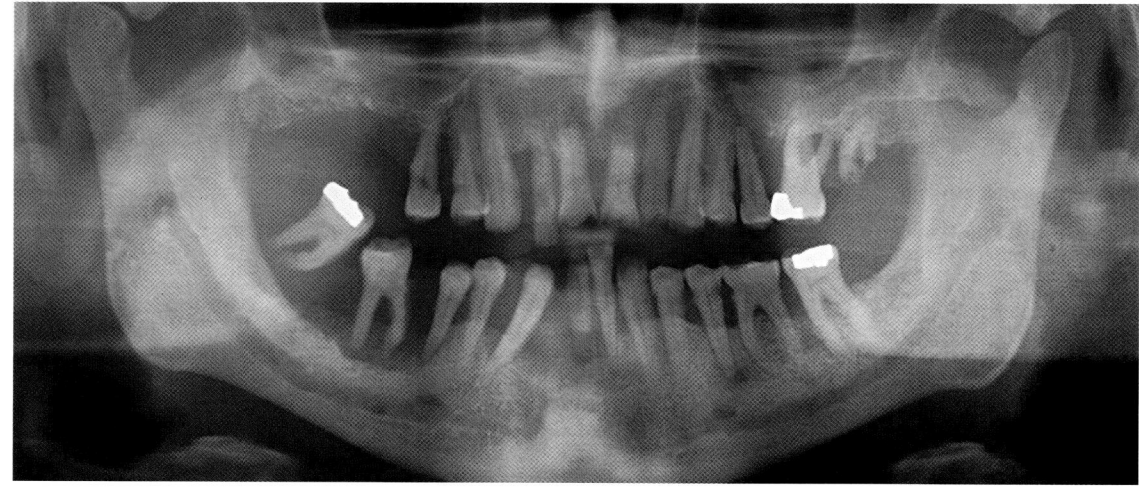

Formas Traumatogênicas e Involutivas, Comprometimento dos Seios e Pericoronarite

As perturbações do equilíbrio funcional estomatognático por perda de dentes, alterações da posição dos dentes e alterações na altura de mordida, ou as relações oclusais, que ultrapassam os limites de sobrecarga, levam a traumas periodontais e, a longo termo, a formas involutivas de periodontites marginais, com ressecções periodontais. Na falta de pontos de contato oclusais, restaurações proximais malexecutadas e perfurações no tratamento de canal, bem como lesões em dentes nos acidentes, podem levar a ressecções singulares.

Após a perda total dos dentes, na idade mais avançada, por adaptação fisiológica à ausência de dentes, ocorre perda dos processos alveolares e atrofia dos alvéolos. Após perda do 2º molar superior, sobrecargas ocorrem nos 3ºˢ molares superiores, provocando a formação de bolsas ósseas profundas, que não raramente são motivo de sinusite dentogênica unilateral.

Inflamações pericoronais levam à formação de uma bolsa óssea retromolar, que pode prolongar-se até o ápice do dente 3º molar inferior, que ficará vital por longo tempo.

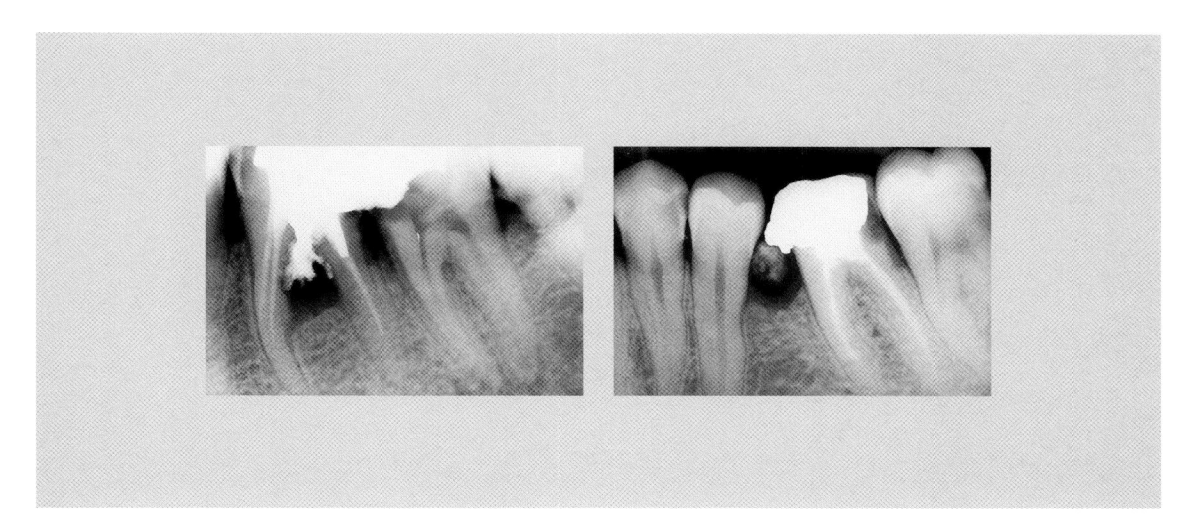

Periodontopatias marginais

Figura 531   Ressecção periodontal singular
Esquerda: Provocada por via falsa com trauma periodontal. Observa-se a recidiva da cárie do dente 37 mesial.

Direita: Ressecção na lacuna de extração do dente 36 por excesso de massa de amálgama no dente 37 mesial, com seqüestro ósseo(!). Nota-se a recidiva da cárie no dente 37 distal e a profunda cárie do dente 34 distal.

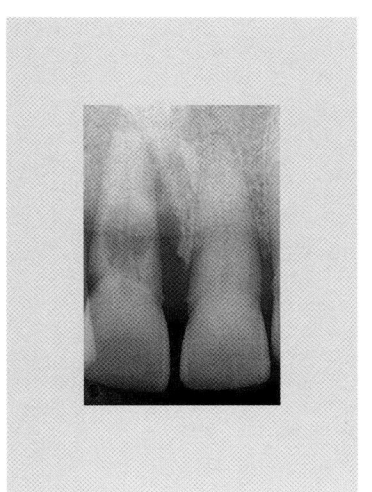

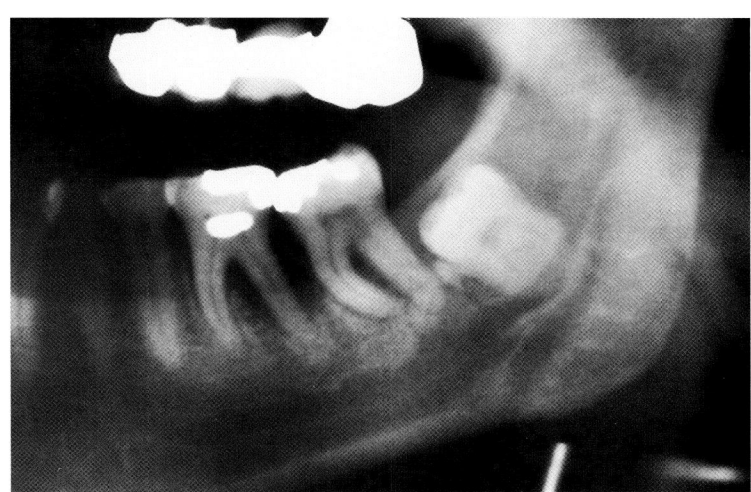

Figura 532   Seqüelas de traumas
Esquerda: Perda da inserção por acidente, com deslocamento de dente e granuloma interno (central).

Direita: Ressecção periodontal por oclusão traumática, com o sinal radiográfico de uma osteíte reativa esclerosante nos dentes 36 e 37.

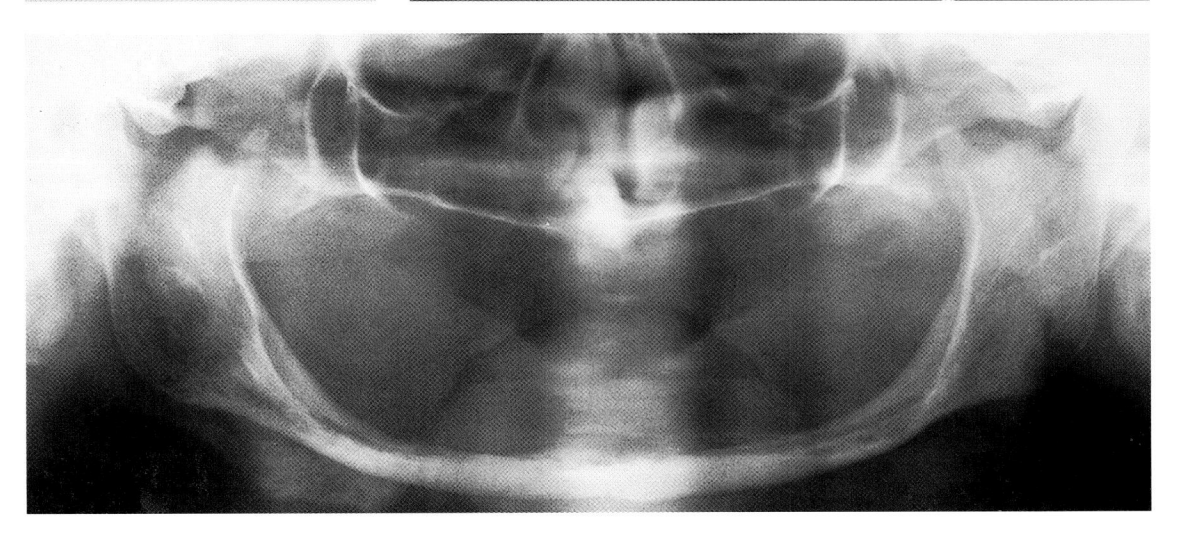

Figura 533   Atrofia alveolar completa na maxila e mandíbula
Mulher de 77 anos. Estas involuções determinadas pela idade são hoje classificadas como formas involutivas de periodontopatias marginais.

226   Periodontopatias Marginais com Comprometimento dos Seios Maxilares e Pericoronarite

Periodontopatias marginais com comprometimento dos seios

Figura 534   Dente 27 sem inserção por oclusão traumática, dentro de uma ressecção periodontal singular revestida de epitélio de bolsa
Nota-se o depósito de cálculos na raiz e a almofada de mucosa no seio normalmente ocupado por ar, nas duas radiografias de um homem de 48 anos.

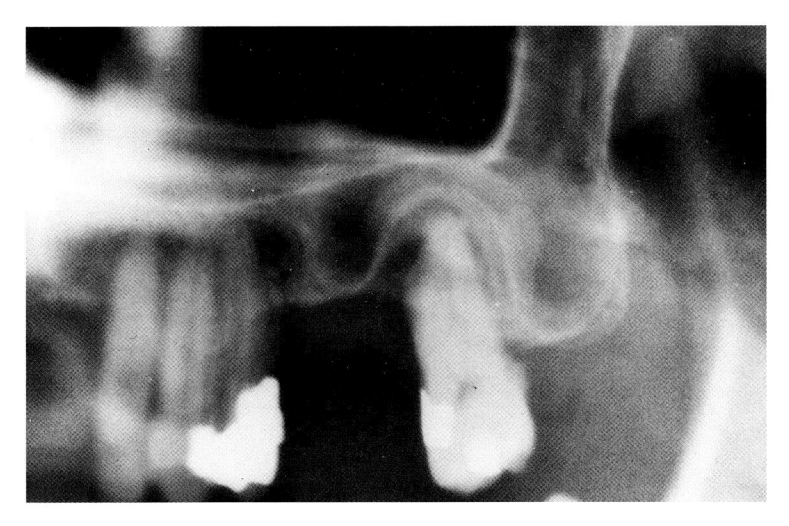

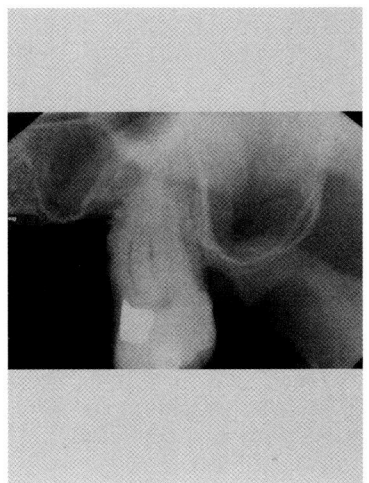

Figura 535   Ressecção periodontal singular no dente 28 traumatizado
Seio com sombras devido a uma sinusite odontogênica unilateral existente.

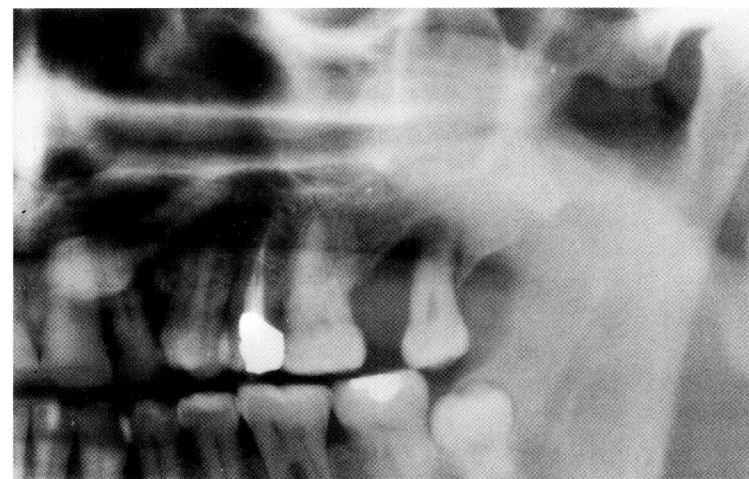

Periodontopatias marginais em dentição difícil

Figura 536   Bolsa óssea retromolar formada por pericoronarite em dentição difícil
Esquerda: Com osteíte reativa, esclerosante. Homem de 51 anos.

Direita: Com um sinal radiográfico, uma osteomielite primária crônica no início.

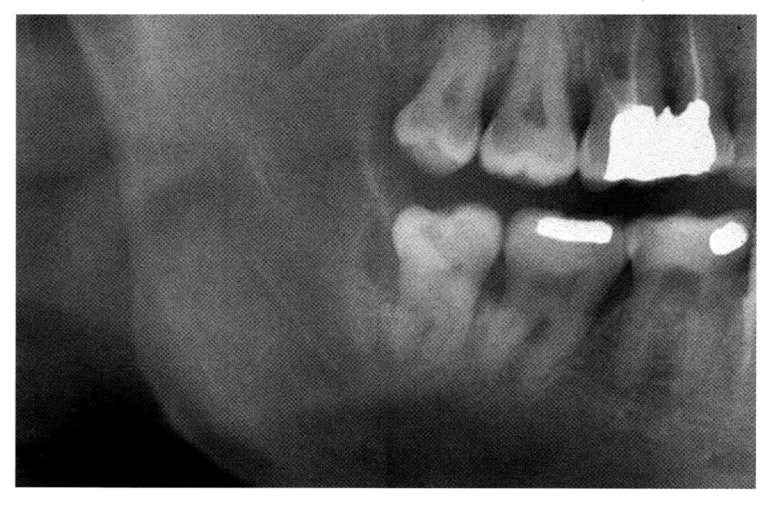

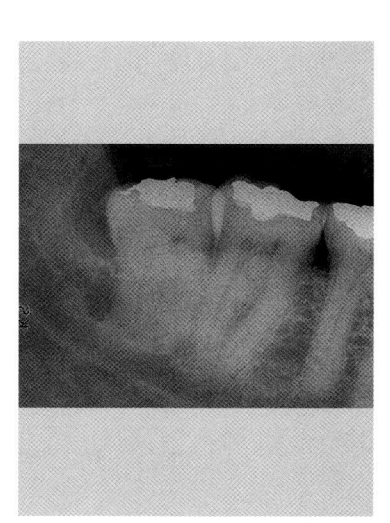

Figura 537   Cisto periodontal
O dente 48, inclinado para lingual e traumatizado por contato, mostra um cisto periodontal de desenvolvimento vestibular. Entre um cisto periodontal lateral e um cisto paradental na parte inferior de um 3º molar, pode ser diferenciado clinicamente, mas é muito difícil por radiografias.

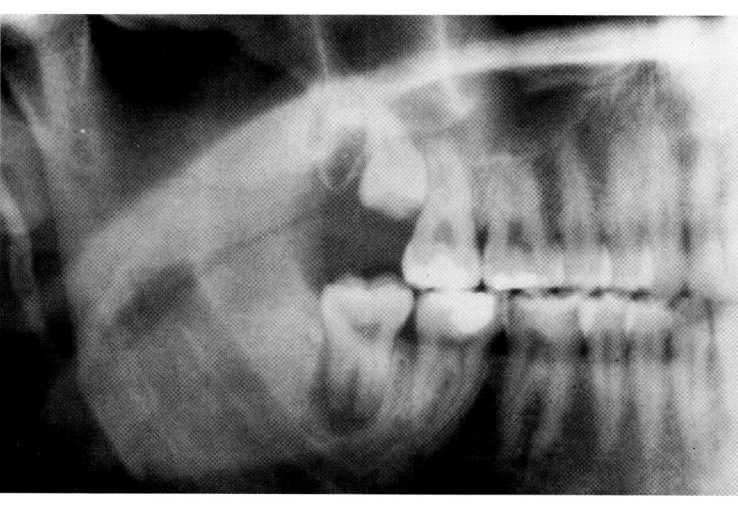

Peridontite Apical, Osteíte e Osteomielite como Conseqüências de Radionecroses

Infecções da polpa, necroses de polpa, irritações medicamentosas no tratamento de canal e traumatismos podem, ao lado de formas avançadas de periodontite marginal, levar a uma periodontite apical, que, conforme a reação e propagação da mesma, pode causar a uma osteíte aguda ou crônica ou uma osteomielite exógena (odontogênica). A propagação hematogênica de infecções, como pode ser observada em recém-nascidos e em crianças pequenas, é descrita como osteomielite endógena. De modo bem genérico, são distinguidas formas agudas e crônicas, onde a virulência do agente causador e a capacidade de defesa do organismo decidem sobre a gravidade da doença. Graças à sua estrutura anatômica, a mandíbula é muito mais atingida que a maxila, e alterações patológicas de estruturas já existentes podem complicar o diagnóstico radiográfico de osteomielite. Sem conhecimentos dos sintomas clínicos pode ser difícil diferenciar em crianças e adolescentes as formas precoces de osteomielite do sarcoma de Ewing. Também os tempos de latência freqüentemente longos das radiosteonecroses, manifestadas pela fratura espontânea, não podem ser facilmente distinguidos radiograficamente da osteomielite crônica. Diabete e doenças hematopoiéticas ou do sistema linfático favorecem o surgimento e a permanência da osteomielite.

Os sintomas prenunciadores da osteomielite aguda são dores, febre alta, mobilidade de vários dentes (cuja percussão ecoa um som surdo) e parestesias do nervo alveolar inferior. O diagnóstico radiológico das alterações de estruturas só pode ser feito após um tempo de latência de 10 a 14 dias, onde a típica simultaneidade de necrose (como áreas radiolúcidas) e a esclerose reativa (como sombras) tornam-se visíveis e podem ser acompanhadas de demarcações. A parcela que pode se transformar em osteomielites secundárias hoje em dia está diminuindo. E, ao contrário, a parcela de osteomielites primárias crônicas tem aumentado, desenvolvendo-se de forma pouco dramática, em pessoas com boas defesas e com agentes de pouca virulência. O curso relativamente pobre de sintomas é lento, excepcionalmente possui parestesias da mandíbula e ocorre com desmineralização e regeneração óssea, levando ao estado descrito como "flocos de nuvem ou algodão", onde partes de osso não dissolvidas ficam claramente demarcadas, podendo tornar-se seqüestros muito densos, por falta de irrigação sangüínea e depósitos de cálcio.

Como o exame radiológico fracassa na detecção dos estados precoces da osteomielite por causa do uso de efeitos de adição, a cintilografia tem-se apresentado como solução para o diagnóstico precoce, ainda que nas combinações de tecnécio-gálio apareçam resultados falso-negativos. O uso da TRM tem tido um interesse crescente, enquanto os processos de controle têm sido concretizados com a tomografia computadorizada, graças à possibilidade da medição da densidade.

Periodontite Apical Aguda e Crônica

Ainda que as manifestações sejam agudas, enquanto não tiverem provocado alterações de estruturas periapicais, a radiografia não pode mostrar nenhuma reação. As inflamações agudas sobre o forame apical mostram, ao lado de um espaço periodontal aumentado, regiões periapicais não-definidas. Na periodontite apical crônica, perde-se o espaço periodontal dentro da claridade periapical, e a lâmina dura aparece "livre" nos estados estáveis da granulação do tecido, como uma limitação mais densa do granuloma. Em um ataque agudo, as estruturas são representadas nebulosas; inúmeras recidivas a diversas formas de osteomielites ocorrem por rupturas na medula óssea, e o granuloma agressivo reabsorve o ápice. Conforme a virulência, os germes que penetraram e as defesas do organismo, podem surgir osteomielites esclerosantes crônicas focais ou difusas. Após a extração do dente responsável, podem aparecer zonas radiopacas na estrutura óssea, como osteítes residuais ou sombras como cicatrizes da medula.

Periodontite apical

Figura 538   Pulpite total e abscesso subperiósteo
Esquerda: O dente 22 trepanado com pulpite total mostra poucas alterações radiográficas periapicais.

Centro: O abscesso subperiósteo existente mostra uma claridade difusa com um aumento do espaço pericementário no dente 12.

Direita: O espaço pericementário alarga-se na necrose pulpar para uma rarefação difusa no dente 22.

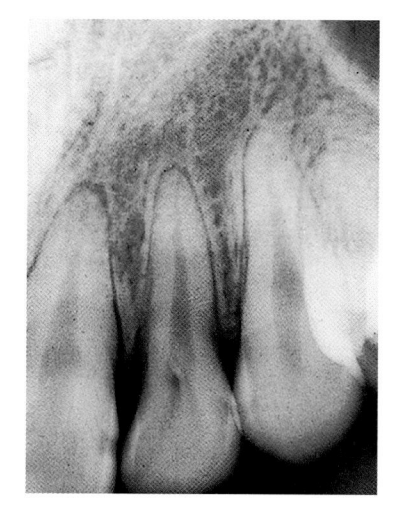

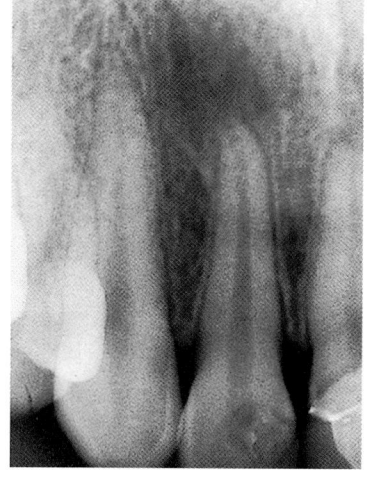

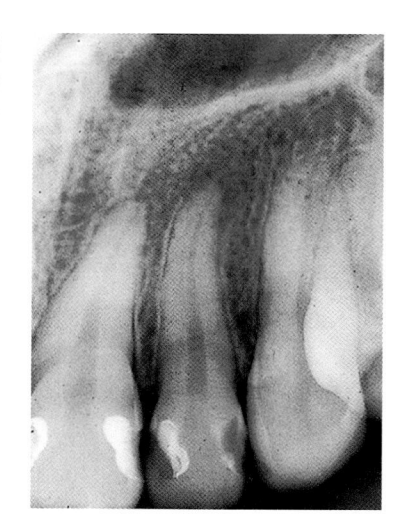

Figura 539   Encapsulamento e ataque agudo
Esquerda: O tecido do granuloma está rodeado por uma borda bem-delimitada. Granuloma encapsulado no dente 22.

Direita: Periodontite apical crônica com ataque agudo na raiz distal do dente 36 em processo de reabsorção. Nota-se a rarefação pouco nítida no local.

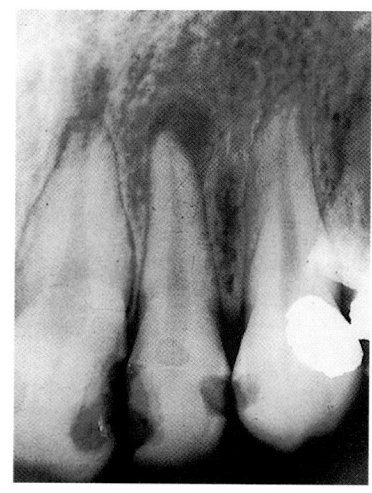

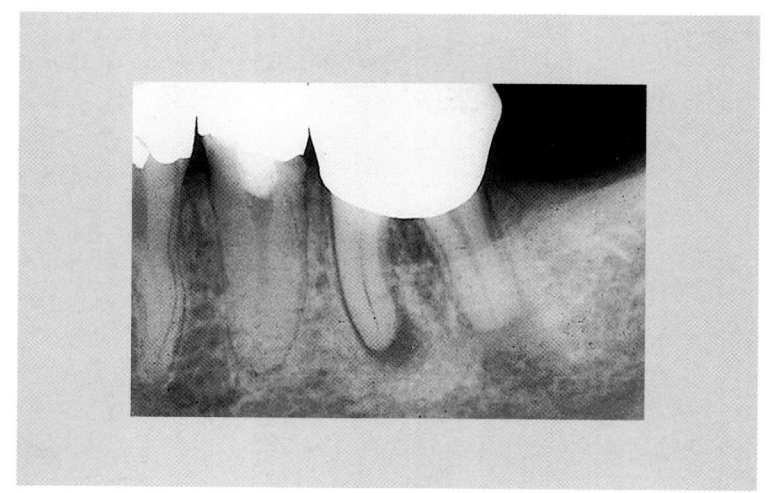

Figura 540   Curso crônico com sinais de osteomielite
Periodontite apical crônica nos dentes 46 e 47 com abertura da furca do dente 46. Osteomielite esclerosante difusa na mandíbula direita de um homem de 37 anos.

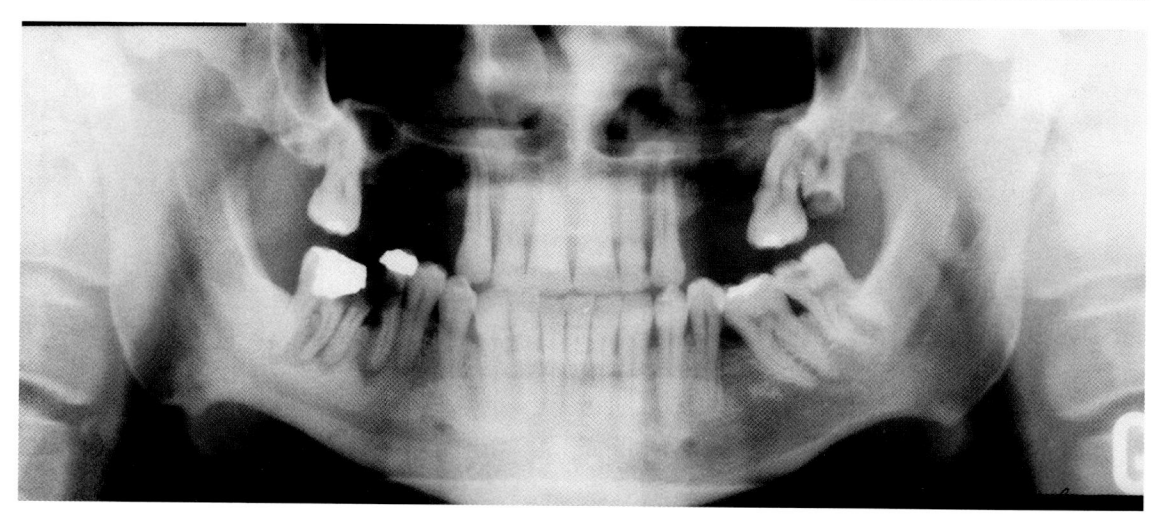

Periodontite Apical Aguda e Crônica

Periodontite apical

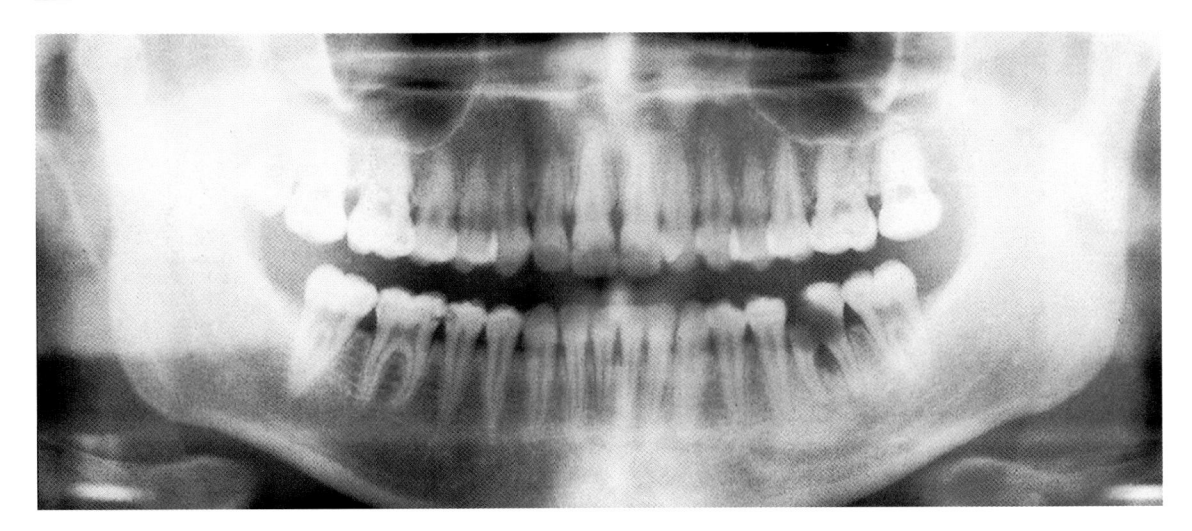

Figura 541   Osteomielite esclerosante focal crônica periapical no dente 36
Propagação difusa da esclerose reativa em uma mulher de 22 anos. Característica é a nítida reprodução do canal da mandíbula no lado doente.

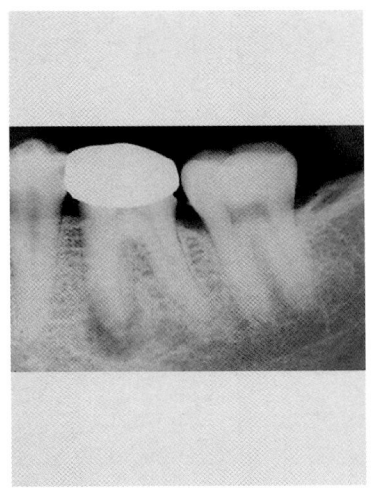

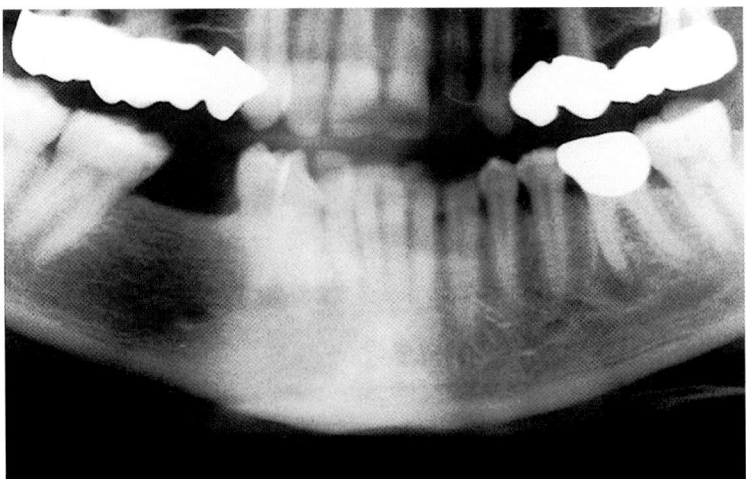

Figura 542   Periodontite apical crônica após trauma de preparação e necrose pulpar no dente 36
Propagação difusa da esclerose reativa com lacunas inter-radiculares como sinal da existência de osteomielite. A radiografia dental mostra as alterações com menor visão geral, sem oposição à zonografia.

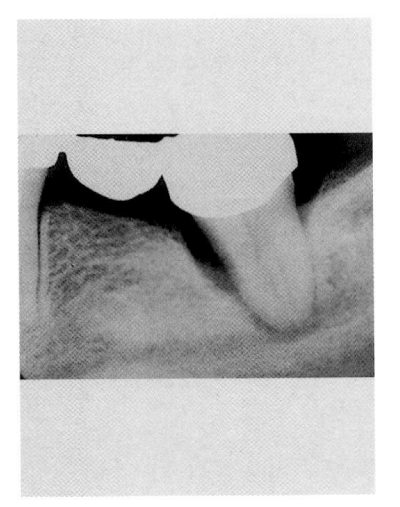

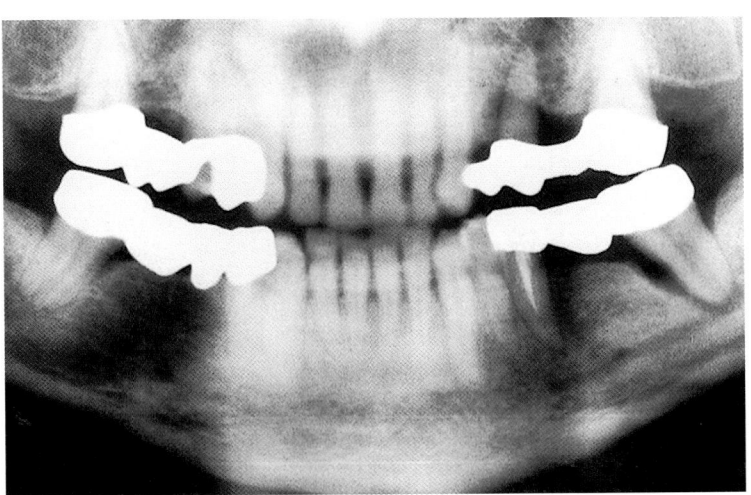

Figura 543   Periodontite marginal no estágio final no dente 37
Osteomielite esclerosante difusa crônica e sinais de uma periostite. A propagação desta forma difusa só pode ser abrangida em sua totalidade em visão lateral, como mostra a radiografia dental.

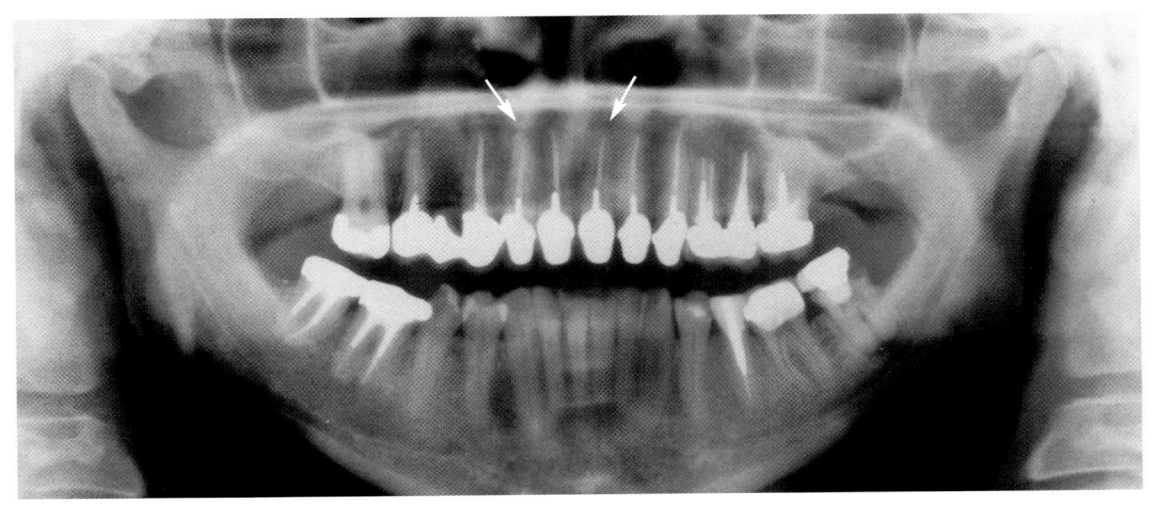

Figura 544   "Focos de osteíte" por efeitos de adição
No desconhecimento dos efeitos de adição formados na zonografia, as sobreposições da maxila consistem de estruturas anatômicas normais radiopacas (seta no dente 12) ou radiotransparentes (seta no dente 21) simulando "focos de osteítes", que, na realidade, são apenas efeitos de adição e subtração, inevitáveis nas radiografias básicas.

230 Peridontite Apical, Osteíte e Osteomielite como Conseqüências de Radionecroses

Inflamações odontogênicas dos maxilares e cicatrizes em ossos

Figura 545 Sinais de uma osteomielite crônica primária
Quatro meses após a extração de um dente com cicatrização prolongada da ferida e preparo de uma ponte entre os dentes 35 e 37. Observa-se a esclerose reativa difusa com clara representação do canal da mandíbula e bordas alveolares nebulosas.

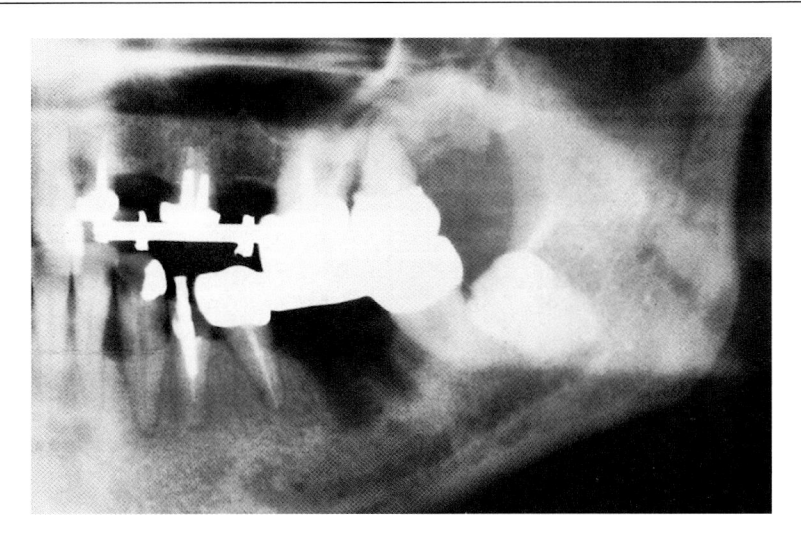

Figura 546 Cicatriz óssea após extração do dente 44
As osteoescleroses locais, eventualmente surgidas nos locais dos dentes extraídos, localizados na mandíbula, dentro de um quadro de regeneração óssea, que não podem ser distinguidas radiograficamente, são aqui chamadas de cicatrizes ósseas. Mulher de 39 anos.

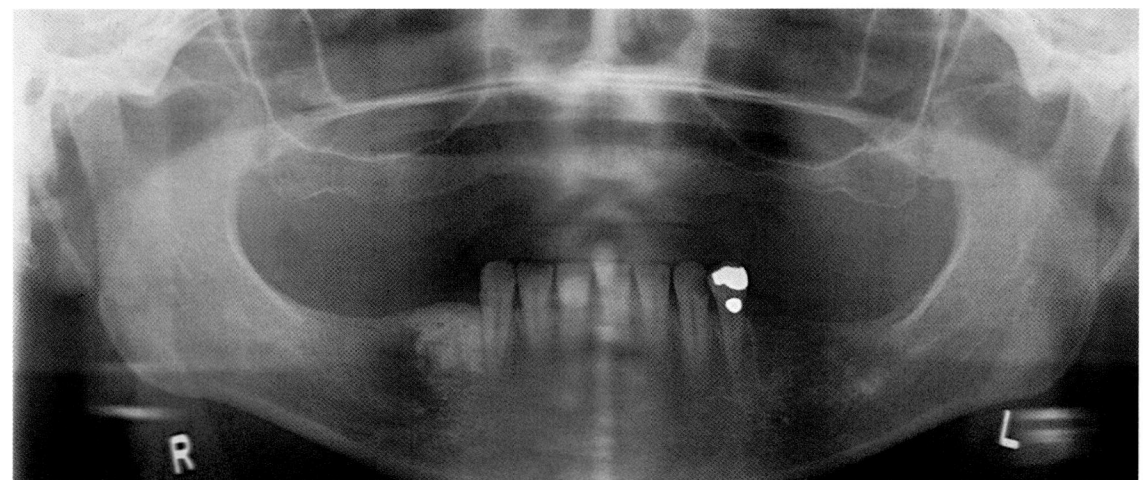

Figura 547 Cicatriz óssea compacta extensa após extração do dente 48
Hiperostose reativa distal do dente 48. Nota-se o estado final da periodontite (AP) dos adultos, nos maxilares inferior e superior. Mulher de 50 anos.

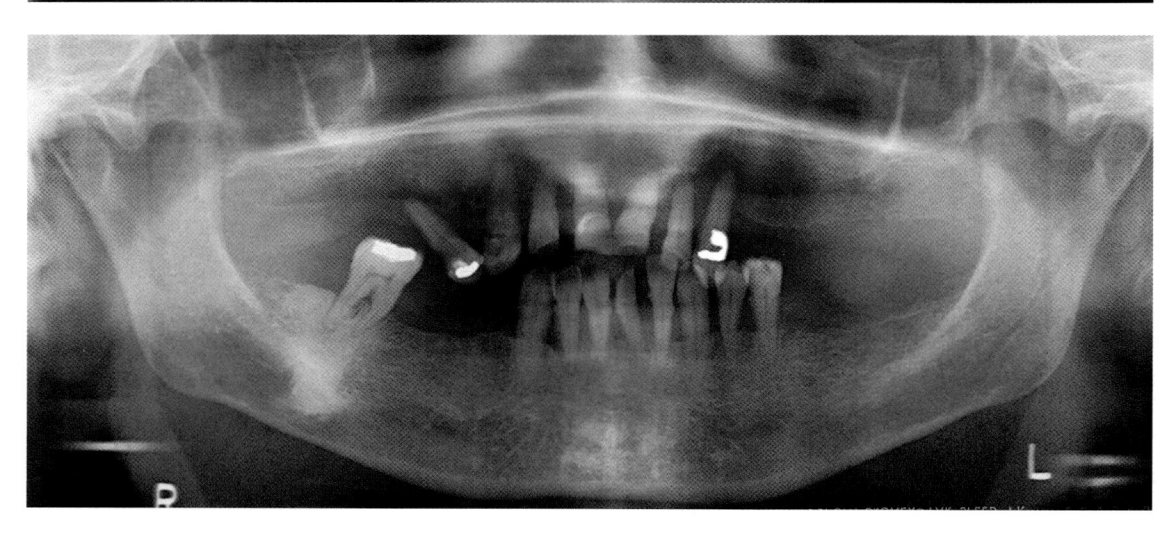

Figura 548 Extensa cicatriz óssea após extração do dente 46
Em comparação, observa-se a osteomielite esclerosante focal crônica no dente 35 não-vital.

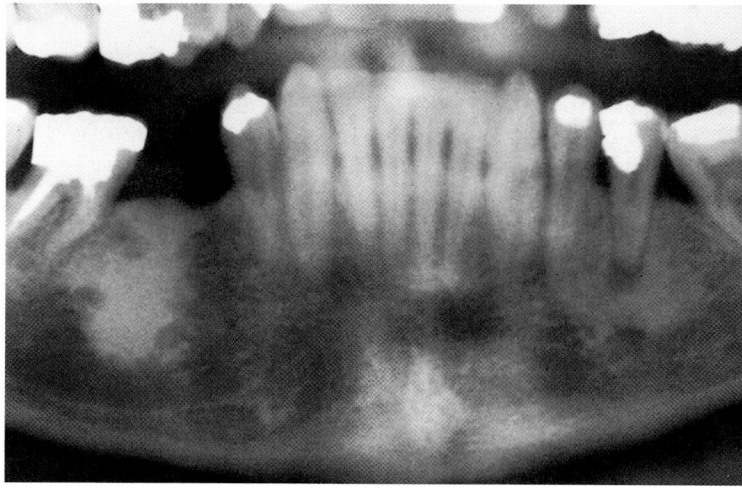

Osteomielite Aguda e Crônica

As reações de defesa, ainda ausentes nos recém-nascidos, favorecem a osteomielite neonatal hematogênica ou por lesões das partes moles, onde podem ser observadas as inflamações do folículo com seqüestros (foliculite expulsiva). Na infância, pode-se ter foliculite do dente permanente em desenvolvimento, por uma periodontite apical em um dente decíduo, o que pode provocar perturbações da mineralização ou reabsorção (Figura 550). As osteomielites, mais freqüentes na mandíbula, podem atingir também a articulação temporomandibular, devido à ausência da barreira da linha epifisial, e causar perturbações no crescimento.

Dentro das primeiras duas semanas, a osteomielite não aparece nas radiografias básicas, mas é comprovada somente com cintilografia, que pode medir a real propagação da inflamação. Os primeiros sinais visíveis na radiografia são as imagens radiolúcidas irregulares de estruturas com aspecto difuso e "roído de traças", devido à necrose, e que alteram o desenho do canal da mandíbula. A propagação na mandíbula, atingida com mais freqüência, é mais difusa que na maxila.

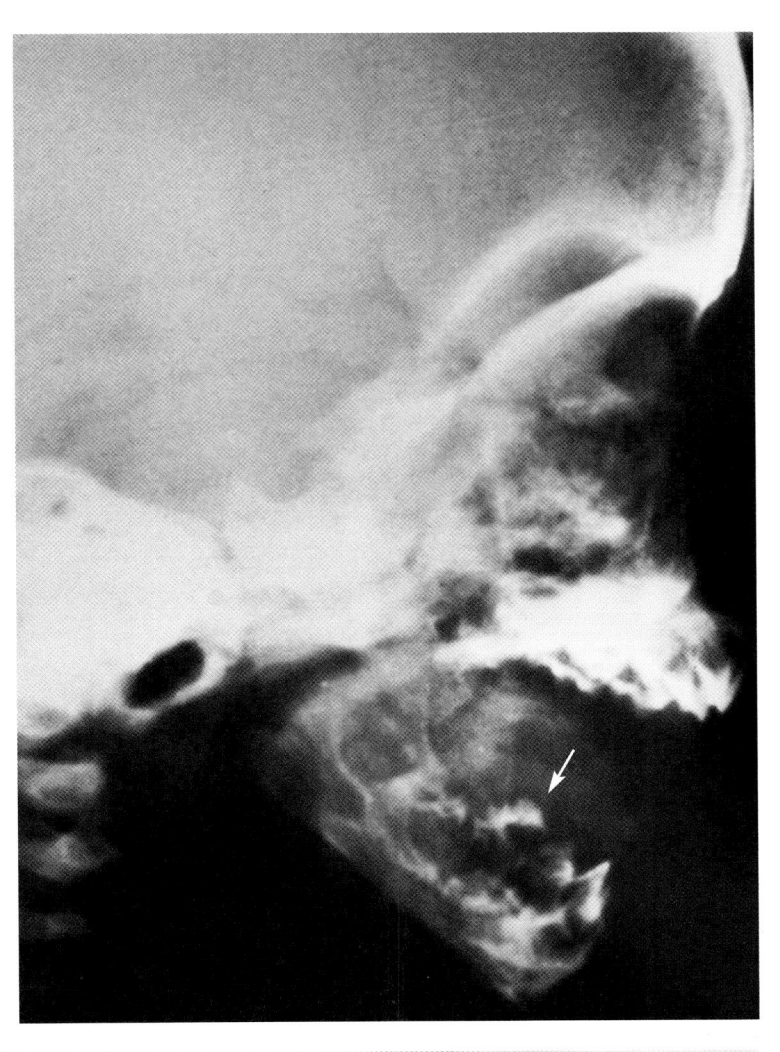

Osteomielite dos maxilares

Figura 549 Osteomielite neonatal com foliculite expulsiva (seta)
Lactente de cinco meses. A osteomielite do germe dentário, provocada por estafilococos, mostra um quadro excepcionalmente grave da doença. Sem a terapia precoce de antibióticos em altas doses, o prognóstico é desfavorável, por causa do risco de septicemia.

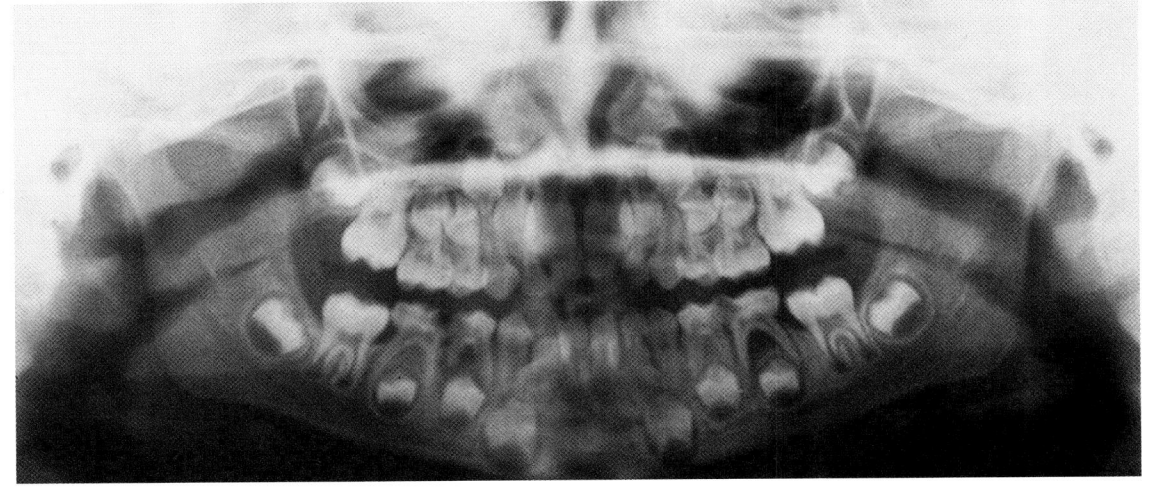

Figura 550 Lesões dos germes dos dentes
Periodontite apical em dentição decídua como nos dentes 75 e 84, o último com um abscesso periapical clínico, pode levar à foliculite, a defeitos de mineralização, à reabsorção e à perda dos dentes permanentes. Observa-se a dissolução dos limites ósseos nos dentes 84 e 75, e compara-se com a Figura 549. Menino de 6 anos.

Osteomielite dos maxilares

Figura 551 Sinais radiográficos em estágios precoces
No ortopantomograma com técnica de adição, quase não são visíveis os sinais radiográficos de uma osteomielite aguda nos estágios precoces, razão pela qual os sinais clínicos são orientadores.

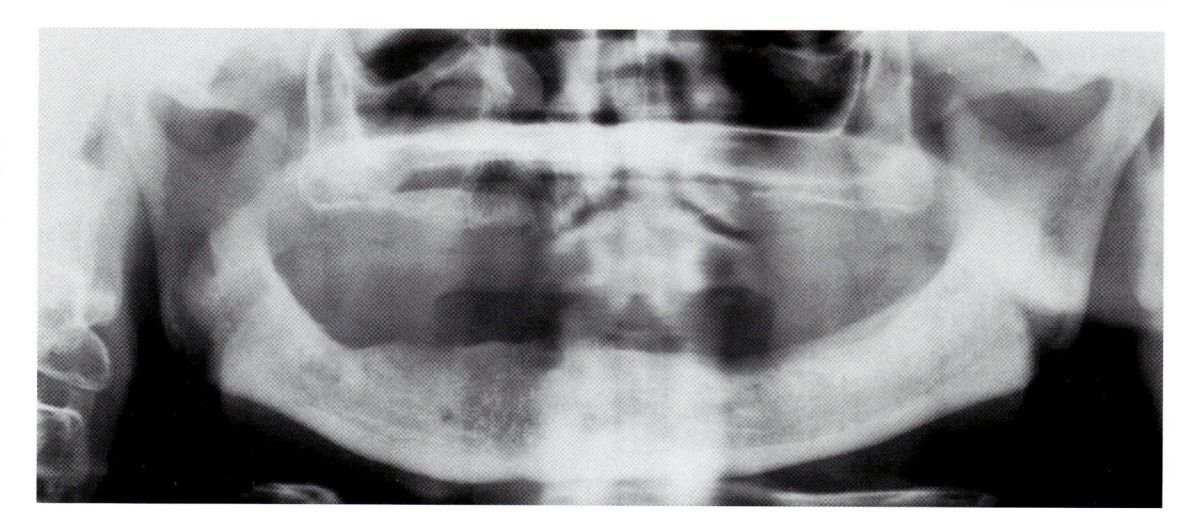

Figura 552 Possibilidades da cintilografia nos estágios precoces
A cintilografia do mesmo paciente da Figura 551 mostra AP e lateralmente um enriquecimento de atividades no corpo direito e no ângulo da mandíbula que é a verdadeira propagação da osteomielite existente.

Figuras 551 e 552 Coleção N. Hardt

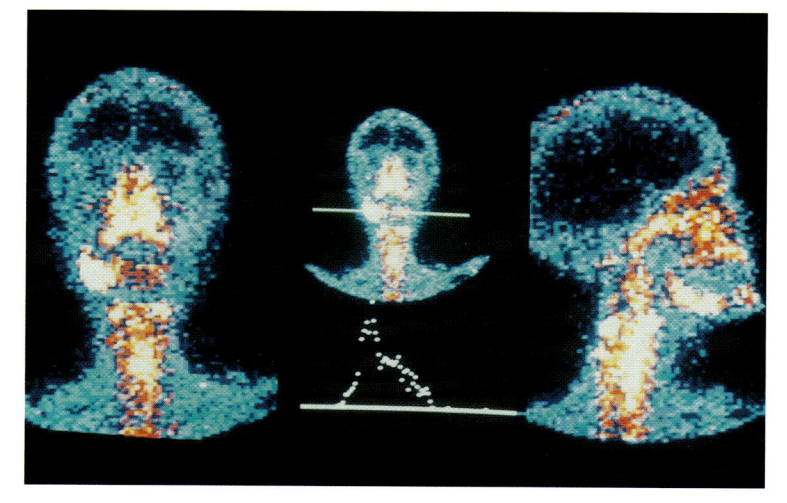

Figura 553 Exacerbação aguda de uma osteomielite esclerosante focal crônica
A lesão origina-se no dente 47 e no alvéolo do dente 46 extraído, com zonas radiolúcidas e sombras na mandíbula direita. Note as estruturas distorcidas e compare com o lado esquerdo. Mulher de 34 anos.

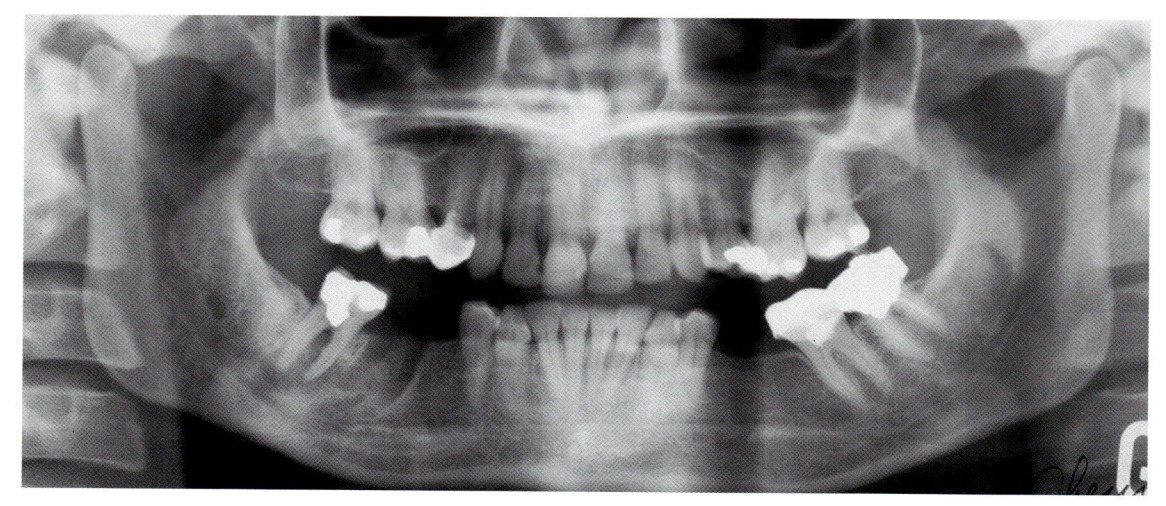

Figura 554 Osteomielite esclerosante focal crônica
Exacerbação aguda com regeneração excessiva de osso do alvéolo do dente 46 extraído e infecção secundária pelo pino da ponte no dente 47 não-vital. Observe as estruturas ósseas alteradas tipo "roído de traças" e compare com as alterações do lado oposto. Mulher de 52 anos.

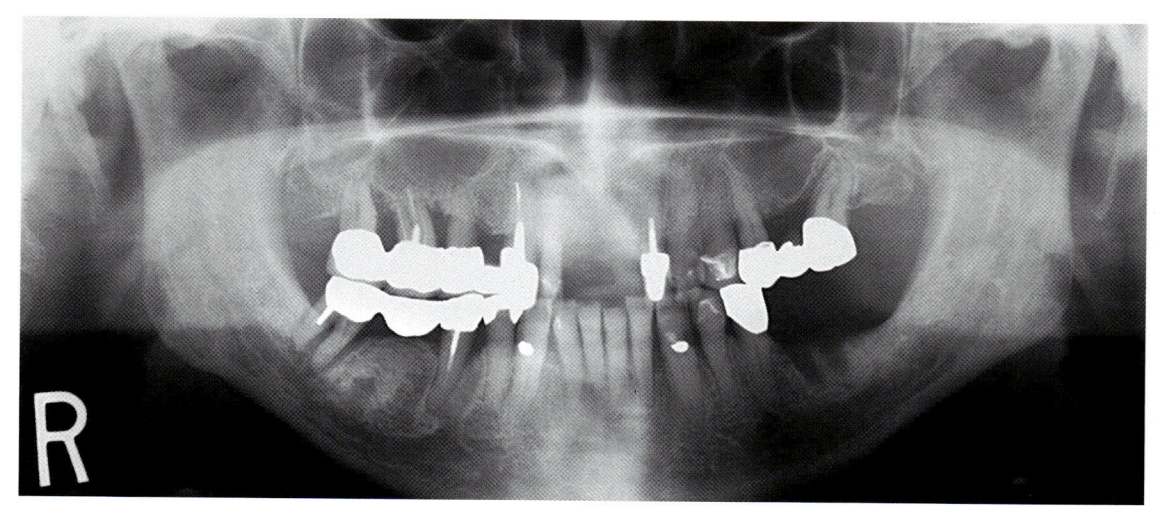

Osteomielites Crônicas e Radiosteonecrose

No curso de periodontites apicais ou marginais, ou na extração de um dente, os germes patogênicos podem alcançar o tecido ósseo e a medula, podendo induzir uma osteíte ou osteomielite, da qual pode desenvolver-se a, hoje rara, osteomielite crônica secundária. Mais freqüentemente é observada hoje a osteomielite crônica primária, que, com pouca virulência do patógeno e boas defesas ou com antibioticoterapia instituída em tempo, transcorre menos violenta. Também aqui há mistura nebulosa de radiolucência e radiopacidades por reparações (em formas esclerosantes) patognomônicas. Formações de seqüestros não-reconhecidas podem ser origem das freqüentes recidivas observadas, mesmo após anos.

Uma forma de osteomielite observada principalmente na mandíbula é a osteomielite esclerosante de Garré, que ataca geralmente jovens adultos.

Por meio de altas doses de radioterapia, pode-se chegar à morte dos osteócitos e fibroses vasculares. A qualidade do osso assim diminuída conduz às temidas fraturas espontâneas, muitas vezes mesmo após anos do tratamento.

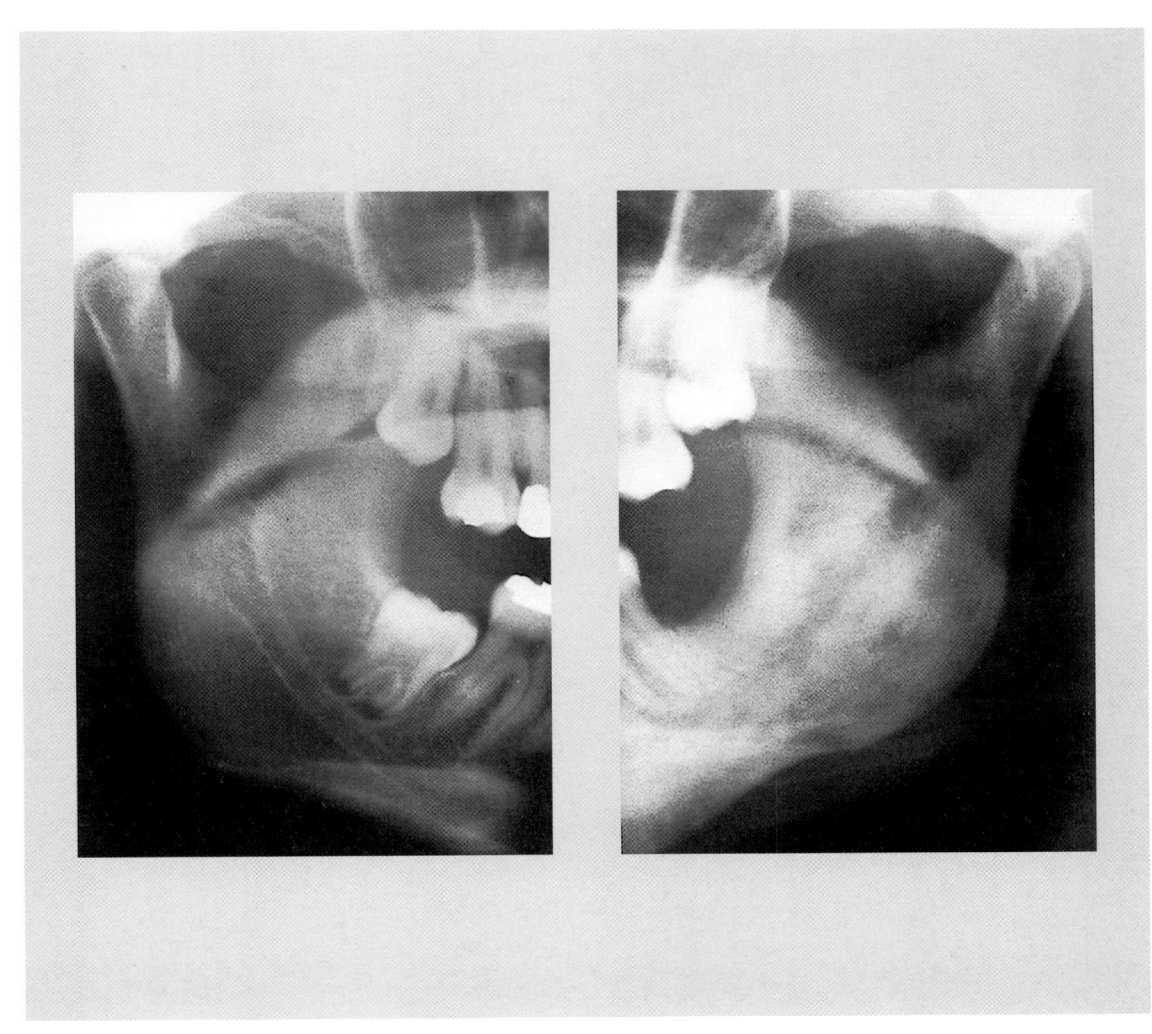

Osteomielites dos maxilares

Figura 555 Osteomielite crônica primária após extração do dente 38 e cicatrização prolongada
Os recortes de ortopantomografias, concentrados no ângulo da mandíbula e no ramo ascendente, mostram as típicas alterações em comparação lateral. Em ambos os lados, são visíveis áreas radiolúcidas irregulares e escleroses nebulosas reparativas como sombras. O curso do canal mandibular é quase imperceptível. O processo articular ainda não foi atingido.

Coleção Ph. D. Ledermann

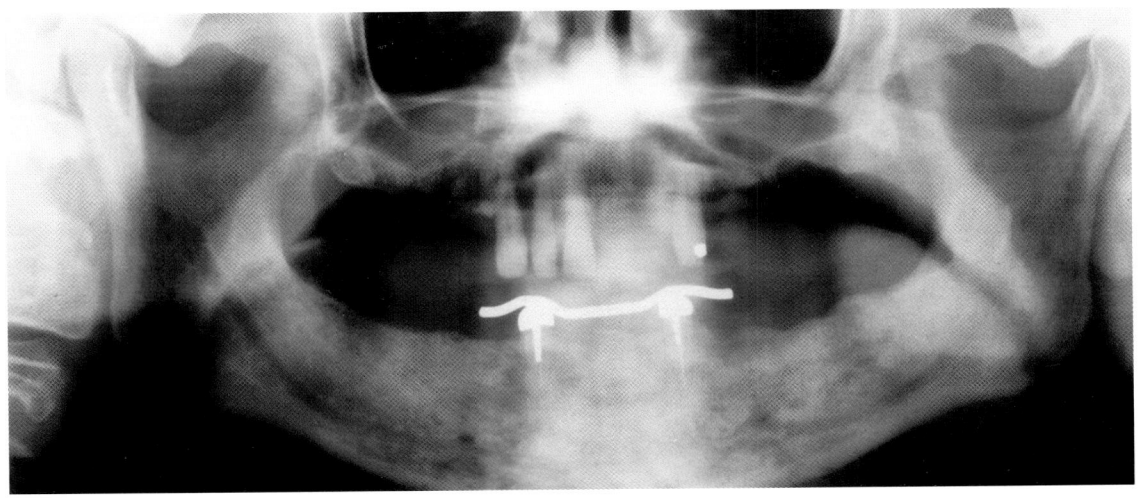

Figura 556 Osteomielite crônica primária com propagação difusa na região dos dentes anteriores inferiores
Homem de 75 anos.

Osteomielite dos maxilares

Figura 557 Uma ortopantomografia como exame primário de edemas no assoalho da boca
Recorte de uma ortopantomografia. Homem de 38 anos com edemas e queixas indefinidas no assoalho da boca anterior. Cárie secundária no dente 45, osteíte de sobrecarga na raiz distal do dente 46 semi-seccionado.

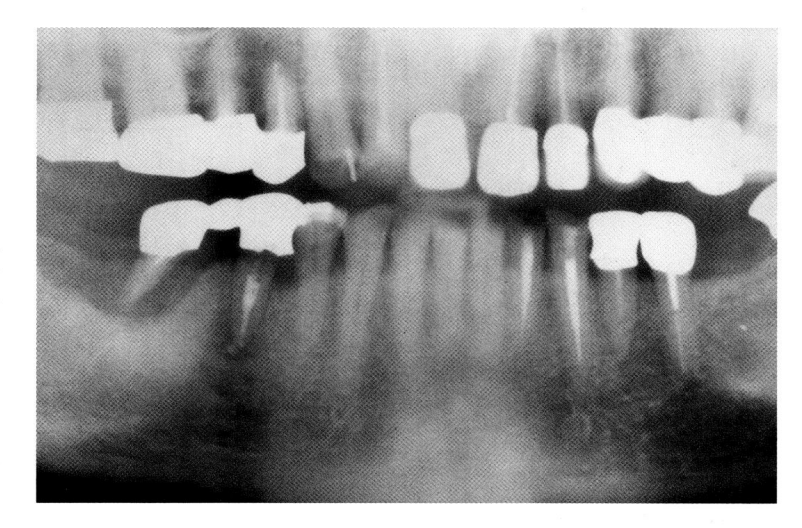

Figura 558 Osteomielite crônica primária com seqüestro na região da espinha mental
O mesmo paciente da Figura 557 em uma radiografia oclusal de mandíbula. O caso mostra a necessidade de exame complementar com uma radiografia tridimensional.

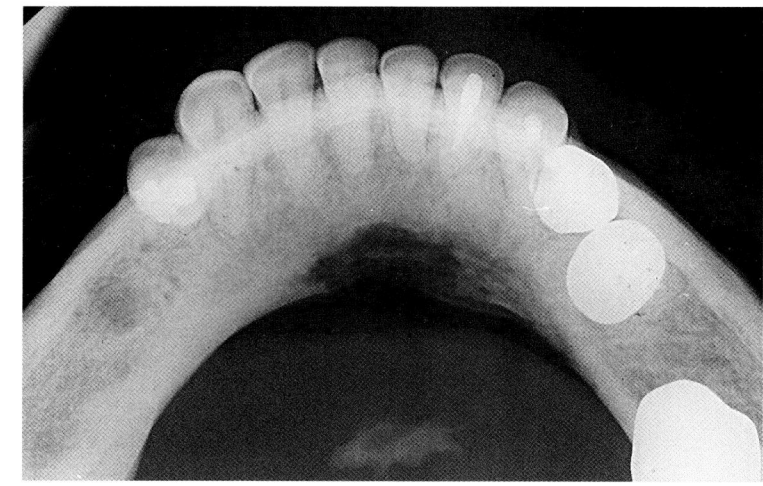

Figura 559 Seqüestro na base da mandíbula em uma osteomielite crônica secundária
Esquerda: Osteomielite crônica secundária, com seqüestro na região do osso compacto.

Direita: A radiografia dental correspondente não pode reproduzir a borda da mandíbula e é inútil por isso. O caso mostra a necessidade da radiografia de visão geral.

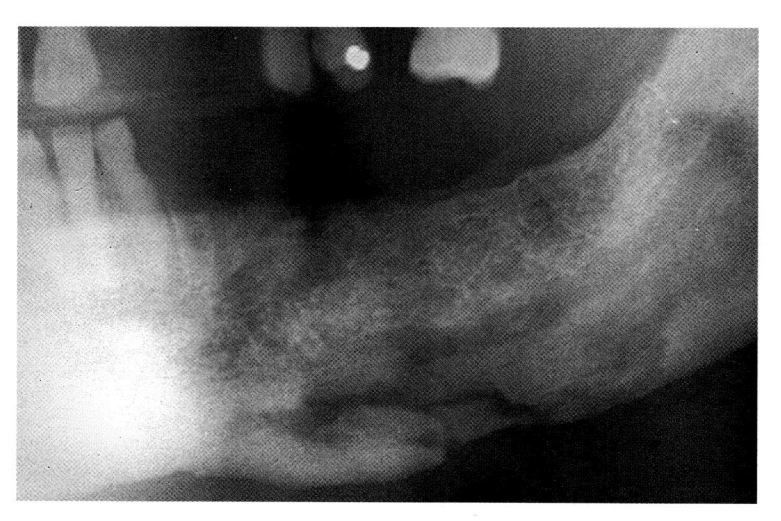

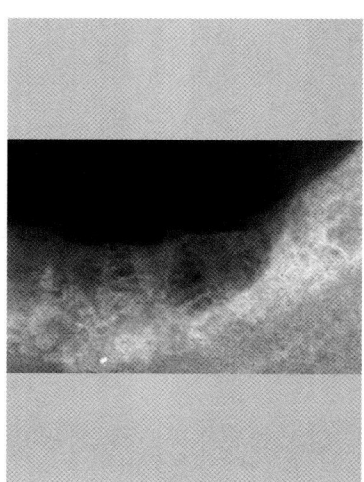

Figura 560 Radiosteonecrose com seqüestro e fratura espontânea
As radiosteonecroses apresentam-se semelhantes à osteomielite crônica, com exceção da reação reparativa do osso. Aqui o osso encontra-se incapaz de reação em virtude da lesão dos osteócitos e fibroses vasculares, o que leva, mais cedo ou mais tarde, a fraturas espontâneas.

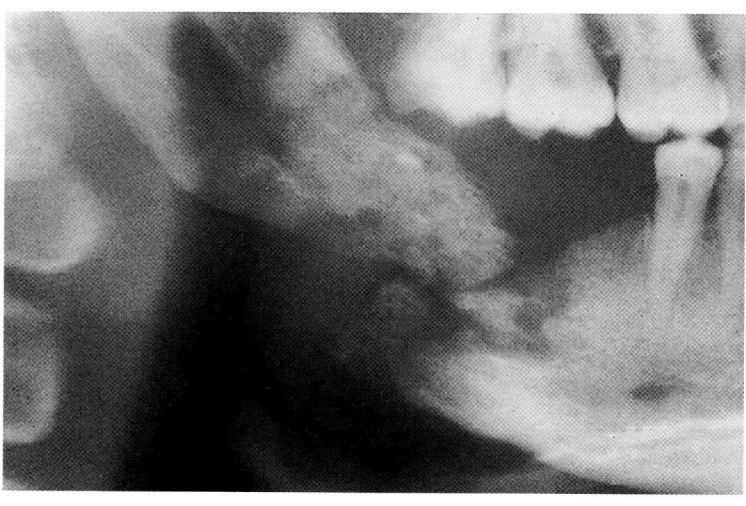

Doenças Odontogênicas dos Seios Maxilares

As estreitas relações anatômicas entre os seios maxilares, por um lado, e os processos alveolares dos ápices dos dentes posteriores da maxila, de outro lado, conduzem a inflamações agudas e crônicas, intercambiáveis com quadros clínicos nem sempre de fácil diferenciação. Não raro surgem pacientes de emergência na clínica odontológica com fortes dores de dentes, provocadas por sinusites maxilares rinogênicas, ou em clínicas otorrinolaringológicas com queixas de seios maxilares, de origem odontogênica. Como os procedimentos de diagnóstico por imagem não fornecem nenhuma contribuição nos primeiros dias, fica-se dependendo dos sinais clínicos. Sensações de dor mal-interpretadas do paciente atingido e reações dos dentes colocados no assoalho dos seios conduzem não raro a diagnósticos falsos, não apenas por motivos odontológicos mas por decisões terapêuticas precipitadas, que podem ser irreversíveis.

Enquanto a radiografia dental, por causa das condições de incidência, só pode mostrar uma visão oblíqua do assoalho dos seios maxilares, o ortopantomograma dá uma visão geral, com cuja ajuda pelo menos as cavidades alveolares dos seios maxilares, com suas relações espaciais às raízes dos dentes posteriores, são representadas. Com isso, sempre pode-se documentar as causas odontogênicas de doenças dos seios em imagens, ao passo que a avaliação global dos seios maxilares não é recomendada, devido aos efeitos de borramento das estruturas pela zonografia. Para isso devem usar-se radiografias hemiaxiais convencionais de crânio, tomografias simples ou computadorizadas, que podem ser então solicitadas pelo médico familiar, por motivos econômicos.

Ao lado das doenças dos seios maxilares, causadas pelas periodontopatias apicais e/ou marginais, que podem ir desde banais edemas inflamatórios da mucosa dos seios até sinusites maxilares agudas ou crônicas, pode-se, com a ortopantomografia, avaliar, além de cistos odontogênicos e não-odontogênicos, tumores e lesões dos seios maxilares, que serão tratados nos respectivos capítulos. Difíceis de identificar são os achados secundários, como as formações cistóides redondas, nas quais os pólipos têm sua parcela como sombras das partes moles. Geralmente, trata-se de pseudocistos sem epitélio, odontogênicos ou não, mas podem ser também cistos de retenção, formados pela retenção de secreções, e que possuem epitélio, ou as relativamente raras mucoceles – cistos de oclusão – como se observa com freqüência após cirurgias de Caldwell-Luc. Um problema odontológico especial representam os materiais de restauração contendo óxido de zinco, que, nas obturações endodônticas em excesso, tornam-se meios de cultura para fungos (aspergilose) nos seios maxilares.

Sombras Cistóides e Polipóides

O conteúdo de ar e o desenho claro dos limites das estruturas ósseas são sinais de achados normais em radiografias de seios maxilares. A ortopantomografia, como único processo de diagnóstico por imagem que fornece uma reprodução panorâmica das cavernas alveolares, pode, como zonografia de adição, por posicionamento descuidado – principalmente da língua – e por regulagem incorreta dos dados de exposição, ser subestimada (p. 36 e 39). As formações arredondadas fortemente delimitadas, com densidades de partes moles, que são observadas às vezes nas ortopantomografias, com invaginações da mucosa preenchidas de exsudatos inflamatórios são classificadas como pseudocistos; as formações existentes na mucosa das glândulas formadas por retenção de secreções são classificadas como cistos de retenção; as mucoceles geralmente surgidas após cirurgias dos seios maxilares são designadas como cistos de oclusão. Também as alterações poliposas de formas variáveis e muitas vezes de base inflamatória devem ser observadas. Sem conhecimento da anamnese e dos sinais clínicos encontrados, as formações aqui descritas realmente não podem ser diferenciadas radiograficamente.

Doenças dos seios maxilares

Figura 561 Pseudocistos
Uma sombra arredondada e bem-delimitada, assentada com ampla base no assoalho do seio maxilar direito (seta). Mulher de 26 anos.

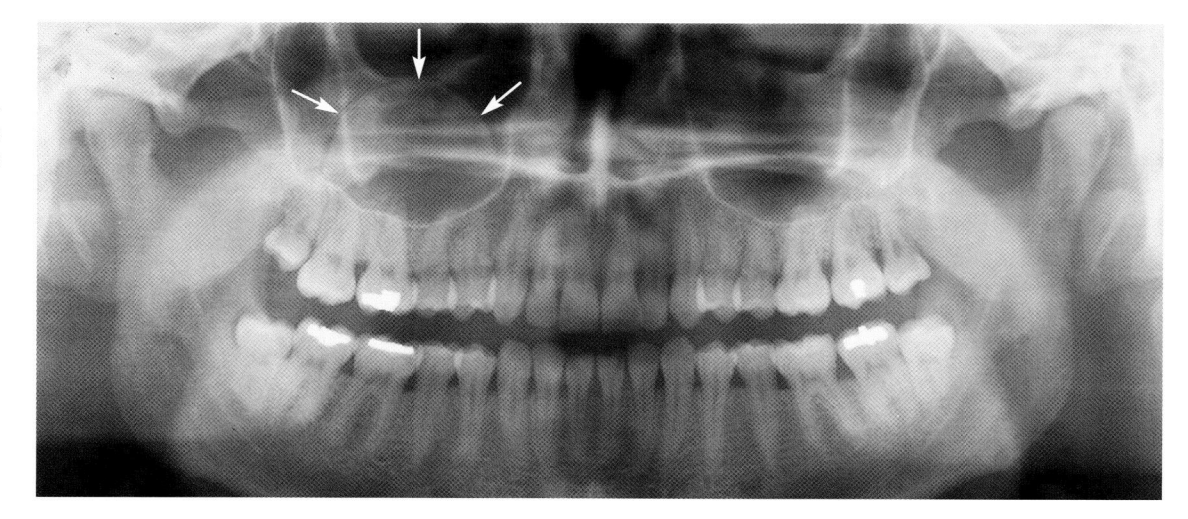

Figura 562 Pseudocistos odontogênicos em ambos os seios maxilares
Observa-se os cistos de erupção nos 3os molares em erupção, e, principalmente, a perda dos limites dos seios nas regiões dos dentes 17,18 e 26, 27 devido à foliculite de erupção. Menina de 16 anos.

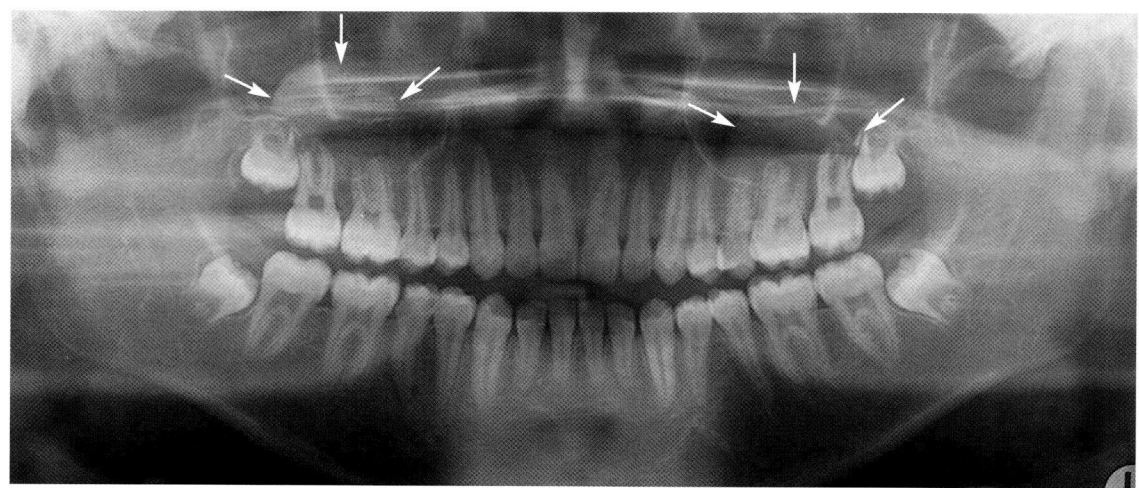

Figura 563 Fenômeno de retenção de muco no seio maxilar esquerdo (setas)
Mucosa espessa e alterada por pólipos no seio maxilar direito. Mulher de 58 anos.

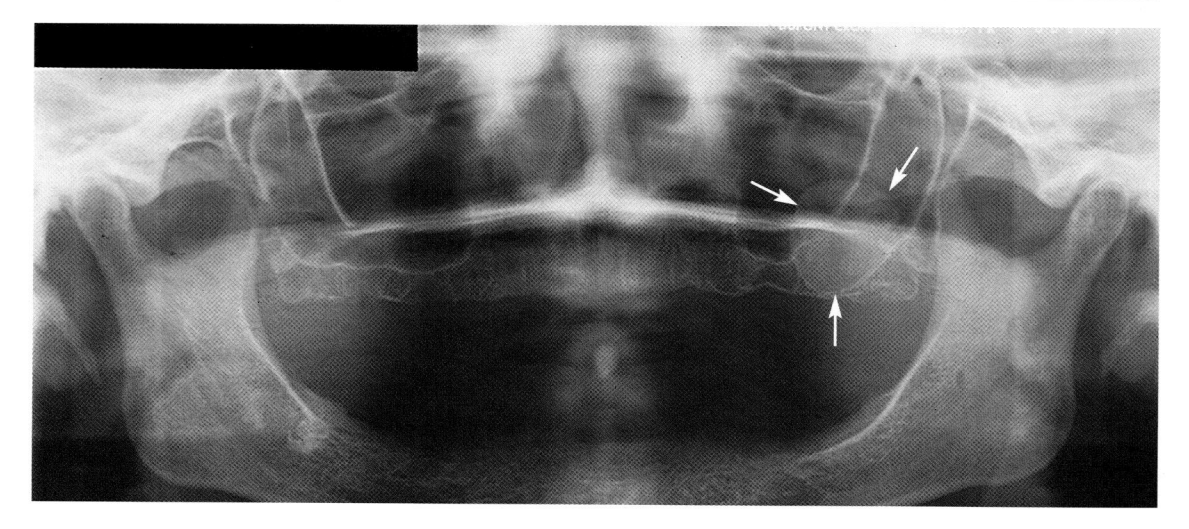

Sombras Cistóides e Polipóides   237

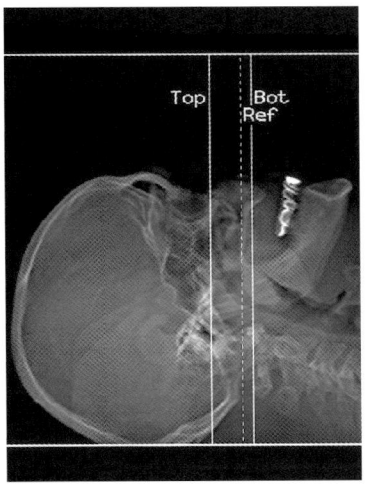

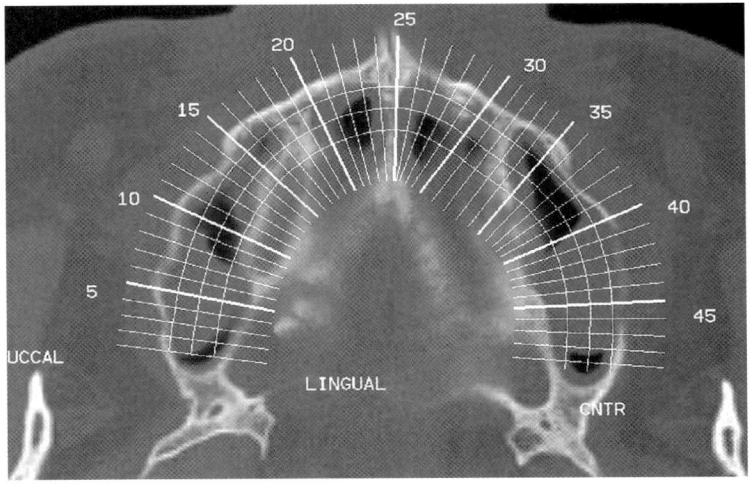

Figura 564   Doenças dos seios maxilares
Utilização de um programa dental na tomografia computadorizada no exame de alterações dos seios maxilares. As camadas transversais da maxila são calculadas pelos dados da radiografia axial. As sombras das partes moles podem ser representadas na escala 1:1 em tamanho e localização. Marcação de três camadas panorâmicas e da camada transversal.

Esquerda: Topograma com localização das camadas na maxila.

Figura 565   Visão panorâmica e cortes sagitais da maxila
Visões panorâmicas selecionadas com localização das lesões e indicações de medida.
Os cortes transversais da maxila, com indicações de medida, obtidos com o programa Dental (aqui Picker Dental Package).

Coleção M.Grobovschek

Doenças dos seios maxilares

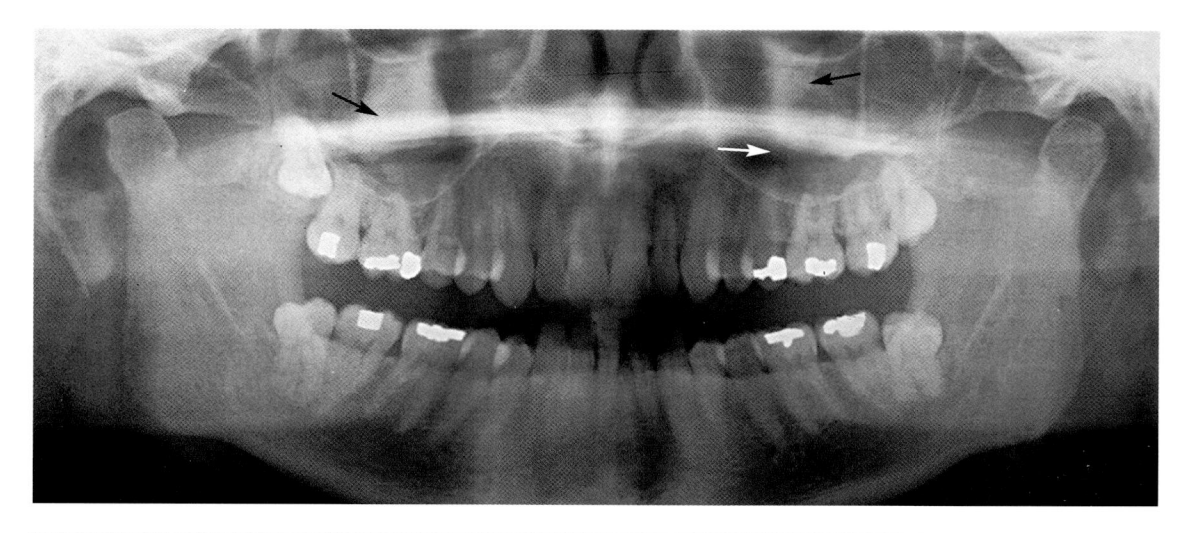

Figura 566 Poliposes (setas) de origem desconhecida em seios maxilares
Ortopantomograma. Os numerosos pólipos são notáveis, pendentes (bem-nítidos, à direita) da abóbada dos seios maxilares. Homem de 30 anos.

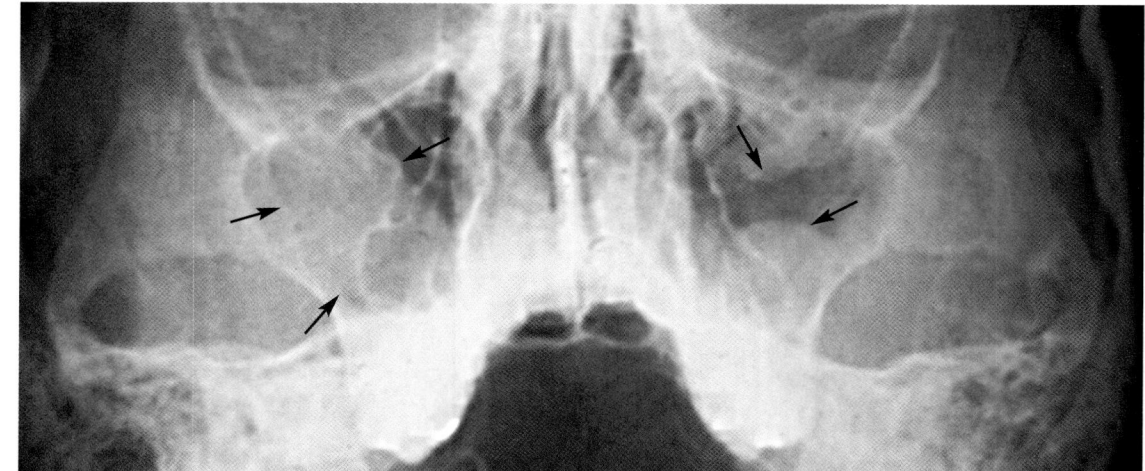

Figura 567 Recorte de uma radiografia de crânio hemiaxial
O mesmo paciente da Figura 565, com pólipos (setas) de visão pósteroanterior, tendo como fundo um seio arejado.

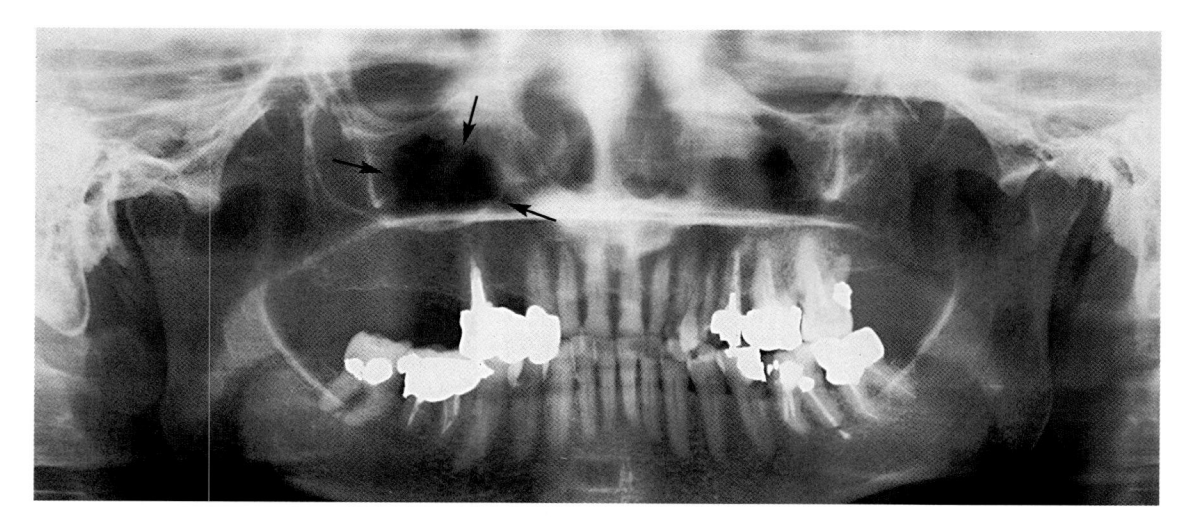

Figura 568 Estado após cirurgia radical dos seios maxilares, conforme Caldwell-Luc
Ortopantomograma com uma mucocele ou cisto de oclusão (setas). Mulher de 65 anos.

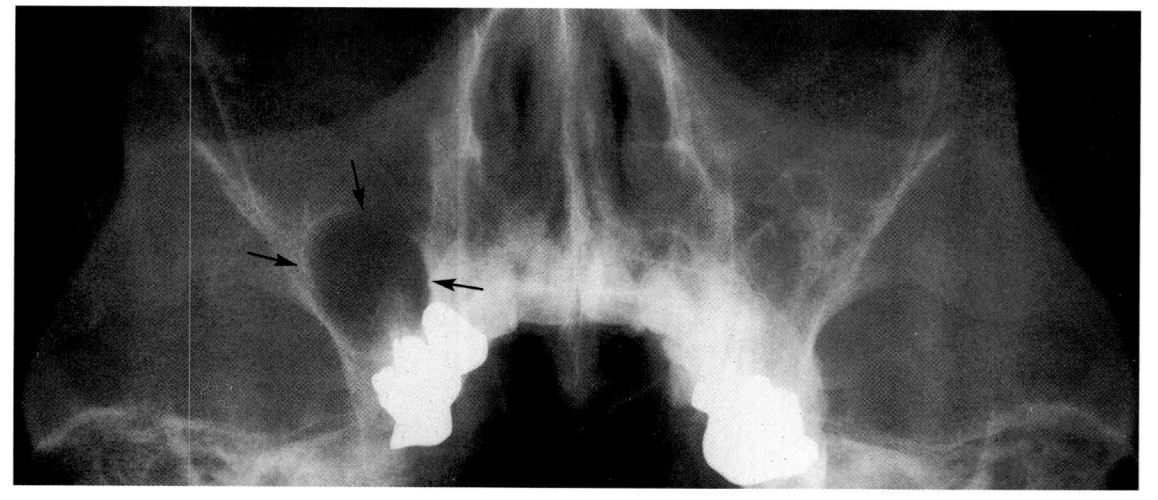

Figura 569 Recorte de uma radiografia hemiaxial de crânio
O mesmo paciente da Figura 567 com cistos de oclusão (seta). Nota-se que o espaço pericementário permaneceu intacto na raiz tratada do dente 15.

Inflamações e Pseudocistos dos Seios Maxilares

Por periodontopatias agudas e crônicas, apicais e marginais e por corpos estranhos (como, por exemplo, material de obturação de canal), pode-se chegar não só a edemas inflamatórios da mucosa dos seios, mas também à formação de pseudocistos odontogênicos no seio maxilar. Somente os dentistas têm a possibilidade, graças à ortopantomografia, de perceber os sinais precoces de uma patologia dos seios e de poder tomar medidas terapêuticas para sanar este problema. É conhecido que as inflamações odontogênicas da mandíbula se propagam mais difusamente, mas sua ação tardia sobre o delicado sistema dos seios paranasais é em geral subestimada. Do ponto de vista odontológico, é importante que o diagnóstico radiológico seja baseado em radiografias de visão geral para visualizar o espaço pericementário do dente atingido, a reação do osso circundante e a integridade dos limites dos seios. Sombreamentos nos seios maxilares só podem ser constatados em radiografias panorâmicas, mas nem sempre diferenciados. Para isso são necessários exames com outros métodos convencionais e digitais, para os quais os pacientes devem ser encaminhados.

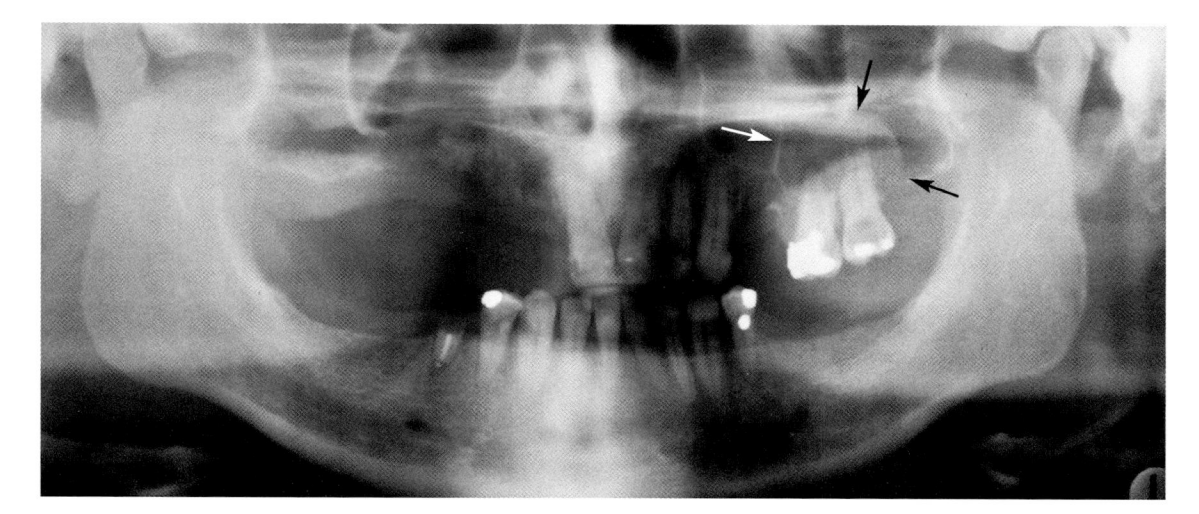

Doenças dos seios maxilares

Figura 570   Pseudocisto odontogênico no seio esquerdo (seta)
Causado pelos dentes 26 e 27 não-vitais. Como o seio indica, não existe uma sinusite maxilar. Homem de 56 anos.

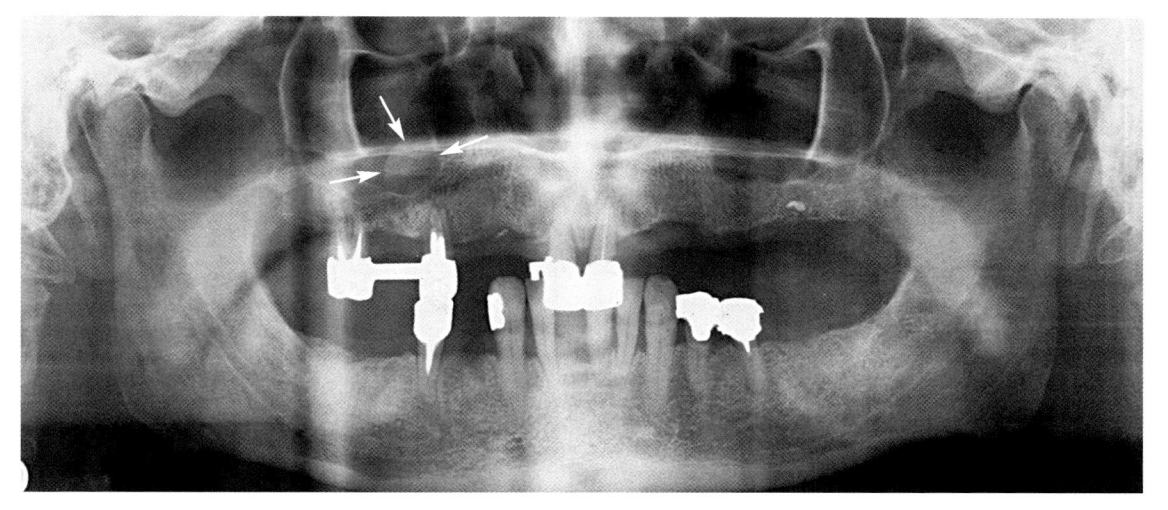

Figura 571   Pseudocisto odontogênico no seio direito (seta)
Osteomielite esclerosante focal crônica, partindo dos pinos da ponte entre os dentes 15 e 17, bem como edema de mucosa são as causas. As linhas de limitação óssea dos seios ainda são mantidas. Homem de 63 anos.

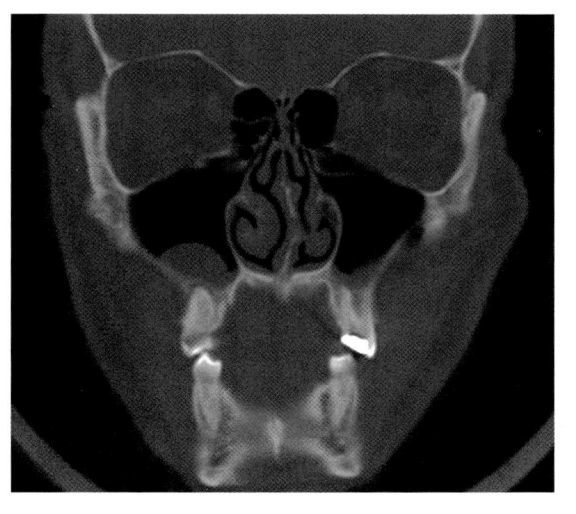

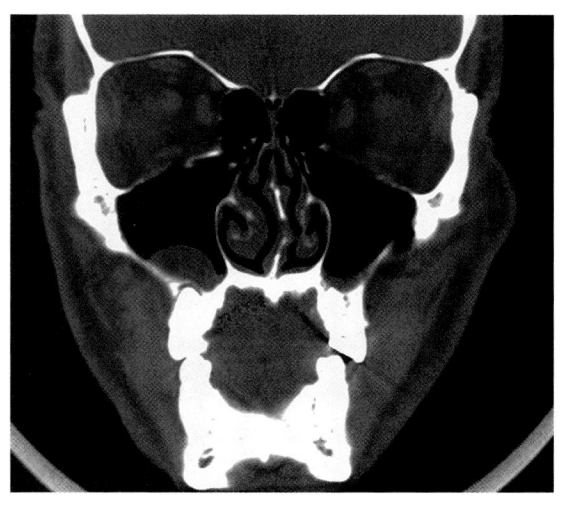

Figura 572   Pseudocisto odontogênico
Esquerda: O recorte de uma TC coronal mostra a camada frontal na altura do dente 15 não-vital, com janela óssea.

Direita: A mesma camada com janela de partes moles. O espaço pericementário apical expandido no dente 15 não-vital é claramente visível na TC, porque sua espessura está acima da capacidade de resolução do sistema. O espaço pericementário de largura normal restante está abaixo do poder de resolução de cerca de 0,3 mm e por isso não é reproduzido.

240 Doenças Odontogênicas dos Seios Maxilares

Doenças dos seios maxilares

Figura 573 Sombra hemisférica no seio maxilar esquerdo (setas)
No ortopantomograma, o limite da caverna alveolar do seio está intacto. Pseudocisto odontogênico.

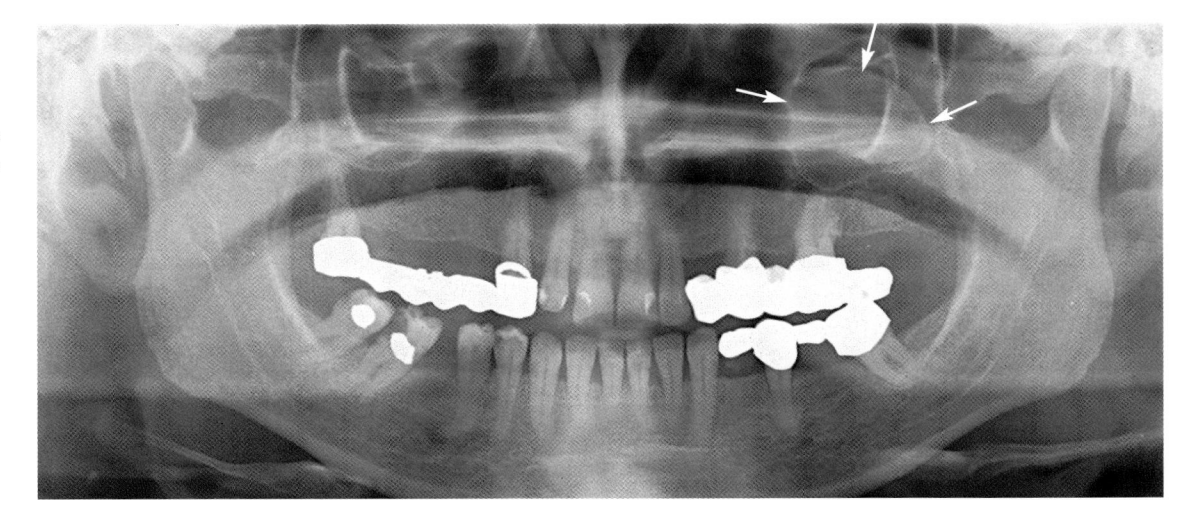

Figura 574 O mesmo caso da Figura 573 em um recorte de uma radiografia frontal de crânio
As setas marcam os limites do pseudo-cisto no seio arejado.

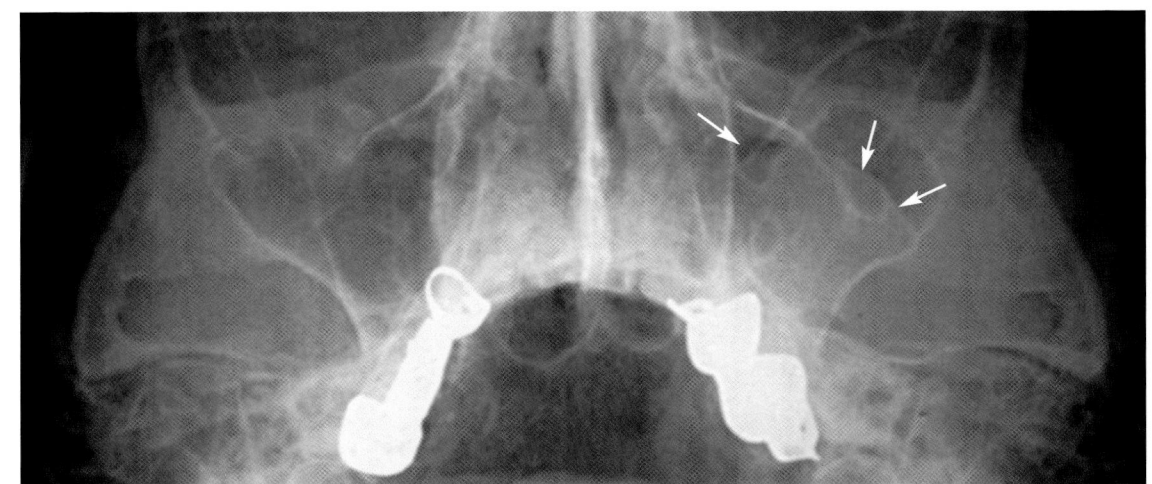

Figura 575 O mesmo caso das Figuras 573 e 574 em uma radiografia periapical
A radiografia periapical mostra os pinos da ponte nos dentes 24 e 26 não-vitais, com áreas radiolúcidas apicais como causa do pseudocisto odontogênico no seio. Mulher de 41 anos.

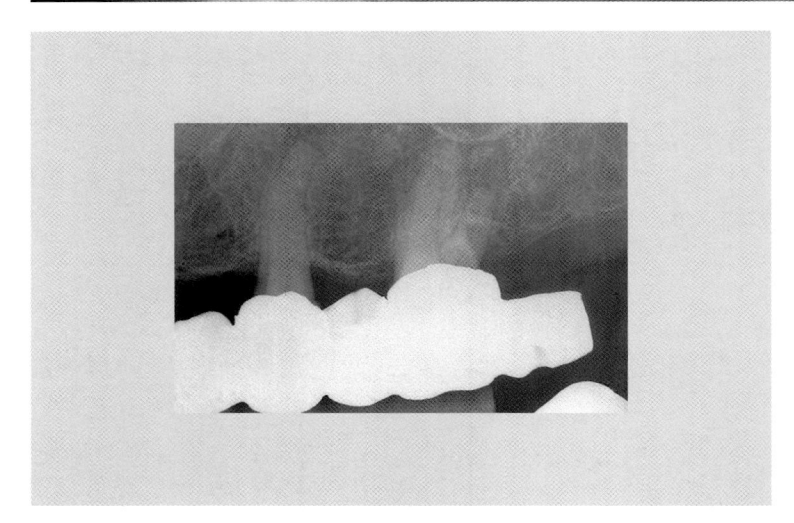

Figura 576 Periodontite apical crônica no dente 17
O ortopantomograma mostra várias raízes com excesso de material de restauração, entre eles o dente 17, que, com sua periodontite apical crônica, está em íntima relação com o assoalho do seio e é o responsável pela formação do pseudocisto odontogênico do seio direito. Mulher de 63 anos.

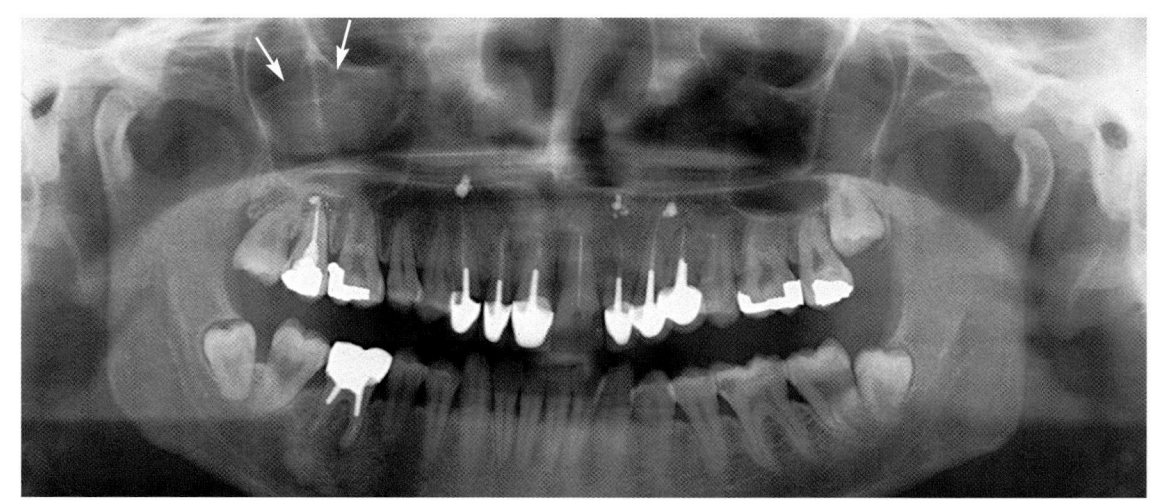

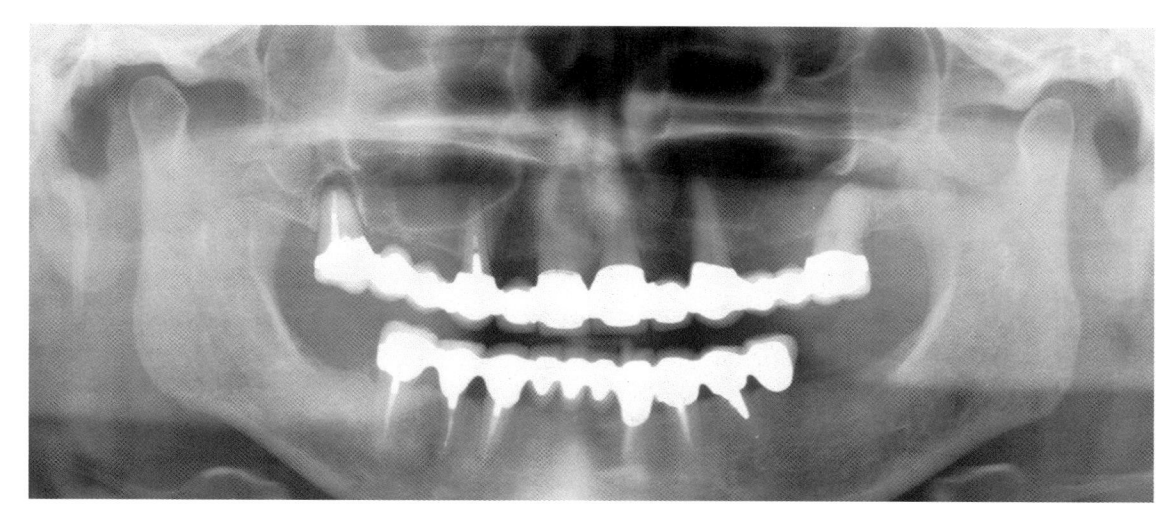

Inflamações e Pseudocistos dos Seios Maxilares

Alterações dos seios maxilares

Figura 577 Sinusite maxilar odontogênica no ortopantomograma
Exacerbação aguda de uma periodontite apical crônica no dente 17 não-vital com os típicos sinais clínicos de uma sinusite maxilar à direita. Mulher de 57 anos.

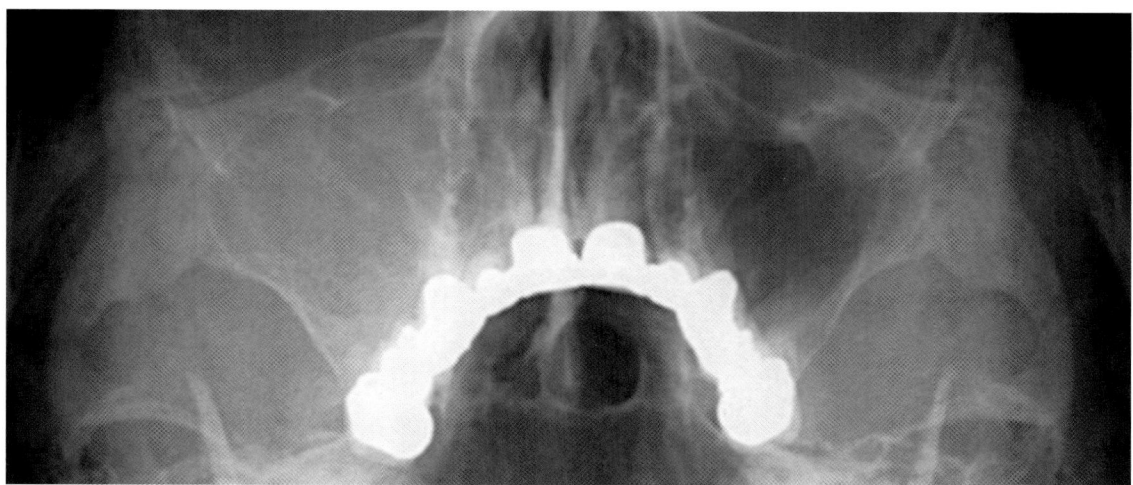

Figura 578 O mesmo caso da Figura 577 em um recorte de uma radiografia frontal de crânio
Os limites do seio estão levemente borrados. A sombra compacta e homogênea mostra a sinusite maxilar aguda.

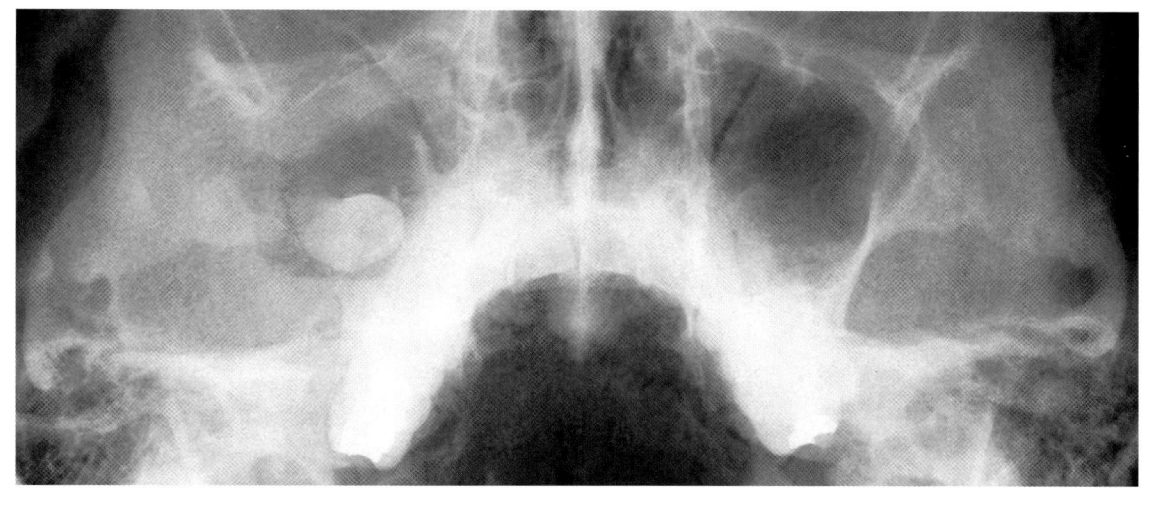

Figura 579 Cisto folicular no seio
O recorte de uma radiografia de seios paranasais mostra um dente 18 com cisto folicular, que se expandiu no seio direito. Estado de uma sinusite maxilar crônica, após infecções rinogênicas recidivantes do cisto, com ruptura na fossa canina e dissolução das estruturas da crista zigomática alveolar. Mulher de 20 anos.

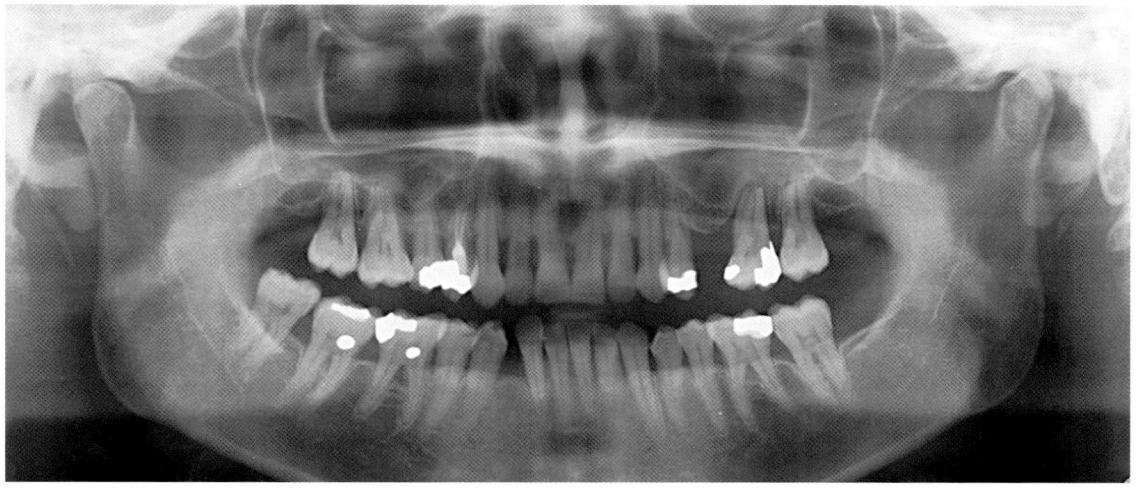

Figura 580 Exacerbação aguda de uma periodontite marginal crônica avançada profunda nos dentes 26 e 27
Desaparecimento da lâmina dura e sinais de uma osteomielite local no septo interdental entre os dentes 26 e 27. Mulher de 47 anos.

242 Doenças Odontogênicas dos Seios Maxilares

Doenças dos seios maxilares

Figura 581 Sinusite maxilar odontogênica, propagando-se do dente 26 não-vital com coroa
Exacerbação aguda de uma periodontite apical crônica. Nota-se as sombras do seio esquerdo, comparando-se com o lado direito e verificando o curso dos limites do seio. Homem de 49 anos.

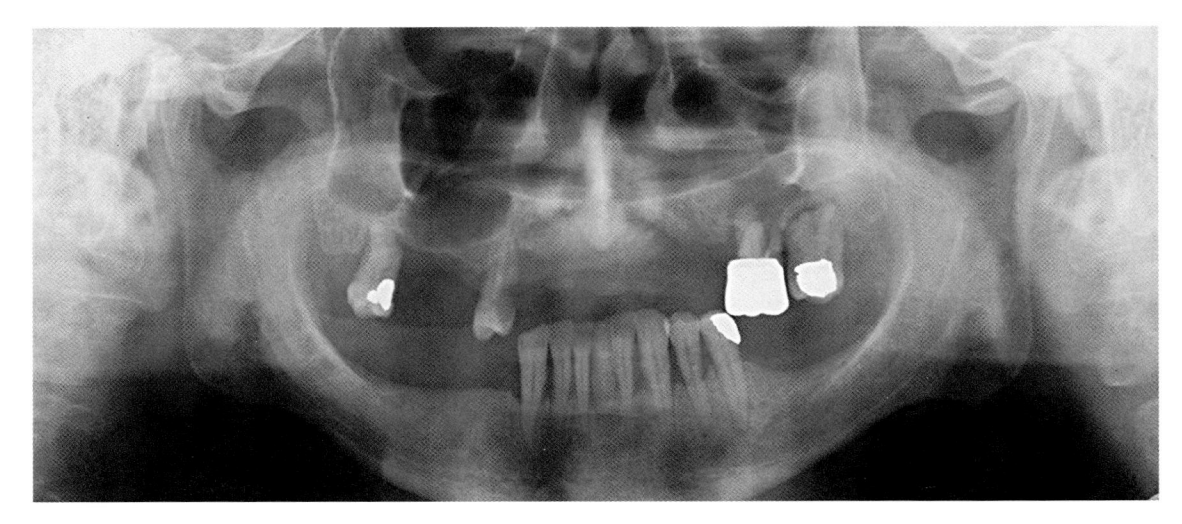

Figura 582 Sinusite maxilar odontogênica, propagando-se dos restos do dente 26
Nota-se o aspecto de "roído de traça" da osteomielite apical em evolução e a destruição do assoalho do seio, que, graças ao sombreamento da sinusite acompanhante, ainda pode ser bem-observado.

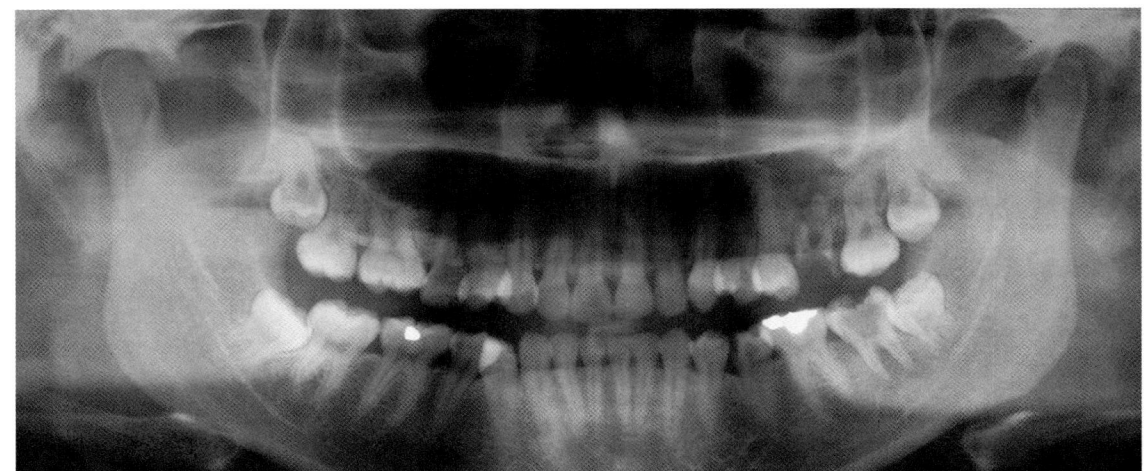

Figura 583 Exame de uma sinusite maxilar odontogênica com o programa Dental TC
A radiografia panorâmica oferece uma visão panorâmica, na qual um sombreamento no seio esquerdo e a rarefação periapical do dente 26 não-vital podem ser observados.

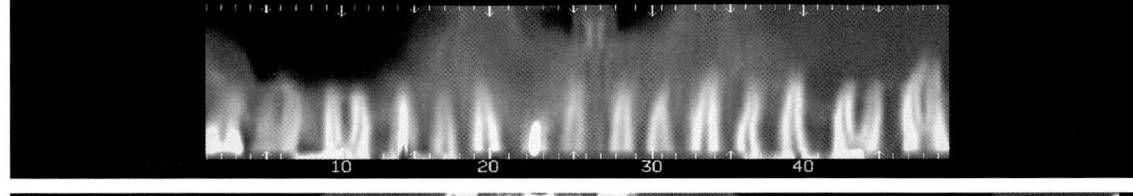

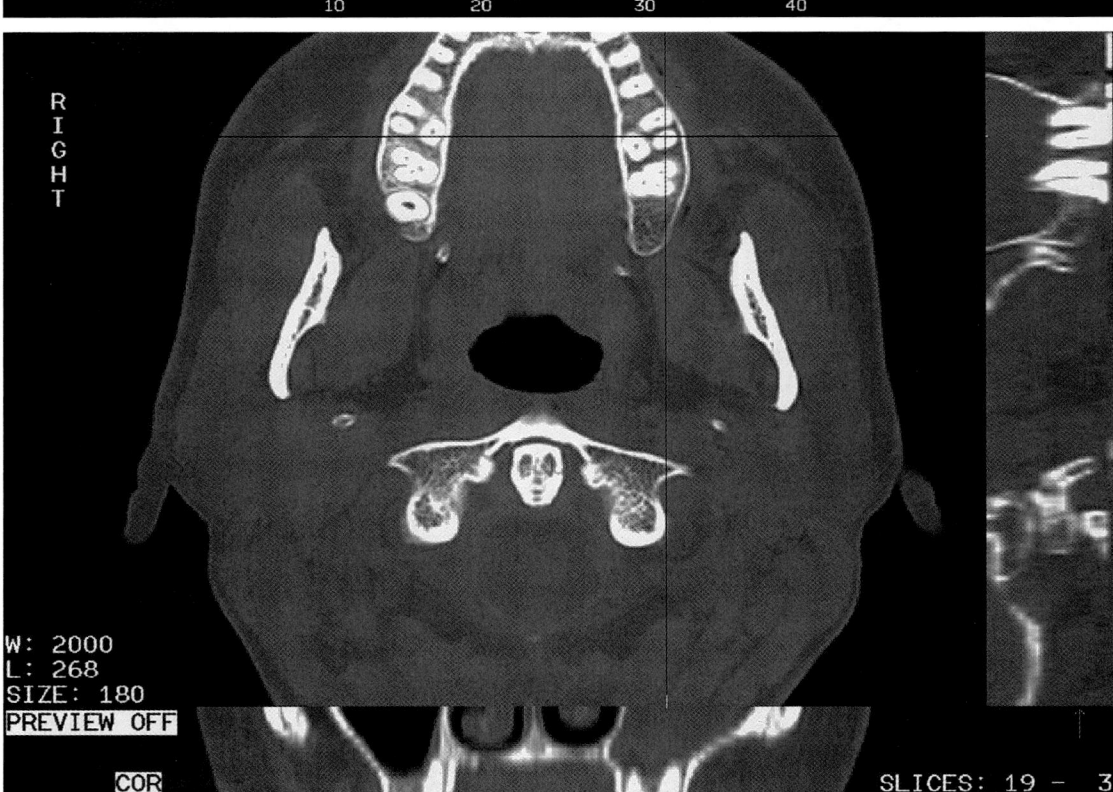

Figura 584 O mesmo caso da Figura 583 com um corte axial da maxila e reconstruções específicas
Uma camada vertical pode ser estabelecida com auxílio do retículo exatamente sobre uma raiz intacta (aqui a bucal distal do dente 26). O sombreamento unilateral do seio e a rarefação periapical do dente 26 são visíveis. Todavia, o espaço pericementário não pode ser visualizado por problemas técnicos do sistema.

Coleção M. Grobovschek

Reações a Corpos Estranhos e Traumatismos

Devido ao excesso de material obturador nos canais radiculares, o material de restauração contendo óxido de zinco pode chegar aos seios maxilares, e lá ficam, algumas vezes, bem-afastados do dente tratado. Junto com as reações inflamatórias da mucosa causadas pelos corpos estranhos, existe o meio de cultura para o desenvolvimento de esporos de fungos aspirados com o ar e que originam as micoses. A maioria é causada por *Aspergillus fumigatus* ou por *A. flavus*, sendo por isso chamada de aspergilose. Como ao lado das reações inflamatórias dos seios maxilares também os seios paranasais, os brônquios e os pulmões podem ser acometidos, o material de obturação de canais composto de óxido de zinco deveria ser eliminado e os seios atingidos deveriam ser recuperados.

Em extrações difíceis, principalmente dos molares, restos ou pedaços de raízes podem chegar aos seios maxilares e provocar, após longo tempo de repouso, inflamações. A procura de raízes residuais deve ser feita com uma radiografia de visão geral. A forma, a localização fora da linha do ápice dos dentes vizinhos, o fator de ampliação e a nitidez podem representar pontos de referência para a comprovação e determinação de posição.

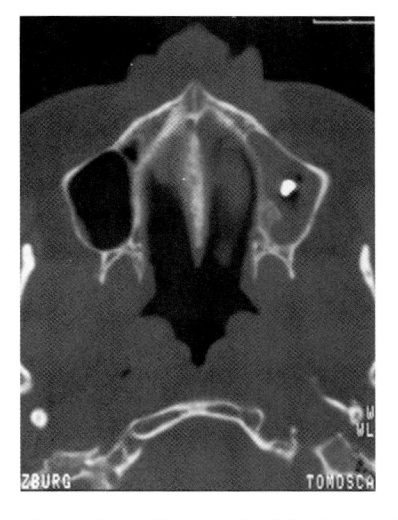

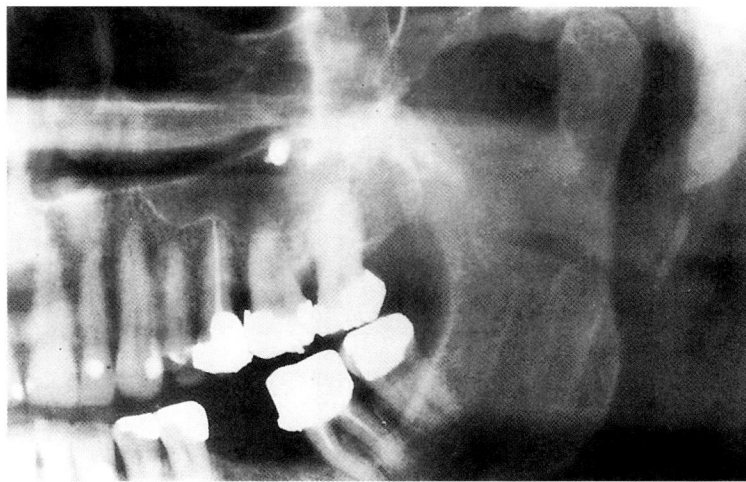

Doenças dos seios maxilares

Figura 585 Aspergilose
O recorte de uma ortopantomografia e a TC axial mostram o material radiopaco de obturação, que, pela obturação excessiva do dente 25, foi depositado no seio. As reações edematosas da mucosa não são visíveis na ortopantomografia, ao contrário da TC. Mulher de 54 anos.

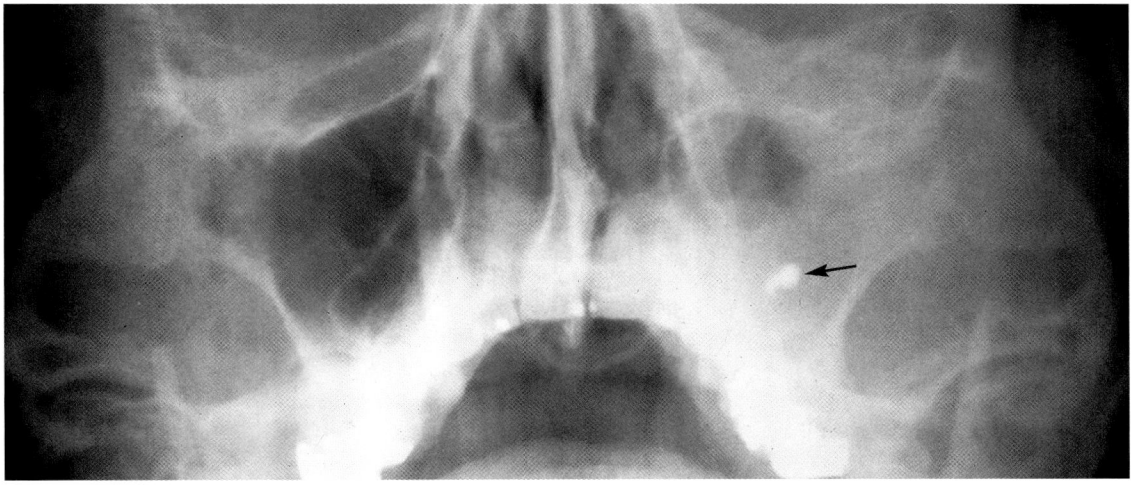

Figura 586 O mesmo caso da Figura 585 em um recorte de uma radiografia frontal de crânio
Material de obturação à base de óxido de zinco (seta), rodeado de massas micóticas e as correspondentes reações na mucosa do seio.

Coleção J.Beck-Managetta

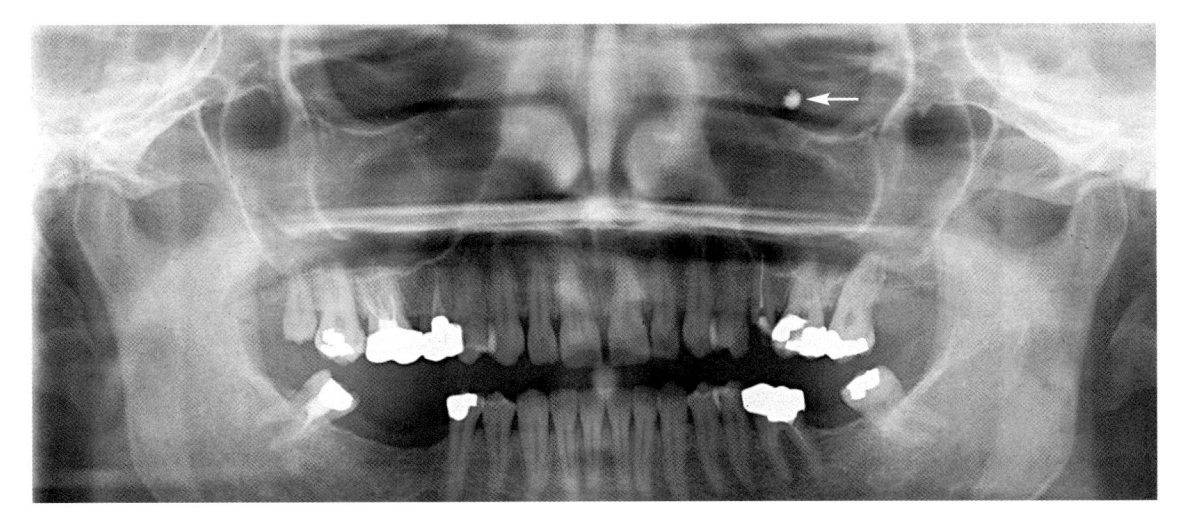

Figura 587 Localização freqüente dos depósitos de excesso de material de obturação no seio
O material em excesso da obturação do canal do dente 25 depositado no seio localiza-se agora no alto da caverna crânio-dorsal do seio maxilar (seta) e não no assoalho da órbita, como as condições de projeção desta ortopantomografia deixam supor.

244 Doenças Odontogênicas dos Seios Maxilares

Doenças dos seios maxilares

Figura 588 Osteomielite primária crônica da maxila com seqüestro (seta) após extração do dente 25 não-vital
Nota-se o sombreamento e as linhas limítrofes do seio, borradas no assoalho do seio, como expressão da participação na sinusite. Homem de 51 anos.

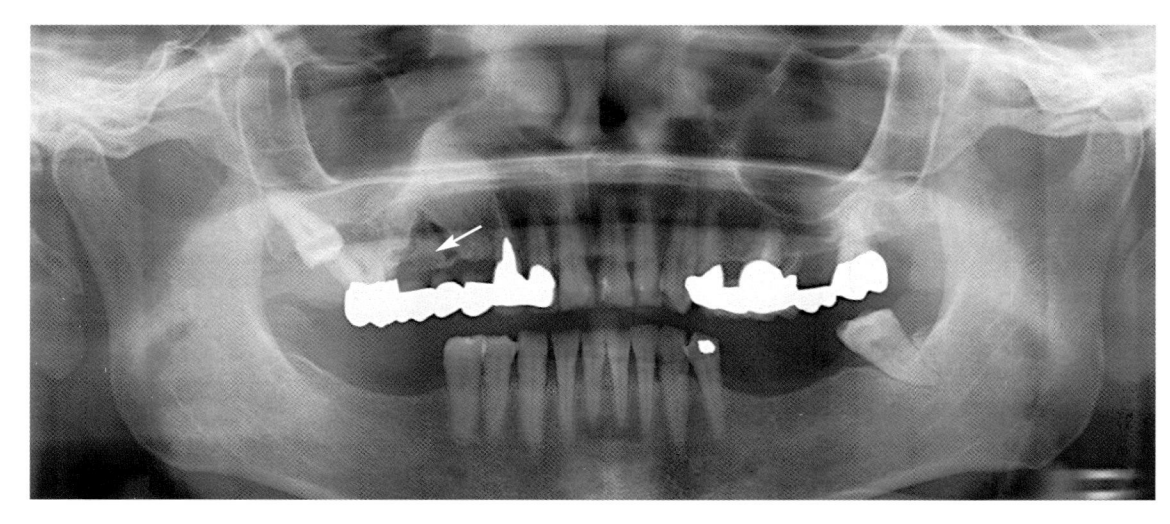

Figura 589 Raiz residual no seio
A ortopantomografia feita imediatamente após a extração do dente 16 mostra a lesão recente da extração com a manutenção ainda da lâmina dura e a raiz residual (seta) na parede dorsal do seio com radiolucência inalterada. Paciente de 48 anos.

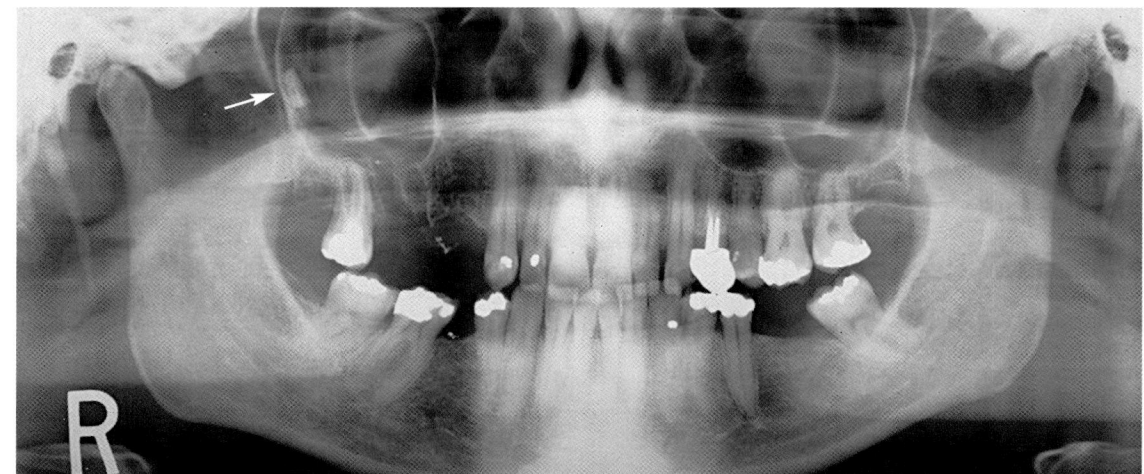

Figura 590 Raiz do dente 16 (seta) localizada na mucosa inflamada
Cicatrização prolongada e fístula buco-antral existente. Homem de 33 anos.

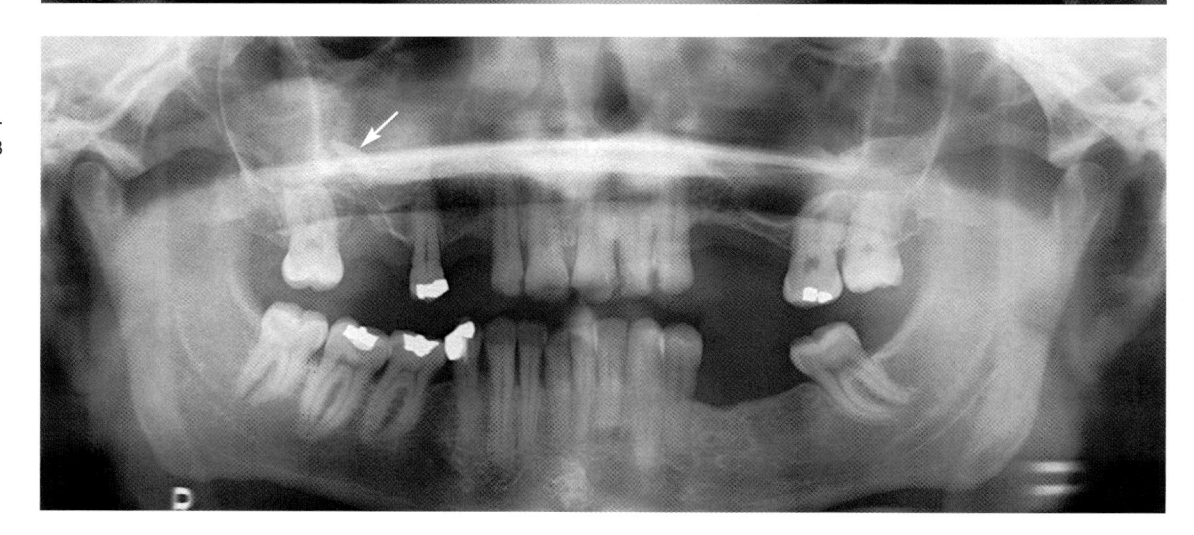

Figura 591 Fístula buco-antral após extração do dente 26
Alteração reativa da mucosa do seio esquerdo, que, em comparação com o seio direito, pode ser perfeitamente visualizada pela redução da presença de ar no seio. Homem de 52 anos.

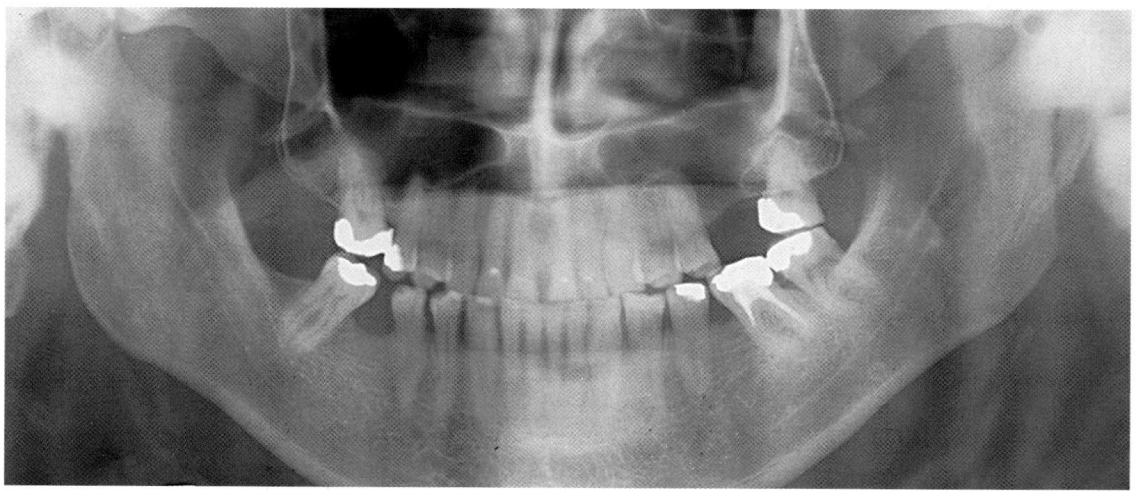

Doenças da Articulação Temporomandibular

Grosseiramente, podem esquematizar-se as disfunções da articulação temporomandibular em artropatias primárias e secundárias.

- As artropatias primárias têm como causa doenças próprias das articulações ou lesões, que podem levar a perturbações de ordem funcional.
- As artropatias secundárias surgem basicamente de desestabilizações do sistema estomatognático.

Enquanto, por exemplo, displasias, manifestações de doenças sistêmicas, diferentes expressões de artrites reumatóides, tumores benignos e malignos ou metástases como doenças primárias da articulação temporomandibular só aparecem raramente na clínica odontológica, as artropatias secundárias, como expressão de perturbações funcionais, são freqüentes no diagnóstico e tratamento. Schulte (1983) mostrou que as doenças da articulação temporomandibular secundárias representam nada menos que 95% do total das artropatias examinadas.

Os odontólogos têm à disposição, ao lado dos métodos convencionais de exame clínico, principalmente a ortopantomografia, que, no emprego criterioso, possibilita uma primeira visão geral da morfologia da articulação temporomandibular com a boca aberta e as relações oclusais-articulares dos elementos individuais do sistema estomatognático com boca fechada em uma única imagem. Exatamente nos estágios precoces das perturbações funcionais desestabilizadoras, nas quais ainda não existem alterações de estruturas capazes de serem reproduzidas por imagens, a radiografia panorâmica fornece indícios, junto com o exame clínico, das possíveis causas das queixas da articulação temporomandibular, que poderão ser tratadas com meios disponíveis na clínica ou que poderão ser encaminhadas a especialistas para posterior elucidação e tratamento.

Para um exame amplo da articulação temporomandibular são empregados hoje somente exames não-invasivos, na medida do possível. Conforme as indicações, podem ser feitas tomografias secundárias de camadas delgadas, a partir dos dados de tomografias computadorizadas nos planos desejados, onde os tecidos que interessam podem ser destacados pela "janela óssea" ou pela "janela de tecidos moles". Medições de densidade permitem a complementação do achado clínico de, por exemplo, uma miogelose existente, portanto relacionada com a sobrecarga estática da musculatura de mastigação nas doenças da articulação temporomandibular. Com programas de 3D podem ser geradas imagens principalmente das superfícies ósseas nas mais diferentes direções. Para a representação das relações da cabeça da mandíbula e do disco articular é empregada hoje, sempre que possível, a tomografia por ressonância magnética.

Displasias, Hipo e Hiperplasias

Às artropatias primárias pertencem as malformações da articulação temporomandibular, como a geminação, a hipoplasia, a hiperplasia e a aplasia do côndilo. A etiologia da formação bífida, simétrica ou unilateral não é clara. As *hipoplasias* do côndilo surgem na idade da troca de dentição, geralmente como conseqüência de doenças reumáticas. Especialmente as mulheres são atingidas pela poliartrite juvenil crônica na forma soropositiva, que geralmente surge no 2° decênio de vida. As *hiperplasias* de côndilo destacam-se na juventude por causa da crescente assimetria facial, que se manifesta nitidamente com o envolvimento do ramo e do corpo da mandíbula. Em relação à etiologia destas malformações unilaterais, ainda hoje temos apenas suposições.

Sob as doenças sistêmicas, que mostram malformações no setor da articulação temporomandibular, podem ser citadas principalmente a síndrome de Nager (disostose mandibular) e a síndrome de Goldenhar (a displasia oculoauriculo-vertebral), sendo que especialmente a primeira está ligada a displasias e aplasias da articulação temporomandibular.

Artropatias primárias

Figura 592 Geminação do côndilo esquerdo
Observa-se a longa e rasa superfície da articulação esquerda em comparação ao lado direito, como expressão de uma malformação na idade da troca de dentição. Achada por acaso.

Coleção Ph. D. Ledermann

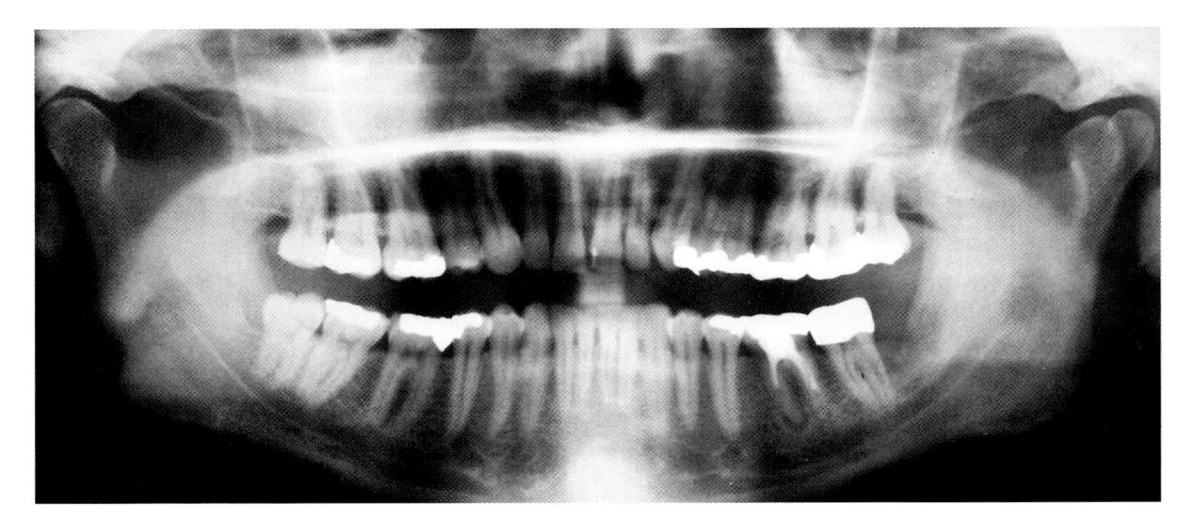

Figura 593 Formação geminada de ambos os côndilos (seta)
Homem de 21 anos.

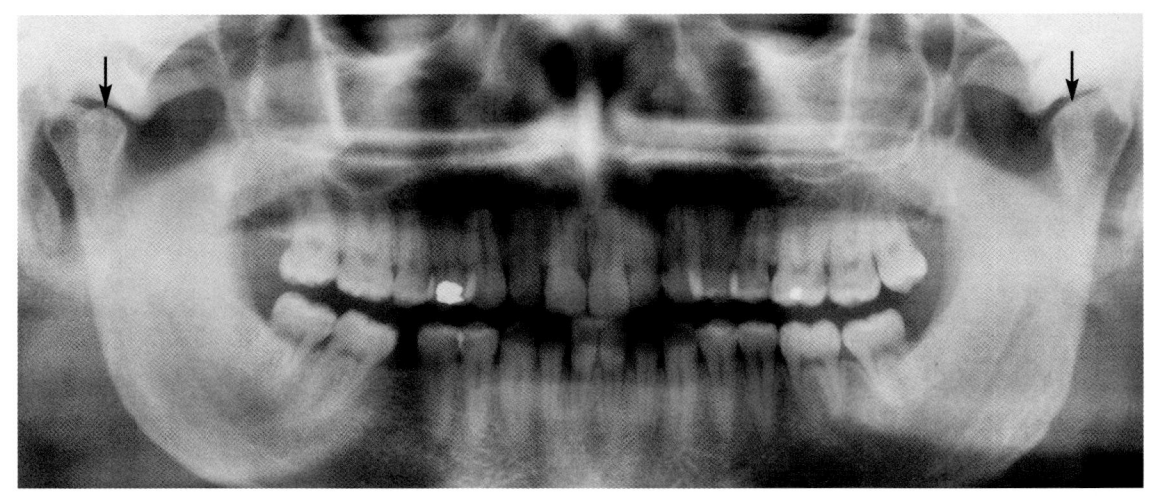

Figura 594 Hipoplasia do corpo da mandíbula e do ramo
Com aplasia da articulação temporomandibular direita, em uma síndrome de Nager (disostose mandibular) com seqüência de Pierre Robin. Homem de 36 anos.

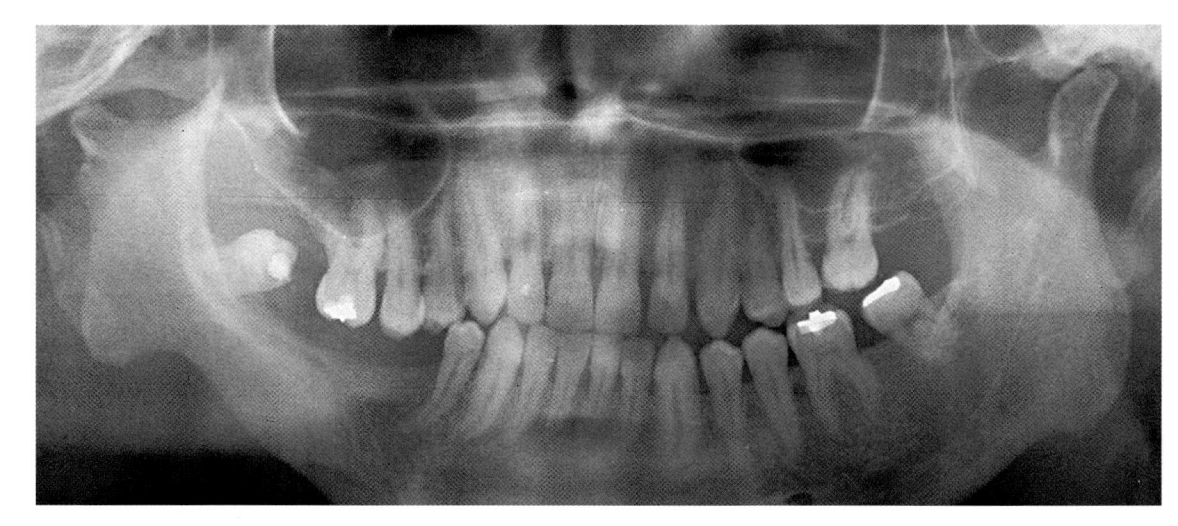

Displasias, Hipo e Hiperplasias 247

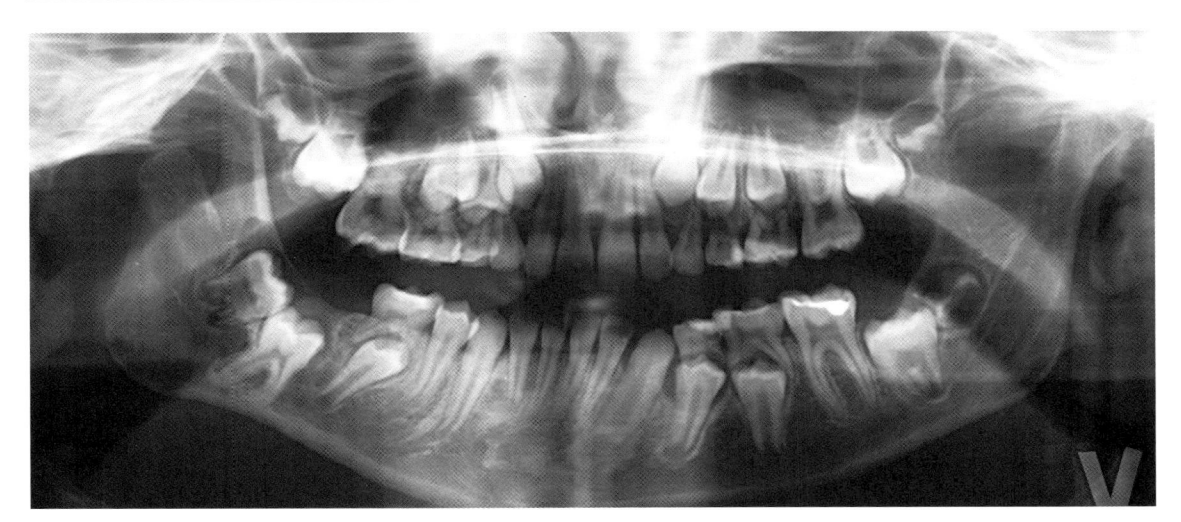

Artropatias primárias

Figura 595 Síndrome de Nager (disostose mandibular)
Menina de 10 anos. Consiste de uma aplasia da articulação temporomandibular direita, com perturbações da erupção dos dentes 45 e 46, com possível anquilosamento do último. Leve retro e micrognatia, com desvio do centro da mandíbula para a direita, quando da abertura da boca. Prolongamento compensatório (hiperplasia ativa) do processo coronóide direito sobrecarregado.

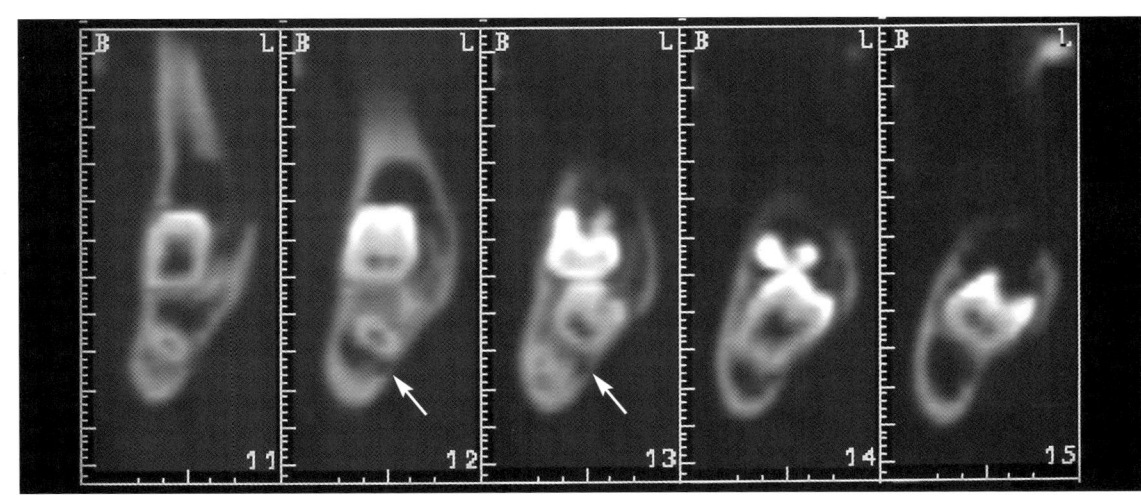

Figura 596 Localização do dente 46 anquilosado e sua relação com o canal mandibular (seta)
Série de cortes transversais da mandíbula, por reconstrução calculada a partir de dados de TC (compare com Figura 595).

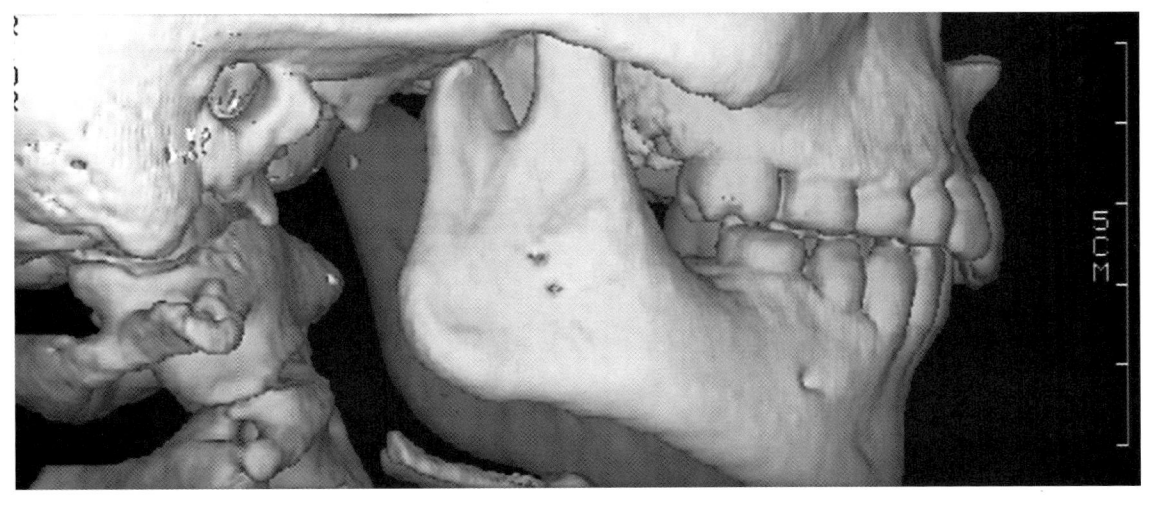

Figura 597 Situação esquelética do ramo encurtado, aplasia da articulação temporomandibular e hiperplasia do processo coronóide direito
Reconstrução tridimensional de superfícies (compare com a Figura 594).

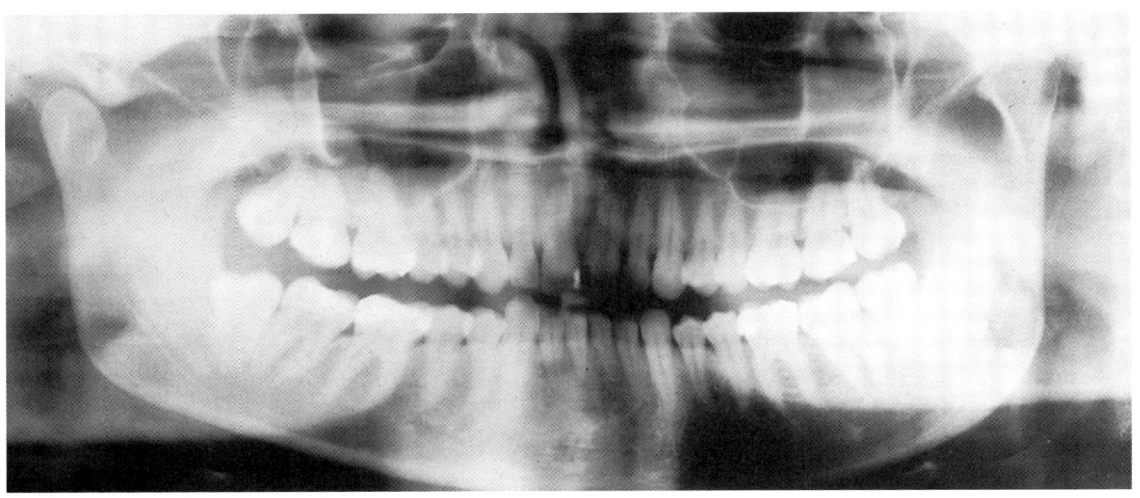

Figuras 595-597: Coleção B. Kahl-Nieke

Figura 598 Hiperplasia da articulação temporomandibular esquerda, com participação do ramo e do corpo da mandíbula
Assimetria facial e desvio do centro da mandíbula para a esquerda, com abertura máxima da boca.

248 Doenças da Articulação Temporomandibular

Inflamações da Articulação Temporomandibular

As artrites podem ser hematogênicas ou transmitidas por inflamações subjacentes, como, por exemplo, otite média, osteomielite ou inflamações purulentas dos 3os molares. As inflamações da articulação temporomandibular também podem originar-se de doenças reumáticas, como a poliartrite juvenil crônica, a síndrome de Still-Chauffard entre o 1º e 3º ano de vida, a forma soronegativa na infância escolar e a forma soropositiva no 2º decênio de vida, em que predominantemente é atingido o sexo feminino, e a poliartrite adulta, mais uma vez com predominância do sexo feminino.

Nos estágios precoces não podem ser comprovados sinais radiológicos. Após a destruição da cartilagem da articulação e a ruptura pela lamela de cobertura, são visíveis como primeiros sinais os defeitos de contornos não definidos nas superfícies das articulações. Com a progressão da degeneração e processos de regeneração esclerosante, chega-se ao aplainamento e alargamento das superfícies das articulações, a cistos de detritos e a osteófitos que caracterizam o estado da artrose e que podem evoluir para anquiloses fibrosas ou raramente ósseas.

Artropatias primárias

Figura 599 Representação de uma poliartrite juvenil crônica da articulação temporomandibular com reconstrução de superfícies
A reconstrução tridimensional da superfície lateral direita (*esquerda*) e a esquerda (*direita*) mostram os côndilos alterados na forma e na localização por uma poliatrite juvenil crônica em uma menina de 15 anos.

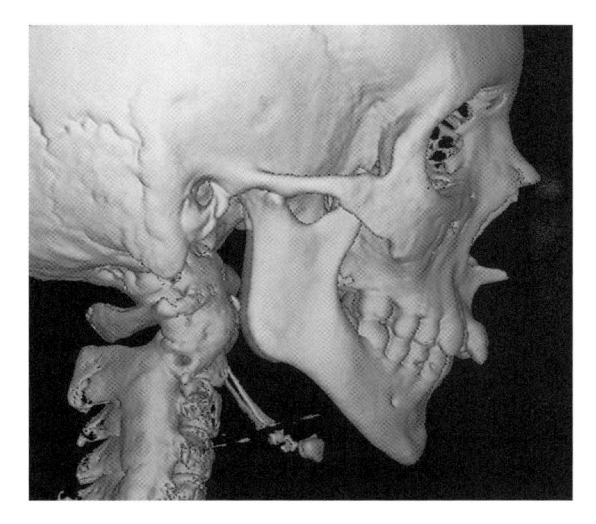

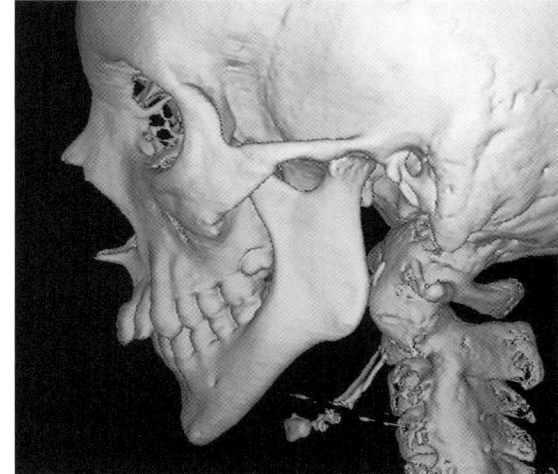

Figura 600 TC axial da articulação temporomandibular
Os cortes axiais foram feitos com a janela óssea (*esquerda*) e com a janela de partes moles (*direita*), para documentar a posição anterior dos côndilos com seu desvio lateral para a esquerda, com o que o côndilo direito nitidamente está deslocado para medial e o esquerdo está deslocado lateralmente. Os côndilos mostram a erosão da camada cortical e áreas locais de esclerose como expressão dos processos de regeneração.

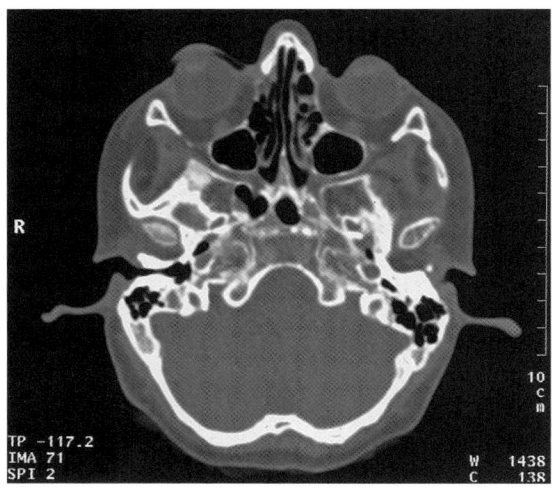

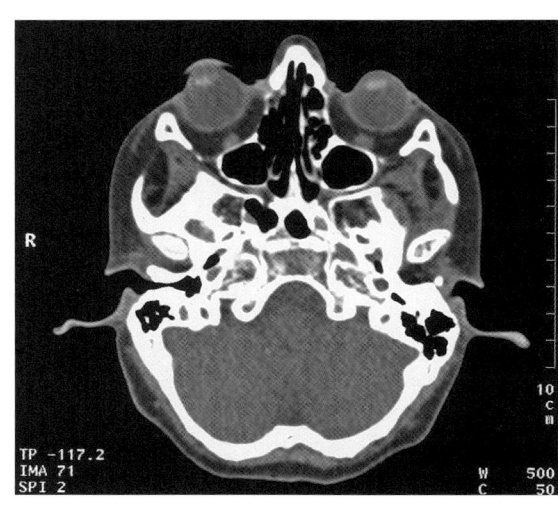

Figura 601 Medição de densidades no músculo
Esquerda: Na janela muscular, foi medida a densidade do músculo pterigóide lateral em uma zona circular. Era de 64,8 HE e estava assim cerca de 40 HE acima do valor normal. O valor médio da densidade para todo o músculo pterigóide lateral perfez 39,3 na primeira medida e 40,6 HE na segunda medida. A superfície da área do músculo apresentada é de 2,2 cm².

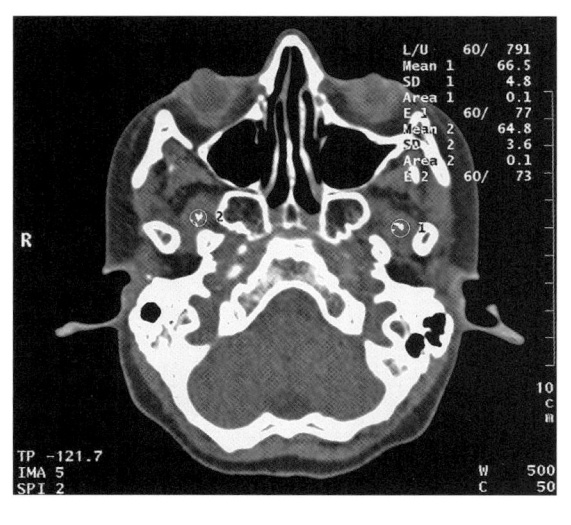

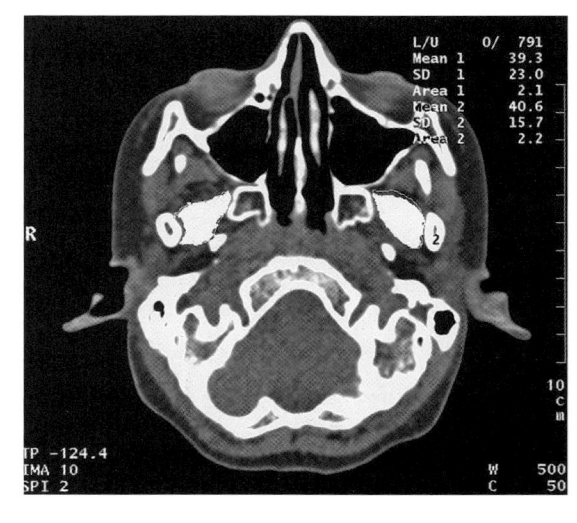

Coleção U. Hirschfelder

Inflamações da Articulação Temporomandibular

Artropatias primárias

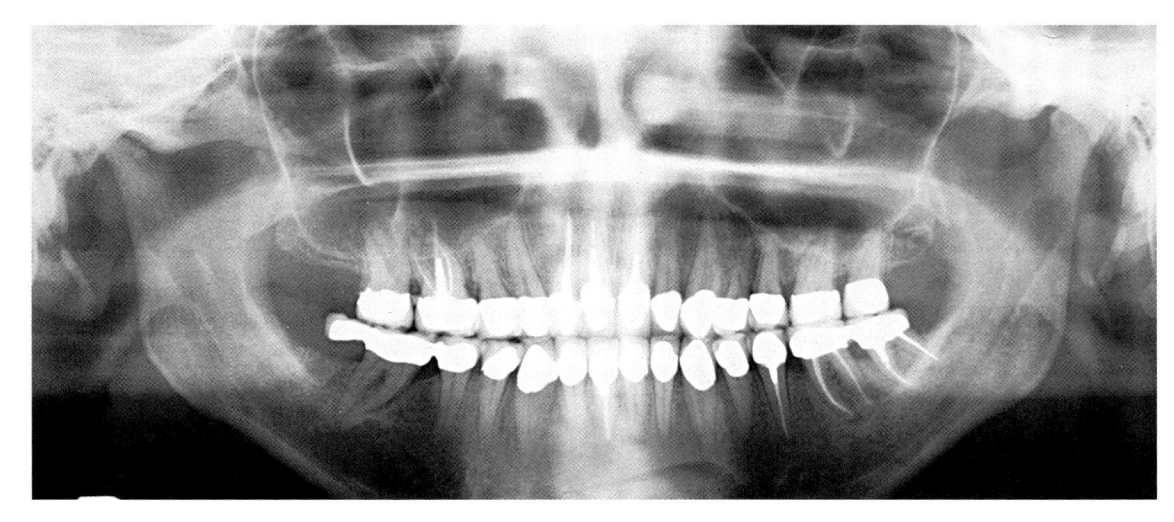

Figura 602 Hipoplasia do côndilo direito após poliartrite juvenil crônica
Nota-se a cavidade articular rasa e o espaço articular radiopaco estreito. Na região do queixo, um implante de cartilagem para compensar uma retrognatia. Mulher de 39 anos.

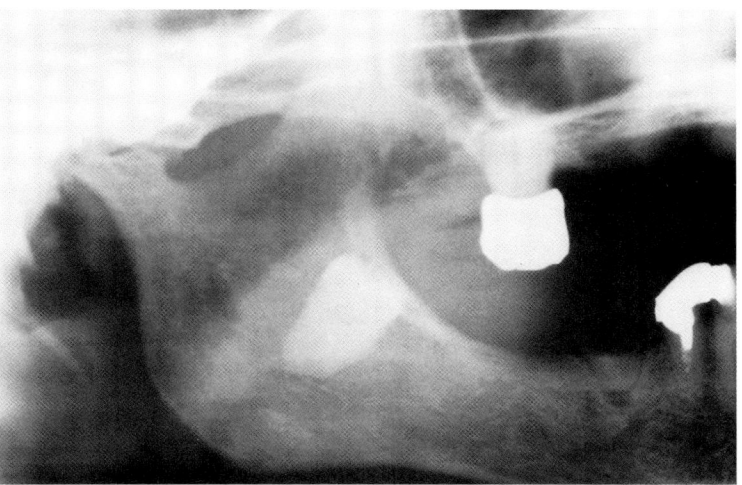

Figura 603 Destruição do côndilo direito após inflamações recidivantes, irradiadas do dente 48 anquilosado
Nota-se a hiperplasia compensatória do processo coronóide. Recorte de uma ortopantomografia. Mulher de 68 anos.

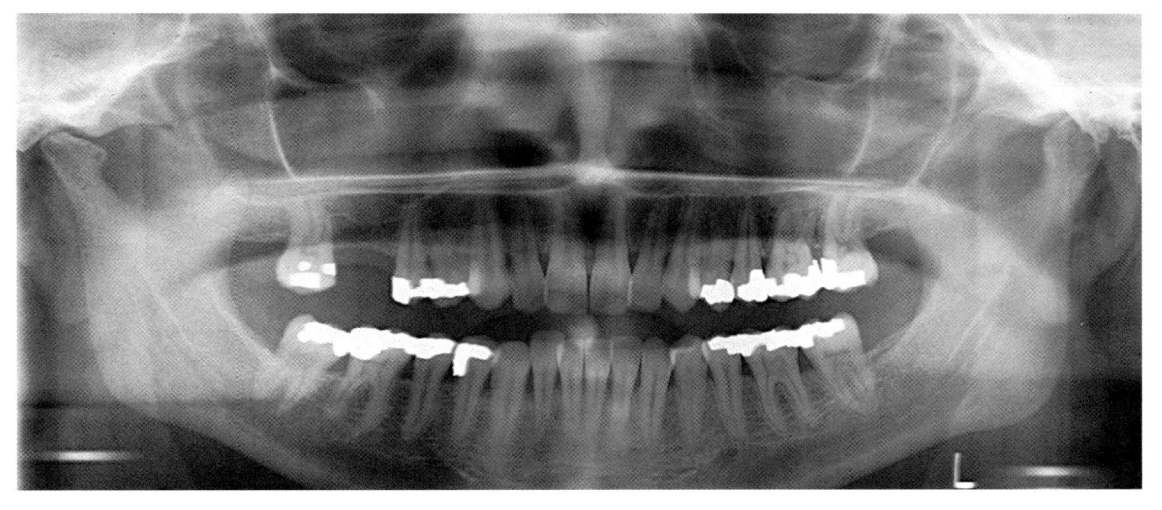

Figura 604 Artrose deformante do côndilo direito após poliartrite juvenil crônica
Mulher de 25 anos.

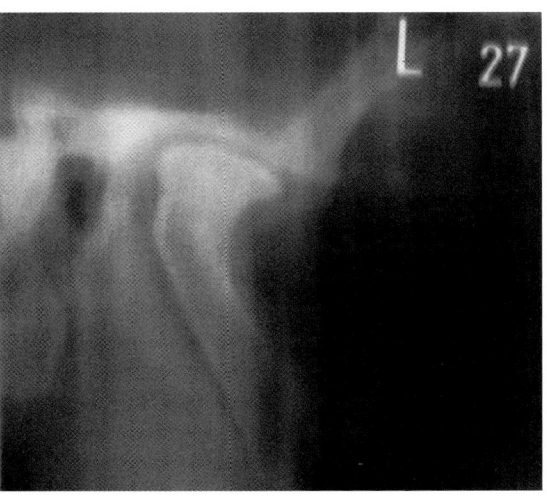

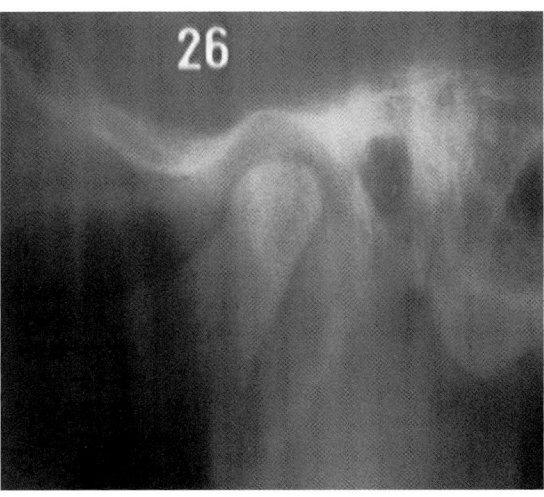

Figura 605 Artrite de origem desconhecida, com artrose deformante no côndilo esquerdo
Tomografia linear. Homem de 42 anos.

Esquerda: Esclerose na cabeça condilar e na cavidade articular aplainada e espaço articular estreito na radiografia.

Direita: Posição de defesa ou resguardo, segundo Bonnet, e sinais de uma artrite florescente.

Condromatose Sinovial, Osteocondroma após Traumatismos

A condromatose sinovial (ou osteocondromatose), raramente observada na articulação temporomandibular, é encontrada em geral junto com uma artrose, não sendo ainda definido se a doença é uma pré-artrose ou desenvolveu-se como conseqüência da artrose. O condroma metaplásico surgido na membrana sinovial é empurrado pelos movimentos da articulação até o espaço articular. É encontrado predominantemente em homens de meia-idade e é geralmente unilateral. Em ortopantomogramas, só é comprovado quando está calcificado e localizado ventralmente no côndilo, onde pode ser confundido com "corpo articular livre" com os osteófitos liberados.

Os osteocondromas surgem na articulação temporomandibular com larga base, dos côndilos ou de edemas destacados de sua vizinhança imediata, que talvez tenham como base perturbações locais de crescimento ou metaplasias ósseas após traumas. Geralmente só são descobertos tendo como base as perturbações funcionais e as queixas clínicas delas dependentes, e, na maioria dos casos, comprovadas apenas radiograficamente. Em forma de crescimento especialmente aumentado, podem causar assimetrias faciais.

Artropatias primárias

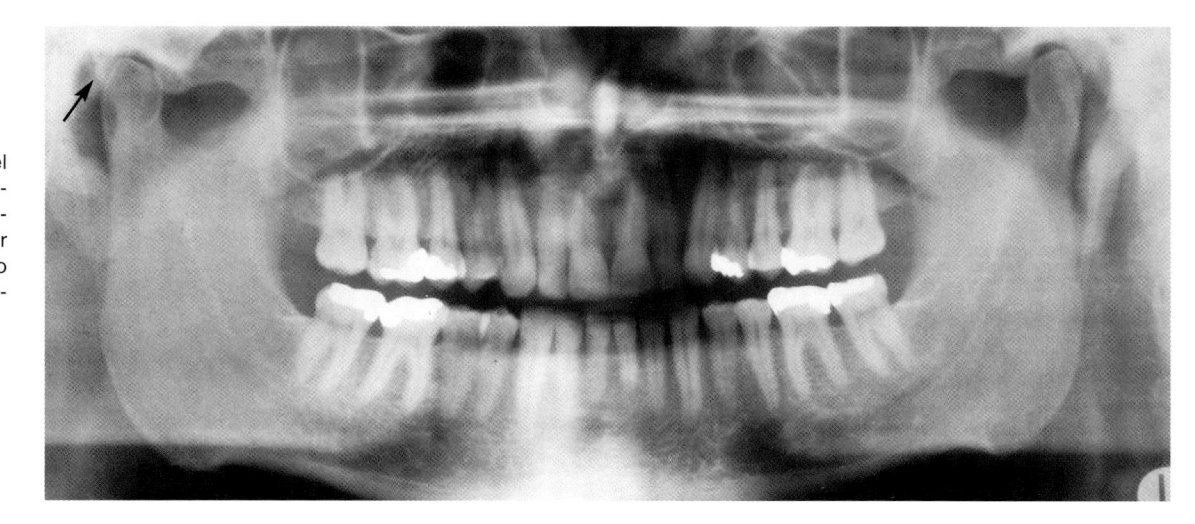

Figura 606 Condromatose com um condroma calcificado localizado dorsalmente ao côndilo
Observa-se que o condroma visível por causa de sua calcificação só mostra uma pequena parcela do condroma produzido sinovialmente, que, por sua vez, manifesta uma forte reação inflamatória sobre a sinóvia patológica. Homem de 52 anos.

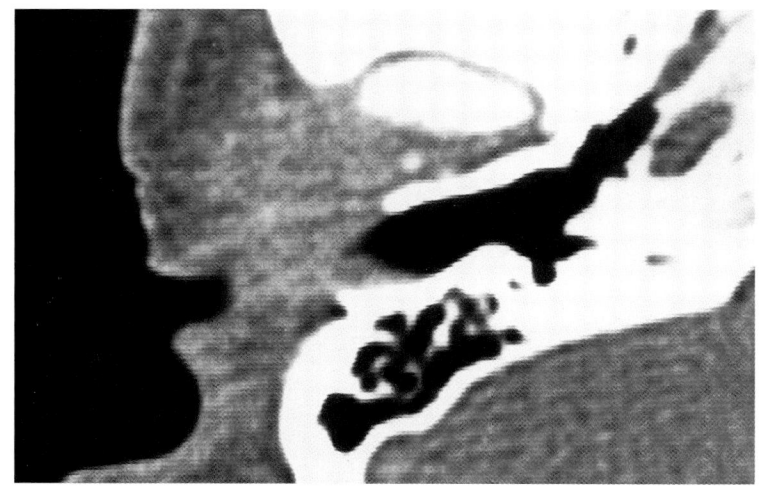

Figura 607 O mesmo caso da Figura 605 com um recorte ampliado por *zoom* com uma TC axial
Várias sombras arredondadas, calcificadas, dorsais ao côndilo. Nota-se a posição de "resguardo" do côndilo.

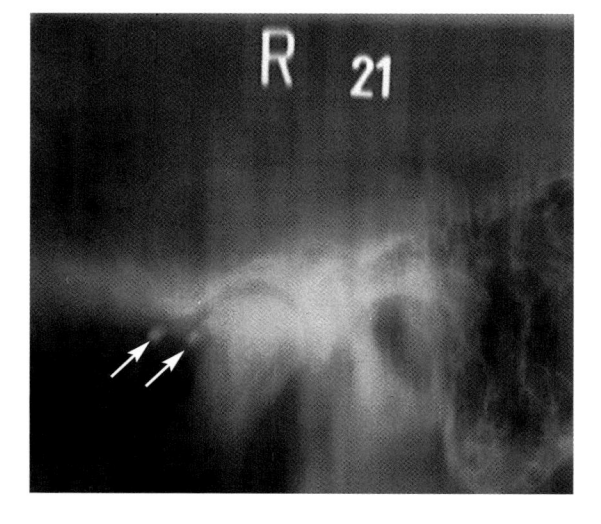

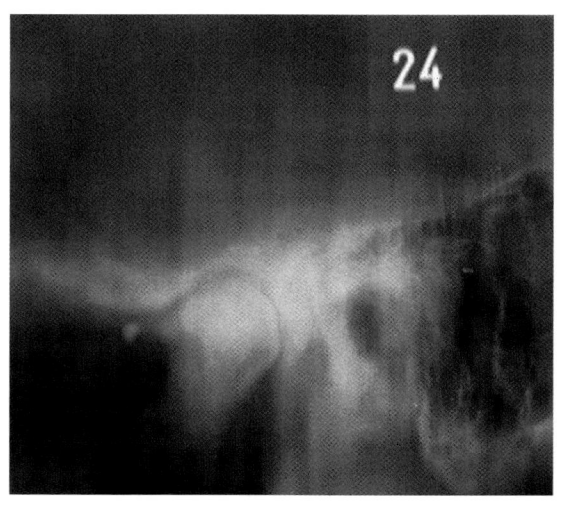

Figura 608 Sombras calcificadas anteriores ao côndilo direito (setas) em tomografias laterais
Mulher de 29 anos. Os "corpos articulares livres" arredondados e calcificados não podem ser identificados radiograficamente com certeza absoluta como condromas calcificados, osteófitos liberados ou fragmentos de osso ou cartilagens, mesmo com uma artrose clínica.

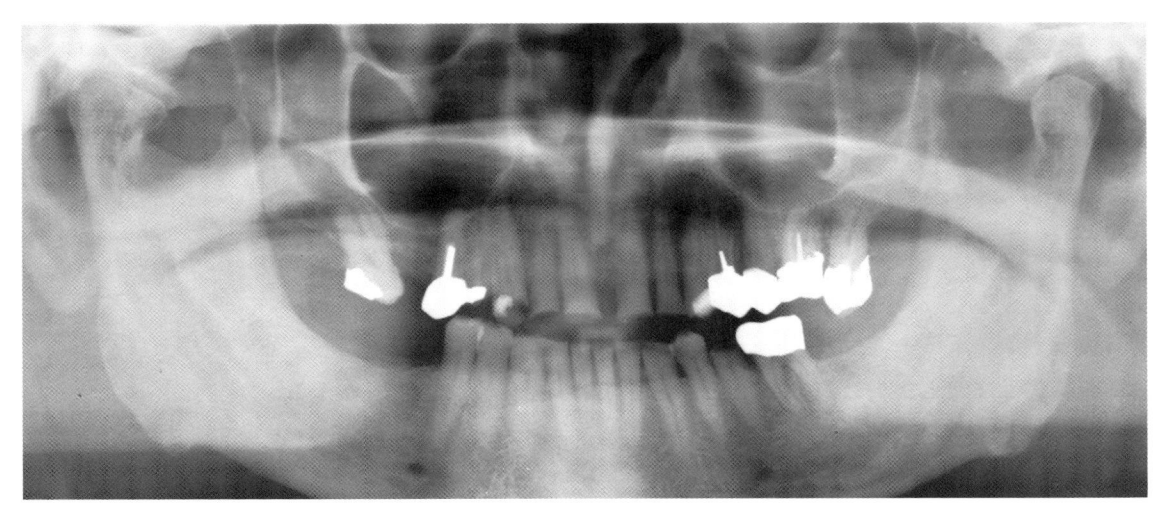

Artropatias primárias

Figura 609 Osteocondroma após trauma ocorrido na juventude, com alterações regressivas do processo coronóide
Observam-se as áreas radiolúcidas e a calcificação em matriz circular na estrutura da exostose fixada por larga base, bem como a abóbada aplainada da cavidade articular à direita. Mulher de 84 anos, sem queixas clínicas.

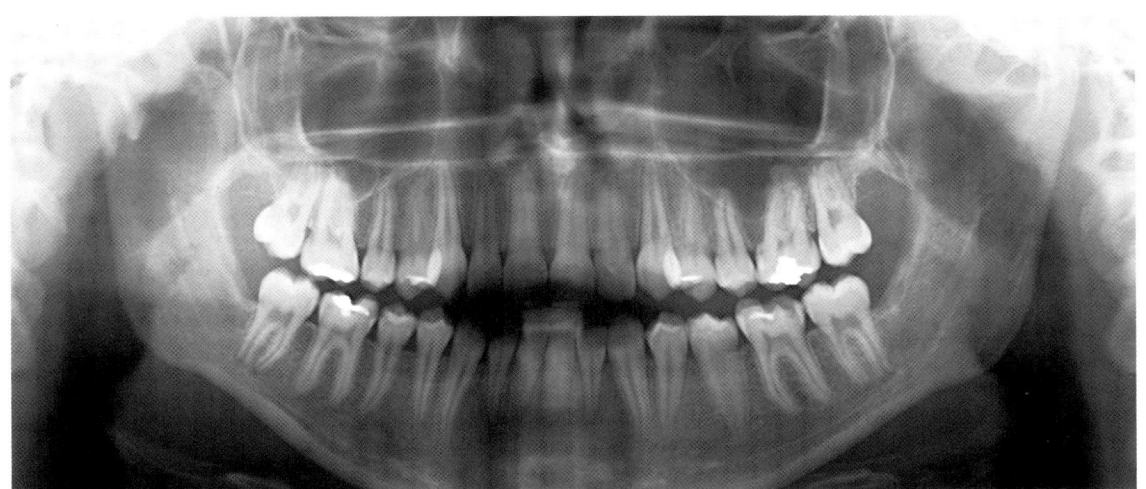

Figura 610 Displasia do côndilo direito após acidente
A paciente de 16 anos caiu, com a idade de 10 anos, da bicicleta sobre a região da bochecha esquerda. Nota-se o côndilo direito grosseiro na região ventral e o aplainamento da abóbada da cavidade articular.

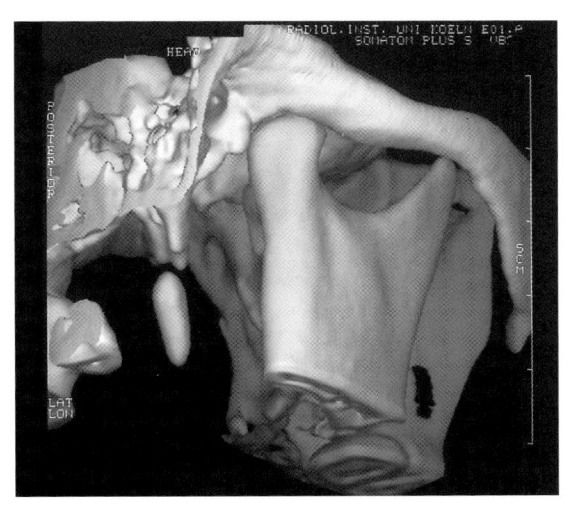

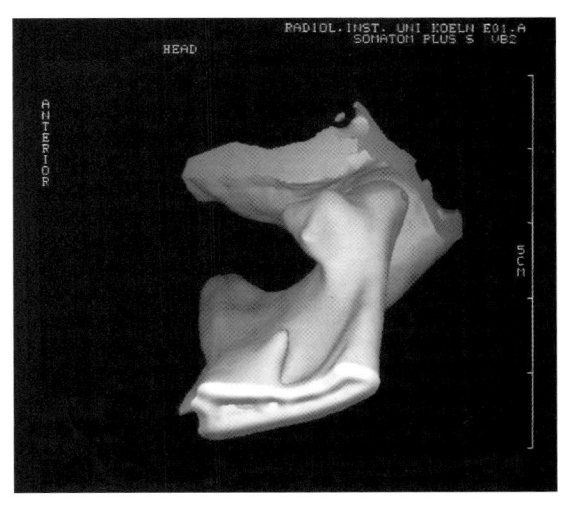

Figura 611 O mesmo caso da Figura 609 com reconstrução tridimensional das superfícies do côndilo direito
Esquerda: Visão lateral-dorsal.

Direita: Incidência medial-dorsal. Observa-se a superfície tuberosa da tentativa de regeneração metaplásica, com amplo assentamento, que radiograficamente pode ser designada como osteocondroma.

Figuras 610 e 611: Coleção B. Kahl-Nieke

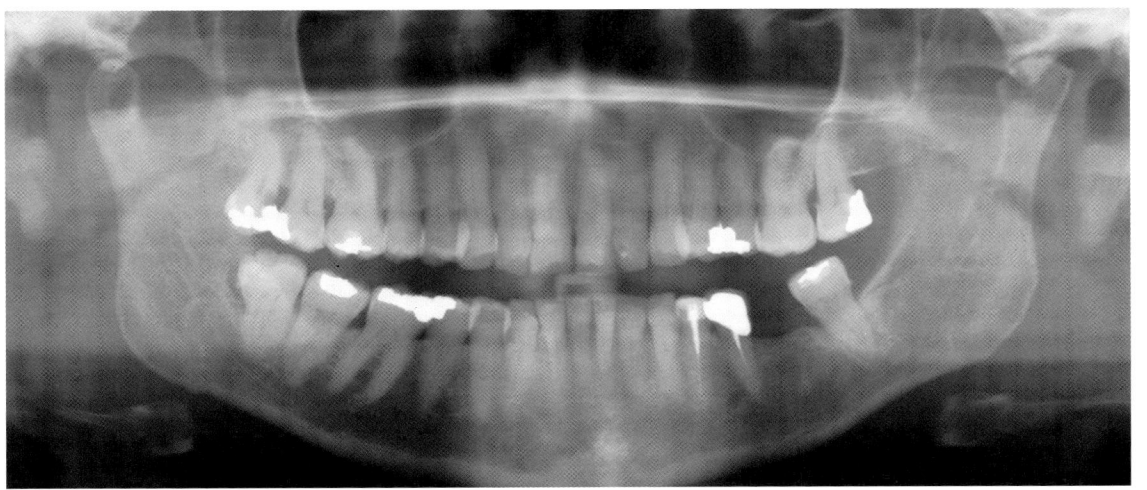

Figura 612 Fratura intracapsular no côndilo esquerdo
A parte cranial desgastada da cabeça do côndilo está deslocada para ventral. Dorsalmente é visível um claro degrau. Mulher de 60 anos.

Artropatias primárias

Figura 613 Anquilose da articulação temporomandibular esquerda após trauma
Radiograficamente nem sempre se pode distinguir entre uma anquilose fibrosa e uma óssea. Rapaz de 13 anos.

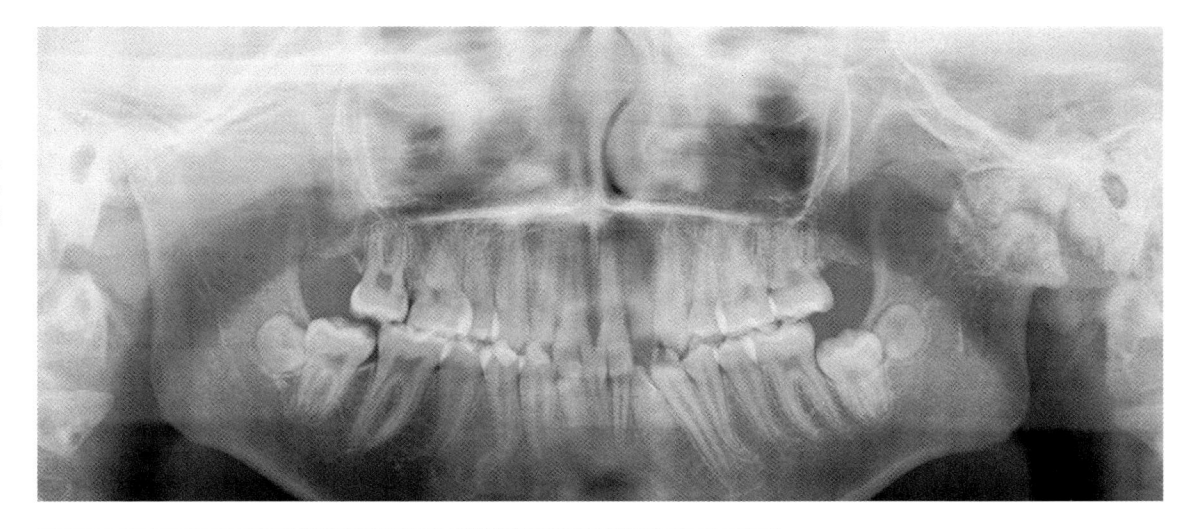

Figura 614 Anquilose óssea questionável na articulação temporomandibular esquerda após fratura alta do colo
Homem de 42 anos. Alteração metaplásica de estruturas sem sinais de anquilose óssea contínua na parede dorsal da cavidade.

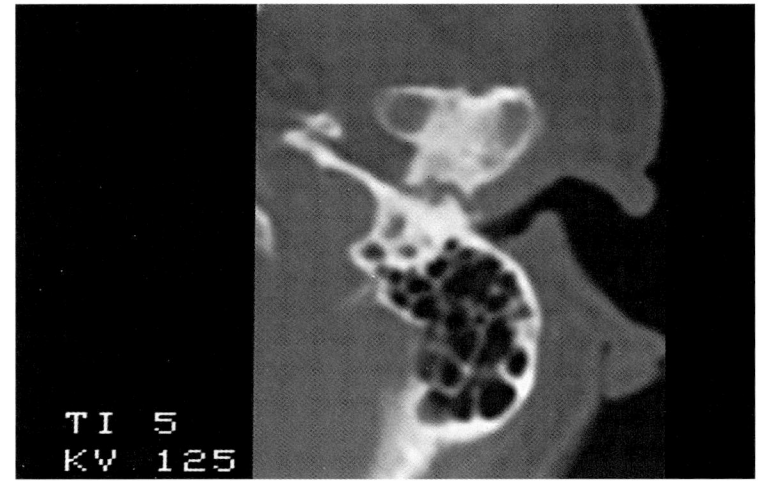

Figura 615 O mesmo caso da Figura 614 com uma TC com *zoom*
Posição látero-ventral do côndilo com anquilose óssea na parte cranial do côndilo.

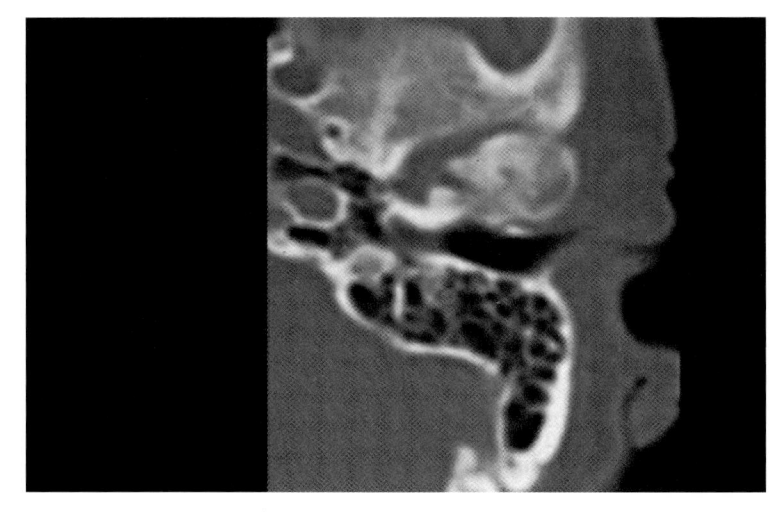

Figura 616 O mesmo caso da Figura 614 em uma TC coronal com *zoom*
A reconstrução coronal mostra o resultado de uma tentativa natural de regeneração tosca, com alterações de contorno, alterações metaplásicas de estruturas, no sentido de uma exostose cartilaginosa do côndilo e uma anquilose óssea. Mesmo paciente da Figura 614.

Figuras 614-616: Do Centro de Pesquisas da Siemens AG, setor de Técnica Médica, Erlangen (Somatom DR).

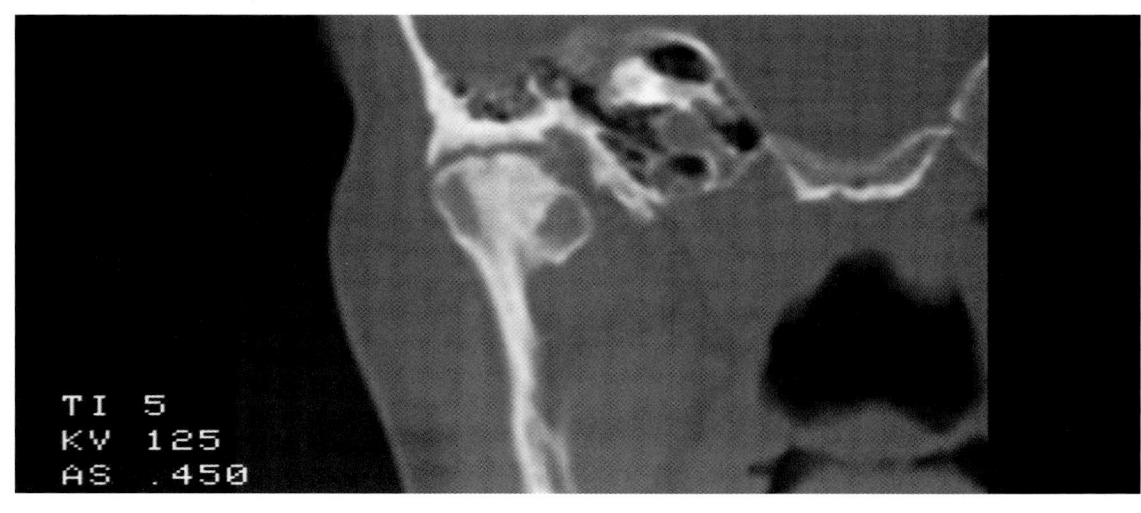

Artropatias Secundárias por Traumas de Oclusão

Já pequenas perturbações funcionais de oclusão, como as que podem surgir por obstruções de deslizamento, disgnatias ou extrações das posições de apoio, traumatizam os tecidos moles da articulação temporomandibular e geram sintomas clínicos. Ainda que neste estágio não seja possível comprovar radiograficamente, a ortopantomografia preparada com boca fechada fornece valiosos indícios para uma terapia definitiva, porque a situação oclusal-articular pode ser abrangida com uma única tomada. Somente após uma perturbação funcional mais prolongada que gere lesões secundárias nas cartilagens e ossos, as alterações degenerativas podem ser visualizadas em imagens, podendo então ser melhor analisadas. Para isso existem métodos invasivos e não-invasivos de diagnóstico por imagem à disposição, com raios ionizantes ou não-ionizantes. Para o diagnóstico de lesões de disco, usa-se quase exclusivamente a tomografia por ressonância magnética. Com este método, pode-se obter um número infindável de dados e tomadas das estruturas ósseas e de tecidos moles, em qualquer direção imaginável.

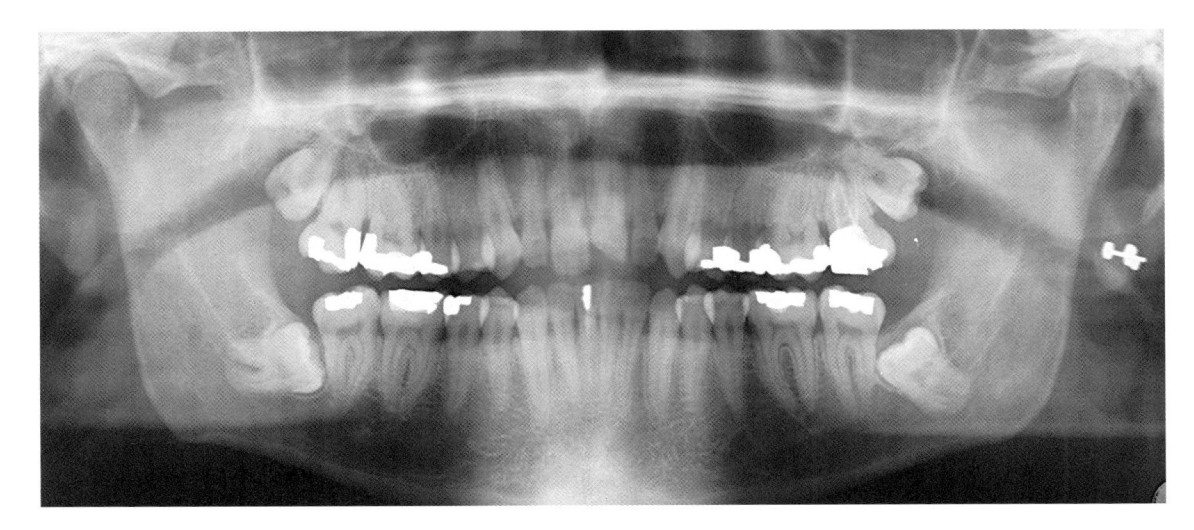

Figura 617 Anomalias de posicionamento
As anomalias de posicionamento resultantes de problemas de erupção levam, não raro como microtraumas, a perturbações oclusais e funcionais, em conjunto com o sistema oclusal-articular, que, ao lado de traumas periodontais, também podem causar artropatias secundárias. Nota-se a posição dos dentes 37 e 47 e as restaurações dos dentes 17 e 27. Homem de 27 anos.

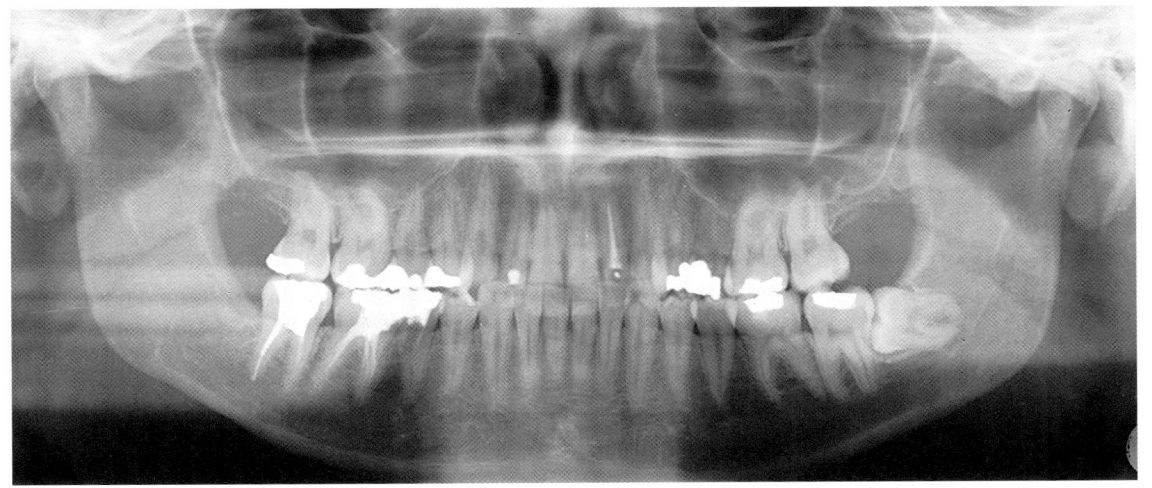

Figura 618 Anomalias de posicionamento por pressão da erupção dos 3os molares inferiores
Paciente de 23 anos com queixas na articulação temporomandibular. A ortopantomografia em posição habitual de boca fechada mostra que, pela pressão de erupção do dente 38 retido, originam-se anomalias de posicionamento do dente 37, com maloclusão do dente 27. Nota-se o deslocamento do centro da mandíbula para a esquerda.

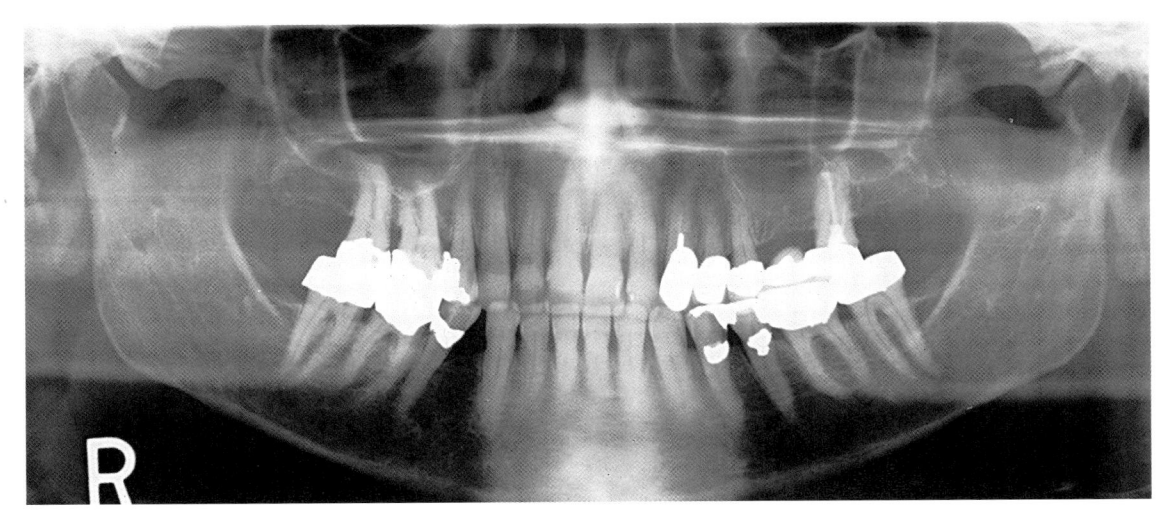

Figura 619 Artropatia em estágio inicial
Em perturbações de oclusão existentes com queixas de articulação temporomandibular, o ortopantomograma de oclusão normalmente preparado mostra uma posição retral do côndilo direito e um deslocamento anterior do côndilo esquerdo por compressão. Nota-se o deslocamento da mandíbula direita. O sistema oclusal-articular está com seu equilíbrio estático-dinâmico perturbado e o desenvolvimento de artropatias secundárias está praticamente a caminho. Mulher de 55 anos.

254   Doenças da Articulação Temporomandibular

Artropatias secundárias

Figura 620   Representação esquemática
Esquerda: Uma das possibilidades de deslocamento da mandíbula por maloclusão em um ponto de rotação fictício.

Centro: Acima, deslocamento à direita; embaixo, sinais de uma separação e uma compressão na maloclusão.

Direita: Em ambas as formas, o centro da mandíbula, na posição habitual de boca fechada, estará deslocado para a direita.

Figura 621   Na ortopantomografia uma separação à direita e compressão à esquerda do côndilo
Deslocamento à direita do centro da mandíbula, na posição habitual de boca fechada. Mulher de 45 anos.

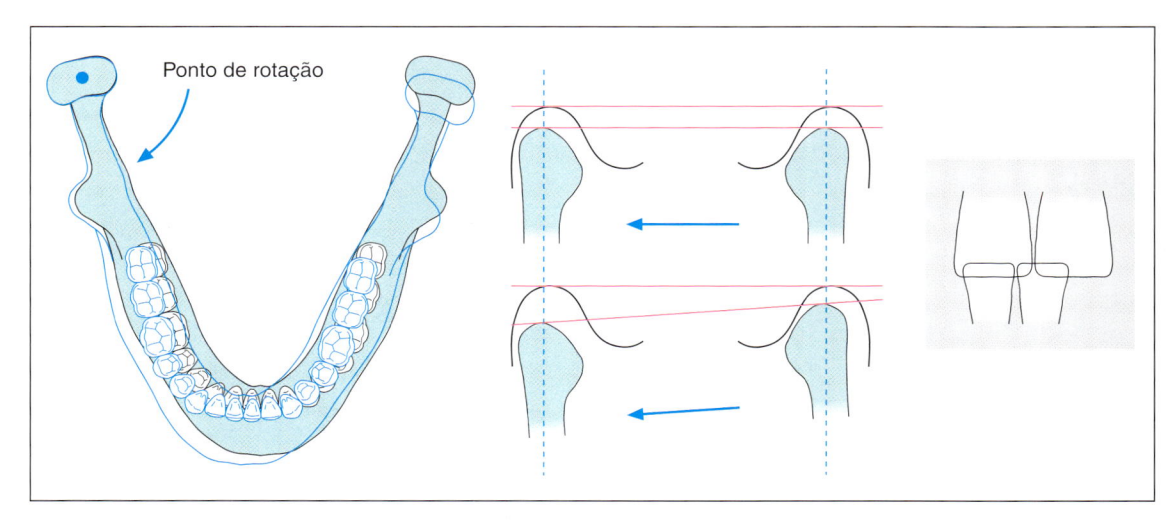

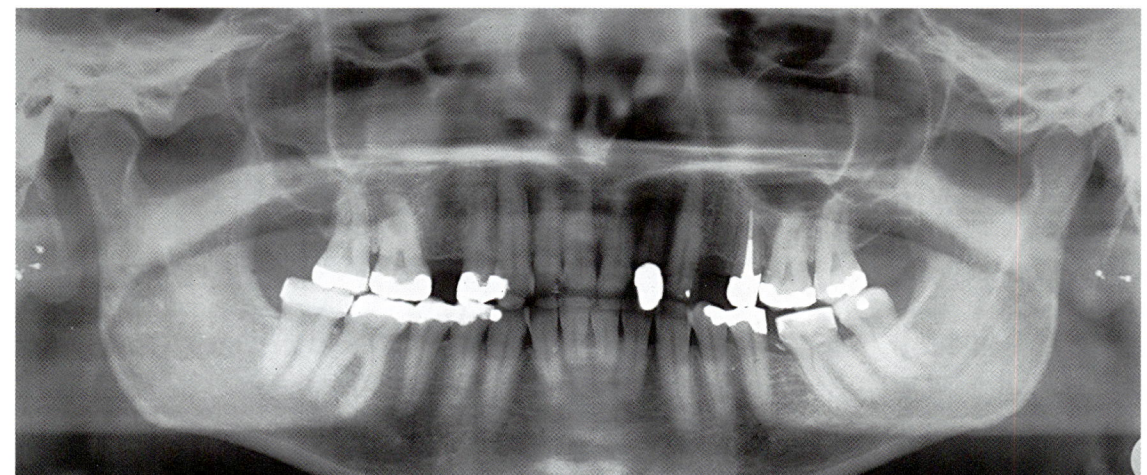

Figura 622   O mesmo caso com tomografia espiralada em norma lateral
Esquerda: Articulação temporomandibular direita.

Direita: Articulação temporomandibular esquerda.

Com base nos exames clínicos e no ortopantomograma, confirmação do diagnóstico mencionado.

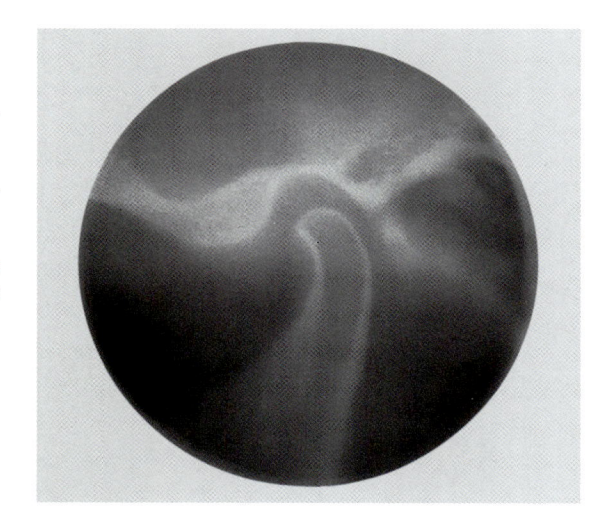

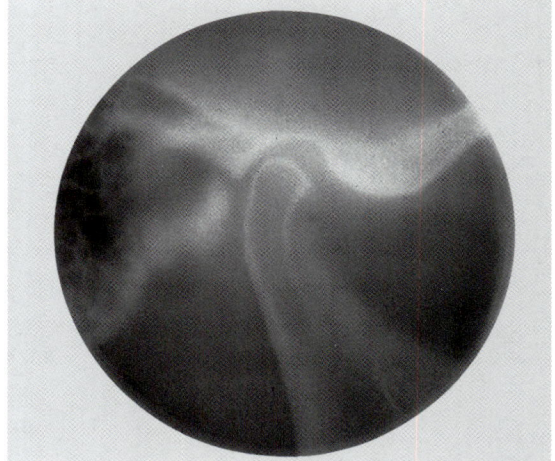

Figura 623   O mesmo caso com tomografia espiralada em norma frontal
Compare com a Figura 621.
Esquerda: articulação temporomandibular direita.

Direita: Articulação temporomandibular esquerda.

A ortopantomografia, a qual, com execução cuidadosa, fornece informações importantes, deve, em casos avançados, ser complementada por métodos de diagnóstico por imagem que permitam uma reprodução das partes moles.

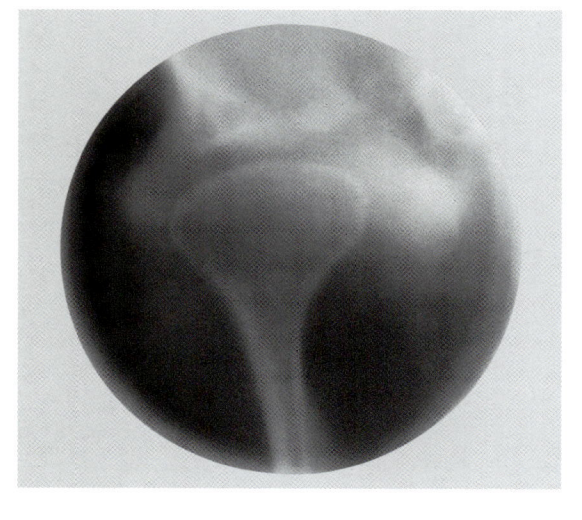

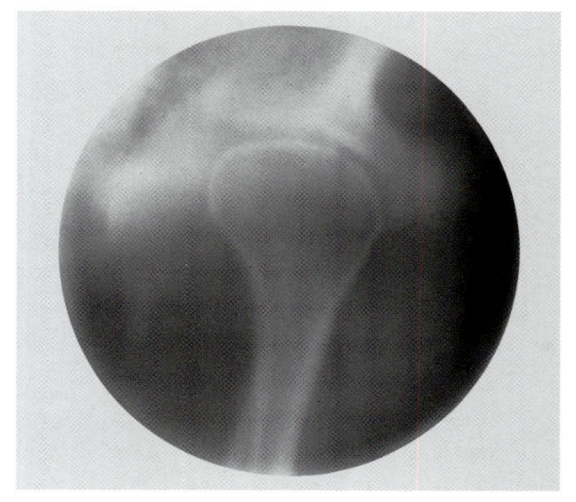

Reprodução de Lesões de Disco com Tomografia por Ressonância Magnética (TRM)

A indicação de exames com a tomografia por ressonância magnética (TRM ou MRI) é especialmente adequada quando a terapia conservadora não teve sucesso e se pensa em uma exploração cirúrgica das partes moles da articulação temporomandibular. Para isso é sempre vantagem gerar cortes não só sagitais, mas também coronais, pelos conjuntos de dados obtidos. Com isso, pode-se confirmar nos cortes sagitais as avaliações feitas e evitar as interpretações falsas (como, por exemplo, nos deslocamentos laterais parciais ou mediais do disco). Difícil, senão impossível, é a reprodução de perfurações do disco de pequena extensão, que devem ser visualizadas com artrotomografias.

Como na maioria dos casos de deslocamentos anteriores do disco, manifesta-se o típico estalido da articulação no movimento de abertura da boca; será mostrada nesta página a redução do deslocamento anterior do disco com base em artrotomografias, TC e TRM. Na página seguinte serão apresentados, ao lado dos achados normais, o deslocamento parcial, o deslocamento anterior sem redução e o significado do controle coronal.

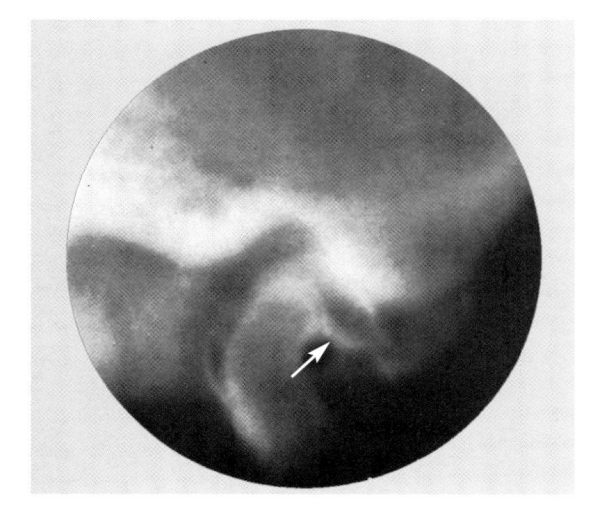

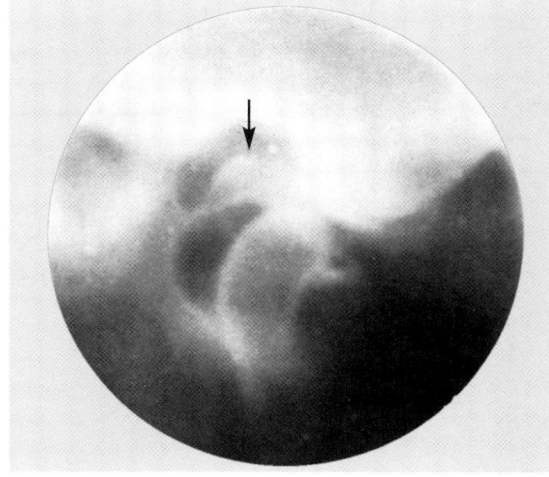

Artropatias secundárias

Figura 624 Deslocamento anterior do disco na abertura da boca com redução, no artrograma de duplo contraste

Esquerda: Antes do estalido, a faixa anterior do disco (seta) está localizada na frente do côndilo.

Direita: Com o estalido, o côndilo coloca-se sobre o disco (seta).

Coleção P.-L. Westesson

Figura 625 Deslocamento do disco anterior com redução na TC

Esquerda: Na posição de boca fechada, o disco está localizado na frente do côndilo (seta).

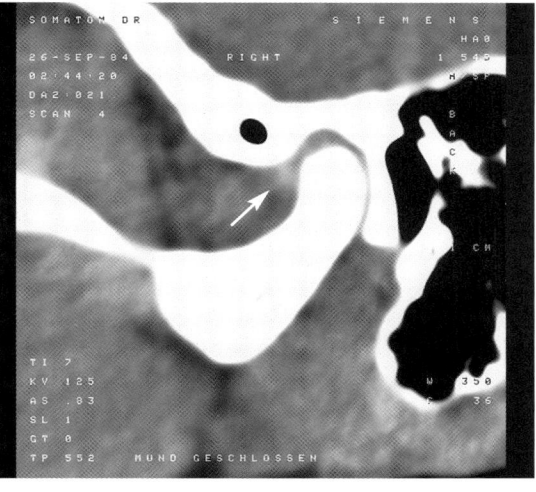

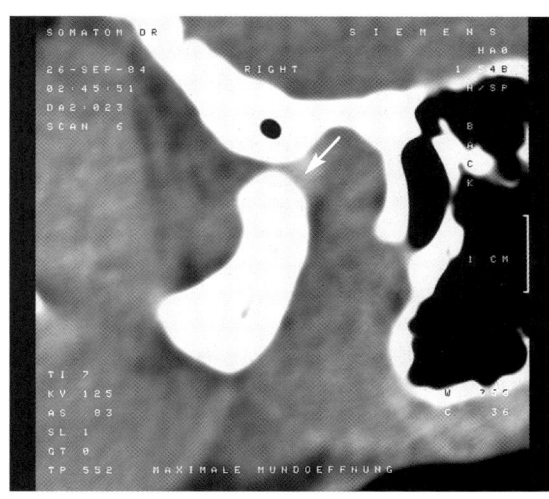

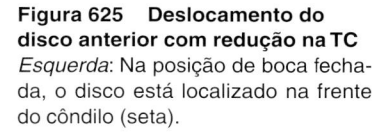

Direita: Com o movimento de abertura da boca, o disco pula para a posição normal sobre o côndilo (seta).

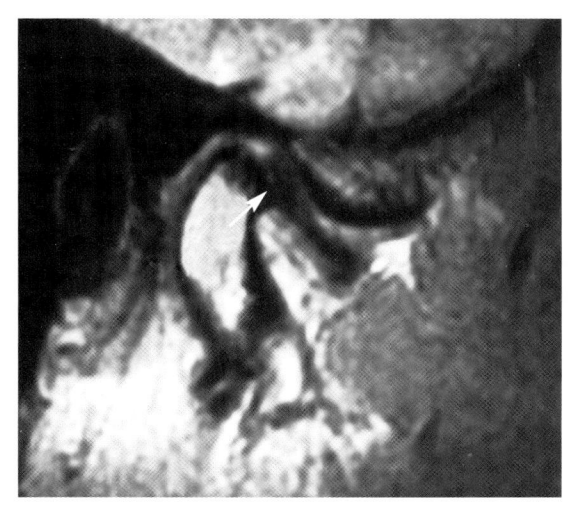

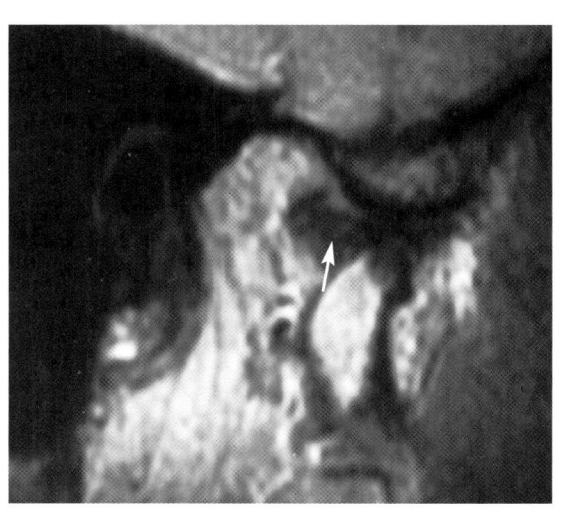

Figura 626 Deslocamento de disco anterior com redução na TRM

Esquerda: Posição de boca fechada com disco deslocado anteriormente (seta).

Direita: Em abertura máxima da boca o côndilo pula sobre o disco. A seta mostra a faixa posterior (o tecido bilaminar) fixa, que normalmente prende o disco na parede dorsal da cavidade articular.

Coleção P.-L. Westesson

256 Doenças da Articulação Temporomandibular

Artropatias secundárias

Figura 627 Posição normal do disco (setas)
Esquerda: Em posição habitual de boca fechada.

Direita: Em abertura máxima da boca.

TRM para comparação das seguintes variações naturais dos tipos básicos possíveis de lesões de disco.

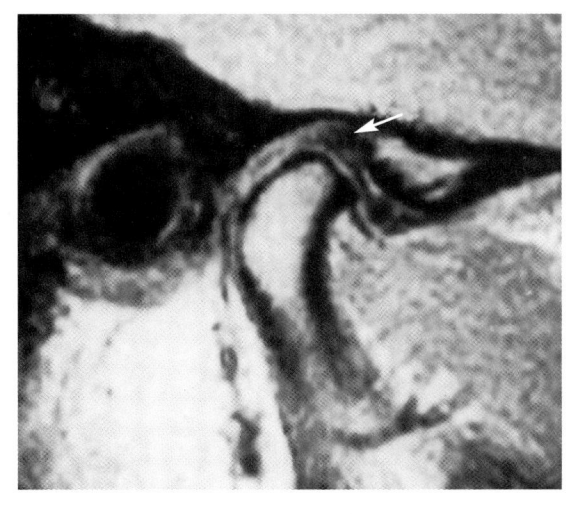

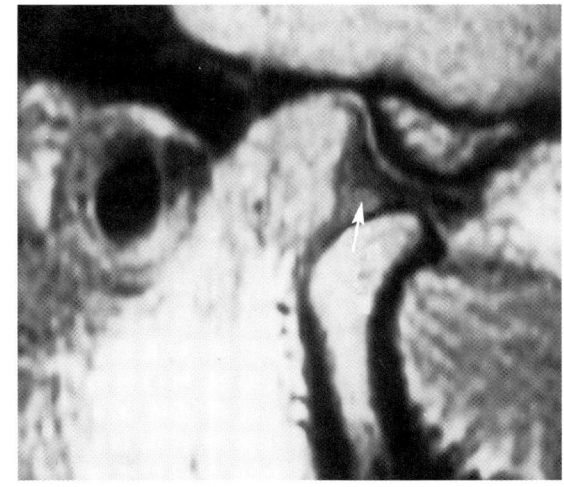

Figura 628 Disco parcialmente deslocado em direção anterior, em boca fechada
Esquerda: A parte lateral do disco articular localiza-se na frente do côndilo.

Direita: A parte medial do disco encontra-se na posição normal.

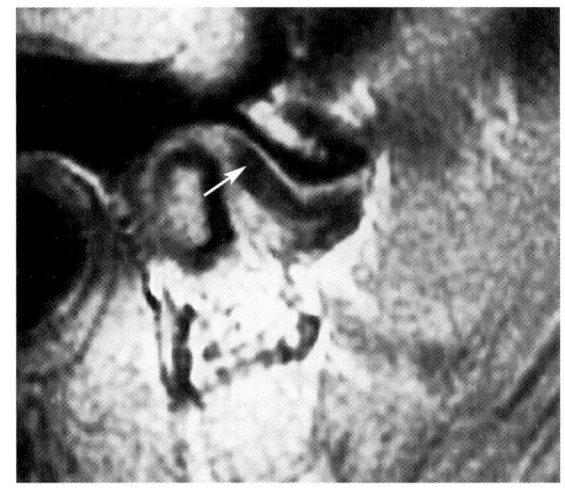

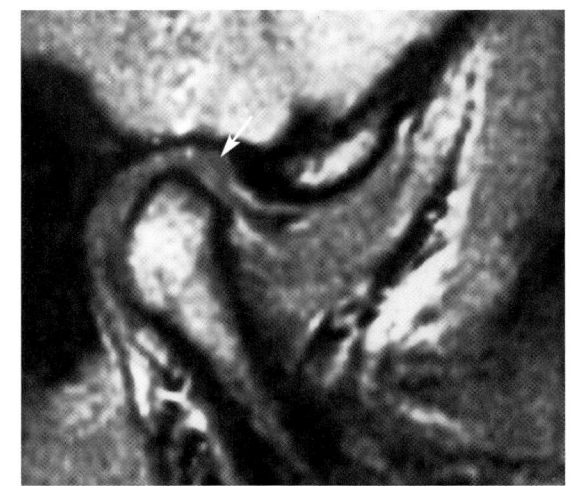

Figura 629 Deslocamento de disco anteriormente, sem redução
Esquerda: Posição de boca fechada.

Direita: Abertura máxima da boca. Os restos do disco (setas) ficam sempre fixos na posição anterior (ventral).

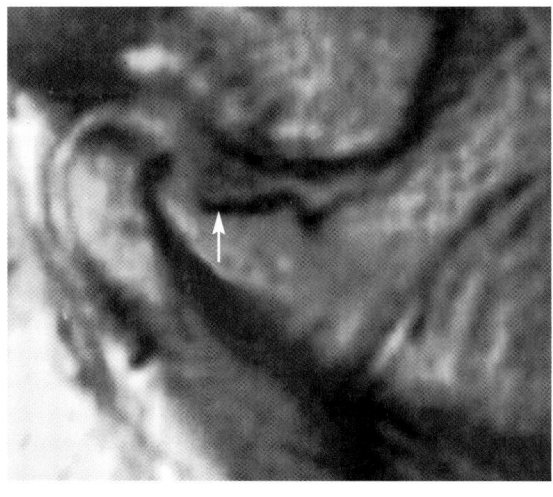

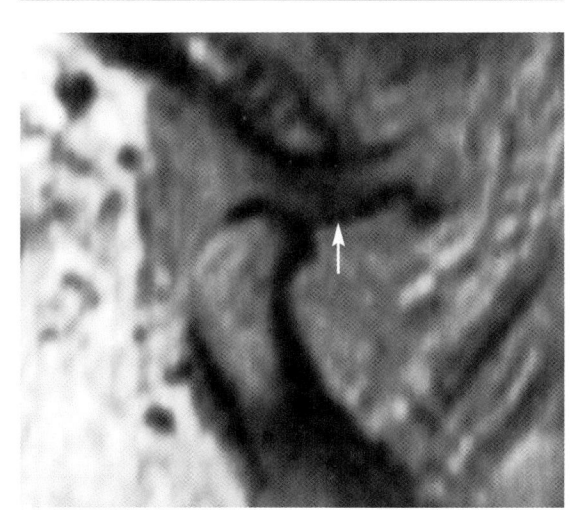

Figura 630 Deslocamento lateral do disco articular
Esquerda: A TRM lateral mostra nesta camada somente uma pequena parte do disco aparentemente deslocado em direção anterior (seta). Em abertura máxima de boca (não mostrada aqui), o disco não pode ser visualizado.

Direita: A reconstrução coronal mostra o disco quase totalmente deslocado para a lateral (seta).

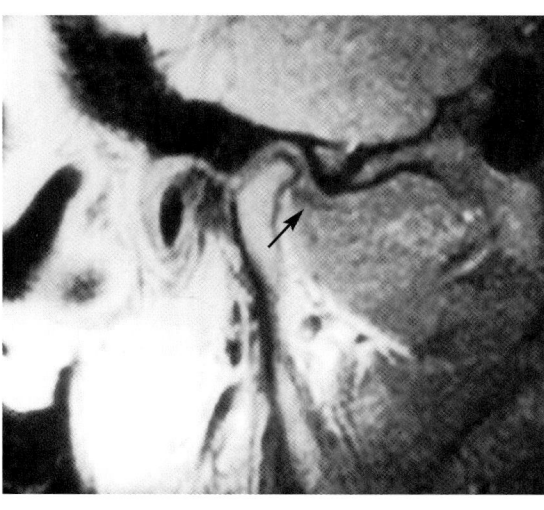

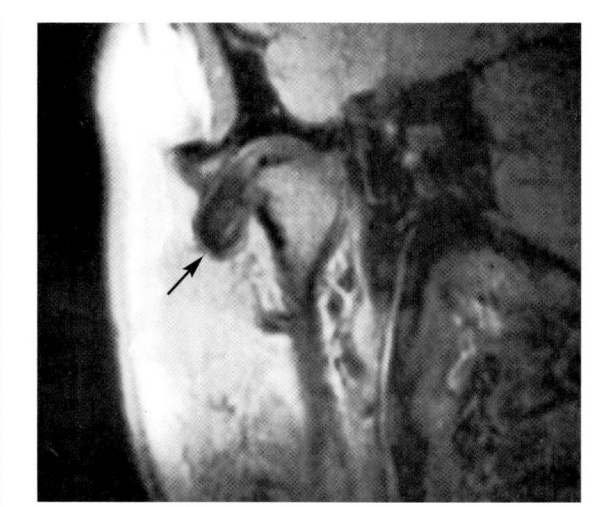

Coleção P.-L. Westesson

Cistos Epiteliais dos Maxilares

Os cistos dependentes do desenvolvimento dentário geralmente surgem nos maxilares com origem odontogênica ou não-odontogênica, enquanto os cistos desenvolvidos a partir de inflamações em geral são cistos radiculares. Todos esses cistos têm em comum um revestimento externo de epitélio, cuja estrutura fina e conteúdo variam conforme a origem do cisto.

Assim se originam os cistos odontogênicos dependentes do desenvolvimento como os queratocistos (Philipsen, 1956) ou cistos primordiais dos restos da crista óssea ou de epitélio do esmalte, os cistos foliculares, e também os cistos de erupção de epitélio do esmalte. A única entidade constante da classificação da OMS de 1992 são os cistos periodontais laterais, que se originam também da crista dentária, são dependentes do desenvolvimento e não têm ligação com o sulco. Os cistos dependentes do desenvolvimento dentário, mas não odontogênicos, surgem na maxila e contêm restos epiteliais da parede embrionária de Hochstetter. Os cistos dos maxilares, originados de inflamações, consistem em sua grande maioria de cistos radiculares, que, como conseqüência da necrose pulpar, ocorrem predominantemente na região periapical e desenvolveram-se no periodonto de restos epiteliais de Malassez. O cisto paradental que se desenvolve de inflamações e surge com os dentes 3os molares inferiores em erupção, raro em pericoronarites, apresenta um epitélio pavimentoso não-queratinizado.

Radiograficamente os cistos dos maxilares mostram uma área radiolúcida típica, com nítidos limites destacados pelo efeito tangencial dos raios X, que desaparecem na infecção aguda. Os cistos crescem devagar e deslocam as estruturas anatômicas da vizinhança, conforme a resistência que encontram. Enquanto os cistos radiculares originários de inflamações quase não representam problemas radiográficos, o diagnóstico do tipo de cisto condicionado pelo desenvolvimento nos seus estágios mais tardios é muito limitado, sendo, muitas vezes, até impossível determinar o tipo pela radiologia, e somente com a peça cirúrgica, através da histologia, consegue-se ter a clareza do diagnóstico. Também nos cistos residuais, cuja gênese geralmente é apenas suspeitada, o diagnóstico é difícil, sendo recomendado enviar para exame histológico toda e qualquer bolsa cística, após a cistectomia. Aos pseudocistos que não contêm epitélio, pertencem os cistos solitários e os cistos ósseos aneurismáticos, bem como as cavidades ósseas latentes (cistos de Stafne) além das lesões ósseas cistóides (ver p. 284).

Na clínica odontológica, a posição e a dilatação de cistos maiores só pode ser avaliada com a ortopantomografia, enquanto a integridade do espaço pericementário freqüentemente só pode ser determinada com radiografias dentais suplementares. Na tomografia, o espaço pericementário, em reconstruções secundárias, não é visualizado por motivos técnico-operacionais.

Classificação dos Cistos

Desde 1992 existe, segundo proposta de Kramer e colaboradores, uma classificação dos cistos no espaço bucal baseada nos conhecimentos atuais de histopatologia. Ela substitui os vários critérios até então em uso e facilita a comunicação interdisciplinar. Essa classificação, também apresentada no atlas *Patologia Bucal*, de P.A. Reichart e H. P. Philipsen, relaciona todos os tipos de entidades, mesmo aquelas que não são visíveis, ou visíveis somente com meios de contraste, e para os quais a documentação em fotografias coloridas ou com ultra-sonografia torna-se necessária.

Quando não existem queixas clínicas, os cistos muitas vezes são descobertos por edemas indolores ou por acaso, e nesse caso já alcançaram um tamanho considerável. Um diagnóstico radiográfico, segundo a classificação aqui apresentada, às vezes também é impossível ao radiologista especialista, de modo que somente a histopatologia permite o diagnóstico final.

Figura 631 Cistos epiteliais dos maxilares
Classificação dos cistos dos maxilares, segundo a OMS (1992).

Cistos dependentes do desenvolvimento dos dentes

Cistos odontogênicos
1 Cisto gengival do recém-nascido (pérolas de Epstein)*
2 Queratocistos odontogênicos (cistos primordiais)
3 Cistos dentígeros
4 Cistos de erupção
5 Cistos periodontais laterais
6 Cisto gengival do adulto*
7 Cistos odontogênicos glandulares*

Cistos não-odontogênicos
8a Cistos nasopalatinos (cistos do ducto incisivo)
8b Cistos nasolabiais*

Cistos originários de inflamações

Cistos radiculares
10 Cistos radiculares apicais e laterais
11 Cistos radiculares residuais
12 Cistos paradentais (Craig)
13 Cistos de bochecha mandibulares, infectados e colaterais*

Os cistos de nº 1, 6, 7, 8 b e 13 só foram documentados em poucos casos. Não são adequados para uma discussão radiológica e, por isso, não serão apresentados aqui.

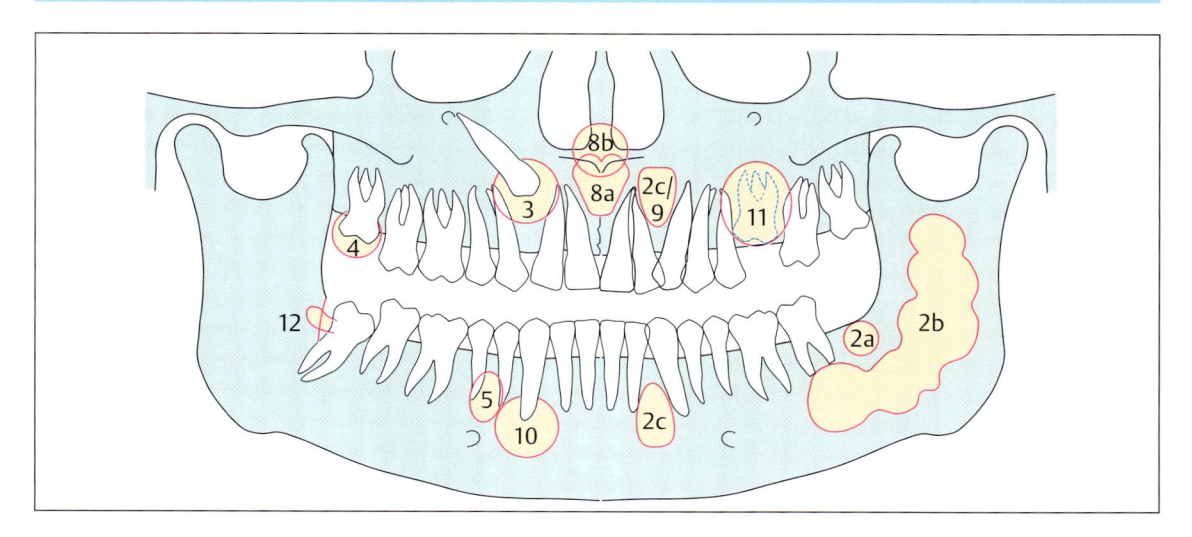

Figura 632 Cistos epiteliais dos maxilares
Localizações possíveis dos seguintes cistos dependentes do desenvolvimento e cistos originários de inflamações

2a Cistos primordiais (queratocisto da lâmina dentária em lugar de um alvéolo)
2b Queratocisto sem contato com a crista dentária
2c Queratocisto intra-alveolar
3 Cisto dentígero
4 Cisto de erupção
5 Cisto periodontal lateral dependente do desenvolvimento
8a Cisto nasopalatino (cisto do ducto incisivo) em posição inter-alveolar anterior
8b Cisto nasopalatino, posição dorsal
9 Cisto naso-alveolar
10 Cisto radicular periapical
11 Cisto residual no local de um dente extraído, dente portador de cisto
12 Cisto derivado de inflamação, paradental (Craig)

Cistos Odontogênicos, Queratocistos

Os queratocistos (cistos primordiais) formam-se, segundo a maioria das opiniões, do material celular da lâmina dentária e do epitélio do esmalte. O revestimento consiste de epitélio pavimentoso queratinizado. Os queratocistos podem estar localizados como cistos primordiais no final do rebordo alveolar, no lugar de um 3º molar ou intra-alveolar, ou no lugar de um dente supranumerário, por exemplo, na área dos pré-molares. Mas também podem estar localizados na região dos caninos da maxila ou da mandíbula, ou formar-se, sem relação aparente com a crista, no ângulo da mandíbula. Os queratocistos formam satélites que, nas radiografias de adição (ortopantomografias), formam imagens somente a partir de um tamanho de 3 a 4 mm, na dependência da espessura do tecido sobreposto. São encontrados mais freqüentemente em homens e seu pico de idade é entre os 20 e 30 anos e depois na idade mais avançada. No final do rebordo alveolar na mandíbula, os molares vizinhos estão em posições surpreendentes, principalmente no ramo. Queratocistos especialmente grandes, devido à sua configuração de bolha de sabão, podem ser confundidos com cistos foliculares, com ameloblastoma, com fibroma ameloblástico ou um fibromixoma odontogênico. Os queratocistos são conhecidos por sua tendência a recidivas.

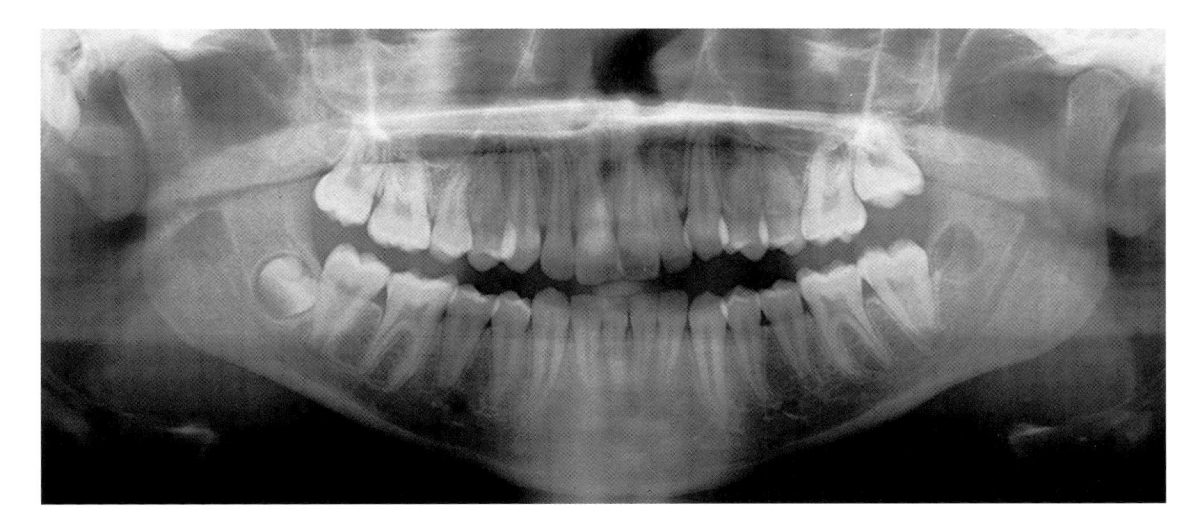

Cistos condicionados ao desenvolvimento dos dentes

Figura 633 Queratocistos
Ortopantomografia com queratocisto na posição do alvéolo do dente 38. Menino de 13 anos.

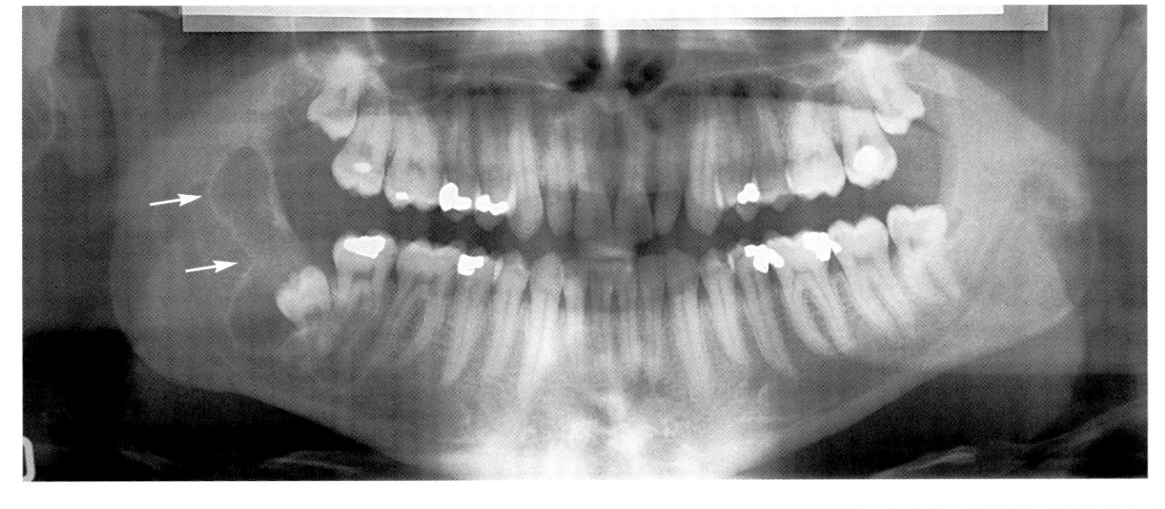

Figura 634 Queratocisto com satélites (setas) no ângulo da manbíbula direita
Homem de 26 anos. Nota-se a configuração de "bolhas de sabão", com deslocamento do dente 48.

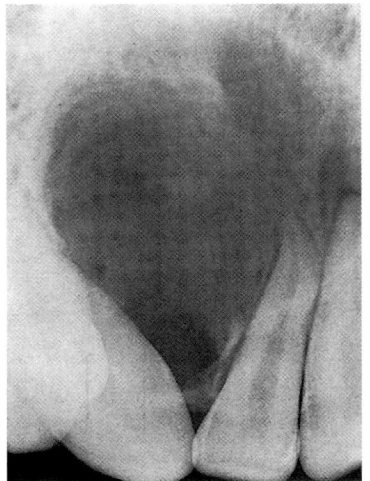

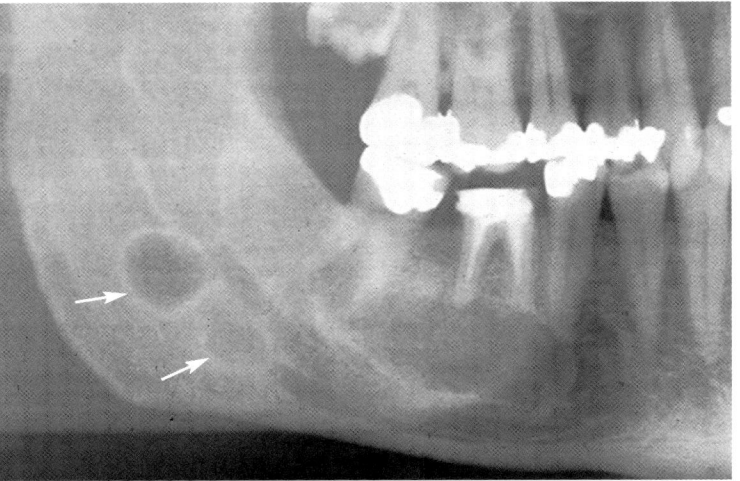

Figura 635 Queratocistos na maxila
Esquerda: Radiografia periapical de um queratocisto entre os dentes 12 e 13. Observa-se o deslocamento das raízes dos dentes, que simulam um cisto naso-alveolar. Mas aqui não servem as formações em forma de "bolha de sabão".

Coleção J. J. Pindborg

Direita: Os queratocistos recidivam com grande tenacidade. O recorte de uma ortopantomografia mostra a recidiva de um queratocisto com um satélite típico desta entidade (seta). Homem de 44 anos.

Cistos Foliculares de Erupção e Cistos Periodontais Laterais

Os cistos foliculares desenvolvem-se entre as camadas do epitélio do esmalte ou entre as camadas do epitélio do esmalte e a coroa do dente e crescem através da pressão hidrostática. Na radiografia, o cisto fixa-se no limite esmalte-cemento do dente atingido e envolve a coroa. O cisto, crescendo de dentro para fora, desloca o dente, desloca os vizinhos ou o canal mandibular e se expande rapidamente em cavidades como os seios. Correspondendo à grande atividade de crescimento na segunda dentição, o pico de idade encontra-se entre os 20 e 30 anos. Mais freqüentemente são atingidos os homens, e os 3os molares são mais atingidos que os caninos superiores. Os cistos foliculares apresentam-se uniloculares e podem, nos estágios iniciais, ser confundidos com queratocistos ou ameloblastoma. Grandes cistos foliculares envolvem o dente na radiografia de diversas formas. Os cistos de erupção, igualmente originados no epitélio do esmalte, deslocam a mucosa de forma clinicamente visível. Os cistos periodontais laterais, compostos de restos de tecidos odontogênicos, desenvolvem-se na crista alveolar sem ligações com o sulco gengival de dentes vizinhos.

Cistos condicionados ao desenvolvimento dos dentes

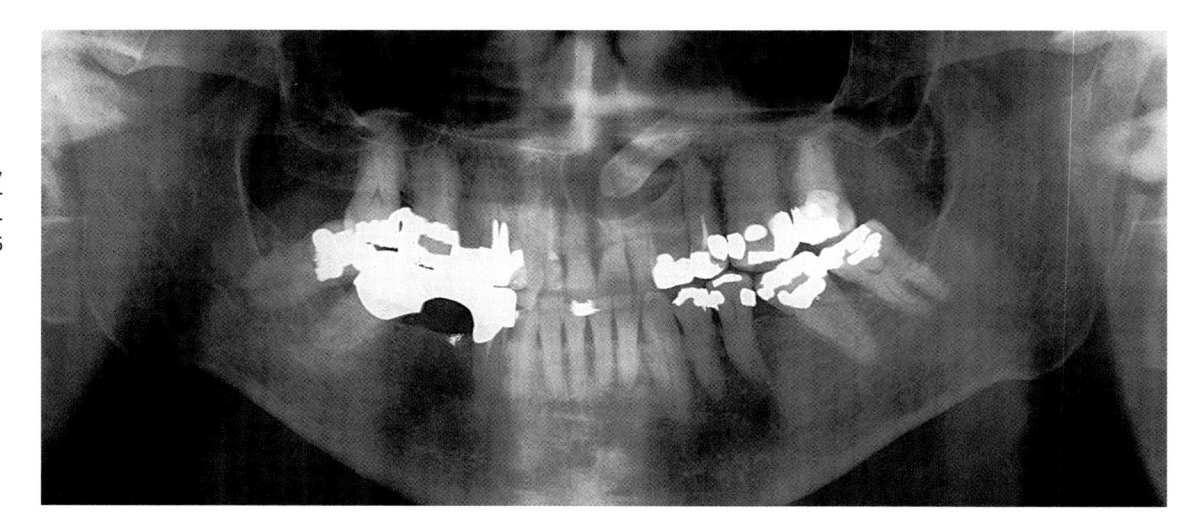

Figura 636   Cisto dentígero coronal na maxila
Posicionado coronal ou centralmente, o canino de localização palatina apresenta o típico anexo no limite do esmalte-cemento do cisto. Mulher de 45 anos.

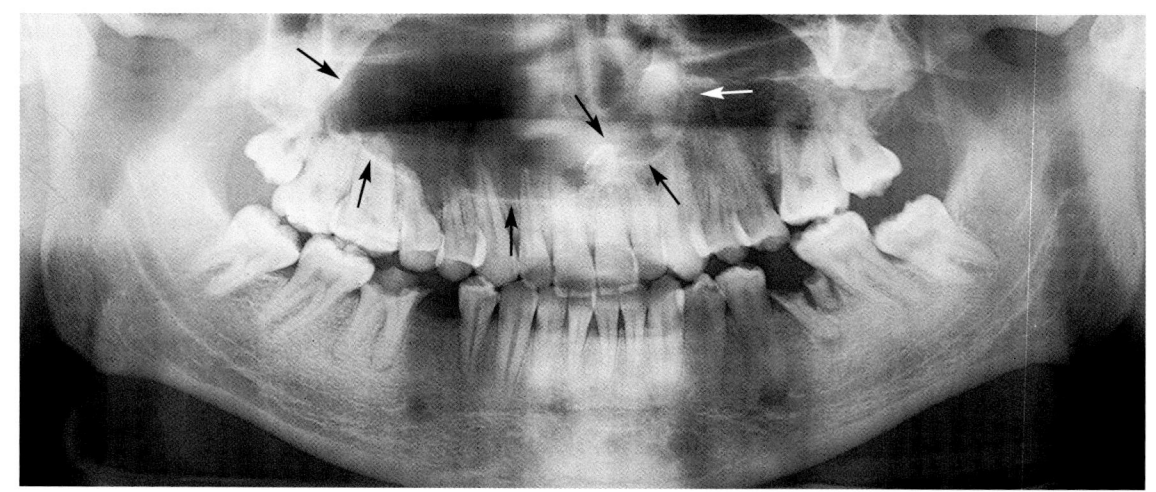

Figura 637   Cisto dentígero de excepcional tamanho na maxila (seta)
O ortopantomograma só pode reproduzir muito fracamente (seta) a causa localizada no plano sagital-mediano, na sombra da coluna vertebral. Homem de 23 anos.

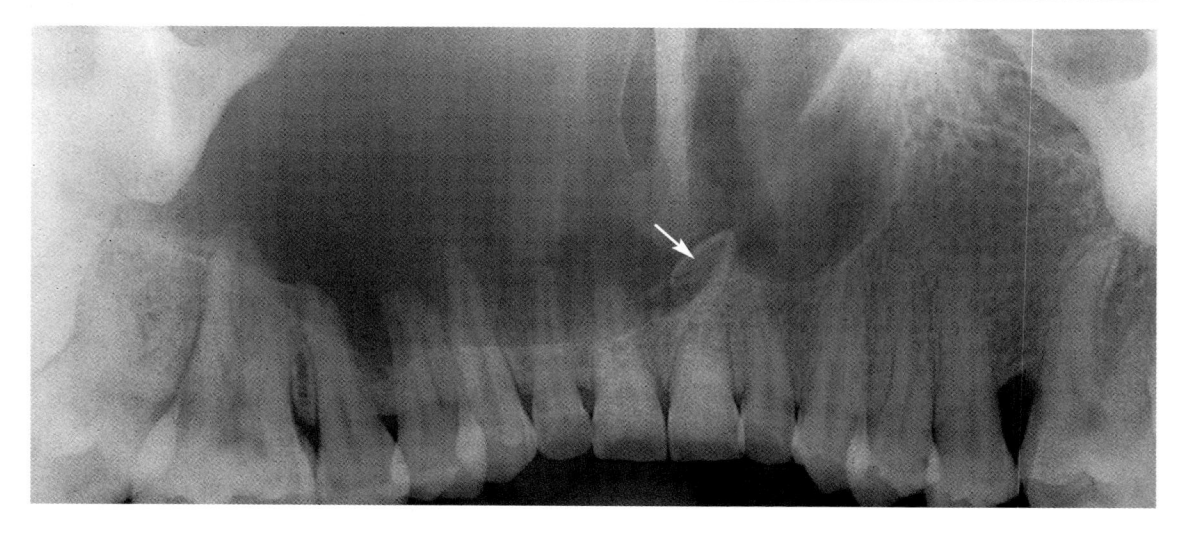

Figura 638   O mesmo caso da Figura 637 em uma radiografia panorâmica ampliada
A radiografia instantânea com a técnica de radiografia panorâmica ampliada mostra um mesiodente (seta), como causa de um cisto dentígero, e fornece, mesmo com borrões, a impressão de uma grande expansão.

Cistos Foliculares de Erupção e Cistos Periodontais Laterais

Cistos condicionados ao desenvolvimento

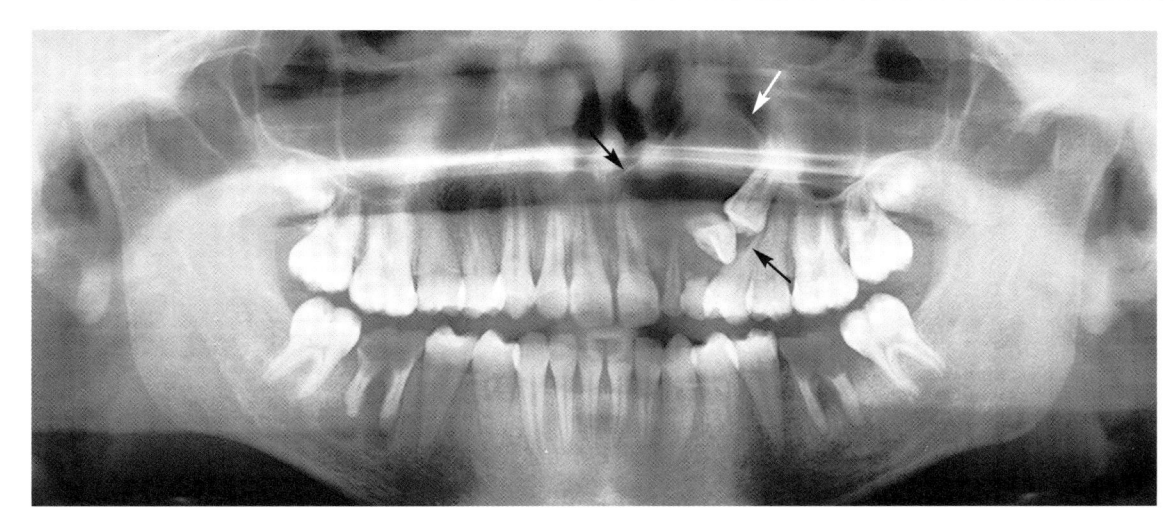

Figura 639   Cisto dentígero na maxila, partindo do dente 23 (setas)
Depois dos cistos foliculares de 3⁰ˢ molares de siso, os mais freqüentes são os cistos que partem do canino superior. Menina de 13 anos.

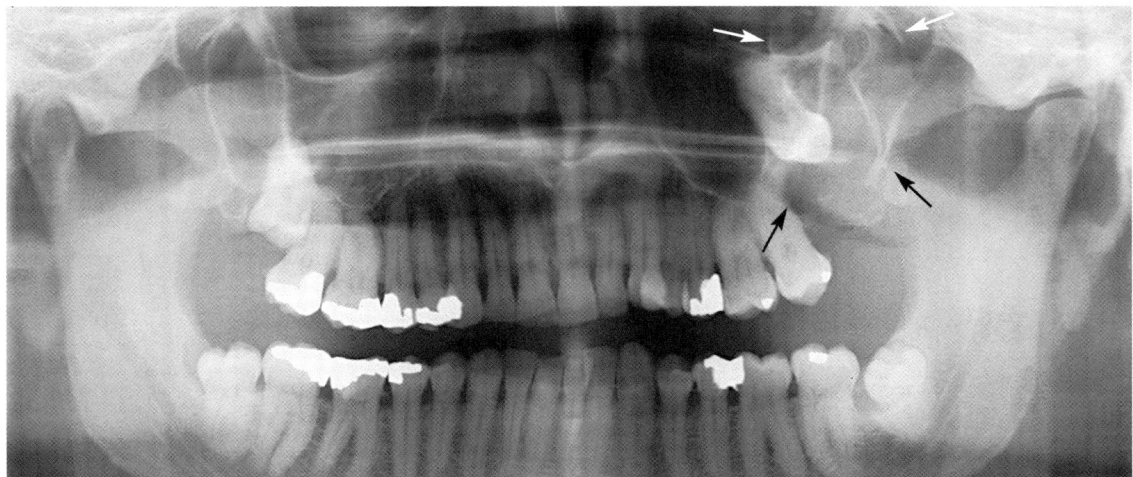

Figura 640   Cisto folicular, partindo de um dente 28, em um recorte de ortopantomografia
Homem de 50 anos. Nota-se o deslocamento do dente em direção aos seios maxilares.

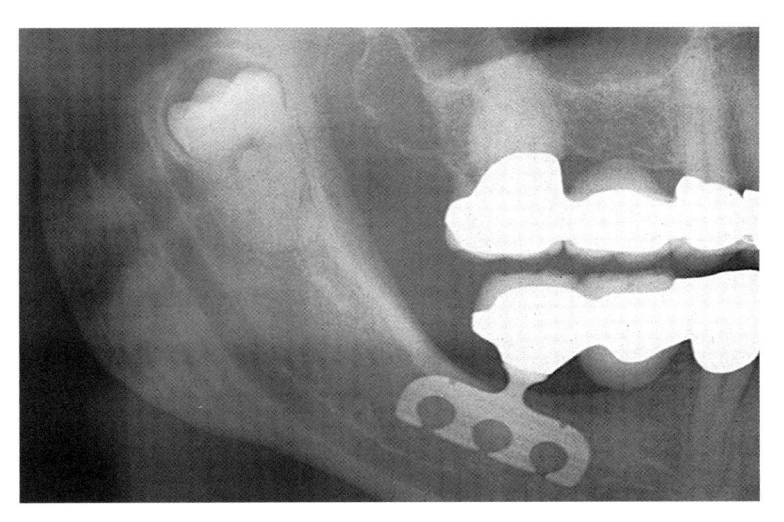

Figura 641   Cisto folicular, partindo de um dente 48
Achado por acaso, sem queixas clínicas, um dente 48 de situação alta no ramo da mandíbula em um homem de 54 anos.
Recorte de uma ortopantomografia.

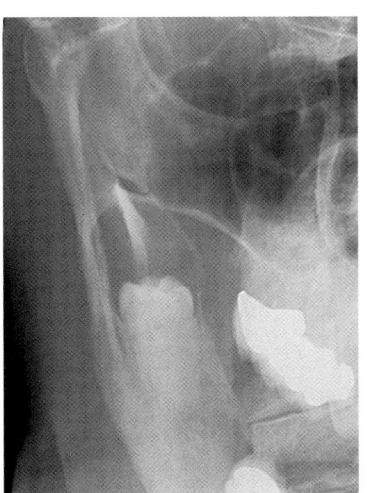

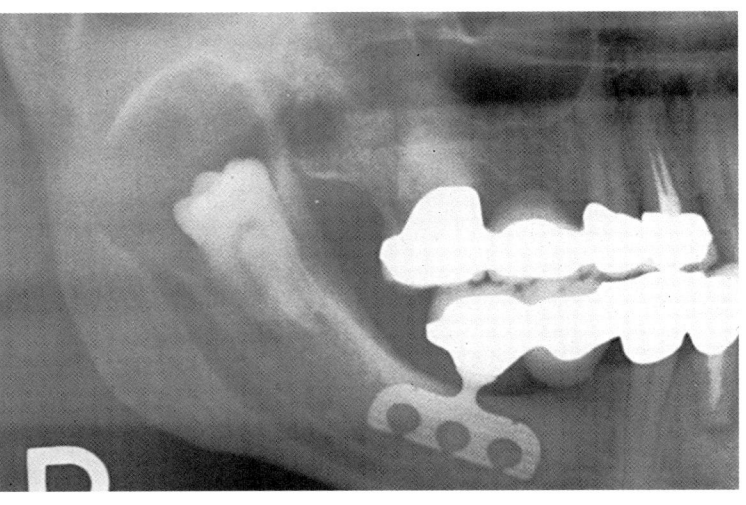

Figura 642   O mesmo caso, 5 anos mais tarde
Mesmo paciente da Figura 641.
Esquerda: O cisto folicular desenvolve-se cinco anos mais tarde orientado para lingual. Recorte de uma radiografia de visão geral da mandíbula Pa.

Direita: O respectivo ortopantomograma mostra o cisto folicular em visão lateral. Observa-se o deslocamento do canal da mandíbula. Com grandes cistos no ângulo ou no ramo da mandíbula, recomendam-se tomografias computadorizadas para esclarecimento da localização do dente em relação ao canal da mandíbula.

Cistos Epiteliais dos Maxilares

Cistos condicionados ao desenvolvimento

Figura 643 Tipo central de um cisto dentígero no dente 48
Esquerda: Recorte de uma ortopantomograma. Homem de 34 anos.

Direita: O mesmo caso em uma radiografia periapical.

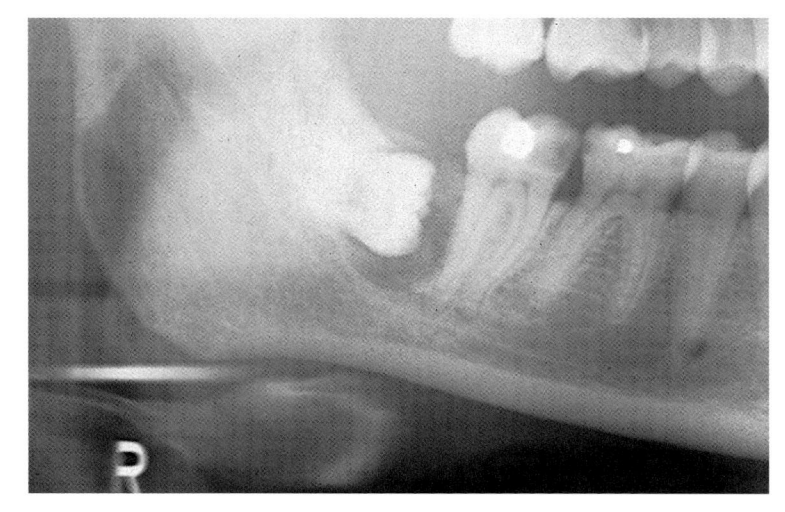

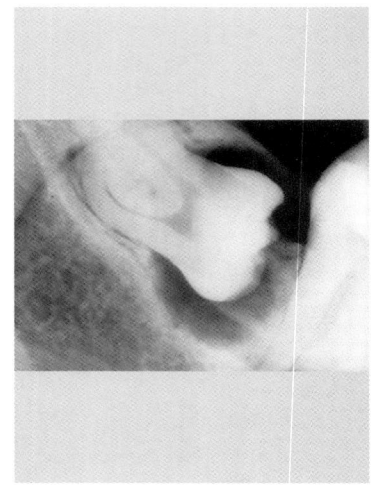

Figura 644 Tipo lateral de um cisto dentígero no dente 38
Homem 43 anos. Observa-se o cisto radicular residual na maxila (seta) e a pericoronarite no dente 48 não-vital.

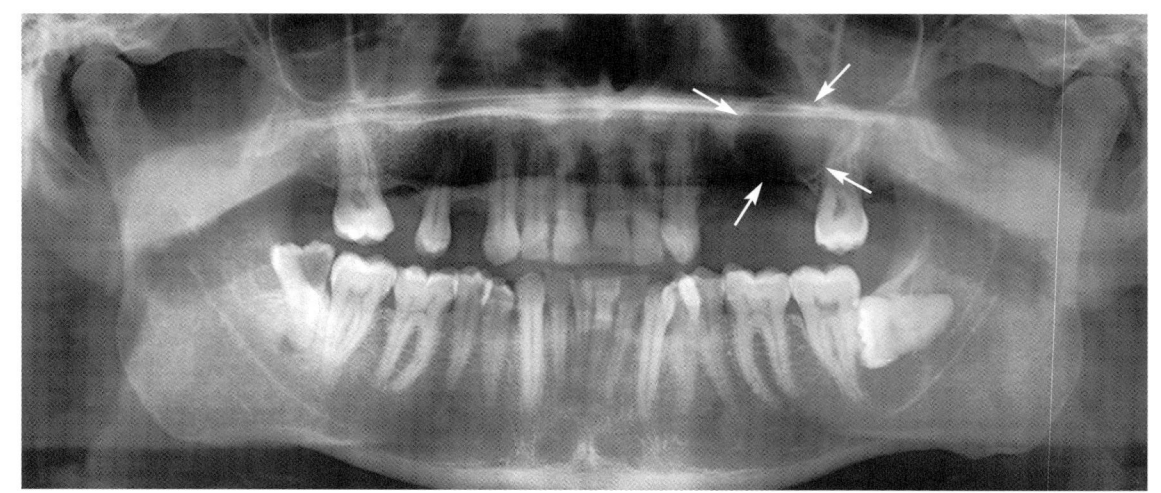

Figura 645 Cisto de erupção
Esquerda: Cisto de erupção nos dentes 18 e 48. Os cistos desenvolvem-se nas partes moles que recobrem os 3os molares em erupção (setas). Menina de 16 anos.

Direita: Radiografia periapical de um cisto de erupção no dente 28, com delicada lamela óssea abobadada, nas partes moles (seta).

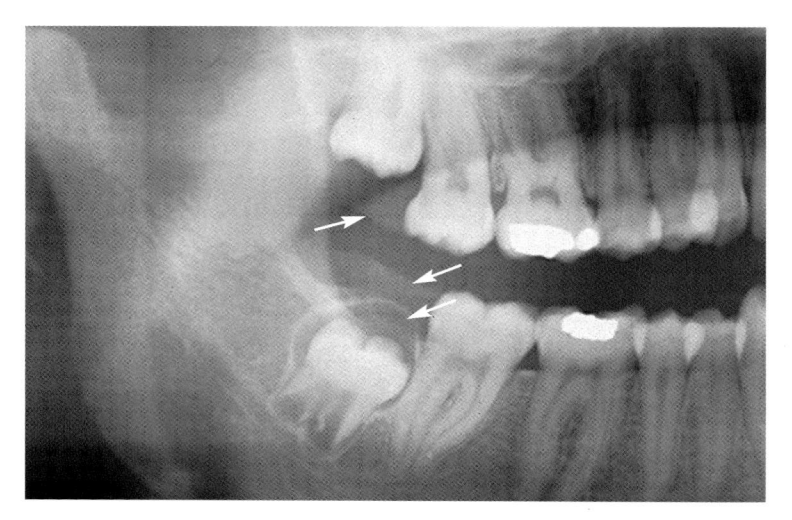

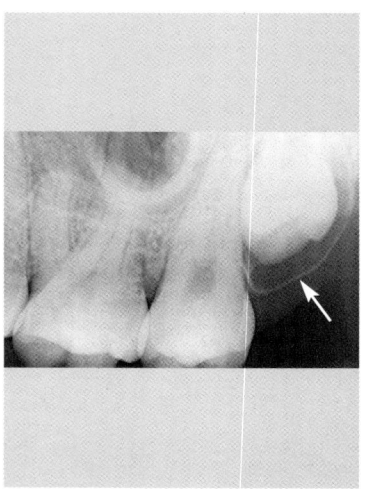

Figura 646 Cisto periodontal lateral no processo alveolar entre os dentes 33 e 34 (setas)
Homem de 50 anos.

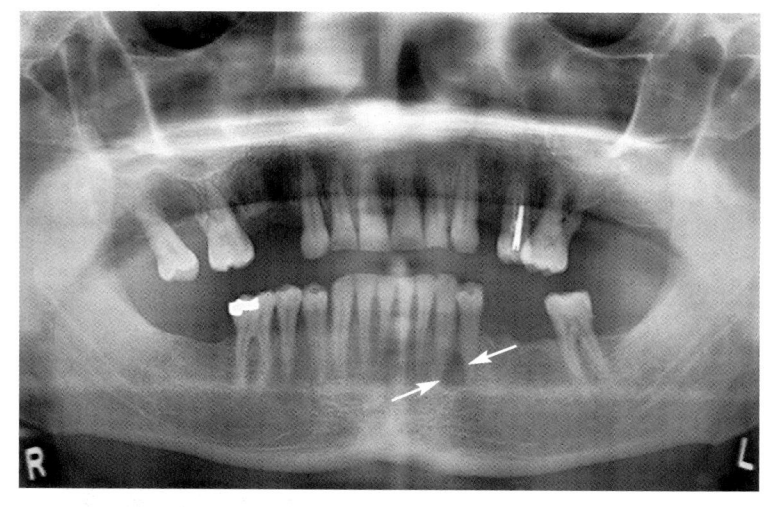

Cistos Não-Odontogênicos dos Maxilares

Os cistos nasopalatinos (ducto incisivo) e os naso-alveolares (glóbulo-maxilares) consistem de restos de epitélio do trato nasopalatino e da parede de epitélio embrionário de Hochstetter. Conforme sua origem, são compostos de epitélio ciliado ou pavimentoso. Os *cistos nasopalatinos* podem desenvolver-se ou no processo alveolar ou mais dorsal no palato duro. Com isso, forma-se na radiografia a conhecida forma de coração, com deslocamento das raízes dos incisivos centrais com ajuda da crista e da espinha nasal, ou uma forma mais arredondada, desenvolvida mais acima no palato.

Os *cistos naso-alveolares* desenvolvem-se no processo alveolar entre os incisivos laterais e o canino, dispersando as raízes destes que, na radiografia, aparecem na forma de uma pêra invertida. Manifestam-se mais freqüentemente nas mulheres, são revestidos de epitélio pavimentoso e, não raro, apresentam-se simétricos. Eventualmente desenvolvem-se unilateralmente nos tecidos moles do sulco nasolabial. Estes *cistos nasolabiais* só podem ser diagnosticados pela clínica ou visualizados com técnicas de contraste, razão pela qual deixamos de discuti-los aqui.

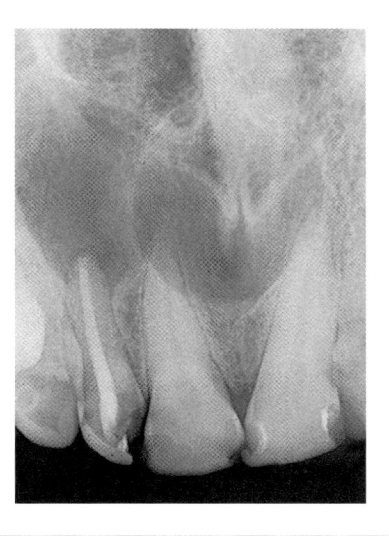

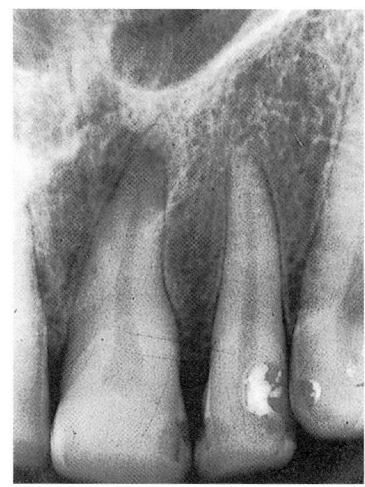

Cistos condicionados ao desenvolvimento

Figura 647 Cistos nasopalatinos
Esquerda: Radiografia periapical de um cisto arredondado, que se desenvolveu pouco dorsal do incisivo central. Observa-se, ao lado do cisto radicular condicionado pela inflamação, o dente 12.

Direita: O cisto nasopalatino lateralmente assimétrico para a esquerda sobrepõe-se ao ápice do dente 21 vital e simula um cisto radicular.

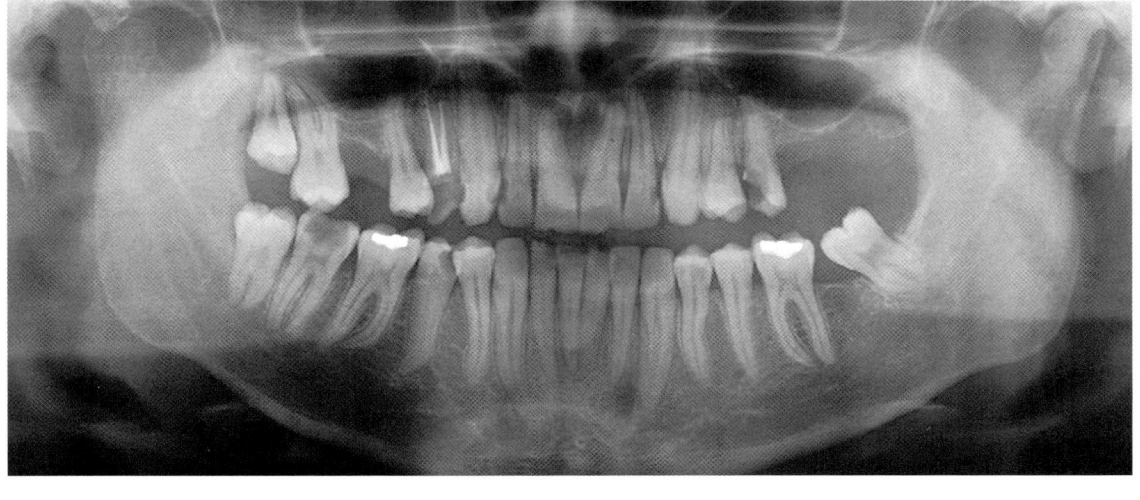

Figura 648 Cisto nasopalatino com configuração de coração
O ortopantomograma mostra um cisto que se desenvolveu inter-radicular aos incisivos centrais. Homem de 22 anos.

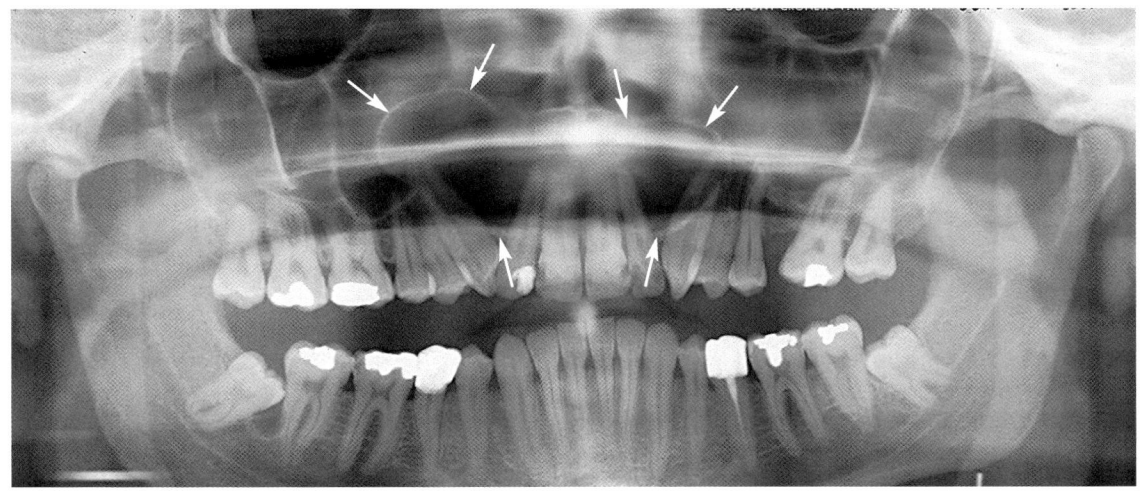

Figura 649 Cisto naso-alveolar simétrico (setas)
Homem de 23 anos. O diagnóstico diferencial deve ser feito com o queratocisto, que pode se apresentar unilateralmente. Nota-se ao lado um cisto folicular lateral no dente 48.

264 Cistos Epiteliais dos Maxilares

Cistos condicionados ao desenvolvimento

Figura 650 Representação de um cisto nasopalatino (ducto incisivo) com uma tomografia computadorizada
Topograma com a marcação da localização das camadas, de visão lateral.

Figura 651 Mesmo paciente da Figura 650
Camada axial através da maxila, com marcação da visão panorâmica e as subseqüentes camadas transversais numeradas.

Figura 652 Mesmo paciente da Figura 650
Visão panorâmica selecionada, com camadas transversais verticais subseqüentes, numeradas em escala 1:1. A visão panorâmica mostra, ao lado de uma sombra no seio maxilar esquerdo, os dois canais do ducto incisivo, com o cisto de ducto subnasal. Seguindo-se a camada 21 até a 26, mostra-se o cisto nasopalatino condicionado ao desenvolvimento, na região do forame incisivo.

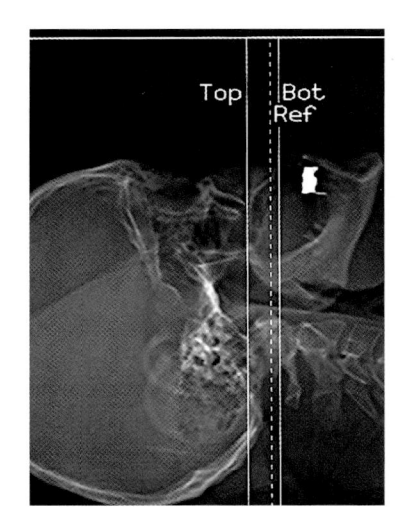

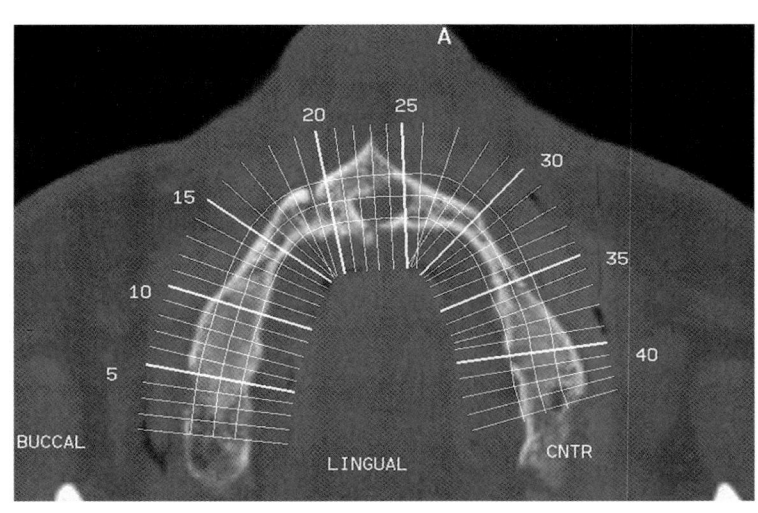

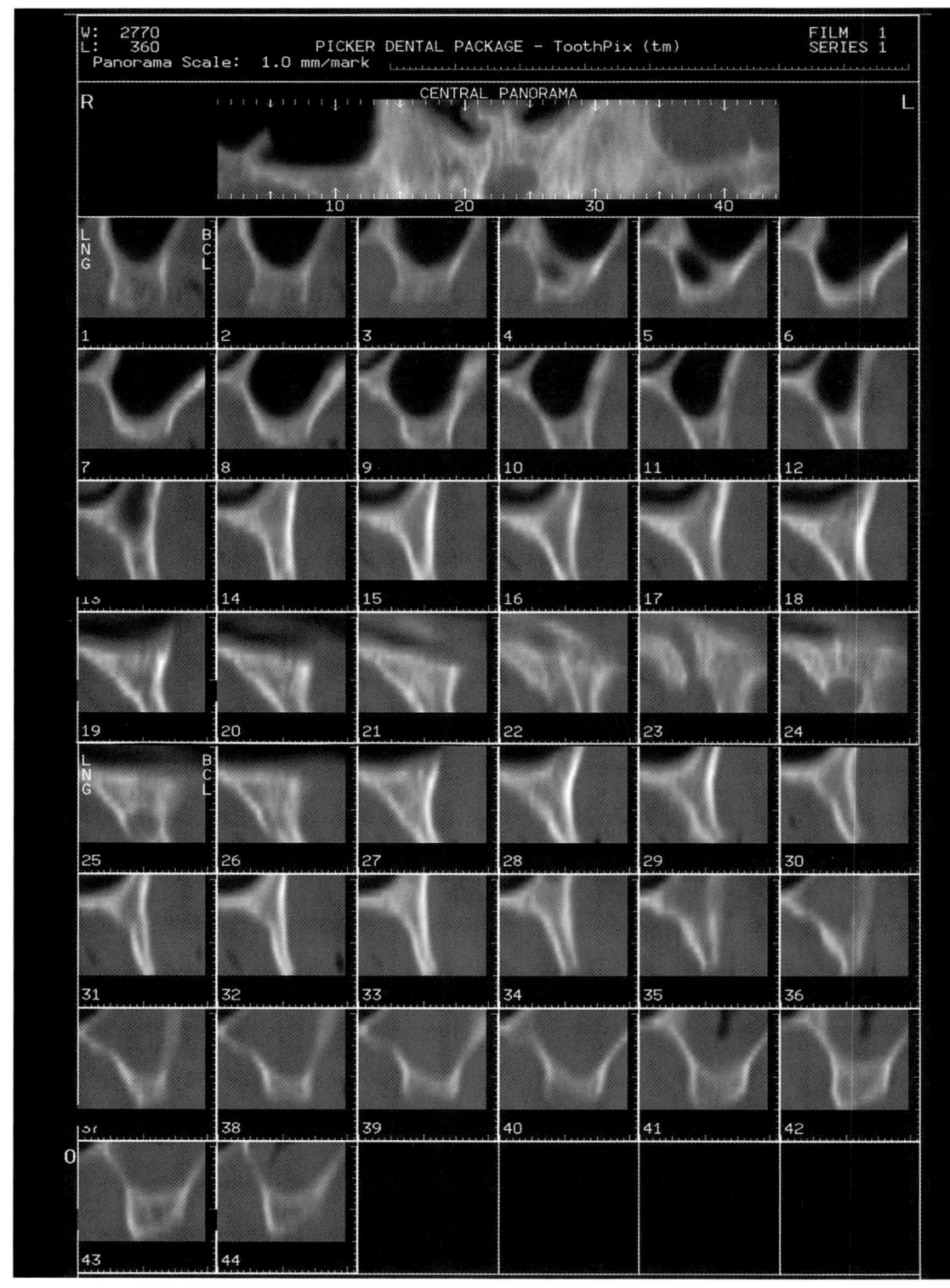

Coleção M. Grobovschek

Cistos Maxilares Condicionados à Inflamação

Noventa por cento dos cistos odontogênicos desenvolvem-se como cistos radiculares após a necrose da polpa dos restos de epitélio de Malassez que ficam no periodonto. Conforme o local de formação dos cistos, pode-se distinguir cistos apicais (periapicais) e laterais radiculares. São encontrados mais freqüentemente na maxila do que na mandíbula e surgem nos dentes não- vitais da primeira e segunda dentição. O ápice localizado na região do espaço vazio do cisto mostra um espaço pericementário com a lâmina dura invisível radiograficamente. O cisto desloca as estruturas vizinhas em relação à sua resistência e é rodeado com uma borda opaca nas radiografias de adição, a qual, no estado inflamatório agudo, não é mais distinguida. O líquido castanho do cisto contém cristais de colesterol. Os cistos radiculares são uniloculares e surgem com mais lojas quando mais de um cisto conflui. Os cistos residuais do tipo radicular e também os tipos foliculares surgem após extração de dentes dos restos de epitélio. Podem surgir cistos paradentais condicionados por inflamação, em conseqüência de pericoronarites de dentes 3os molares inferiores semi-retidos, chamados de cistos de Craig.

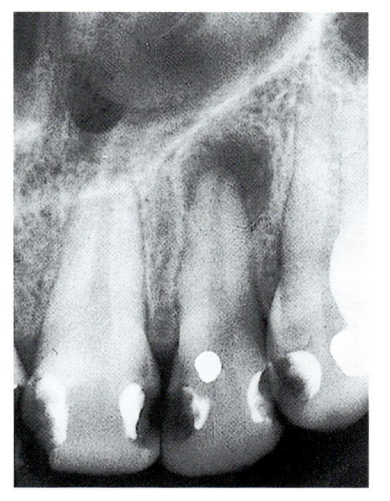

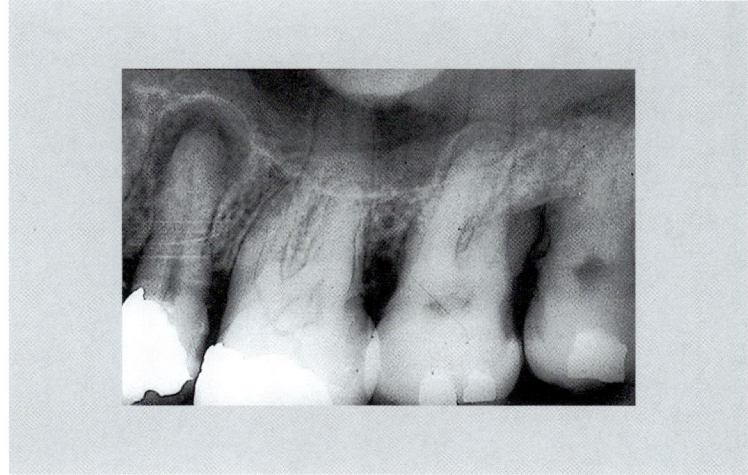

Figura 653 Cistos radiculares assintomáticos
Esquerda: O pequeno cisto no dente 22 não-vital mostra um tipo característico de limites radiopacos que, neste tamanho, não pode ser distinguido radiograficamente de um granuloma.

Direita: Cisto no dente 25 não-vital. O ápice está dentro do espaço vazio do cisto, e a lâmina dura alcança o limite radiopaco do cisto.

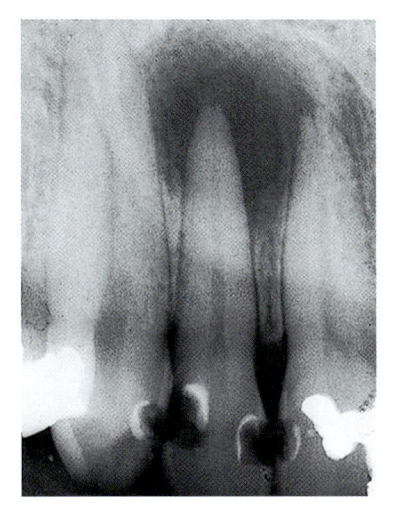

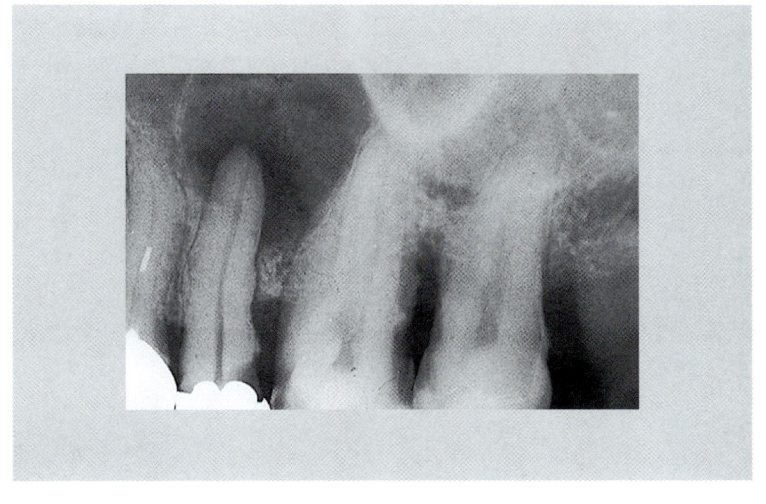

Figura 654 Cisto radicular infectado
Esquerda: Cisto no dente 12 não-vital. Como conseqüência da inibição serosa e da descalcificação incipiente do osso circunjacente, os limites típicos do cisto não são mais visíveis. A inflamação propaga-se com limites nebulosos no processo alveolar.

Direita: O ápice do dente 25 não-vital está dentro do cisto. O suave arco opaco mesial do dente 25 é o resto do septo do seio que foi deslocado pelo cisto.

Sinais radiográficos dos cistos
- região radiolúcida arredondada com borda radiopaca
- o ápice está dentro da região radiolúcida
- deslocamento de dentes vizinhos e estruturas em relação à sua resistência tecidual específica

Cistos infectados
- o espaço vazio do cisto mostra agora limites difusos
- invisibilidades das estruturas do fundo; o defeito dá a impressão de "tunelização"
- alargamento do espaço pericementário no dente atingido

Cistos Epiteliais dos Maxilares

Cistos maxilares condicionados à inflamação

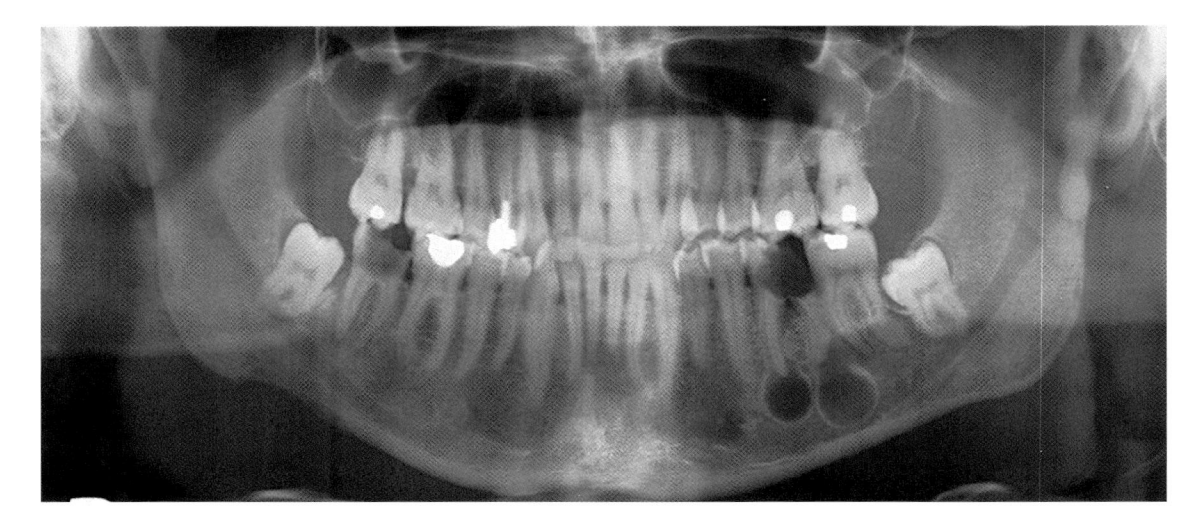

Figura 655   Cistos radiculares nas duas raízes do dente 36 não-vital
Homem de 36 anos.

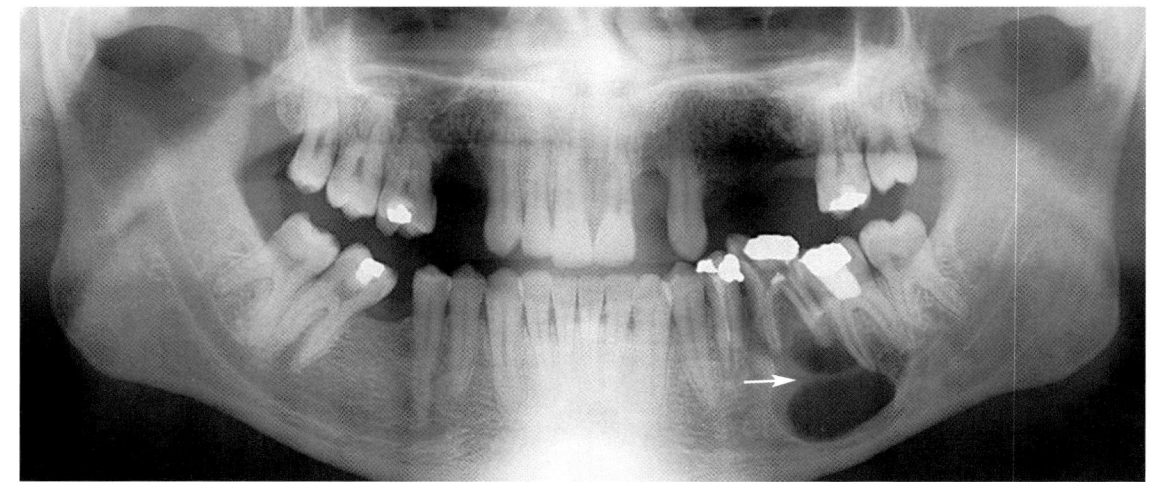

Figura 656   Cistos radiculares em ambos os dentes 36 e 37
Os cistos quase confluentes só estão separados por um fino septo ósseo (seta). Existe a impressão de um cisto de mais de uma loja. Mulher de 27 anos.

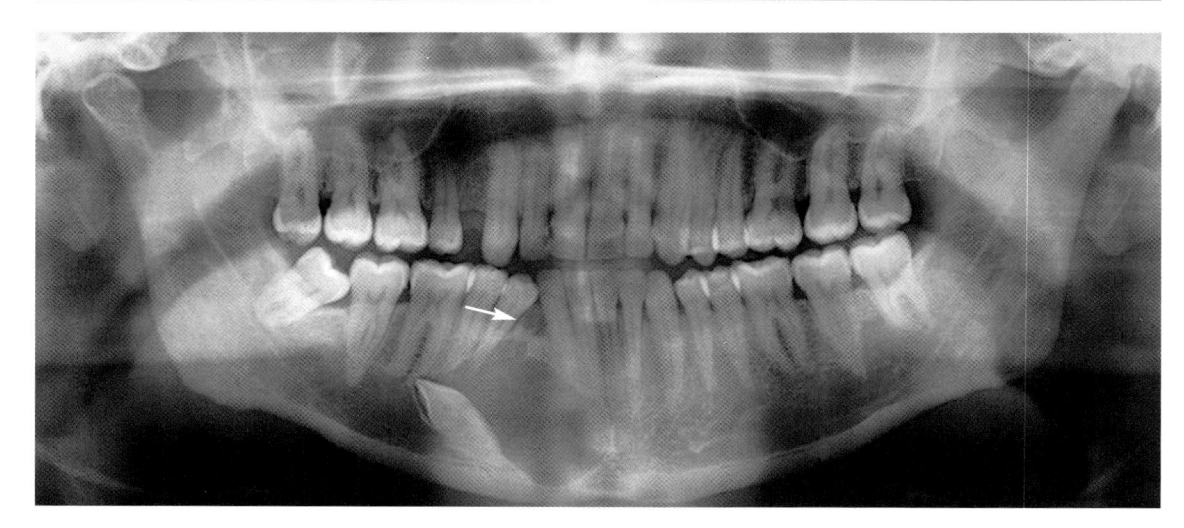

Figura 657   Cistos radiculares, partindo da raiz residual do dente 83 (seta)
O cisto deslocou o dente 43 e as raízes dos dentes vizinhos. O dente 43 deslocado parece anquilosado. Homem de 30 anos.

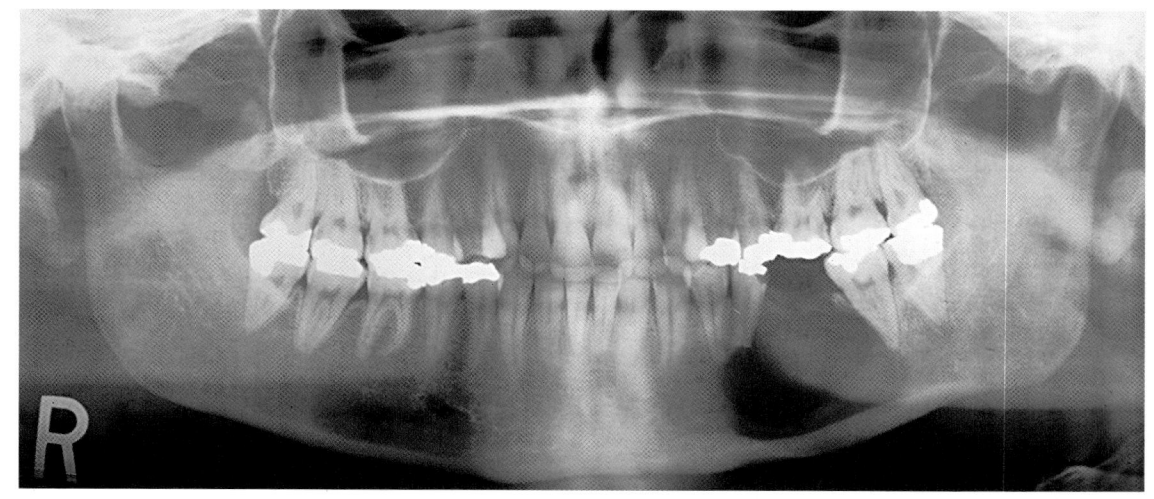

Figura 658   Cisto residual radicular infectado, partindo de restos de epitélio do dente 36 extraído
Mulher de 22 anos. O cisto perdeu, neste estado, sua limitação radiopaca típica. O dente 35 aparece, por efeitos de subtração da área radiolúcida, como que reabsorvido, o que não é o caso.

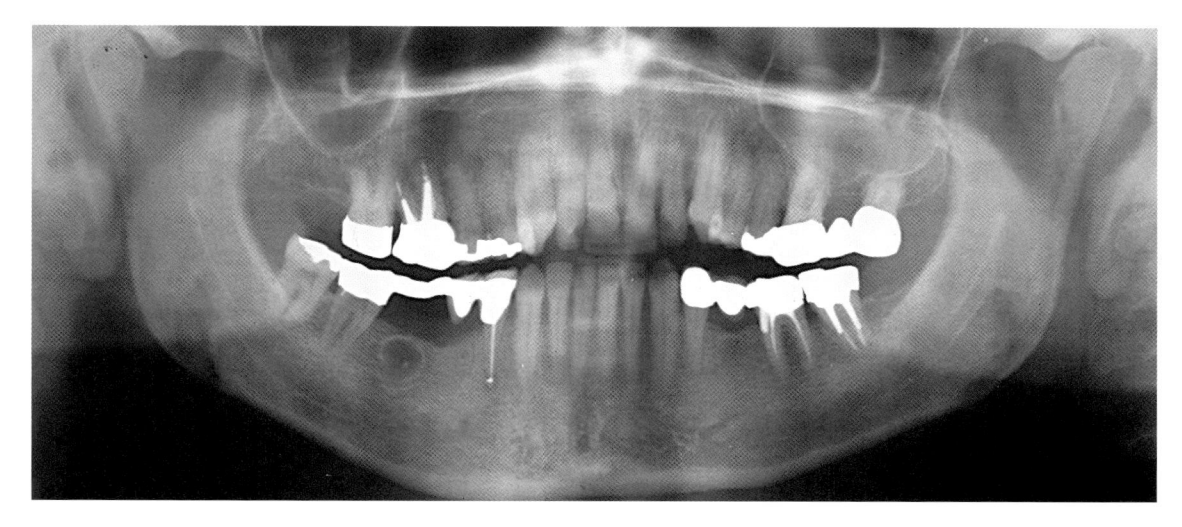

Cistos maxilares condicionados à inflamação

Figura 659   Cisto residual radicular após a extração do dente 46
Faz parte do conhecimento comum o fato de que em homens mais idosos podem formar-se ameloblastomas nos locais de dentes extraídos, motivo pelo qual sempre deve ser analisado histologicamente o saco cístico. Homem de 40 anos.

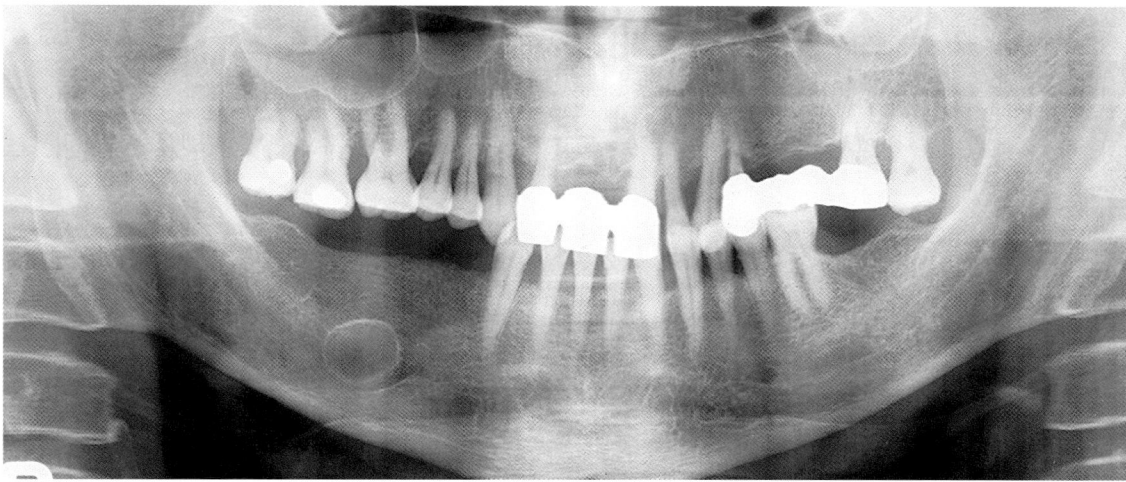

Figura 660   Estágio precoce de um fibroma ossificante, que simula um cisto radicular residual
Nota-se o deslocamento do canal mandibular. Homem de 57 anos.

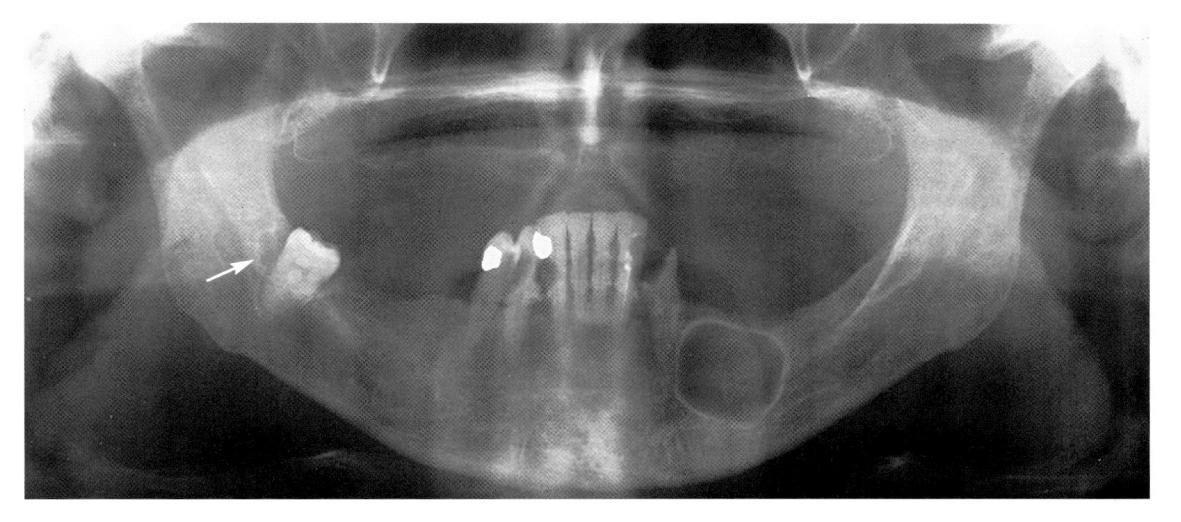

Figura 661   Cisto radicular residual da região dos pré-molares inferiores
No dente 48 vital, pericoronarite com um cisto paradental (Craig) (seta). Homem de 47 anos.

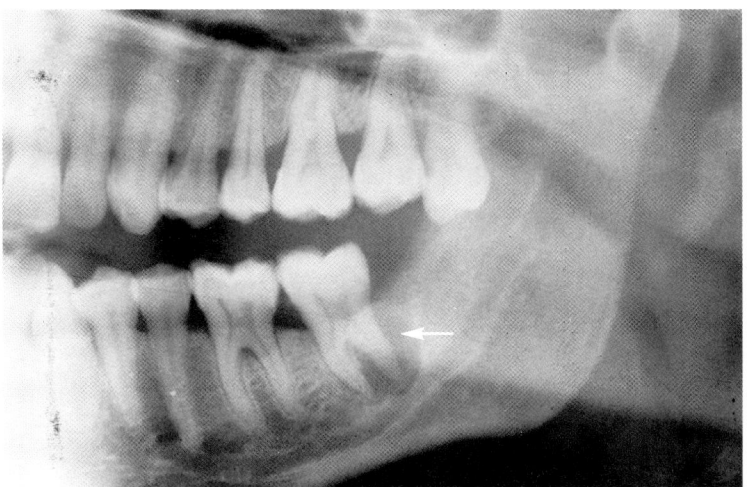

Figura 662   Cisto paradental (Craig) no dente 38 vital com pericoronarite
Os cistos são difíceis de reconhecer, devido à claridade causada pela pericoronarite. Mulher de 28 anos.

268 Cistos Epiteliais dos Maxilares

Cistos maxilares condicionados à inflamação

Figura 663 Cisto radicular, partindo do dente 26 não-vital
Esquerda: Os cistos da maxila (setas) são difíceis de reconhecer em função do fundo ser um seio arejado. Se, porém, o seio está sombreado, o efeito de subtração do cisto aparece como uma área radiolúcida.

Direita: Em virtude do edema da mucosa do assoalho do seio, o cisto aparece bem nítido. Homem de 41 anos.

Figura 664 Cisto radicular da maxila, partindo dos dentes 12 e 22 não-vitais (setas).
Mulher de 40 anos. A posição muito dorsal da paciente escolhida causa uma sombra na metade da maxila pela coluna vertebral, razão pela qual os cistos são difíceis de visualizar.

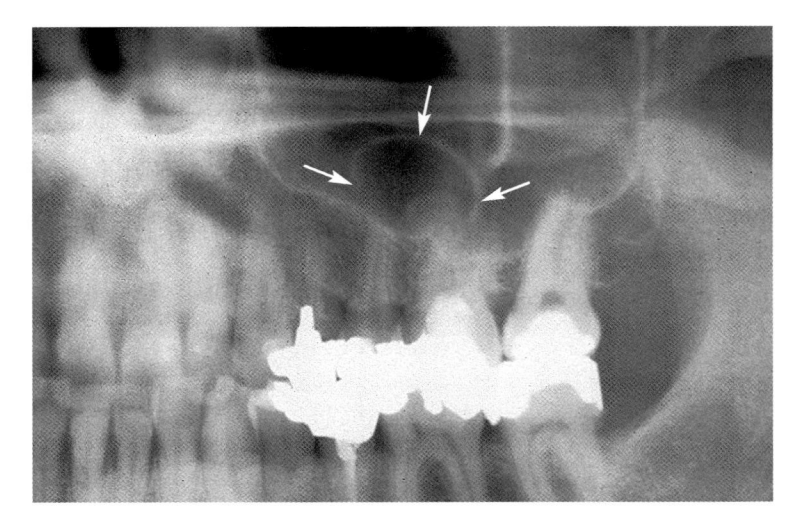

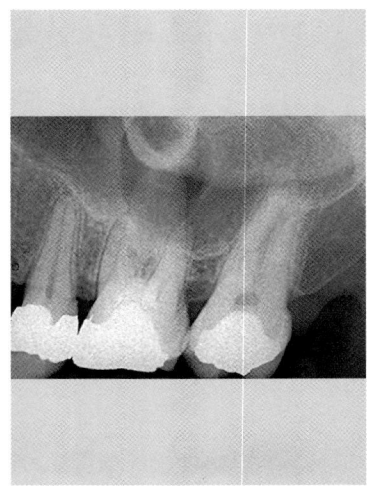

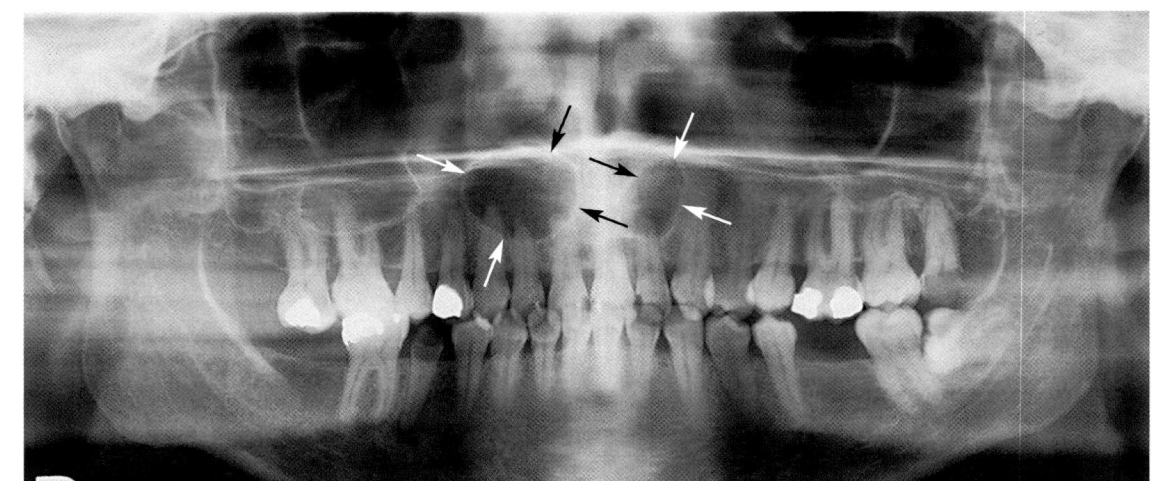

Figura 665 Cisto radicular em dente 27 não-vital
Homem de 23 anos.

Esquerda: Na caverna posterior do seio existe um edema colateral inflamatório dos tecidos moles.

Direita: O mesmo caso em uma radiografia dental.

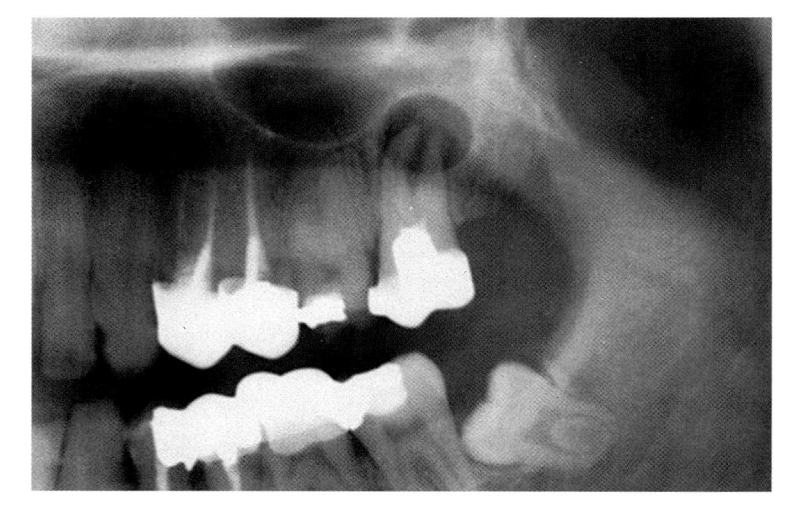

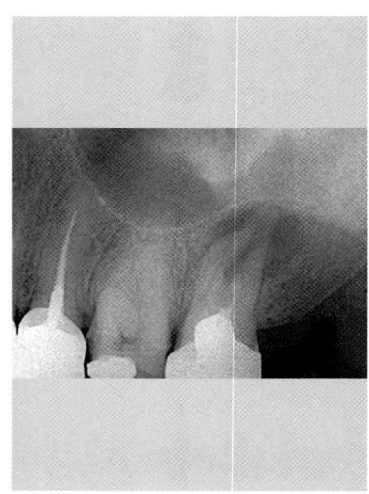

Figura 666 Cisto radicular residual após a extração do dente 16
Homem de 30 anos. Observa-se a delicada lamela óssea empurrada contra o seio (seta). O dente 27 não-vital conduziu a uma sinusite maxilar odontogênica unilateral. Observa-se os limites do seio borrados à esquerda.

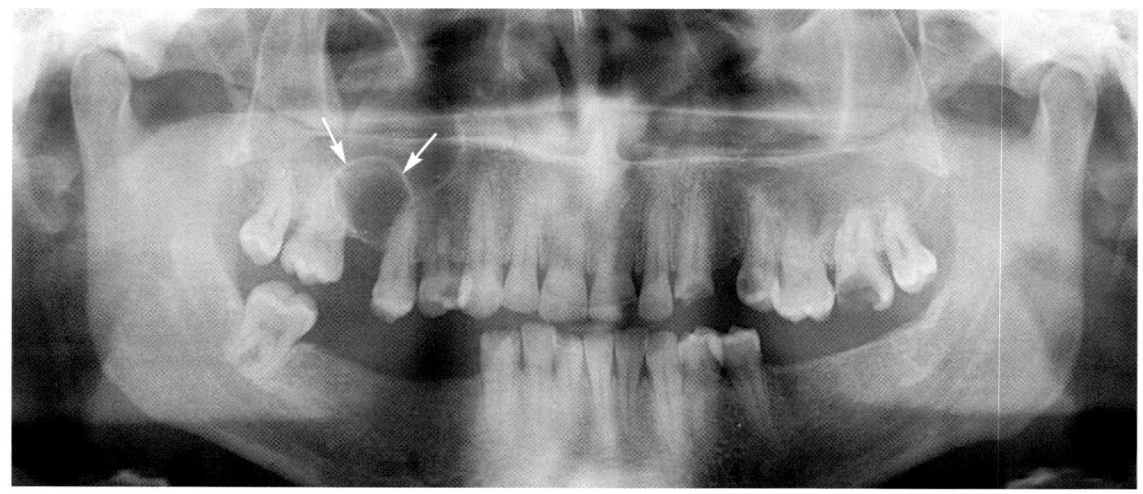

Tumores Odontogênicos, Hamartomas e Displasias

Segundo Reichart e Ries (1983) e Heikinheimo (1993), os seguintes grupos de células participam na odontogênese normal:
- *células epiteliais*, como os ameloblastos, o epitélio da crista dentária e o epitélio pavimentoso da mucosa da boca;
- *células ecto-mesenquimais*, como os odontoblastos e os cementoblastos;
- *mesênquima*, com os fibrócitos, os fibroblastos, o tecido adiposo e o endotélio de hemangioma, osteócitos, osteoblastos e condrócitos;
- *células neuroectodermais*, como os neuroblastos, as células de Schwann e os melanócitos.

Este novo princípio de classificação foi feito com base nos trabalhos de Kramer e colaboradores (1992), utilizado pela OMS para padronizar a classificação de tumores odontogênicos (com inclusão do hamartoma e das displasias).

As perturbações do ciclo biológico das células-mães acima relacionadas, durante a odontogênse, causam malformações e neoplasias (Reichart e Ries, 1983), que freqüentemente surgem como tumores benignos e só raramente como tumores odontogênicos malignos. Os últimos podem eventualmente transformar-se em carcinomas, após recidivas (como o ameloblastoma maligno) ou como sarcomas odontogênicos (como o fibrossarcoma ameloblástico). Uma ampla dissertação sobre esse assunto pode ser lida em Reichart e Philipsen (1999).

Em comparação com as possibilidades da histopatologia, o diagnóstico clínico e por imagens freqüentemente só pode formular uma hipótese diagnóstica baseada em dados empíricos, e nunca um diagnóstico exato, de modo que a biópsia e o exame histológico dos tecidos da peça cirúrgica, em muitos casos, são de importância decisiva para a definição do tratamento posterior. Como alguns cistos têm alto potencial de recidivas, exige-se um cuidado especial no diagnóstico, para que não seja necessária uma nova cirurgia ampla e para evitar o risco de transformação em malignidade com o tempo. O mais importante, todavia, é, durante o tempo da troca de dentição, vigiar cuidadosa e radiograficamente a dentição clínica. Situações suspeitas, como ausência de dentes ou dentes em posições anormais, diastemas, edemas indolores, devem ser explorados com radiografias de visão geral, para detectar a propagação despercebida de cistos odontogênicos e tumores, poupando ao paciente intervenções cirúrgicas extensas por meio de um diagnóstico precoce.

Ameloblastoma

O tumor odontogênico mais freqüente e importante é o ameloblastoma. Seu aspecto radiográfico e também seu aspecto histológico (Reichart *et al.*, 1995) são ricos em variáveis (veja também a classificação da OMS, 1992). Radiograficamente, pode-se encontrar formas com pequenas bolhas (formato de "favo de mel"), com grandes bolhas uniloculares e multiloculares de localização central ou periférica. As formas uniloculares encontram-se geralmente no ameloblastoma folicular, que costuma surgir na fase de crescimento ativo da 2ª década de vida. É comum que um dente impactado esteja incluso. Também se relatam reabsorções de raiz, que, todavia, podem ser causadas freqüentemente pela situação oblíqua dos dentes deslocados, condicionadas pela incidência de projeção em vistas laterais, devendo ser comprovadas por radiografias com direção de incidência alterada. Os ameloblastomas foliculares uniloculares quase não podem ser distinguidos de cistos foliculares. Os ameloblastomas multiloculares em pacientes mais idosos são configurados como "bolhas de sabão" e mostram, por isso, em especial na

Figura 667 Ameloblastoma em forma de "favo de mel" entre os dentes 36 e 37
Achado por acaso em uma paciente de 19 anos. As áreas radiolúcidas em forma de pequenas bolhas simulam, pelo efeito de subtração, reabsorções de raízes.

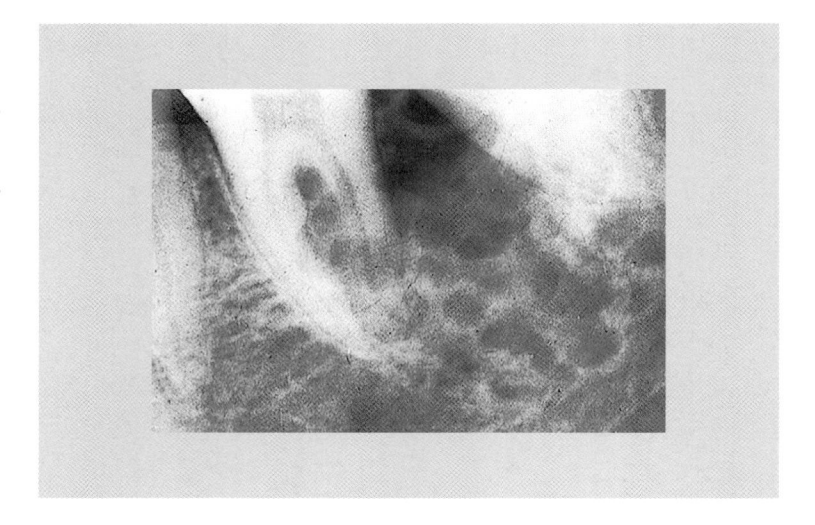

Figura 668 Radiograficamente, ameloblastoma folicular "multilocular", com dente 38 deslocado e incluso
Observa-se o adelgaçamento e o abaulamento da compacta basal, e a "reabsorção de raiz" simulada pelas imagens radiolúcidas. Para a representação da propagação horizontal da lesão são necessárias radiografias convencionais com dados de exposição rebaixados, como, por exemplo, mandíbula PA ou oclusal hemilateral ou por tomografia computadorizada. Homem de 23 anos.

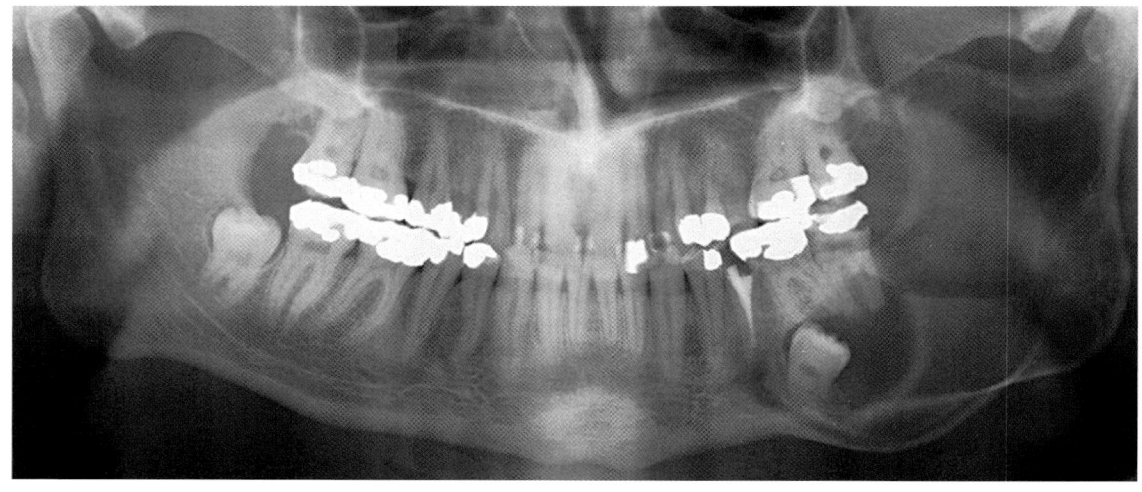

Figura 669 Preparado de um ameloblastoma multilocular com cirurgia radical

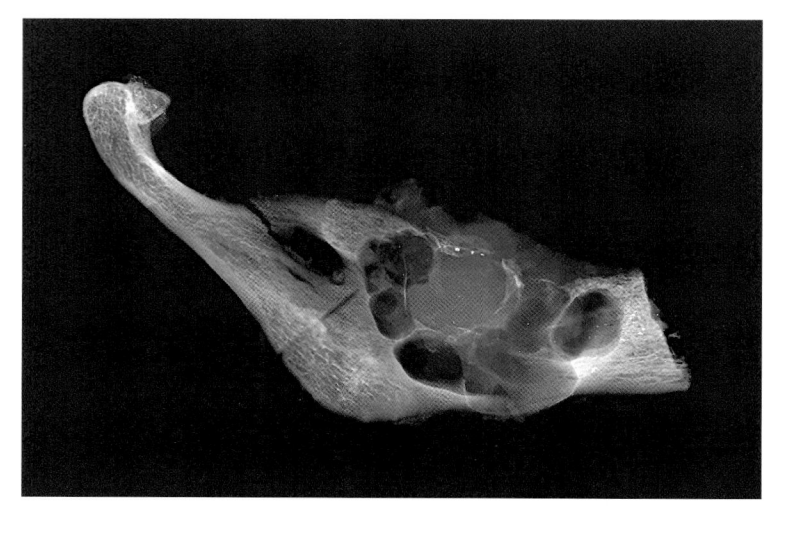

mandíbula, limites basais em forma de "guirlanda". Em estágios tardios, o osso compacto é empurrado bilateralmente e adelgaçado, sendo, por esse motivo, que os dados de exposição em todos os tipos de radiografias diretas devem ser nitidamente rebaixados. Na maxila, os ameloblastomas destacam os ossos e deslocam os seios. Com isso, formam-se sombras parecidas com vidro fosco, que dá origem a semelhanças com displasias fibrosas. Os ameloblastomas crescem devagar e desenvolvem edemas indolores e assimetrias faciais, que, muitas vezes, são descobertos tardiamente. Formas periféricas surgem principalmente em pacientes idosos, com envolvimento da mucosa da boca. Em virtude de suas áreas radiolúcidas, os "dentes flutuantes" eventualmente lembram — com seus limites em forma de guirlandas — um granuloma eosinófilo. Os ameloblastomas encontram-se em ambos os sexos em 80% na mandíbula, e lá, 80% no ângulo da mandíbula e na região dos molares. Com freqüência são recidivantes e, em 2% dos casos, transformam-se em malignos, principalmente na maxila. Sobre metástases até agora só foram relatados casos isolados. Diagnóstico diferencial: cistos foliculares, queratocistos, fibroma ameloblástico, tumor odontogênico adenomatóide, mixoma odontogênico, granuloma eosinófilo.

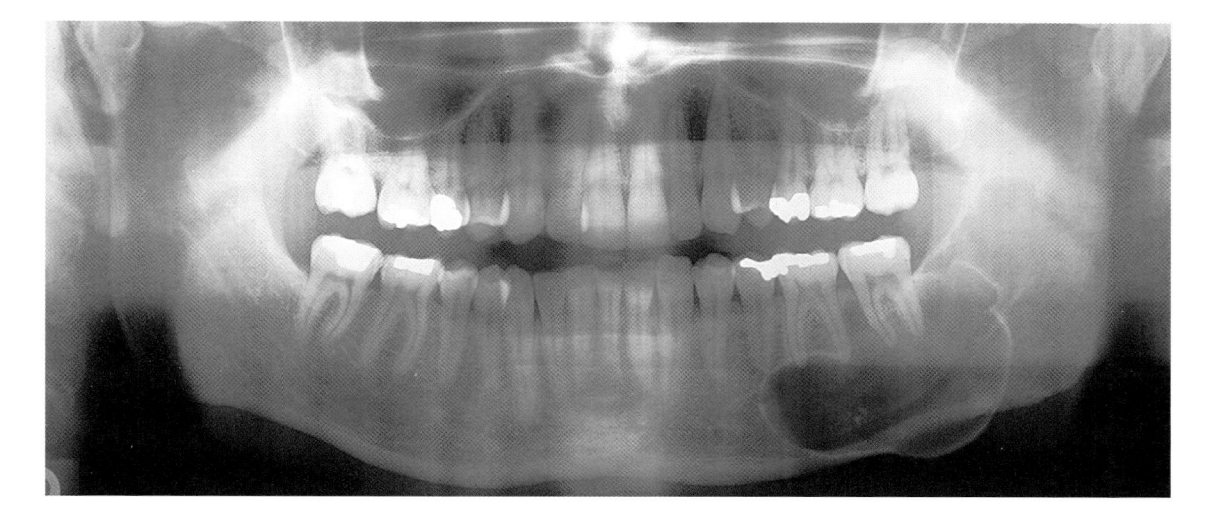

Ameloblastoma

Figura 670   Ameloblastoma unilocular sem dentes retidos inclusos, na região molar da mandíbula esquerda
Homem de 28 anos.
Coleção K. Weibel

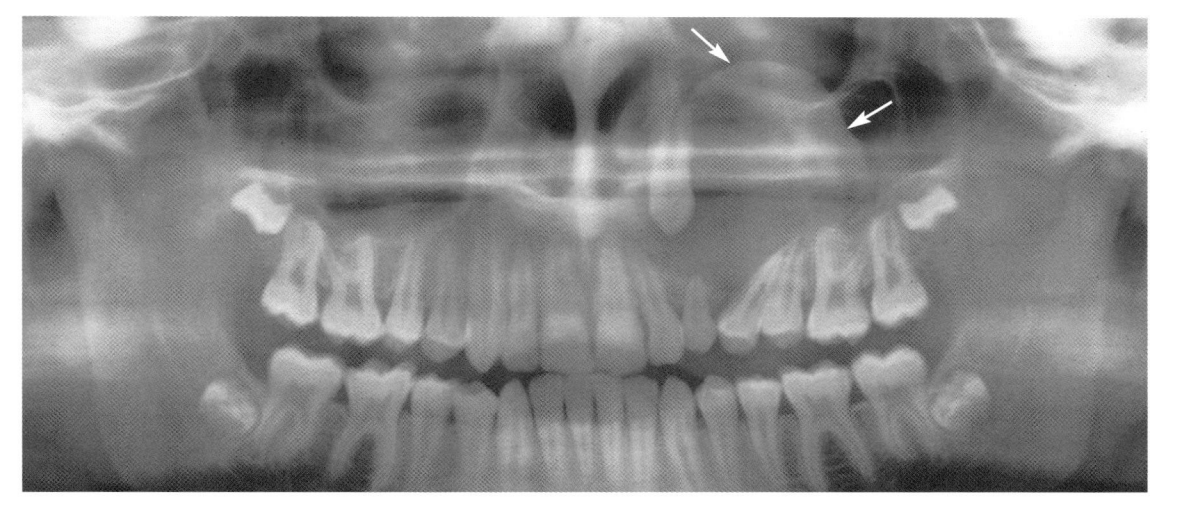

Figura 671   Ameloblastoma folicular na maxila esquerda, partindo do dente 23 deslocado
Menina de 16 anos. Observa-se o deslocamento do seio maxilar e as sombras tipo vidro fosco pelo ameloblastoma (setas).

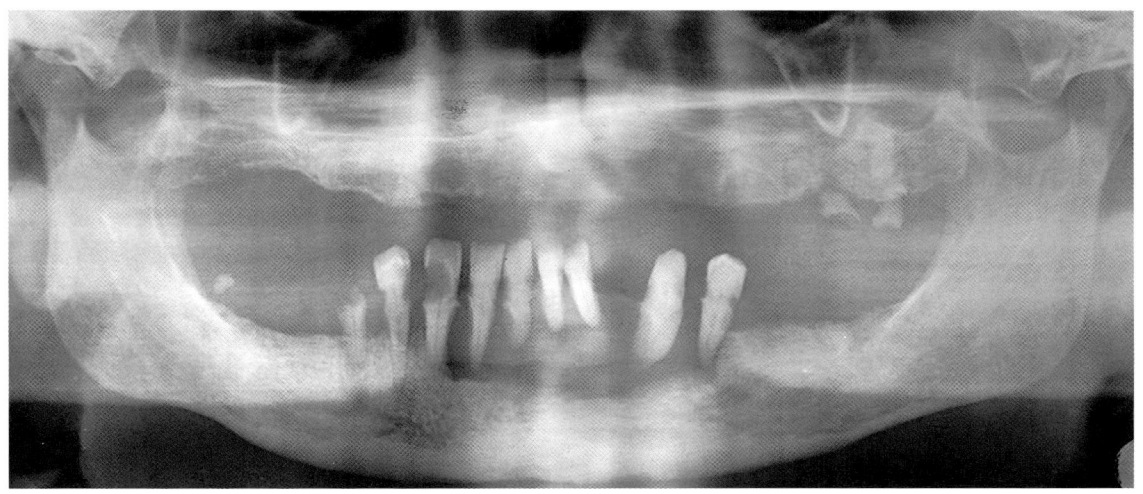

Figura 672   Ameloblastoma periférico na região anterior da mandíbula, com envolvimento da mucosa da boca
Homem de 56 anos.

Tumor Odontogênico Epitelial Calcificante

O tumor, descrito pela primeira vez por Pindborg (1958), consiste de células ectodérmicas. É um tumor odontogênico raramente observado, cujas características radiográficas variam conforme seu estágio de desenvolvimento. Enquanto no início dominam imagens radiolúcidas císticas uni e multiloculares, nas quais pode estar incluso um dente retido, o quadro se modifica com calcificações progressivas, lentas, que começam com pequenas sombras isoladas de calcificação fraca variando a inclusões calcificadas densas de diversos tamanhos e até sombras de calcificações extensas e espraiadas. A limitação do tumor é correspondente ao estágio, podendo ser nítida ou borrada, e o osso compacto da mandíbula é empurrado para a frente e adelgaçado. Na maxila, os tumores deslocam os seios e os ossos vizinhos. Tumores extra-ósseos também já foram descritos. O tumor surge principalmente na região dos molares e pré-molares da mandíbula, seguido por localizações na tuberosidade da maxila e recidiva mesmo após muitos anos. Diagnóstico diferencial: cistos foliculares, ameloblastoma, queratocistos e fibroma ameloblástico.

Figura 673 Tumor odontogênico epitelial calcificante (TOEC)
Esquerda: TOEC na região da tuberosidade esquerda da maxila. Apesar da desfavorável radiografia lateral de crânio, visualiza-se bem a calcificação (setas). Recidiva após 10 anos de cirurgia de um cisto folicular no dente 28 em uma mulher de 48 anos.

Coleção J. J. Pindborg

Direita: Um recorte de ortopantomografia mostra um TOEC na coroa de um dente 18, retido, em uma mulher de 46 anos.

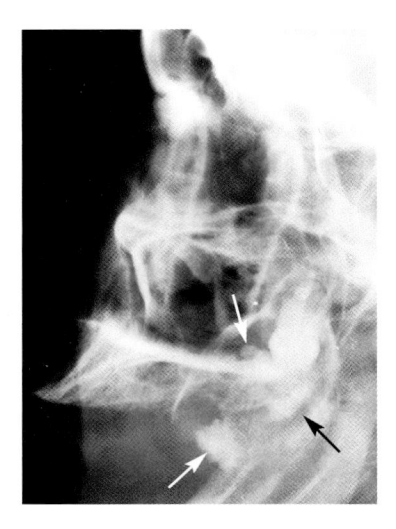

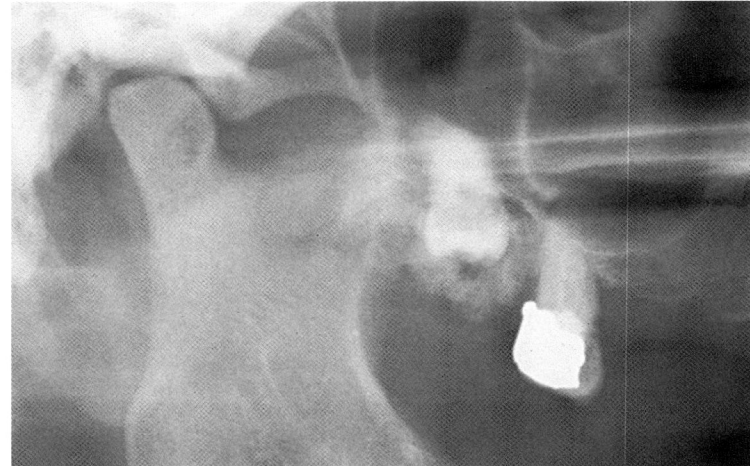

Figura 674 Tumor odontogênico epitelial calcificante, partindo de um dente 33 retido e displásico (setas)
Mulher de 52 anos. Observam-se as calcificações, em grande parte extensas, até a parte compacta basal do osso adelgaçada e abaulada.

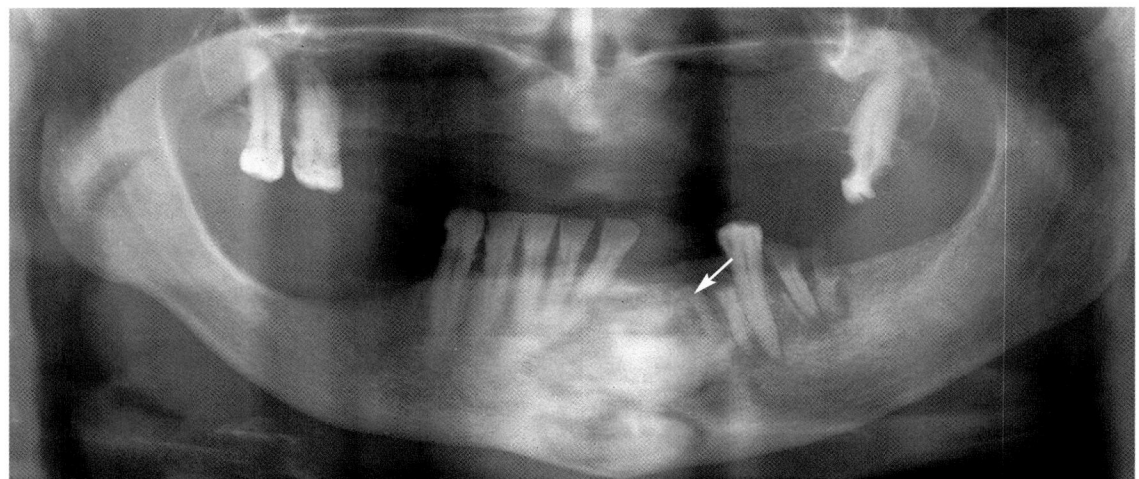

Figura 675 Tumor odontogênico epitelial calcificante com um molar retido na mandíbula esquerda
Forma diferente da calcificação epitelial em um homem de 40 anos.

Coleção J. M. Dähne

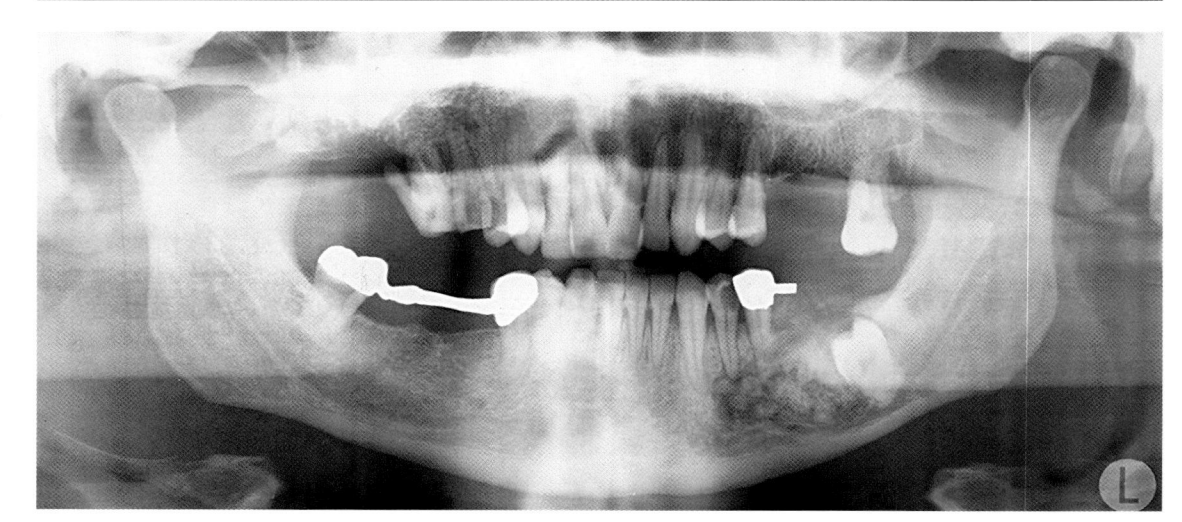

Fibroma Ameloblástico e Fibro-Odontoma

Segundo proposta de Kramer e colaboradores (1992), estes dois tumores foram classificados como tumores benignos com epitélio odontogênico e ecto-mesênquima odontogênico, com base em trabalhos de Reichart e Ries (1983) (ver Reichart e Philipsen, 1999).

O *fibroma ameloblástico*, em seu estágio inicial, cresce devagar e é unilocular, atinge preferencialmente homens no final da 1ª e início da 2ª décadas de vida. Localiza-se nos estágios iniciais na superfície oclusal de molares ou pré-molares, em geral na mandíbula, em forma de bolhas. Seu sintoma principal é um dente ausente ou tombado literalmente (levantamentos dentários, ortopantomogramas !). Em estágios avançados, o osso compacto da mandíbula está protruso e adelgaçado; radiograficamente é possível uma confusão quanto a cistos foliculares ou ameloblastoma. O tumor pouco recidiva e raramente se transforma em maligno (Reichart e Zobl, 1978).

O fibro-odontoma ameloblástico surge no 2º decênio de vida e é encontrado em geral na região molar da mandíbula. Muitas vezes assemelha-se radiograficamente ao estágios iniciais do odontoma complexo, sendo possíveis as variações.

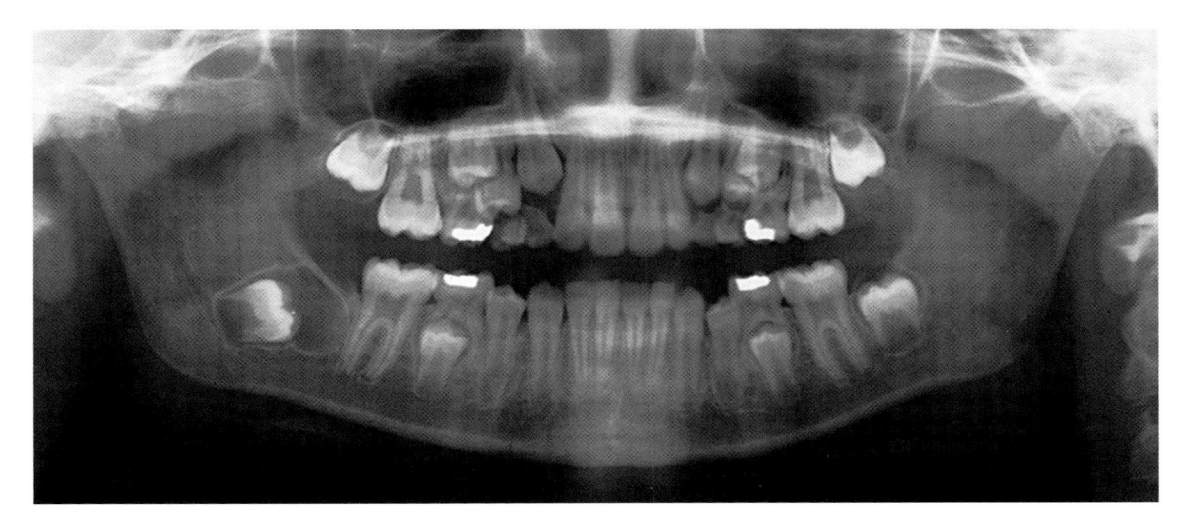

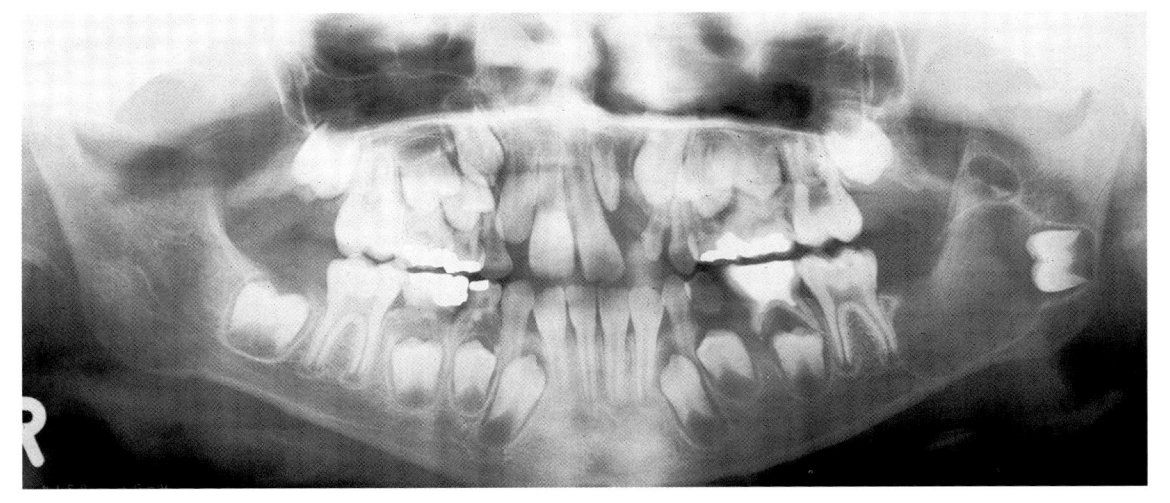

Figura 676   Fibroma ameloblástico no dente 47
O fibroma ameloblástico é unilocular, bem-delimitado e está fixo na superfície oclusal do dente 47 já deslocado. Observa-se que a imagem radiolúcida do tecido mole ainda não está junto do limite esmalte-cemento. Menino de 8 anos.

Figura 677   Fibroma ameloblástico no dente 37
O fibroma ameloblástico, unilocular, está sobre a superfície oclusal do dente 37 já deslocado e deslocou o germe precocemente calcificado do dente 38 para o ramo da mandíbula. Observa-se o resto do dente 74 e do dente 75 não-vital com uma extensa periodontite apical e a pericoronarite desencadeada nos germes dos dentes 34 e 35. Menina de 9 anos.

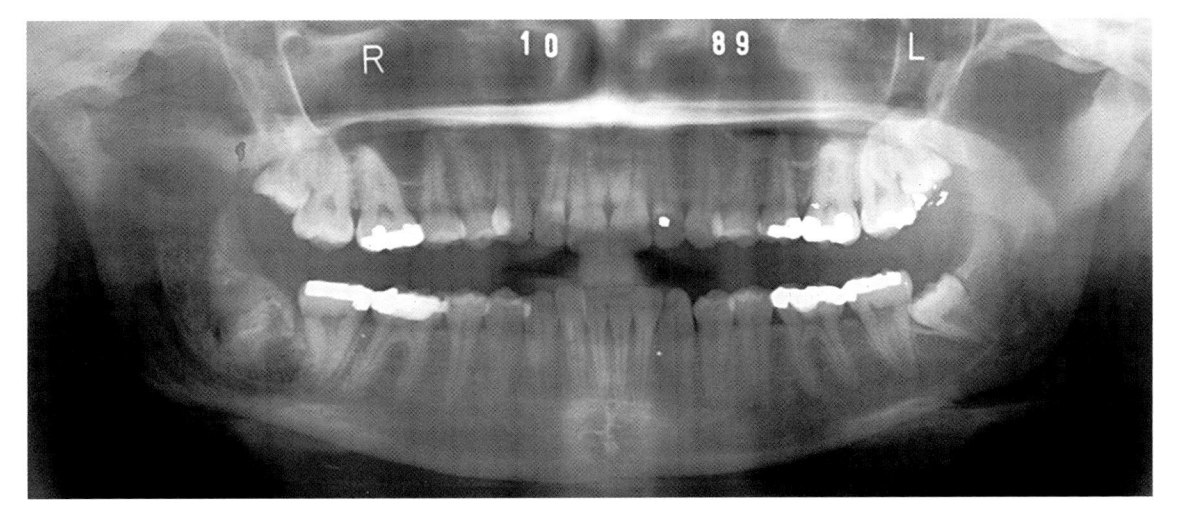

Figura 678   Fibro-odontoma ameloblástico
Diferentemente de formas precoces de odontoma complexo, que pode ser classificado histologicamente como um fibro-odontoma ameloblástico, desenvolveu-se aqui uma variante com calcificações irregulares no dente 48 displásico. Observa-se o deslocamento do canal da mandíbula como sinal do crescimento lento e não-agressivo. Mulher de 20 anos.

Coleção Ph. D. Ledermann

Tumor Odontogênico Adenomatóide e Cistos Odontogênicos Calcificantes

O tumor odontogênico adenomatóide (TOA) possui esta classificação científica desde os trabalhos fundamentais de Philipsen e Birn (1969), Kuntz e Reichart (1986) e os exames de Philipsen e Reichart (1999). O TOA é um tumor odontogênico raro e benigno. Radiograficamente tem importância sua variante central, que se apresenta como do tipo folicular (com dente retido) e não-folicular (sem dente retido). O tumor atinge mais jovens do sexo feminino no 2º decênio de vida e não recidiva. Está localizado na região dos caninos e dos dentes anteriores, com predominância na maxila, e desloca os dentes vizinhos para a separação. Na maxila simula muitas vezes um cisto naso-alveolar. Radiograficamente pouco se diferencia de um cisto folicular ou um ameloblastoma.

O *cisto odontogênico calcificante* encontra-se igualmente em ambos os sexos, no 2º decênio de vida. Manifesta-se muitas vezes no canino ou na região dos pré-molares de ambos os maxilares. Em estágios avançados, encontram-se, na imagem radiolúcida bem-definida, sombras de calcificação. Em estágios iniciais, não pode ser distinguido de um cisto folicular ou de um ameloblastoma.

Figura 679 Tumor odontogênico adenomatóide (TOA)
O tipo extrafolicular de um TOA central simula um cisto naso-alveolar entre os dentes 22 e 23. Menina de 13 anos.

Coleção P.A. Reichart

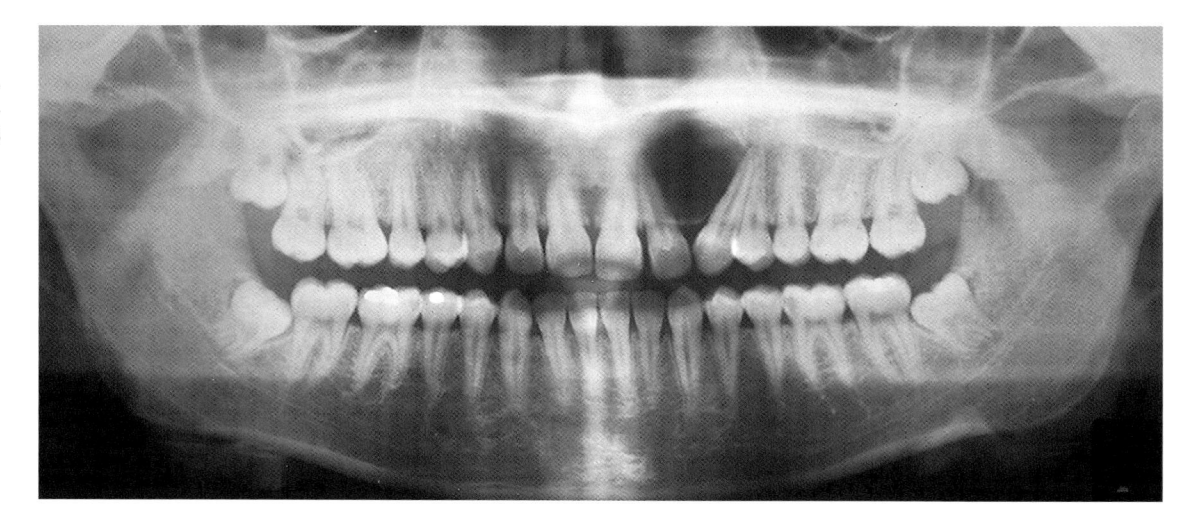

Figura 680 Estágio inicial de um cisto odontogênico calcificante
Esquerda: Cisto sobre o dente 35 deslocado. Menino de 9 anos.
Coleção Ph. D. Ledermann

Direita: Cisto no dente 35 retido e deslocado. Rapaz de 15 anos.

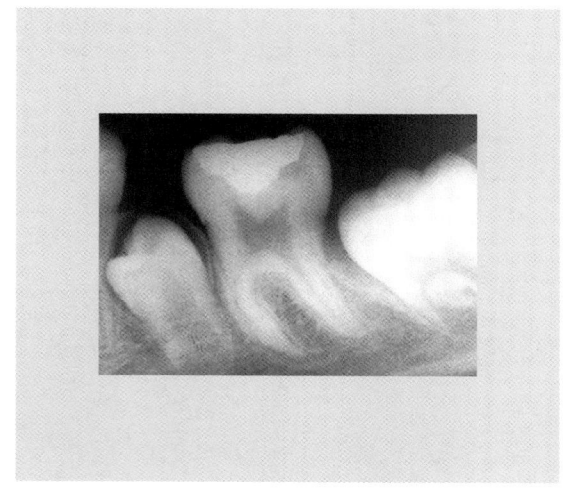

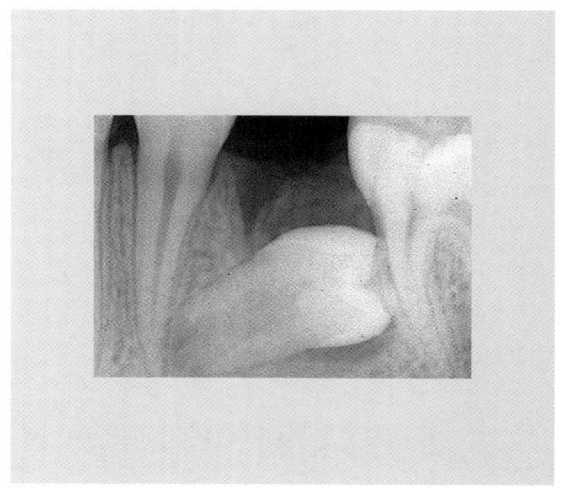

Figura 681 Cisto odontogênico calcificante com inclusões calcificadas e dentes 35 e 36 retidos
Menina de 13 anos. Observa-se também as calcificações sobre as coroas dos germes dos dentes 18 e 28.

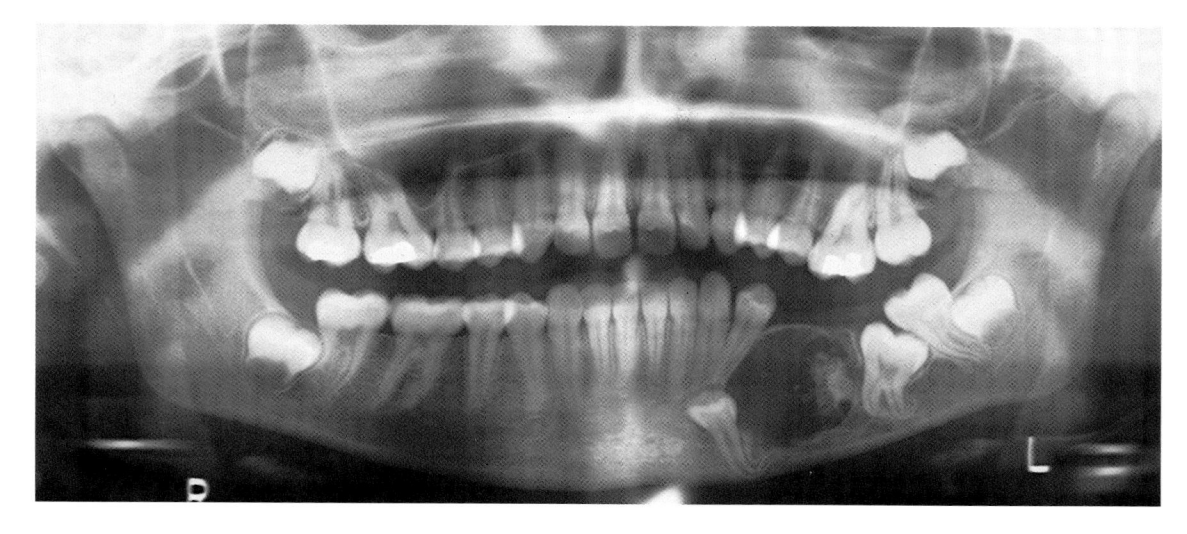

Odontoma

Odontomas são malformações no desenvolvimento da lâmina dentária (hamartomas) e são classificados, conforme sua aparência radiográfica, como odontomas complexos ou compostos. Os odontomas complexos contêm todos os elementos de um dente em uma massa radiograficamente amorfa não diferenciada, que, em geral, surge em homens jovens no 2º decênio de vida, no final da lâmina dentária. Formas excepcionais, como o fibro-odontoma ameloblástico, o dentinoma ou os cistos odontogênicos calcificantes associados a odontomas, só podem ser classificadas histologicamente. Na enucleação cirúrgica, deve ser observado o curso do canal da mandíbula (camadas transversais). Os odontomas compostos mostram na radiografia várias formações, pequenas ou grandes, semelhantes a dentes (dentículos). Também este tipo de odontoma aparece com predominância na fase de crescimento ativo na segunda dentição. Encontra-se preferencialmente na maxila anterior, no final da lâmina dentária da maxila (em especial no sexo feminino) e na região dos pré-molares. Ambos os tipos destacam-se clinicamente na ausência (deslocamento) de um dente ou no diastema. Seu crescimento é autolimitante.

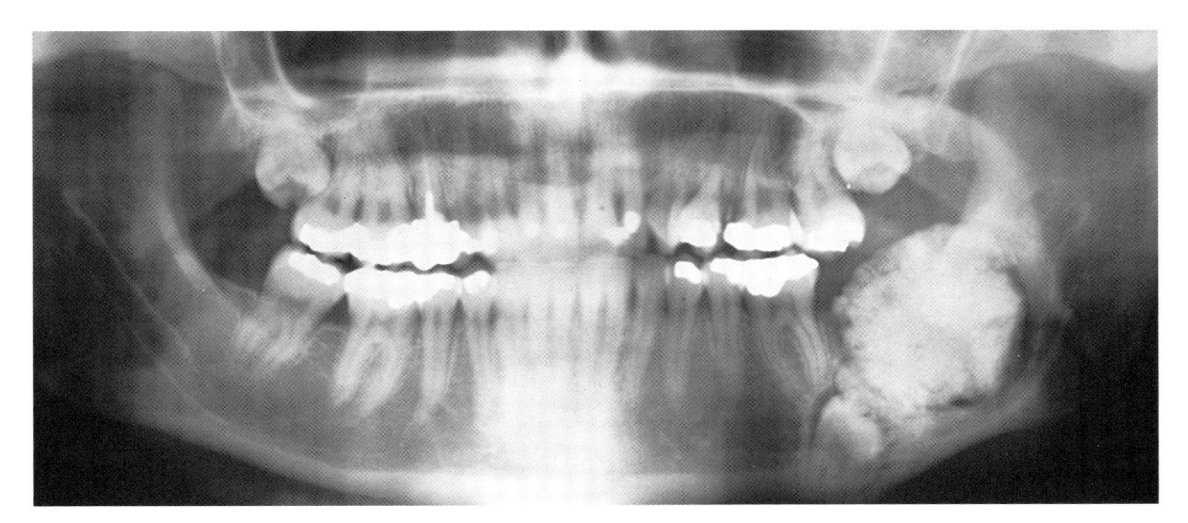

Figura 682 Odontoma complexo com dente 37 deslocado
Mulher de 25 anos. Limitação bem nítida e um largo contorno radiolúcido da sombra central podem ser sinais para um fibro-odontoma ameloblástico, que só pode ser comprovado histologicamente. O hamartoma pode ser enucleado e não recidiva.

Coleção Hospital Cantonal de Friburgo

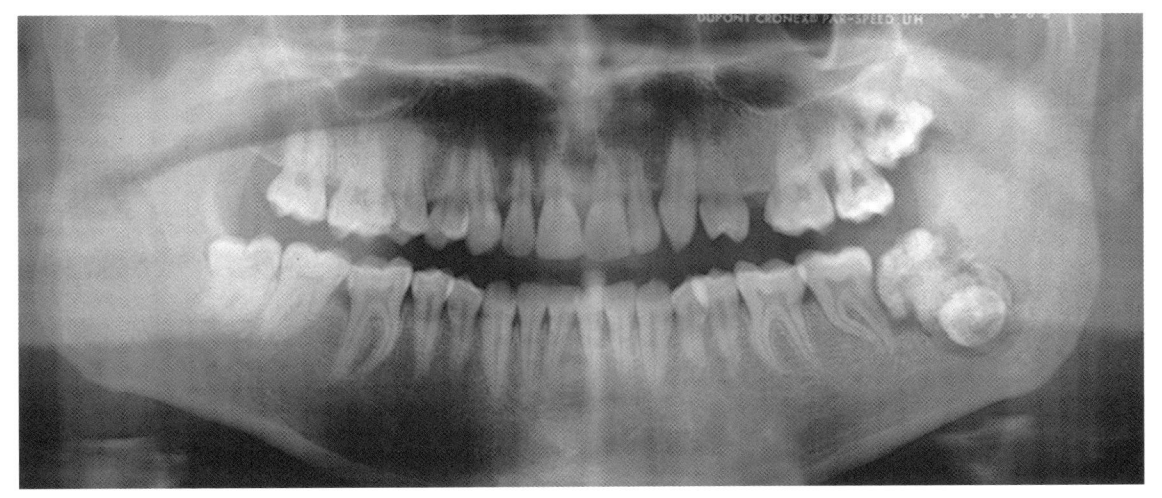

Figura 683 Odontoma complexo com dente 38 deslocado e sombras amorfas
Homem de 25 anos. Observa-se o pequeno odontoma complexo, mesial ao dente 28.

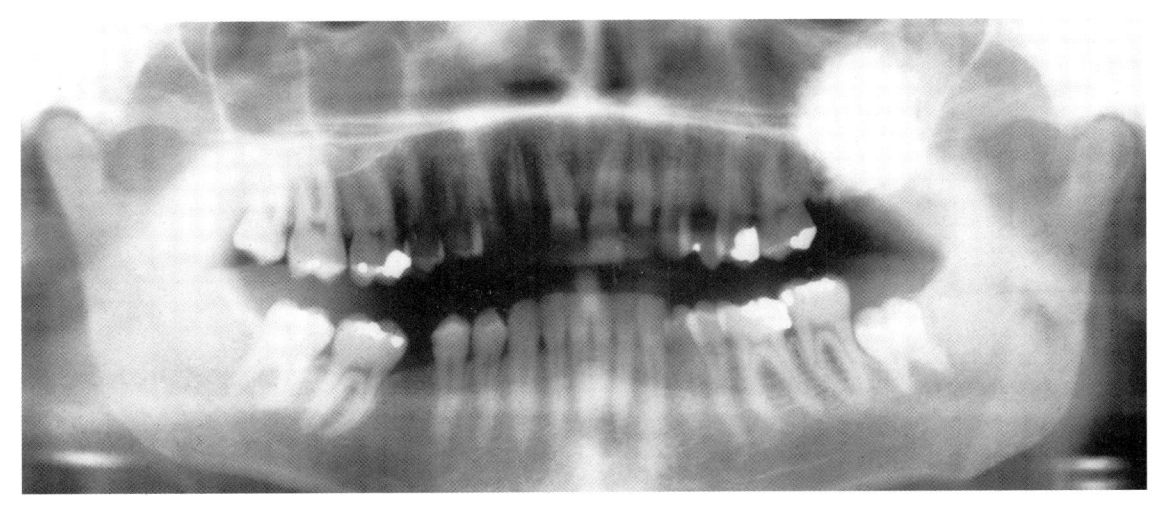

Figura 684 Odontoma complexo que se sobrepõe ao dente 27 deslocado
Mulher de 21 anos. O contorno "irregular" indica que se trata aqui de uma forma de transição com partes maiores e desordenadas de dentes, as quais podem ser reconhecidas a olho nu.

Coleção J.-P. Bernard

276 Tumores Odontogênicos, Hamartomas e Displasias

Odontoma

Figura 685 Odontoma composto
Esquerda: Odontoma no final da lâmina dentária, na mandíbula esquerda. No levantamento dentário não faltou nenhum dente, pois um dos dentes participantes simula um dente 38 semi-retido.

Direita: Pequeno odontoma entre os dentes 32 e 33, que sinaliza sua existência por um diastema.

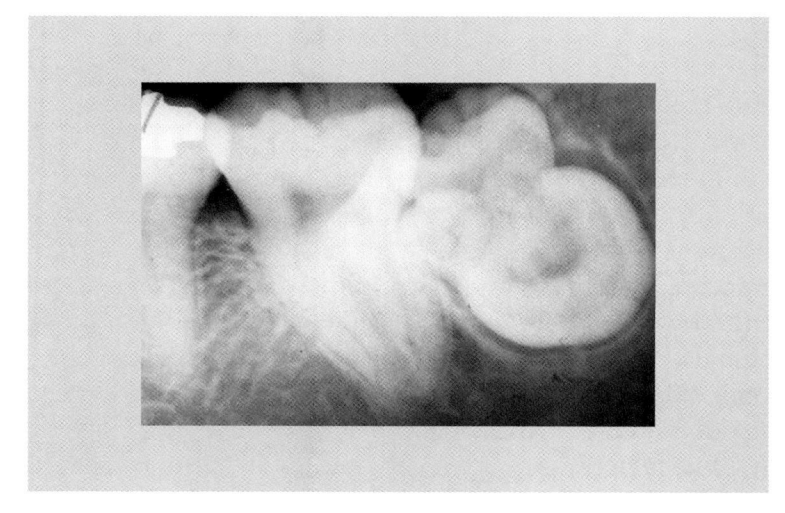

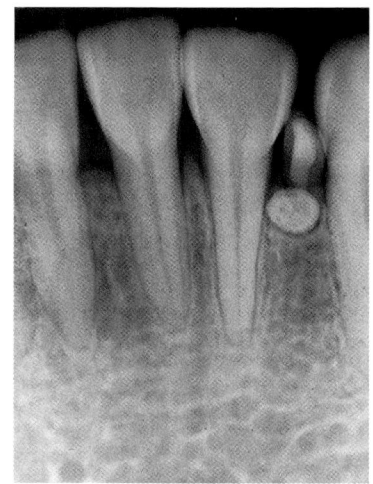

Figura 686 Odontoma composto entre os dentes 34 e 36
O odontoma deslocou o dente 35 em crescimento até o osso compacto basal. Homem de 25 anos.

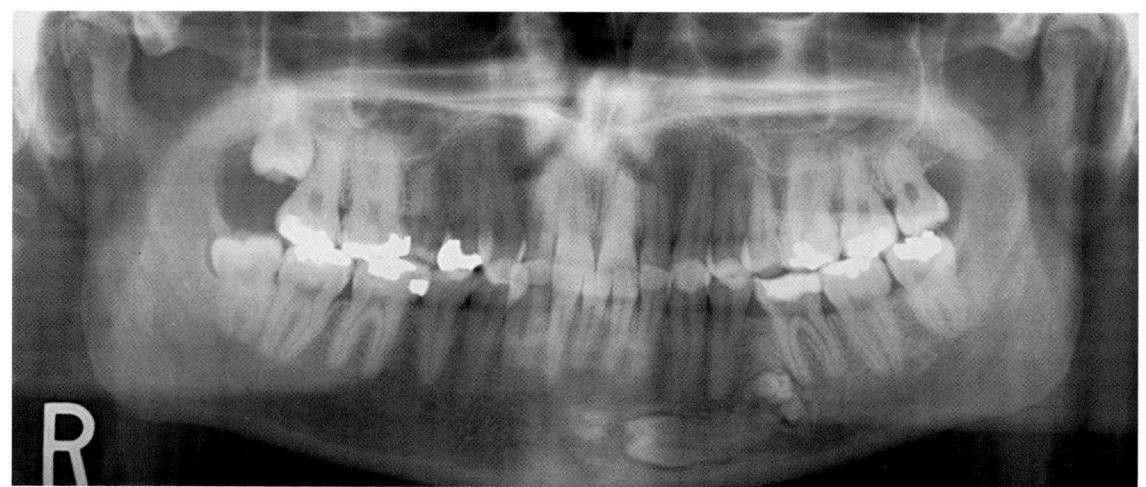

Figura 687 Crescimento do odontoma
Esquerda: Dente 11 luxado por acidente. Observa-se o diastema, clinicamente não observado, entre os dentes 12 e 11. Distais à área radiolúcida em forma de meia-lua existem pequenas calcificações.

Direita: Cerca de dois anos e meio mais tarde, manifestou-se um odontoma composto neste local. Observa-se a larga área radiolúcida em torno da formação dental como sinal de crescimento persistente.

Coleção de W. Bose

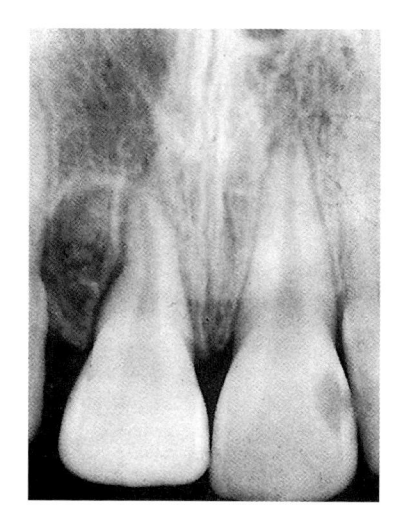

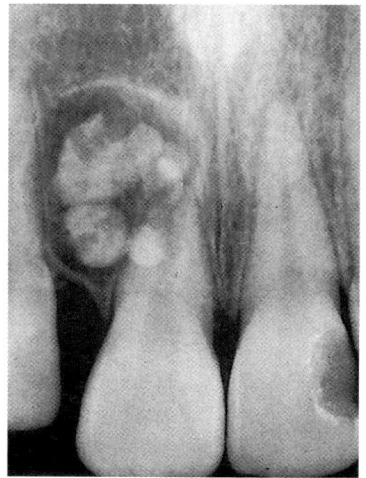

Figura 688 Forma de transição
Radiografia de um odontoma composto em uma mulher de 19 anos, que, na biópsia, revelou ser um aglomerado amalgamado de elementos dentários (forma de transição). Observa-se a imagem radiolúcida cística e o elemento dentário supranumerário (seta) em torno do dente 18, que indica um outro odontoma.

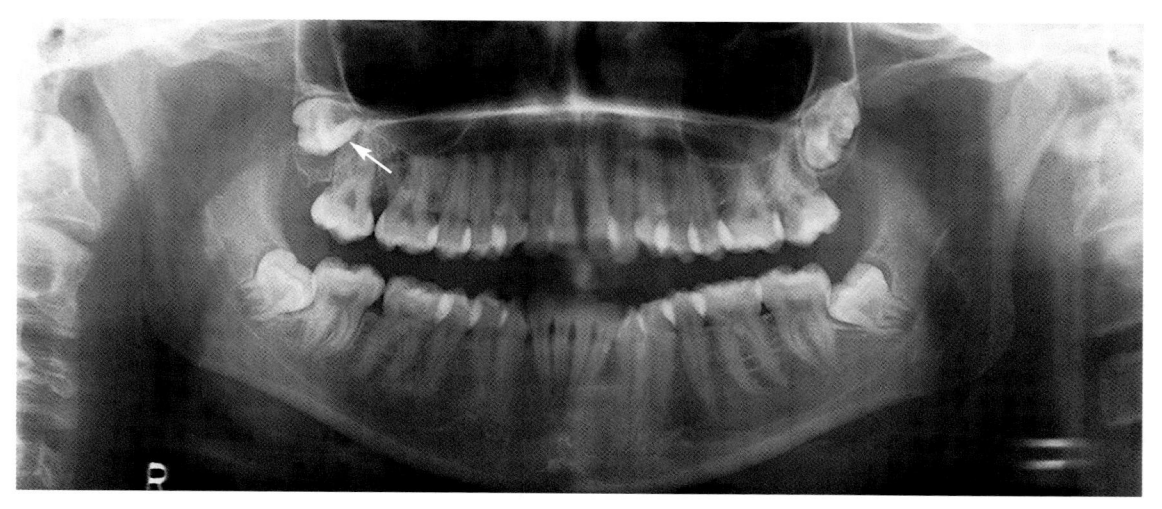

Mixoma Odontogênico

O mixoma odontogênico origina-se no ectomesênquima. Este tumor odontogênico benigno, de ocorrência não muito rara nos maxilares, surge entre a 2ª e a 3ª décadas de vida, cresce, se comparado com os outros tumores odontogênicos, relativamente rápido e mostra uma taxa de recidivas razoável, de modo que uma remoção cirúrgica segura e cuidadosa em pessoas sadias é recomendável. Algumas transformações em mixossarcomas foram relatadas. O tumor manifesta-se igualmente em ambos os sexos e a mandíbula é mais atingida que a maxila. O tumor desenvolve-se com predominância endostal; todavia, infiltra-se nos tecidos moles e na musculatura. Radiograficamente são visíveis áreas radiolúcidas bem-delimitadas, mas de formas irregulares, nas quais são visíveis delicados fios "como uma rede de pescador rasgada", que cruzam desordenadamente a zona de claridade. Para uma reprodução mais nítida das estruturas, é recomendado diminuir os dados de exposição em até 50% (principalmente em radiografias oclusais). O diagnóstico diferencial com o fibroma odontogênico, o ameloblastoma (nas recidivas!), o granuloma central de células gigantes e o granuloma eosinófilo pode ser difícil de estabelecer.

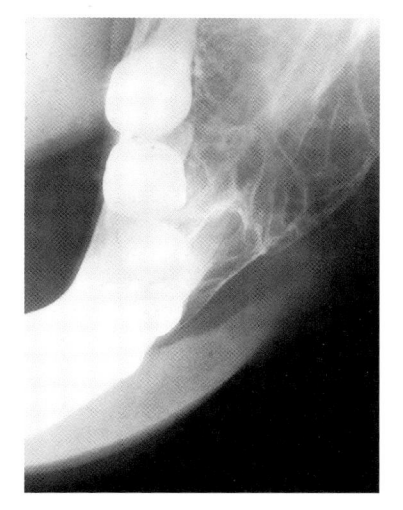

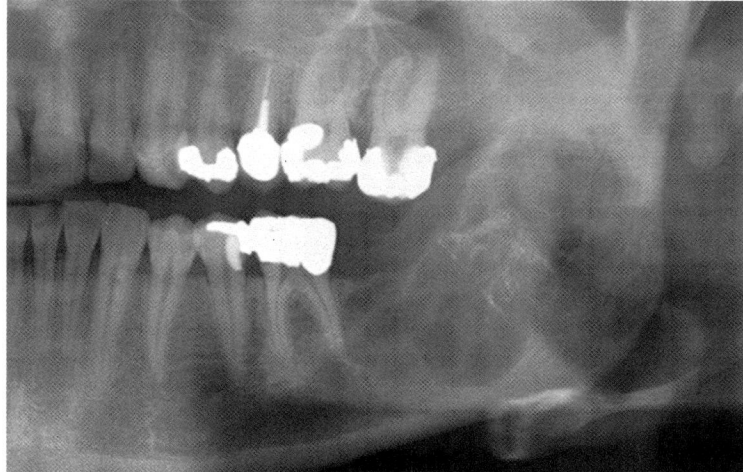

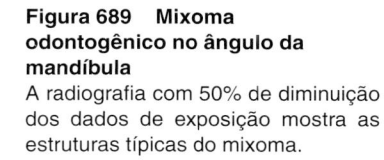

Figura 689 Mixoma odontogênico no ângulo da mandíbula
A radiografia com 50% de diminuição dos dados de exposição mostra as estruturas típicas do mixoma.

Esquerda: A estrutura típica em uma radiografia de hemiarcada da mandíbula com dados de exposição reduzidos.

Direita: Mixoma odontogênico no ângulo da mandíbula de uma mulher de 34 anos.

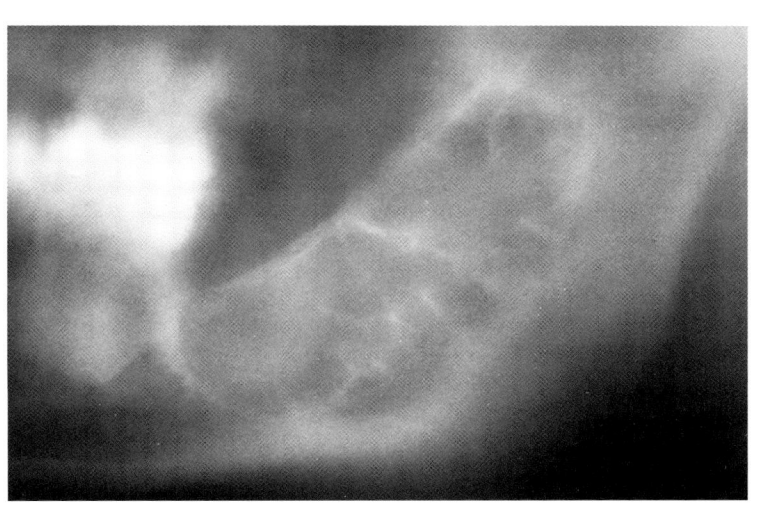

Figura 690 O mesmo caso da Figura 689 representado em uma tomografia
O tumor bem-delimitado mostra uma estrutura filamentosa irregular.

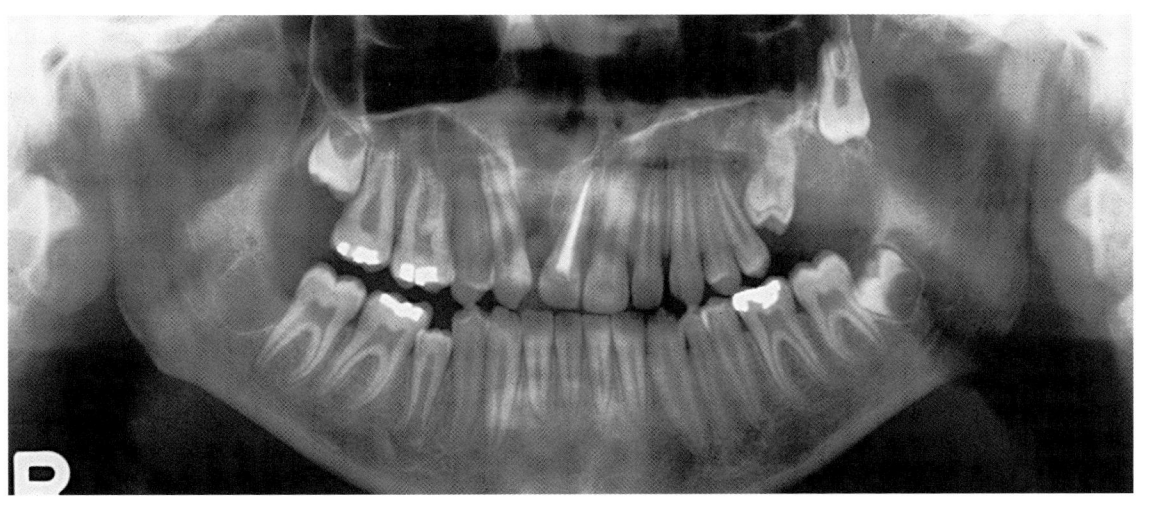

Figura 691 Mixoma odontogênico no túber da maxila esquerda, com molares retidos e deslocados
Rapaz de 13 anos. Observa-se a fissura maxilopalatina direita.

Cementoblastoma Benigno

O cementoblastoma benigno manifesta-se principalmente na região do 1º molar e do 2º pré-molar na mandíbula e atinge predominantemente homens jovens na 2ª e na 3ª décadas de vida. Cresce lentamente em camadas, em torno das raízes dos dentes atingidos, e une-se profundamente ao dente, dificultando sobremaneira a extração deste dente. Com o crescimento contínuo e o avançar do depósito de cemento na raiz, as sombras podem ser salpicadas, flocosas, em forma de mosaico ou de densidade uniforme. Nem sempre é possível comprovar radiograficamente uma área radiolúcida circunscrita. Se estiver nitidamente visível, indica uma zona de crescimento ou sinaliza um seqüestro. Os cementoblastomas que ficam no maxilar após a extração ficam como seqüestros durante anos sem serem notados e radiograficamente não são diferenciados de osteomielites esclerosantes. Grandes cementoblastomas podem romper o osso compacto da mandíbula e deslocar o canal da mandíbula. O tumor benigno pode ser enucleado sem problemas. Recidivas não foram descritas. Radiografias oclusais podem ser úteis em lesões extensas.

Figura 692   Cementoblastoma benigno no dente 36
Depósitos salpicados de cemento. O espaço periodontal não é mais reconhecível em todos os locais. As raízes parecem reabsorvidas.

Coleção Ph. Zimmerli

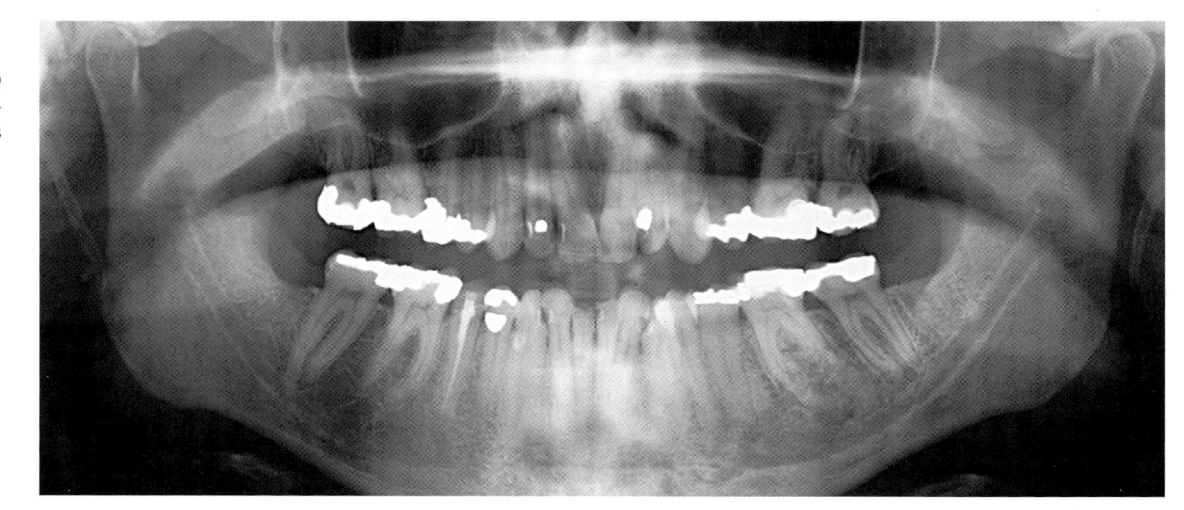

Figura 693   Cementoblastoma de densidade uniforme no dente 44
Homem de 41 anos. Radiograficamente não é possível diferenciar se a imagem radiolúcida circunscrita é uma zona de crescimento ou um seqüestro, causado pelo dente 46 não-vital.

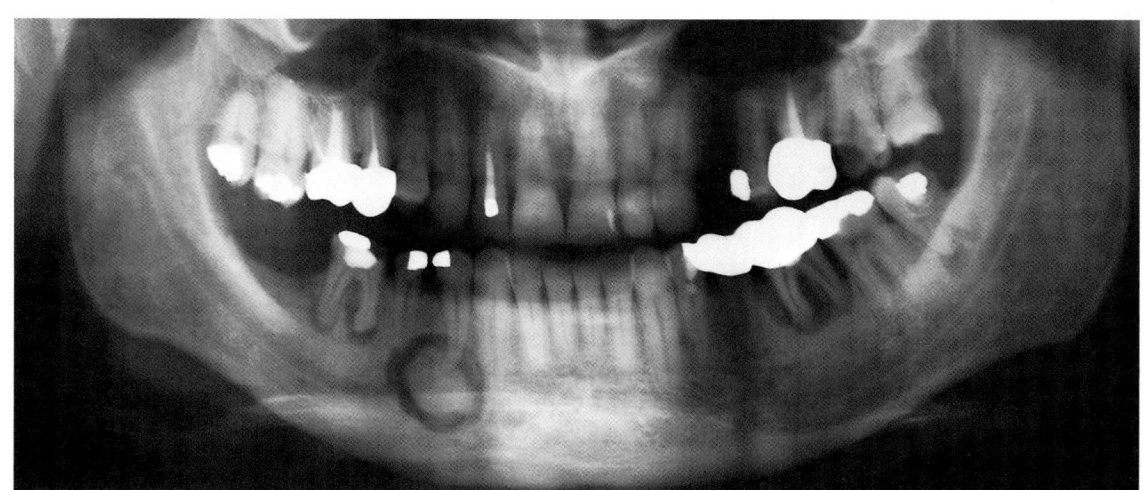

Figura 694   Cementoblastoma benigno
Esquerda: No recorte de uma ortopantomografia, um cementoblastoma em um homem de 19 anos, que reabsorveu as raízes do dente 46 vital e fundidas com a lesão. Em visão lateral, aspecto de mosaico, com imagem radiolúcida envolvente.

Direita: A radiografia oclusal mostra uma camada cortical rompida e sombras compactas irregulares, mas centrais, no dente 46.

Coleção M.Makek

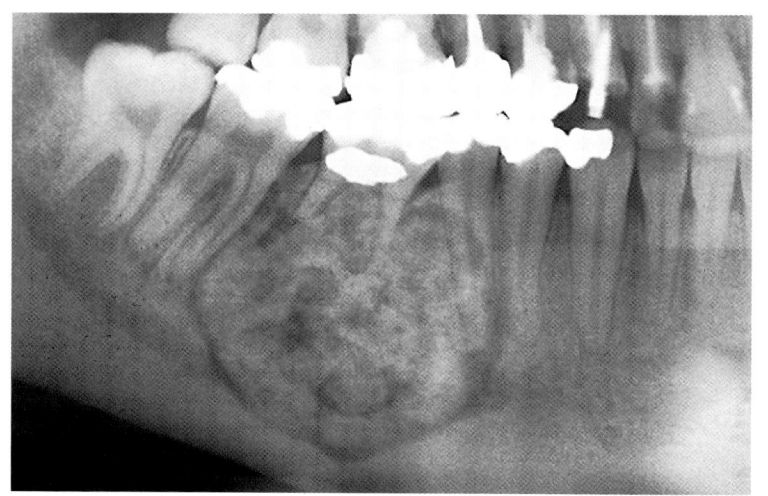

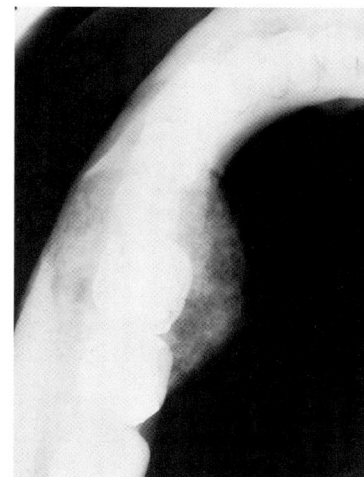

Tumores Não-Odontogênicos e Lesões Semelhantes a Tumores

Neste capítulo serão tratadas as alterações não odontogênicas patológicas e as anomalias que antigamente eram pouco vistas na clínica odontológica. As exigências modernas de nossa sociedade para a saúde bucal e as possibilidades atuais do setor de diagnóstico por imagem permitem e exigem um exame completo, que não só ofereça o máximo de segurança ao paciente, mas também aos odontólogos. Sob este aspecto, é necessário saber reconhecer pelo menos as alterações não-odontogênicas mais freqüentes, para instituir a terapia, ou aconselhar o paciente e encaminhá-lo a um especialista.

Também aqui deve ser mencionado novamente que a tarefa mais importante do odontólogo é vigiar com cuidado a dentição e o desenvolvimento dos maxilares na idade infantil com todos os métodos de exame adequados e controlar regularmente a dentição e o estado dos maxilares na idade adulta. Isto só pode ocorrer com radiografias de ampla abrangência, como as radiografias panorâmicas e não com radiografias intrabucais, porque, nestas, uma reprodução completa dos maxilares é impossível, e nenhum médico, seja qual for sua especialidade, poderá fazer uma análise rotineira nem ter os conhecimentos técnicos necessários. A exposição aos raios de uma radiografia objetiva e indicada para as necessidades diagnósticas do paciente, hoje em dia, é muito pequena para que esse procedimento possa ser responsabilizado por prejuízos maiores, podendo ser evitadas altas doses de radiação e os custos correspondentes.

Já que tanto as radiografias de grande abrangência como a ortopantomografia são baseadas no efeito de adição, e em casos especiais precisam ser complementadas por outros procedimentos radiológicos, é importante um encaminhamento bem-dirigido a uma clínica radiológica especializada para execução de exames de ultra-sonografia, cintilografia, tomografia computadorizada ou tomografia por ressonância nuclear magnética.
Também aqui devemos alertar que um diagnóstico final, baseado em ortopantomografia em uma ampla faixa de variações de inúmeras alterações patológicas, só raramente é possível *ad hoc*, de modo que apenas uma biópsia ou uma punção (como por exemplo em hemangiomas), com subseqüente exame histológico, conduz a um fim desejado.

Devido ao espaço disponível nesta obra, infelizmente só podemos apresentar algumas poucas variações das entidades singulares, baseadas nas diferenças de sexo e na idade dos pacientes.

Fibroma Ossificante

O tumor intrinsecamente benigno é difícil de distinguir histologicamente de uma displasia fibrosa. No estroma de tecido conectivo, são depositados, pouco a pouco, bastões ósseos (ou de cemento), que se manifestam por uma crescente, mas nunca homogênea, sombra na radiografia, que pode parecer, às vezes, como vidro fosco. A limitação ao osso sadio é mais nítida que na displasia fibrosa, mas raramente forma cápsula. O tumor localiza-se em geral na região dos pré-molares e molares da mandíbula, mas não é só no fibroma ossificante juvenil que ocorrem localizações na maxila, que podem ficar despercebidos por muito tempo e deslocam o seio na busca de espaço, sendo observados apenas quando já causam assimetria facial. O sexo feminino é mais atingido pelos fibromas ossificantes que o masculino. Ao tempo da descoberta do tumor, os pacientes geralmente já estão na 3ª ou 4ª décadas de vida, sendo que a forma juvenil surge na primeira metade da 2ª década. Transformações em malignidade, especialmente após recidivas na maxila, são descritas. Fibromas ossificantes extensos devem ser examinados pela tomografia computadorizada, principalmente na maxila.

Figura 695 Fibroma ossificante na localização mais freqüente da região dos pré-molares na mandíbula
Homem de 31 anos. Observa-se o deslocamento do canal da mandíbula em comparação com o lado esquerdo.

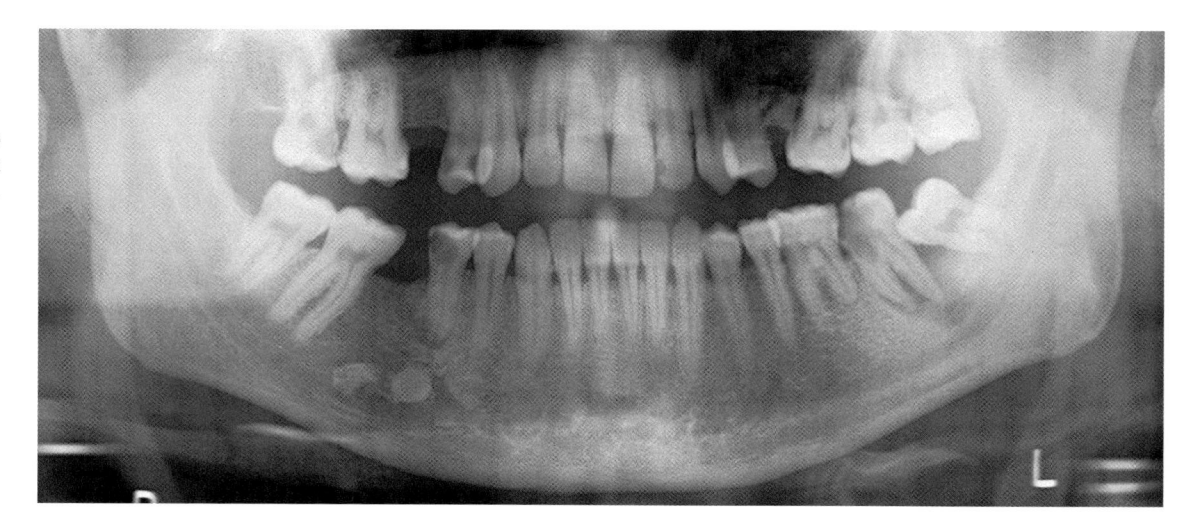

Figura 696 Fibroma ossificante na mandíbula direita
Homem de 40 anos.

Esquerda: A TC com janela óssea mostra a propagação do tumor contra o septo nasal e contra o processo pterigóide do osso esfenóide.

Direita: Na janela de tecidos moles, reconhecem-se as ossificações distribuídas irregularmente que se localizam nesta camada.

Coleção Ph. Zimmerli

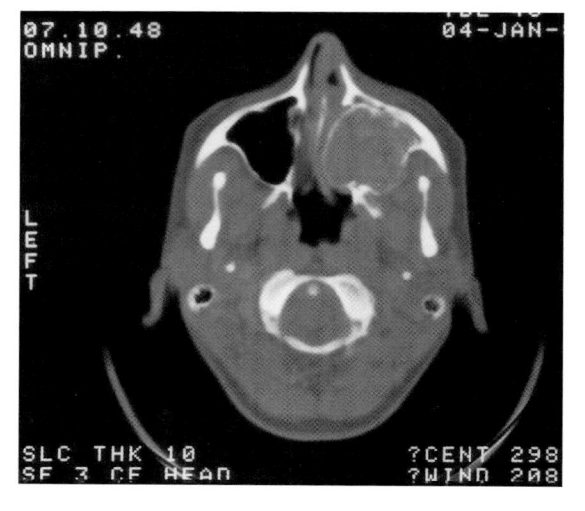

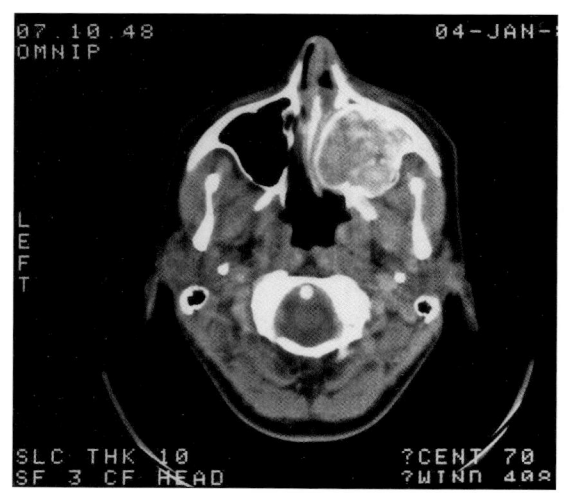

Figura 697 Fibroma ossificante e formador de cemento
Homem de 19 anos.

Esquerda: Reabsorção de raiz dos dentes 46 e 47 vitais. O osso compacto está abaulado e adelgaçado. Ocorrem dores neurálgicas por deslocamento do canal da mandíbula.

Direita: Na radiografia oclusal, mineralizações puntiformes no estroma. A camada cortical está expandida e adelgaçada.

Coleção M. Makek

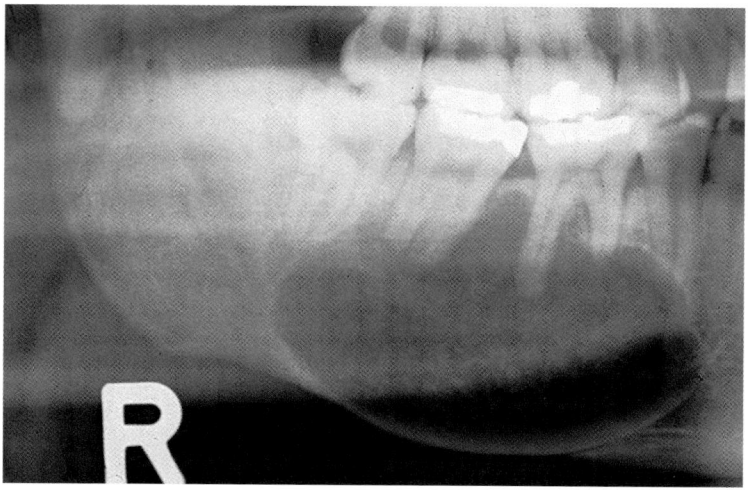

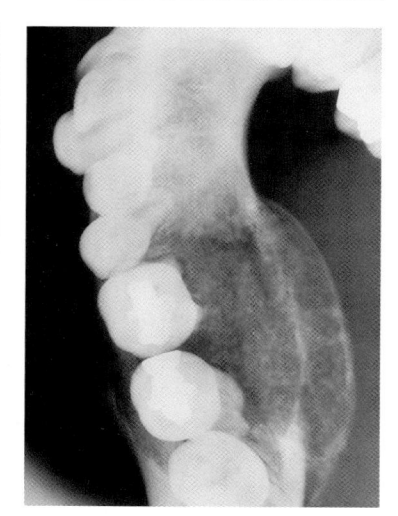

Displasia Fibrosa (Jaffé-Lichtenstein-Uehlinger)

A displasia fibrosa surge em crianças e jovens a partir dos 6 anos e com predominância no sexo feminino. Nesta patologia, a estrutura óssea normal é substituída por tecido conjuntivo, que fica depositado em ilhas irregularmente distribuídas no osso metaplásico. A displasia fibrosa tem um curso assintomático no início e autolimita-se após a entrada na puberdade, quando as alterações ósseas permanecem visíveis radiograficamente pelo resto da vida. A doença é muitas vezes descoberta apenas devido à assimétrica dilatação dos maxilares. Na região maxilo-zigomática, verificam-se dilatações de densidade tipo "vidro fosco", que, em radiografias oclusais sem écrans, mostram uma imagem tipo "casca de laranja". As suturas ósseas não são ultrapassadas. Na mandíbula freqüentemente são observadas outras sombras de diferentes graus ao lado de áreas radiolúcidas não-limitadas e um adelgaçamento do osso compacto. Ao contrário do fibroma ossificante, as transições para a recuperação são fluidas e não-limitadas. As dilatações ocorridas na idade da troca da dentição levam à elevação dos processos alveolares. O diagnóstico final, todavia, só pode ser feito histologicamente.

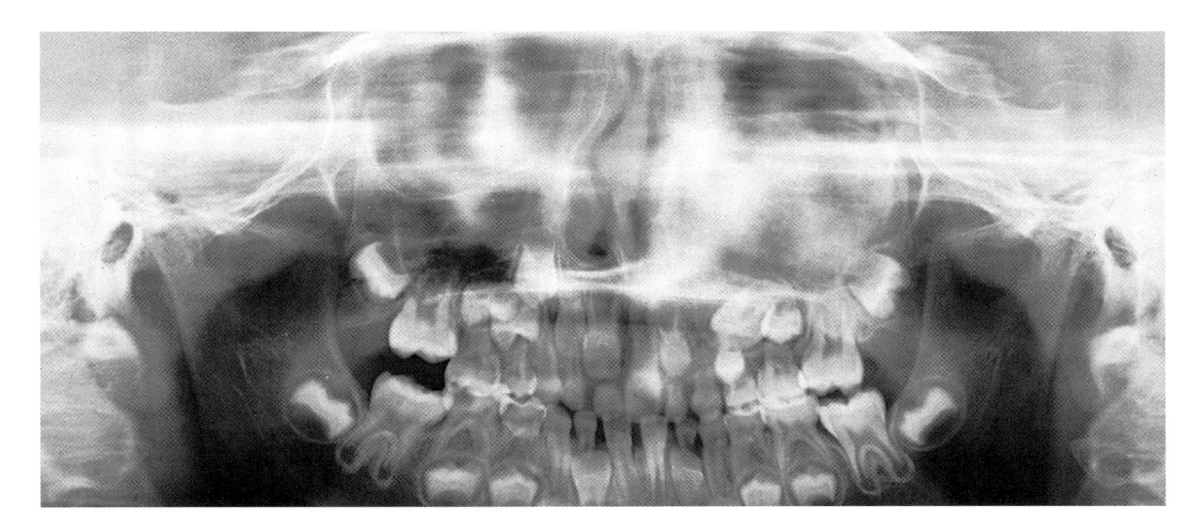

Figura 698 Sombreamento maciço da maxila e da região do zigomático esquerdo, com desvio do septo nasal
Recorte de um ortopantomograma de uma menina de 6 anos. Observa-se também o alongamento do dente 26 pela dilatação do processo alveolar.

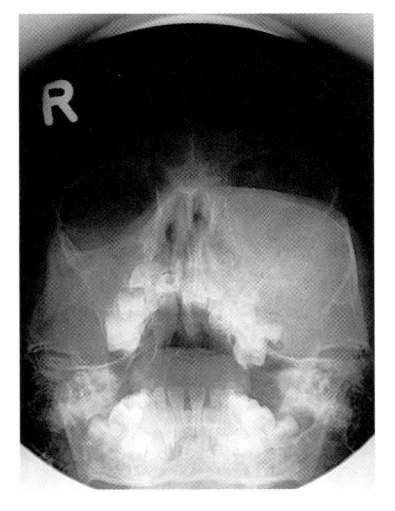

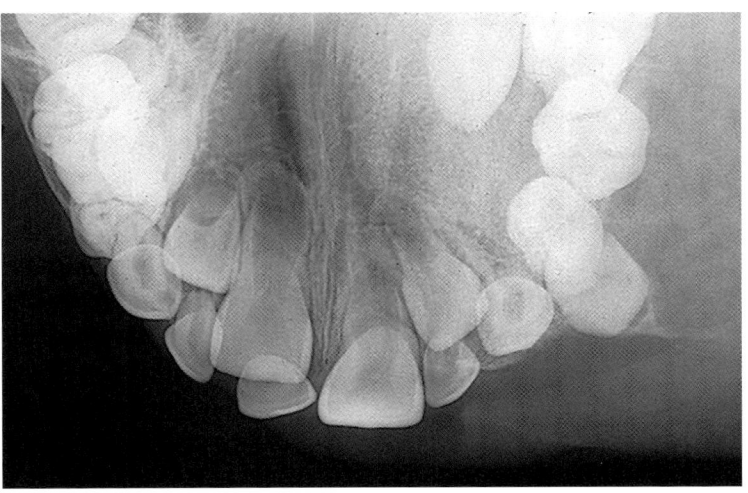

Figura 699 O mesmo caso da Figura 698 em radiografia de crânio e oclusal
Esquerda: Radiografia frontal de crânio. A camada cortical está afinada. A dilatação da maxila é nitidamente visível.
Direita: A radiografia oclusal mostra a dilatação da maxila, com o estroma possuindo aspecto de "casca de laranja", na maxila esquerda dilatada.

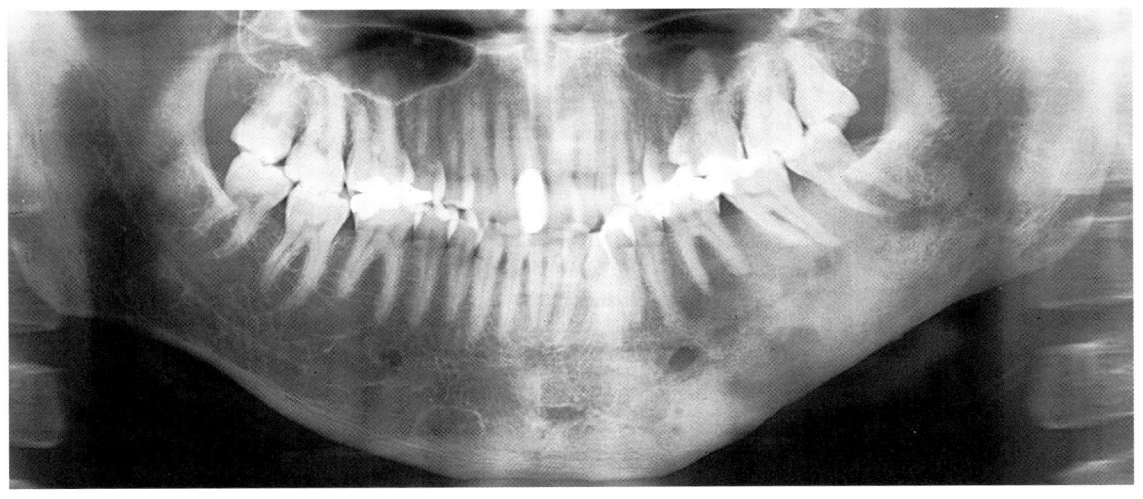

Figura 700 Displasia fibrosa com áreas radiolúcidas difusas e sombras tipo vidro fosco, maldelimitadas e em forma de pequenas manchas
Homem de 28 anos. Observa-se o osso compacto adelgaçado e as raízes dos dentes 37 e 38 deslocadas. Diagnóstico tardio de uma displasia fibrosa.

Displasias Cemento-Ósseas

Neste grupo estão incluídas, hoje, a *displasia cementária periapical*, observada principalmente em europeus, e a *displasia cemento-óssea florida*, que atinge as raças negras africanas. Supõe-se que a origem seja um processo reativo. A displasia cementária periapical atinge, em geral, a região anterior da mandíbula, mas também pode surgir na região dos pré-molares inferiores e superiores. Na radiografia, surpreende, no estágio inicial, uma osteólise causada pela fibrose, que, no segundo estágio, inicia a deposição de cemento e, no terceiro estágio, apresenta uma densa sombra. O teste de vitalidade obrigatório mostra, todavia, que a área radiolúcida não pode ser uma periodontite apical nem um cisto radicular, pois os dentes mostram vitalidade. São atingidas principalmente mulheres de meia-idade. A displasia cemento-óssea florida é uma variante, na qual se apresentam grandes áreas radiolúcidas, envolvidas por um invólucro opaco, no denso estroma do tecido conjuntivo e contendo cementículos inclusos. A terapia é desnecessária.

Figura 701   Displasia cementária periapical
Esquerda: Primeiro estágio com imagem radiolúcida periapical delimitada por fibrose. Os dentes têm sinais de vitalidade.

Centro: No segundo estágio, algumas sombras, que são causadas por depósitos de cemento.

Direita: No terceiro estágio, densas sombras. A radiografia dental mostra à direita dois dentes desvitalizados por engano e dentes anteriores inferiores com tratamento de canal.

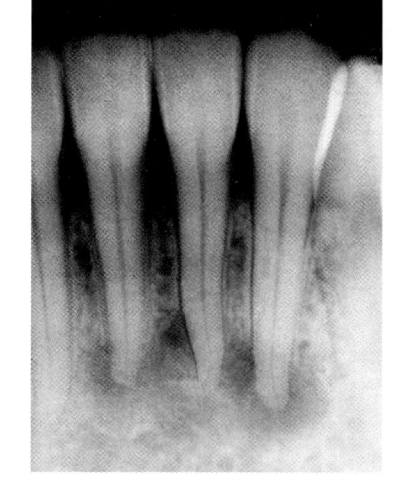

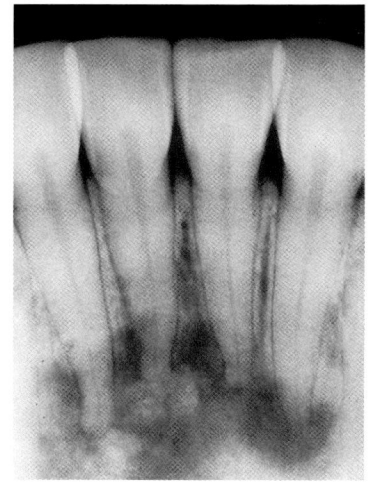

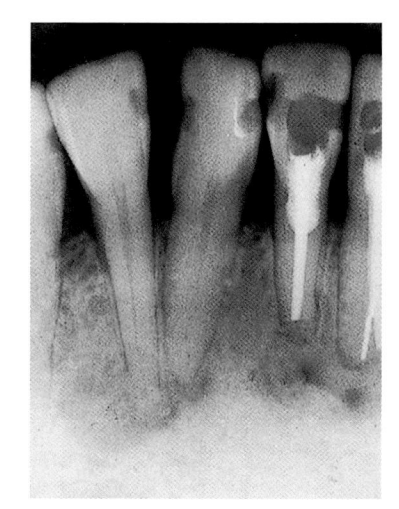

Figura 702   Displasia cementária periapical múltipla
Segundo estágio com depósitos isolados na parte anterior da mandíbula. Um terceiro estágio na raiz mesial do dente 37 vital. Mulher de 50 anos.

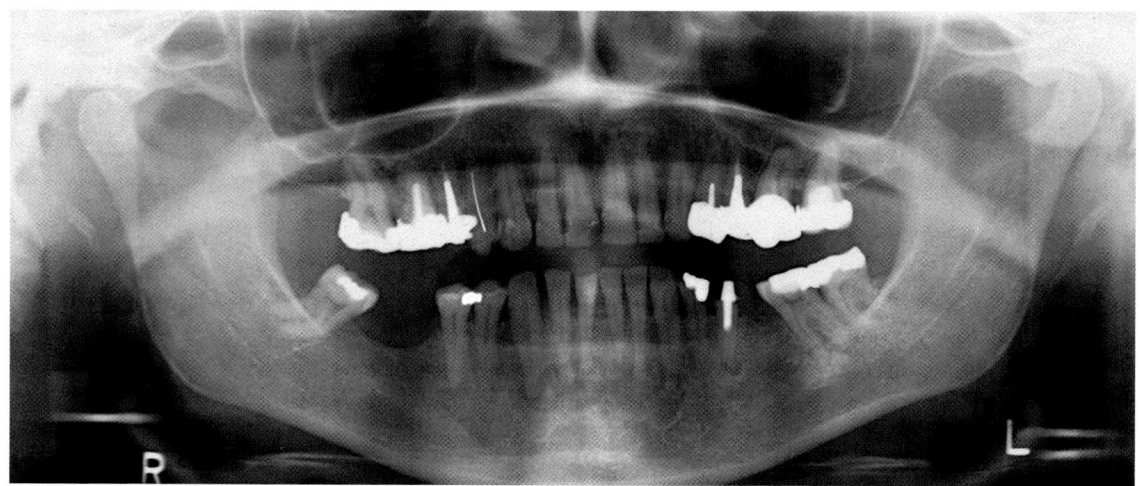

Figura 703   Displasia cemento-óssea florida
No recorte da ortopantomografia, a displasia cemento-óssea, muito freqüentemente, é observada nas raças negras africanas. Surge nos maxilares em geral múltipla e mostra histologicamente cementículos inclusos em um estroma de tecido conjuntivo. Africana de 24 anos. Observação: Somente a ortopantomografia abrange todas as regiões.

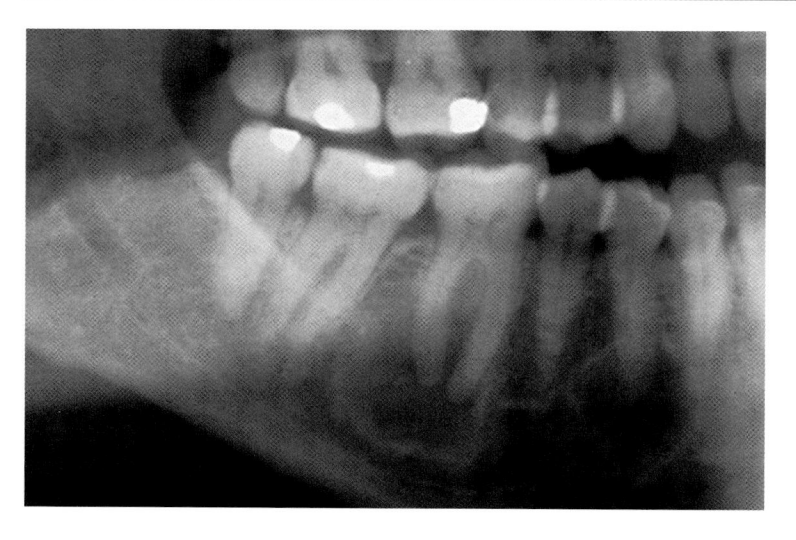

Granuloma Central e Periférico de Células Gigantes

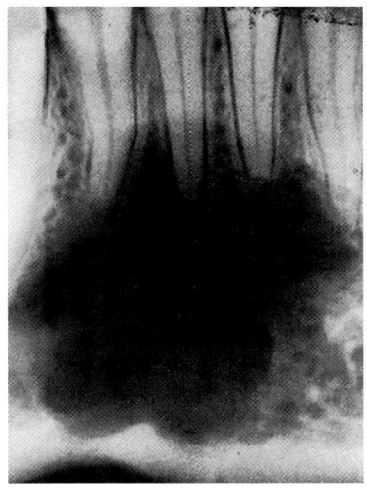

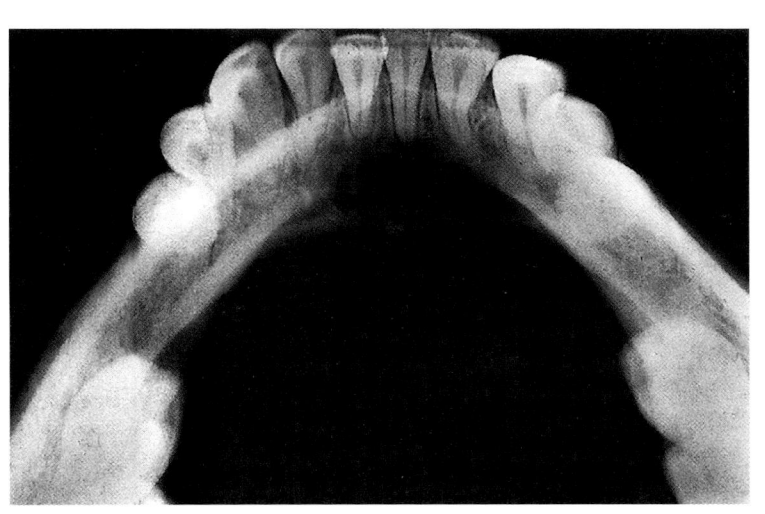

O *granuloma central de células gigantes* surge mais freqüentemente na mandíbula e em mulheres. Em geral, é encontrado entre a 2ª e a 4ª décadas de vida. Radiograficamente observa-se uma predominância de imagens radiolúcidas, multiloculares, semelhantes a "bolhas de sabão", que eventualmente podem ser percorridas por formações filamentosas de osso. Dentes vizinhos ou germes são deslocados, e a reabsorção de raízes é descrita. Uma forma especial é o querubismo juvenil, que dilata simetricamente os ângulos da mandíbula. A diferenciação com o ameloblastoma, com os cistos odontogênicos e com mixomas, com tumores de células gigantes, com cistos ósseos aneurismáticos e com o tumor marrom do hipertireoidismo pode ser difícil. Os granulomas de células gigantes da maxila devem ser examinados pela tomografia computadorizada. O *granuloma periférico de células gigantes* surge em mulheres entre os 30 e 40 anos e localiza-se pedunculado ou de base larga na gengiva, na região anterior. Radiograficamente surge no início uma erosão em forma de abotoaduras na entrada alveolar, que, mais tarde, evolui para um defeito em forma de chave. O diagnóstico diferencial deve ser feito com a periodontite marginal.

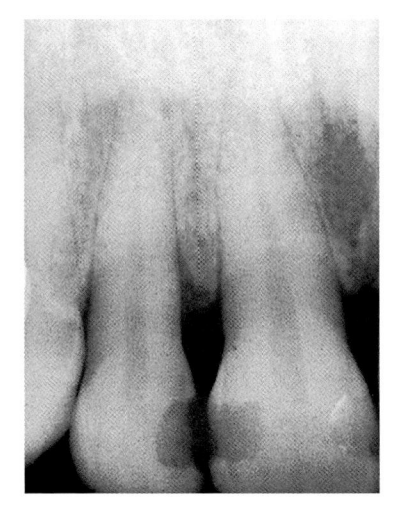

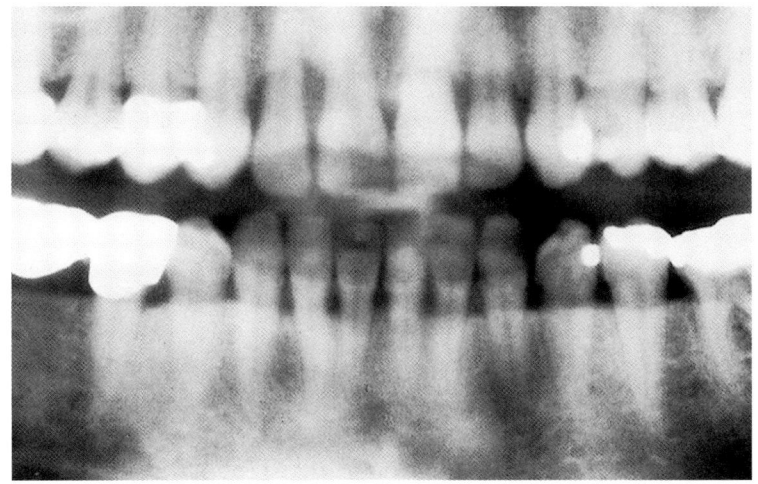

Figura 704   Granuloma periférico de células gigantes
Esquerda: Na radiografia dental, erosões ósseas em forma de abotoadura na entrada dos alvéolos. A ortopantomografia e a radiografia dental são suficientes para o exame.

Direita: No recorte de uma ortopantomografia, um granuloma de células gigantes com defeito em forma de chave na crista alveolar do dente 12 de uma mulher de 38 anos.

Figura 705   Granuloma central de células gigantes
Esquerda: Na radiografia dental, configuração multilocular e limites em forma de guirlanda no osso compacto basal. Uma diferenciação para o raro tumor de células gigantes é muito difícil radiograficamente. Ortopantomografia, radiografia dental e inúmeras radiografias oclusais (horizontais) são suficientes.

Direita: Na radiografia oclusal, vê-se abaulamento do osso compacto adelgaçado para lingual em um granuloma de células gigantes na região anterior da mandíbula.

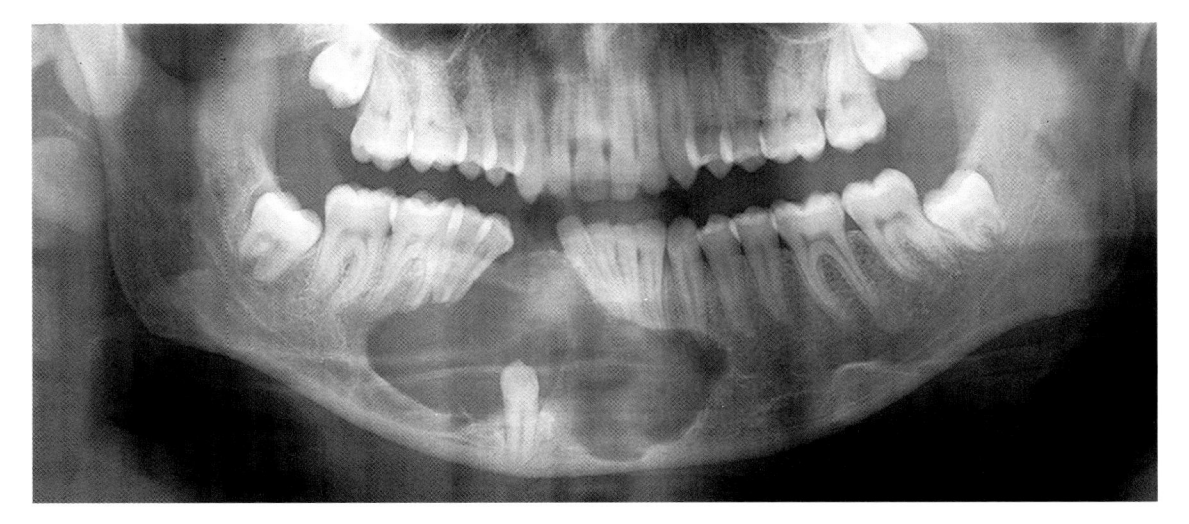

Figura 706   Granuloma central de células gigantes, com deslocamento dos dentes vizinhos do dente 43
Recorte de uma ortopantomografia. Chama atenção o aspecto multilocular com limites de guirlanda. A imagem radiolúcida é percorrida na vertical pelo delicado sombreamento filamentoso e o osso compacto na região do dente 43 retido está abaulado. Homem de 21 anos.

Coleção K. Weibel

Cistos Ósseos Solitários e Aneurismáticos

A patogênese destas estruturas de espaços vazios sem epitélio, e por isso também classificadas como pseudocistos, ainda não está bem-esclarecida. Perturbações na cicatrização espontânea de granulomas de células gigantes da infância ou fibromas ossificantes são suspeitos. Definido está que perturbações de reabsorção após hemorragias de medula, causadas por acidentes, levam à formação de espaços vazios, que são então designados de cistos ósseos traumáticos.

Nos *cistos ósseos solitários*, o espaço vazio, encontrado geralmente na mandíbula de homens jovens, está vazio e os dentes vizinhos estão deslocados, mas vitais. Na radiografia, os limites não são tão claros e regulares como nos cistos verdadeiros, e mostram apenas esporadicamente espessamentos. O *cisto ósseo aneurismático* apresenta-se como uma cavidade preenchida de estruturas osteóides, com espaços cavernosos e fortemente vascularizada, que, na radiografia, aparece como imagem radiolúcida, de forma irregular, com dentes deslocados e dilatações. O diagnóstico diferencial deve ser feito com granuloma de células gigantes, mixoma odontogênico, hemangioma e ameloblastoma. Os cistos ósseos aneurismáticos recidivam com freqüência.

Pseudocistos

Figura 707   Cisto ósseo solitário em uma menina de 9 anos
Um diagnóstico final baseado na radiografia só raramente é possível. Observa-se o abaulamento do osso compacto adelgaçado. Os dentes são vitais.

Coleção G. Nager

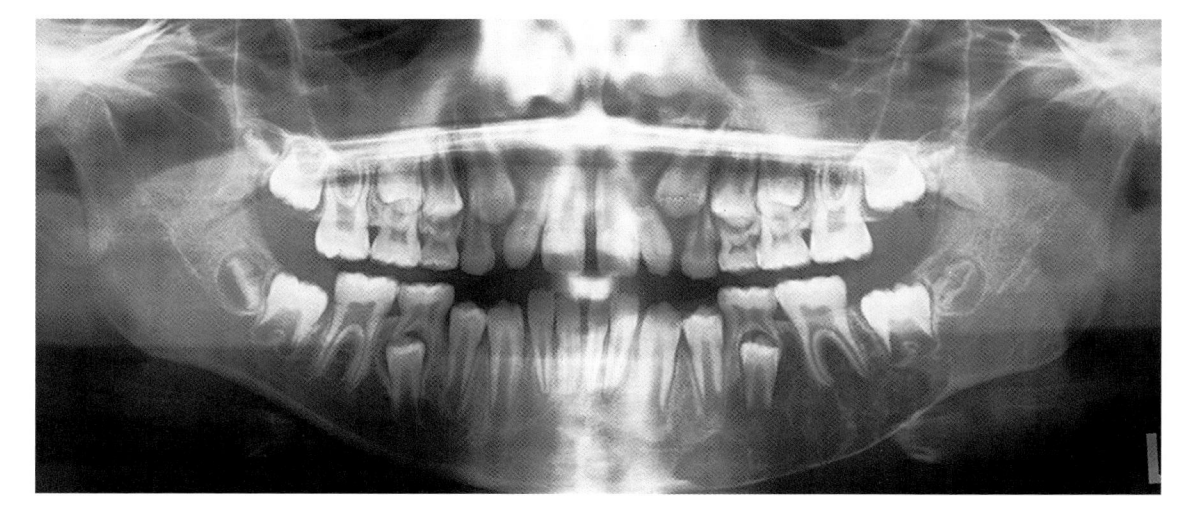

Figura 708   Cistos ósseos solitários e aneurismáticos
Esquerda: Cistos ósseos solitários no ramo da mandíbula de uma menina de 7 anos. Recorte de uma ortopantomografia.

Direita: Cisto ósseo aneurismático em uma jovem de 15 anos. Observa-se o osso compacto afinado na radiografia oclusal de hemiarcada.

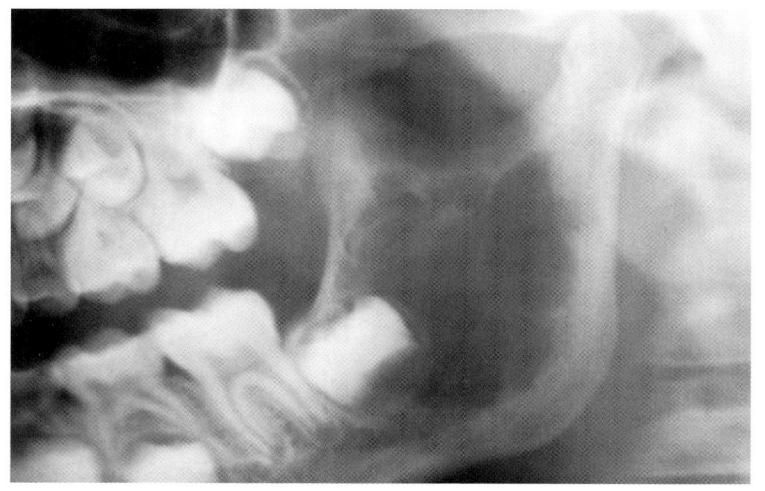

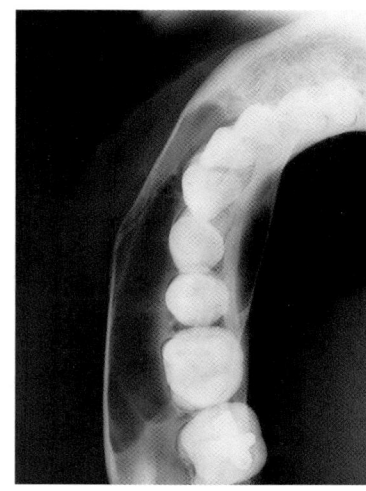

Figura 709   O mesmo caso da Figura 708, à direita
Ortopantomograma. Observa-se o abaulamento do osso compacto, bem mais fino na mandíbula direita.

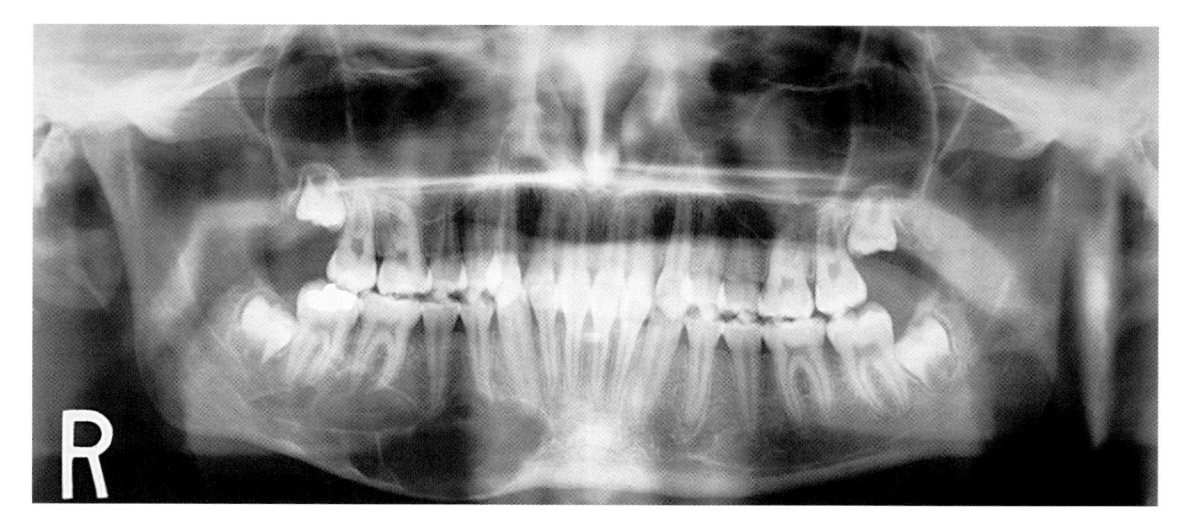

Cavidades Ósseas Latentes (Cistos de Stafne)

Este defeito ósseo único na mandíbula foi extensamente descrito por E.C. Stafne (1942). A formação embrionária defeituosa, que raramente é descoberta nas radiografias intrabucais, é sempre visível na ortopantomografia, abaixo do canal da mandíbula, na proximidade do ângulo da mandíbula. Aparece como depressão lingual na radiografia por causa do efeito de subtração prevalecente e como uma osteólise tunelar, apesar de a porção vestibular do osso estar intacta neste local. Se o defeito estiver mais próximo da base da mandíbula, mostrará na radiografia uma depressão caudal com osso compacto delimitante. Muito raramente, encontra-se tal depressão lingual na região do 1º pré-molar e do canino. Friedmann (1964), Stene e Pedersen (1977) e Eversole (1978) descreveram esta rara localização. Uma iluminada teoria de formação diz que estas depressões podem originar-se da inclusão de tecido glandular da glândula submandibular e da glândula sublingual, quando do desenvolvimento.

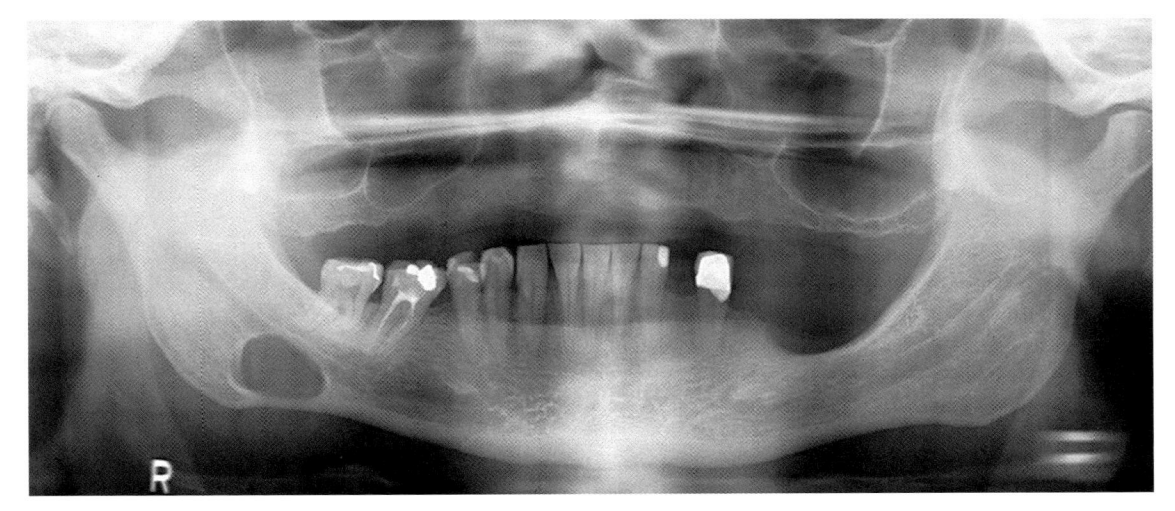

Figura 710 "Cisto de Stafne"
No ortopantomograma, a forma radiográfica "fechada" de uma cavidade óssea latente (o chamado cisto de Stafne), em sua localização típica, próxima do ângulo da mandíbula e abaixo do canal da mandíbula. Homem de 41 anos.

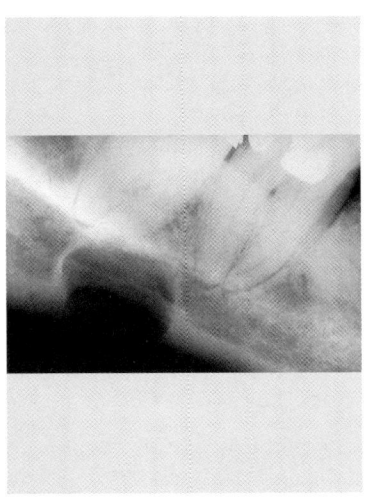

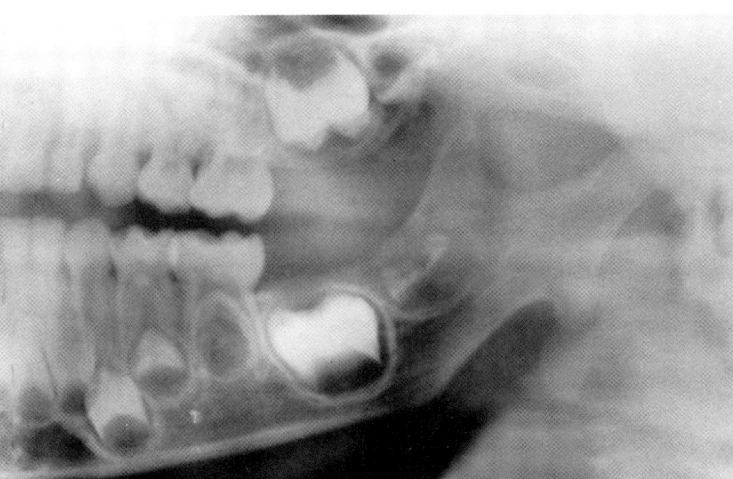

Figura 711 Forma caudal aberta de uma cavidade óssea latente
Esquerda: Uma radiografia intrabucal de projeção muito íngreme. Observa-se o revestimento da depressão com osso compacto.

Coleção E. Steinhäuser

Direita: Menino de 4 anos, com uma depressão aberta caudal perto do ângulo da mandíbula.

Coleção R. Schwitzer

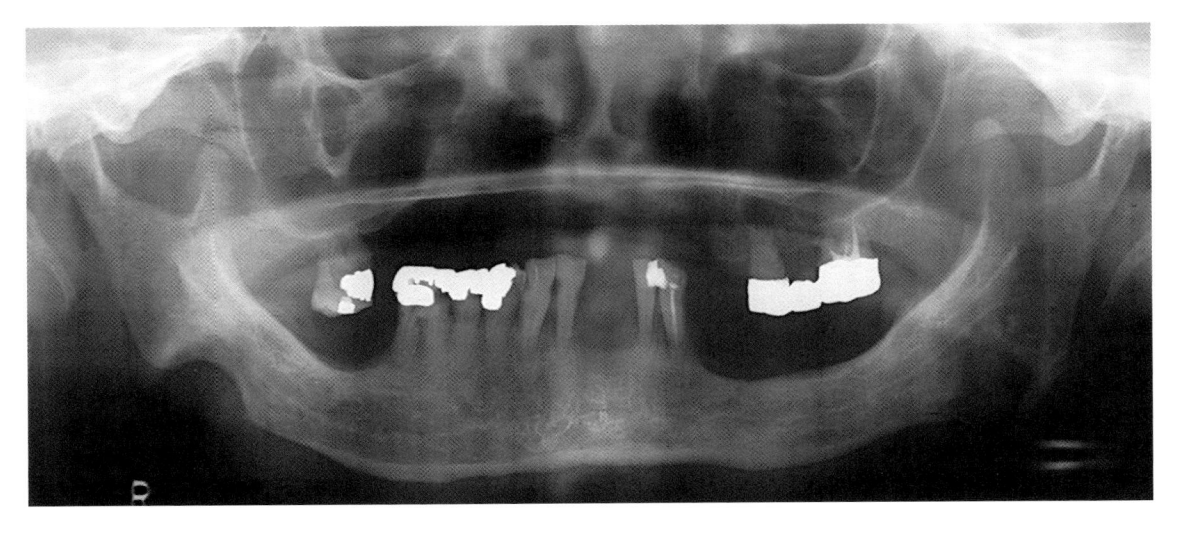

Figura 712 "Cisto de Stafne" **como depressão aberta caudal**
Achado por acaso no ortopantomograma de um homem de 59 anos.

Histiocitose de Langerhans

Nesta doença de origem e patogênese desconhecida com proliferação de células de Langerhans, histiócitos, macrófagos e células da medula óssea (anterior histiocitose X), distinguem-se três formas: a síndrome de Abt-Letterer-Siwe, a síndrome de Hand-Schüler-Christian e o granuloma eosinófilo. Tanto a síndrome de Abt-Letterer-Siwe, que praticamente surge nos primeiros anos de vida e tem um curso progressivo, como também a síndrome de Hand Schüler-Christian, com um curso de disseminação na infância, têm uma mortalidade alta. O granuloma eosinófilo, ao contrário, aparece como a forma mais amena deste grupo nos maxilares, solitário ou múltiplo, principalmente em jovens, onde o sexo masculino é o mais atingido. A mandíbula é mais atingida do que a maxila e outras partes do esqueleto são eventualmente atingidas também. A lesão mostra na radiografia osteólises pouco definidas que confluem. Na mandíbula, reconhece-se uma linha basal delimitante sombreada, em forma de guirlanda, e muitas vezes com reações ósseas, onde a lâmina dura é dissolvida. Patognomônicos são os "dentes flutuantes", que a periodontite marginal pode simular nas radiografias dentais nos estágios finais.

Figura 713 Granuloma eosinófilo
Esquerda: Recorte de uma ortopantomografia de um homem de 17 anos. Em torno dos dentes 48, 47 e 46 vitais desenha-se uma área radiolúcida difusa.

Direita: Visão lateral geral de crânio, com uma "lesão de punção" no alto do parietal em um menino de 11 anos. Vários destes defeitos podem confluir mais tarde e formam então o típico radiográfico chamado de "carta geográfica".

Coleção J. Freyschmidt

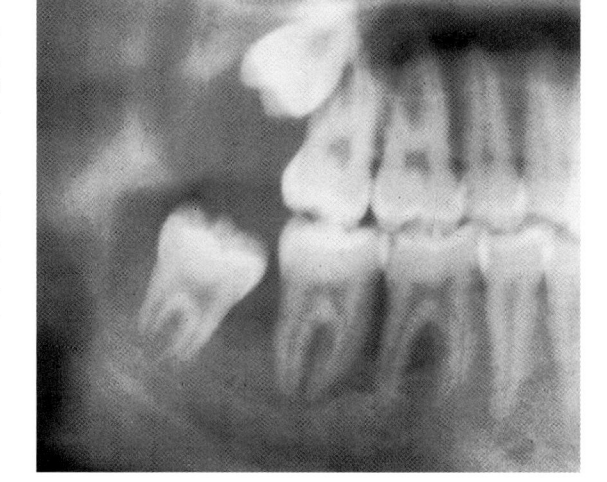

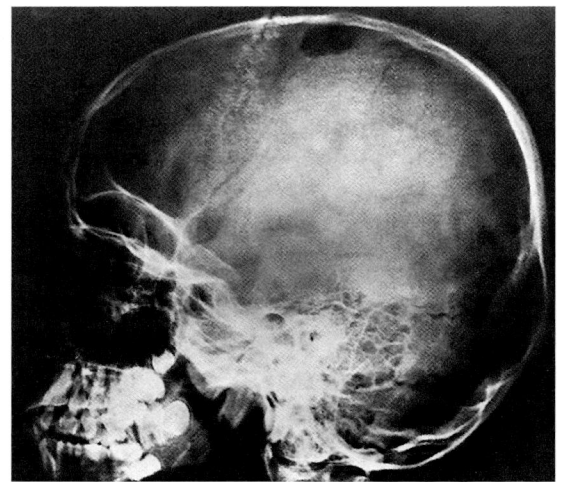

Figura 714 Radiografias dentais de um granuloma eosinófilo
Homem de 30 anos.

Esquerda: Região dos molares inferiores. Observa-se os limites basais em forma de guirlanda.

Direita: Região dos pré-molares superiores com dissolução das estruturas ósseas entre os dentes 24 e 25 vitais.

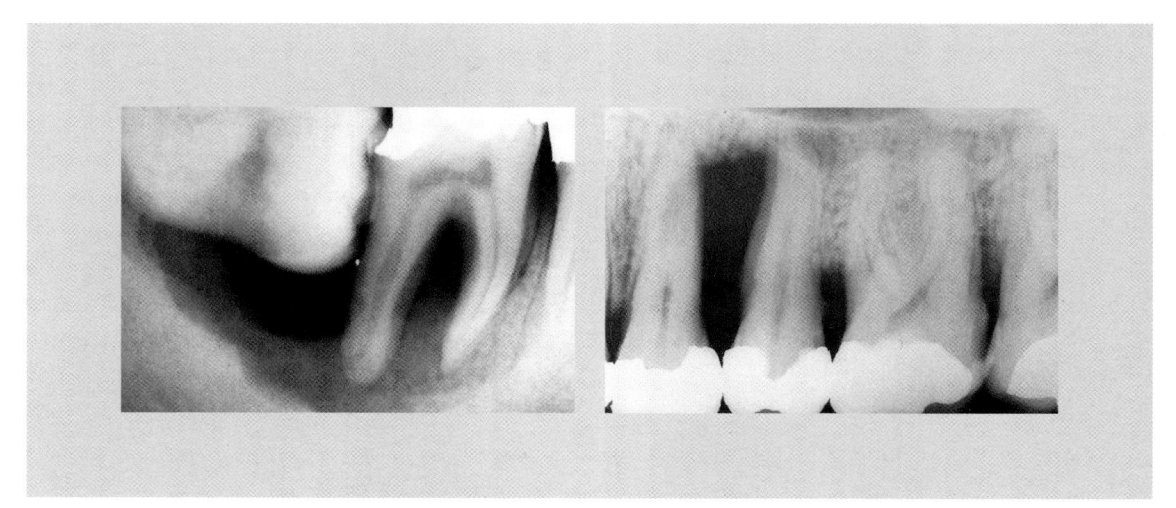

Figura 715 Granuloma eosinófilo com "dentes flutuantes"
Homem de 66 anos. Os "dentes flutuantes" dentro da área radiolúcida confluente estão deslocados. Observa-se os limites basais tipo guirlanda.

Coleção M. Matras

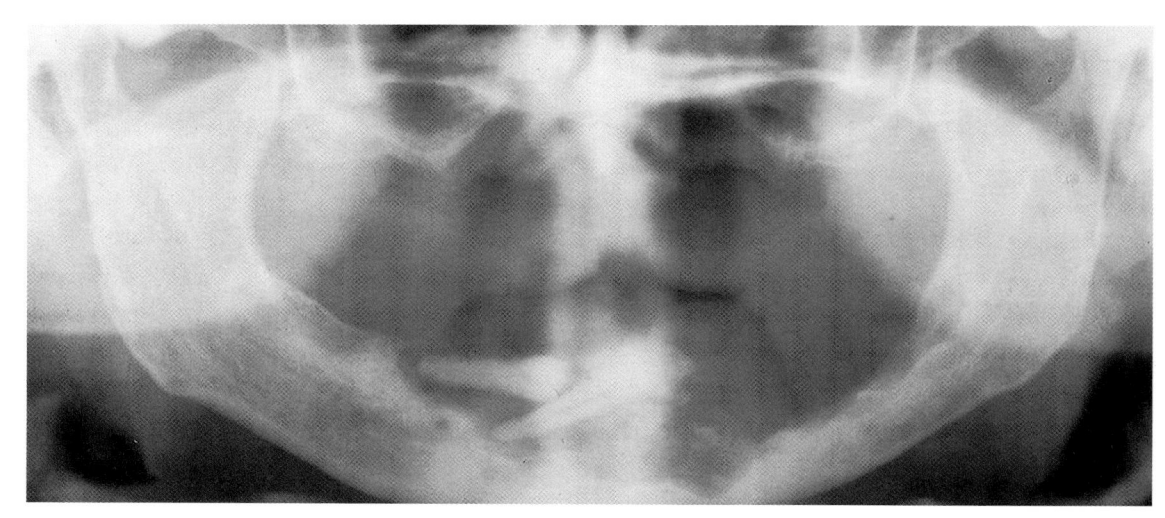

Condroma, Osteocondroma

Os *condromas*, que raramente surgem nos maxilares, quando produzem células cartilaginosas maduras, são benignos. Surgem solitários na região embrionária dos maxilares, nas superfícies planas próximas dos côndilos e na região dos pré-molares inferiores, mostrando assim seu parentesco com as exostoses osteocartilaginosas e osteocondromas que se manifestam nos mesmos locais. São visualizados nas radiografias como áreas radiolúcidas, bem-delimitadas. Formas isoladas, como, por exemplo, o encondroma, mostram sombras densas de calcificações. Condromas na forma aqui discutida encontram-se em todas as idades, sendo seu pico a meia-idade. Os *osteocondromas* ocorrem nos maxilares, e principalmente na maxila anterior e na região do côndilo próxima das articulações. Lá o tumor benigno, especialmente em mulheres, pode alcançar um tamanho extraordinário e começa a ser investigado apenas quando as dificuldades de fechamento da boca e assimetrias faciais são observadas. Eventualmente ocorrem fibroses do espaço intra-articular, com ossificação até anquilose da articulação temporomandibular. A forma plana da cavidade articular mostra uma deformação desde a infância.

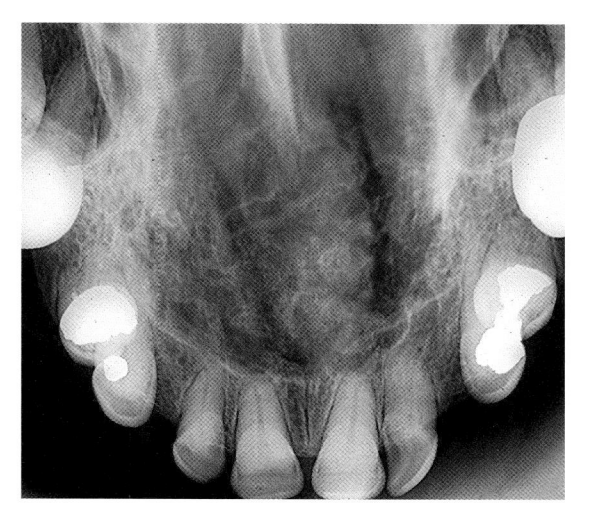

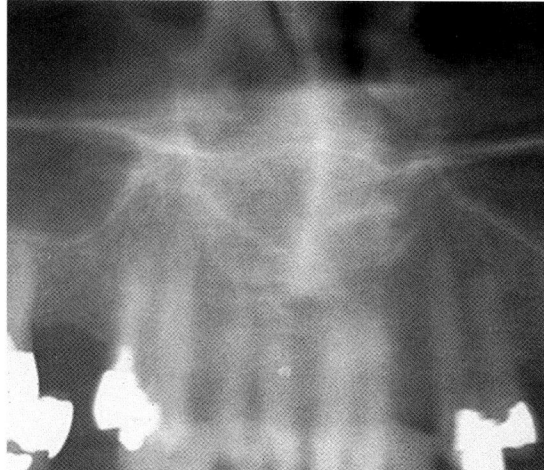

Figura 716 Raro encondroma na região do maxilar
Mulher de 42 anos.

Esquerda: O recorte de uma radiografia oclusal.

Direita: Ortopantomograma. Observa-se principalmente as sombras incomuns nesta região.

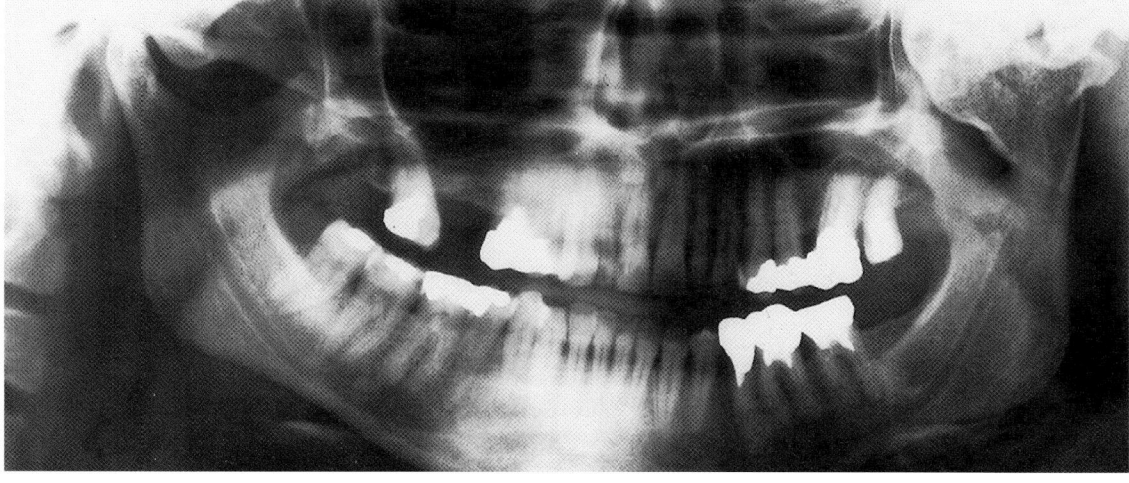

Figura 717 Osteocondroma especialmente grande no côndilo esquerdo e no processo coronóide
Ortopantomograma. Nota-se a assimetria pronunciada.

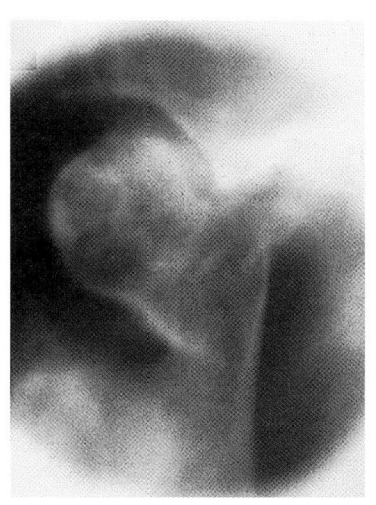

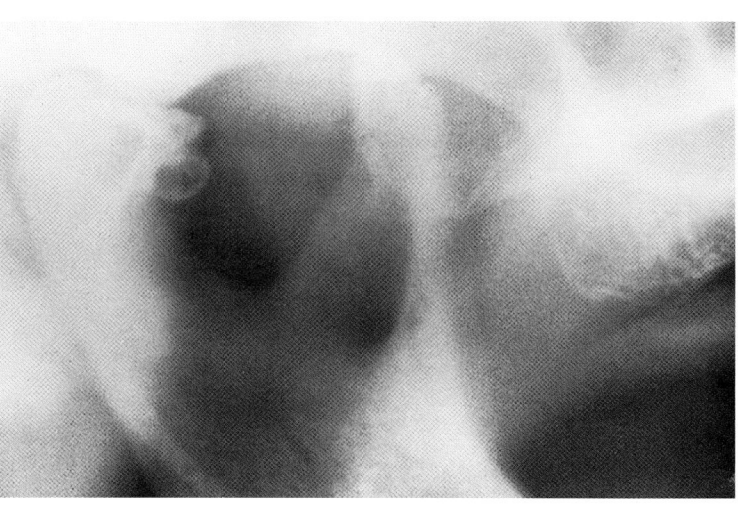

Figura 718 Osteocondroma
Esquerda: Tomografia espiralada da articulação temporomandibular direita de uma mulher de 34 anos.

Coleção J.M. Chausse

Direita: Recorte de uma ortopantomografia de um homem de 67 anos.

Osteoblastoma, Osteoma Osteóide

Ambos os tumores raros benignos nos maxilares formam substância óssea básica em um estroma extraordinariamente vascularizado e são distintos clínica e radiograficamente, mas histologicamente pouco diferenciados. O sexo masculino é o mais atingido.

O *osteoblastoma* é encontrado na 2^a ou na 3ª décadas de vida e pode assumir considerável tamanho (até 10 cm). Os pacientes queixam-se de uma insensibilidade no local. Na radiografia, vê-se ou uma área radiolúcida lítica, que, às vezes, é dificilmente diferenciada de um cisto ósseo aneurismático ou até mesmo de um osteossarcoma; ou uma calcificação central, com contorno radiolúcido.

Os *osteomas osteóides*, relatados primeiramente por Jaffé em 1935, surgem geralmente na mandíbula, no final da 1ª década e no transcurso da 2ª década de vida, sendo predominante em homens. Os pacientes queixam-se de dores ósseas difusas à noite que respondem à aspirina (!). Na radiografia vê-se um "ninho" arredondado em um contorno de área radiolúcida, envolto por um "cocar". No "ninho" existe um estroma rico em vasos, com trabéculas osteóides. Casos de cicatrização espontânea, tendo como produto final um osteoma, são descritos.

Figura 719 Um raro osteoblastoma lítico na região do dente 13
Mulher de 23 anos.

Coleção J. Samson

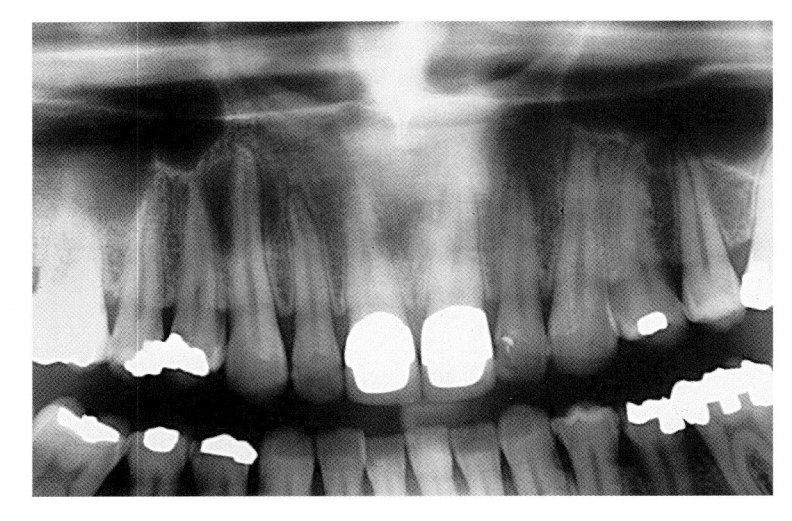

Figura 720 Osteoblastoma com um adensamento central irregular na região do dente 46
Na região do dente 45 um outro exemplo de estágio adiantado. Homem de 70 anos.

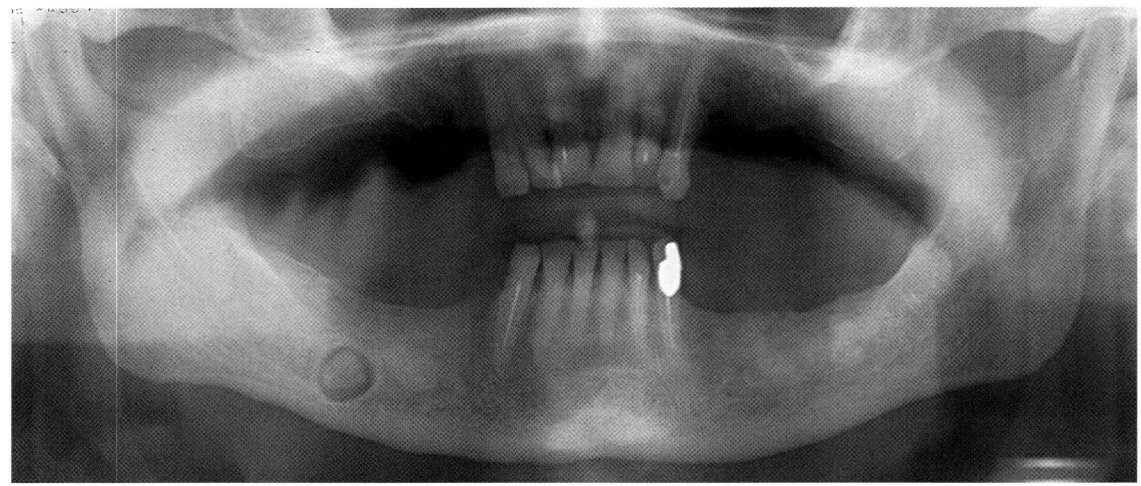

Figura 721 Osteoma osteóide
A lesão de no máximo 1 cm de diâmetro mostra um clássico "ninho" com a borda de área radiolúcida circunscrita e o típico "cocar".

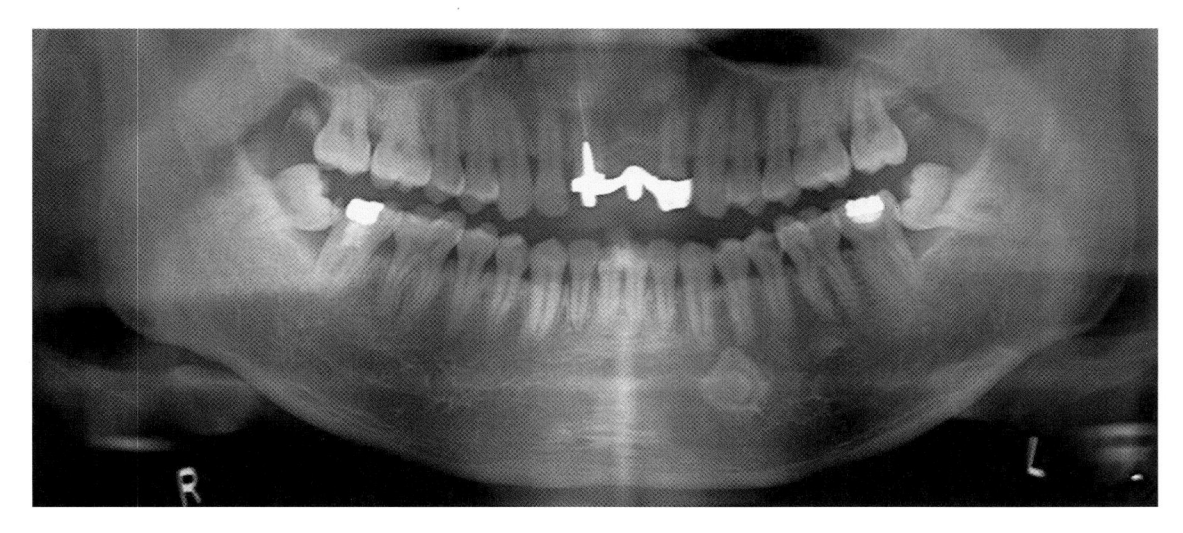

Osteoma

Osteomas são lesões ósseas benignas que crescem assintomáticas por um certo tempo. Podem consistir de osso sólido, semelhante ao osso cortical e um tecido ósseo totalmente mineralizado, com osteonas de Havers (osteoma ebúrneo) ou um tecido ósseo maduro, lamelar em camadas, designado como osteoma esponjoso. Os osteomas podem ser centrais ou periféricos, sendo que as formas centrais consistem de uma ilha de osso compacto, envolto pela esponjosa, ou de um osso fibroso, lamelar em camadas, que se desenvolveram de uma displasia fibrosa. Os osteomas periféricos, como, por exemplo, no assoalho dos seios para-nasais, desenvolvem-se no periósteo. Freqüentemente trata-se de osteomas que são a ossificação de outras lesões ósseas, como o osteocondroma ou o osteoma osteóide. Surgem na síndrome de Gardner ou na doença de Paget. A separação de exostoses e osteoescleroses condicionadas por inflamações pode ser difícil às vezes. Na radiografia, os osteomas têm forma redonda e, conforme composição de tecido fino, mais ou menos opaca. Surgem predominantemente em homens, após os 40 anos.

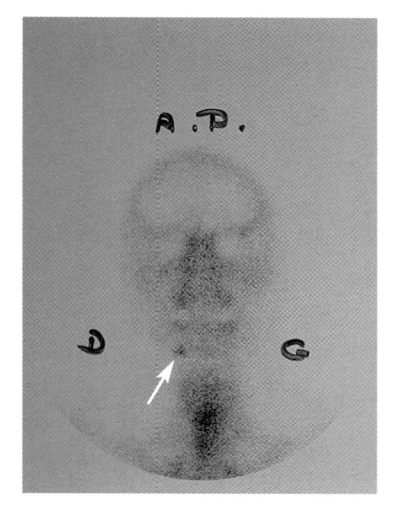

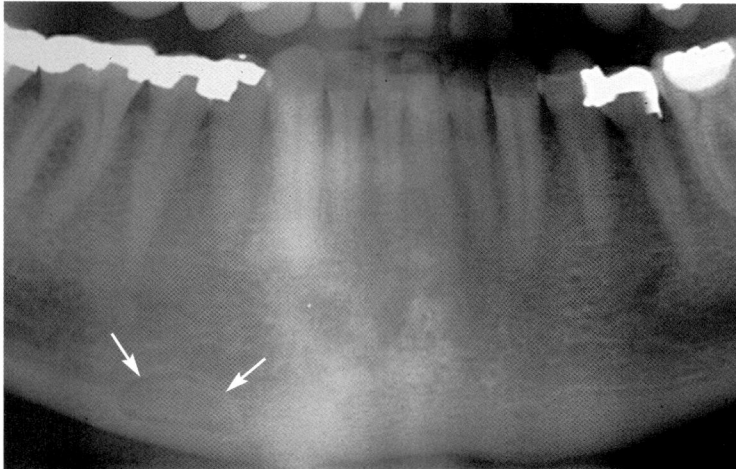

Figura 722 Osteoma de situação endostal
Homem de 60 anos. Recorte de uma ortopantomografia (setas).

Esquerda: No mesmo paciente, uma cintilografia mostra claramente neste local crescimento ativo (seta).

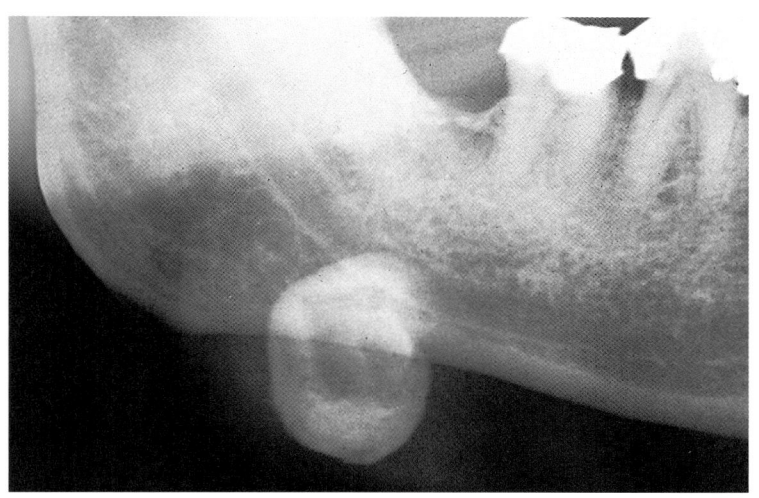

Figura 723 Osteoma pedunculado, de localização lingual, antes do ângulo da mandíbula direita
Recorte de uma ortopantomografia. Homem de 61 anos. Neste local pode ser suspeitado um grande sialolito, um linfonodo calcificado ou um grande osteoma em uma síndrome de Gardner.

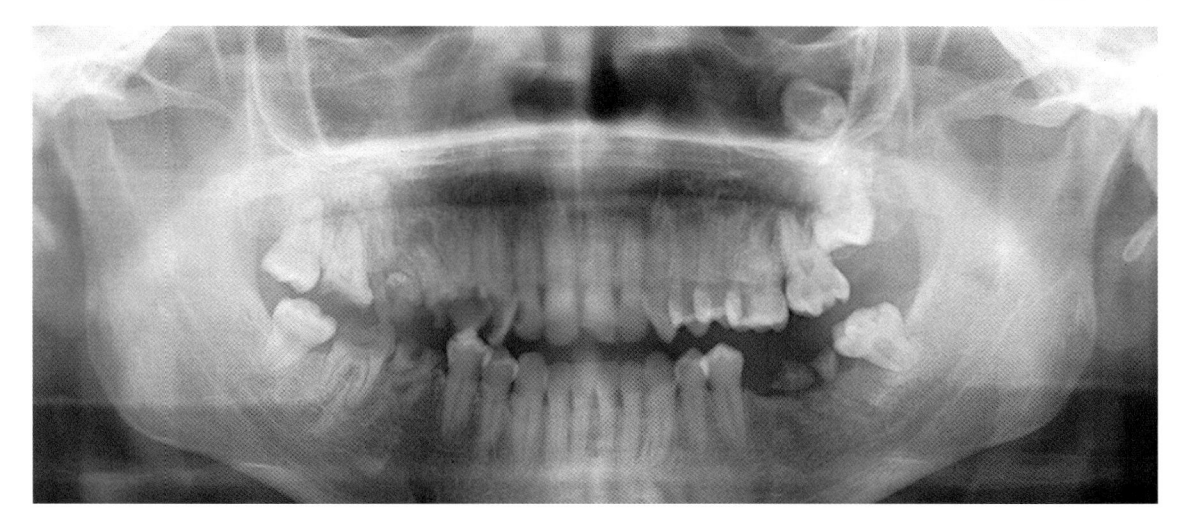

Figura 724 Osteoma pedunculado periférico, na caverna posterior do seio maxilar esquerdo
Homem de 25 anos.

Exostoses, Síndrome de Gardner

Exostoses osteocartilaginosas surgem nos maxilares freqüentemente como toro palatino ou toro mandibular, onde a última forma pode ser solitária ou múltipla, lingual ou vestibular. São benignas, mostram tendência ao surgimento simétrico e só perturbam quando da confecção de próteses totais. No ortopantomograma, são pouco visíveis devido ao trajeto bucofacial dos raios. Uma reprodução simples é feita com radiografias oclusais. Além disso, as enostoses e exostoses podem ter origem inflamatória.

A *síndrome de Gardner* (Gardner, 1950, 1983) é uma doença hereditária, autossômica dominante (ver anamnese familiar!), na qual uma polipose do colo existe concomitantemente com alterações ósseas dos maxilares. No diagnóstico precoce da doença dos pólipos intestinais, com tendência a transformar-se em maligna, o exame odontológico rotineiro com ortopantomografia e a constatação de existência de sombras nebulosas, geralmente irregulares, de osteomas, tem uma grande importância. Estes osteomas, às vezes de tamanho considerável, são acompanhados de anomalias dentais, quando a doença começa na troca da dentição. O diagnóstico diferencial deve ser feito com osteomas solitários ou doença de Paget.

Figura 725 Sombreamento da região do queixo em ortopantomograma
Exame primário de um jovem de 19 anos. O paciente foi posicionado em um aparelho velho com um apoio para o queixo, que gerou sombras na radiografia. Somente as radiografias oclusais da Figura 726 mostraram as exostoses vestibulares.

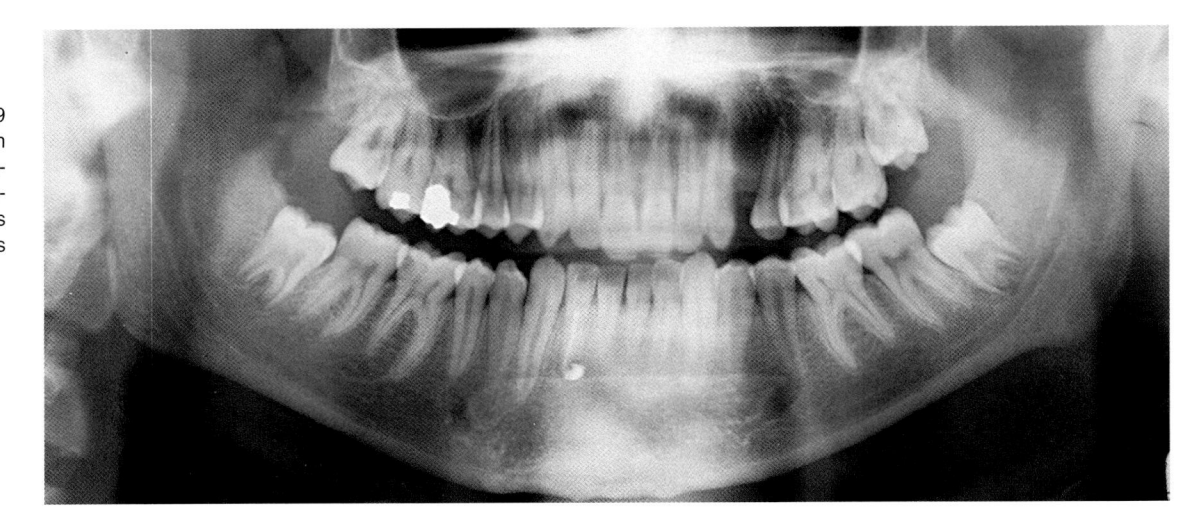

Figura 726 Múltiplas exostoses simétricas na mandíbula
Esquerda: As radiografias oclusais de mandíbula feitas para complementar a ortopantomografia da Figura 725.

Direita: A radiografia oclusal de mandíbula mostra um outro caso de exostose solitária lingual.
O crescimento de exostoses na idade adulta é suspenso.

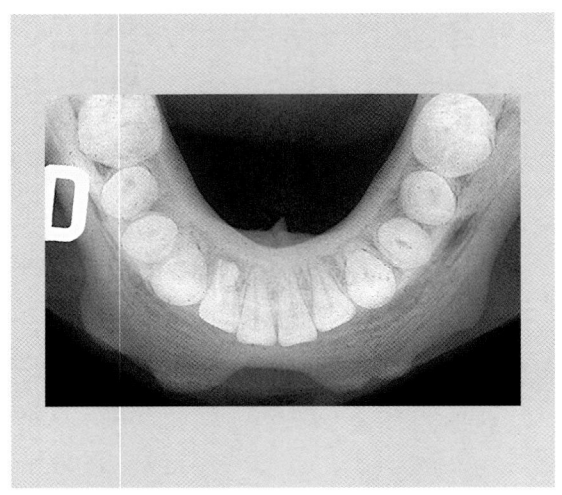

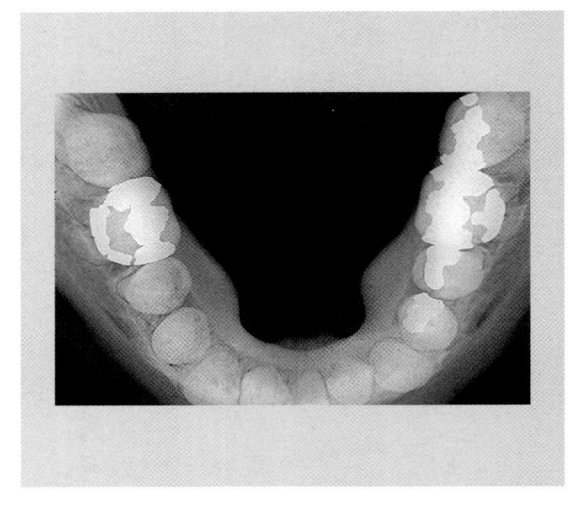

Figura 727 Síndrome de Gardner
O recorte de uma ortopantomografia mostra osteomas múltiplos em diversos estágios de desenvolvimento.

Coleção G. Giedion

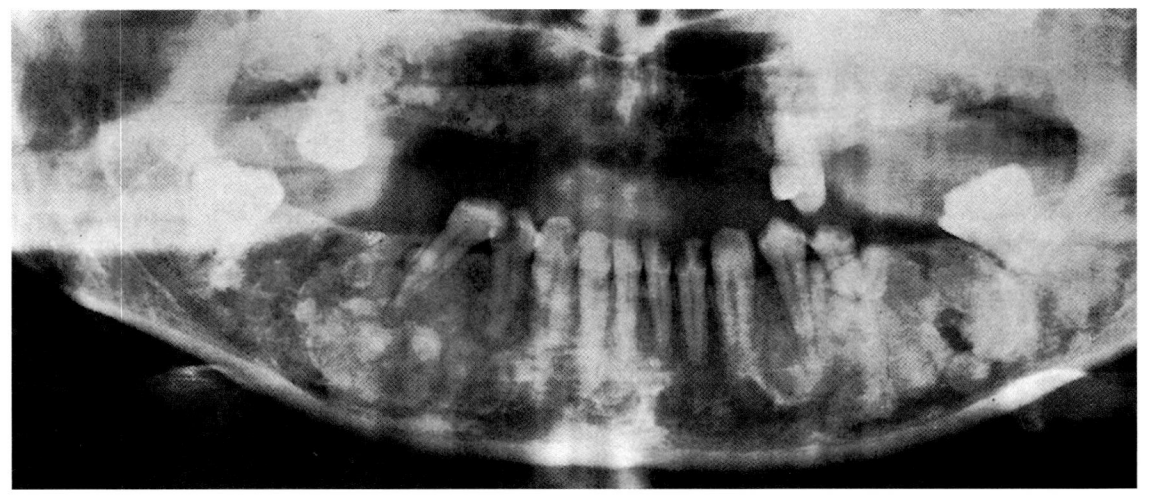

Osteíte Deformante de Paget

Esta osteopatia com curso relativamente pobre de sintomas e poucas queixas "reumáticas" atinge geralmente homens em idade avançada. Sua etiologia ainda é desconhecida. A doença é caracterizada por uma acelerada degeneração óssea e rápida reconstrução. A fosfatase alcalina está elevada. Ao lado de espessamentos e deformações do restante do esqueleto, é notório um aumento e embrutecimento do crânio. O chapéu e a prótese da maxila ficam muito pequenos. A maxila sempre mais atingida torna-se mais rasa e alargada, de forma a surgirem diastemas. Na radiografia, mostram-se dentes com hipercementose, e nos ossos encontra-se, ao lado de sombras irregulares nebulosas ("flocos de algodão"), freqüentes áreas radiolúcidas indefinidas, onde o espaço periodontal dos dentes mobilizados não mais pode ser observado. Isoladamente podem observar-se osteomas bem-delimitados. Em 1% dos casos desenvolvem-se osteossarcomas. A separação diagnóstica da displasia fibrosa, do hiper ou hipoparatireoidismo e para formas crônicas de osteomielites pode ser difícil. Adicionalmente é descrita ainda uma forma juvenil hereditária.

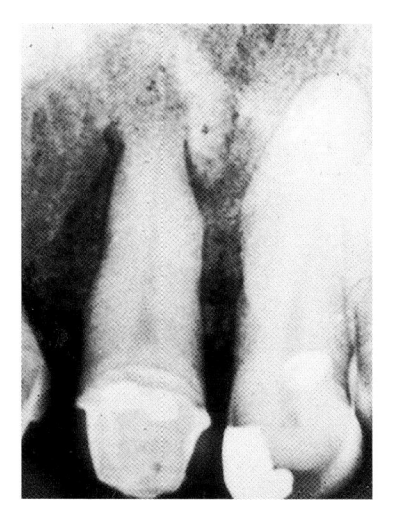

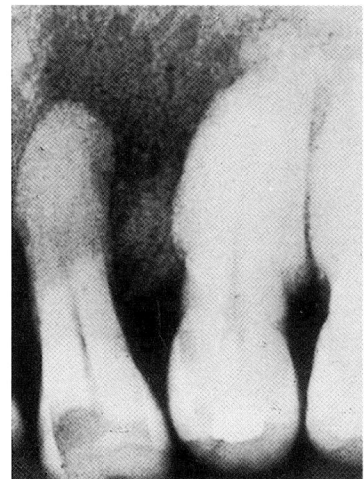

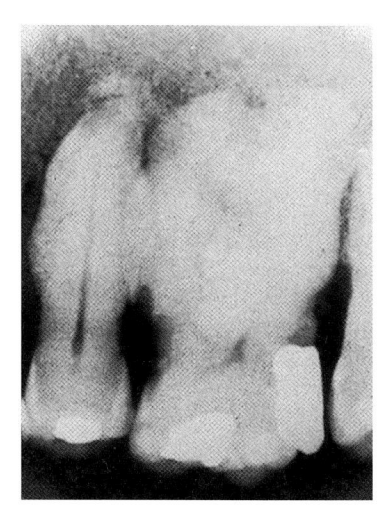

Figura 728   Osteíte deformante de Paget
As radiografias periapicais ao lado da maxila mostram o sinal característico da doença de Paget, com sombras de densidades irregulares e áreas radiolúcidas não bem transparentes e mal-delimitadas. Os espaços periodontais das raízes deformadas pela hipercementose são pouco visíveis. Isoladamente são encontrados osteomas bem-delimitados.

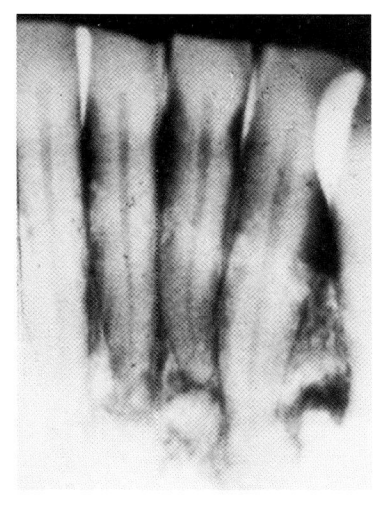

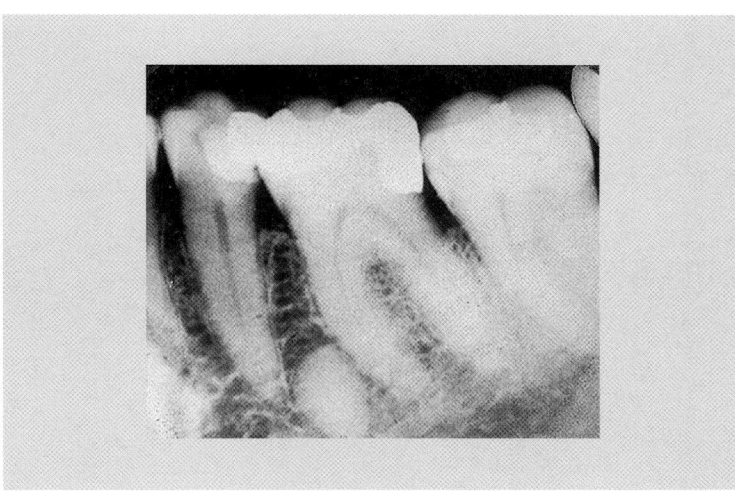

Figura 729   O mesmo caso com radiografias isoladas da mandíbula
Esquerda: Zona dos dentes anteriores.

Direita: Região dos pré-molares esquerdos.

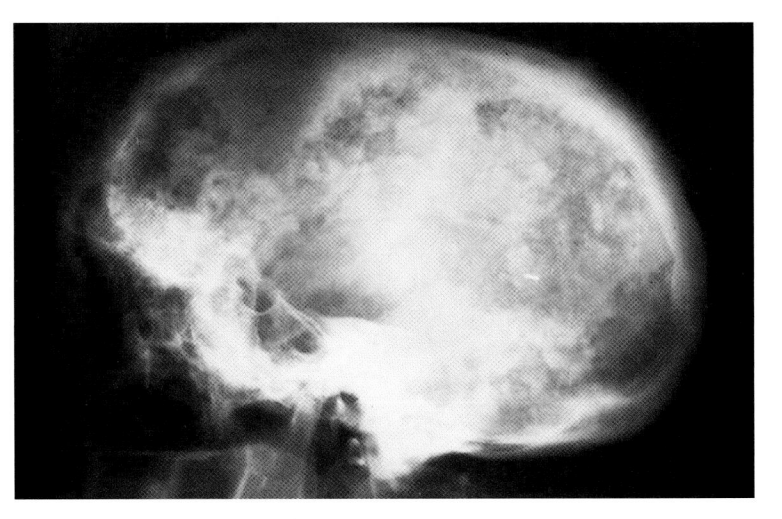

Figura 730   Osteíte deformante de Paget com "flocos de algodão"
A radiografia de incidência lateral do crânio mostra o espessamento da calota craniana (especialmente a tábua interna), bem como um espessamento da base do crânio e o típico "efeito de flocos de algodão".

Coleção M. Galanski e P.E. Peters

Osteogênese Imperfeita, Osteoporose, Atrofia

A *osteogênese imperfeita* é uma doença com diferentes vias hereditárias, originada por uma fraqueza geral do mesênquima. Clinicamente, distinguem-se quatro tipos básicos, todos eles podendo estar ligados a uma dentinogênese imperfeita. O tipo I e IV são odontologicamente importantes, porque os portadores sobrevivem com freqüência à infância e porque infecções dentinogênicas podem levar a uma forma progressiva de osteomielite.

A *osteoporose* é conhecida principalmente na pós-menopausa, como osteoporose senil ou (mais raramente) como expressão de um defeito metabólico. No ortopantomograma, a diminuição da densidade óssea na camada esponjosa também pode ser vista na coluna vertebral cervical, cujas placas de proteção, através do efeito tangencial dos raios X, ficam nitidamente reproduzidas frente à camada esponjosa transparente.

Após a perda dos dentes, ocorre por formas involutivas, periodontopatias marginais e por inatividade funcional uma *atrofia* dos processos alveolares. A pouca altura da crista óssea freqüente na ortopantomografia deixa esquecer que sua largura ainda oferece um bom leito para próteses.

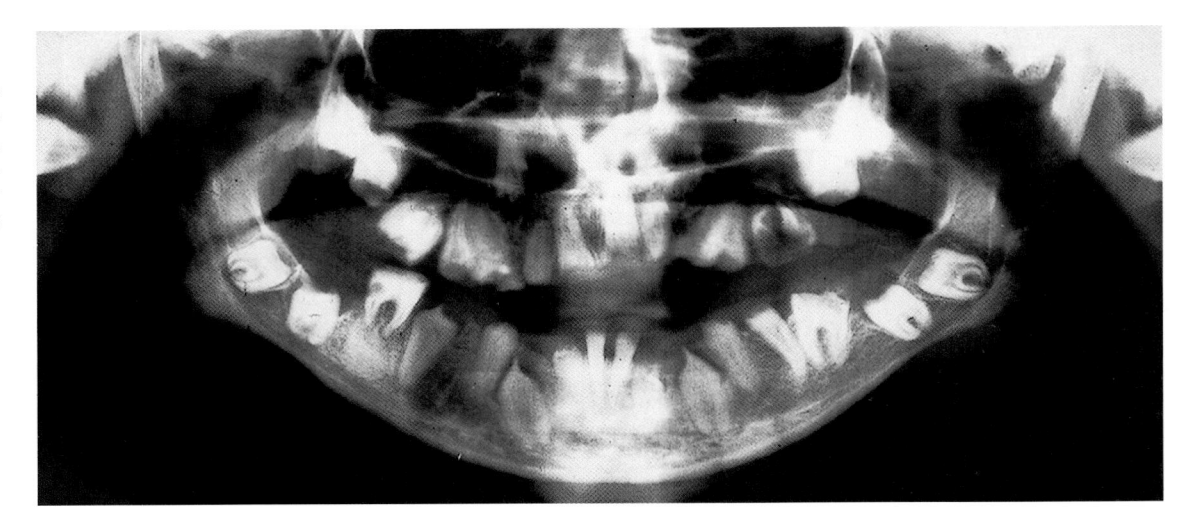

Figura 731 Osteogênese imperfeita tardia
Ao lado de várias retenções de dentes, obliteração de polpa e displasias de dentes com defeitos no esmalte, a formação delicada da mandíbula. Osteogênese imperfeita tardia (van der Hoeve, Lobstein) em uma criança de 7 anos.

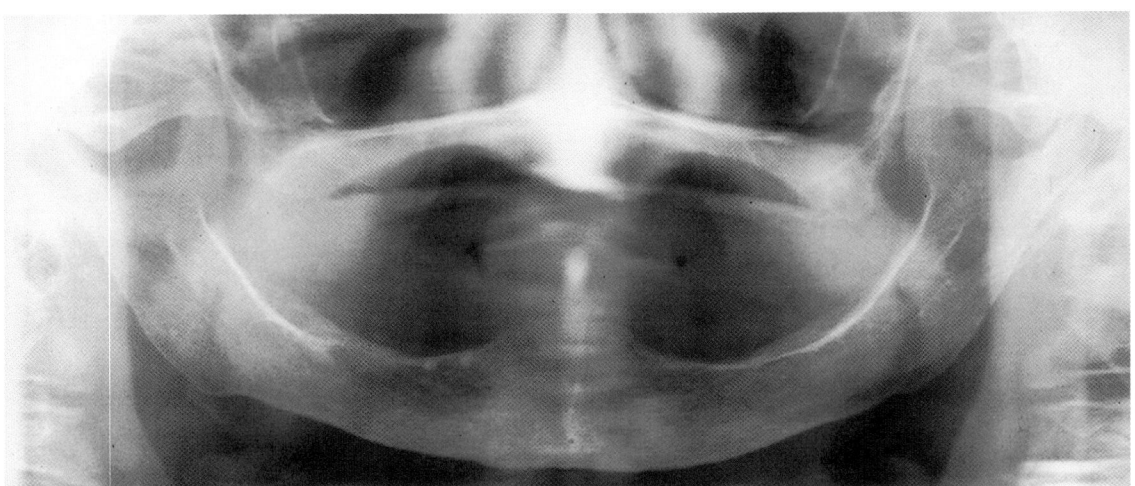

Figura 732 Osteoporose senil
Mulher de 93 anos. Observa-se o claro destaque da linha oblíqua e das placas de cobertura da coluna cervical contra a parte esponjosa com ausência do osso compacto.

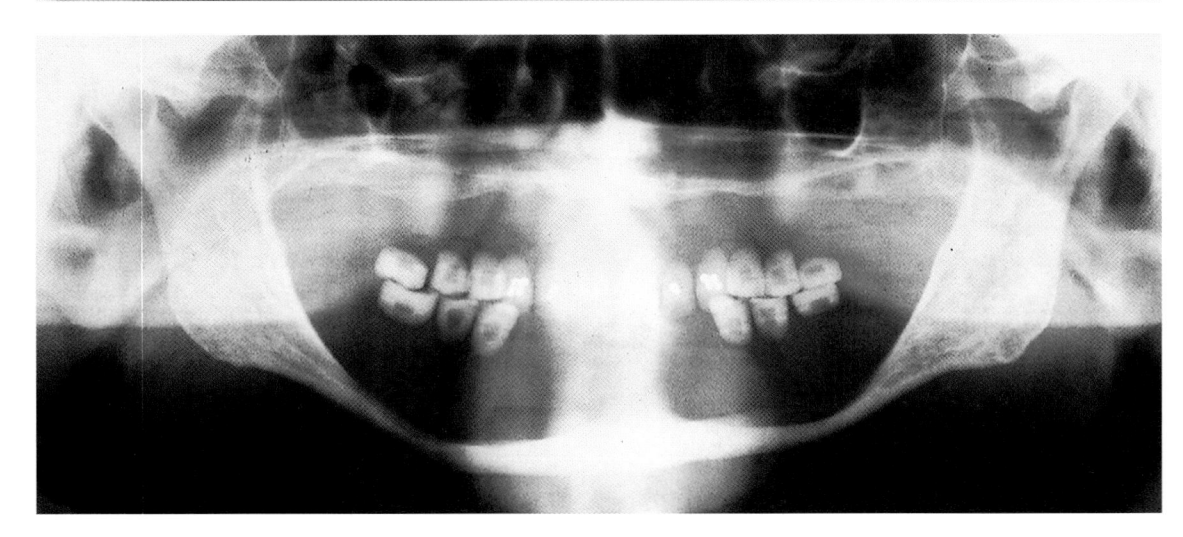

Figura 733 Atrofia senil avançada
Homem de 79 anos. Intensificação da atrofia por uma periodontite involutiva marginal (bucinador!). O ainda largo leito de prótese tem, apesar do curso superficial do nervo alveolar inferior, possibilidades de uma solução protética.

Ilhas de Medula Óssea, Osteopetrose e Hiperparatireoidismo

Em pessoas mais idosas, encontram-se áreas radiolúcidas de contorno irregular no ângulo e no corpo da mandíbula, que surgem de *ilhas de medula óssea*.

Naquelas formas de *osteopetrose* (doença de Albers Schönberg) que se apresentam sem sintomas clínicos e são encontradas por acaso na clínica diária, tratam-se geralmente daquelas manifestações tardias do tipo C, benignas, da atual classificação. A perturbação no funcionamento dos osteoclastos torna a degradação dos ossos mais lenta, o que produz na radiografia sombras homogêneas com espaços reduzidos e limitados de medula óssea.

Dentre as osteopatias metabólicas, é no hiperparatireoidismo — distúrbio em que a função dos osteoclastos é aumentada pelo excesso do paratormônio e o metabolismo do cálcio é acelerado — que ocorre a degradação da substância do osso de forma anormal. A perturbação do metabolismo pode ser primária, pela hiperplasia ou tumores das glândulas paratireóides, ou secundária, por uma hiperplasia reativa na insuficiência renal. A radiografia mostra cedo a perda da lâmina dura e outras lamelas limitantes, estruturas tipo vidro fosco e claridades cistóides.

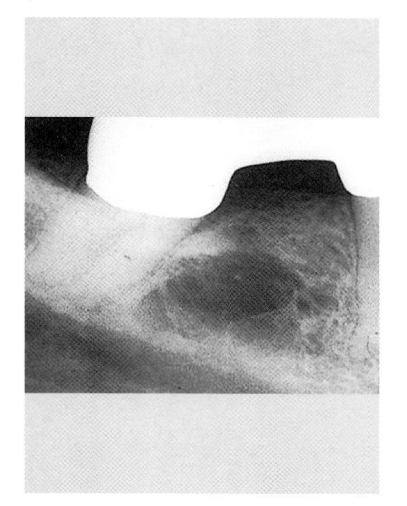

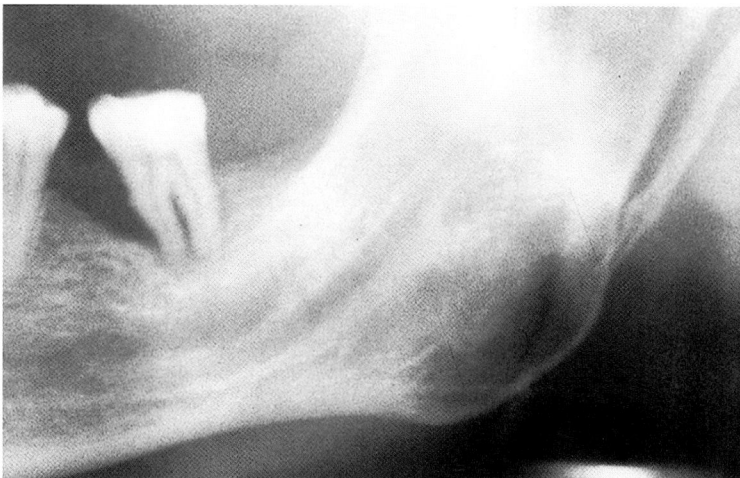

Figura 734 Ilhas de medula óssea
Esquerda: Área radiolúcida na região dos molares inferiores, como pode ser vista eventualmente em senhoras idosas e após extrações de dentes.

Direita: Áreas radiolúcidas no ângulo da mandíbula, que aqui não são devidas somente à epifaringe, mas também provocadas por uma rarefação do osso.

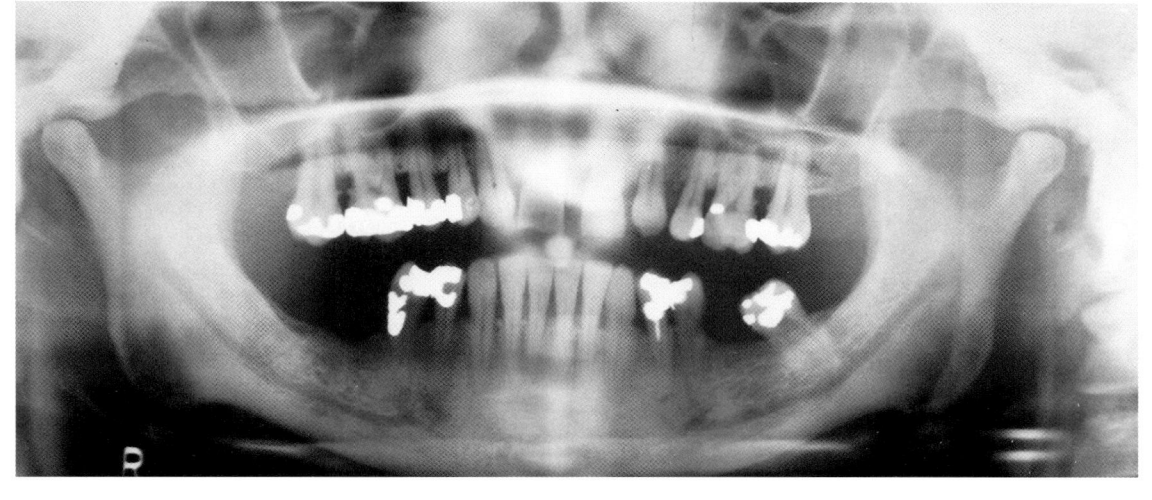

Figura 735 Osteopetrose
Forma branda, benigna, da doença hereditária, autossômica dominante, também conhecida como doença de Albers-Schönberg.

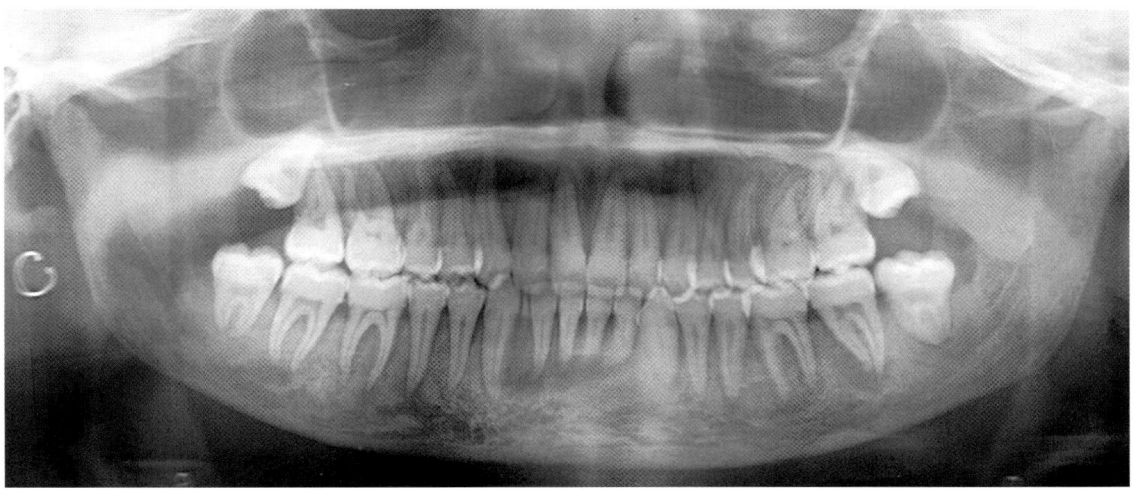

Figura 736 Hiperparatireoidismo
Hiperparatireoidismo secundário por insuficiência renal. A doença é o motivo principal para a existência de uma distrofia óssea fibrosa generalizada (doença de Recklinghausen). Observa-se a perda generalizada da lâmina dura e das lamelas de separação na região dos seios paranasais; a estrutura tipo "vidro fosco" do osso e as radiolucências salpicadas por tumores marrons.

Hemangiomas

O hemangioma central é uma tumefação benigna dos vasos sangüíneos que, na radiografia, apresenta sérios problemas. A lesão rara ataca principalmente mulheres e é em geral descoberta somente por acaso ou migração de dentes. A forma de manifestação nos maxilares é extremamente variável e pode imitar várias outras enfermidades. Na radiografia, encontram-se em estágios precoces, ao lado de dissolução da lâmina dura, áreas radiolúcidas em forma de cachos de uva, com delicadas bolhas, que lembram a estrutura em favo de mel do ameloblastoma. Deformações dos ossos, estruturas filamentosas ou espículas em forma de "raios de sol", que substituem a massa esponjosa, deslocamento e adelgaçamento da camada cortical, áreas radiolúcidas maldelimitadas e migração de dentes podem ser observados. Em hemangiomas existentes há mais tempo, podem ver-se flebólitos. O diagnóstico diferencial é com ameloblastomas, granuloma de células gigantes e cistos ósseos solitários ou aneurismáticos. Uma biópsia é severamente contra-indicada, pelos riscos de hemorragia. Somente uma angiografia seletiva, se possível com TC, pode assegurar o diagnóstico.

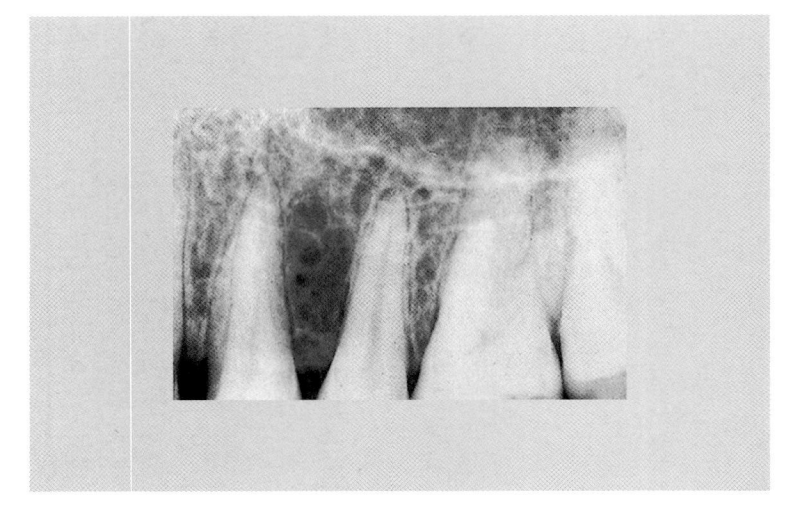

Figura 737   Hemangioma
A radiografia dental mostra a estrutura em forma de "bolhas" entre o dente 24 e 25, que lembra a estrutura de "favo de mel" do ameloblastoma. O aumento do espaço pericementário corresponde clinicamente à mobilidade dos dentes nestes casos. Mulher de 21 anos.

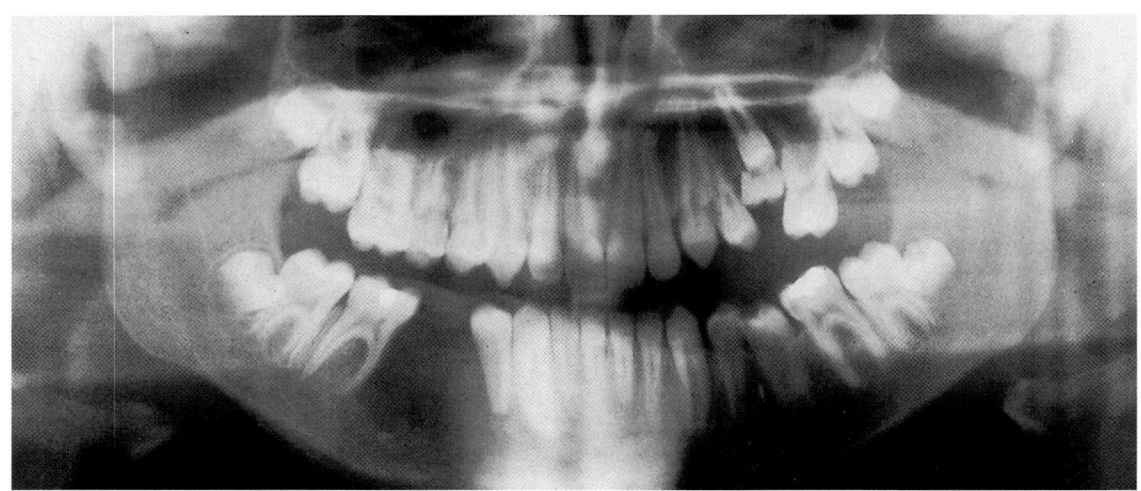

Figura 738   Hemangioma central
No ortopantomograma, um hemangioma central na região do dente 45. Observa-se os contornos não-nítidos da área radiolúcida, com uma reação lamelar do periósteo do osso compacto.

Coleção E. Steinhäuser

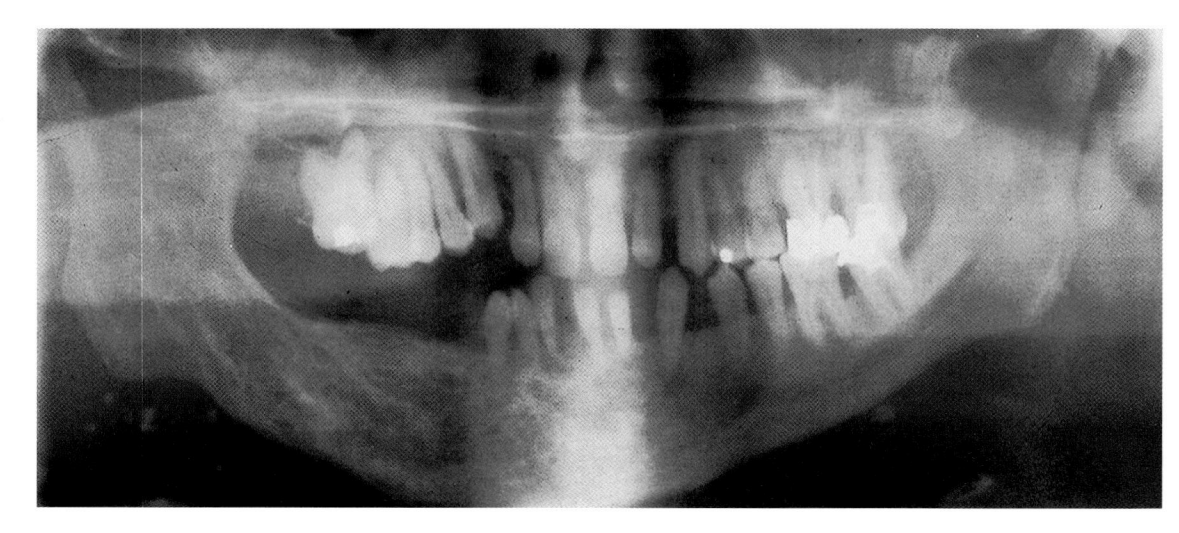

Figura 739   Extenso hemangioma central na mandíbula
Alcança desde a incisura da mandíbula e do processo condilar até além da região do dente 33 e mostra uma estrutura óssea filamentosa. O canal da mandíbula não está mais visível. Migrações de dentes com perda da lâmina dura e flebólitos podem ser observados.

Coleção E. Steinhäuser

Carcinomas da Mucosa Bucal

O carcinoma da mucosa bucal é o tumor maligno mais freqüente na cavidade bucal. O carcinoma de epitélio pavimentoso primário, intra-ósseo dos maxilares, que possivelmente origina-se de restos de epitélio odontogênico, é extremamente raro. Os homens, principalmente em idade avançada, são sempre mais atingidos do que as mulheres, ainda que estas tenham, pelo aumento de seu consumo de álcool e fumo, recuperado a diferença estatística dos homens. O carcinoma de epitélio pavimentoso da mucosa bucal se infiltra relativamente cedo no osso dos maxilares e produz lá áreas radiolúcidas, com aspecto de "roído de traça" nas radiografias, com alargamento do espaço pericementário e dissolução da lâmina dura. Os dentes quase não são deslocados. Na mandíbula, o canal mandibular é destruído e na maxila a cortical de separação do seio maxilar é perfurada. Ainda que as infiltrações carcinogênicas aconteçam logo, nas radiografias convencionais, por causa do efeito de adição sobreposto, só podem ser vistas mais tarde, e a extensão do crescimento do tumor só pode ser comprovada parcialmente. A ortopantomografia mais a tomografia computadorizada apresentam resultados melhores.

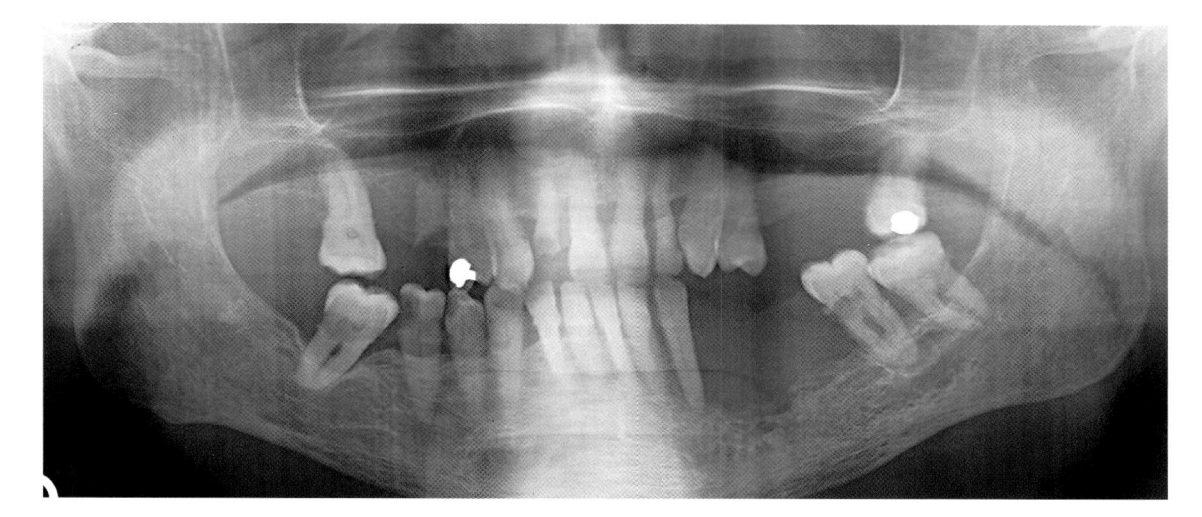

Figura 740 Carcinoma infiltrante da mucosa bucal
Na região dos dentes 34, 35 e 36, identifica-se uma osteólise com aspecto de "roído de traça". O espaço pericementário do dente 33 está aumentado. Na mandíbula direita, áreas radiolúcidas salpicadas. A estrutura do canal da mandíbula quase não é mais visível. Homem de 74 anos.

Coleção K. Weibel

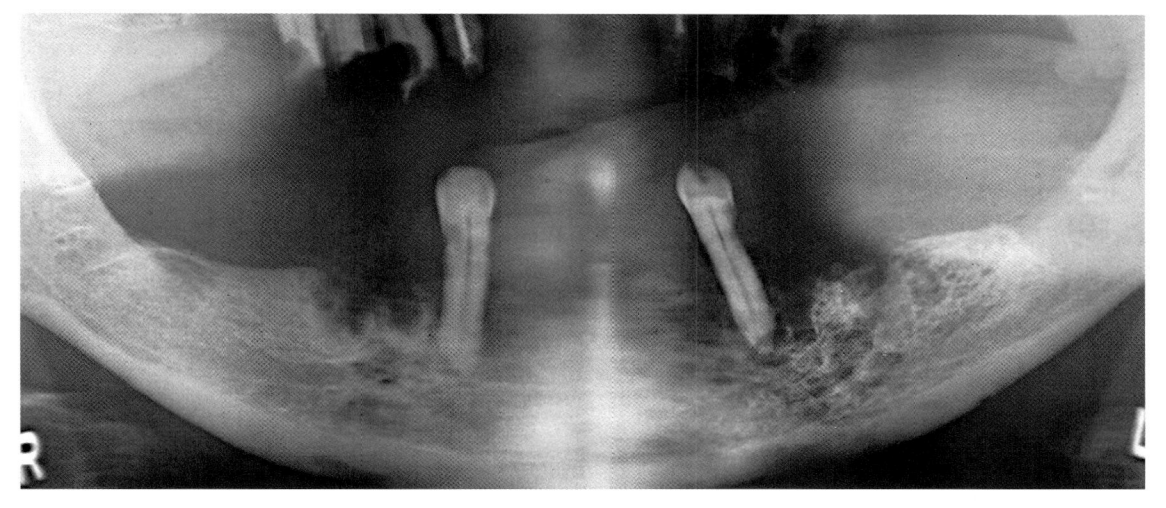

Figura 741 Carcinoma infiltrante com áreas radiolúcidas salpicadas e escleroses na região dos pré-molares da mandíbula
Homem de 58 anos. Recorte de uma ortopantomografia.

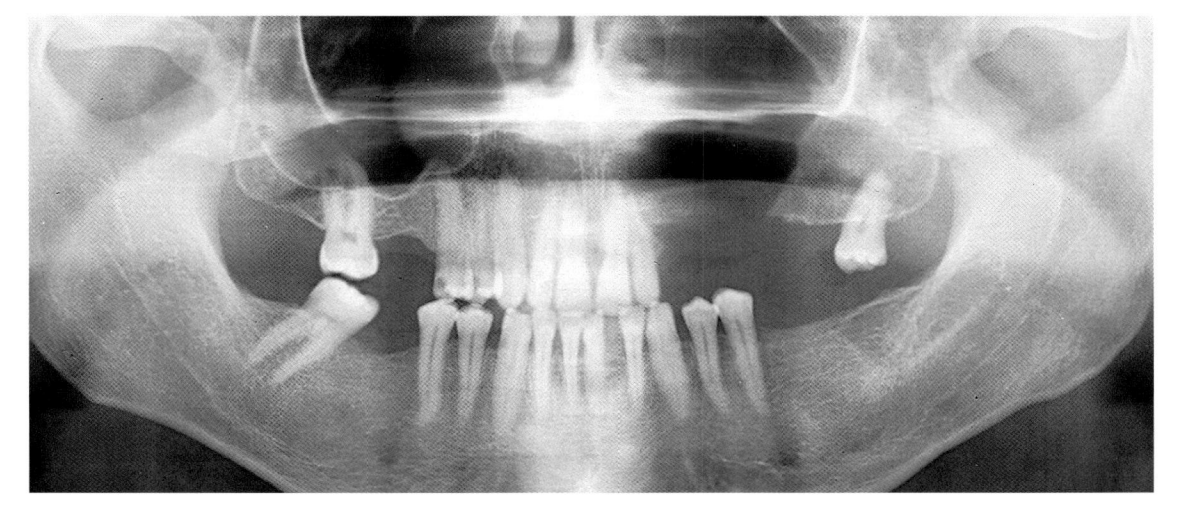

Figura 742 Carcinoma infiltrante da mucosa do palato com invasão do seio maxilar esquerdo
Mulher de 34 anos.

Sarcomas

Os sarcomas são tumores malignos constituídos de tecido mesenquimatoso ou se originam por transformações de tumores mesenquimais benignos em malignos.

O sarcoma de Ewing é um sarcoma altamente maligno, originado na medula óssea, que atinge geralmente a mandíbula entre o 1º e o 2º decênios de vida. A tumefação dolorosa, sensível ao tato, com febre e mobilização de dentes pode ser confundida com uma osteomielite. A radiografia mostra elevações com novas formações de osso subperiostal e espículas. O raro fibrossarcoma ameloblástico surge geralmente entre o 2º e o 3º decênios de vida, motivo pelo qual, muitas vezes, um dente retido está incluso nas áreas mais densas nas regiões radiolúcidas. A mobilização de dentes e a tumefação são os primeiros sinais clínicos. O osteossarcoma dos maxilares é um tumor do 3º decênio de vida (exceto quando originado de uma osteíte deformante). Segundo Mittermayer (1993), a formação do tumor começa em 50% dos casos a partir de uma fratura ou uma infração. O tumor manifesta-se clinicamente com dores, edemas e parestesias e mostra, radiograficamente, nas formas osteoplásticas novas formações de osso desordenadas com espículas.

Figura 743 Sarcoma de Ewing
Ortopantomograma de um menino de 7 anos. Estruturas ósseas desordenadas com perda do desenho do canal da mandíbula, dilatação, nova formação de osso com dentes mobilizados e fora do lugar.

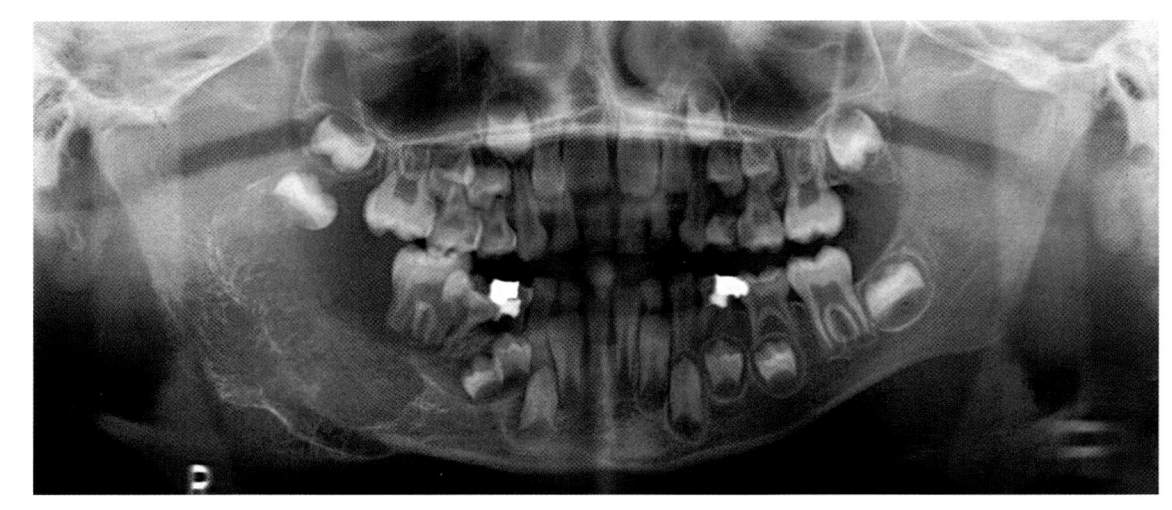

Figura 744 Fibrossarcoma ameloblástico
O tumor geralmente abundante na mandíbula mostra aqui uma dissolução das estruturas da maxila e dos seios maxilares com um dente 18 retido. Mulher de 16 anos.

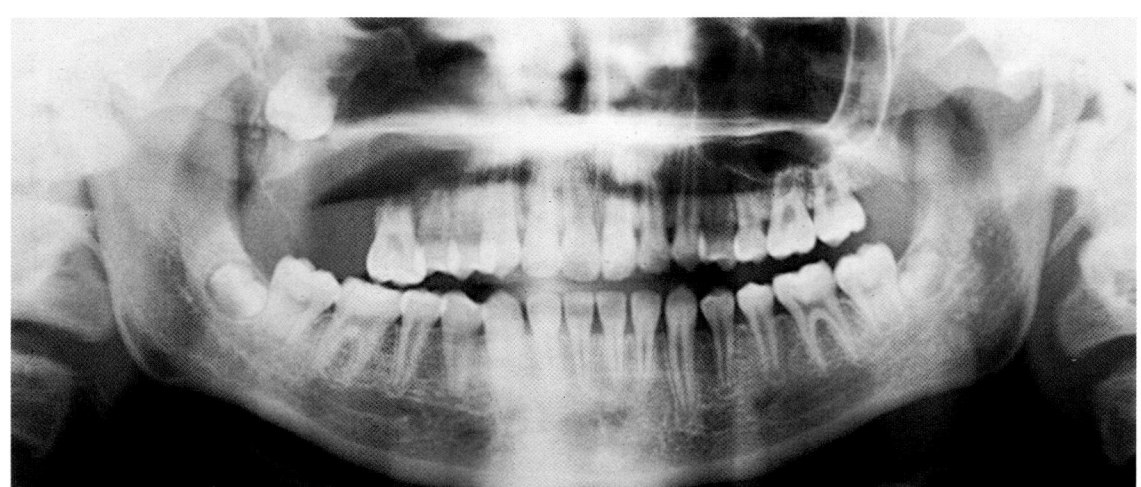

Figura 745 Osteossarcoma
Na ressecção, ainda há sinais de uma infração ou uma fratura não-deslocada na região do dente 37, com neoformação óssea desordenada, especialmente nítida junto ao canal da mandíbula (setas) e espículas (setas) na altura da crista alveolar.

Coleção M. Makek

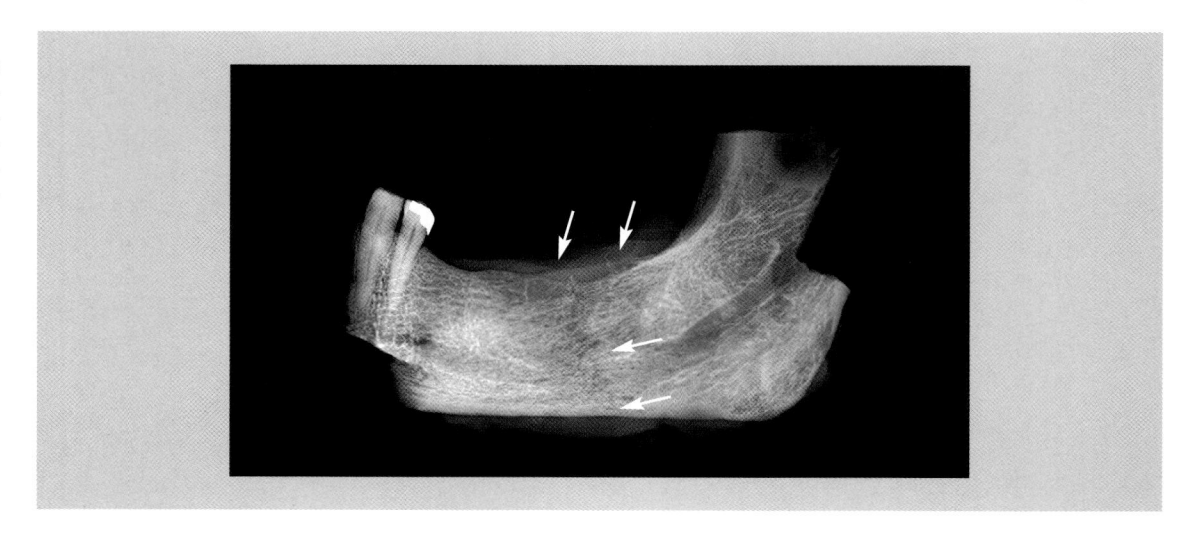

Sarcomas

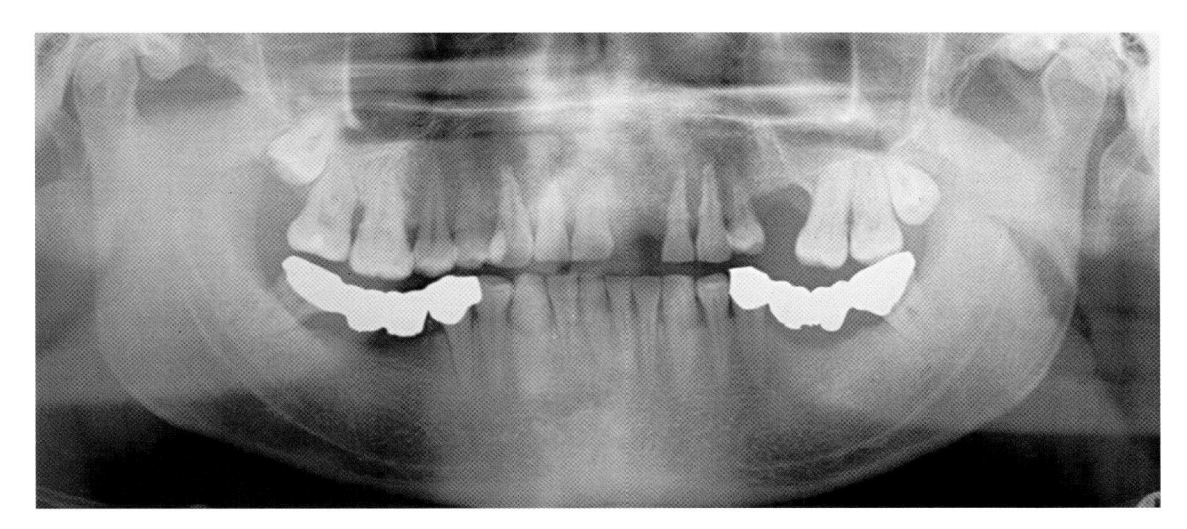

Osteossarcoma

Figura 746   Osteossarcoma na região anterior da maxila
O tumor desenvolveu-se provavelmente a partir de um osteocondroma. Nota-se as sombras difusas em torno da espinha nasal anterior não mais reconhecível. Homem de 40 anos.

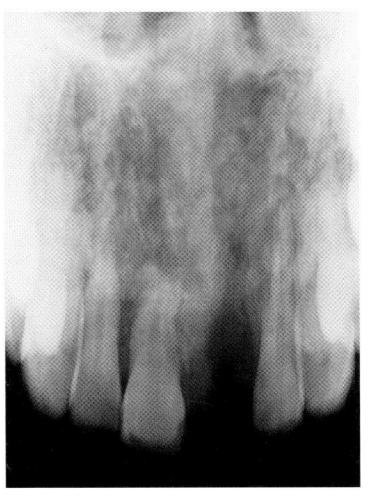

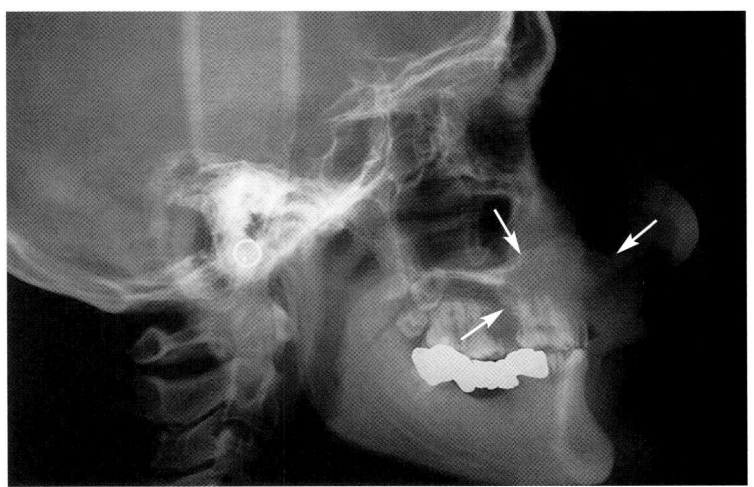

Figura 747   O mesmo caso da Figura 746 em radiografias complementares
Esquerda: Na radiografia oclusal, neoformação óssea desordenada, com destruição das estruturas anatômicas tipo "roído de traça".

Direita: Recorte de telerradiografia. Dilatação e sombreamento da região do maxilar intermediário embrionário (setas).

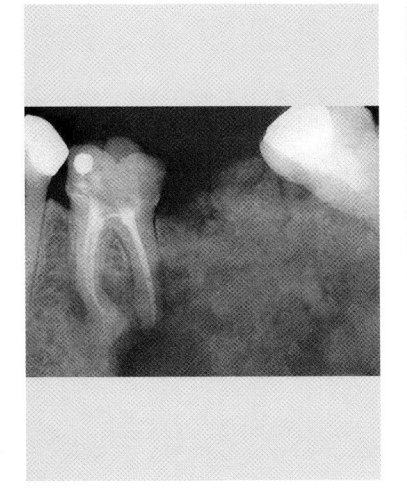

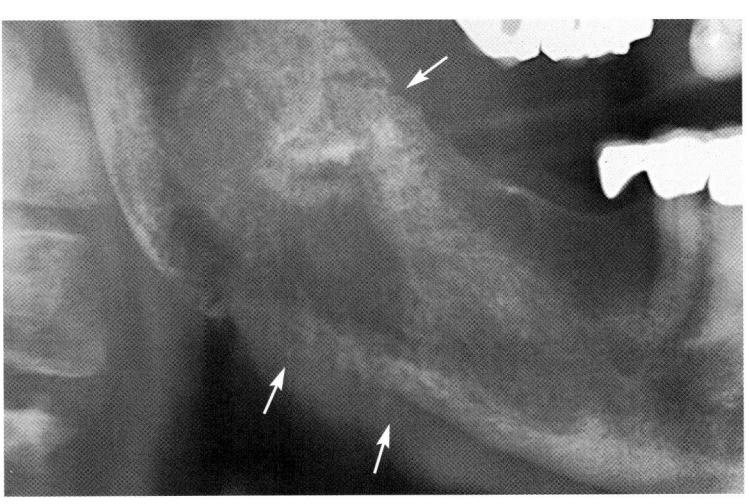

Figura 748   Osteossarcoma na região dos molares inferiores após extração de dentes
Esquerda: Em radiografia periapical, neoformação óssea desordenada, com regiões mais radiolúcidas e osteóide não-calcificado, na lacuna da extração em uma mulher de 29 anos.

Direita: Osteossarcoma com destruição do osso compacto, espículas osteoplásticas (efeito "explosão solar", setas) e fratura espontânea (seta). Homem de 65 anos. Recorte de um ortopantomograma.

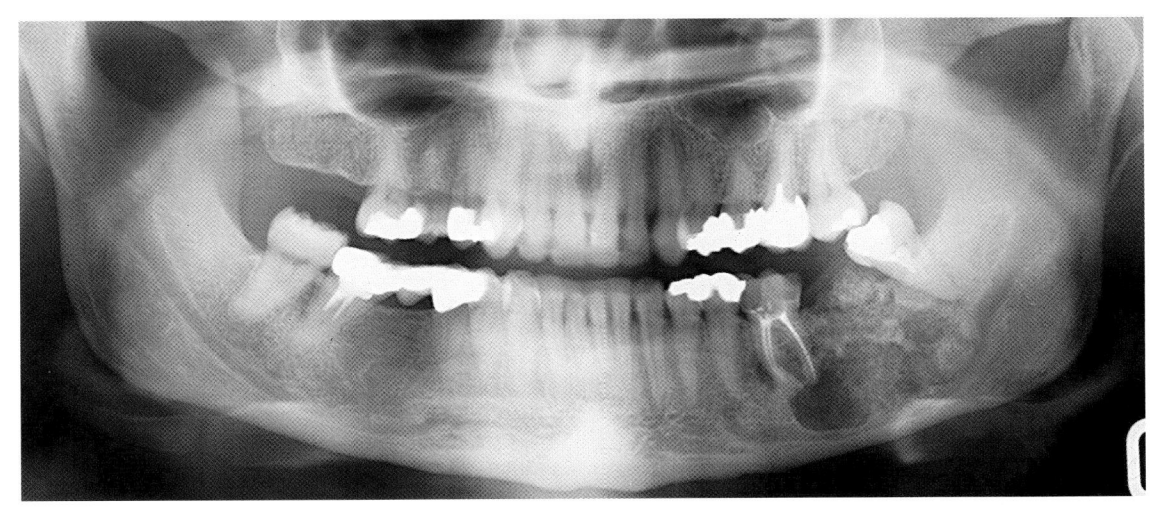

Figura 749   O mesmo caso da Figura 748 esquerda em uma ortopantomografia
A ortopantomografia da paciente fornece uma visão geral e mostra o alargamento do espaço pericementário e a perda da lâmina dura no dente 38.

Coleção K. Weibel

Metástases nos Maxilares

A metástase é um satélite de um tumor primário, que, em diferentes localizações anatômicas, apresenta a mesma estrutura tissular fina que o tumor primário. Predominantemente, trata-se de carcinomas que formam metástases nos maxilares e raramente sarcomas. Os tumores que mais formam metástases são carcinomas de mama, carcinomas dos brônquios, carcinomas hipernefróides dos rins, seguidos de carcinoma de supra-renais e de próstata. Em disseminação hematogênica, a mandíbula é preferida como local de metástases, sendo que leves dores e mobilização de dentes ao lado de parestesias representam o sintoma clínico principal. Na radiografia, vê-se com frequência osteólises tipo "roído de traça", com perda precoce da lâmina dura e destruição do canal da mandíbula e do osso compacto. As metástases geralmente são descobertas apenas após fraturas espontâneas, pois o diagnóstico precoce nas radiografias só raramente é possível, porque as discretas alterações da estrutura óssea não são reproduzidas nas radiografias de adição. Na existência de uma suspeita clínica, pode ser solicitada uma cintilografia do incremento de atividade no local em questão, podendo fornecer indícios claros da doença.

Figura 750   Metástase de um carcinoma de mama
Mulher de 45 anos. Recorte de uma ortopantomografia. Observa-se o aspecto de "roído de traça" da estrutura em dissolução, com destruição do canal da mandíbula e da lâmina dura dos dentes vizinhos. Calcificações circulares (seta).

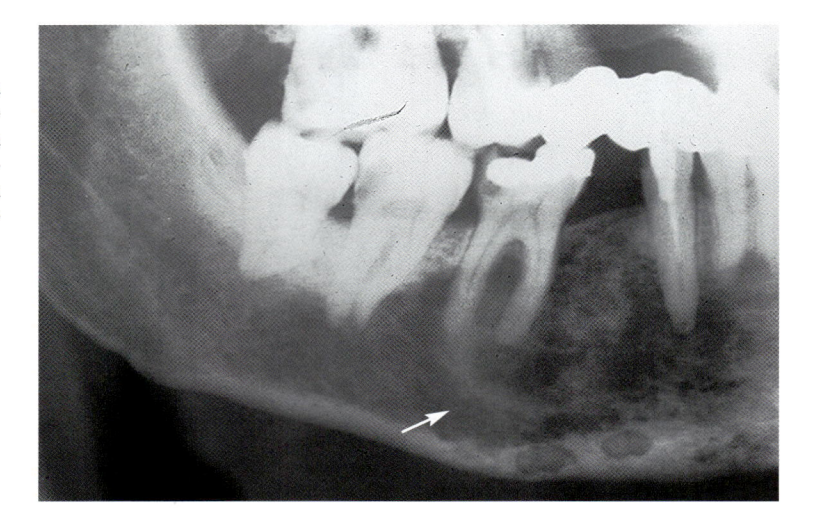

Figura 751   Rara metástase de um carcinoma de cólon no ramo ascendente direito da mandíbula
A metástase só pode ser presumida pelas alterações de estrutura no canal da mandíbula e nas proximidades da língula.

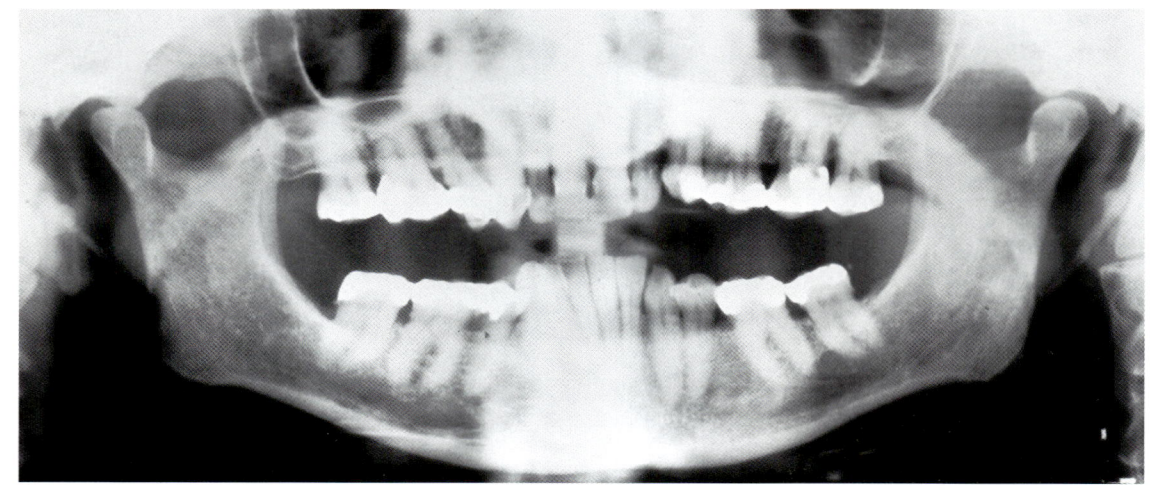

Figura 752   O mesmo caso examinado por cintilografia
Enriquecimento da atividade seletiva do radionuclídeo aplicado, no ramo ascendente.

Esquerda: Cintilografia Ap.

Direita: Cintilografia lateral.

Coleção N. Hardt

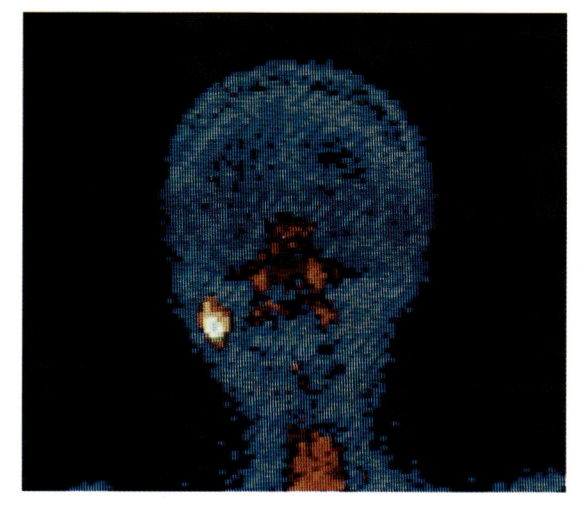

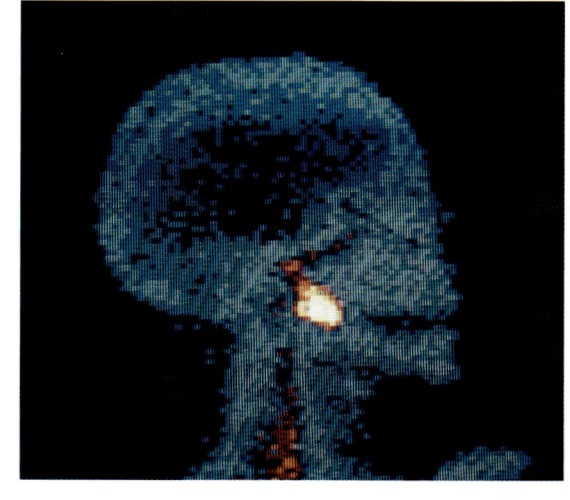

Tumores Infiltrantes Malignos das Glândulas Salivares

Nos tumores das glândulas salivares, trata-se geralmente de neoplasias epiteliais, mais raramente mesenquimais ou outras. Mais de 50% dos tumores das glândulas do palato e 10% das parótidas são tumores malignos epiteliais, como o tumor dos ácinos, o tumor mucoepidermóide, o adenocarcinoma e o carcinoma adenóide cístico. Tumores malignos das glândulas salivares podem infiltrar-se nos tecidos moles adjacentes e também nos ossos dos maxilares e são, então, reproduzidos no ortopantomograma. O tumor maligno mais conhecido é o mucoepidermóide, que predominantemente se instala na parótida, mas também nas pequenas glândulas salivares do palato e do assoalho da boca, raramente também primário nos ossos. Os sintomas clínicos específicos são edemas e perturbações da sensibilidade do nervo facial ou do nervo mandibular. Na radiografia, os tumores mucoepidermóides podem ser reconhecidos por suas extensas osteólises, dilatações e infiltrações. Sobre o ramo projetam-se, entre outras, calcificações após parotidites (p. 413, Figura 497) ou áreas radiolúcidas por lipomas das parótidas. As glândulas salivares são hoje, em geral, examinadas com tomografia computadorizada ou ultra-sonografia (ecografia).

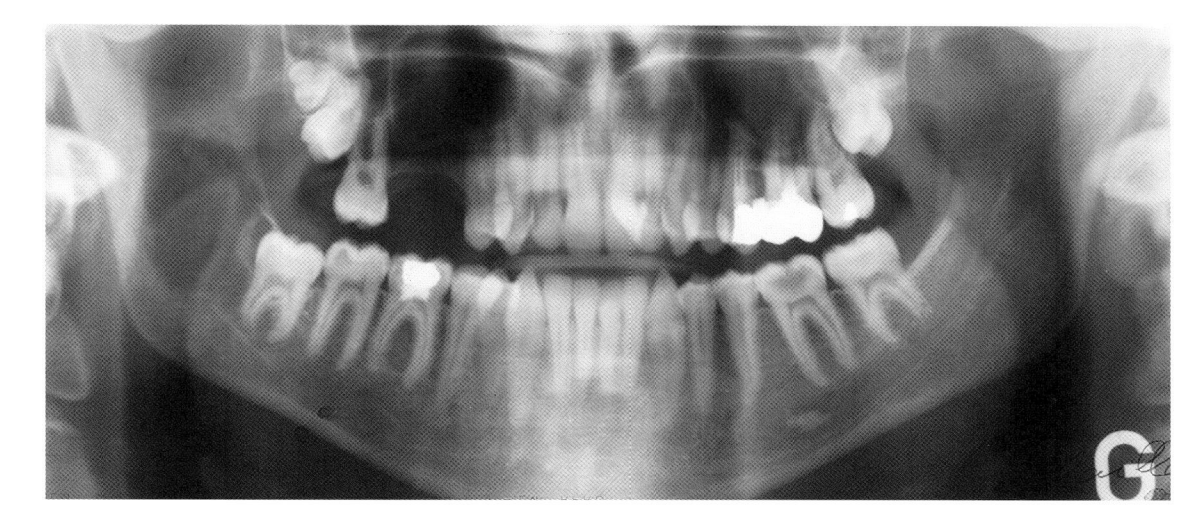

Figura 753 Carcinoma de ácinos infiltrando-se no ramo
Osteólise da mandíbula e destruição da estrutura do canal da mandíbula. Homem de 19 anos.

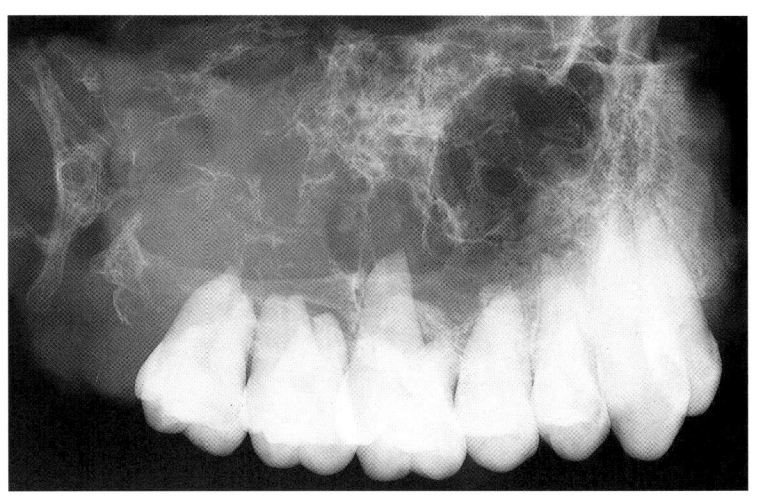

Figura 754 Ressecção de um tumor mucoepidermóide
O tumor partiu de uma das pequenas glândulas do palato e destruiu a maxila por crescimento infiltrativo.

Coleção M. Makek

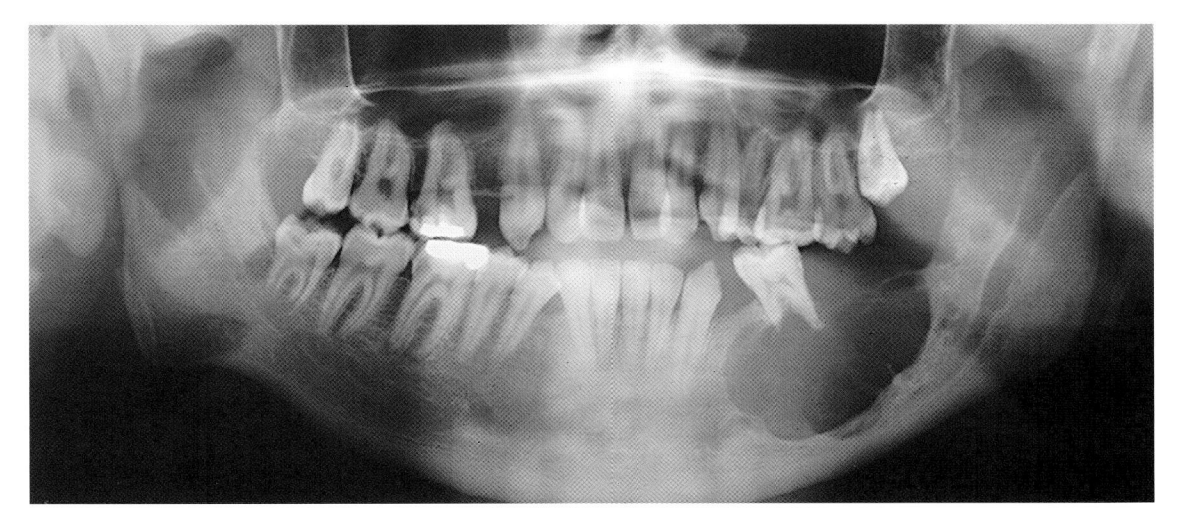

Figura 755 Tumor mucoepidermóide
No ortopantomograma, destruição do canal da mandíbula, dilatação e deslocamento do dente 36, cujas raízes parecem estar em reabsorção; crescimento infiltrativo nas proximidades, o que explica a tendência a recidivas deste tumor. Homem de 84 anos.

Figura 756 Tumor mucoepidermóide de origem intra-óssea primária
Áreas radiolúcidas cistóides, por causa da pequena consistência mucóide do conteúdo, que, em radiografias moles, podem parecer levemente sombreadas. O tumor ataca jovens adultos e lembra na ortopantomografia eventualmente queratocistos odontogênicos. Homem de 44 anos.

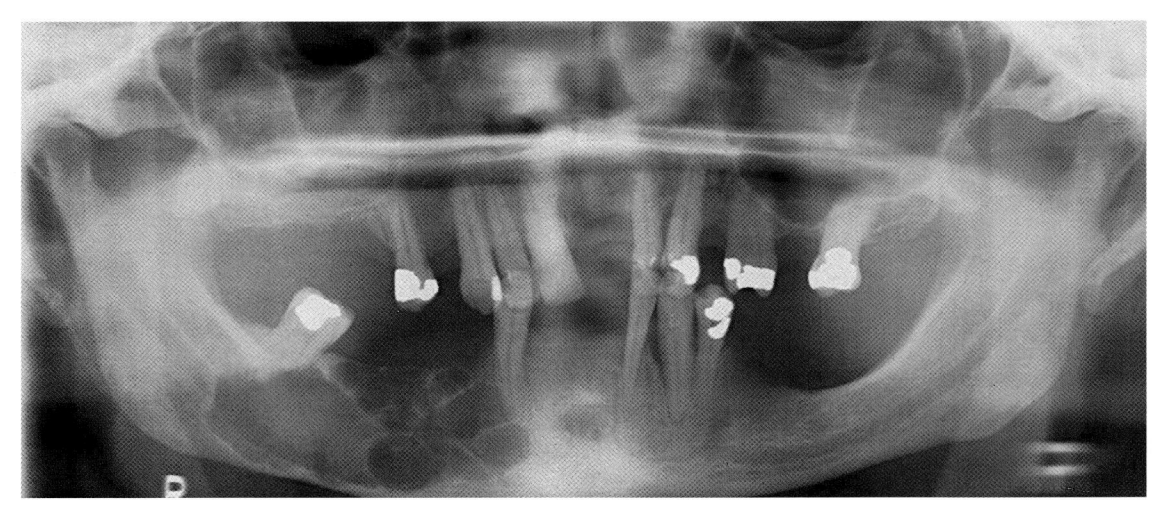

Figura 757 Tumor mucoepidermóide
Mesmo paciente da Figura 756.
A série de seis imagens de tomografia computadorizada em camadas selecionadas (Figura 757, esquerda/direita; Figura 758, esquerda/direita; e Figura 757, esquerda/direita) mostra a dilatação da mandíbula, com abaulamento do osso compacto adelgaçado na terceira dimensão para vestibular e lingual. Também os septos, que de longe lembram as alterações de estruturas dos ameloblastomas, estão reproduzidos.

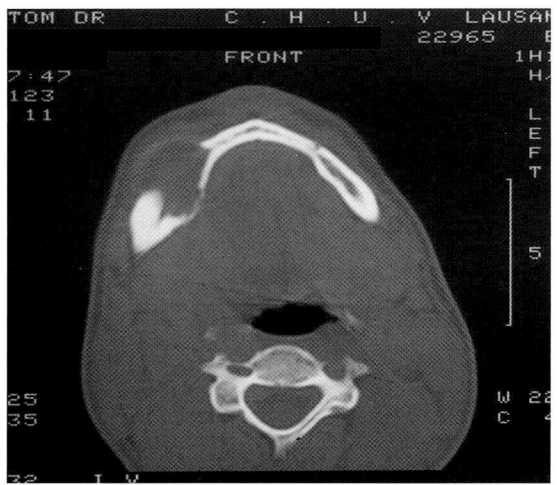

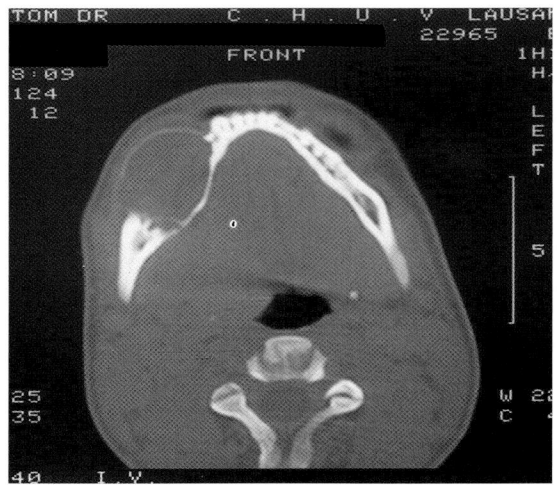

Figura 758 Tumor mucoepidermóide
Mesmo paciente da Figura 756.
Continuação da série de tomografia computadorizada.

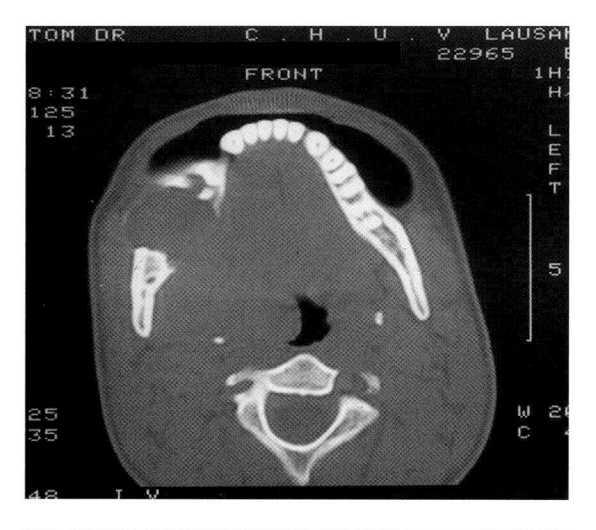

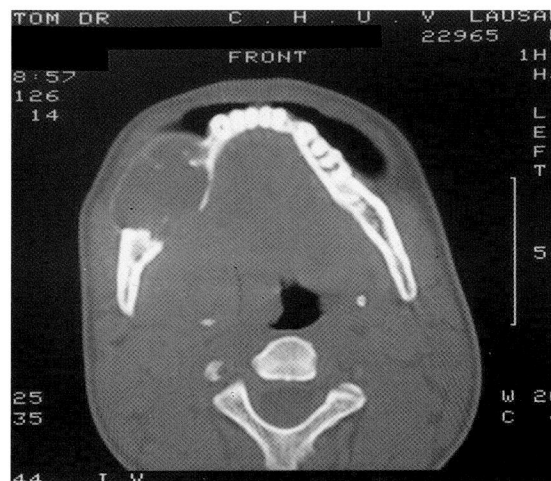

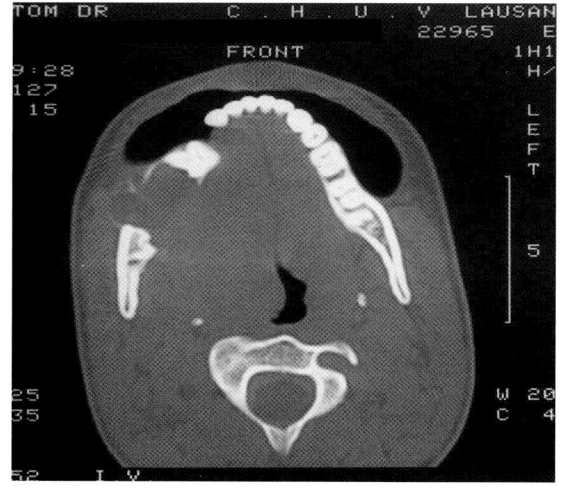

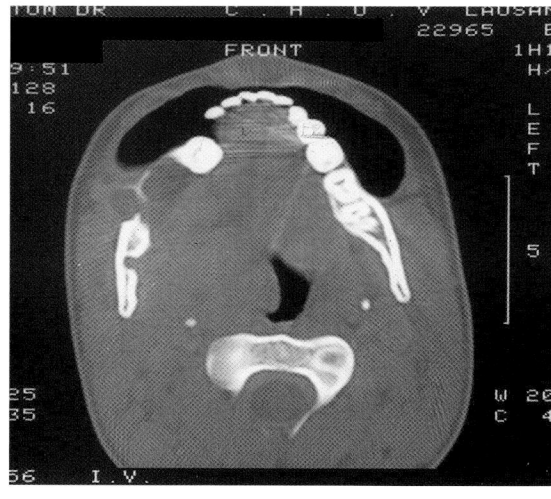

Figura 759 Tumor mucoepidermóide
Mesmo paciente da Figura 756.
Continuação da série de tomografia computadorizada.

Traumatologia

Na traumatologia, a radiografia tem um papel especial e deve preencher diversos requisitos, já que não serve apenas para a pesquisa de estruturas, mas também para a documentação do paciente, do odontólogo e das companhias de seguro. A indicação médica de proteção às radiações acompanha lado a lado a indicação forense.

Isto vale na odontologia para os acidentes banais, nos quais os acontecimentos aparentemente venais muitas vezes têm conseqüências posteriores inesperadas, que tornam necessário um relatório para a companhia de seguros. Deve-se ter em mente que, por exemplo, linhas de fraturas em qualquer localização só podem ser diagnosticadas com segurança pela radiografia, quando a linha corre paralela ao feixe central de raios, ou os deslocamentos das partes sejam nítidos.

Se não for possível a evidência radiográfica de uma fratura, ainda assim sua existência não pode ser desconsiderada. Ao odontólogo é recomendado, também em acidentes aparentemente não-complicados em crianças, utilizar a ortopantomografia, para que as fraturas de colo e as infrações (fratura "galho verde") de difícil reconhecimento clínico sejam pesquisadas e documentadas por questões jurídicas. Assim podem ser evitados falsos diagnósticos, que venham mais tarde ocasionar a perda de dentes e perturbações de crescimento. Geralmente, a ortopantomografia pode, nas suspeitas de fraturas, reproduzir as fraturas de dentes ou de côndilos na posição normal, mas recomenda-se nos deslocamentos uma tomada com boca fechada. Tanto pelo acidente mesmo, como nas contrações musculares secundárias, em especial na mandíbula, onde podem ser esperados deslocamentos, um ortopantomograma nem sempre as torna visíveis, pelo efeito de sobreposições na terceira dimensão. Como a terceira dimensão freqüentemente nos deixa perguntas em aberto, radiografias complementares em diversos planos de projeção são imprescindíveis. Além disso, devemos ainda lembrar-nos de procurar cacos de vidro com radiografias apropriadas das partes moles. A vitalidade de dentes acidentados deve ser comprovada obrigatoriamente nos próximos 6 meses após o acidente, para prevenir conseqüências futuras.

Os hoje tão freqüentes acidentes de trânsito provocam, não raro, lesões múltiplas. Pacientes politraumatizados ou inconscientes não podem ser amplamente examinados pelos métodos convencionais em virtude das condições de localização, pelo que, para se alcançar o perfeito levantamento de dados, pode ser necessário proceder a uma segunda rotina de exames. A tomografia computadorizada, que melhor reproduz espacialmente, mais que quaisquer outros métodos convencionais, as lesões das profundezas do crânio da face, não pode mais ser descartada. Ela é complementada, em casos especiais, por reconstruções das superfícies, que possibilitam o perfeito planejamento das cirurgias.

Traumatologia

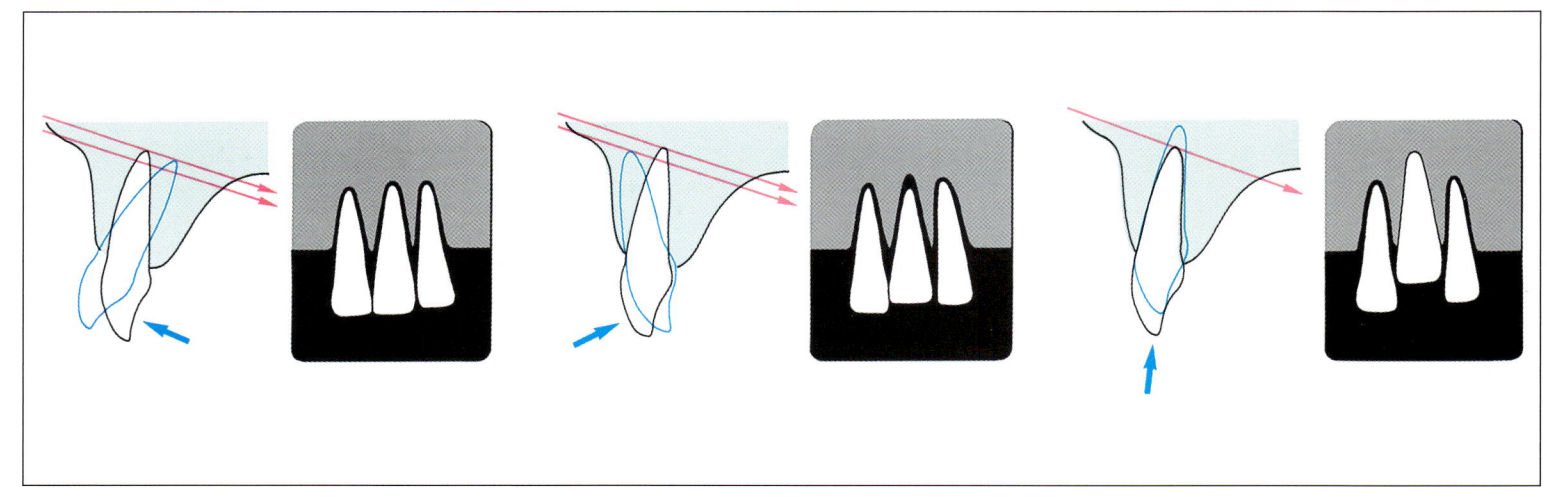

Figura 760 Traumas de dentes e maxilares
Sinais radiográficos de uma subluxação, esquemático (texto na p. 303).

Figura 761 Luxação e subluxação em radiografias periapicais
Esquerda: Subluxação de um dente 11 com fratura de raiz.

Centro: Luxação central de um dente 21 com fratura da coroa.

Direita: Subluxação de um dente 11 e luxação total do dente 21.

Figura 762 Fraturas de coroa e raiz
Esquerda: Fratura de coroa no dente 11 e 21 com exposição da polpa.

Centro: Fratura de raiz cicatrizada no dente 21, que permaneceu vital.

Direita: Conseqüência tardia de uma fratura de raiz, com obliteração do canal pulpar de um dente 21. O dente 11 tem uma fratura de coroa mesial antiga.

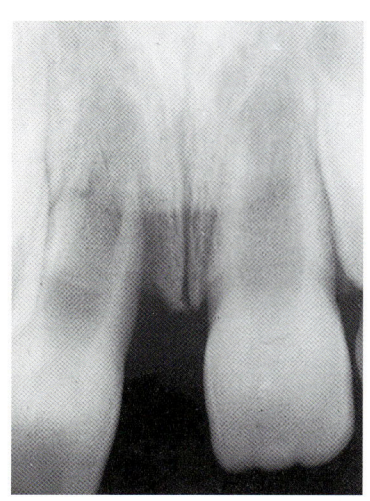

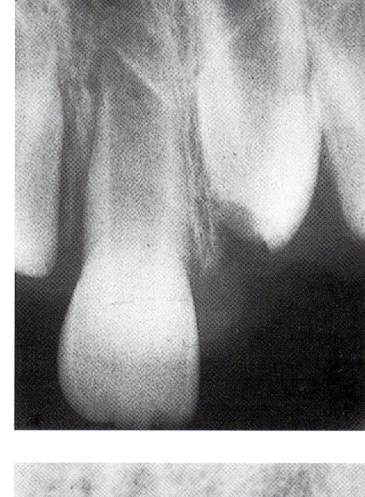

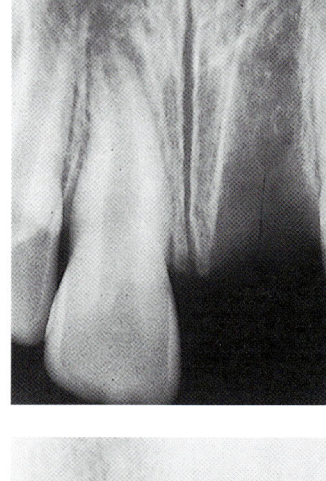

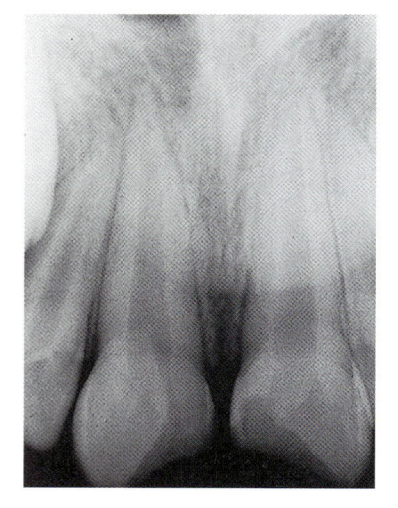

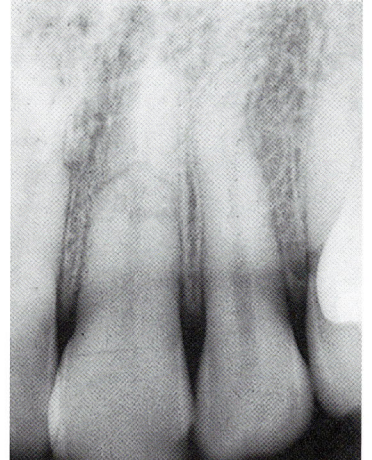

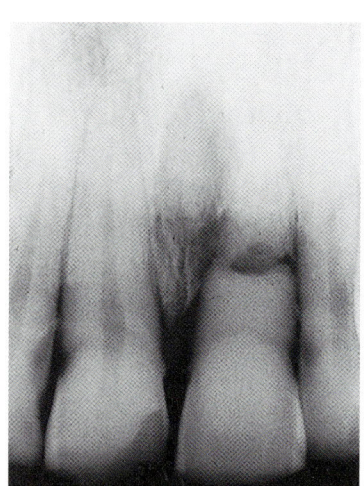

Figura 763 Fraturas transversais e longitudinais de raiz
Esquerda: Periodontite apical crônica por fratura transversal da raiz distal e necrose pulpar.

Direita: Fratura longitudinal de raiz após colocação forçada de um pino.

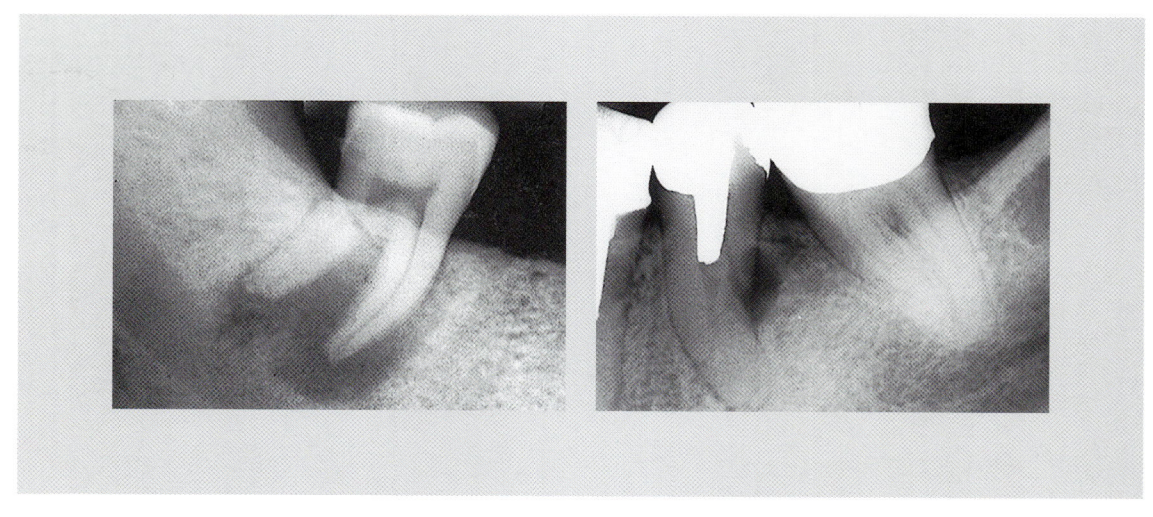

Sinais Radiográficos de Subluxações

A Figura 760 mostra esquematicamente as possibilidades de subluxações dos dentes superiores anteriores e o trajeto usual do feixe central, com os resultados na preparação da documentação radiográfica. Subluxações na mandíbula devem ser avaliadas de forma semelhante.

- *Esquerda*: Se o dente for luxado com sua coroa em direção vestibular, a raiz será deslocada em direção palatina. Com o direcionamento usual de raios não se mostra, ou de forma muito diminuída, a subluxação em comparação ao quadro clínico real.

- *Centro*: Se o dente for luxado com sua coroa no acidente, na direção palatinal, a raiz será deslocada para a direção vestibular. Com o direcionamento usual de raios, mostra-se claramente uma subluxação.

- *Direita*: Se o dente é impulsionado para dentro do alvéolo no acidente, na radiografia o ápice da raiz estará acima da linha de ápices dos dentes vizinhos. Um alvéolo com um espaço periodontal e lâmina dura não é mais comprovado neste caso.

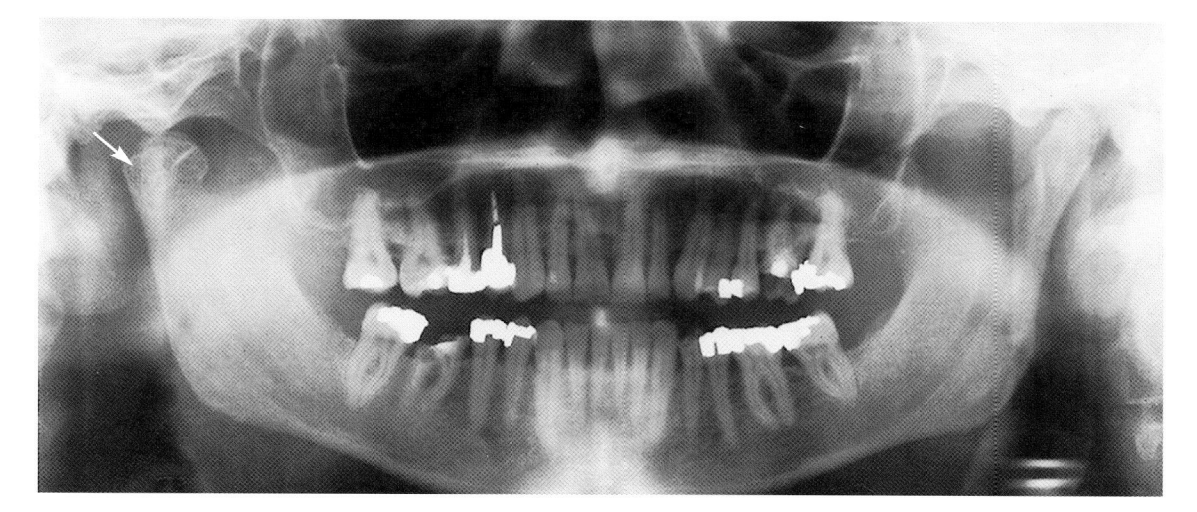

Traumas em dentes e maxilares

Figura 764 Fraturas de coroas nos dentes 16, 15, 26, 34 e 46 por acidente
Fraturas de colo à direita (setas). Sinal radiográfico: fossa mandibular vazia.

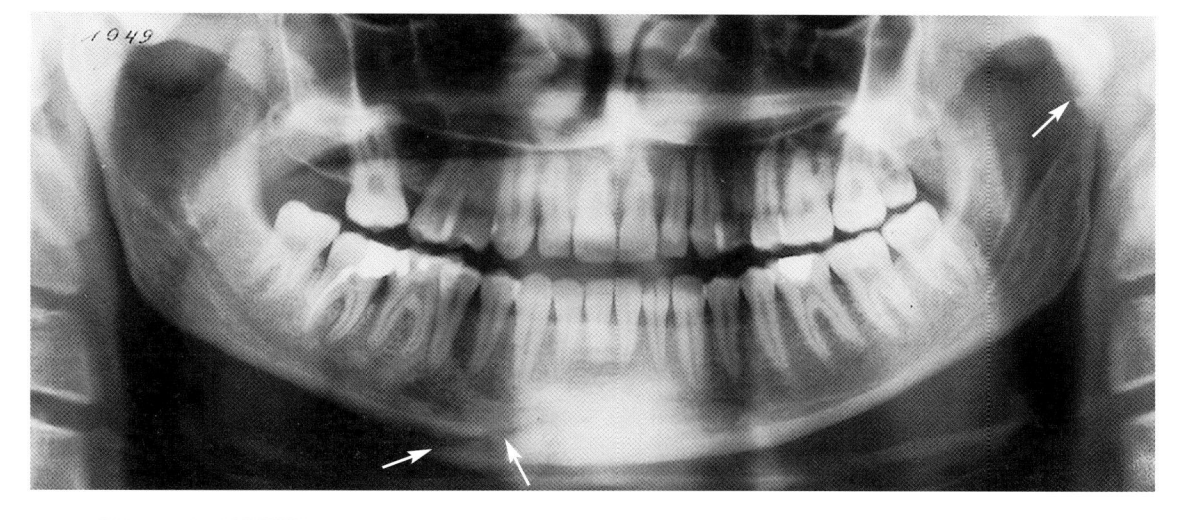

Figura 765 Fratura transversal de mandíbula (setas) com fratura alta do colo no lado oposto (seta)
O efeito das forças dividiu o dente 32 ao meio longitudinalmente.

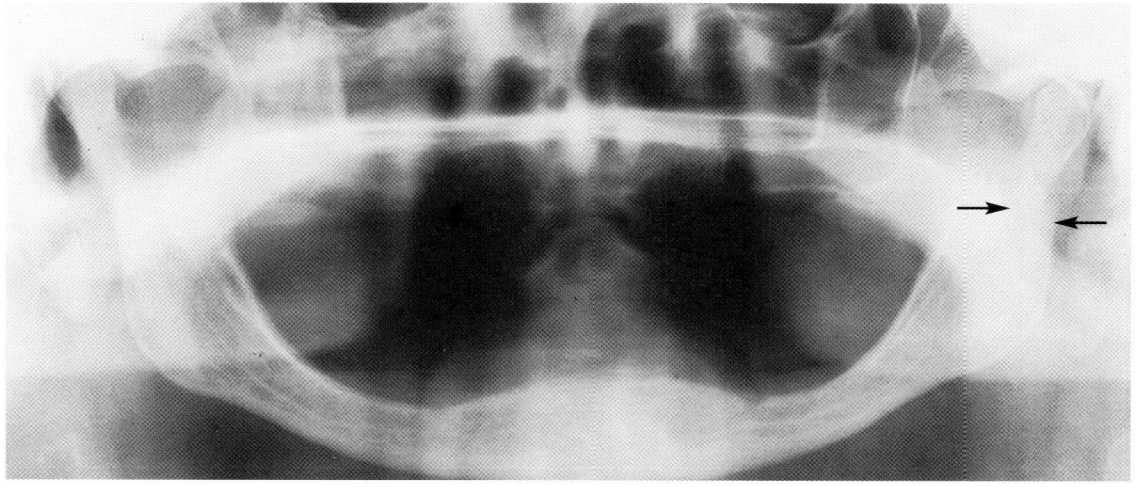

Figura 766 Fratura profunda do colo à esquerda (setas) com nítido degrau na borda dorsal do ramo ascendente
O edema pós-traumático das partes moles provocou um maciço sombreamento, que dificulta o reconhecimento da fratura.

304 Traumatologia

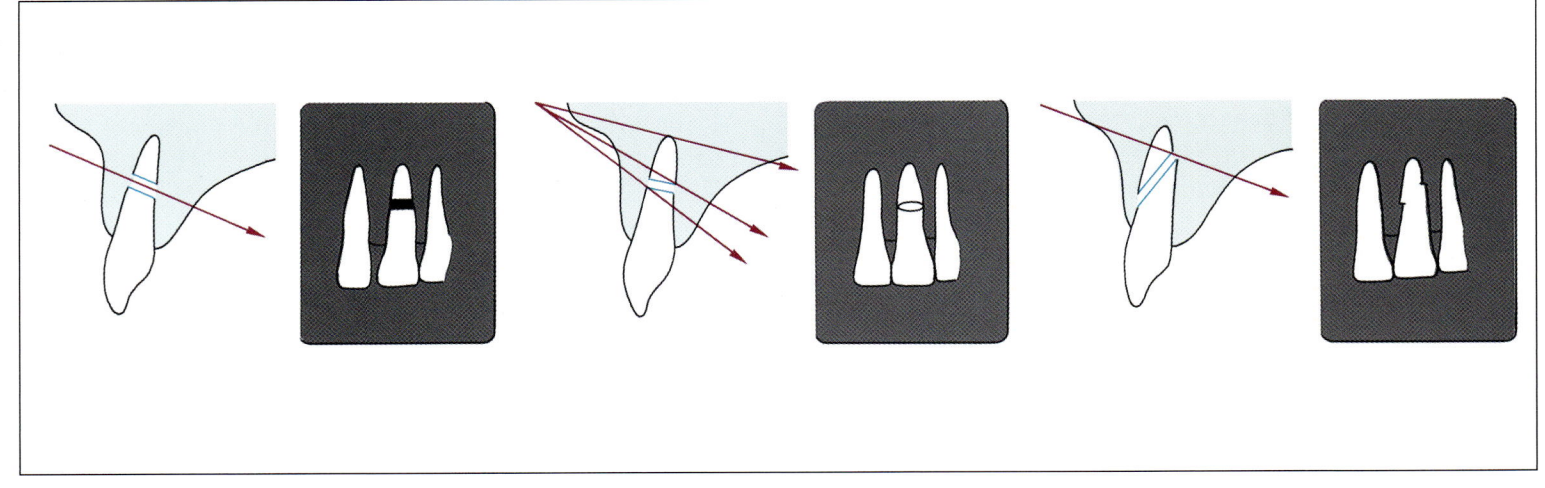

Figura 767 Traumas de dentes e maxilares
Sinais radiográficos em fraturas de dentes, esquemático (texto na p. 305).

Figura 768 Formação de degrau em deslocamentos
A formação de degrau ao nível da coroa dos dentes anteriores da mandíbula (seta) e na compacta óssea (seta) mostra um deslocamento de fragmentos, que pode ser comprovado com uma radiografia oclusal tridimensional. Menina de 5 anos.

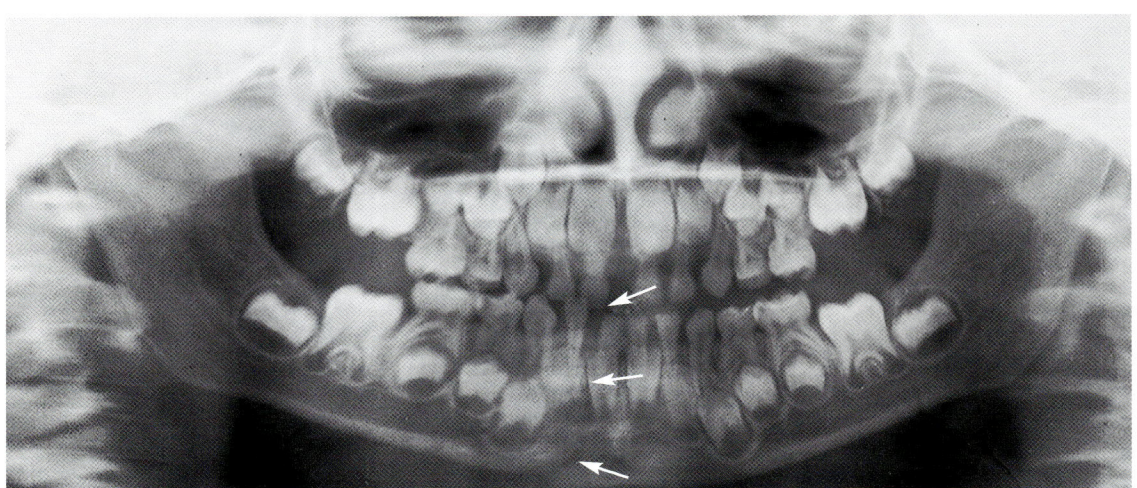

Figura 769 Artefatos no exame de um menino de 6 anos após um acidente trivial
O duplo desenho dos dentes 17, 16 e 46 demonstra que se trata de um artefato na suspeita formação de degrau (seta). Ela foi causada pelo movimento da cabeça durante a exposição e não houve uma fratura transversal. Pode-se seguir a "fratura" até a maxila.

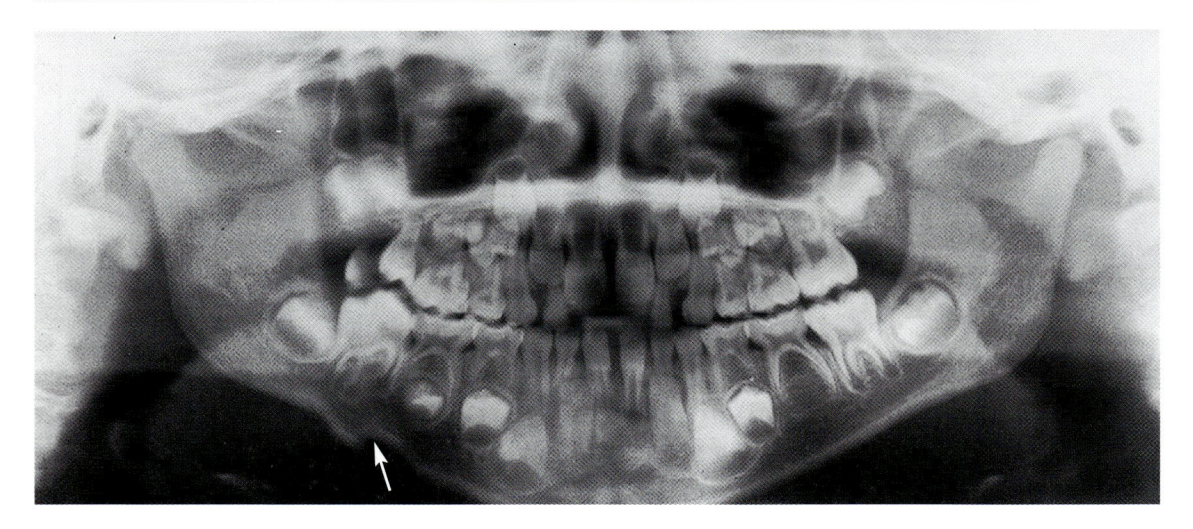

Figura 770 Fratura profunda do colo com deslocamento de um pequeno fragmento
A localização exata pode ser comprovada com uma radiografia de mandíbula PA.

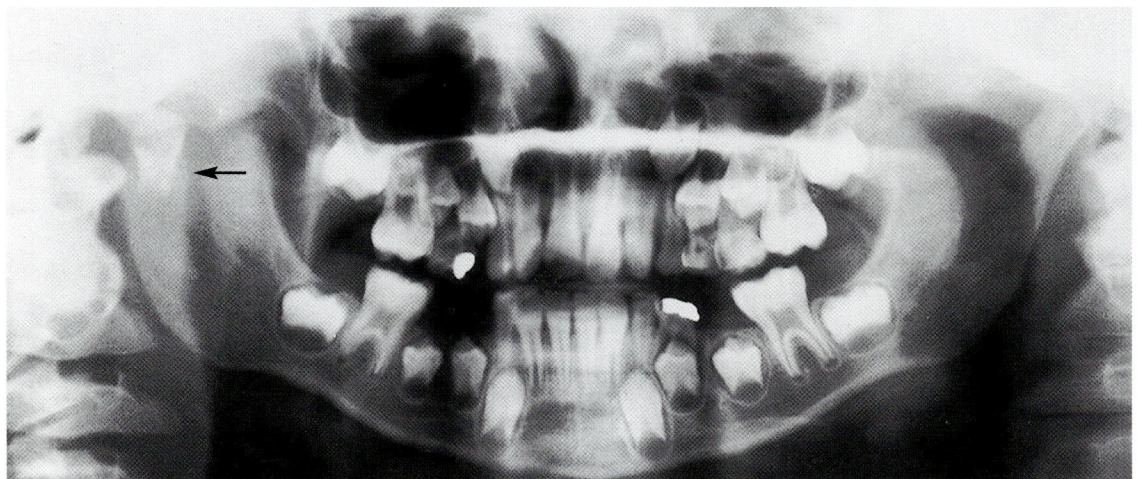

Sinais Radiográficos de Fraturas de Dentes

A Figura 767 demonstra esquematicamente três das mais comuns ocorrências de fraturas de raiz nos dentes superiores, bem como o resultado na preparação das radiografias dentais, com as possibilidades costumeiras de orientação do feixe central.
- *Esquerda*: Só quando o feixe central por acaso transpassar exatamente a linha da fratura, esta será claramente reproduzida.
- *Centro*: Se o feixe central for dirigido, por acaso, oblíquo à linha da fratura, surgirão inúmeras linhas de fratura na imagem e simularão uma fratura "complicada".
- *Direita*: Fraturas oblíquas do tipo de cisalhamento mostram freqüentemente poucos sinais radiográficos de fratura. Muitas vezes, somente com a ajuda de uma lupa pode-se distinguir degraus mínimos ao longo das superfícies das raízes mesiais ou distais e/ou um muito fraco efeito de adição, formado pelos fragmentos de raízes sobrepostos. Para as fraturas de dentes longitudinais valem as mesmas regras: a fratura só é visível quando a linha de fratura casualmente for paralela ao feixe central.

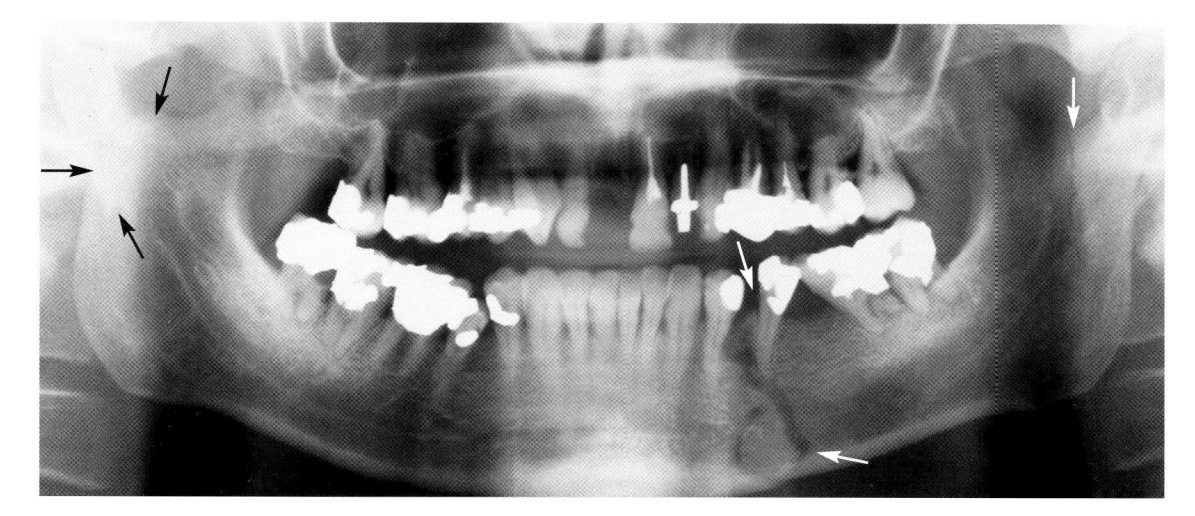

Traumas de dentes e maxilares

Figura 771 Fratura de colo condilar direito (seta), fratura de mandíbula (setas) e fratura longitudinal no ramo esquerdo (seta)
Homem de 42 anos.

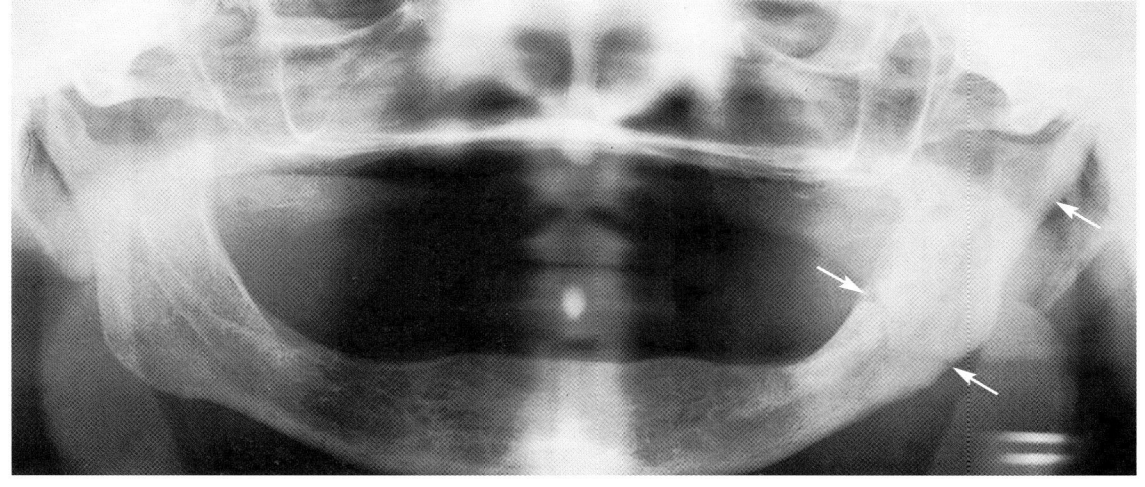

Figura 772 Fratura de colo condilar (seta) com fratura transversal em cunha no ângulo da mandíbula esquerda (setas)
A fratura em cunha não foi reconhecida por semanas. Estava sendo observada uma osteomielite crônica esclerosante, que se formou de uma osteíte na fenda da fratura.

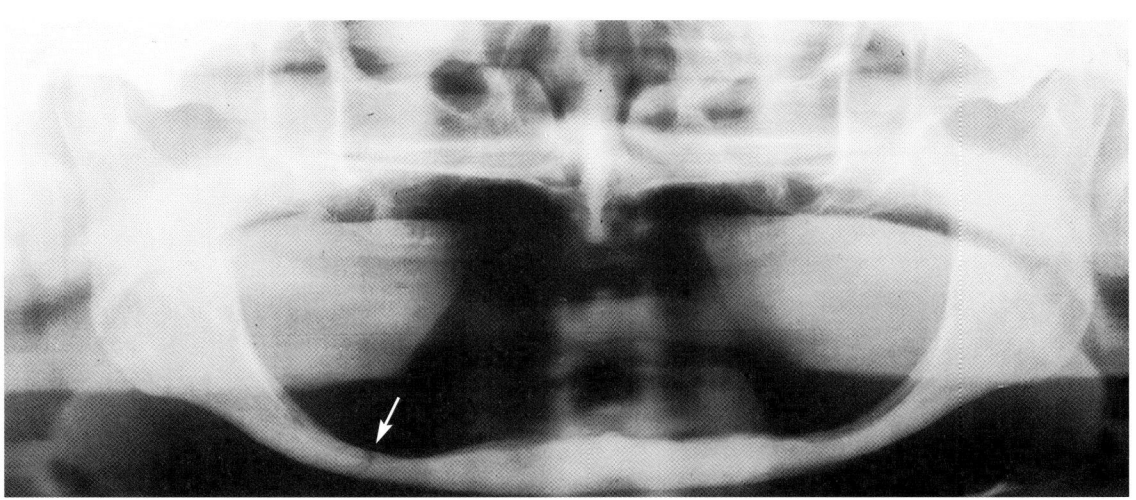

Figura 773 Fratura espontânea na mandíbula direita (seta)
Homem de 67 anos com atrofia senil.

Sinais Radiográficos de Fraturas da Mandíbula

O curso das linhas da fratura, os deslocamentos dos fragmentos e o ângulo de incidência do feixe central determinam a reprodução em imagem. Três recortes do corpo (*I a*, *II a*) e do ramo (*III a*) desenhados esquematicamente mostram três linhas freqüentes de fratura na ortopantomografia (cinza). A (*I a*) clinicamente é uma simples fratura transversal (*I b*) ou um deslocamento na terceira dimensão (*I c*). Na (*II a*), trata-se de uma fratura oblíqua (*II b*) ou oblíqua com deslocamento (*II c*) - como acima. Em (*III a*), pode-se ter um deslocamento do pequeno fragmento, tanto para lateral (*III b*) com também medial (*III c*) (Figura 772).

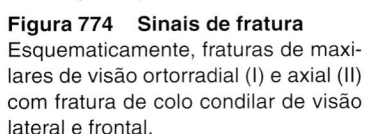

Figura 774   Sinais de fratura
Esquematicamente, fraturas de maxilares de visão ortorradial (I) e axial (II) com fratura de colo condilar de visão lateral e frontal.

Figura 775   Fratura do colo condilar de ambos os lados, com fratura transversal de mandíbula, fratura da raiz do dente 35 e luxação total do dente 34
O dente 33 está na linha da fratura (seta). Para controle do deslocamento é indicada uma radiografia PA de mandíbula.

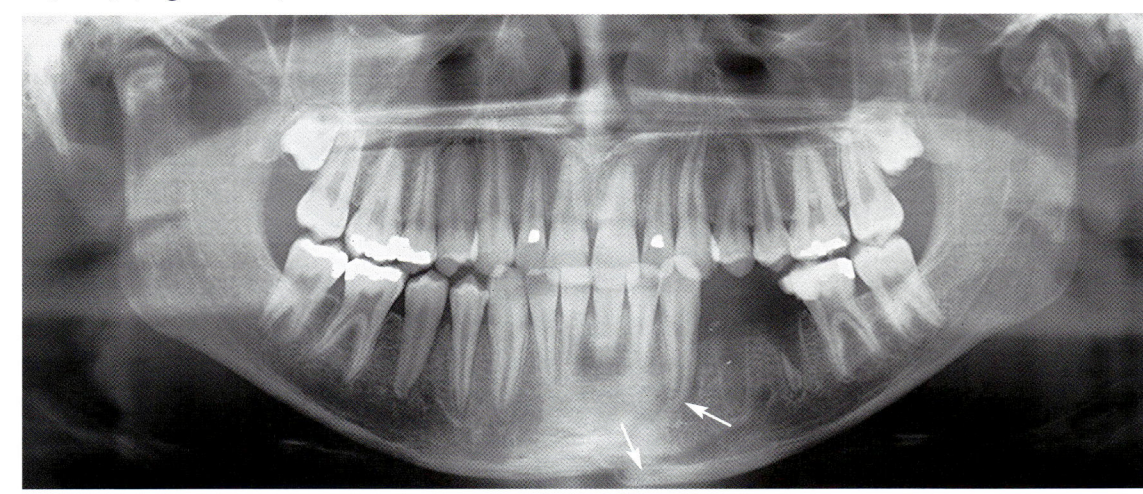

Figura 776   O mesmo caso da Figura 775, representado por uma radiografia PA de mandíbula
As setas indicam a posição dos côndilos deslocados mesialmente. Homem de 16 anos.

Figura 777   Divisão das linhas de fratura segundo Le Fort
 I   Le Fort I
 II Le Fort II
 III Le Fort III

Ao lado desta divisão "clássica", são observadas hoje outras variações com diferentes combinações, por causa do crescente aumento de acidentes de trânsito.

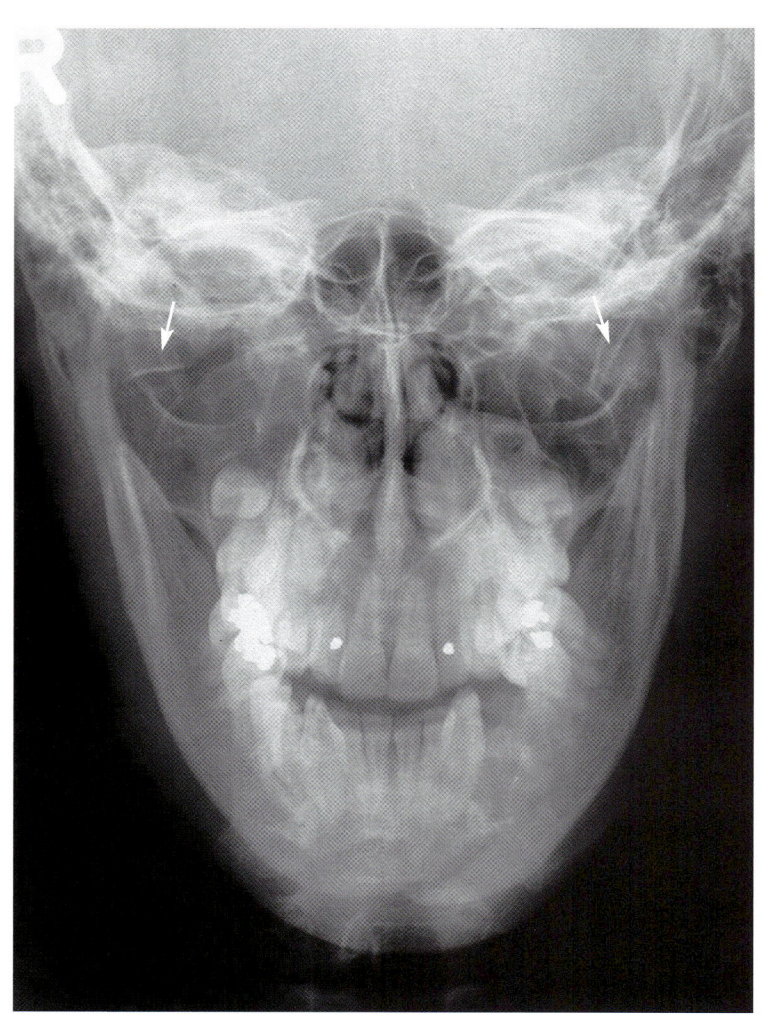

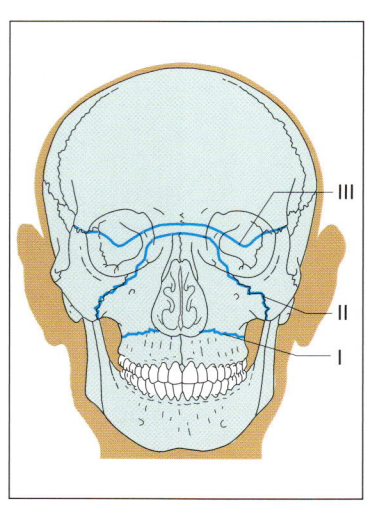

Diagnóstico de Fratura Maxilofacial I

Caso não haja um tomógrafo computadorizado à disposição, fica-se dependendo das informações que se possam conseguir de radiografias de crânio convencionais e tomografias de filme, nas lesões de maxilares e da face média. Radiografias convencionas de crânio com uma direção de incidência devem ser sempre complementadas com duas outras direções de incidência, das duas outras dimensões espaciais, para reproduzir tão perfeitamente quanto possível as fraturas. Somente com a alteração da direção de incidência dos raios em 90° de cada vez é possível analisar com alguma segurança a fratura e a posição de seus fragmentos. Se isto for impossível por motivos anatômicos ou por outros motivos, fica o risco de um falso diagnóstico com suas conseqüências. Fundamentalmente, esta norma prevalece para a execução de zonografias e tomografias, onde o risco fica menor com o uso de uma camada mínima, porque assim os efeitos de adição ficam mais fracos. A qualidade das tomografias é dependente da correta posição do paciente. Sobre o seguimento lógico da rotina de trabalho e o emprego responsável das doses de exposição, quem decide em última instância é o radiologista responsável.

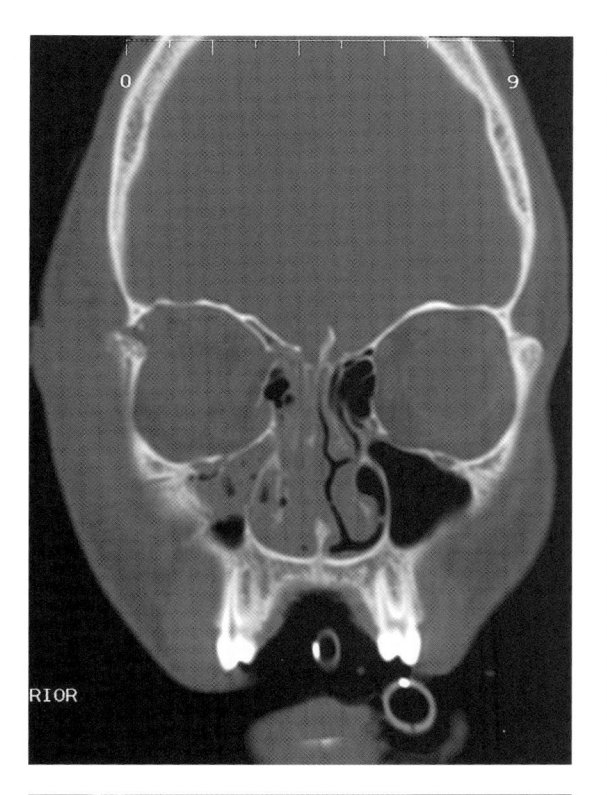

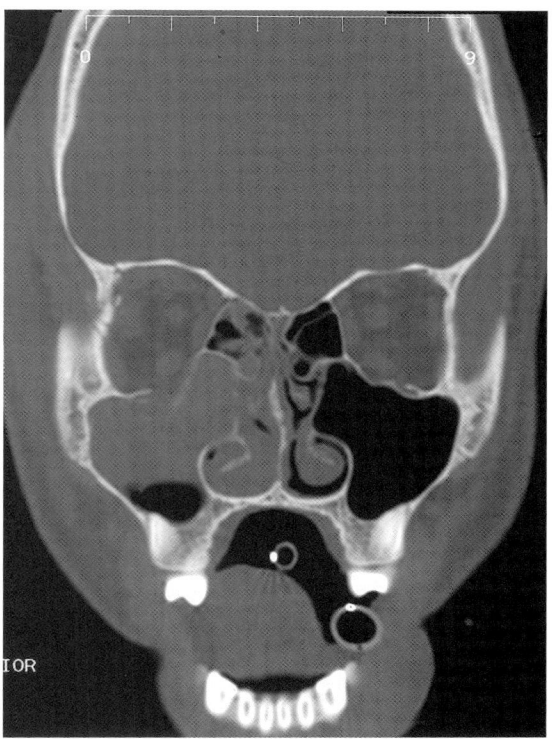

Figura 778 Exemplos selecionados de uma série de imagens de tomografias primárias coronais de um trauma de crânio da face por acidente
As seguintes camadas selecionadas de uma série da tomografia computadorizada primária de anterior a posterior mostram as lesões no zigomático, no osso frontal, no assoalho das órbitas, no setor do osso etmóide, na cavidade nasal e nos seios maxilares com inúmeras fraturas e deslocamentos na metade direita do rosto. Artefatos por *piercing*.

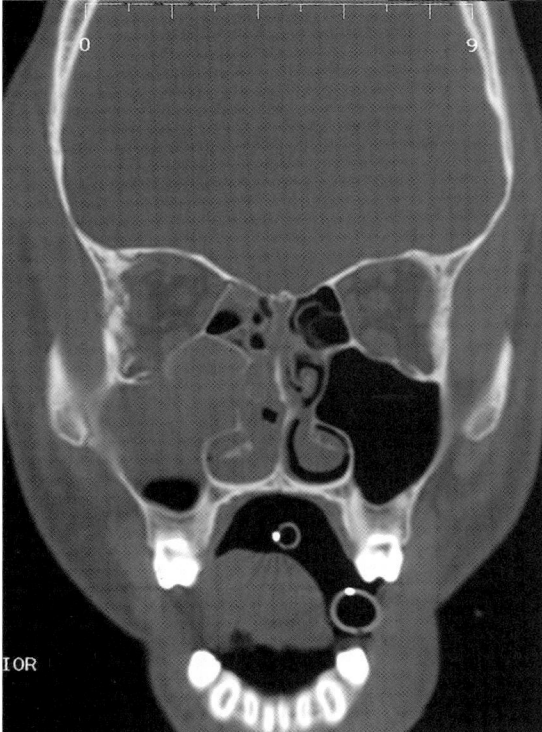

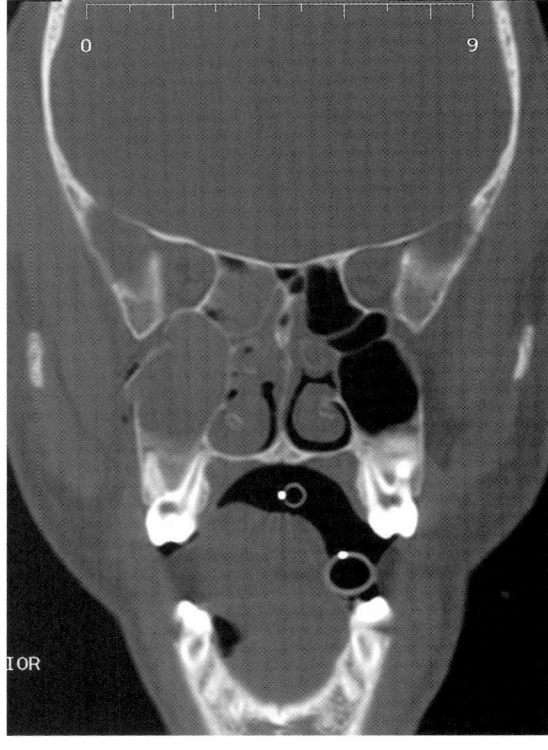

Figura 779 Trauma do crânio da face por acidente
Mesmo caso da Figura 778. Continuação das camadas de tomografia computadorizada selecionadas, anterior para posterior.

Coleção M. Grobovschek

Diagnóstico de Fratura Maxilofacial II

Por mais valiosa que seja a ortopantomografia como radiografia nos exames primários da clínica odontológica no exame de fraturas complicadas da face média, só pode fornecer pontos de referência, já que como zonografia de adição não detalha as informações. Uma certa exceção são as partes com dentes da mandíbula e a região anterior da maxila, que, com radiografias oclusais complementares, podem ser examinadas na terceira dimensão. Lesões da face média são, por isso, sempre que possível, examinadas com a tomografia computadorizada, sendo preferidas tomografias axiais de camada fina, para, com a ajuda dos dados obtidos, preparar tomografias secundárias de alta qualidade de imagem em qualquer plano desejado, sem que o paciente, muitas vezes gravemente ferido, tenha que ser movimentado e exposto a doses adicionais de radiações. Dos conjuntos de dados obtidos podem também ser obtidas reconstruções de superfícies, nas quais o cirurgião maxilofacial tenha uma perfeita reprodução da extensão das lesões.

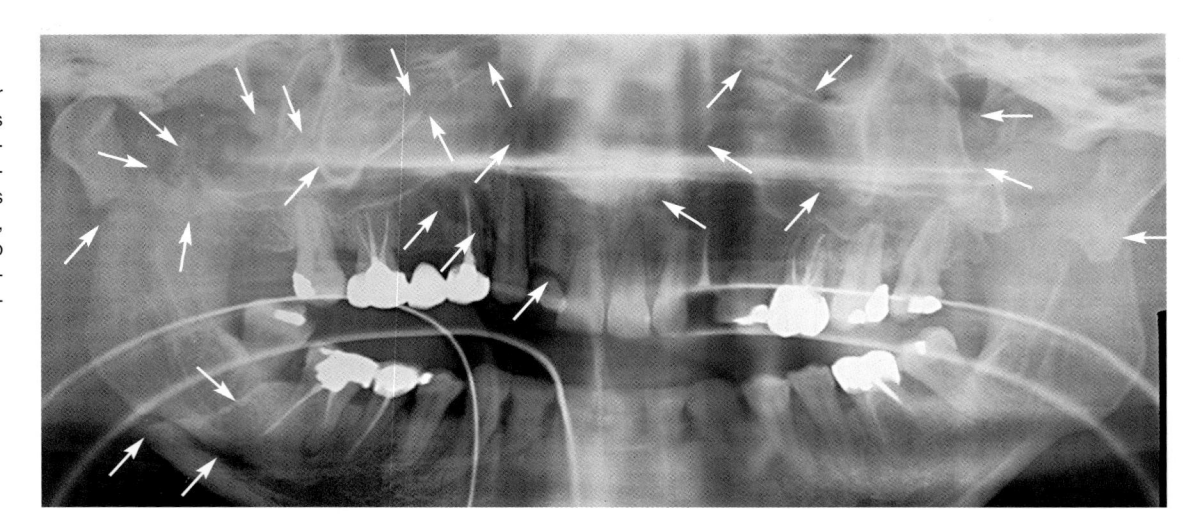

Figura 780 Fraturas múltiplas da face
A ortopantomografia fornece, apesar dos extensos edemas pós-operatórios (note-se as sombras da intubação bucal necessária pela emergência), inúmeras informações sobre as fraturas dos maxilares e da face, sem permitir, no entanto, uma completa avaliação radiográfica. As setas colocadas indicam as fraturas que podem ser visualizadas pela ortopantomografia.

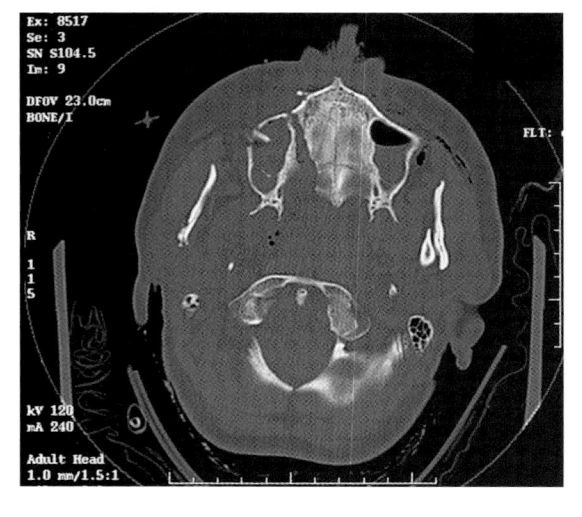

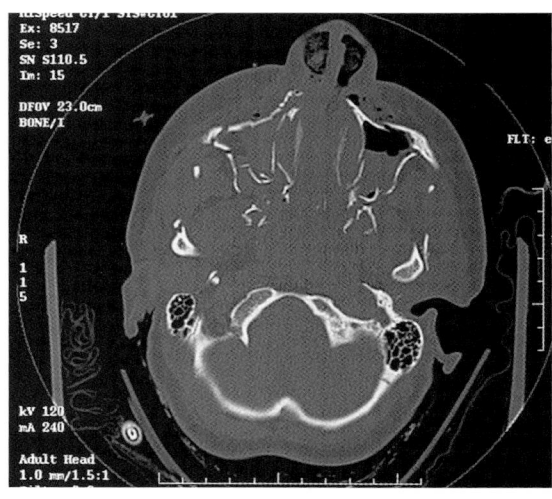

Figura 781 Recortes de imagens selecionadas: camadas axiais
O mesmo paciente da Figura 780. A série com 4 camadas selecionadas estão em seqüência nas Figuras 781 e 782.

O diagnóstico resumido: fratura do tipo Le Fort III (ver Figura 777) com perda de substância no assoalho das órbitas, múltiplas fraturas no crânio da face, acompanhadas de uma fratura bilateral do colo condilar e uma fratura transversal da mandíbula.

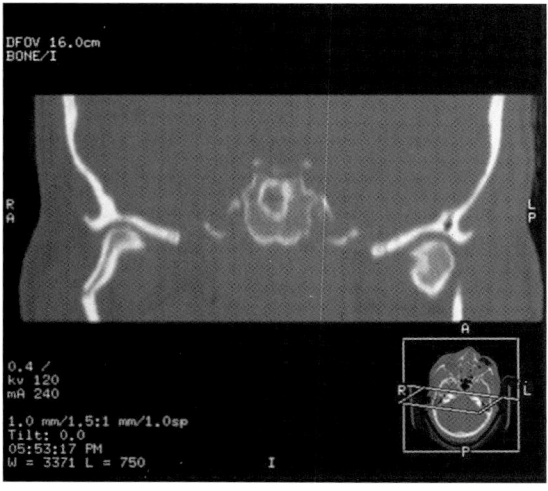

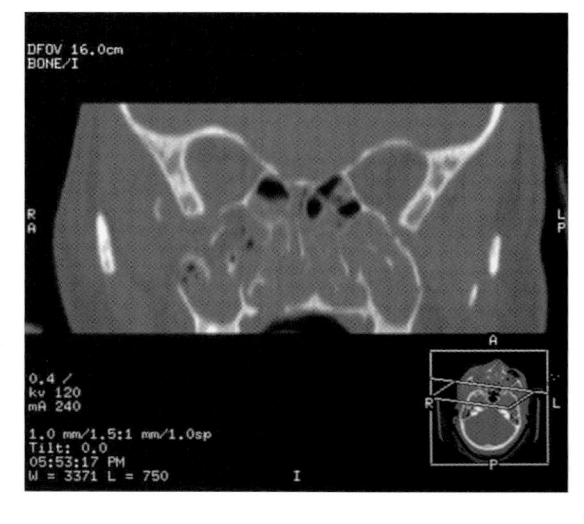

Figura 782 Recortes de imagens selecionadas como exemplos: reconstrução coronal
Mesmo paciente da Figura 780.

Corpos Estranhos e Importância Jurídica dos Procedimentos Ilustrados

Eventualmente, encontram-se nas radiografias corpos estranhos, que, por acidentes no trabalho, nos esportes ou outros acidentes, atingem os maxilares ou as partes moles circundantes. Mais freqüentes são materiais ou partes de instrumentos odontológicos, que, por acasos comuns, são depositados nos maxilares. Mais raramente vêem-se materiais que são projetados nos maxilares que foram implantados nas partes moles por indicações cosméticas ou radioterapêuticas. As perturbações causadas por sombras de jóias na interpretação de imagens já foram citadas no capítulo referente a erros de técnica radiográfica.

Pareceu importante combinar estas reproduções, às vezes incomuns, de corpos estranhos com alguns dos erros mais comuns de terapias, para sublinhar a importância jurídica dos procedimentos de diagnóstico por imagens e demonstrar a necessária documentação de imagem básica para garantia da qualidade. Parece impossível, no entanto, explorar extensivamente este tema, às vezes tão importante, no pequeno espaço de que dispomos, mas que os exemplos selecionados e mostrados sirvam como estímulo para reflexões sobre o assunto, sem pretender qualquer reivindicação de esgotá-lo.

A qualidade e a extensão do exame primário e, assim, as bases da documentação de imagens do *status quo*, têm um importante papel na clínica odontológica para a garantia da qualidade nos serviços odontológicos, tanto como a responsável e cuidadosa execução das radiografias de controle necessárias para cada etapa do tratamento. Estes controles necessários para o sucesso da terapia servem para garantir a qualidade das intervenções odontológicas, sendo que os benefícios obtidos justificam o risco geralmente pequeno de exposição às radiações. A otimização das exposições necessárias é garantida por uma correta indicação e uma perfeita e, se possível, padronizada técnica de execução, as quais podem ser conferidas constantemente por meio de controles críticos da qualidade das imagens.

Ao lado das preocupações de proteção às radiações, hoje cada vez mais necessárias, deve-se também considerar o direito de o paciente examinar de seu prontuário odontológico. Os pacientes, que como leigos pouco conhecem os métodos de tratamento odontológico e principalmente as possibilidades de complicações, têm uma necessidade de informações, cuja satisfação reforça a confiança no tratamento planejado e motiva para a colaboração. Na tela do monitor ou no negatoscópio mostra-se, de maneira muito mais convincente que palavras, onde estão os problemas. Por motivos compreensíveis, neste capítulo não são fornecidos dados pessoais das radiografias apresentadas.

Corpos estranhos e erros de tratamento

Figura 783 Instrumento de tratamento de canal deglutido (seta)
Recorte de uma radiografia de abdômen.

Figura 784 Procura infrutífera de um canal radicular distal em um dente 48 com raiz única

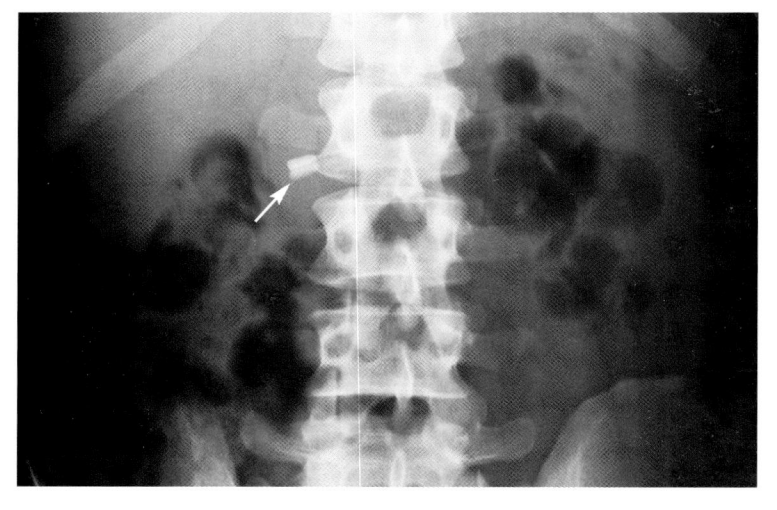

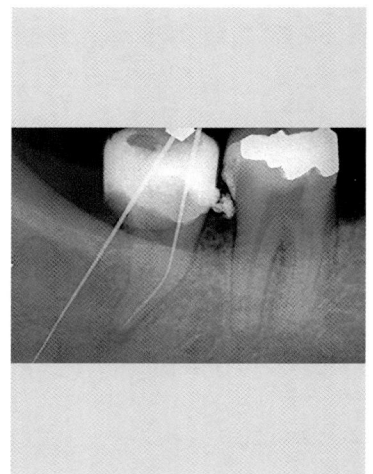

Figura 785 Excesso de obturação de canal radicular em um dente 25 com leve sombra no seio do maxilar

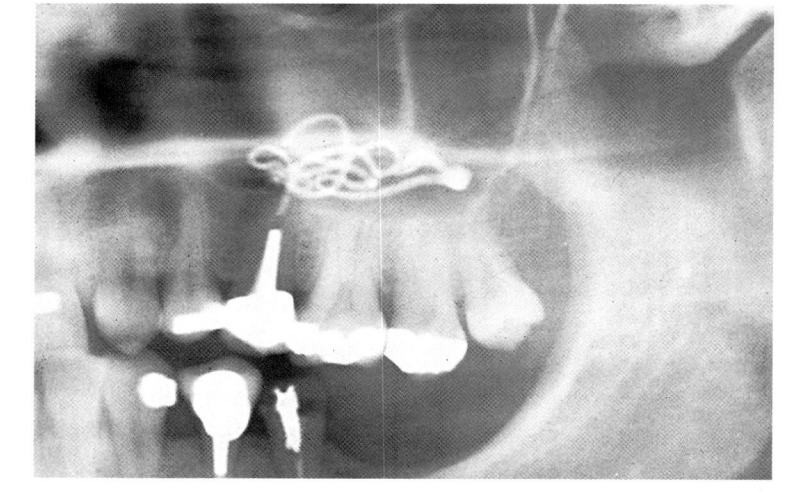

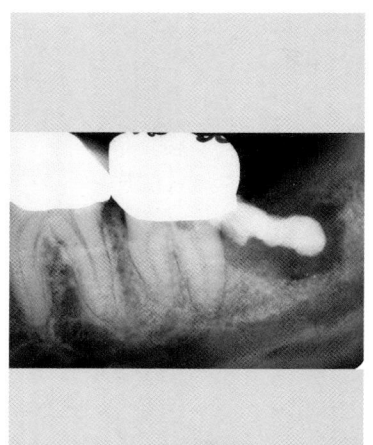

Figura 786 Excesso de cemento
Tentativa de extração do dente 38, após anestesia da mandíbula e, na mesma sessão, colocação de uma coroa total no dente 37. O excesso de cemento depositado no alvéolo evitou a cicatrização da ferida e conduziu a uma osteíte esclerosante.

Figura 787 Excesso de obturação da raiz do dente 25 ou 26 em uma ortopantomografia
A obturação está na caverna dorsal do seio do maxilar, em posição cranial, e favoreceu o surgimento de uma aspergilose.

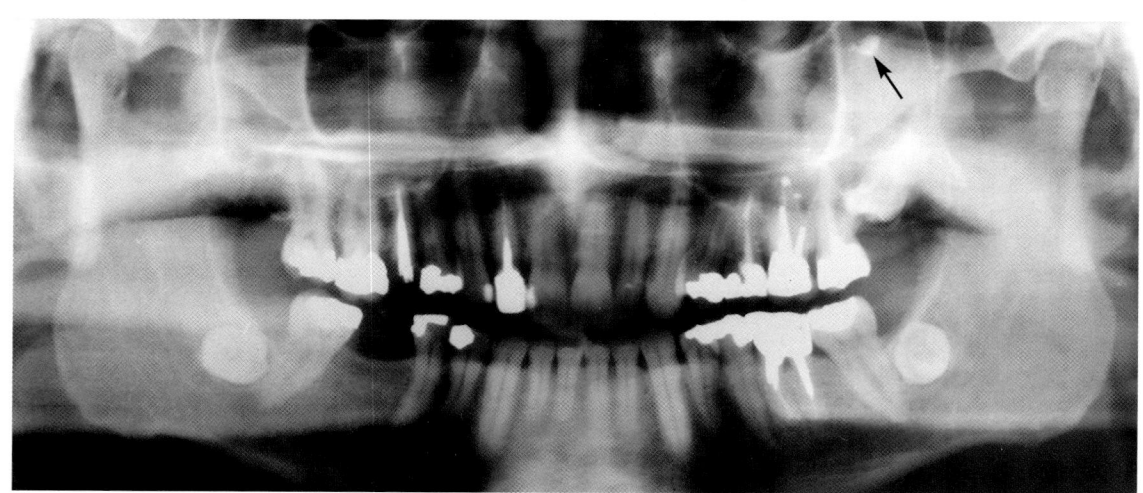

Figura 788 Restos de amálgama
Na extração do dente 46, depositou-se amálgama no alvéolo mesial, formando um granuloma de corpo estranho e osteíte proliferativa.

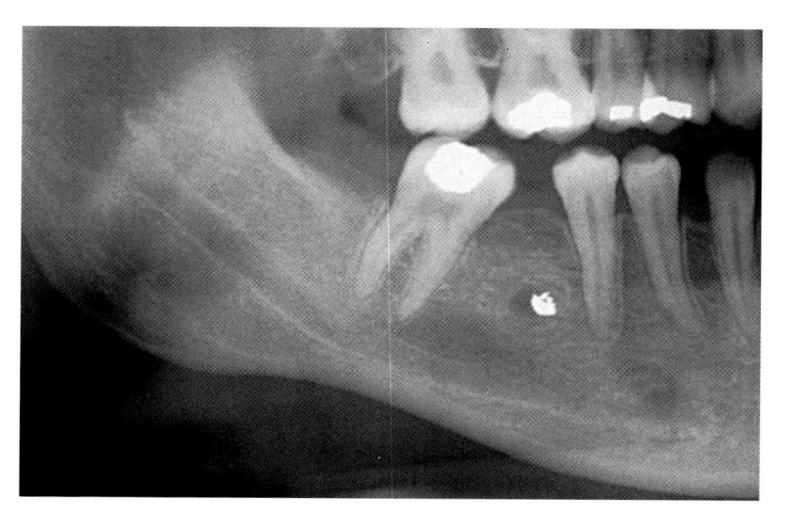

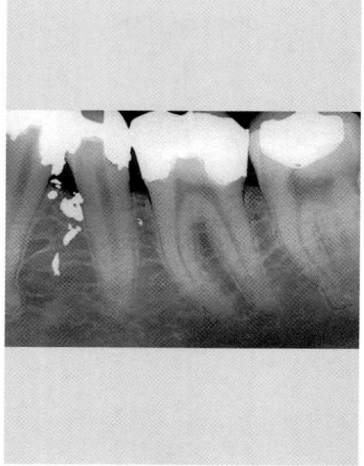

Figura 789 Radiografia de controle após obturação com amálgama no dente 34
Restos de amálgama, depositados vestibular ou lingualmente, projetados sobre a mandíbula.

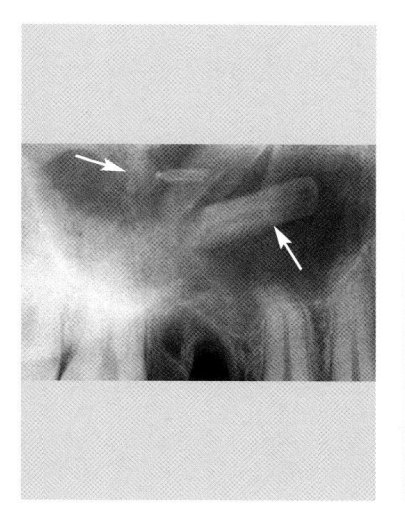

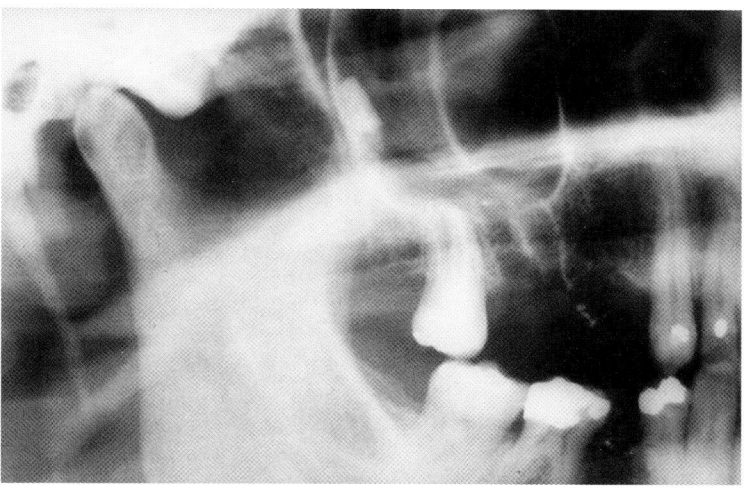

Corpos Estranhos e Importância Jurídica dos Procedimentos Ilustrados 311

Corpos estranhos e erros de tratamento

Figura 790 Raízes residuais
Alcançaram o seio, após a extração do dente 16, só podendo ser reproduzidas na radiografia por sua localização no assoalho do seio do maxilar (seta).

Figura 791 Raiz residual do dente 16 que alcançou o seio do maxilar na extração
Localização alta na caverna dorsal cuja visualização não seria possível em uma radiografia intrabucal.

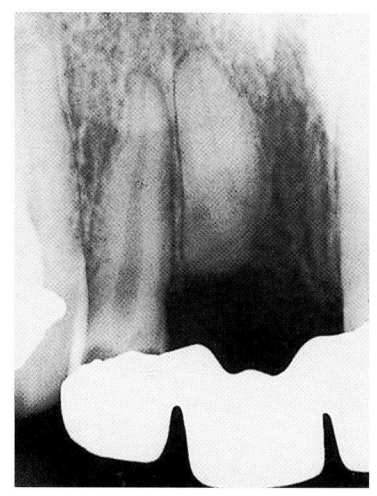

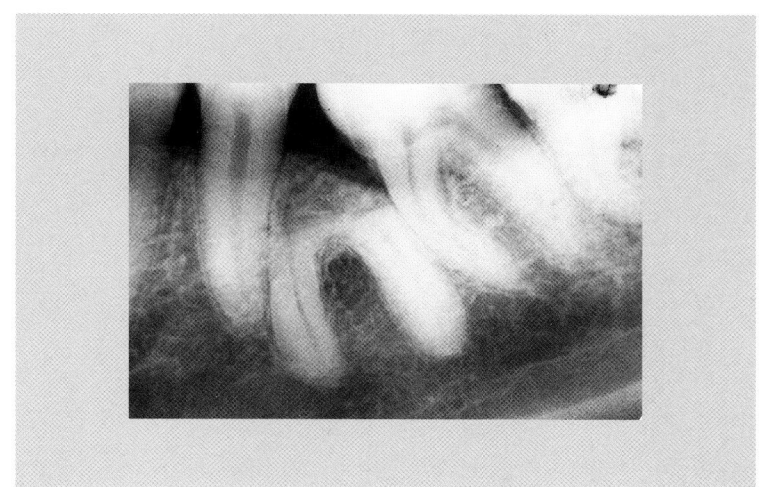

Figura 792 Raiz residual abaixo da ponte dos dentes anteriores
Observa-se a cárie secundária no dente 12.

Figura 793 Fechamento de lacuna sobre raiz residual
Sobre o resto de raiz do dente 36, os dentes vizinhos 35 e 37 praticamente fecharam a lacuna e incluíram a raiz do dente 36.

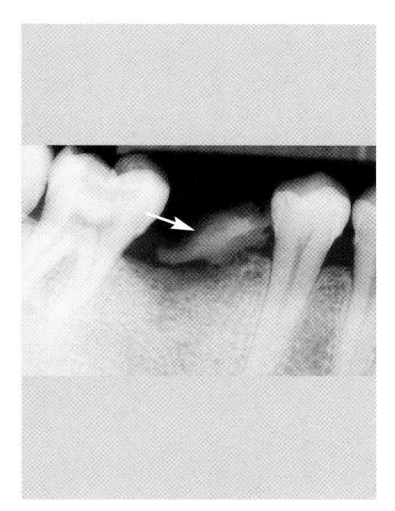

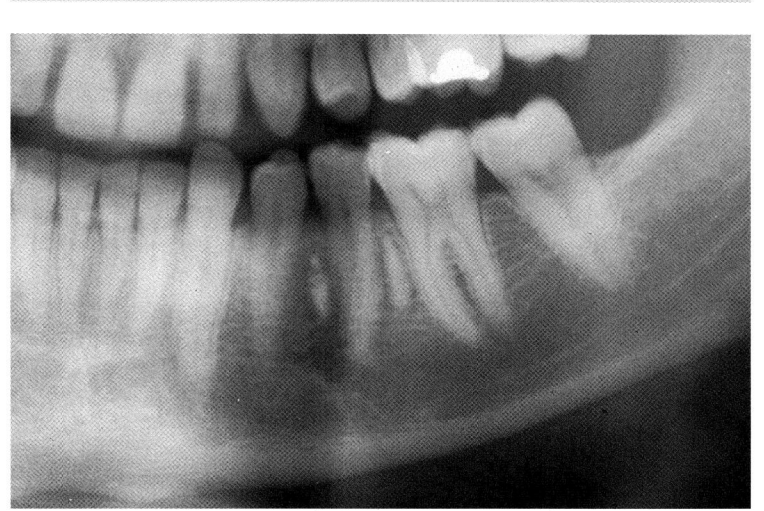

Figura 794 Raiz residual na gengiva
O resto excluso da raiz distal (seta) do dente 46 extraído localiza-se, envolto por tártaro, livre na gengiva.

Figura 795 Raízes residuais "cicatrizadas"
Mesial e distal ao dente 35, estão as raízes residuais do dente 75.

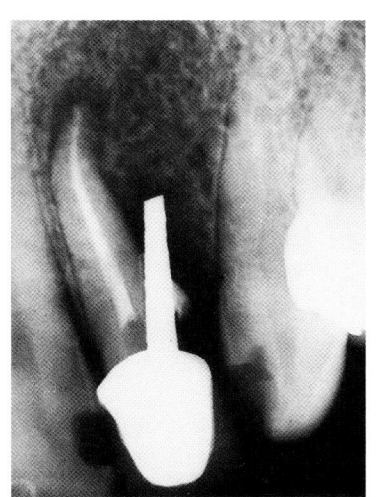

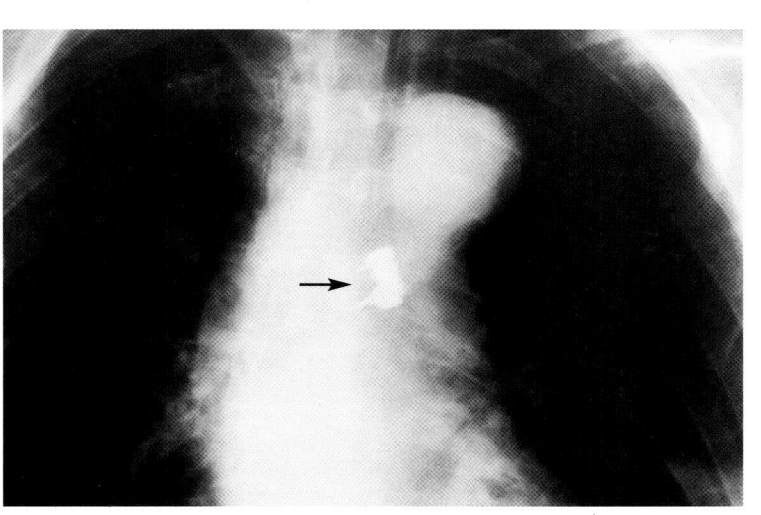

Figura 796 A raiz do dente 22 perfurada pelo pino do pivô com osteólise circundante

Figura 797 Prótese dos dentes anteriores (seta) desprendida e após aspirada em intubação
Recorte de uma radiografia de tórax.

312 Corpos Estranhos e Importância Jurídica dos Procedimentos Ilustrados

Corpos estranhos e erros de tratamento

Figura 798 Agulhas de rádio (geralmente rádio 226) para radioterapia em um tumor maligno de parótida

Figura 799 Restauração com amálgama e pinos coronários parapulpares que perfuraram o dente mesialmente

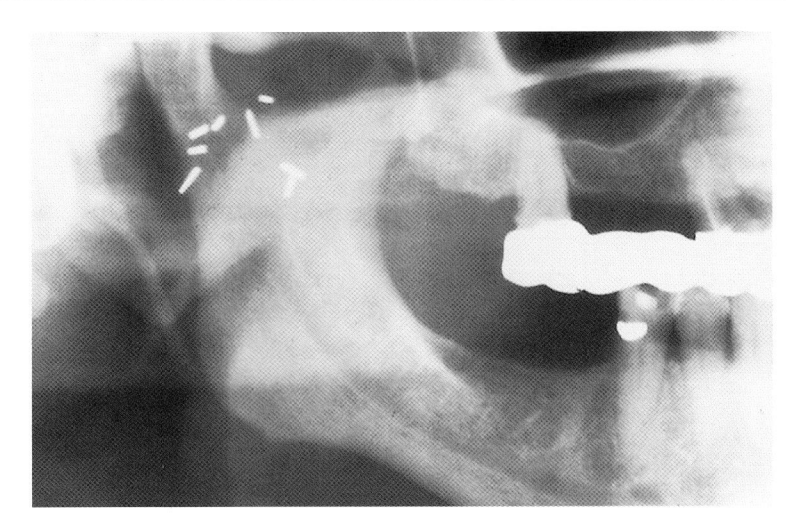

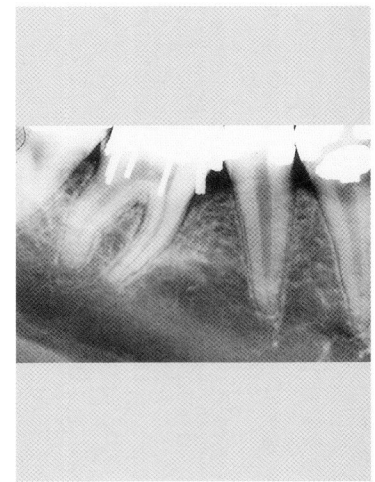

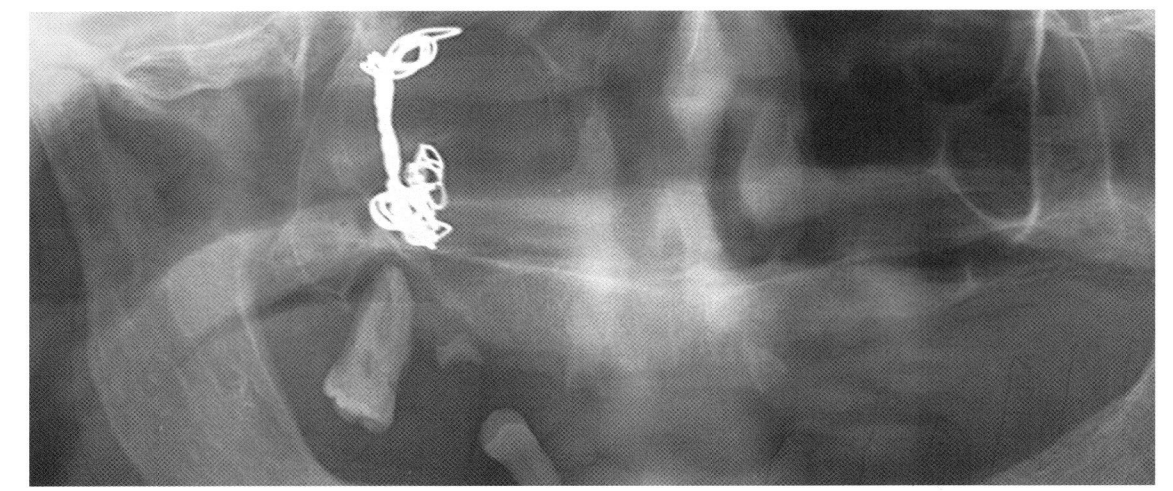

Figura 800 Osteossíntese filamentosa pouco comum, após fratura do osso zigomático direito

Figura 801 Implante de parafusos
Esquerda: No recorte de um ortopantomograma, um implante de parafusos, para construção de uma barra, com um pequeno seqüestro de osso e osteólise na compacta óssea basal.

Direita: Uma radiografia de controle do mesmo caso, com radiografia oclusal do mento.

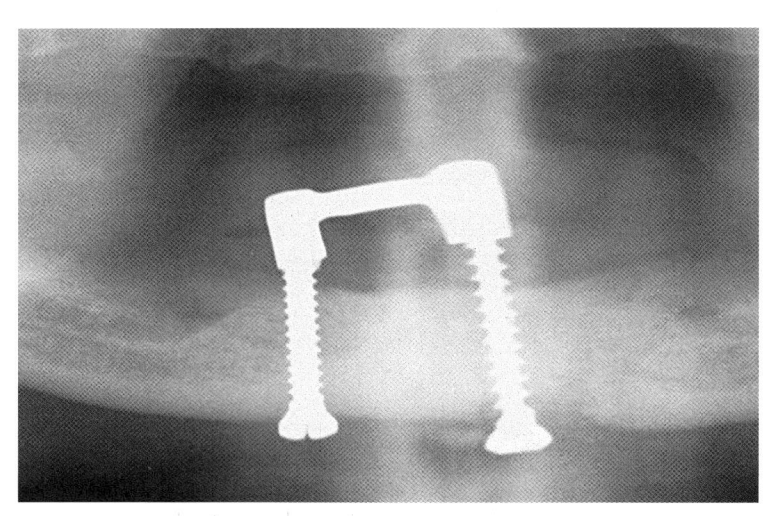

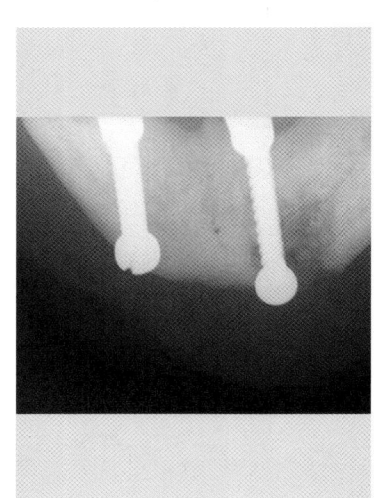

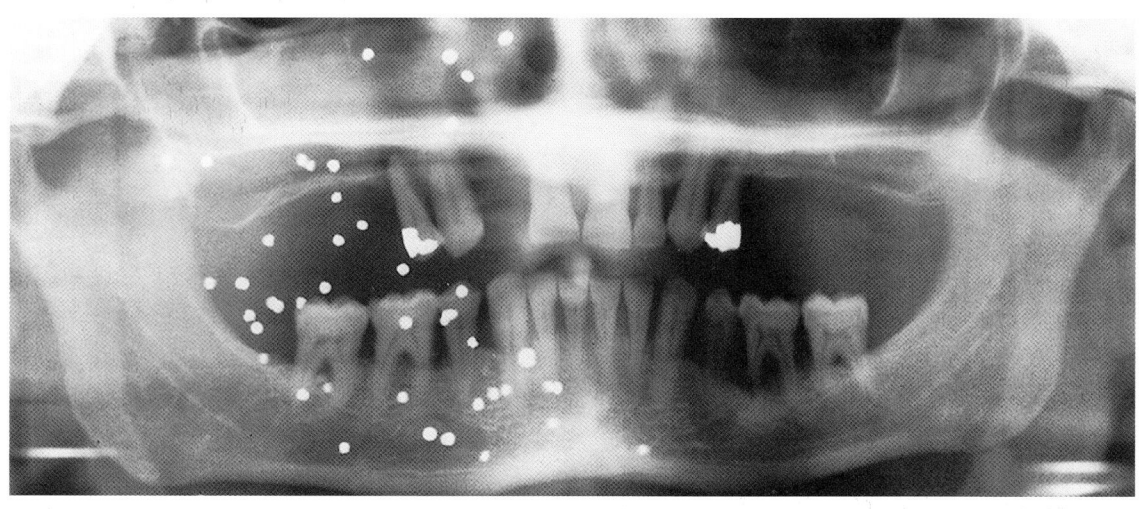

Figura 802 Lesões de partes moles por chumbo de caça
Estado após um acidente de caça.

Referências Bibliográficas

A

Abrahams, J. J., Levine, B.: Erweiterte Anwendungen des Denta-Scan (Mehrschichtige Computertomographie des Unterkiefers und des Oberkiefers). Int J Parodontol Rest Zahnheilkd 1: 449, 1990.

Abrahams, J. J.: The role of diagnostic imaging in dental implantology. Radiol Clin N Am 31: 163,1993.

Abrahams, J. J., Kalyanpur, A.: Dental implants and dental CT software programs. Semin Ultrasound CT MR 16: 468-86,1995.

Adler, C.-P.: Knochenkrankheiten. Thieme, Stuttgart 1983.

Akesson, L., Rohlin, M., Hakansson, J.: Marginal bone in periodontal disease: an evaluation of image quality in panoramic and intra-oral radiography. Dentomaxillofac Radiol 18: 105,1989.

Alderson, S. W., Lanzl, L. H., Rollins, M., Spira, J.: An instrumented phantom system for analog computation of treatment plans. Am J Roentgenol 87: 185-95,1962.

Ambrose, J.: Computerized transverse axial scanning (tomography). Part 2. Clinical application. Brit J Radiol.46: 1023- 47,1973.

Analoui, M.: Digital diagnostic imaging: today and tomorrow. Dentomaxillofac Radiol 28: 56-8,1999.

Andersen, L., Fejerskov, O., Philipsen, H. P.: Oral giant cell granulomas. Acta Pathol Microbiol Scand 81: 606-16,1973.

Anderson, J.-E., Svartz, K.: CT-scanning in the preoperative planning of osseointegrated implants in the maxilla. Int J Oral Maxillofac Surg 17: 33, 1988.

Andreasen, F. M., Andreasen, J. Q.: Diagnosis of luxation injuries: the importance of standardized clinical, radiographic and photographic techniques in clinical investigations. Endodont Dent Traumatol 1: 160-9,1985.

Andreasen, J. Q.: Review of root resorption systems and models. Etiology of root resorption and the homeostatic mechanisms of the periodontal ligament. In Davidovitch, Z.: Biological Mechanisms of Tooth Eruption and Root Resorption. EBSCO Media, Birmingham 1988 (pp.9-22).

Angerstein, W.: Lexikon der radiologischen Technik in der Medizin. VEB Thieme, Leipzig 1989.

von Arx, Th.: Odontodysplasie. Schweiz Monatsschr Zahnmed 102: 6, 1992.

B

Bähr, W., Düker, J.: Die Beurteilung odontogener kieferhöhlenzysten auf dem Panoramaschichtbild. Dtsch Zahnärztl Z 40: 606,1985.

Barros, R. E., Dominguez, F. V., Cabrini, R. L.: Myxoma of the jaws. Oral Surg 27: 225,1969.

Barsotti, J., Westesson, P.-L., Coniglio, J.: Superiority of magnetic resonance over computed tomography for imaging parotid tumor. Ann Oto Rhino Laryngol 103: 737-740,1994.

Bartolucci, E. G., Parkes, R. B.: Accelerated periodontal breakdown in uncontrolled diabetes. Pathogenesis and treatment. Oral Surg 52: 387, 1981.

Baum, S. M., Pochaczevsky, R., Sussman, R., Stoopack, I. C.: Central hemangioma of the maxilla. J Oral Surg 30: 885-92,1972.

Beck-Mannagetta, J., Pohla, H.: Zinkoxidhältiges Wurzelfüllmaterial eine Ursache der kieferhöhlen-Aspergillose. In Watzelc, G., Matejka, M.: Erkrankungen der Kieferhöhle. Springer, Berlin 1986 (S.217-24).

Beck-Mannagetta, J.: Local non-invasive aspergillus colonization of the maxillary sinus in immunocompetent individuals: Association with aberrant cytotoxic endodontic material. Int J Oral Maxillofac Surg. No prelo.

Becker, R., Morgenroth, K.: Pathologie der Mundhöhle. Thieme, Stuttgart 1986.

BEIR V: Health effects of exposure to low level ionizing radiation. National Research Council, Committee on the Biological Effects of Ionizing Radiation. National Academy Press, Washington, D. C.1990.

Bender, I. B.: Factors influencing the radiographic appearance of bony lesions. J Endodont 8: 161 -70,1982.

Benz, C., Künzel, A., Sonnabend, E.: Neue Systeme zur elektronischen Anfertigung und Archivierung von Zahnröntgenaufnahmen. Quintessenz 44,1161-9,1993.

Bergerhoff, W.: Atlas normaler Röntgenbilder des Schädels. Springer, Berlin 1961.

Bergerhoff, W.: Atlas anatomischer Varianten des Schädels im Röntgenbild. Springer, Berlin 1964.

Bergeron, R.T., Osborn, A. G., Som, P. M.: Head and Neck !maging. Mosby, St. Louis 1984.

Berglundh, T., Marinello, C. P., Lindhe, J., Thilander, B., Liljenberg, B.: Periodontal tissue reactions to orthodontic extrusion. An experimental study in the dog. J Clin Periodontol 18: 330-6,1991.

Bernasconi, G., Poggi, P., Padula, E., et al.: Dynamic magnetic resonance imaging of the temporomandibular joint. Observations and findings. Minerva Stomatolog 42: 243-52,1993.

Berning, W., Freyschmidt, J.: Zur Klinik und Radiologie der Histiozytose X am Skelett. Röntgen-Bl 38: 400,1985.

Bessler, W.: Bone scanning for the early detection of metastases. In Heuck, F. H. W., Donner, M. W.: Radiology Today, vol. II. Springer, Berlin 1983 (p.185).

Beyer, D., Herzog, M., Zanella, F. E., Bohndorf, K., Walter, E., Hüls, A.: Röntgendiagnostik von Zahn- und Kiefererkrankungen. Springer, Berlin 1987.

BfS: Siehe Bundesamt für Strahlenschutz.

Blankestijn, J., Panders, A. K., Vermey, A., Scherpbier, A. J. J. A.: Synovial chondromatosis of the temporo-mandibular joint. J Maxillofac Surg 13: 32,1985.

Bohndorf, K., Stoker, D. J.: Röntgenmorphologie und Differentialdiagnose der Chondrosakome mit besonderer Berücksichtigung der selteneren Lokalisationen. Radiologe 24: 187- 91,1984.

de Bont, L. G., Blankestijn, J., Panders, A. K., Vermey, A.: Unilateral condylar hyperplasia combined with synovial chondromatosis of the temporomandibular joint. J Maxillofac Surg 13: 32,1985.

Borchers, J.: Dokumentationssysteme. In Ewen, K.: Moderne Bild-gebung. Physik, Gerätetechnik, Bildbearbeitung und-kommunikation, Strahlenschutz, Qualitätskontrolle. Thieme, Stuttgart 1998a (S.223-34).

Borchers, J.: Grundbegriffe der Medizininformatik. In Ewen, K.: Moder-ne Bildgebung. Physik, Gerätetechnik, Bildbearbeitung und -kommu-nikation, Strahlenschutz, Qualitätskontrolle. Thieme, Stuttgart 1998b (S.235-46).

Borghelli, R. F., Barros, R. E., Zampieri, J.: Ewing's sarcoma of the mandible. Relato de caso. J Oral Surg 36: 473,1978.

Boysen, M. E., Olving, J. H., Vatne, K., Koppang, H. S.: Fibro-osseous lesions of the craniofacial bones. J Laryngol Otol 93: 793,1979.

Brägger, U.: Die Entwicklung der digitalen Subtraktionsradiographie in der Zahnmedizin - Eine Übersicht. Schweiz Monatsschr Zahnmed 98: 1200-7,1988.

Brannon, R. B.: The odontogenic keratocyst: a clinicopathologic study of 312 cases. II. Histologic features. Oral Surg 43: 233,1977.

Bredemeier, S.: Untersuchungen zur Strahlenexposition des Patienten bei konventionellen und digitalen Panorama-Schichtaufnahmen. Diss., Göttingen 1999.

Bressman, E., et al.: Acute myeloblastic leukemia with oral manifestations: Report of a case. Oral Surg 54: 401,1982.

Bringewald, B.: Typische Fehler in der Panorama-Schichtaufnahme und ihre Vermeidung. In Jung, T.: Panorama-Röntgenographie. Symposium Hannover 1982. Hüthig, Heidelberg 1982.

Bringewald, B.: Frakturen des Unterkiefers. In Mödder, U., Lenz, M.: Gesichtsschädel, Felsenbein, Speicheldrüse, Pharynx, Larynx, Halsweichteile: Diagnostik mit bildgebenden Verfahren. Springer, Berlin 1991.

Bruce, K. W., Royer, R. Q.: Multiple myeloma occuring in the jaws. Oral Surg 6: 729,1953.

Bschorer, R., Fuhrmann, A., Gehrke, G., Keese, E., Uffelmann, U.: Die Darstellung des Canalis mandibulae mit der Unterkieferquerschnitt-Panoramaschichttechnik. Dtsch Zahnärztl Z 48: 786,1993.

Buchner, A., Ramon, Y.: Median mandibular cyst -a rare lesion of debatable origin. Oral Surg 37: 431,1974.

Bukal, J., Schwenzer, N., Oswald, J., Remagen, W., Prein, J.: Fibröse Dysplasie - ossifizierendes Fibrom. In Pfeifer, G., Schwenzer, N.: Fortschritte der Kiefer- und Gesichts-Chirurgie, Bd. XXXI. Thieme, Stuttgart 1986.

Bundesamt für Strahlenschutz: Röntgendiagnostik: Schädlich oder nützlich? Referat Presse- und Öffentlichkeitsarbeit, Salzgitter 1994.

Bundesamt für Strahlenschutz: Umweltradioaktivität und Strahlenbelastung im lahr 1997. Deutscher Bundestag 13. Wahlperiode, Druck-sache 13/11462,1999.

C

Cannon, J. S., Keller, E. E., Dahlin, D. C.: Gigantiform cementoma: report of two cases (mother and son). J Oral Surg 38: 65,1980.

Carlisle, J. E., Hammer, W. B.: Giant central ossifying fibroma of the mandible: report of case. J Oral Surg 37: 206,1979.

Casselman, J. W., Deryckere, F., Hermans, R., Declercq, C., Neyt, L., Pattyn, G., Meeus, L., Vandevoorde, P., Steyaert, L., Devos, V.: Dental scan: CT software program used in the anatomical evaluation of the mandible and maxilla in the perspective of the endosseous implant surgery. Fortschr Röntgenstr 155: 4-10,1991.

Chaudry, A. P., Wittich, H. C., Stickel, F. R., Holland, M. R.: Odonto-genesis imperfecta: report of a case. Oral Surg 14: 1099-103,1961.

Chen, S. K., Hollender, L.: Frequency domain analysis of cross-sectional images of the posterior mandible. Oral Surg Oral Med Oral Pathol 77: 290,1994.

Chesters, M. S.: Human visual perception and ROC methodology in medical imaging. Phys Med Biol 37: 1433-76,1992.

Christensen, R. E.: Mesenchymal chondrosarcoma of the jaws. Oral Surg 54: 197,1982.

Clausen, C., Lochner, B., Köhler, D., Banzer, D.: Dynamische Computertomographie bei Gesichtsschädeltumoren. Fortschr Röntgenstr 136: 144,1982.

Clementschitsch, F.: Die Röntgendarstellung des Gesichtsschädels. Urban & Schwarzenberg, Wien 1948.

Collier, D. B., Carrera, G. F., Messer, E. J., et al.: Internal derangement of the temporomandibular joint: Detection by single-photon emission computed tomography. Radiology 149: 557-61,1983.

Conover, G. L., Hildebolt, C. F., Yokoyama-Crothers, N.: Comparison of linear measurements made from storage phosphor and dental radiographs. Dentomaxillofac Radiol 25: 268-73,1996.

Coonar, H.: Primary intraosseous carcinoma of maxilla. Br Dent J 147: 47,1979.

Cottier, H., Feinendegen, L. E., Hodler, J., Kraft, R., Laissue, J. A., Poretti, G., Zimmermann, A.: Arzt und Strahlenunfälle. Huber, Bern 1994.

Crilly, R. G., et al.: Post-menopausal and corticosteroid-induced osteoporosis. Front Horm Res 5: 53,1977.

D

Dahl, E. C., Wolfson, S. H., Hangen, J. C.: Central odontogenic fibro-ma: review of literature and report of cases. J Oral Surg 39: 120,1981.

Danforth, R. A., Gibbs, S. J.: Diagnostic dental radiation: What is the risk? J Calif Dent Assoc 8: 27-35,1980.

Danielidis, J., Triaridis, C., Demetriadis, A.: Mandibular ramus osteo-blastoma. Um relato de caso. J Maxillofac Surg 8: 251,1980.

Davis, R. B., Baker, R. D., Alling, C. C.: Odontogenic myxoma. J Oral Surg 36: 610,1978.

Dayan, D., Buchner, A., Gorsky, M., Harel-Raviv, M.: The peripheral odontogenic keratocyst. Int J Oral Maxillofac Surg 17: 81-3,1988.

Dermaut, L. R., Demunck, A.: Apical root resorption of upper incisors caused by intrusive tooth movement: a radiographic study. Am J Orthod Dentofac Orthop 90: 321-6,1986.

Dihlmann, W.: Entzündliche Gelenkerkrankungen. In Frommhold, W., Dihlmann, W., Stender, H.-St., Thurn, P.: Schinz, Radiologische Diag-nostik, Bd. VI/ 1. Thieme, Stuttgart, 1989.

Döhring, W., Prokop, M., Bergh, B., Buchmann, F., Schmidt, J.: Prin-zip und Anwendung der digitalen Lumineszenzradiographie. Röntgen-strahlen 56: 16-23,1986.

Dolan, K. D., Smoker, W. R. K.: Paranasal sinus radiology, part 4B: Maxillary sinuses. Head Neck Surg 5: 428,1983.

Dolwick, M. F., Katzberg, R. W., Helms, C. A.: Internal derangements of the temporomandibular joint: Fact or fiction? J Prosthet Dent 49: 415-8,1983.

Dolwick, M. F., Sanders, B.: TMJ Internal Derangement and Arthrosis. Mosby, St. Louis 1985.

Douglass, C. W., Valachovic, R. W., Wijesinha, A., Channcey H. H., Kapur, K. K., Mc Neil, B. J.: Clinical efficacy of dental radiography in the detection of dental caries and periodontal diseases. Oral Surg Oral Med Oral Pathol 62: 330,1986.

Dubrez, B., Lorenzon, C.: Mouvements orthodontiques et parodonte: jusqu' oú aller? Rev Mens Suisse Odontostomatol 104: 9,1994.

Düker, J.: Fragmentbeweglichkeit bei Kollumfrakturen. In Pfeifer, G., Schwenzer, N.: Fortschritte der Kiefer- und Gesichts-Chirurgie, Bd. XXV. Thieme, Stuttgart 1980 (S.234).

Düker, J.: Röntgenologische Differentialdiagnose der Kieferzysten. Radiologe 24: 537,1984a.

Düker, J., Schümichen, C.: Panoramaschichtaufnahme und Knochen-szintigram - eine wertvolle Ergänzung zur Beurteilung der sklerosieren-den Osteomyelitis der Kiefer. In Pfeifer, G., Schwenzer, N.: Fortschritte der Kiefer- und Gesichts-Chirurgie, Bd. XXIX. Thieme, Stuttgart 1984b.

Düker, J.: Röntgendiagnostik mit der Panoramaschichtaufnahme. Hüthig, Heidelberg 1992.

Dula, K., Mini, R., van der Stelt, P. F., Lambrecht, J. T., Schneeberger, P., Buser, D.: Hypothetical mortality risk associated with spiral comput-ed tomography of the maxilla and mandible. Eur J Oral Sci 104: 503-10, 1996.

E

Eagle, W. W.: Symptomatic elongated styloid process. Arch Otolaryngol 49: 490-503,1949.

Eda, S., Kawahara, H., Yamamura, T., et al.: A case of calcifying odon-togenic cyst associated with odontoma. Bull Tokyo Dent Coll 12: 1, 1971.

Eickholz, P., Riess, T., Lenhard, M., Hassfeld, S., Staehle, H. J.: Digital radiography of interproximal bone loss; validity of different filters. J Clin Periodontol 26: 294-300,1999.

Eismann, D., Prusas, R.: Periodontal findings before and after ortho-dontic therapy in cases of incisor cross-bite. Eur J Orthod 12: 281-3, 1990.

Engleder, R., Platz, H., Remagen, W., Prein, J.: Riesenzellhaltiges reparatives Granulom. In Pfeifer, G., Schwenzer, N.: Fortschritte der Kiefer- und Gesichts-Chirurgie, Bd. XXXI. Thieme, Stuttgart 1986.

Eriksson, L., Westesson, P.-L.: Clinical and radiological study of pa-tients with anterior disc displacement of the temporomandibular joint. Swed Dent J 7: 55-64, 1983.

Evans Jr., F. O., et al.: Sinusitis of the maxillary antrum. N Engl J Med 293: 735, 1975.

Eversole, L. R., Schwartz, W. D., Sabes, W. R.: Central and peripheral fibrogenic and neurogenic sarcoma of the oral regions. Oral Surg 36: 49, 1973.

Eversole, L. R., Sabes, W. R., Rovin, S.: Aggressive growth and neo-plastic potential of odontogenic cysts; with special reference to central epidermoid and mucoepidermoid carcinoma. Cancer 35: 270, 1975.

Eversole, L. R., et al.: Proliferative periostitis of Garre; its differentiation from other neoperiostoses. J Oral Surg 37: 725, 1979.

Eversole, L. R.: Clinical Outline of Oral Pathology. Lea & Febiger, Philadelphia 1984a.

Eversole, L. R., Leider, A. S., Strub, D.: Radiographic characteristics of cystogenic ameloblastoma. Oral Surg 57: 572, 1984b.

Ewers, R., Remagen, W., Prein, J.: Fibrosarkom, desmoplastisches Fibrom, malignes fibrosierendes Histiozytom. In Pfeifer, G., Schwenzer, N.: Fortschritte der Kiefer- und Gesichts-Chirurgie, Bd. XXXI. Thieme, Stuttgart 1986.

F

Farman, A. G., Koehler, W. W., Nortje, C. J., Van Wyk, C. W.: Cementoblastoma: report of a case. J Oral Surg 37: 198, 1979.

Farman, A. G., Nortje, C. J., Wood, R. E.: Oral and Maxillofacial Diag-nostic Imaging. Mosby, St. Louis 1993.

Farman, A. G., Farman, T. T.: RVG-ui: A sensor to rival direct-exposure intra-oral X-Ray film. Int J Comput Dent 2: 183-96, 1999.

Farman, T. T., Kelly, M. S., Farman, A. G.: The Op 100 Digipan. Evalua-tion of the image layer, magnification factors, and dosimetry. Oral Surg Oral Med Oral Pathol Oral Radiol Endod 83: 281-7, 1997.

Farrar, W. B., McCarty Jr, W. L.: Inferior joint space arthrography and characteristics of condylar paths in internal derangements of the TMJ. J Prosthet Dent 41: 1979.

Felix, R., Ramm, B.: Das Röntgenbild. Thieme, Stuttgart 1988.

Fireman, S. M., Noyek, A. M.: Dental anatomy and radiology of the maxillary sinus: Symposium on the maxillary sinus. Otolaryngol Clin Am 9: 83, 1976.

Foster, T. D.: The effect of hemifacial atrophy on dental growth. Br Dent J 146: 148-50, 1979.

Foushee, D. G., Moriarty, J. D., Simpson, D. M.: Effects of mandibular orthognathic treatment on mucogingival tissues. J Periodontol 56: 727-33, 1985.

Frank, P., Rahn, R.: Zahnärztliche Anamnese und Befunderhebung. Hanser, München 1993.

Fredrickson, C., Cherrick, H. M.: Central mucoepidermoid carcinoma of the jaws. J Oral Med 33: 80, 1978.

Freyschmidt, J.: Knochenerkrankungen im Erwachsenenalter. Springer, Berlin 1986a.

Freyschmidt, J., Ostertag, H.: Knochentumoren. Klinik, Radiologie und Pathologie. Springer, Berlin 1986b.

Freyschmidt, J.: Geschwülste und geschwulstähnliche Läsionen der Gelenke. In Frommhold, W., Dihlmann, W., Stender, H.-St., Thurn, P.: Schinz, Radiologische Diagnostik, Bd. VI/1. Thieme, Stuttgart, 1989a.

Freyschmidt, J., Mulder, J. D.: Primäre Knochengeschwülste und geschwulstähnliche Läsionen des Skeletts. In Dihlmann, W., Frommhold, W.: Schinz, Radiologische Diagnostik, Bd. VI/1. Thieme, Stuttgart 1989b.

Freyschmid, J.: Osteopathien bei Erkrankungen des retikulohistio-zytären Systems. In Frommhold, W., Dihlmann, W., Stender, H.-St., Thurn, P.: Schinz, Radiologische Diagnostik, Bd. VI/2. Thieme, Stuttgart 1991.

Friedlander, A. H.: Identification of stroke-prone patients by panoramic and cervical spine radiography. Dentomaxillofac Radiol 24: 160-4, 1995.

Friedlander, A. H., Friedlander, I. K.: Panoramic dental radiography: An aid in detecting individuals prone to stroke. Br Dent J 181: 1, 1996.

Friedmann, G.: Die Schädelnähte und ihre Pathologie. In Olsson, O., Strnad, F., Vieten, H., Zuppinger, A.: Handbuch der medizinischen Ra-diologie, Bd. VII/1. Springer, Berlin 1963 (S. 122-52).

Fritzsch, T., Krause, W., Weinmann, H. J.: Status of contrast media research in MRI, ultrasound and X-ray. Eur J Radiol: 2-13, 1992.

Fuhrmann, A., Rother, U.: Improved cross-sectional images with rota-tional panoramic radiography (Siemens Orthophos). Resumo. 5th European Congress on Dental and Maxillo-facial Radiology, 8.-11. No-vembro, Köln 1995.

Fuhrmann, R., Klein, H. M., Wehrbein, H., Günther, R. W., Diedrich, P.: Hochauflösende Computertomographie fazialer und oraler Kno-chendehiszenzen. Dtsch Zahnärztl Z 48: 242-6, 1993.

Fuhrmann, R., Bücker, A., Diedrich, P.: Radiologisch-mikroskopische Interpretation des horizontalen Knochenabbaus. Dtsch Zahnärztl Z 50: 594-8, 1995a.

Fuhrmann, R. A. W., Schnappauf, A., Diedrich, P. R.: Three-dimensio-nal imaging of craniomaxillofacial structures with a standard personal computer. Dentomaxillofac Radiol 24: 260-3, 1995b.

G

Gaillard, A., Nicouleau, P., Courtay, D.: Kyste aneurysmal de la bran-che montante de la mandibule chez l'enfant. A propos d'un cas. Rev Stomatol 76: 26, 1976.

Gandra, Y. R., et al.: Central myxoma of the mandible in a child: report of case. J Oral Surg 39: 769, 1981.

Gardner, E. J.: A genetic and clinical study of intestinal polyposis, a pre-disposing factor for carcinoma of the colon and rectum. Am J Hum Genet 3: 167-76, 1951.

Gher, M. E., Richardson, A. C.: Die Genauigkeit dentaler Röntgenverfahren für die Einschätzung der Plazierung von Implantatpfosten. Int J Parodontol Rest Zahnheilkd 15: 261, 1995.

Gibilisco, J. A.: Stafne's Oral Radiographic Diagnosis. Saunders, Philadelphia 1985.

Giedion, A.: Konstitutionell-genetische Skeletterkrankungen. In Frommhold, W., Dihlmann, W., Stender, H.-St., Thurn, P.: Schinz, Radiologische Diagnostik, Bd. VI/2, Thieme, Stuttgart 1991.

Gnepp, D. R., Keyes, G. G.: Central neurofibromas of the mandible: report of two cases. J Oral Surg 39: 125, 1981.

Goaz, P. W., White, S. C.: Oral Pathology. Principles and Interpretation. Mosby, St. Louis 1981.

Goaz, P. W., White, S. C.: Oral Radiology. Mosby, St. Louis 1987.

Goldman, H. M.: An atlas of acquired dental defects. Compend Cont Educ Dent 3: 275, 1982.

Gorlin, R. J., et al.: The multiple basal-cell nevi syndrome. Cancer 18: 89, 1965.

Gorlin, R. J., Cohen, M. M., Levin, L. S.: Syndrome of the Head and Neck, 3ª ed. Oxford University Press, London 1990.

Gorlin, R. J.: Nevoid basal cell carcinoma syndrome. Derm Clin 13:1, 1995.

Grabbe, E.: Direkt digitale Vergrößerungsmammographie mit einem großflächigen Detektor aus amorphem Silizium. Fortschr Röntgenstr 170: 503-6, 1999.

Granite, E. L., Aronoff, K., Gold, L.: Central giant cell granuloma of the mandible: A case report. Oral Surg 53: 241, 1982.

Grätz, K. W., Hadiianghelou, O.: Primär enossales Mukoepidermoid-karzinom im kiefer-Gesichts-Bereich. In Pfeifer, G., Schwenzer, N.: Fort-schritte der Kiefer- und Gesichts-Chirurgie, Bd. XXXI. Thieme, Stuttgart 1986.

Greenspan, A., Steiner, G., Knutzon, R.: Bone island (enostosis): clini-cal significance and radiologic and pathologic correlations. Skelet Radi-ol 20: 85,1991.
Greulich, W. W.: Radiographic Atlas of Skeletal Development of the Hand and Wrist. Stanford University Press, Stanford/Ca.1950.
Griffith, C. R., Imperato, A. A.: Large antral odontoma as the cause of acute maxillary sinusitis: report of case. J Am Dent Assoc 94: 107,1977.
Grobovschek, M., Schurich, H., Pilz, P.: Osteoidfibrom. Fortschr Röntgenstr 136: 171,1982.
Gröndahl, H. G., Gröndahl, K.: Substraction radiography for the diag-nosis of periodontal bone lesions. Oral Surg 55: 208-13,1983a.
Gröndahl, H. G., Gröndahl, K., Webber, R. L.: Digital substraction radiography for the diagnosis of periodontal bone lesions with simulat-ed high-speed systems. Oral Surg 55: 313-8, 1983b.
Gröndahl, H. G., Gröndahl, K., Webber, R. L.: A digital subtraction technique for dental radiography. Oral Surg Oral Med Oral Pathol 55: 96-102,1983c.
Gröndahl, K., Ekestubbe, A., Gröndahl, H.-G.: Radiography in Oral Endosseous Prosthetics. Nobel Biocare AB, Göteborg 1996.

H

Hallikainen, D., Linqvist, C., Iizuka, T., Mikkonen, P., Paukku, P.: Cross-sectional tomography in evaluation of the patient undergoing sagittal split osteotomy. Dentomaxillofac Radiol 20: 181 (Resumo), 1991.
Hallikainen, D., Gröndahl, H.-G., Kanerva, H., Tammisalo, E.: Opti-mized Sequential Dentomaxillofacial Radiography. The Scanora® Con-cept. Yliopistopaino, Helsinki 1992.
Hallquist, A., Hardell, L., Degerman, A., Wingren, G., Boquist, L.: Medical diagnostic and therapeutic ionizing radiation and the risk for thyroid can-cer: a case-controll study. Eur J Cancer Prev 3: 259-67,1994a.
Hallquist, A., Hardell, L., Degerman, A., Boquist, L.: Thyroid cancer: re-productive factors, previous diseases, drug intake, family history and diet. A case-control study. Eur J Cancer Prev 3: 481 -8, 1994b.
Halzonitis, J. A., Kountouris, J., Halzonitis, N. A.: Arteriovenous aneurysm of the mandible. Oral Surg 53: 454,1982.
Hammarström, L., Lindskog, S.: Factors regulating and modifying dental root resorption. Proc Finn Dent Soc 88: 115-23,1992.
Hardt, N., Hofer, B., Vögeli, E.: Stellenwert und Aussagekraft der Knochenszintigraphie bei osteomyelitischen Prozessen im Kiefer-bereich. In Pfeifer, G., Schwenzer, N.: Fortschritte der Kiefer- und Ge-sichts-Chirurgie, Bd. XXIX. Thieme, Stuttgart 1984.
Hardt, N., Hofer, B.: Szintigraphie der Kiefer- und Gesichtsschädel-Erkrankungen. Quintessenz, Berlin 1988.
Hardt, N.: Osteomyelitis: Szintigraphie. Schweiz Mschr Zahnmed 101: 319,1991.
Harms, St., Wilk, R., Wolfard, L., Chiles, D., Milam, St.: The temporo-mandibular joint: magnetic resonance imaging using surface coils. Radiolo-gy 157: 133,1985.
Hartmen, K. S.: Histiocytosis X: A review of 114 cases with oral involve-ment. Oral Surg 49: 38,1980.
Hashimoto, N., Kurihara, K., Yamasaki, H., Ohba, S., Sakai, H., Yoshida, S.: Pathological characteristics of metastatic carcinoma in the human mandible. J Oral Pathol 16: 362-7,1987.
Haβfeld, S., Ziegler, C., Mühling, J.: Kann die digitale Panorama-schichtröntgentechnik das filmbasierte Verfahren ersetzen? Zahnärztl Welt 106: 510-4,1997.
Hasso, A. N.: CT of tumors and tumorlike conditions of the paranasal si-nuses. Radiol Clin N Am 22: 119-30,1984.
Heckmann, K.: Die Röntgenperspektive und ihre Umwandlung durch eine Aufnahmetechnik. Fortschr Röntgenstr 60: 144,1939.
Helms, C. A., Richardson, M. L., Vogler, J. B., Hoddick, W. K.: Com-put-ed tomography for diagnosing temporomandibular joint disk dis-placement. J Craniomandibul Pract 3: 23-6,1984.

Hermann, K. P., Geworski, L., Muth, M., Harder, D.: Polyethylene-based water-equivalent phantom material for x-ray dosimetry at tube voltages from 10 to 100 kV. Phys Med Biol 30: 1195-200,1985.
Hermann, K. P.: Gewebeäquivalente Phantommaterialien für Anwen-dun-gen in Radiologie und Strahlenschutz bei Photoenergien von 10 keV bis 10 MeV. Diss., Göttingen 1994.
Hermann, K. P., Hundertmark, C., Funke, M., von Brenndorf, A., Herrmann, T., Baumann, M.: Klinische Strahlenbiologie, 3. Aufl. Fischer, Jena 1997.
Herzog, M., Beyer, D., Zanella, E: Differentialdiagnose zystischer und zys-tenähnlicher Läsionen der Kiefer. Fortschr Röntgenstr 143: 27,1985.
Herzog, M., Beyer, D.: Entzündungen. In Beyer, D., Herzog, M., Zanel-la, F. E., Bohndorf, k., Walter, E., Hüls, A.: Röntgendiagnostik von Zahn-und kiefererkranRungen. Springer, Berlin 1987 (S.88).
Herzag, R., von Boetticher, H.: Die Anwendung des Effektivdosimo-dells in der Röntgendiagnostik. In Schmitz-Feuerhake, I., Lengfelder, E.: 100 Jahre Röntgen. Medizinische Strahlenbelastung - Bewertung des Risikos. Otto-Hug-Strahleninstitut/Gesellschaft für Strahlenschutz, Münster 1997 (S.117-25).
Hidajat, N., Schröder, R. J., Wolf, M., Vogl, T., Felix, R.: Meßgrößen zur Charakterisierung der Patientenexposition in der Computertomo-graphie und ihre Bedeutung für die Risikoabschätzung. Radiologe 37: 464-9,1997.
Hildebolt, C. F., Vannier, M. W., Shrout, M. K., Pilgram, T. K., Provin-ce, M., Vahey, E. P., Rietz, D. W.: Periodontal disease morbidity quanti-fication. II. Validation of alveolar bone loss measurements and vertical defect diag-nosis from digital bite-wing images. J Periodontol 61: 623-32.1990.
Hildebolt, C. F., Walkup, R. K., Conover, G. L., Yokayama-Crothers, N., Bartlett, T.Q., Vannier, M.W., Shrout, M.K., Camp, J.J.: Histo-gram-match-ing and histogram-flattening contrast correction methods: a comparison. Dentomaxillofac Radiol 25: 42-7,1996.
Hillmann, G., Donath, K.: Zur klinik, Histologie und prognostischen Be-urteilung der Odontome. Dtsch Zahnärztl Z 46: 68,1991.
Hirschfelder, U., Hirschfelder, H.: 3-D-Rekonstruktion zur Beurteilung der Morphologie kraniofazialer Strukturen. Dtsch Zahnärztl Z 44: 187, 1989.
Hirschfelder, U.: Dreidimensionale computertomographische Analyse von Kiefer-, Gesichts- und Schädelanomalien. Die klinische Anwendung der CT in der Kieferorthopädie. Hanser, München 1991.
Hirschfelder, U.: Die Spiral-CT-Aufnahmetechnik- erste Erfahrungen für kieferorthopädische Fragestellungen. Fortschr Kieferorthop 53: 247-53,1992.
Hirschfelder, U., Hirschfelder, H.: Einsatz neuer CT-Techniken für Kie-ferorthopädische Fragestellungen. Dtsch Zahnärztl Z 48: 128-33,1993.
Hirschfelder, U.: Radiologische Übersichtsdarstellung des Gebisses: Den-tal-CT versus Orthopantomographie. Fortschr Kieferorthop 55: 14-20,1994a.
Hirschfelder, U., Hirschfelder, H., Regn, J.: Dental CT: A new diagnos-tic tool in dental radiology based on double spiral CT. In Pokieser, H., Lechner, G.: Advances in CT Iilt Springer, Berlin 1994 b.
Hollender, L., Ronnerman, A., Thilander, B.: Root resorption, marginal bone support and clinical crown length in orthodontically treated pa-tients. Eur J Orthod 2: 197-205,1980.
Horbaschek, H., Chabbal, J., Solzbach, Z.: Flachbild-Detektor. In Schmidt, T., Stieve, F. E.: Digitale Bildgebung in der diagnostischen Ra-diologie. Hoffmann, Berlin 1996 (S.139-46).
Hotz, P. R.: Zahnbildungsstörungen; Bildungsstörungen an bleibenden Zähnen. Schweiz Monatsschr Zahnmed 101: 45-53,1991.
Hounsfield, G. N.: Computerized transverse axial scanning (tomogra-phy). Part I. Description of system. Br J Radiol 46: 1016,1973.
Hubbell, J. H.: Photon mass attenuation and energy-absorption coeffi-cients from 1 keV to 20 MeV. Int J Appl Radiat Isot 33: 1269- 90,1982.
Hug, O.: Medizinische Strahlenkunde. Springer, Berlin 1974.
Hüls, A., Walter, E., Schulte, W.: Die Sekundärschnittrekonstruktion bei der computertomographischen Darstellung des Kiefergelenks. Dtsch Zahnärztl Z 39: 710-7,1984a.
Hüls, A., Walter, E., Süss, Ch.: Anwendungsbereiche der computertomo-graphischen Gelenkdiagnostik. Dtsch Zahnärztl Z 39: 933,1984 b.
Hüls, A., Walter, E., Schulte, W., Süβ, Ch.: Zur Darstellung des Discus ar-ticularis im Computertomogram. Dtsch Zahnärztl Z 40: 326,1985.
Hüls, A., Walter, E.: Kiefergelenk. In Beyer, D., Herzog, M., Zanella, F. E., Bohndorf, K., Walter, E., Hüls, A.: Röntgendiagnostik von Zahn- und Kiefer-erkrankungen. Springer, Berlin 1987.

Hupke, R., Ezrielev, J.: A new imaging aid: dental CT. In Felix, R., Langer, M.: Advances in CT II. Springer, Berlin 1992 (p.211-9).

Hutt, P. H.: Ameloblastic fibro-odontoma: report of a case with documented four year follow-up. J Oral Maxillofac Surg 40: 45,1982.

I

ICRP 60: Empfehlungen der Internationalen Strahlenschutzkommission. Fischer, Stuttgart 1993.

ICRU 46: Photon, Electron, Proton and Neutron Interaction Data for Body Tissues. ICRU Report 46. International Commission on Radiation Units and Measurements, Bethesda/Ma., USA 1992.

ICRU 48: Phantoms and Computational Methods in Therapy, Diagnosis and Protection. ICRU Report 48. International Commission on Radiation Units and Measurements, Bethesda/Ma., USA 1992.

ICRU 54: Medical Imaging - The Assessment of Image Quality. ICRU Report 54. International Commission on Radiation Units and Measurements, Bethesda/Ma., 1996.

Imhof, K.: Dental-CT: Ein neues Programm zur Planung und Überprüfung von Kieferimplantaten. Elektromedica 60: 26-9,1992.

Isberg, A., Stenstrom, Isacsson, G.: Frequency of bilateral temporomandibular joint disc displacement in patients with unilateral symptoms: A 5-year follow-up of the asymptomatic joint. A clinical and arthrotomographic study. Dentomaxillofac Radiol 20: 73- 6,1991.

J

Jacobs, K.: Dreidimensionale Darstellung und Implantationssimulation am eigenen Praxiscomputer. Zahnärztl Prax45: 52,1994.

Jacobs, K., Loutrouki, F.: Implantationsplanung mit 3D-CT-Daten. Zahnärztl Welt 104: 242-50,1995.

Janhom, A., van der Stelt, P. F., van Ginkel, F. C., Geraets, W. G. M.: Effect of noise on the compressibility and diagnostic accuracy for caries detection of digital bitewing radiographs. Dentomaxillofac Radiol 28: 6-12,1999.

Jensen, B. L., Kreiborg, S.: Development of the skull in infants with cleidocranial dysplasia. J Craniofac Genet Dev Biol 13: 89-97,1993.

Jensen, T. W.: Image perception in dental radiography. Dentomaxillofac Radiol 9: 37-40,1980.

Joe, V. Q., Westesson, P.-L.: Tumors of the parotid gland: MR imaging characteristics of various histologic types. Am J Roentgenol 163: 433-8, 1994.

Jones, J. H., Gainsford, I. D.: Is there a need for fundamental review of dental education? Br Dent J 173: 356,1992.

Jung, T.: Panorama-Röntgenographie. Symposium Hannover 1982. Hüthig, Heidelberg 1982.

Jung, T., Figgener, L., Visser, H.: Digitale Röntgenaufnahme und Dokumentationspflicht. Zahnärztl Mitt 86: 760,1996.

K

Kahle, W., Leonhard, H., Platzer, W.: Taschenatlas der Anatomie, Bd.1. Thieme, Stuttgart 1999.

Kalender, W.: Computertomographie - Technische Entwicklung. In Rosenbusch, G., Oudkerk, M., Amman, E.: Radiologie in der medizinischen Diagnostik. Blackwell, Berlin 1994.

Kaneshiro, S., et al.: The postoperative maxillary cyst: report of 71 cases. J Oral Surg 39: 191,1981.

Kashima, I., Kanna, M., Higashi, T., Takano, M.: Recent advancements in medical electronics: Computed panoramic tomography using a laser scanning system. Shikai Tendo 64: 635- 43,1984.

Kashima, I., Kanno, M., Higashi, T., Takano, M.: Computed panoramic tomography with scanning laserstimulated luminescence. Oral Surg Oral Med Oral Pathol 60: 448-53,1985.

Katzberg, R. W., Schenck, J., Roberts, D., Tallents, R. H., Manzione, J. V., Hart, H. R., Foster, Th., Wayne, W. S., Bessette, R. W.: Magnetic resonance imaging of the temporomandibular joint meniscus. Oral Surg 59: 332,1985.

Katzberg, R. W., Westesson, P.-L., Tallents, R. H., et al.: Temporomandibular joint MR assessment of rotational and sideways disk displacement. Radiology 169: 741-8,1988.

Katzberg, R. W.: Temporomandibular joint imaging. Radiology 170: 297-307,1989.

Katzberg, R. W., Westesson, P.-L.: Imaging of the Temporomandibular-Joint. Williams & Wilkins, Baltimore 1991 a.

Katzberg, R. W., Westesson, P.-L.: Magnetic resonance imaging. In Imaging of the TemporomandibularJoint. Williams & Wilkins, Baltimore 1991 b. (pp.93-116).

Katzberg, R. W., Westesson, P.-L.: Diagnosis of the Temporomandibular Joint. Saunders, Philadelphia 1994.

Kauffmann, G. W.: Entzündliche Knochenerkrankungen. In Frommhold, W., Dihlmann, W., Stender, H.-St., Thurn, P.: Schinz, Radiologische Diagnostik, Bd. VI/1. Thieme, Stuttgart 1989.

Klein, B. E., Klein, R., Linton, K. L., Franke, T.: Diagnostic x-ray exposure and lens opacities: The Beaver Dam eye study. Am J Publ Hlth 83: 588-90,1993.

Klümper, A.: Knochenerkrankungen. Thieme, Stuttgart 1982.

Kramer, I. R. H., Pindborg, J. J., Shear, M.: Histological Typing of Odontogenic Tumours, 2ª ed. Springer, Berlin 1992.

Krüger, E.: Lehrbuch der chirurgischen Zahn-Mund- und Kieferheilkunde, Bd.1,5. Aufl. Quintessenz, Berlin 1985.

Kuhlencordt, J., Kruse, H. P., Franke, J.: Diagnostischer Wert der Lamina dura alveolaris bei generalisierten Knochenerkrankungen. Fortschr Röntgenstr 134: 401,1981.

Kullendorff, B., Gröndahl, K., Rohlin, M., Henrikson, C. O.: Substraction radiography for the diagnosis of periapical bone lesions. Endodont Dent Traumatol 4: 253-9,1988.

Künzel, A., Lehmann, T., Benz, C., Schmitt, W., Kaser, A.: Colouring digital dental radiographs. Dentomaxillofac Radiol 24: 100-1,1995.

L

Lange, D. E.: Parodontologie in der täglichen Praxis. Quintessenz, Berlin 1981.

Langford, A., Pohle, H. D., Reichart, P.: Primary intraosseous Aids- associated Kaposi's sarcoma. Report of two cases with initial jaw involvement. Int J Oral Maxillofac Surg 20: 366-8,1991 a.

Langford, A. A., Gelderblom, H. R., Unger, M., Reichart, P. A.: Osteosarcoma of the maxilla. Case report and ultrastructural study. Int J Oral Maxillofac Surg 20: 232-5,1991 b.

Langland, O. F., Langlais, R. P., Morris, C. R.: Principles and Practice of Panoramic Radiology. Saunders, Philadelphia 1982.

Larheim, T. A., Storhang, K., Tveito, L.: Temporomandibular joint in-volvement and dental occlusion in a group of adults with rheumatoid arthritis. Acta Odontol Scand 41: 301,1983.

Larheim, T. A., Kolbenstvedt, A.: High-resolution computed tomogra-phy of the osseous temporomandibular joint: Some normal and abnor-mal appearances. Acta Radiol 25: 465,1984.

Larheim, T. A.: Imaging of the temporomandibular joint in rheumatic disease. In Westesson, P.-L., Katzberg, R. W.: Imaging of the Temporomandibular joint. Williams & Wilkins, Baltimore, 1991 (pp.133-53).

Laubenberger, T.: Technik der medizinischen Radiologie. Deutscher Ärzte-Verlag, Köln 1994.
Laudenbach, P., Bonneau, E., Korach, G.: Radiographie panoramique dentaire et maxillofacial. Masson, Paris 1977.
Lazzerini, F., Minorati, D., Nessi, R., Gagliani, M., Uslenghi, C. M.: The measurement parameters in dental radiography: a comparison be-tween traditional and digital technics. Radiol Med Torino 91: 364-9, 1996.
Leetz, H. K.: Pränatale Strahlenexposition aus medizinischer Indikation. Dosisermittiung, Folgerungen für Arzt und Schwangere. DGMP-Bericht Nr.7, Deutsche Gesellschaft für Medizinische Physik 1990.
Lehmann, T., Oberschelp, W., Pelikan, E., Repges, R.: Bildverarbei-tung für die Medizin, Springer, Berlin 1997.
Leipzig, B., Yau, P. C.: Pindborg tumor of the mandible. Otolaryngol Head Neck Surg 90: 69, 1982.
Lello, G. E., Makek, M.: Calcifying odontogenic cyst. Int Oral Maxillofac Surg 15: 637-44, 1986.
Lentrodt, J., Maerker, R., Remagen, W., Prein, J.: Osteosarkom und sekundäres Osteosarkom. In Pfeifer, G., Schwenzer, N.: Fortschritte der Kiefer- und Gesichts-Chirurgie, Bd. XXXI. Thieme, Stuttgart 1986.
Lian, C. B., Chong, B. S., Siar, C. H., Phang, Y. C.: Ghost teeth; case report. Aust Dent J 33: 291-4, 1988.
Lichtenstein, L.: Histiocytosis X integration of eosinophilic granuloma of bone. Letterer-Siwe disease and Schüller-Christian disease as related manifestations of a single nosologic entity. Arch Pathol 56: 84-102, 1953.
Litwan, M., Fliegel, Ch.: Zur Röntgendiagnostik von Unterkieferfraktu-ren. Radiologe 26: 416,1986a.
Litwan, M., Fliegel, Ch.: Zur Röntgendiagnostik von Mittelgesichts-frakturen. Radiologe 26: 421, 1986b.
Löster, W., Drexler, G., Stieve, F. E.: Die Messung des Dosisflächenproduktes in der diagnostischen Radiologie als Methode zur Ermittlung der Strahlenexposition. Hoffmann, Berlin 1995.

M

McDavid, W. D., Dove, S. B., Welander, U., Tronje, G.: Electronic system for digital acquisition of rotational panoramic radiographs. Oral Surg Oral Med Oral Pathol 71: 499-502,1991/71: 762,1991.
McDavid, W. D., Welander, U., Dove, S. B., Tronje, G.: Digital imaging in rotational panoramic radiography. Dentomaxillofac Radiol 24: 68-75,1995.
MacDonald-Jankowski, D. S.: The synchondrosis between the greater horn and the body of the hyoid bone: a radiological assessment. Dentomaxillofac Radiol 19: 171-2,1990.
Mahan, P. E.: Normale und anormale Funktion des Kiefergelenks. In Solberg, W. K., Clark, G. T.: Das Kiefergelenk, Diagnostik und Therapie. Quintessenz, Berlin 1983.
Mailland, M.: Techniques de Radiologie Dentaire. Masson, Paris 1987.
Makek, M.: Monostische fibröse Dysplasie der Rippen. Schweiz Med Wochenschr 107: 1371,1977.
Makek, M., Strebel, P.: Zur Klinik und Therapie der monostischen fi-brösen Dysplasie im Bereich der Nasennebenhöhlen. HNO 27: 96,1979.
Makek, M.: Non-ossifying fibroma of the mandible. Arch Orthop Trau-mat Surg 96: 255,1980.
Makek, M.: Ossäres Keloid, benignes Periodontom und Desmo-Osteoblastom: neue klinisch-pathologische Entitäten des Schädel-, Kiefer-, Gesichts-Skeletts? Med. Habil., Zürich 1982a.
Makek, M., Lello, G.: Benign cementoblastoma. Case report and litera-ture review. J Maxillofac Surg 10: 182,1982.
Makek, M.: Clinical Pathology of Fibro-Osteo-Cemental Lesions in the Cranio-Facial and Jaw Bones. Karger, Basel 1983.
Makek, M., Lello, G. E.: Focal osteoporotic bone marrow defects of the jaws. J Oral Maxillofac Surg 44: 268-73,1986.
Manzione, J. V., Seltzer, S. E., Katzberg, R. W., Hammerschlag, S. B., Chiango, B. F.: Direct sagittal computed tomography of the temporomandibular joint. Am J Roentgenol 140: 165,1983.

Manzione, J. V., Katzberg, R. W., Brodsky, G. L., Selter, S. E., Mellins, H. Z.: Internal derangements of the temporomandibular joint: diagno-sis by direct sagittal tomography. Radiology 150: 111-5,1984.
Marmolya, A., Wiesen, E. J., Yagan, R., Haria, C. D., Shah, A. C.: Paranasal sinuses: low-dose CT. Radiology 181: 689-91,1991.
Marroquin, B. B., Willershausen-Zönnchen, B., Pistorius, A., Göller, M.: Zuverlässigkeit apikaler Röntgenaufnahmen bei der Diagnostik von Unterkiefer-Knochenläsionen. Schweiz Monatsschr Zahnmed 105: 9, 1995.
Mattila, K.: Panorama-Röntgenverfahren, Rückblick und Ausblick. In Jung, T.: Panorama-Röntgenographie. Hüthig, Heidelberg 1984 (S.10).
McNamara, C. M., O'Riordan, B. C., Blake, M., Sandy, J. R.: Cleidocra-nial dysplasia: Radiological appearances on dental panoramic radiogra-phy. Dentomaxfac Radiol 28: 89-97,1999.
Medeiros, P. J., Estefana, A., Campos, C. de M.: Cisto odontogênico calcificante associado a odontoma (ou tumor odontogênico calcifican-te de células fantasmas associado a odontoma) Quinta Essência 10: 9, 1980.
Merrick, R. E., Rhone, D. P., Chilis, T. J.: Malignant fibrous histiocytoma of the maxillary sinus. Case report and literature review. Arch Otolaryn-gol 106: 365,1980.
Mesa, M. C.: Metastatic prostatic carcinoma to the mandible: report of case. J Oral Surg 35: 133,1977.
Metz, C. E.: ROC methodology in radiographic imaging. Invest Radiol 21: 720-33,1986.
Metz, C. E.: Some practical issues of experimental design and data ana-lysis in radiological ROC studies. Invest Radiol 24: 234-45,1989.
Michand, M., et al.: Oral manifestations of acute leukemia in children. J Am Dent Assoc 95: 1145,1977.
Mini, R.: Strahlenexposition in der Röntgendiagnostik. In Hähnel, S.: Strahlenexposition in der medizinischen Diagnostik. Veröffentlichun-gen der Strahlenschutzkommission, Bd. 30. Fischer, Stuttgart 1995 (S.49-74).
Milazzo, A., Alexander, S. A.: Fusion, gemination, oligodontia and taurodontism. J Pedodont 6: 194,1982.
Miller, A. S., et al.: Benign osteoblastoma of the jaws: report of three cases. J Oral Surg 38: 694,1980.
Miller, C. S., Nummikoski, P. V., Barnett, D. A., Langlais, R. P.: Cross sectional tomography. A diagnostic technique for determing the buc-colingual relationship of impacted mandibular third molars and the in-ferior alveolar neurovascular bundle. Oral Surg Oral Med Oral Pathol 70: 791,1990.
Minic, A. J.: Primary intraosseous squamous cell carcinoma arising in a mandibular keratocyst. Int J Oral Maxillofac Surg 21: 163-5,1992.
Mittermayer, C.: Oralpathologie - Erkrankungen der Mundregion. Lehrbuch für Zahnmedizin, Mund- und Kieferheilkunde. Schattauer, Stuttgart 1993.
Mödder, U.: Nase, Nasennebenhöhlen und Parapharyngealraum. In Frommhold, W., Dihlmann, W., Stender, H. St., Thurn, P.: Schinz, Radiologische Diagnostik in Klinik und Praxis, Bd. V. Thieme, Stuttgart 1986.
Moffet, B. C., Westesson P.-L.: Diagnosis of Internal Derangements of the Temporomandibular Joint. Double-Contrast-Arthrography and Clinical Correlation. Continuing Dental Education, vol. I. University of Washington, Seattle, Washington 1984.
Moilanen, A.: Errors in the primary x-ray diagnosis of maxillofacial fractures. Fortschr Röntgenstr 137: 129,1982.
Molander, B., Ahquist, M., Gröndahl, H. G., Hollender, L.: Agreement between panoramic and intra-oral radiography in the assessment of marginal bone height. Dentomaxillofac Radiol 20: 155,1991.
Mollanen, A.: Midfacial fractures in dental panoramic radiography. Oral Surg 57: 106,1984.
Möller, T. B., Reif, E.: Taschenatlas der Schnittbildanatomie, Compu-tertomographie und Kernspintomographie. Thieme, Stuttgart 1993.
Mongini, F.: Anatomic and clinical evaluation of the relationship between the temporomandibular joint and occlusion. J Prosthet Dent 38: 539,1977.
Monks, F. T., Bradley, J. C., Turner, E. P.: Central osteoblastoma or cementoblastoma? A case report and 12 year review. Br J Oral Surg 19: 29, 1981.
Monsour, P. A., Romaniuk, K., Hutchings, R. D.: Soft tissue calcifica-tions in the differential diagnosis of opacities superimposed over the mandible by panoramic radiography. Aust Dent J 36: 94-101,1991.
Morgenroth, K., Bremerich, A., Lange, D. E.: Pathologie der Mund-höhle. Thieme, Stuttgart 1996.

Mouyen, F., Benz, C., Sonnabend, E., Lodter, I. P.: Presentation and physical evaluation of RadioVisioGraphy. Oral Surg Oral Med Oral Pathol 68: 238-42,1989.

Moystad, A., Svanaes, D. B., Larheim, T. A., Gröndahl, H. G.: Effect of image magnification of digitized bitewing radiographs on approximal caries detection: an in vitro study. Dentomaxillofac Radiol 24: 255-9, 1995.

Mrosek, B.: Strahlenschutz, Schattauer, Stuttgart 1993.

Mueller, N., Hamilton, S., Reid, G. D.: Ossification of both stylohyoid ligaments, considerably larger on the left (developmental anomaly). Skelet Radiol 10: 273-5,1983.

Mulder, I. D., Poppe, H., van Ronnen, J. R.: Primäre Knochen-geschwülste. In Schinz, H. R., Baensch, W. E., Frommhold, W., Glauner, R., Uehlinger, E., Wellauer, J. Lehrbuch der Röntgendiagnostik, Bd. II/2, 6. Aufl. Thieme, Stuttgart 1981.

Murakami, K., Matsumoto, K. J., Jizuka, T.: Suppurative arthritis of the temporomandibular joint. J Maxillofac Surg 12: 41,1984.

Musgrove, B. T., Moody, G. H.: Synovial chondromatosis of the temporomandibular joint. Int J Oral Maxillofac Surg 20: 93, 1991.

N

Nagao, T., Nakajima, T., Fukushima, M., et al.: Calcifying odontogenic cyst: a survey of 23 cases in the Japanese literature. J Maxillofac Surg 11: 174,1983.

Nahser, H. C., Löhr, E.: Möglichkeiten der hochauflösenden Computertomographie in der Diagnostik von Gesichtsschädelverletzungen. Radiologe 26: 412,1986.

Nance, E. P., Power, T. A.: Imaging of the temporomandibular joint. Radiol Clin N Am 28: 1019,1990.

Naumann, H. H., Helms, J., Heberhold, C., Kastenbauer, E.: Oto-Rhino-Laryngologie in Klinik und Praxis, Bd. 2: Nase, Nasenneben-höhlen, Gesicht, Mundhöhle und Pharynx, Kopfspeicheldrüsen. Thie-me, Stuttgart 1992.

Neitzel, U.: Grundlagen der digitalen Bildgebung. In Ewen, K.: Moderne Bildgebung. Physik, Gerätetechnik, Bildbearbeitung und -kommunikation, Strahlenschutz, Qualitätskontrolle. Thieme, Stuttgart 1998a (S.63-76).

Neitzel, U.: Systeme für die digitale Röntgenbildgebung. In Ewen, K.: Moderne Bildgebung. Physik, Gerätetechnik, Bildbearbeitung und -kommunikation, Strahlenschutz, Qualitätskontrolle. Thieme, Stuttgart 1986b (S.127-36).

Neuberger, I. S., Brownson, R. C., Morantz, R. A.: Association of brain cancer with dental X-rays and occupation in Missouri. Cancer Detect Prev 15: 31-4,1991.

Neville, B. W., Damms, D. D., White, B. K., Waldron, C. A.: Color Atlas of Clinical Oral Pathology. Lea & Febiger, Philadelphia 1991.

Nidecker, A., Hartweg, H.: Seltene Lokalisationen verkalkender Tendopathien. Fortschr Röntgenstr 139: 658-2,1983.

Niederdellmann, H., Happle, R.: Kieferzysten - Leitsymptom für Gor-lin-Goltz-Syndrom. Dtsch Zahnärztl Z 29: 950,1974.

Nissen, G., Remagen, W., Prein, J.: Benigne Knorpeltumoren und Chondrosarkom. In Pfeifer, G., Schwenzer, N.: Fortschritte der Kiefer-und Gesichts-Chirurgie, Bd. XXXI. Thieme, Stuttgart 1986.

Nitzan, D. W., Marmary, Y.: Osteomyelitis of the mandible in a patient with osteopetrosis. J Oral Maxillofac Surg 40: 377,1982.

Norer, B., Remagen, W., Prein, J.: Zur Klinik, Pathologie und Differentialdiagnose des Ewing-Sarkoms und des maligner Non-Hodgkin-Lymphoms im Kiefer-Gesichts-Bereich. In Pfeifer, G., Schwenzer, N.: Fortschritte der Kiefer- und Gesichts-Chirurgie, Bd. XXXI. Thieme, Stuttgart 1986.

NRPB: Risk of radiation-induced cancer at low doses and low dose rates for radiation protection purposes. Documents of the NRPB Vol. 6 No 1. National Radiological Protection Board, Chilton, Didcot, Oxon OX11 ORQ, United Kingdom 1995.

O

Oestmann, J. W., Galanski, M.: ROC: Methodik zum Vergleich der diagnostischen Leistung bildgebender Verfahren. Fortschr Röntgenstr 151: 89-92,1989.

Oikarinen, V. J., Wolf, J., Julku, M.: A stereosialographic study of developmental mandibular bone defects (Stafne's idiopathic bone cavities). Int J Oral Surg 4: 51,1975.

O'Riordan, B.: Phleboliths and salivary calculi. Br J Oral Surg 12: 119, 1974.

Otten, J.-E., Düker, J.: Knochenbeteiligung bei Karzinomen der Mundschleimhaut im Röntgenbild. Dtsch Zahnärztl Z 36: 741,1981.

P

Paatero, Y. V.: A new tomographic method for radiographing curved outer surfaces. Acta Radiol 32: 177,1949.

Paatero, Y. V.: Orthoradial jaw pantomography. Ann Med Int Feun (Suppl 28) 48: 222,227,1958.

Paesani, D., Westesson, P.-L., Hatala, M. R., et al.: Accuracy of clinical diagnosis of TMJ internal derangement and arthrosis. Oral Surg Oral Med Oral Pathol 73: 360-3,1992.

Pandis, N., Polido, C., Bell, W. H.: Regional odontodysplasia. A case associated with asymmetric maxillary and mandibular development. Oral Surg Oral Med Oral Pathol 72: 492-6,1991.

Pasler, F. A.: Videobänder zur zahnärztlichen Röntgenaufnahmetech-nik, Teil I-Iilt Neue Medien Quintessenz, Berlin 1982.

Pasler, F. A.: Röntgenanatomie in Panorama-Aufnahmen. In Jung, T.: Panorama-Röntgenographie. Hüthig, Heidelberg 1984 (S.19).

Pasler, F. A.: Die radiologische Darstellung des Alveolarkammes. Dtsch Zahnärztl Z 40: 707-14,1985.

Pasler, F. A.: Manuel de radiologie dentaire et maxillofacial. Payot & Doin, Paris 1987.

Pasler, F. A., P. W. Stöckli: Röntgenuntersuchung. In Stöckli, P. W., Ben-Zur, E. D.: Zahnmedizin bei Kindern und Jugendlichen. Thieme, Stutt-gart 1994.

Pasler, F. A.: Zahnärztliche Radiologie. Thieme, Stuttgart 1995.

Paz, M. E., Katzberg, R. W., Tallents, R. H., et al.: Computed tomo-graphic evaluation of the density of the temporomandibular joint meniscus. Oral Surg Oral Med Oral Pathol 66: 519-24,1988.

Perriman, A. O., Figures, K. H.: Metastatic retinoblastoma of the man-dible. Oral Surg 45: 741,1978.

Pfeifer, G., Schwenzer, N.: Fortschritte der Kiefer- und Gesichtschirur-gie, Bd. XXXI: Knochentumoren und Systemerkrankungen im Kiefer-Gesichts-Bereich. Thieme, Stuttgart 1986.

Pfeifer, G.: Craniofacial anomalies - the key to a surgical classification of human malformations. In Pfeifer, G.: Craniofacial Abnormalitis and Clefts of the Lip, Alveolus and Palate. Thieme, Stuttgart 1991.

Philipsen, H.P.: Om Keratocyster I Kceberne. Tandlaegebladet 60: 963-80,1956.

Philipsen, H. P., Birn, H.: The adenomatoid odontogenic tumor. Acta Pathol Microbiol Scand 75: 375-98,1969.

Philipsen, H. P., Reichart, P. A., Zhang, K. H., Nikai, H., Yu, O. X.: Adenomatoid odontogenic tumor: biologic profile based on 499 cases. Oral Pathol Med 20: 149- 58,1991.

Philipsen, H.P., Ormiston, I.W., Reichart, P.A.: The desmo- and osteoplastic ameloblastoma. Histologic variant or clinicopathologic entity? Case reports. J Oral Maxillofac Surg 21: 352- 7,1992.

Philipsen, H.P., Samman, N., Ormiston, I.W., Wu, P.C., Reichart, P. A.: Variants of the adenomatoid ondontogenic tumor with a note on tumor origin. J Oral Pathol Med 21: 348- 52,1992.

Philipsen, H. P., Reichart, P. A.: Squamous odontogenic tumor (SOT): a benign neoplasm of the periodontium. A review of 36 reported cases. Clin Periodontol 23: 922-6,1996.

Philipsen, H. P., Reichart, P. A.: The adenomatoid odontogenic tumour: ultrastructure of tumour cells and non-calcified amorphous masses. Oral Pathol Med 25: 491-6,1996.

Philipsen, H. P., Reichart, P.A., Pretorius, F.: Mixed odontogenic tumours and odontomas. Considerations on interrelationship. Review of the literature and presentation of 134 new cases of odontomas. Oral Oncol 33: 86-99,1997.

Philipsen, H. P., Reichart, P. A.: The unicystic ameloblastom - a review of 193 cases from the literature. Oral Oncol 34: 317-25,1998.

Pindborg, J. J.: A calcifying epithelial odontogenic tumor. Cancer 11: 838,1958.

Pindborg, J. J., Kramer, I. R. H.,Torloni, H.: Histological typing of odontogenic tumours, jaw cysts, and allied lesions. International histological classification of tumours No. 5. World Health Organization, Géneve 1971.

Pindborg, J. J., Hj∅rting-Hansen, E.: Atlas of Diseases of the Jaws. Munksgaard, Copenhagen 1974.

Pistorius, A., Treinen, J., Mildenberger, P., Willershausen- Zönnchen, B.: Diagnostik und Anwendungsbereiche der Computertomographie in der Parodontologie. Acta Med Dent Helv 2: 2, 1997.

Potter, G. D.: Sectional Anatomy and Tomography of the Head. Grune & Stratton, Nova York 1971.

Poyton, G.: Oral Radiology. Williams & Wilkins, Baltimore 1982.

Prabhu, S. R., Daftary, D. K., Dholakia, H. M.: Hyperkeratosis palmoplantaris with periodontosis (Papillon-Lefevre syndrome): report of three cases; two occurring in siblings. J Oral Surg 37: 262,1979.

Prein, J., Remagen, W., Spiessl, B., Uehlinger, E.: Atlas der Tumoren des Gesichtsschädels. Odontogene und nicht odontogene Tumoren. Springer, Berlin 1985.

Preston-Martin, S., White, S. C.: Brain and salivary gland tumors related to prior dental radiography: implications for current practice. J Am Dent Assoc 120: 151-8,1990.

R

Rahn, R., Kreile, E., Gharemani, M.: Die Häufigkeit von Zufallsbefunden auf Panorama- Schicht-Aufnahmen. Zahnärztl Mitt 81: 434,1991.

Ramm, B., Nunnemann, A.: Röntgenqualitätsprüfungen und Strahlenschutz. Enke, Stuttgart 1992.

Rateitschak, K. H. & E. M., Woff, H.: Parodontologie,3. Aufl. Stuttgart. Farbatlanten der Zahnmedizin, Bd.1. Thieme, Stuttgart 2000.

Reich,H.: Dosimetrie ionisierender Strahlung.Teubner,Stuttgart 1990.

Reichart, P.A., Dornow, H.: Gingivo-periodontal manifestations in chronic benign neutropenia. J Clin Periodontol 5: 74-80,1978.

Reichart, P. A., Zobl, H.: Transformation of ameloblastic fibroma to fibrosarcoma. Int J Oral Surg 7: 503-7,1978.

Reichart, P. A., Schulz, P., Walz, C., Beyer, D., Pape, H.-D., Hausa-men, J.-E., Remagen, W., Howaldt, H.-P.: Früberkennung von Neubil-dungen im Kiefer-Gesichtsbereich durch den praktizierenden Zahnarzt. Deutsche Krebsh ilfe, Bonn 1991.

Reichart, P. A., Philipsen, H. P., Sonners, S.: Ameloblastoma: biologi-cal profile of 3677 cases. Oral Oncol, Eur J Cancer 2: 86-99,1995.

Reichart, P. A., Philipsen, H. P.: Oralpathologie. Farbatlanten der Zahnmedizin, Bd.14. Thieme, Stuttgart 1999.

Reichow, H.: Aufbewahrung, Weitergabe, Datenschutz. In Schmidt, T., Stieve, F. E.: Digitale Bildgebung in der diagnostischen Radiologie. Hoffmann, Berlin 1996 (S.345-55).

Remagen, W., Morscher, E., Rösli, A.: Primäre und sekundäre Tumoren der Knochen und Gelenke. In Kublencordt, F., Barthelheimer, H.: Handbuch der inneren Medizin, Bd VI/1 B. Springer, Berlin 1980.

Remagen, W.: Diagnostische Problematik der Kiefertumoren und Bedeutung des DÖSAK- Referenzregisters. In Pfeifer, G., Schwenzer, N.: Fortschritte der kiefer- und Gesichts-Chirurgie, Bd. XXXI. Thieme, Stuttgart 1986.

Reuling, N., Kühnert, A.: Zur Indikation und Bedeutung der Computertomographie und kernspintomographie bei funktionellen Erkrankungen des stomatognathen Systems. Schweiz Monatsschr Zahnmed 95: 507-13,1985.

Richter, M.: Evolution historique du traitement de fractures du tiers moyen de la face intéressantl occlusion. Rev Stomatol Chir Maxillofac 95: 374-81,1994.

Roberts, D., Schenck, J., Joseph, P., Hart, H., Pettigrew, J., Kundel, H. L., Edelstein, W., Haber, B.: Temporomandibular joint: magnetic resonance imaging. Radiology 155: 829-30,1985.

Robinson, H. B. G.: Primordial cyst versus keratocyst. Oral Surg 40: 362, 1975.

Rödig, T.: Untersuchungen zur Strahlenexposition des Patienten bei Spezialröntgenaufnahmen im Zahn-Mund-Kieferbereich. Diss., Göttingen 1998.

Rud, J., Pindborg, J. J.: Odontogenic keratocysts: a follow-up study of 21 cases. J Oral Surg 27: 323,1969.

Ruprecht, A., Austermann, K. H., Umstadt, H.: Cleft lip and palate, seldom seen features of the Gorlin-Goltz syndrome. Dermatomaxillofac Radiol 16: 99-103,1987.

Rylander, H., Ericsson, I.: Manifestations and treatment of periodontal disease in a patient suffering from cyclic neutropenia. J Clin Periodontol 8: 77,1981.

S

Sadeghi, E. M., Hopper, T. L.: Calcifying epithelial odontogenic tumor. J Oral Maxillofac Surg 40: 225,1982.

Salmo, N. A. M., Shukur, S. T., Abulkhail, A.: Bilateral aneurysmal bone cysts of the maxilla. J Oral Surg 39: 137,1981.

Samarabandu, J., Allen, K. M., Hausmann, E., Acharya, R.: Algorithm for the automated alignment of radiographs for image subtraction. Oral Surg Oral Med Oral Pathol 77: 75-9,1994.

Sanchez-Woodworth, R. E., Tallents, R. H., Katzberg, R. W., et al.: Bi-lateral internal derangements of temporomandibular joint: Evaluation by magnetic resonance imaging. Oral Surg Oral Med Oral Pathol 65: 281-5,1988.

Sanderink, G., Huiskens, R., van der Stelt, P., Welander, U., Stheelmann, S.: Image quality of direct digital intraoral x-ray sensors in assessing root canal length. Oral Surg Oral Med Oral Pathol 78: 125,1994.

Sanderink, G. C. H., Dula, K., Huiskens, R., van der Stelt, P. F.: The effect of image compression on the quality of images obtained with digi-tal intraoral and panoramic radiography. Dentomaxillofac Radiol 26: 272-3, 1997.

Schajowicz, F.: Histological Typing of Bone Tumors. Springer, Berlin.

Schellhas, K. P., Wilkes, C. H., Fritts, H. M., et al.: MR of osteochondritis dissecans and avascular necrosis of mandibular condyle. Am J Neuroradiol: Am J. Neuroadiol 10:3, 1989.

Schilli, W.: Knocheninfektionen. In Schwenzer, N., Grimm, G.: ZahnMund-kiefer-Heilkunde, Bd.1. Thieme, Stuttgart 1981.

Schlegel, D., Winter, W. A.: Die Tumoren im Bereich der Mundhöhle und der Kiefer. In Haunfeld, D. von, Hupfauf, L., Ketterl, W., Schmuth, G.: Praxis der Zahnheilkunde. Urban & Schwarzenberg, München 1983.

Schmidt, Th.: Strahlenexposition: Risiko und Nutzen im Wandel der Zeit. In Rosenbusch, G., Oudkerk, M., Amann, E.: Radiologie in der medizinischen Diagnostik. Blackwell, Berlin 1994.

Schmidt-Westhausen, A., Philipsen, H. P., Reichart, P. A.: Das ameloblastische Fibrom - ein odontogener Tumor im Wachstumsalter. Dtsch Zahnärztl Z 46: 66,1991.

Schneider, G.: Klinische Syndrome der Kiefer-Gesichtsregion. Volk und Gesundheit, Berlin 1975.

Schneider, G., Tölly, E.: Radiologische Diagnostik des Gesichtsschädels. Thieme, Stuttgart 1984.

Schofield, I. O. F.: Central odontogenic fibroma: report of case. J Oral Surg 39: 218,1981.

Schorn, C., Visser, H., Hermann, K. P., Alamo, L., Funke, M., Grabbe, E.: Dental CT: Bildqualität und Strahlenexposition in Abhängigkeit von den Scanparametern. Fortschr Röntgenstr 170: 137-44,1999.

Schroeder, H. E.: Pathobiologie oraler Strukturen. Karger, Basel 1983.

Schroeder, H. E.: Orale Strukturbiologie. Thieme, Stuttgart 1992.

Schubert, J., Grimm, G., Schneider, D.: Die synoviale Chondromatose. Dtsch Z Mund Kiefer Gesichtschir 8: 35,1984.

Schüller, H., Frentzen, M., Brings, O., Nolden, R.: Die hochauflösende Computertomographie in der Parodontologie - Ein Vergleich mit konventionellen bildgebenden Verfahren. Quintessenz 43: 651-6/819-29, 1992.

Schulte, W.: Kiefergelenkerkrankungen und Funktionsstörungen. In Schwenzer, N., Grimm, G.: Zahn-Mund-Kieferheilkunde, Bd.2. Thieme, Stuttgart 1981.

Schulte, W.: Die exzentrische Okklusion. Quintessenz, Berlin 1983.

Schulz, S. D., Donath, K.: Histologische Untersuchung resorbierter Zahnkronen nichtdurchgebrochener Weisheitszähne. Dtsch Zahn Mund Kieferheilkd 80: 33-6,1992.

Schwenzer, N.: Tumoren des Kiefergelenkes. Fortschritte der Kiefer und Gesichtschirurgie, Bd. XXV. Thieme, Stuttgart 1980 (S.122-5).

Schwenzer, N., Pfeifer, G.: Mesenchymale Weichteiltumoren und Melanome. Fortschritte der Kiefer- und Gesichtschirurgie, Bd. XXXIII. Thieme, Stuttgart 1988.

Sears, R. S.: The effects of sickle-cell disease on dental and skeletal maturation. ASDC J Dent Child 48: 275,1981.

Sedano, H. O., Kuba, R., Gorlin, R. J.: Autosomal dominant cemental dysplasia. Oral Surg 54: 643,1982.

von Seggern, H.: Photostimulierbare Speicherleuchtstoffe für Röntgenstrahlung. Phys B148: 719-23,1992.

Seifert, G.: Mundhöhle, Zähne, Kopfspeicheldrüsen, Tonsillen, Rachen. In Doerr, W.: Organpathologie, Bd. II. Thieme, Stuttgart 1974.

Seifert, G., Miehlke, A., Hauberich, J., Chilla, R.: Speicheldrüsenkrankheiten. Thieme, Stuttgart 1984.

Shear, M.: Cysts of the Oral Regions, 3ª ed. Wright, Oxford 1992.

Sherman, N. H., Rao, V. M., Brennan, R. E., Edeiken, J.: Fibrous dysplasia of the facial bones and mandible. Skelet Radiol 8: 141 - 3,1982.

Shi, X. O., Eklund, I., Tronje, G., Welander, U., Stamatakis, H. C., Engström, P. E., Norhagen Engström, G.: Comparison of observer reliability in assessing alveolar bone changes from color-coded with subtraction radiographs. Dentomaxillofac Radiol 28: 31- 6,1999.

Sicher, H., Tandler, J.: Anatomie für Zahnärzte. Springer, Berlin 1928.

Simon, G. T., Kendrick, R. W., Whitlock, R. I. H.: Osteochondroma of the mandibular condyle. Case report and its management. Oral Surg 43: 18,1977.

Simura, M., Babbush, C. A., Matima, H., Yanagisawa, S., Sairenji, E.: Presurgical evaluation for dental implants using a reformatting program of computed tomography: maxilla/mandible shape pattern analysis (MSPA). Int J Oral Max Implants 5: 175-81,1990.

Sitzmann, F.: Qualitätssicherung zahnärztlicher Röntgenaufnahmen. Dtsch Zahnärztl Z 44: 156-8,1989.

Slootweg, P. G.: An analysis of the interrelationship of the mixed odontogenic tumors - ameloblastic fibroma, ameloblastic fibro-odontoma, and the odontomas. Oral Surg 51: 266,1981.

Slootweg, P. J., Müller, H.: Central fibroma of the jaw, odontogenic or desmoplastic. Oral Surg 56: 61-70,1983.

Slowick, F. A., Campbell, C. J., Kettelkamp, D. B.: Aneurysmal bone cyst. An analysis of thirteen cases. J Bone Joint Surg (Am) 50: 1142- 51, 1968.

Smith, I. P.: Authentication of digital medical images with digital signature technology. Radiology 194: 771-4,1995.

Soames, J. V.: A pigmented calcifying odontogenic cyst. Oral Surg 53: 395,1982.

Sonick, M., Abrahams, J., Faiella, R.: A Comparison of the accuracy of periapical, panoramic and computerized tomographic radiographs in locating the mandibular canal. Int J Oral Max Implants 9: 455-60,1994.

Sonnabend, E., Benz, Ch.: Das Röntgenbild in der zahnärztlichen Praxis,3. Aufl. Hüthig, Heidelberg 1998.

Soskolne, W. A., Sheteyer, A.: Median mandibular cyst. Oral Surg 44: 84,1977.

Spiekermann, H.: Implantologie. Farbatlanten der Zahnmedizin, Bd. 10. Thieme, Stuttgart 1994.

Stafne, E. C.: Bone cavities situated near the angle of the mandible. J Am Dent Assoc 29: 1969,1942.

Stafne, E. C.: Röntgendiagnostik des Mundes und der Zähne. Medica, Stuttgart 1977.

Steidler, N. W., Cook, R. M., Reade, P. C.: Aneurysmal bone cysts of the jaws: a case report and review of the literature. Br J Oral Surg 16: 254, 1979.

Steinhardt, G.: Untersuchungen über Beanspruchung der Kiefergelenke und ihre geweblichen Folgen. Dtsch Zahnheilkd 91: 1,1934.

Steinhardt, G.: Kiefergelenkerkrankungen. In Häupl. K., Meyer, W., Schuchardt, k.: Die Zahn-, Mund- und Kieferheilkunde, Bd.3/1. Urban & Schwarzenberg, München 1957.

Stene, T., Pedersen, K. N.: Aberrant salivary gland tissue in the anterior mandible. Oral Surg 44: 72,1977.

Stieve, F. E.: Über den Bildaufbau in der Tomographie bei ein- und mehrdimensionaler Verwischung. Fortschr Röntgenstr 116: 253- 73, 1972.

Stieve, F. E., Stargardt, A., Stender, H.-St.: Strahlenschutz. Hoffmann, Berlin 1996.

Stöckli, P. W., Ben-Zur, E. D.: Zahnmedizin bei Kindern und jugendlichen. Thieme, Stuttgart 1994.

Streffer, C., Müller, W. U.: Bewertung des Strahlenrisikos durch die Röntgendiagnostik. In Hähnel, S.: Strahlenexposition in der medizinischen Diagnostik. Veröffentlichungen der Strahlenschutzkommission, Bd.30. Fischer, Stuttgart 1995 (S.317- 32).

Strnad, F.: Der röntgendiagnostische Befundbericht. In Diethelm, L., Olsson, O., Strnad, F., Vieten, H., Zuppinger, A.: Handbuch der Medizinischen Radiologie, Bd. Iilt Springer, Berlin 1967.

Syrjänen, S., Lampainen, E.: Mandibular changes in panoramic radiographs of patients with end stage renal disease. Dentomaxillofac Radiol 12: 51,1983.

T

Taguchi, N., Kaneda, T.: Desmoplastic fibroma of the mandible: report of a case. J Oral Surg 38: 441,1980.

Takagi, D. D. S., Ishikawa, G.: Simultaneous villonodular synovitis and synovial chondromatosis of the temporomandibular joint. J Oral Surg 39: 699,1981.

Tammisalo, E., Tammisalo, T.: Multimodal radiography: a new imaging technique and system for oral diagnosis. Proc Finn Dent Soc 87: 259-70,1991.

Tammisalo, E. H., Hallikainen, D., Kanerva, H., Tammisalo, T.: Comprehensive oral x-ray diagnosis: Scanora® multimodal radiography. Dentomaxillofac Radiol 21: 9,1992.

Tammisalo, T., Luostarinen, T., Vähätalo, K., Tammisalo, E. H.: Detailed rotational narrow beam radiogaphy versus intraoral radiography in detection of periodontal lesions. Dentomaxillofac Radiol 20: 49 (Resumo), 1991a.

Tammisalo, T., Vähätalo, K. Luostarinen, T., Tammisalo, E. H.: Detailed rotational narrow beam radiographyversus intraoral radiography in detection of periapical lesion. Dentomaxillofac Radiol 20: 50 (Resumo), 1991 b.

Tammisalo, T., Happonen, R. P., Tammisalo, E. H.: Stereographic assessment of mandibular canal in relation to the roots of impacted lower third molar using multiprojection narrow beam radiography. Int J Oral Maxillofac Surg 21: 85,1992.

Tasaki, M., Westesson, P.-L.: Temporomandibular joint: Diagnostic accuracy with sagittal and coronal MR imaging. Radiology 186: 723-9, 1993.

Tetsch, P., Tetsch, J.: Fortschritte der zahnärztlichen Implantologie. Hanser, München 1996.

Thompson, J. R., Christiansen, E., Hasso, A. N., Hinshaw, D. B.: Temporomandibular joints. High resolution computed tomographic evalua-tion. Radiology 150: 105-10,1984a.

Thompson, J. R., Christiansen, E., Sauser, D., Hasso, A. H., Hinshwa, D. B.: Dislocation of the temporomandibular joint meniscus: Contrast arthrography vs. computed tomography. Am J Neuroradiol 5: 747-50, 1984b.

Töndury, G.: Angewandte und topographische Anatomie, 3. Aufl., Thieme, Stuttgart 1965; 5. Aufl.1981.

Topazian, R. G., Costich, E. R.: Familial fibrous dysplasia of the jaws (cherubism). J Oral Surg 23: 559,1965.

322 Referências Bibliográficas

Topoll, H. H., Streletz, E., Hucke, H. P., Lange, D. E.: Furkationsdiag-nostik - Ein Vergleich der Aussagekraft von OPG, Röntgenstatus und in-traoperativem Befund. Dtsch Zahnärztl Z 43: 705,1988.
Trimble, L. D., West, R. A., McNeill, R. W.: Cleidocranial dysplasia: comprehensive treatment of the dentofacial abnormalities. J Am Dent Assoc 105: 661,1982.
Tsaknis, P. J., Carpenter, W. M., Shade, N. L.: Odontogenic adenoma-toid tumor: report of case and review of the literature. J Oral Surg 35: 146,1977.
Tsaknis, P. J., Nelson, J. F.: The maxillary ameloblastoma: an analysis of 24 cases. J Oral Surg 38: 336,1980.
Tso, M. S., Gawford, P. J., Miller, J.: Hypodontia, ectodermal dysplasia and sweatpore count. Br Dent J 158: 56-60,1985.
Tubiana, M.: Introduction to Radiobiology. Taylor & Francis, London 1990.

U

Uehlinger, E.: Fibröse Dysplasie (Jaffé-Lichtenstein); Osteofibrosis de-formans juvenilis (Uehlinger); Albrightsches Syndrom. In Schinz, H. R., Baensch, W. E., Frommhold, W., Glauner, R., Uehlinger, E., Wellauer, J.: Lehrbuch der Röntgendiagnostik, Bd. II/1. Thieme, Stuttgart 1979.
Uehlinger, E.: Sekundäre Knochengeschwülste. In Schinz, H. R., Baensch, W. E., Frommhold, W., Glauner, R., Uehlinger, E., Wellauer, J.: Lehrbuch der Röntgendiagnostik, Bd. II/2. Thieme, Stuttgart 1981.
UNSCEAR 93: Sources and Effects of ionizing Radiation. United Nations Scientific Committee on the Effects of Atomic Radiation. UNSCEAR 1993 Report to the General Assembly, with Scientific Annexes. United Nations, Nova York 1993.
Utsunomiya, J., Nakamura, T.: The occult osteomatous changes in the mandible in patients with familial polyposis coli. Br J Surg 62: 45-51, 1975.

V

Valachovic, R. W., Douglass, C. W., Reiskin, A. B., Channcey, H. H., Mc Neil, B. J.: The use of panoramic radiography in the evaluation of asymptomatic adult dental patients. Oral Surg Oral Med Oral Pathol 61: 289,1986.
Valvassori, G. E., Potter, G. D., Hanafee, W. N., Carter, B. L., Buckingham, R. A.: Radiologie in der Hals-Nasen-Ohren-Heilkunde. Thieme, Stuttgart 1984.
Van Aken, J.: Die Weichteile des Gesichtsschädels und das intraorale Röntgenbild. Zahnärztl Welt 82: 1066,1973.
Van Aken, J.: Untersuchungen zum Indikationsbereich von Panorama-aufnahmen. In Jung, T.: Panoramaröntgenographie. Symposium Han-nover. Hüthig, Heidelberg 1982.
Van der Waal, I, van der Kwast, W. A. M.: Oralpathologie für Zahn-ärzte. Quintessenz, Berlin 1987.
Van der Waal, I.: Diseases of the jaws. Diagnosis and Treatment. Text-book and Atlas. Munksgaard, Copenhagen 1991.
Villari, N., Fanfani, F.: Diagnostic contribution of CT in implantology: use of the new Denta-Scan reconstruction program. Radiol Med (Tori-no) 83: 608,1992.
Visser, H.: Ein einfaches Verfahren zur Digitalisierung von Zahnfilmen. Zahnärztl Welt 103: 282-7,1994.
Visser, H., Matheis, B., Richter, B., Hermann, P. K., Harder, D., Krü-ger, W.: Zahnfilmstatus und Panorama-Schichtaufnahme - Ergebnisse einer klinisch-dosimetrischen Untersuchung. Dtsch Zahnärztl Z 52: 492-4,1997a.
Visser, H., Hermann, K. P., Schorn, C., Krüger, W.: Doses to critical organs from computed tomography (CT). In Farman, A. G., Ruprecht, A., Gibbs, S. J., Scarfe, W. C.: Advances in Maxillofacial Imaging. Elsevier, Amsterdam 1997b (S.401-6).
Visser, H., Hermann, K. P., Köhler, B.: Phantomuntersuchungen zur Strahlenexposition des Patienten bei der intraoralen zahnärztlichen Diagnostik mit digitalen Röntgensystemen. In Schmidt, R.: Medizi-nische Physik 1997. Deutsche Gesellschaft für Medizinische Physik, Hamburg 1 997c (S.177-8).
Visser, H., Krüger, W.: Can dentists recognize manipulated digital radiographs? Dentomaxillofac Radiol 26: 67-9,1997.
Visser, H.: Untersuchungen zur Optimierung der parodontologischen Röntgendiagnostik. Quintessenz, Berlin 1999.
Visser, H., Lewandowski, P., Krüger, W.: Comparison of storage phosphor and conventional radiography for periodontal diagnosis. J Dent Res 78: 209 (Resumo 824),1999.

W

Wächter, R., Remagen, W., Stoll, P.: Kann man zwischen Odonto-Ameloblastom und ameloblastischem Fibro-Odontom unterscheiden? Dtsch Zahnärztl Z 46: 74,1991.
Walker, A., Homer, K., Czaika, J., Shearer, A. C., Wilson, N. H.: Quan-titative assessment of a new dental imaging system. Br J Radiol 64: 529-36,1991.
Walter Jr., J. M., et al.: Aggressive ossifying fibroma of the maxilla: re-view of the literature and report of case. J Oral Surg 37: 276,1979.
Wehrbein, H., Harhoff, R., Diedrich, P.: Wurzelresorptionsrate bei orthodontisch bewegten, parodontal geschädigten und gesunden Zäh-nen. Dtsch Zahnärztl Z 45: 176-8,1990.
Weinberg, L. A.: Role of condylar position in TM J dysfunction-pain syndrome. J Prosthet Dent 41: 636,1979.
Weinberg, L. A.: CT-scan as a radiologic database for optimum implant orientation. J Prosthet Dent 69: 381,1993.
Welander, U., Nelvig, P., Tronje, G., McDavid, W. D., Dove, S. B., Mörner, A. C., Cederlund, T.: Basic technical properties of a system for direct acquisition of digital intraoral radiographs. Oral Surg Oral Med Oral Pathol 75: 506-16,1993.
Wenneberg, B., Kopp, S., Hollender, L.: The temporomandibular joint in ankylosing spondylitis. Acta Odontol Scand 42: 165,1984.
Wenzel, A.: Computer-aided image manipulation of intraoral radio-graphs to enhance diagnosis in dental practice: a review. Int Dent J 43: 99-108,1993.
Wenzel, A.: Digital radiography and caries diagnosis. Dentomaxillofac Radiol 27: 3-11,1998.
Wepner, F., Fries, S., Engleder, R.: Reparative riesenzellhaltige Granulome als Manifestation des primären Hyperparathyreoidismus im Kieferbereich. Quintessenz 38: 1621,1987.
Wesley, R. K., Cullen, C. L., Bloom, W. S.: Gardner's syndrome with bilateral osteomas of coronoid process resulting in limited opening. Pediat Dent 9: 53-7,1987.
Westesson, P.-L.: Double-contrast arthrotomography of the temporomandibular joint: introduction of an arthrotomographic technique for visualization of the disc and articular surfaces. J Oral Maxillofac Surg 41: 163,1983.
Westesson, P.-L., Bronstein, S. L., Liedberg, J. L.: Internal derange-ment of the temporomandibular joint: morphologic description with correlation to function. Oral Surg 59: 323-1,1985.
Westesson, P.-L., Katzberg, R. W., Tallents, R. H., et al.: CT and MR of the temporomandibular joint: Comparison with autopsy specimens. Am J Roentgenol 148: 1165,1987a.
Westesson, P.-L., Katzberg, R. W., Tallents, R. H., et al.: Temporomandibular joint: Comparison of MR images with cryosectional ana-tomy. Radiology 164: 59, 1987b.
Westesson, P.-L.: Kiefergelenk. In Frommhold, W., Dihlmann, W., Stender, H.-St., Thurn, P.: Schinz, Radiologische Diagnostik, Bd. VI/1. Thie-me, Stuttgart 1989.

Westesson, P.-L., Cohen, J., Tallents, R. H.: MRI of the temporomandi-bular joint following surgical treatment of internal derangement. Oral Surg Oral Med Oral Pathol 71: 401 -7,1991a.

Westesson, P.-L., Katzberg, R. W.: Imaging of the Temporoman- dibularioint. Cranio Clinics International. Williams & Wilkins, Baltimore 1991b.

Westesson, P.-L.: Contemporary Maxillofacial Imaging. Saunders, Philadelphia 1992a.

Westesson, P.-L.: Magnetic resonance imaging of the temporomandi-bular Joint. Oral Maxillofac Surg N Am 4: 1,1992b.

Westesson, P.-L.: Diagnostic imaging of oral malignancies. Oral Maxil-lofac Surg N Am 5: 2,1993.

Westesson, P. L.: Magnetic resonance imaging of the temporomandi-bular joint. In Pertes, R. A., Mannheimer, J. S.: Temporomandibulariointt Disorders. Quintessence, Chicago 1995.

Westesson, P.-L.: Temporomandibular joint and dental imaging. Neuroimag Clin N Am 6: 2,1996.

White, D. K., Lucas R. M., Miller, A. S.: Median mandibular cyst: review of the literature and report of two cases. J Oral Surg Oral Med Oral Pa-thol 33: 372,1975.

White, S. C.: 1992 assessment of radiation risk from dental radiogra-phy. Dentomaxillofac Radiol 21: 118-26,1992.

Winer, R. A., Doku, H. C.: Traumatic bone cyst in the maxilla. Oral Surg 46: 367,1978.

Wingren, G., Hatschek, T., Axelson, O.: Determinants of papillary can-cer of the thyroid. Am J Epidemiol 138: 482-91,1993.

Witkowski, R., Prokop, O., Ullrich, E.: Lexikon der Syndrome und Fehl-bildungen. Springer, Berlin 1995.

Wolf, J., Jarvinen, H. J., Hietanen, J.: Gardner's dento-maxillary stig-mas in patients with familial adenomatosis coli. Br J Oral Max Surg 24: 410-6,1986.

Wood, N. K., Goaz, P. W.: Differential Diagnosis of Oral Lesions, 4ª ed. Mosby, St. Louis 1991.

Wood, N. K., Goaz, P. W.: Differential Diagnosis of Oral and Maxillofa-cial Lesions, 5ª ed. Mosby, St. Louis 1997.

Worth, H. M.: Principles and Practice of Oral Radiologic Interpretation. Year Book Medical, Chicago 1963.

Worth, H. M., Stoneman, D. W.: Radiology of vascular abnormalities in and about the jaws. Dent Radiogr Photog 52: 1,1979.

Worth, H. M.: Röntgenuntersuchung des Kiefergelenks. In Zarb, G. A., Carlsson, G. E.: Physiologie und Pathologie des Kiefergelenks. Quintessenz, Berlin 1985 (S.361-420).

Wright, J. M.: The odontogenic keratocyst, orthokeratinized variant. Oral Surg 51: 609,1981.

Wunderer, S., Watzke, J.: Manifestationen des primären Hyperparathyreoidismus im Kiefer-Gesichts-Bereich und ihre Behandlung. In Pfei-fer, G., Schwenzer, N.: Fortschritte der Kiefer- und Gesichts-Chirurgie, Bd. XXXI. Thieme, Stuttgart 1986.

Wysocki, G. P., et al.: Histogenesis of the lateral periodontal cyst and the gingival cyst of the adult. Oral Surg 50: 327,1980.

Wysocki, G. P.: The differential diagnosis of globulomaxillary radiolu-cencies. Oral Surg 51: 281,1981.

Y

Yaffe, M. J., Rowlands, J. A.: X-ray detectors for digital radiography. Phys Med Biol 42: 1-39,1997.

Yanagisawa, K., Friedman, C. D., Vining, E. M., et al.: DentaScan imaging of the mandible and maxilla. Head Neck 15: 1-7,1993.

Z

Zallen, R. D., Preskar, M. H., McClary, S. A.: Ameloblastic fibroma. J Oral Surg 40: 513,1982.

Zarb, G. A., Carlsson, G. E.: Physiologie und Pathologie des Kiefergelenks. Quintessenz, Berlin 1985.

Ziedses des Plantes, B. G. A.: Planigraphie en Subtractie. Röntgeno—graphische differentiatie methoden. Thesis, Kemnik en Zoon NV, Utrecht 1934.

Ziegler, J. L.: Burkitt's lymphoma. Cancer 32: 144,1982.

Créditos das Figuras

Prof. Dr. B. Allgayer, Divisão de Radiologia - Oncologia, Hospital Cantonal de Lucerna
Figuras 420-425
Univ. Doz. Dr. J. Beck-Managetta, Divisão de Cirurgia Bucomaxilofacial, Hospital Estadual, Salzburg
Figuras 585, 586
Dr. J.-P. Bernard, Divisão de Estomatologia e Cirurgia Oral, Seção de Medicina Dental, Faculdade de Medicina da Universidade de Genebra
Figura 684
Dr. W. Böse, Worpswede
Figura 687
Prof. Dr. J.-M. Chausse, Departamento de Cirurgia Reparadora, Hospital Cantonal de Genebra
Figura 718 esquerda
Dr. J. M. Dähne, Herxheim
Figura 675
Prof. Dr. J. Freyschmidt, Setor de Medicina Radiológica e Nuclear, Clínica Radiológica, Hospital Central de Bremen
Figura 713, direita
Hospital Cantonal de Fribourg, Serviço de Radiologia, Fribourg, Suíça
Figura 682
Prof. Dr. M. Galanski e **Prof. Dr. P. E. Peters,** Instituto de Radiologia Clínica da Universidade de Münster
Figura 730
Prof. Dr. Giedon, Hospital Infantil da Universidade de Zurique
Figura 727
Prim. Univ. -Doz. Dr. M. Grobovschek, Instituto de Radiologia, Hospital Neurológico Salzburg
Figuras 277-282, 402-419, 431-436, 564, 565, 572, 583, 584, 650-652, 778, 779
Prof. Dr. N. Hardt, Hospital Cantonal de Lucerna
Figuras 551, 552, 751, 752
Prof. Dr. Ursula Hirschfelder, Policlínica de Ortodontia, Universidade de Erlangen-Nürnberg
Figuras 599-601
Priv. -Doz. Dr. Bärbel Kahl-Nieke, Clínica de Ortodontia, Universidade de Colônia
Figuras 595-597, 610, 611
Dr. Ph. D. Ledermann, Berna
Figuras 487, 555, 592, 678, 680
Prof. Dr. M. Makek, Instituto de Patologia da Universidade de Zurique
Figuras 694, 697, 745, 754
Prof. Dr. M. Matras, Divisão de Cirurgia Bucomaxilofacial, Hospital Estadual, Salzburg
Figura 715
Dr. G. Nager, Frigbourg, Suíça
Figura 707
Dr. P. Payot, Genebra
Figura 527
Prof. Dr. M. Perko, FMH Cirurgia Maxilar, Zurique
Figura 708 esquerda

Dr. A. Pistorious, Clínica Odontológica da Universidade de Mainz
Figuras 520-523
Prof. Dr. J. J. Pindborg, Departamento de Patologia Oral e Medicina, Escola de Odontologia, Copenhage
Figuras 635 esquerda, 637 esquerda
University of Pretoria, Escola de Odontologia
Figura 451
Priv.-Doz. M. Richter, Encarregado de cursos, Departamento de Cirurgia Reparadora, Unidade de Cirurgia Maxilofacial, Hospital Cantonal de Genebra
Figuras 780-782
Dr. L. Risk, Genebra
Figura 479 direita
Prof. Dr. J. Samson, Divisão de Estomatologia e Cirurgia Oral, Seção de Medicina Dental, Faculdade de Medicina da Universidade de Genebra
Figura 719
Dr. Margrit Schmutz, Instituto de Radiologia, e **Dr. J. Rufener,** FMH Medicina Interna, ambos de Interlaken
Figura 397
Dr. R. Schwitzer, Olten, Suíça
Figura 711 direita
Siemens AG, Centro de Pesquisas, Setor de Técnicas Médicas, Erlangen
Figuras 426-430, 614-616, 625
Sirona Dental Systems GmbH, Bensheim
Figuras 275, 276
Prof. Dr. E. Steinhäuser, Clínica e Policlínica de Cirurgia Bucomaxilofacial, Universidade de Erlangen-Nürnberg
Figuras 711 esquerda, 738, 739
Dr. K. Weibel, Instituto de Radiologia, Baden, Suíça
Figuras 670, 706, 740, 749
Prof. P. L. Westensson, DDS, Ph.D., Universidade de Rochester, Escola de Medicina e Odontologia, Rochester, NY
Figuras 394, 442, 443, 624-629
Dr. Ph. Zimmerli, Cernier, Suíça
Figuras 692, 696
Dr. Th. Zumstein, Lucerna
Figuras 70-73
De **Tetsch, P., Tetsch, J.: Fortschritte der zahnärztlichen Implantologie. Hanser, München 1996** foram retiradas:
Figuras 437, 438
De **Ewen, K.: Moderne Bildgebung. (Referenz -Reihe Radiologische Diagnostik.) Thieme, Stuttgart 1998**, foi retirada:
Figura 326
De **Reichart, P.A.: Oralpathologie. (Farbatlanten der Zahnmedizin, Bd 14) Thieme, Stuttgart 1999** foi retirada:
Figura 679

Índice

A

Abertura piriforme 95
Abóbada palatina 48, 50, 55
Abrasão 201
Abscesso periodontal 223
Abscesso, subperiósteo 228
Acidentes banais 301, 304
Ácido desoxirribonucléico, ver DNA
Adenocarcinoma 299
Agulhas de rádio 31
Alterações dos dentes, regressivas 207 s
Alterações nos maxilares, regressivas 207 s
Alterações regressivas 195, 207 s
Ameloblastoma 270 s
- em forma de "favo de mel" 270
- folicular 270 s
- multilocular 270
Ameloblastoma da maxila 271
Ameloblastoma de mandíbula 270 s
Amelogênese imperfeita 201, 217
Amplificador de imagens radiográficas, eletro-óptico 129
Análise por telerradiografia 168
Anatomia radiográfica 47 ss., 93 ss.
Ângulo da camada 31
Ângulo da mandíbula 64, 167, 173
Ângulo da mandíbula 64, 167, 173 s
Ângulo de regulagem 76 s
Anomalia 195 ss.
Anomalia de Pierre Robin 198
Anomalias de posição de dentes, artropatias 253
Anquilose 205
Anquilose na articulação temporomandibular 248, 252
- no osteocondroma 287
Aparelho de mira 71
Aparelho de panorâmicas, digital 137
Aparelho de processamento do filme 125
Ápice da pirâmide 159
Ápice de um pré-molar, sobreposição pelo forame mentoniano 104
Aplasia da articulação temporo-mandibular 247
Arco zigomático 56, 59, 165
Artefato de movimento 191
Ártefatos 151, 185, 191, 304
Arteriólito 209

Articulação temporomandibular 176
- ortopantomografia 43
- reconstrução tridimensional 188, 251
- - zonográfica, zona frontal 33
- TC
- - - axial 248
- - - coronal 186 s
- tomografia do filme 175
- - - linear 250
- tomografia por ressonância magnética 194
Artrograma de duplo contraste 255
Artropatia 245
- primária 245 ss.
- secundária 245 ss.
Artrose deformante 249
Artrotomografia 176
- indicação 176
Artrotomograma de duplo contrate 176
Asa
- maior do osso esfenóide 59
- menor do osso esfenóide 165
Aspergilose, seios maxilares 235, 243
Assimetria do crânio 168
Assimetria facial 247
Assoalho do nariz 48, 50, 55
Assoalho do seio 97
Atlas 181
Atrofia do processo alveolar 207, 219
- senil 292
Atrofia óssea, senil 305
Atrofia, senil 292, 305
Ausência de dentes
- anatomia radiográfica 61
- ortopantomografia 42, 69
- visão geral da maxila 107
- visão geral de mandíbula 108

B

Bainha, processo estilóide 59
Banco de dados dos pacientes 135
Base do crânio, efeitos de adição 59
Blefarofimose 201
Bobina para articulação temporomandibular 194

Boca fechada
- ortopantomografia 34
- radiografia interproximal 85
Bolsa periodontal 223
Bolsa, retroalveolar 219
Borramento 175

C

Cabeça da mandíbula 176
Cadeia de efeitos biológicos, por radiações 6 s
Cadeia estiloióidea
- lesões 64
- ossificação 216
Calcificação 209 ss.
Calcificação das parótidas 213
Cálculo de polpa 201
Cálculo nas parótidas 212
Cálculo salivar 83, 106, 209, 223
Cálculos de saliva, ver sialolito
Câmara de ionização 18 s
Campo eletromagnético de alta freqüência 193
Canal
- da mandíbula 48, 53 s, 60 s, 103, 159, 161, 167, 173 s,181, 190
- - curso 105
- - em edentados 60
- - formação geminada 198
- - nasolacrimal 52, 107
- - nasopalatino 48, 95
- - óptico 161, 165
- - relação de localização de um cisto folicular 261
- incisivo 107, 183
- infra-orbital 48, 165
Canal pulpar 95
Capacidade de resolução 151
- teórica, máxima 151
Capacidade de transmissão de energia linear 4 s
Carcinogênese 7, 11
Carcinoma
- adenóide cístico 299
- da mucosa da boca 295
- odontogênico 269
Carcinoma da mucosa da boca 295
Carcinoma de células dos ácinos 299

Cáries de cemento 218
Cáries de dentes 217 s
- diagnóstico, sistemas de receptores de imagens 86
- locais de predileção 218
- proximais 84, 97, 217 s
- radiografia dental pelo paralelismo 218
- radiografia interproximal 218
- reconhecimento precoce 217
Cáries de dentes decíduos 218
Cáries de fissura 217 s
Cáries proximais 84, 97, 217 s
Cáries secundárias 83 s, 218
Catarata 10, 13, 27
Cavidade latente do osso 257, 285
Cavidade nasal 48, 98
Célula mastóidea 165, 171
Cementículos 282
Cementoblastoma, benigno 278
Chernobyl 15
Chumbo de caça 312
Cicatriz óssea 230
Cintilografia 227
- diagnóstico de tumores 298
- sinais de osteomielites 232
Cirurgia de Caldwell-Luc 235, 238
Cirurgia de implante, planejamento da 189, 192
Cistectomia 257
Cisto de Craig 258, 267
Cisto de erupção 204, 207, 257 s
Cisto de Stafne 257, 285
Cisto do ducto incisivo 258, 263 s
Cisto primordial 257 ss.
Cistos de oclusão no seio maxilar 235, 238
Cistos dos maxilares
- achados radiológicos 257
- classificação 258
- condicionados pela inflamação - 257 s, 265 ss.
- condicionados pelo desenvolvimento 257 s, 260 ss.
- epiteliais 257 s
- não-odontogênicos 257 ss.
- odontogênicos 257 ss.
- radiculares 257 s
Cistos na maxila
- foliculares 260 s
- não-odontogênicos 257
Cistos ósseos 257
- aneurismáticos 284
- solitários 284

326 Índice

Cistos paradentais 226, 257 s, 267
Cistos periodontais 226, 257 s, 260ss.
- - laterais 262
Cistos satélites 259
Cistos, ver também mandíbula, cistos de
- foliculares 257 s, 260 ss.
- - nos seios maxilares 241
- - ortopantomografia 46
- - relação de posição com o canal da mandíbula 261
- naso-alveolares 258, 263
- nasopalatinos 88, 258, 263 s
- - tomografia computadorizada 264
- odontogênico, calcificante 274
- paradentais 226, 257 s, 267
- periodontais 226
- radiculares 265 ss.
- - infectados 265
- - sinais radiográficos 265
Clivo 171
Cocar 288
Coluna de pontos de apoio 32 s
Coluna vertebral-cervical 48, 61 ss., 161
- efeitos de subtração 63
Compressão de dados 131
Compressão dos côndilos 254
Comprimento do canal radicular, medição na imagem digital 145
Comprimento do implante 192
Concha nasal inferior 48, 50, 161
Conchas nasais 107
Concrescência 209 ss.
- na raiz do dente 210
Côndilo mandibular (ver também côndilos) 159
Côndilos bífidos 198
Condroma 287
Condromatose sinovial 250
Conjunto PERIO 72
Conjuntos de dados de tomografia computadorizada, reformatados 142
Contraste do filme 126
Cores falsas 148
Corno
- maior do osso hióideo 62
- menor do osso hióideo 63
Coroas de dentes anteriores, formação de degrau 304
Corpo
- mandibular 54
- osso zigomático 52
Corpos articulares livres 250
Corpos estranhos 68, 209, 309 ss.
- nos seios maxilares 50, 52
Correção de tons de cinza 143
Corte transversal dos maxilares, reconstrução multiplanar 189 ss.
Corte transversal multiplanar 122
Cortes secundários 191
Crânio da face, assimetria 158
Crânio tipo mapa geográfico 286
Crânio, tomografia computadorizada, coronal 184
Crista
- temporal 55, 60
- - mandibular 59
- timpânica 58
- zigomático-alveolar 159, 165
Crista alveolar 85, 105 s
Cromossomo 6
Curva de gradação 141

D

Defeitos do esmalte do dente 200 s
Dens in dente 203
Densidade de tecidos na tomografia computadorizada 183
Densidade dos músculos 248
Dente
- invaginados 203
- processo odontóide 165, 167
Dente 3º molar 82
- cáries 218
- deslocado
- - determinação da localização 162
- - radiografia, intrabucal 82
- impactado, medições de distância 190
- mandíbula 91
- retido, determinação da localização 166
Dente anterior ectópico 92
Dente fantasma 207
Dentes
- anquilosados 204 ss., 247
- ausentes 269
- concrescência 203
- flutuantes 224, 271, 286
- geminação 203
- não-vitais 104
- - reabsorção 206
- permanentes, erupção 66
- posicionado tombado 269
- submerso, esclerose reativa 205
- - displásico 200
- - ortopantomografia 46
- - reabsorção 207
- - retido 108, 195, 204 s
- - técnica para localização 113 ss., 164, 168
Dentes fraturados, sinais radiográficos 305
Dentes geminados 203
Dentição decídua
- anatomia radiográfica 94
- conjunto dentário 72 s
- ortopantomografia 36 s, 40
- radiografia interproximal 84
Dentição decídua, anatomia radiográfica 94
Dentição decídua, periodontites apicais 231
Dentição difícil 219, 226
Dentículos 201 ss.
Dentinogênese imperfeita 189
Depressão lingual na mandíbula 285
Desenvolvimento embrionário da mandíbula 198
Deslocamento de dentes
- condicionada por cistos 261
- granuloma central de células gigantes, 283
Deslocamento do disco
- anterior 255 s
- lateral 256
Deslocamento dos côndilos 306
Destruição dos côndilos 249
Desvios do número normal de dentes 195 ss.
Detector de semicondutores 18
Detector de termoluminescência 18
Determinação do eixo dos côndilos 162, 171
Diabete melito 219, 224

Diagnóstico de localização 113 ss.
- limites 118 ss.
Diagnóstico periodontal, sistemas de recepção de imagens 86
Diagnóstico por imagem
- - avaliação 151
- - especificidade 152 s
- - sensibilidade 152 s
Diagnóstico radiológico, odontológico
- - avaliação de riscos 27 s
- - equipamentos 25
- - exposição às radiações 17 ss., 23 s
- - linhas técnicas de orientação 25 s
- - organização 25
Diâmetro do implante 192
Diastema 269, 275, 291
Digitalização 130, 132 s
Dilatação assimétrica da mandíbula 281
Diminuição do ruído da imagem 148 s
Disco articular 176
- - posição normal 256
Dismorfia 195 s
Disostose mandibular 246 s
Dispersão
- coerente 4 s
- incoerente 4
Displasia
- cemento-óssea 282
- - óssea florida 282
- ectodermal 199 s
- fibrosa 281, 289
- neuroectodermal 200
- oculoauriculovertebral 198
Displasia cleidocranial 197
Displasia da articulação temporomandibular 246 ss.
Displasia de cemento, periapical 282
Displasia de dentes 200
Displasia dos côndilos 251
Distância interimplante 192
Distração dos côndilos 254
DNA, ácido desoxirribonucléico 6
DNA, mecanismos de reparos 6
Doença de Albers-Schönberg 293
Doença de Jaffé-Lichtenstein-Uehlinger 281
Doença de Paget 202, 289, 291,
Doença de radiações, aguda 12
Doença sistêmica e periodontite marginal 223
Doenças da articulação temporomandibular 245 ss.
- diagnóstico 245
- secundária 245
Doenças dos seios maxilares
- dentógeno 235 ss.
- TC Programa Dental 237
Dose de corpo inteiro 13
Dose de energia 8 s
- cálculo 8 s.
Dose de exposição 8 s
Dose efetiva 13 s, 23
Dose por órgão 13
Doses de equivalência 8 s
- cálculo 8 s
- efetiva 14 s
Dosimetria clínica 20 s
Dosimetria clínica de termoluminescência 20
Dosímetro 8
Dosímetro de filme 18

E

Écran 123
Écran fluorescente 123
Edema da musculatura do assoalho da boca, ortopantomografia 234
Edema de partes moles, pós-traumáticas 303
Edemas indolores 269
Efeito aliasing 151
Efeito Compton 4 s
Efeito de "explosão solar" 297
Efeito de adição 47
- sialolitos 213 ss
Efeito de flocos de algodão 227, 291
Efeito de subtração 47
Efeito de superexposição 96 s
Efeito do écran de reforço 124
Efeito fotoelétrico 4 s
Efeito tangencial 47, 93
Efeitos das radiações
- biológicos 2, 6 ss., 10 s
- - limiar de dose 10
- carcinogênicos 11
- determinísticos 10
- estocásticos 10 s, 27
- físicos 4 s
- - processos primários, faixas de energias 4 s
- genéticos 11
- somáticos 10
- térmicos 8
Efeitos de adição 39, 47, 49, 93, 209
- diagnóstico de cáries 217
- foco de osteítes 229
Eletro-volt 3
Encondroma 287
Endocrinopatia juvenil familiar 200
Energia do fóton, média 8
Energia quântica 3
Entrada alveolar 101
Eritema cutâneo 10
Escala de Hounsfield 180, 183
Esmalte do dente, displasia hereditária 201
Esmalte do dente, hipoplásico 199
Espaço pericementário 95, 97 ss.
Espaço retromaxilar 56
Espessura da camada 31
Espículas 296 s
Espinha
- mental 101, 181
- - interna 53
- nasal 52
- - anterior 48 ss.
Estruturas da face média, vista frontal 50
Estruturas duplas de dentes 197
Estruturas nasopalatinas 95
Estruturas periimplantares 85
Exostose 290
Exposição às radiações
- da civilização 15 s
- determinação 25 s
- diagnóstico odontológico 17 ss.
- fatores que influenciam 26
- minimização 25 s
- não homogênea 14
- natural 15, 27
- necessária à medicina 15
- norma de justificativa de uso 1
- profissionais 15 s
- - limites de doses 16

Índice 327

- radiológica em geral 27
- simulação por computador 20
- sistemas digitais de radiografia 141
Exposição involuntária do filme 126
Extração de dentes
- cicatriz óssea 230
- cisto 265, 268
- fístula buco-antral 244
- osteomielite primária crônica 233, 244

F

Face do osso zigomático infratemporal 56
Faixa de fatores de exposição 140
Fator de conversão 8
Fator de eficiência biológica relativa 8 s
Fator de ligação 131
Fator eficiência biológica relativa (RBW) 8
Feixe em leque 179
Feixe puntiforme 179
Feixe útil de radiação 19
Fenda do lábio leporino 195, 198
- bilateral 198
Fenômeno de retenção no seio maxilar 235 s
Fenômeno residual 257 s
- radicular 266 s
- - infectado 266
Fibrodisplasia elástica 219
Fibroma
- ameloblástico 273
- ossificante 280
- - formador de cemento 280
Fibro-odontoma ameloblástico 273
Fibrossarcoma ameloblástico 296
Filme dental 30, 71
- intrabucal 123
- - torcido 110
- radiografia interproximal 86
Filme oclusal 87
Filmes radiológicos convencionais
- - características 151
- - curva da graduação 141
Filtração com máscara difusa 149
Fissura facial 195, 198
Fissura orbital superior 165
Fístula buca-antral 244
Flebólito 209, 211, 294
Foco de osteíte, efeitos de adição 229
Foliculite expulsiva 231
Forame
- da mandíbula 59, 181, 183
- espinhoso 163
- incisivo 48, 95, 107
- lácero 59, 163
- mental 48, 54,60, 103 s, 167, 181
- - sobreposição do ápice de um pré-molar 104
- oval
- palatino maior 57
- redondo 159, 165
Formação da raiz 94
Formação de côndilos geminados 246

Formação de pares 4 s
Formação geminada 203
- côndilo 245
Fossa
- canina 107
- glenoidal 58, 176
- pterigóide 176
- pterigopalatina 48, 52, 55 s, 59, 161
- saco lacrimal 161
Fóvea
- digástrica 53 s
- lacrimal 52
- mental 53 s
- submandibular 105
- submaxilar 54, 60 s
Fratura "galho verde" 301
Fratura de colo 303 ss.
- alta 303
- bilateral 306
- profunda 303 s
- - deslocamento 304
Fratura de coroas 302
Fratura de mandíbula 166
- sinais radiográficos 306
Fratura de raiz 302, 306
- sinais radiográficos 305
Fratura do ângulo da mandíbula 305
Fratura do osso zigomático 162, 164
Fratura dos côndilos, intracapsular 251
Fratura espontânea 233, 305
- condicionadas por metástases 298
- osteossarcoma 297
Fratura espontânea da mandíbula 305
Fratura III de Le Fort 306, 308
Fratura longitudinal do ramo 305
Fratura transversal da mandíbula 303, 305 s
Fratura, deslocada 304
Fratura, diagnóstico de 301
- maxilofacial 306 s
Fraturas múltiplas do crânio da face 308

G

Geminação no côndilo 245
Glândula
- parótida 181, 183
- - sialografia 177
- submandibular, sialolito 214
Glândula parótidas, calcificação 55
Granuloma
- encapsulado 228
- eosinófilo 219, 224, 286
Granuloma de células gigantes
- central 283
- periférico 283
Granuloma de corpo estranho 310
Gravidez 12
Gray 8 s
Guia de mordida, ortopantomografia 34
Guia de referência de técnica radiográfica 25 s

H

Hemangioma 224, 294
Hemi-hipertrofia, idiopática 200
Hemi-hipoplasia facial 198
Hipercementose 201 ss.
Hiperdontia 197
Hiperostose da maxila 291
Hiperparatireoidismo 293
Hiperplasia da articulação temporo-mandibular 246
Hiperplasia dos côndilos 247
Hipertrofia de cemento 202
Hipodontia 196
Hipofosfatasia 201
Hipoplasia da articulação temporo-mandibular 246
Hipoplasia de esmalte 217
Hipoplasia do corpo mandibular 242
Hipoplasia dos côndilos 249
Histiocitose das células de Langerhans 219, 224, 286
Histograma 145
Histograma de linhas 145

I

Ilhas de medula óssea 54, 105, 293
Imagem digital 130 ss.
- - alteração de contraste 146 s
- - alteração de luminosidade
- - ampliação 144
- - ampliação do recorte 144
- - autenticidade 154 s
- - avaliação 153
- - capacidade de manipulação 154s
- - cores falsas 148
- - inversa 147
- - medições 143, 145
- - paleta de tons de cinza 130, 145
- - profundidade de memória 130 s
- - redução 144
- - representação 143
- - *resampling* 131
Imagem radiográfica
- cinzentas 127
- coloração marrom 128
- digital, ver imagem digital
- digitalização de imagem convencional 132 s
Implante de metal, tomografia por ressonância magnética 193
Implante de parafusos 312
Incisura mandibular 59 s
Inflamação da articulação temporo-mandibular 248 s
Inspiração antes da ortopantomografia 69
Instalações nucleares 15
Instalações radiológicas 19, 123
Instrumentos para tratamento de canal radicular, deglutido 310
ionização, alta densidade 4
- eletromagnética 3
- ionizante 2 ss.
- - energia 3
- terrestre 15

J

Jóias 68

L

Labirinto etmoidal 165
Lamelas em osso compacto, enostal, 54
Lâmina
- dura 95,97
- papirácea 159
Largura do espaço pericementário 101
Lei da distância ao quadrado 19
Lesão do tipo de punção 286
Lesão óssea, periodontal 153
Lesões celulares, radiogênicas 6
Lesões dos germes dos dentes 200, 231
Lesões radiogênicas dos cromos-somos 7
Lesões semelhantes a tumores 279 ss.
LET (*linear energy transfer*) 4 s
Ligamento estiloióideo 63
- ossificação 209, 215 s
Linfonodos, calcificados 209 ss.
Linha
- inominada do osso zigomático 52, 56, 59, 165
- milióidea 61, 105 s
- oblíqua
- - destacada 292
- - externa 60, 105 s
- - interna 106
Linhas de fratura Le Fort 306
Lixeiros de radicais 6
Luxação de dentes 302, 306

M

Malformação, de raiz 12
Maloclusão 85
Mandíbula
- anatomia radiográfica, radiografia oclusal 108
- dentes 3ᵒˢ molares 91
- estrutura dupla 198
- radiografia de visão geral 46, 89, 166 s
- - anatomia radiográfica 167
- - indicação 89, 166
- - paciente edentado 108
- - radiografia dental, intrabucal 78 ss.
- região dos caninos 102
- região dos dentes anteriores 101
- região dos molares 105 s
- região dos pré-molares 103 s
- tomografia computadorizada axial 180
Manequim Alderson-Rando 20 s

328 Índice

Manequim de dosimetria 20 s
Máquina de revelação automática 125
- tempo insuficiente de espera 128
Massa lateral do atlas 165
Matriz da imagem 180
Matriz de pixel 131, 144
Maxila
- anatomia radiológica 95 ss., 99 s
- - radiográfica oclusal 107
- radiografia periapical, intrabucal 74ss.
- região anterior 95
- região dos caninos 96
- região dos molares 99
- região dos pré-molares 97
- zona do túber 100
Medição da densidade do osso pré-implantar 192
Medição de doses 8 s
Mesiodente 197
Metástase 298
Metástases nos maxilares 298
Método de borramento em tomografia 31
Método ROC 152 s
Microdonto, retromolar 204
Micrognatia 247
Microrretrogenia 198
Miosite ossificante 216
Mixoma odontogênico 277
Módulo de recepção de imagens 135
Molar dos seis anos 105
- cáries 218
Molares decíduos, permanência de 197
Molares retidos, no mesmo saco folicular 203
- quartos molares 197
Morte celular, clonada 7
Movimentação da cabeça durante a ortopantomografia 70
Movimentação da mandíbula durante a ortopantomografia 70
Mucocele 235, 238
Musculatura da nuca 181
Musculatura do assoalho da boca 181
Músculo
- masseter, ossificação do 216
- mental 181
- pterigóide
- - lateral 176, 183
- - medial 181, 183
Músculos da mastigação, medição da densidade 248
Mutação 7, 11

N

Necrose de polpa 228, 257
Neoformação do osso, desordenada 296
Neutrocitopenias 219
- congênita 224
"Ninho" 228
Nitidez da imagem 187
- aumento 14
Nódulos pulpares 202

O

Obliteração da câmara pulpar 199
Obliteração do canal radicular 199
Obstáculos à erupção dos dentes 204 s
Obturação de raiz
- compostos de óxido de zinco, nos seios maxilares 235, 243
- excessos 310
Oclusão
- habitual, radiografia da articulação temporomandibular segundo Schüller 170
- traumática 225 s
Odontodisplasia 200
Odontogênese, grupo de células 269
Odontoma 205, 275 s
- complexo 273, 275
- composto 275 s
- forma de transição 276
Oligodontia 196, 200
- aparente 196
Órbita 48
Órgãos críticos 12 s
Ortopantomografia 29 ss., 192
- alteração da direção de incidência 118, 120
- boca fechada com próteses 42
- camadas transversais 44 s
- coluna de ponto de apoio 32 s
- convencional 30
- deslocamento dos raios
- - horizontal 116
- - vertical 117
- desvantagens 33
- digitalizada 30
- - redução de dose 141
- distorções 33
- efeito de adição 39, 49
- efeito de adição 49
- efeito de subtração 49
- erros de técnica radiográfica 67 ss.
- exame da articulação temporomandibular 253
- exame dos seios maxilares 235
- excesso de radiações 69
- exposição às radiações 23 s
- medição de dose 22 s
- movimento do paciente 70
- pacientes edentados 69
- posição da língua 39, 69
- posição, mediana 32
- posicionamento 34 ss., 67
- - antes da camada 35
- - assimétrico 38, 70
- - atrás da camada 35
- - em pacientes edentados 42
- - em periodontites 41
- - flectida ventralmente 37
- - na idade da dentição decídua 40
- - retroflectida 36
- posicionamento do corpo do paciente 35
- posicionamento do plano de mastigação 36 s
- posicionamento incorreto 69 s
- qualidade da imagem 39
- radiografia de articulação tempo-romandibular 43, 245
- multicamadas 44
- radiografia de boca fechada 43
- radiografia-padrão 34 ss.
- reprodução de sialolitos 178
- técnica 32 s
- técnica de lâminas ou placas de acumulação 139
- trajeto das radiações 32
- vantagens 32
- versão CEPH 46
- visão geral com dose reduzida de radiações 44
Ortopantomografia plano mastigatório 36 s
Ortopantomografia, comparação de nitidez 114 s
Ossículos do mento 94
Ossificação 209
- heterotópica 216
Ossificação das partes moles 216
Osso
- hióideo 48 s, 54, 62 s, 181
- - efeito de subtração 63
- zigomático 48, 56, 99, 159, 165
- - fratura de impressão 162, 164
Osso compacto, formação de degraus 304
Osso hióideo 48 s, 54, 62 s, 181
Osteíte 227
- deformante 202, 289, 291
- esclerosante 310
- - reativa 225 s
- proliferativa 310
Osteoblastoma 288
- lítico 288
Osteocondroma 250 s, 287
Osteocondromatose 250
Osteodistrofia deformante 289, 291, 202
Osteogênese imperfeita 292
Osteólises, confluentes 286
Osteoma 54, 289
- endostal 289
- pedunculado 289
Osteoma ebúrneo 289
Osteoma osteóide 288
Osteomas múltiplos 290
Osteomielite 227
- aguda, sintomas prenunciadores 227
- crônica 233 s
- endógena 227
- esclerosante 228
- - Garré 233
- esclerosante difusa crônica 229
- esclerosante focal crônica 229, 232, 239
- - - exacerbação 232
- locais 241
- neonatal 231
- primária crônica 226, 230, 233
- secundária crônica 233 s
- sinais radiográficos precoces 232
Osteomielite do germe do dente 231
Osteopetrose 293
Osteoporose 292
Osteossarcoma 291, 296 s
Osteossíntese filamentosa 312
Osteossíntese, na região do mento 92
Ouvido externo 58

P

Palato duro, alterações da estrutura 88
Paleta de tons de cinza 145

Pansinusite 164
Parestesias 298
Parte petrosa do osso temporal 59
Perfuração da raiz por pino de pivô 311
Pericoronarites 219, 226, 257, 267
Periodontites
- apical 227 ss.
- - crônica 202, 228 s
- - - pseudocistos dos seios maxilares 240
- - dentes decíduos 231
- juvenil, idiopática hereditária 219
- marginal
- - crônica 101
- - doença sistêmica 223
- - profunda 220, 223
- - - crônica, exacerbação 241
- - superficial 223
Periodontites 219 ss.
- ortopantomografia 41
- radiografia interproximal 86
Periodontopatias 219 ss.
- involutiva 207
- - não-inflamatória 219
- marginal 219 ss.
- - ângulo de regulagem
- - - horizontal 221
- - - vertical 221
- - involutiva 225 s
- - participação dos seios 226
- - radiografia de ângulo reto 221
- - traumatogênicas 225 s
- - radiografia interproximal 219 s
- - radiografia panorâmica 219 s
- - radiografia regional, intrabucal 220
- - tomografia computadorizada 219, 222
Periosteíte 229
Pérolas de esmalte 105, 201 s
Perturbações da erupção dos dentes 94, 204 s
Perturbações da oclusão 176
- artropatia 253 ss.
Perturbações do desenvolvimento da dentina 189
Perturbações do desenvolvimento sistêmico dos dentes, 199
Pesos relativos específicos para cada órgão 14
Piercing 68
Pino de pivô, perfuração da raiz 311
Pino de raiz, perfuração por 206
Pixel 130, 180
Placa, mineralizada 209 s
Placas de fósforo 30, 71, 129, 133, 138 ss.
- ciclo de trabalho 139
- construção 138
- correção de tons de cinza 141
- faixas de exposição 139 s
- intrabucal 156
- leitura no *scanner* 138
- radiografia interproximal 86
- radiografia intrabucal 139
- radiografia oclusal 87
- resolução local 140
Planejamento radiológico de cirurgias 192
Plano horizontal de Frankfurt 36
Poliartrite crônica juvenil, participação da articulação temporo-mandibular 253 s
Polipose 238
Politrauma 301

Índice

Ponte de dentes anteriores, aspirada 311
Poro acústico
-- externo 58 s, 171
-- interno 59
Posição de resguardo de Bonnet 249
Pósitron 4
Potencial de transmissão de energia linear (TEL) 4 s
Pré-molares inferiores, estrutura dupla 197
Processamento de imagem através de filtro 148
Processamento de imagem digital 143
-- com filtro 148 s
-- *software* 143
Processamento de série de imagens de tomografia computadorizada por cálculos 133, 142
Processamento do filme 123, 125 ss.
- erros 126 ss.
Processo
- angular 60
- clinóideo
-- anterior 171
-- posterior 171
- condilar da mandíbula 167, 171
- coronóide 48, 56 s, 59
-- alterações, regressivas 251
-- hiperplasia, ativa 247
-- mandibular 52
- estilóide 56, 58 s, 64, 159, 161, 181
-- fratura 64
- mastóideo 59, 159
- muscular da mandíbula 159, 161, 167
- osso frontal
--- maxilar 96
--- zigomático 165
- processo piramidal do osso palatino 48
- pterigóide 48, 52, 56 s, 161
- transversal do atlas 159, 167
- zigomático da maxila 99
Processo odontóide 181, 183
Processos de medição de doses 18
Produto dose-superfície 19, 23
Profundidade de memória 130 s
PROGRAMA DENTAL de tomografia computadorizada 237
Projeção
- apical 72 ss.
- periodontal 72 ss.
Proteção às radiações 1 s
Protuberância mental 53 s
Pseudocistos 257, 284
- seios maxilares 235 s, 239
Pulpite total 228

Q

Qualidade das radiações 8
Queixas da articulação tempo-romandibular, resistentes à terapia 176
Queratocisto
- odontogênico 257 ss.
- satélites 259
- tomografia por ressonância magnética
Querubismo 283

R

Radiação
Radiação alfa 3
Radiação beta 3
Radiação eletromagnética 3 s
- interação com a matéria 4
Radiação gama, ver radiação X
Radiação X
- dura 3
- mole 3
- ultradura 3
Radiação, doses de, ver doses de radiação
Radicais livres 6
Radiografia computadorizada 138
Radiografia da articulação tempo-romandibular segundo Schüller 170 s
-- anatomia radiográfica 171
-- indicação 170
Radiografia de fenda (técnica *slot*) 31, 137
Radiografia de luminescência digital 138
Radiografia de mandíbula, lateral separada 171 ss.
--- anatomia radiográfica 173
--- com aparelho de raios X odontológico 173 s
--- com aparelho para crânio 171
--- direcionamento do feixe central 173
--- indicação 174
Radiografia de maxilares, com abertura máxima da boca, segundo Schüller 170
Radiografia digital de adição 150
Radiografia digital de subtração 150
Radiografia do assoalho da boca, intrabucal, reprodução de sialolitos 178
Radiografia do crânio
- exposição às radiações 24
- radiografias-padrão 158
- técnicas de localização 118 ss.
Radiografia do crânio
- anatomia radiográfica 159
- axial 162 s
-- anatomia radiográfica 163
-- indicação 162
-- desvantagens 162
- indicação 158
- lateral 160 s
-- anatomia radiográfica 161
-- indicação 160
-- posicionamento 158 ss., 162
- semi-axial 164 s
-- anatomia radiográfica 165
-- exames dos seios maxilares 235
-- indicação 164
- vantagens 162
Radiografia do ramo 174
Radiografia dos molares, anatomia radiográfica, maxila 99
-- mandíbula 105 s
- efeito de adição 99
Radiografia dos pré-molares, intrabucal
-- mandíbula 80
-- maxila 76
Radiografia interproximal 83
- digitais 86
- adultos 85
- dentição decídua 84
- deslocamento do feixe central 84 s
- formato 86
- posição do filme 84 s
- redução da imagem 141
- sistemas de recepção de imagens 86
Radiografia intrabucal de caninos
-- mandíbula 79
-- maxila 75
-- projeção
--- apical 75,79
--- periodontal 75,79
Radiografia oclusal
- alteração da direção de incidência 119
- anatomia radiográfica 107 ss.
- assimétrica 112
- diagnóstico de localização 118 ss.
- digital 87
- direção do feixe central 88
- erros de técnica radiológica 109 ss.
- exposição às radiações 24
- extrabucal 87 s.
- indicação 87
- intrabucal 87 ss.
- mandíbula, semi-arcada 89
- maxila, semi-arcada 90
- região anterior, crianças pequenas 118 ss.
- visão geral da mandíbula 89
- visão geral de maxila 88
Radiografia panorâmica, ver ortopantomografia
Radiografia periapical
- intrabucal 71 ss.
-- 3º molar, deslocado 82
-- anatomia radiográfica 94 ss.
-- ângulo de regulagem 76 s
-- caninos 79
-- erros de técnica radiográfica 109 ss.
-- mandíbula 78 ss.
-- maxila 74 ss.
-- molares 77,81
-- pré-molares 76, 80
-- preparo do paciente 74
-- região anterior 74, 78
-- regulagem 74
-- técnica do paralelismo 82
- projeção
-- apical 72 ss.
-- periodontal 72 ss.
Radiografia regional, intrabucal 71 ss.
Radiografia tangencial de bochecha 174
Radiografia transversal, técnica de localização 120
Radiografia, digital 129 ss.
-- aplicação prática 156
-- compressão de dados 131
-- resultados dos estudos ROC 152
-- transferência de informações 156
-- vantagens 129
Radiografia-padrão de crânio 46
Radiografias
- digitais 71
- extrabucal, com receptor de imagens intrabucal 92
- intrabucal
-- digital, medição de dose 22
-- redução de dose 141
-- representação de sialolitos 178
Radiografias dentárias
- adultos 72
- apical 73
- crianças pequenas 72
- idade da dentição decídua 72 s
- juvenil 72
- periodontal 73
Radiólise da água 6
Radionuclídeos, meia-vida longa 15
Radiosteonecrose 233 s
Radônio 15
Raiz do dente 95, 97
Raiz residual 113, 311
- cicatrizada 311
- cisto 266
- no seio maxilar 243 s, 311
Raiz residual na gengiva 311
Raízes
- deformadas 199
- encurtadas, torcidas 199
Ramo da mandíbula 181, 183
-- hipoplasia 246
Raquitismo, dependente de vitamina D 200
Reabsorção de dentes
- idiopática 207
- total 208
Reabsorção de dentes decíduos 207
Reabsorção de raiz 206
- apical 208
- assimétrica 94
- idiopática 207 s
- interna, condicionada por trauma de preparação 208
- periférica 208
Reabsorção de raízes de dentes decíduos 94
Reação a corpo estranho
- doença dos seios maxilares 243 s
- pseudocistos no seio maxilar 239
Receptor de imagem
- intrabucal, radiografia extrabucal 92
- posicionamento 78, 80
Recesso
- alveolar 51
- zigomático, área radiolúcida 55
Recidiva de cáries de dentes 218
Reconstrução da imagem digital 184
Reconstrução das superfícies, tridimensional 188
Redução de doses 156
Reformatação 142
Região anterior
- anatomia radiográfica 95
- radiografia dental
-- intrabucal
-- mandíbula 78
-- maxila 74
- radiografia oclusal, criança pequena 91
- radiologia da mandíbula, lateral separada 174
Região da articulação tempo-mandibular 58
- efeito de subtração 58
Região da cabeça-pescoço, órgãos críticos 13
Região do mento
- fissura na fratura 306

- ortopantomografia em posição normal 53 s
- radiografia extrabucal 92
Região do túber, anatomia radiográfica 100
Região dos caninos
- - anatomia radiográfica
- - - mandíbula 102
- - - maxila 96
- - efeito de superexposição 96
- efeito de adição 96
Região dos dentes anteriores
- anatomia radiográfica 101
- efeito de adição 101
Região dos pré-molares
- anatomia radiográfica
- - mandíbula 103 s
- - maxila 97 s
- efeito de adição 97
- radiografia em formato alto 98
- velamento 97
Regressão da crista alveolar 223
Relaxação, tomografia por ressonância magnética 193
Representação de relevo 149
Representação dos ossos e partes moles, telerradiografia lateral 169
Reprodução de partes moles 92
Reprodução dos lábios 92
Resampling 131
Resseção, periodontal, singular 225s
Ressonância, nuclear magnética 193
Resto de amálgama 310
Restos epiteliais de Malassez 257, 265
Retículos de linhas de chumbo 151
Retrognatia 247
Revelador contaminado 127
Rinolitos 209, 211
Risco de mortalidade 28

S

Sarcoma 296 s
- odontogênico 269
Sarcoma de Ewing 296
Scanner de imagens radiográficas 132
Scanner de transmissão luminosa 132
Schüller, radiografia de articulação temporomandibular, *ver em* articulação temporomandibular
Segurança de dados 135
Seio
- etmoidal 55
Seio frontal 165
- esfenóide 59, 159, 165, 167, 171
- maxilar (ver também seios maxilares) 48 ss., 55 s, 59, 159, 161, 167
- - concremento 211
- - corpo estranho 50, 52
- - dente submerso 206
- - desenvolvimento 100
- - efeito de adição 100
- - exame radiológico, convencional 164 s
- - excesso de obturação de raiz 310
- - extensão 98
- - ortopantomografia na posição normal 52

- - osteoma, pedunculado 289
- - pequeno 51
- - projeção normal 51 s
- - raízes residuais 311
- - ruptura de carcinoma 295
Seios maxilares, pseudocisto 235 s, 239
Sela túrcica 171
Sensibilidade 152
Sensibilidade das radiações 12 s
- dependente de idade 12
- intra-uterina 12
- intrínseca 10
Sensor 129, 133
- intrabucal 136 s
- - suporte para 156
- radiografia interproximal 86
- radiografia oclusal 87
Sensor de linhas 137
Sensor radiológico, baseado em CCD 136
Sensores de semicondutores (ver também sensores) 133, 136 s
Septo
- do seio 55, 96, 98
- nasal 48 ss., 52
Seqüência de Pierre Robin 246
Seqüestro 227, 233 s
- cementoblastoma, benigno 278
Sialadenite, crônica 177
Sialografia 177, 209
- controle de esvaziamento 177
Sialolitíase 174
Sialolito 90, 209, 212 ss.
- efeito de adição 213 ss.
- não apresenta sombras 213
- reprodução 177 s
Sialolito do ducto de Stenon 178, 212
Sialolito no canal de Wharton 177 s, 213 ss.
Sievert 8 s, 14
Simulação de implante 192
- ortopantomografia 45
Síndrome da displasia ectodermal 199 s
Síndrome de Abt-Letterer-Siwe 286
Síndrome de Capdepont 199
Síndrome de Eagle 216
Síndrome de Ehlers e Danlos 219
Síndrome de Gardner 289 s
Síndrome de Goldenhar 198
Síndrome de Gorlin-Goltz 196
Síndrome de Hand-Schüller-Christian 286
Síndrome de Nager 246 ss.
Síndrome de Papillon-Lefèvre 219
Síndrome de Rathbun 201
Síndrome de Scheuthauer Marie Sainton 197
Síndrome de Still-Chauffard 248
Síndrome de Weyers Thier 198
Síndrome lacrimoauriculodentodigital 217
Síndrome Robinson Millerworth 199
Síndrome Sjögren Larsson 200
Síndrome tricodento-óssea 199
Sinusite
- dentogênica 226, 241 s
- maxilar 235
- - aguda, sinais radiográficos 241
- - tomografia computadorizada, PROGRAMA DENTAL 242
Sistema de radiografia digital 133
- *hardware* 134 s
- mídia de memória 134

- mídia de saída 134
- segurança de dados 135
- *software* 134 s
Sistema de recepção de imagem 30, 124
- digital 129, 135
- - características 140 ss.
- - correção de tons de cinza, automática 141
- - curva característica do sistema 140
- - faixa de aplicação 156
- - faixa de exposição 140 s
- - grandezas 151
- - *hardware* 134 s
- - redução de doses 141
- - resolução local
- - *software* 134 ss.
Sistema de sensores
- adaptação (correção) tons de cinza 141
- resolução local 140
Sistema formador de imagens
- - artefatos digitais 151
- - capacidade de resolução 151
Sistema Photo CD 132
Sobrecarga de radiações 123
Sombras dos seios maxilares 239 s
- cistóide 236 ss.
- homogênea 241
- polipose 236 ss.
Subluxação do dente 302 ss.
- sinais radiográficos 303
Submersão 205
Sujidades do filme 127
Suporte de filme 84
Suporte de receptor de imagem 78, 93, 109
Sutura
- mediana 52, 95
- zigomático-frontal 159, 165
- zigomático-maxilar 100
- zigomático-temporal 48, 56

T

Tamanho de pixel 151
Taurodontia 199
Taurodonto 103
TC espiralada, exposição às radiações 24
Técnica de ângulo reto 82, 87, 93
Técnica de vídeo 132
Tecnologia da assinatura digital (DST) 155
Tecnologia da emulsão 123 s
Tecnologia do cassete 124
Tecnologia do filme 124
Telerradiografia
- digital 137
- exposição às radiações 24
- indicação 168
- lateral 168
- posterior anterior 168 s
- técnica 168
- técnica de placa de fósforo 139
Terapia de radiações 15
Testes de bombas atômicas 15
Tipos de radiação 3, 8
TOA (tumor odontogênico adenomatóide) 274

Tomografia
- articulação temporomandibular 175
- borramento 175
- exame da articulação temporomandibular, espiralar 254
- exame dos seios dos maxilares 235
- linear para articulação tempo-romandibular 250
Tomografia 31
- técnica *slot* (fenda) 31
Tomografia computadorizada 129, 179 ss., 227
- artefato 185
- axial 121 s
- coronal 121 s, 184
- criação de janelas 183
- diagnóstico para localização 118, 121 ss.
- exame da articulação temporomandibular 245, 255
- exame dos seios maxilares 235
- exposição à radiação 22, 24
- feixe em leque 179
- feixe puntiforme 179
- indicação 179
- nitidez de imagem 187
- para traumas de crânio da face 306 s
- posição da janela 183
- princípio de funcionamento 180
- *programa dental* 237
- - exame dos seios maxilares 242
- reconstrução tridimensional 188
- resolução de alto contraste 187
- resolução de imagem 186
- traumatologia 301
- veja também PROGRAMA DENTAL de tomografia computadorizada
tomografia computadorizada dental 187 ss.
- artefato de movimento 191
Tomografia espiralada 45, 179
Tomografia por ressonância magnética 193 s, 227
- esquema de funcionamento 193
- exame da articulação temporomandibular 245, 256
Tomograma, multiplanar
- - primário 191
- - secundário 191
Tório 15
Toro
- mandibular 181, 290
- palatino 290
Transferência de informação 156
Tratamento endodôntico 104
Trauma de oclusão, artropatia 253 ss.
Trauma de preparação
- periodontite, apical crônica 229
- reabsorção radicular 208
Trauma no crânio da face 306 ss.
Trauma, doença dos seios dos maxilares 243 s
Traumas dentários 302 ss.
Traumas nos maxilares 302 ss.
Traumatologia 301 ss.
Trígono retromolar 55, 60
TRM, ver Tomografia por ressonância magnética
Tubérculo
- articular 176
- - pneumatizado 58
- mental 53
Tuberosidade da maxila 48, 57

Tuberosidade massetérica 60
Tumor
- maligno, induzido por radiações 10 s, 13
- não-odontogênico 279 ss.
- odontogênico 269 ss.
- - epitelial calcificante 272
- odontogênico adenomatóide (TOA) 274
Tumor de glândulas salivares, maligno, infiltrante 299 s
Tumor mucoepidermóide 299 s
Tumor odontogênico epitelial calcificante 272

Tumor primário, com metástases nos maxilares 298

U

Ultra-sonografia, reprodução de sialolitos 177
Unidades de doses 8 s
Unidades SI, cálculos 9
Urânio 15
Úvula 60

V

Variação da incidência dos raios
- horizontal 116
- vertical 117
Vedação proximal de restaurações 83
Véu palatino 48, 56 s
Visão de metade da maxila 90
Visão de metade de mandíbula 90
Visão geral da maxila 88, 107
- indicação 88
- paciente edentado 107

Vôo em grandes altitudes 16
Voxel 180

Z

Zonografia 31
Zoom 144

RR Donnelley
MOORE

IMPRESSÃO E ACABAMENTO
Av Tucunaré 299 - Tamboré
Cep. 06460.020 - Barueri - SP - Brasil
Tel.: (55-11) 2148 3500 (55-21) 2286 8644
Fax: (55-11) 2148 3701 (55-21) 2286 8844

IMPRESSO EM SISTEMA CTP